## 乳幼児身体発育値（10, 50, 90 パーセンタイル値），性・年（月, 日）齢別

### 体　重　(kg)

| 年(月,日)齢 | 男子 10パーセンタイル | 男子 50パーセンタイル(中央値) | 男子 90パーセンタイル | 女子 10パーセンタイル | 女子 50パーセンタイル(中央値) | 女子 90パーセンタイル |
|---|---|---|---|---|---|---|
| 出　生　時 | 2.52 | 3.00 | 3.51 | 2.50 | 2.95 | 3.46 |
| 1日 | 2.47 | 2.93 | 3.43 | 2.41 | 2.84 | 3.33 |
| 2 | 2.44 | 2.89 | 3.39 | 2.38 | 2.80 | 3.28 |
| 3 | 2.46 | 2.92 | 3.41 | 2.39 | 2.81 | 3.29 |
| 4 | 2.50 | 2.97 | 3.47 | 2.41 | 2.83 | 3.31 |
| 5 | 2.55 | 3.02 | 3.53 | 2.43 | 2.86 | 3.34 |
| 6 | 2.59 | 3.08 | 3.58 | 2.45 | 2.90 | 3.39 |
| 7 | 2.64 | 3.13 | 3.63 | 2.52 | 2.95 | 3.45 |
| 30 | 3.63 | 4.24 | 4.92 | 3.44 | 4.01 | 4.64 |
| 0年1～2月未満 | 4.21 | 4.90 | 5.71 | 4.00 | 4.64 | 5.33 |
| 2～3 | 5.14 | 5.97 | 6.94 | 4.83 | 5.57 | 6.40 |
| 3～4 | 5.84 | 6.78 | 7.85 | 5.45 | 6.24 | 7.17 |
| 4～5 | 6.35 | 7.35 | 8.49 | 5.91 | 6.75 | 7.76 |
| 5～6 | 6.75 | 7.79 | 8.98 | 6.30 | 7.18 | 8.25 |
| 6～7 | 7.10 | 8.16 | 9.39 | 6.62 | 7.54 | 8.67 |
| 7～8 | 7.36 | 8.45 | 9.67 | 6.85 | 7.82 | 8.98 |
| 8～9 | 7.61 | 8.70 | 9.92 | 7.05 | 8.05 | 9.22 |
| 9～10 | 7.82 | 8.93 | 10.15 | 7.22 | 8.26 | 9.42 |
| 10～11 | 8.02 | 9.13 | 10.36 | 7.40 | 8.46 | 9.64 |
| 11～12 | 8.21 | 9.33 | 10.57 | 7.59 | 8.67 | 9.85 |
| 1年0～1月未満 | 8.39 | 9.51 | 10.77 | 7.79 | 8.88 | 10.06 |
| 1～2 | 8.55 | 9.68 | 10.95 | 7.97 | 9.07 | 10.30 |
| 2～3 | 8.69 | 9.85 | 11.18 | 8.14 | 9.26 | 10.51 |
| 3～4 | 8.84 | 10.03 | 11.39 | 8.31 | 9.45 | 10.74 |
| 4～5 | 8.99 | 10.22 | 11.61 | 8.48 | 9.65 | 10.97 |
| 5～6 | 9.16 | 10.41 | 11.83 | 8.65 | 9.84 | 11.19 |
| 6～7 | 9.31 | 10.59 | 12.04 | 8.82 | 10.04 | 11.42 |
| 7～8 | 9.47 | 10.77 | 12.26 | 8.97 | 10.22 | 11.63 |
| 8～9 | 9.62 | 10.94 | 12.46 | 9.14 | 10.40 | 11.85 |
| 9～10 | 9.75 | 11.10 | 12.65 | 9.28 | 10.57 | 12.05 |
| 10～11 | 9.90 | 11.28 | 12.87 | 9.44 | 10.76 | 12.28 |
| 11～12 | 10.03 | 11.43 | 13.05 | 9.60 | 10.95 | 12.51 |
| 2年0～6月未満 | 10.59 | 12.07 | 13.81 | 10.07 | 11.53 | 13.26 |
| 6～12 | 11.46 | 13.01 | 14.97 | 10.95 | 12.51 | 14.51 |
| 3年0～6 | 12.28 | 13.97 | 16.14 | 11.78 | 13.49 | 15.72 |
| 6～12 | 13.09 | 14.92 | 17.33 | 12.62 | 14.49 | 16.97 |
| 4年0～6 | 13.90 | 15.90 | 18.60 | 13.46 | 15.50 | 18.27 |
| 6～12 | 14.72 | 16.91 | 19.93 | 14.29 | 16.52 | 19.62 |
| 5年0～6 | 15.56 | 17.96 | 21.38 | 15.10 | 17.55 | 21.09 |
| 6～12 | 16.32 | 18.93 | 22.85 | 15.93 | 18.62 | 22.84 |
| 6年0～6 | 17.14 | 19.87 | 24.67 | 16.71 | 19.69 | 24.64 |

### 身　長　(cm)

| 年(月,日)齢 | 男子 10パーセンタイル | 男子 50パーセンタイル(中央値) | 男子 90パーセンタイル | 女子 10パーセンタイル | 女子 50パーセンタイル(中央値) | 女子 90パーセンタイル |
|---|---|---|---|---|---|---|
| 出　生　時 | 46.5 | 49.0 | 51.5 | 46.0 | 48.5 | 51.0 |
| 30日 | 51.2 | 54.0 | 56.5 | 50.2 | 52.6 | 55.0 |
| 0年1～2月未満 | 53.2 | 56.2 | 58.8 | 52.3 | 54.8 | 57.2 |
| 2～3 | 56.4 | 59.9 | 62.5 | 55.7 | 58.4 | 61.1 |
| 3～4 | 59.4 | 62.9 | 65.6 | 58.5 | 61.4 | 64.3 |
| 4～5 | 62.1 | 65.3 | 68.0 | 60.6 | 63.7 | 66.8 |
| 5～6 | 64.0 | 67.0 | 69.8 | 62.4 | 65.4 | 68.5 |
| 6～7 | 65.4 | 68.5 | 71.3 | 64.0 | 66.9 | 69.8 |
| 7～8 | 66.6 | 69.7 | 72.6 | 65.3 | 68.1 | 71.0 |
| 8～9 | 67.7 | 70.9 | 73.8 | 66.5 | 69.3 | 72.1 |
| 9～10 | 68.8 | 72.0 | 75.0 | 67.7 | 70.5 | 73.3 |
| 10～11 | 69.9 | 73.2 | 76.2 | 68.8 | 71.6 | 74.5 |
| 11～12 | 71.0 | 74.4 | 77.4 | 69.8 | 72.7 | 75.6 |
| 1年0～1月未満 | 72.0 | 75.4 | 78.5 | 70.9 | 73.8 | 76.8 |
| 1～2 | 73.1 | 76.5 | 79.6 | 71.9 | 74.9 | 78.0 |
| 2～3 | 74.0 | 77.5 | 80.6 | 72.9 | 76.0 | 79.1 |
| 3～4 | 74.9 | 78.4 | 81.6 | 73.8 | 77.0 | 80.2 |
| 4～5 | 75.8 | 79.4 | 82.6 | 74.8 | 78.0 | 81.3 |
| 5～6 | 76.6 | 80.2 | 83.5 | 75.8 | 79.1 | 82.3 |
| 6～7 | 77.5 | 81.1 | 84.5 | 76.7 | 80.0 | 83.3 |
| 7～8 | 78.3 | 82.1 | 85.4 | 77.7 | 81.0 | 84.3 |
| 8～9 | 79.3 | 83.0 | 86.5 | 78.5 | 81.9 | 85.2 |
| 9～10 | 80.1 | 83.9 | 87.4 | 79.4 | 82.7 | 86.1 |
| 10～11 | 81.0 | 84.8 | 88.3 | 80.2 | 83.6 | 87.0 |
| 11～12 | 81.9 | 85.8 | 89.4 | 81.0 | 84.4 | 87.9 |
| 2年0～6月未満 | 83.1 | 87.1 | 90.9 | 82.4 | 86.0 | 89.7 |
| 6～12 | 86.9 | 91.0 | 95.2 | 86.0 | 89.9 | 94.0 |
| 3年0～6 | 90.3 | 94.6 | 99.2 | 89.5 | 93.7 | 98.3 |
| 6～12 | 93.6 | 98.2 | 103.3 | 92.9 | 97.4 | 102.3 |
| 4年0～6 | 96.8 | 101.6 | 107.2 | 96.3 | 101.0 | 106.1 |
| 6～12 | 99.8 | 104.9 | 110.9 | 99.3 | 104.3 | 109.5 |
| 5年0～6 | 102.7 | 108.1 | 114.4 | 102.3 | 107.6 | 112.9 |
| 6～12 | 105.8 | 111.4 | 118.0 | 105.2 | 110.8 | 116.4 |
| 6年0～6 | 109.0 | 114.9 | 121.8 | 108.0 | 113.8 | 119.6 |

### 胸　囲　(cm)

| 年(月,日)齢 | 男子 10パーセンタイル | 男子 50パーセンタイル(中央値) | 男子 90パーセンタイル | 女子 10パーセンタイル | 女子 50パーセンタイル(中央値) | 女子 90パーセンタイル |
|---|---|---|---|---|---|---|
| 出　生　時 | 29.8 | 32.0 | 34.1 | 30.1 | 31.8 | 33.7 |
| 30日 | 33.8 | 35.9 | 38.2 | 33.6 | 35.4 | 37.3 |
| 0年1～2月未満 | 35.6 | 37.8 | 40.2 | 35.3 | 37.2 | 39.4 |
| 2～3 | 38.1 | 40.5 | 43.0 | 37.4 | 39.5 | 41.7 |
| 3～4 | 39.6 | 42.0 | 44.6 | 38.9 | 41.1 | 43.3 |
| 4～5 | 40.6 | 43.1 | 45.7 | 39.9 | 42.1 | 44.4 |
| 5～6 | 41.4 | 43.9 | 46.5 | 40.5 | 42.7 | 45.1 |
| 6～7 | 41.8 | 44.4 | 47.0 | 40.9 | 43.2 | 45.6 |
| 7～8 | 42.2 | 44.8 | 47.4 | 41.3 | 43.6 | 46.0 |
| 8～9 | 42.6 | 45.2 | 47.8 | 41.8 | 44.0 | 46.4 |
| 9～10 | 43.0 | 45.5 | 48.1 | 42.1 | 44.3 | 46.7 |
| 10～11 | 43.4 | 45.8 | 48.4 | 42.3 | 44.6 | 47.1 |
| 11～12 | 43.6 | 45.9 | 48.5 | 42.6 | 44.8 | 47.3 |
| 1年0～1月未満 | 43.8 | 46.2 | 48.8 | 42.8 | 45.1 | 47.7 |
| 1～2 | 44.0 | 46.4 | 49.0 | 43.1 | 45.4 | 48.0 |
| 2～3 | 44.3 | 46.7 | 49.3 | 43.3 | 45.6 | 48.3 |
| 3～4 | 44.5 | 46.9 | 49.5 | 43.5 | 45.8 | 48.5 |
| 4～5 | 44.8 | 47.2 | 49.8 | 43.7 | 46.0 | 48.8 |
| 5～6 | 45.0 | 47.4 | 50.0 | 43.9 | 46.2 | 49.0 |
| 6～7 | 45.2 | 47.6 | 50.3 | 44.1 | 46.5 | 49.2 |
| 7～8 | 45.4 | 47.8 | 50.5 | 44.3 | 46.7 | 49.5 |
| 8～9 | 45.6 | 48.0 | 50.7 | 44.5 | 46.9 | 49.7 |
| 9～10 | 45.8 | 48.2 | 51.0 | 44.7 | 47.1 | 49.9 |
| 10～11 | 46.0 | 48.4 | 51.2 | 44.9 | 47.2 | 50.1 |
| 11～12 | 46.2 | 48.5 | 51.4 | 45.0 | 47.4 | 50.3 |
| 2年0～6月未満 | 46.7 | 49.2 | 52.1 | 45.5 | 48.0 | 51.0 |
| 6～12 | 47.7 | 50.3 | 53.4 | 46.3 | 48.9 | 52.0 |
| 3年0～6 | 48.7 | 51.3 | 54.6 | 47.2 | 49.8 | 53.1 |
| 6～12 | 49.4 | 52.2 | 55.7 | 48.1 | 50.8 | 54.2 |
| 4年0～6 | 50.2 | 53.1 | 56.9 | 49.0 | 51.8 | 55.4 |
| 6～12 | 51.0 | 54.2 | 58.3 | 49.9 | 53.2 | 56.7 |
| 5年0～6 | 51.7 | 55.0 | 59.5 | 50.8 | 53.7 | 58.0 |
| 6～12 | 52.3 | 55.9 | 60.7 | 51.7 | 54.6 | 59.3 |
| 6年0～6 | 52.9 | 56.7 | 61.8 | 52.6 | 55.7 | 60.7 |

### 頭　囲　(cm)

| 年(月,日)齢 | 男子 10パーセンタイル | 男子 50パーセンタイル(中央値) | 男子 90パーセンタイル | 女子 10パーセンタイル | 女子 50パーセンタイル(中央値) | 女子 90パーセンタイル |
|---|---|---|---|---|---|---|
| 出　生　時 | 31.9 | 33.5 | 35.1 | 31.3 | 33.0 | 34.6 |
| 30日 | 35.0 | 36.8 | 38.4 | 34.4 | 36.0 | 37.6 |
| 0年1～2月未満 | 36.2 | 38.0 | 39.6 | 35.6 | 37.1 | 38.7 |
| 2～3 | 38.0 | 39.8 | 41.4 | 37.2 | 38.8 | 40.3 |
| 3～4 | 39.5 | 41.3 | 42.9 | 38.5 | 40.1 | 41.6 |
| 4～5 | 40.7 | 42.3 | 43.9 | 39.5 | 41.1 | 42.6 |
| 5～6 | 41.5 | 43.1 | 44.7 | 40.3 | 41.9 | 43.5 |
| 6～7 | 42.1 | 43.7 | 45.3 | 41.0 | 42.6 | 44.2 |
| 7～8 | 42.6 | 44.3 | 45.9 | 41.5 | 43.1 | 44.7 |
| 8～9 | 43.2 | 44.9 | 46.5 | 42.0 | 43.6 | 45.2 |
| 9～10 | 43.6 | 45.3 | 46.9 | 42.4 | 44.0 | 45.7 |
| 10～11 | 43.9 | 45.7 | 47.3 | 42.7 | 44.4 | 46.1 |
| 11～12 | 44.2 | 46.0 | 47.7 | 43.0 | 44.7 | 46.5 |
| 1年0～1月未満 | 44.5 | 46.2 | 48.0 | 43.3 | 45.0 | 46.9 |
| 1～2 | 44.7 | 46.5 | 48.3 | 43.6 | 45.4 | 47.2 |
| 2～3 | 44.9 | 46.7 | 48.5 | 43.9 | 45.7 | 47.5 |
| 3～4 | 45.1 | 46.9 | 48.7 | 44.1 | 45.9 | 47.8 |
| 4～5 | 45.4 | 47.2 | 49.0 | 44.3 | 46.2 | 48.0 |
| 5～6 | 45.6 | 47.4 | 49.2 | 44.5 | 46.4 | 48.2 |
| 6～7 | 45.7 | 47.5 | 49.4 | 44.7 | 46.5 | 48.4 |
| 7～8 | 45.9 | 47.7 | 49.5 | 44.8 | 46.7 | 48.6 |
| 8～9 | 46.0 | 47.9 | 49.7 | 45.0 | 46.8 | 48.7 |
| 9～10 | 46.2 | 48.0 | 49.8 | 45.1 | 47.0 | 48.8 |
| 10～11 | 46.3 | 48.1 | 49.9 | 45.3 | 47.1 | 49.0 |
| 11～12 | 46.4 | 48.2 | 50.1 | 45.4 | 47.2 | 49.1 |
| 2年0～6月未満 | 46.8 | 48.6 | 50.4 | 45.8 | 47.5 | 49.5 |
| 6～12 | 47.4 | 49.1 | 50.9 | 46.4 | 48.1 | 50.0 |
| 3年0～6 | 47.8 | 49.6 | 51.4 | 46.9 | 48.7 | 50.6 |
| 6～12 | 48.2 | 50.0 | 51.8 | 47.4 | 49.1 | 51.1 |
| 4年0～6 | 48.5 | 50.4 | 52.2 | 47.8 | 49.6 | 51.6 |
| 6～12 | 48.9 | 50.7 | 52.5 | 48.2 | 49.9 | 52.0 |
| 5年0～6 | 49.2 | 51.0 | 52.9 | 48.5 | 50.3 | 52.4 |
| 6～12 | 49.4 | 51.3 | 53.2 | 48.8 | 50.6 | 52.7 |
| 6年0～6 | 49.7 | 51.6 | 53.5 | 49.0 | 50.9 | 53.0 |

資料　厚生労働省「平成12年乳幼児身体発育調査」
2005年「国民衛生の動向」

# 臨床助産師必携
## 生命と文化をふまえた支援
## 第2版

編集 ● 我部山キヨ子
京都大学大学院教授

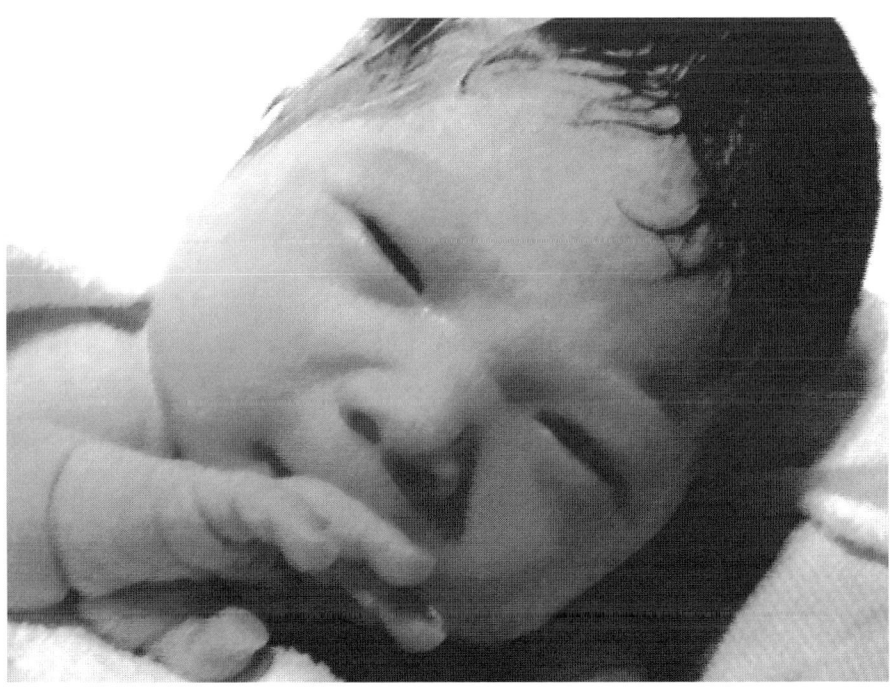

医学書院

表紙・中扉撮影:阿部俊弘

| **臨床助産師必携**
生命と文化をふまえた支援

発　行　1999年 1月 1日　第1版第1刷
　　　　2004年11月 1日　第1版第7刷
　　　　2006年 3月 1日　第2版第1刷Ⓒ
　　　　2020年10月15日　第2版第9刷
編　集　我部山キヨ子
　　　　（かべやまきよこ）
発行者　株式会社　医学書院
　　　　代表取締役　金原　俊
　　　　〒113-8719　東京都文京区本郷 1-28-23
　　　　電話 03-3817-5600(社内案内)
印刷・製本　横山印刷

本書の複製権・翻訳権・上映権・譲渡権・貸与権・公衆送信権(送信可能化権を含む)は株式会社医学書院が保有します．

ISBN 978-4-260-00077-2

本書を無断で複製する行為(複写, スキャン, デジタルデータ化など)は,「私的使用のための複製」など著作権法上の限られた例外を除き禁じられています. 大学, 病院, 診療所, 企業などにおいて, 業務上使用する目的(診療, 研究活動を含む)で上記の行為を行うことは, その使用範囲が内部的であっても, 私的使用には該当せず, 違法です. また私的使用に該当する場合であっても, 代行業者等の第三者に依頼して上記の行為を行うことは違法となります．

JCOPY 〈出版者著作権管理機構　委託出版物〉
本書の無断複製は著作権法上での例外を除き禁じられています. 複製される場合は, そのつど事前に, 出版者著作権管理機構(電話 03-5244-5088, FAX 03-5244-5089, info@jcopy.or.jp)の許諾を得てください.

## 編集

我部山キヨ子　京都大学大学院教授

## 執筆 (五十音順)

| | |
|---|---|
| 安藤広子 | 日本赤十字秋田看護大学学長 |
| 井上京子 | 大阪府立母子保健総合医療センター看護副部長 |
| 今関節子 | 高崎健康福祉大学特任教授 |
| 牛ノ濱幸代 | 鹿児島純心女子大学看護栄養学部看護学科講師 |
| 牛之濱久代 | 四日市看護医療大学准教授 |
| 江守陽子 | 筑波大学大学院人間総合科学研究科教授 |
| 大石時子 | 東京医療保健大学教授 |
| 小笹由香 | 東京医科歯科大学生命倫理研究センター講師 |
| 蛎﨑奈津子 | 岩手県立大学看護学部准教授 |
| 我部山キヨ子 | 京都大学大学院教授 |
| 川島広江 | 川島助産院院長 |
| 川瀬浩子 | 前ヘルスケア・コミッティー研究開発本部部長 |
| 近藤好枝 | 慶應義塾大学看護医療学部教授 |
| 齋藤益子 | 帝京科学大学医療科学部看護学科教授 |
| 坂間伊津美 | 茨城キリスト教大学看護学部教授 |
| 佐藤喜根子 | 東北大学医学部保健学科教授 |
| 佐山光子 | 新潟大学医学部保健学科教授 |
| 角川志穂 | 自治医科大学看護学部講師 |
| 武市洋美 | 桶谷式乳房管理法研修センター教務主任 |
| 田中静枝 | 大阪府立急性期・総合医療センター小児科看護長 |
| 田淵紀子 | 金沢大学大学院健康発達看護学教授 |
| 中根直子 | 日本赤十字社医療センター分娩室看護師長 |
| 永山くに子 | 富山大学学長補佐 |
| 新野由子 | 高崎健康福祉大学教授 |
| 濱田伸子 | 鹿児島純心女子大学看護栄養学部看護学科講師 |
| 福井トシ子 | 日本看護協会常任理事 |
| 藤村由希子 | 前岩手県立大学看護学部助手 |
| 堀内寛子 | 岐阜県立看護大学講師 |
| 宮﨑つた子 | 碧会(ヤナセメディケアグループ)執行役員 |
| 宮中文子 | 京都府立医科大学名誉教授 |
| 村上睦子 | 公益財団法人東京都助産師会館母子保健研修センター助産師学校学校長 |
| 八木橋香津代 | 医療法人社団スズキ病院看護部長 |
| 柳吉桂子 | 京都大学医学部保健学科准教授 |
| 矢野惠子 | 田中病院助産師 |
| 山本智美 | 聖母病院看護部長 |

# 第2版序

　「臨床助産婦必携」初版の出版からはや8年目を迎えようとしています。読者の皆様からおかげさまでご支援を受け、改訂をと要望されておりましたが、このたび改訂版を発行することができました。改訂版は初版の頁数を遙かに超える大作となりました。これもひとえに執筆者の皆様が拡大する助産師業務に対応するために、最新の知見を入れて力作を執筆して頂いた賜と感謝しております。

　助産師の業務は、女性が妊娠・出産を自律的に成就できることをはじめとして、女性がジェンダーを克服し、経済的・生活的・精神的に自立し、健やかに自分らしく暮らすことを支えるための生涯を通したヘルスサービスです。
　近年、わが国では世界でも類をみないほど急速に少子化が進行し、合計特殊出生率は先進国のなかでも最低率国に属しています。この少子化の背景には、社会の大きな変化——晩婚化・非婚化、女性の社会進出、高学歴化、都市化による住宅環境の悪化、教育費の増大、結婚や出産および子どもや家庭に対する意識の変化などが関係しているといわれています。また、現代社会においては、家族規模の縮小、家族成員間や地域集団の結びつきの希薄化・相互ケア機能の弱体化、家族の養育機能の低下、離婚率の増加とそれに伴う複雑な親子関係など、世代間の伝承的な育児文化がとぎれ、知識偏重・情報過多などから自分や育児に自信が持てない母親が増え、これらが母親の育児不安や育児放棄、乳幼児虐待の問題を激増・深刻化させているように思われます。このように、少子化時代の母性および母親は、母性や母親としてモデルがなく育つこと、ひとりで相談相手もなく育児をする状況に陥ること、しかもひとりっ子、ふたりっ子で過剰な期待が子どもにかかることなど、母性・父性の成育環境や育児の条件としてはきわめて困難な状況にあります。
　一方、晩婚化などによる不妊女性の増加、不妊治療の進歩による多胎妊娠や低出生体重児出産の増加、生殖補助医療や受精卵を使用したヒトES細胞の樹立など先端生殖医療および再生・移植医療に関する生命倫理を含む諸問題、ハイリスク妊娠の増加、在日外国人の母子保健やHIV感染の問題、ドメスティック・バイオレンスを中心とした女性への暴力、性行動の若年化に伴う若年妊娠・妊娠中絶・性感染症の増加、ストレス社会における更年期女性の更年期障害や骨粗鬆症、乳癌などの女性の疾患の増加など、女性のリプロダクティブ・ヘルス/ライツに関する新しい問題も発生・増加し、社会的論議を惹起しています。
　このように、現代社会においては母子・親子関係の根幹が大きく変容し、助産師が対象とする女性のリプロダクティブ・ヘルス/ライツに関する諸問題は、大きな広がりときわめて深刻な状況を呈するようになりました。

以上の諸問題に取り組むために，本書は次のことを基本方針としています．
1. 助産師活動の対象となる母子・家族の変容およびそれを取り巻く社会の変容をリプロダクティブ・ヘルス/ライツの視点から捉える．
2. 周産期の健康問題のみならず，女性のライフサイクル全般にわたる健康問題に対する助産師業務を網羅する．
3. 生殖科学の進歩に対応した生殖補助医療および現代母子・家族を取り巻く健康問題に対する助産学の高度の知識と技術に関する専門書とする．
4. 助産学に関する先端の研究内容を踏まえた助産診断と助産技術，すなわち evidence based midwifery に基づく科学的・実践的内容とする．
5. 21世紀を迎えて，変動する社会システムや文化に対応した母子の諸問題や助産師活動の動向や展望を探る．

このように，本書は前述した現代の母子とその家族を取り巻く社会・文化状況に対応するために，臨床および地域の最前線で先進的活動を行っている助産師の叡智を結集し，女性のリプロダクティブ・ヘルス/ライツに関する諸問題に対する診断と技術を学術的・実践的に論述しています．また，本書1冊で助産学教育指導要綱および助産師業務のすべてを網羅していることも他書と異なる特徴です．さらに，文章の説明をなるべく図表化し，臨床や教育の現場でより見やすく，活用しやすいように工夫しました．本書が，臨床や地域の最前線で活動する助産師の方々には日常業務の手引き書として，教育機関の教育者や学生の方々には指導書や参考書として活用して頂ければ，編者として喜びに堪えません．

最後に，本書の編集は当初，初版を手がけた細波星郎氏，鴻森和明氏と，新たに加わった綿貫桂子氏が担当され，その後高木貴美子氏に引き継がれ，多大なるご尽力を頂きました．また，景山鏡子氏には初版に引き続いて改訂版でも煩雑で果てしないと思われる作業を懇切丁寧にして頂きました．五氏のご尽力がなければ改訂版が世に出ることはなかったと思われます．ここに改めて感謝の意を表します．

2006年1月

我部山キヨ子

# 初版序

　我が国古来からの生命誕生の中で，その生命の尊重ゆえに分娩を守り，妊婦，褥婦を守り助けてきた助産婦（古くは産婆）の活動は，決して小さいものではない。
　とくにその活動は地域に根ざし家族に目を向けながら，妊娠・分娩・産褥・育児と一貫した保健管理を展開してきた。また家族の健康，家庭の経済，家族関係のトラブルに至るまで，巧みに関与しこれらの解決に貢献する意義も少なからず果たしてきていた。直接的援助内容にあっては，個別性の有機的展開はもとより，その手技，解決の技法には，助産婦自身の創意・工夫になるものが少なからず認められ，それは貴重な現在の助産学の基盤ともなりうるものである。しかし，これらは，あるものは口伝てにより，あるものは手技から手技へと技術の伝達はされてきたものの，それは部分的であり，少なくも系統的に文字による伝承は皆無に近い。現在，盛んに提唱されているプライマリーヘルスケアについても，まさに日本においては助産婦がその良き実践家であり，わが国には既に活動の実績があると言ってよいであろう。
　こうした家族-地域社会に根を下ろした母性の保健管理が，その古き良きものまでが失われ，病院施設中心の母性管理へと移行してしまっているのは，いかにも口惜しい。それは助産婦業務の伝承・発展という意味からばかりでなく，むしろ，妊産婦，新生児に対して，自然の分娩を中心に，人間性が尊重され，深く無限の心理的配慮により与えられるべき援助が，極度に損ねられている現在のあり方はきわめて遺憾とするところである。
　こうした観点から，この書は自然の人間の生殖の営みが，科学の進歩という恩恵を浴しながら，あくまで人間学的要素が阻害されることなく，生理的で正常範囲にあるものの分野はそのまま自然の原理にそって，科学的支持を推進してゆけるよう整理し，書き記したつもりでいる。この書のねらいが助産婦の切なる願いとして，これから妊娠し出産する方々のために，支援者である助産婦諸姉によって，また母子看護に携わる方々によってフルに生かされることを念願して止まない。

● この書のねらい

①助産婦自らが創造し，発展させてきた我が国古来から現在に至る，妊産婦援助の技を可能な限り収集し，これを後世に伝承する。
②産科医学的科学理論を基盤にしながら，従来軽視されがちであった生命創造の過程をより人間学的にとらえた助産の書とする。
③正常の（生理的）範囲にある妊娠・分娩・産褥・新生児期にスポットを当て，この身体的変化，心理的変化，社会的適応に関する援助を緻密に収録する。
④家庭の中でスタートした妊娠が家庭の中でスムーズに育児ができるように，その母児のケアは家族単位から地域社会関係の中で順調に経過できるような手引きの書とする。
⑤時の流れに伴う対象のニーズの変化にも対応しうるよう，女性のライフコースからセクシュアリティに至る問題についても解説し，助産婦活動の一助とする。

長い歳月を要して漸くここに出版の日を迎えることになった。企画から編集執筆に至る時間的距離の長さを思うとき，何ともいえない感慨が去来する。辛抱強く，懲りずに再企画，再編集を重ねて下さった医学書院の鴻森和明，細波星郎，景山鏡子の三氏に感謝したい。単えに編集代表者の責任であり，改めてここに記して陳謝の意を表したい。
　　平成10年12月1日

編者代表　藤田八千代

# 目次

## 1 母子の健康・権利から女性のトータルヘルスケアまで　1

### I 現代社会と結婚・出産・育児　我部山キヨ子　2
1. 少子高齢化社会と結婚 ―― 2
   a. 結婚観の変化　2
   b. 離婚率の増加　2
2. 少子高齢化社会と出産 ―― 3
   a. 出生率の低下と出産への医療技術介入　3
   b. 現代の出産事情の多様化と高度先端生殖医療の発展　3
3. 少子高齢化社会と育児 ―― 4
   a. 子どもが欲しい理由や理想の子ども数が持てない理由　4
   b. 子育ての楽しさ　5
4. 21世紀の母子の健康支援施策 ―― 6
   a. 母子の健康支援施策　6
   b. 次世代育成支援施策　6

### II リプロダクティブ・ヘルス/ライツ（性と生殖に関する健康と権利） ―― 8
1. リプロダクティブ・ヘルス/ライツの定義 ―― 8
2. リプロダクティブ・ライフ ―― 8
3. リプロダクティブ・ヘルス/ライツの現状と課題 ―― 8
4. 男性とリプロダクティブ・ヘルス ―― 10

### III 現代社会とウィメンズヘルス ―― 10
1. ウィメンズヘルスの発達 ―― 10
2. 女性の生涯とウィメンズヘルス ―― 11
3. 少子高齢化社会とウィメンズヘルス ―― 12
4. 日本と世界のウィメンズヘルスケアの現状と助産師の役割 ―― 13

文献 ―― 13

## 2 母子・女性の健康支援を支える基礎理論　15

### I 家族理論　我部山キヨ子　16
1. 家族の定義・分類・機能 ―― 16
2. 家族システム論 ―― 16
3. 家族発達理論と家族のライフサイクル ―― 17
   a. 家族発達理論　17
   b. 家族のライフサイクル　17

### II 親子関係論 ―― 19
1. 母子関係論 ―― 19
   a. 初期体験の重要性　19
   b. 母子相互作用論　19
2. 父子関係論 ―― 20
   a. 父子関係の特徴　20
   b. 子どもの発達上における父親の影響　21
3. 愛着理論 ―― 21
   a. 愛着の形成　21
   b. 早期接触の推進　22
4. 親子関係論 ―― 23

文献 ―― 24

**トピックス** ■日本と外国における親業訓練教育（親教育）プログラム／我部山キヨ子　24
■現代社会における3歳児神話と母性剝奪理論／我部山キヨ子　26

### III 母子と喪失体験・危機理論 ―― 江守陽子　28
1. 喪失体験 ―― 28
2. 悲嘆過程 ―― 28
3. 危機理論 ―― 29
   a. 危機モデル　29
   b. 危機に対する支援　29

### IV ヘルスプロモーション・健康教育の理論 ―― 30
1. ヘルスプロモーション ―― 30
2. 健康教育 ―― 30
   a. ライフスキル　31
   b. 行動変容のモデル　31

### V セルフケア理論 ―― 32
1. セルフヘルプ・グループ ―― 32
2. 自己効力感 ―― 32
3. セルフモニタリング ―― 33

文献 ―― 33

## 3 助産診断　35

### I 最新の助産診断の捉え方 ── 齋藤益子　36
1. 助産業務と助産診断 ── 36
2. 助産業務の範囲 ── 37

### II マタニティサイクルにおける助産診断の内容 ── 37

### III 助産診断の具体例 ── 37

文献 ── 40

## 4 女性のライフサイクルと健康支援　41

### I 女性と母性 ── 42
1. 女性のライフサイクルの変化 ── 大石時子　42
2. 女性とジェンダー ── 43
   a. ジェンダーとフェミニズム　43
   b. 母性とジェンダー　44
   c. ジェンダーフリーな社会における女性と育児性　44
3. 女性と母性 ── 45
   a. 母性の定義　45
   b. 母性愛─母性意識　46
   c. 母性の発達　46
   d. 母性行動と養育性　47
4. 男性と父性 ── 矢野惠子　48
   a. 父性の定義　48
   b. 父性愛─父性意識　49
   c. 父性の発達　49
   d. 父性行動　49
5. 親になる選択 ── 大石時子　50
   a. 子どもを産む・産まないの選択　50
   b. 子どもを産み育てることの意味　51
   c. 現代社会の諸相　51

文献 ── 53

### II 夫婦・家族と支援 ── 佐山光子　54
1. 夫と妻の関係（共同生活の始まり） ── 54
   a. 急速に変貌を遂げる家族のありよう　54
   b. 結婚形態の推移　54
   c. 成人期の課題　55
   d. 夫婦危機と支援　57
2. 夫婦の生き方と役割 ── 58
3. 夫婦の緊張関係とDV（ドメスティック・バイオレンス） ── 60

文献 ── 63

**トピックス** ■ドメスティック・バイオレンス／佐山光子　63

### III 親子と支援 ── 65
1. 親子関係の始まりと発達 ── 65
   a. 母子関係の諸学説　65
   b. 「3歳児神話」から「育児性」へ　66
   c. 父親論　66
2. 現代家族における親子関係 ── 67
   a. 家庭は「社会化」への第一歩　67
   b. 現代の父親と母親のありよう　68
3. 親子の緊張関係と子ども虐待 ── 69
   a. 虐待のリスク要因　70
   b. 医療サイドの役割　71
4. 虐待防止と支援における助産師の役割　71

文献 ── 73

**トピックス** ■児童虐待の諸相／佐山光子　74

### IV 多様な環境で生活する母性・女性への健康支援 ── 坂間伊津美　75
1. さまざまな生活スタイルの母性・家族への健康支援 ── 75
   a. 給与所得世帯の女性　75
   b. 自営業世帯の女性　77
   c. 共働き世帯の女性　78
2. さまざまな家族のなかの母性への健康支援 ── 82
   a. 核家族と複合家族　82
   b. ひとり親家族　85
   c. 在日外国人家族　87

文献 ── 90

**トピックス** ■少子化対策プラスワン─子ども・子育て応援プラン／坂間伊津美　82
■育児休業取得の現状および育児・介護休業法の改正／坂間伊津美　83

## 5 セクシュアリティと健康支援　91

### I 女性のセクシュアルヘルス ── 92
1. セクシュアリティ ── 矢野惠子　92
   a. セクシュアリティの意義と役割　92
   b. セクシュアリティの生理　92
2. セクシュアリティの成熟過程 ── 93
   a. 乳幼児のセクシュアリティ　93
   b. 思春期のセクシュアリティ　95
   c. 成熟期のセクシュアリティ　96
   d. 更年期・老年期のセクシュアリティ　97

3．女性のセクシュアル・ヘルスの
　　　諸問題——————————大石時子　97
　　　a．STI・エイズ　97
　　　b．性暴力　99
　　　c．女性性器切除（女性の割礼）　101
　　　d．若年者の性行動と児童売買春　102
　　　e．多様な性と性の自己決定権　102
　　　f．セックスレス　102
文献——103
② 性教育の意義と変遷——————宮﨑つた子　104
　　1．性教育の意義——————————104
　　2．性に対する意識や態度の変遷————104
　　3．日本の性教育の変遷———————105
　　　a．純潔教育から生涯教育へ　105
　　　b．性教育実施内容と留意点　105
　　　c．学校での性教育で共通して取り組む
　　　　　内容　107
文献——108
③ 家族計画と健康支援——————川瀬浩子　108
　　1．家族計画の意義と考え方——————108
　　　a．家族計画の意義　108
　　　b．家族計画の基本的考え方　108
　　2．家族計画の発展と現状———————110
　　　a．出生抑制　110
　　　b．家族計画運動の始まり　110
　　　c．日本での発展　110
　　　d．家族計画の今後の課題　111
　　3．家族計画の指導上の留意点—————111
　　4．受胎調節の実際：避妊法と不妊法——112
　　　a．排卵の時期を知る避妊法　112
　　　b．精子を子宮内に入れない方法　113
　　　c．精子を殺す方法　113
　　　d．受精卵の子宮内着床を防ぐ方法：IUD
　　　　　115
　　　e．混合型経口避妊薬　116
　　　f．緊急避妊　116
　　　g．不妊法　117
文献——118
　トピックス ■受胎調節の最前線（日本で未認可の避妊
　　　　　　法）／川瀬浩子　118

## 6　生殖補助医療を受ける女性の健康支援
119

① 生殖補助医療の概要——————八木橋香津代　120
　　1．生殖補助医療の背景———————120
　　2．生殖補助医療の現状———————120
　　3．IVF-ET 妊娠の問題点——————121
　　4．ART（生殖補助技術）の課題————121
　　5．生殖医療における社会的な動向と看護
　　　の現状——————————————121
② 不妊女性の支援———————————122
　　1．不妊症の定義——————————122
　　2．不妊症の分類と頻度———————122
　　3．不妊症の検査——————————123
　　4．女性不妊症の治療————————124
　　5．不妊女性の心理とその支援—————126
③ 遺伝カウンセリング（遺伝相談）を受ける
　　女性の支援——————————小笹由香　128
　　1．遺伝カウンセリングを取り巻く現状—129
　　2．遺伝カウンセリングに助産師がかかわ
　　　る意味——————————————129
　　　　　遺伝カウンセリングの実際　130
④ 出生前診断を受ける女性の支援————132
　　1．出生前診断とは——————————132
　　2．出生前診断を受けるクライエントの
　　　特徴———————————————133
　　3．遺伝カウンセリングの実際—————133
⑤ 生殖補助医療を受ける女性の支援———134
　　　　　　　　　　　　　　　八木橋香津代
　　　体外受精・胚移植を受ける女性の支援
　　　———————————————————134
文献——135

## 7　女性各期のアセスメントと健康支援
137

① 思春期のアセスメントと健康支援
　　———————————————今関節子　138
　　1．思春期の定義——————————138
　　2．思春期の生理と心理———————138
　　　a．身体的特徴　138
　　　b．心理的特徴　140
　　　c．社会的特徴　143
　　3．思春期の健康問題と支援—————143
　　　a．思春期の健康問題　143
　　　b．思春期女子へのケアと支援　145

文献 —— 148
**トピックス** ■ ピア・カウンセリングによる思春期保健の効用は何か／今関節子　146

## II 更年期のアセスメントと健康支援
　　　　　　　　　　　　　　佐藤喜根子　148
1. 更年期の定義 —— 148
2. 更年期の特徴 —— 149
　　a. 身体的特徴　149
　　b. 心理的特徴　149
　　c. 社会的特徴　150
3. 更年期の健康問題と支援 —— 151
　　a. 更年期障害　151
　　b. 高脂血症　152
　　c. 尿失禁　152
　　d. 外陰・腟萎縮と性交障害　153
　　e. 骨粗鬆症　153

文献 —— 153
**トピックス** ■ 男性の更年期とはどのようなものか／佐藤喜根子　154
■ 周産期のトラブルは更年期女性の健康にどのような影響を及ぼすのか／佐藤喜根子　156

## 8 妊婦のアセスメントと健康支援　157

### I 妊婦のフィジカルアセスメントと各種診断法
　　　　　　　　　　　　　　永山くに子　158
1. 妊娠の診断 —— 158
　　a. 妊娠の成立　158
　　b. 妊娠の維持　159
　　c. 妊娠の診断法　159
2. 分娩予定日の診断 —— 163
3. 胎児および胎児付属物に関する診断 —— 163
　　a. 胎児の発育と胎児付属物の経時的推移とその標準値　163
　　b. 超音波による画像診断情報　164
　　c. 胎児心拍モニタリングによるアセスメント情報　165
　　d. 生化学検査による胎児・胎盤系の機能検査のアセスメント情報　166
4. 妊婦の健康状態の診断 —— 167
　　a. 全身の変化と健康度チェック　167
　　b. 局所の変化と健康度チェック　168

### II 妊婦のメンタルアセスメント —— 169
1. 母親となる心の準備状態 —— 169
　　a. 妊娠初期　169
　　b. 妊娠中期　170
　　c. 妊娠末期　170
2. 父親となる心の準備状態 —— 170

文献 —— 171

### III 妊婦の健康診査と保健指導 —— 171
1. 妊婦の健康診査 —— 堀内寛子　171
　　a. 定期健康診査　172
　　b. 健康診査の内容と留意点　172
　　c. 臨床検査　173
2. 胎芽・胎児の発育に影響を及ぼす因子と保健指導 —— 174
　　a. 放射線被曝　174
　　b. 母体感染症　174
　　c. 薬剤（常備薬など）　176
　　d. 嗜好品（タバコ・アルコール）　176
　　e. 環境汚染　176
3. 日常生活指導のポイント —— 177
　　a. 睡眠・休憩　177
　　b. 排泄　178
　　c. 衣服　178
　　d. 日常生活動作・動静　178
　　e. 運転　179
　　f. 旅行　179
　　g. 性生活　180
　　h. 口腔衛生　181
4. 母乳育児への準備 —— 武市洋美　182
　　a. 妊娠中に行う母乳育児の動機づけ　182
　　b. 妊娠中の乳房ケア　183
5. 栄養指導のポイント —— 堀内寛子　183
　　a. 妊娠中の栄養の意義　183
　　b. 妊娠中の食事摂取基準　183
　　c. 妊娠中の食生活指導の実際　183
6. 運動指導のポイント —— 川瀬浩子　188
　　a. 妊婦の運動の意義　188
　　b. 妊婦体操の内容と方法　191
　　c. マタニティエクササイズのバリエーション　192
7. 妊娠中のマイナートラブルへの支援
　　　　　　　　　　　　　　牛之濱久代　194
　　a. 嘔気・嘔吐　196
　　b. 胸やけ　196
　　c. 腰痛　196
　　d. 便秘・痔核　196
　　e. 頭痛・頭重感　196
　　f. 眠気　196

- g. 不眠 196
- h. 下腹痛 197
- i. 息切れ 198
- j. 立ちくらみ 198
- k. 静脈瘤 199
- l. 下肢の痙攣 199
- m. 四肢のしびれ（知覚異常） 200
- n. 月経様出血 200
- o. 妊娠性帯下 200
- p. 歯ぎん（肉）出血・鼻出血 200
- q. 尿意頻数・頻尿 200
- r. 妊娠性浮腫 200
- s. 掻痒感 201
- t. 毛髪のトラブル 201
- u. 妊娠顔貌（妊娠性色素沈着） 202

文献 —— 202

**トピックス**
- 環境ホルモンは受胎や胎児にどのような影響を及ぼしているか／堀内寛子 180
- 過剰摂取が問題となる栄養素は何か／堀内寛子 186
- 出生体重がなぜ減少を続けているのか／堀内寛子 189
- 妊婦のアレルギーと食事指導のポイント／堀内寛子 190
- 学級のバリエーションとその動向／川瀬浩子 193
- 胎児の記憶／堀内寛子 205

## IV 家庭生活上の留意点 —— 205
1. 家族の期待と役割 ——— 濱田伸子 205
   - a. 受胎と家族への影響 205
   - b. 夫や家族との関係 206
   - c. 上の子どもとのかかわり 207
   - d. 妊婦の相談相手 207
2. 出産準備 —— 208
   - a. 心身の準備 牛ノ濱幸代 208
   - b. 育児用品の準備 209
   - c. 育児環境の準備 209
   - d. 入院時必要物品と費用の準備 210
   - e. 出産・産褥期の家事手伝い 濱田伸子 210
   - f. 入院中の上の子どもの過ごし方 211
   - g. 入院の時期と手続き 牛ノ濱幸代 212

文献 —— 212

## V 地域生活との関連 —— 213
1. 生活環境 —— 213
   - a. 住居の条件 濱田伸子 213
   - b. 居住環境が妊婦・母子に与える影響 213
   - c. 交通の便と利用の仕方 牛ノ濱幸代 214
2. 里帰り出産 —— 214
   - a. 里帰り出産の特徴と問題点 214
   - b. 里帰り出産の留意点 215
3. 妊娠届出と母子健康手帳 —— 新野由子 216
   - a. 妊娠届出 216
   - b. 母子健康手帳 216
4. 妊婦の保護規定と福祉 —— 217
   妊娠・出産にかかわる母性保護の法律一覧 217

文献 —— 218

# 9 産婦のアセスメントと健康支援 219

## I 産婦のフィジカルアセスメントと各種診断法
—— 我部山キヨ子 220
1. 分娩の3要素 —— 220
   - a. 産道 220
   - b. 娩出力 224
   - c. 胎児および付属物 226
2. 分娩の徴候 —— 226
   - a. 分娩の前兆 226
   - b. 分娩開始徴候 228
3. 分娩経過 —— 228
   - a. 分娩時期と分娩経過 228
   - b. 分娩の機転（胎児の回旋と下降） 231
   - c. 分娩所要時間 232
4. 分娩によって母体が受ける変化 —— 234
5. 分娩期の診断 —— 236
   - a. 破水の診断 236
   - b. 陣痛の程度の診断 236
   - c. 先進部下降度の診断 236
   - d. 分娩経過（進行度） 239
   - e. 胎児回旋の診断 242
   - f. 胎児の健康状態の診断 243
   - g. 子宮内胎児死亡の診断 245

## II 産婦のメンタルアセスメント —— 245
1. 産痛の原理と概念 —— 245
   - a. 分娩各期の産痛の成因と部位 245
   - b. 産痛の強度 247
   - c. 産痛の性質 247
   - d. 産痛の強度に影響する因子と産痛の緩和 248
2. 産婦の心理 —— 252

a．分娩各期の心理　252
　　　b．産婦の不安・恐怖を増強する因子　253
　　　c．産婦の心理面への配慮　255
　　　d．分娩と母性の発達　256
　　3．夫の心理 ―――――――――――― 256
　　　a．夫立ち会い分娩の意義　256
　　　b．夫の役割　256
　　　c．分娩室での夫の心理　256
　　　d．夫の心理面への援助　259
**トピックス** ■家族立ち会い出産の教育プログラム／
　　　　　　山本智美・中根直子　257
**Ⅲ 産婦への健康支援** ――――――――― 260
　　1．産婦管理の原則と分娩環境 ―――― 260
　　　a．産婦管理の特徴　260
　　　b．産婦管理の目的　260
　　　c．分娩環境　260
　　2．分娩第1期のアセスメントと健康支援　261
　　　a．分娩第1期の助産の目標　261
　　　b．入院時の支援　261
　　　c．分娩進行に伴う観察　265
　　　d．基本的欲求に対する支援　266
　　3．分娩第2期のアセスメントと健康支援　270
　　　a．分娩第2期の助産の目標　270
　　　b．観察のポイント　271
　　　c．基本的欲求に対する支援　271
　　　d．腹圧の指導　271
　　　e．分娩第2期の徴候　273
　　　f．分娩室への入室時期　274
　　4．分娩第3期のアセスメントと健康支援　274
　　　a．分娩第3期の助産の目標　274
　　　b．観察のポイント　274
　　　c．基本的欲求に対する支援　274
　　　d．家族への支援　274
　　5．分娩第4期のアセスメントと健康支援　275
　　　a．分娩第4期の助産の目標　275
　　　b．観察のポイント　275
　　　c．身体の清潔と安静，出血防止　276
　　　d．分娩の想起　276
**トピックス** ■MEによる総合的出生前胎児評価（BPS）
　　　　　　とは何か―超音波診断法は胎児にとって
　　　　　　安全か／我部山キヨ子　276
　　　　　■癒しの出産環境―LSSやBSSとは何か
　　　　　　／我部山キヨ子　278
**Ⅳ 分娩の準備と助産術** ―――――――― 278
　　1．分娩介助の準備 ――――――――― 278

　　　a．分娩室の準備　278
　　　b．必要物品の準備　278
　　　c．産婦の準備　279
　　　d．介助者の準備　281
　　　e．分娩野の準備　283
　　2．会陰保護 ―――――――――――― 284
　　　a．目的　284
　　　b．開始時期　284
　　　c．会陰保護の要点　284
　　3．助産術の実際 ―――――――――― 284
　　　a．仰臥位分娩の側面介助法　284
　　　b．仰臥位分娩の正面介助法　289
　　　c．側臥位分娩の介助法　289
　　4．会陰裂傷の予防 ――――――――― 291
　　　a．会陰裂傷の原因　291
　　　b．会陰裂傷の徴候　292
　　　c．会陰裂傷の予防　292
　　5．後産娩出介助と後産検査 ――――― 292
　　　a．後産娩出介助の実際　292
　　　b．剝離胎盤の排出促進法　293
　　　c．剝離や娩出を阻害する因子　293
　　　d．胎盤圧出法　293
　　　e．後産検査　294
　　6．胎盤検査 ―――――――――――― 294
　　　a．目的　294
　　　b．器具その他　294
　　　c．検査時期および保存法　294
　　　d．検査法　294
　　7．現代の出産法と出産時ケアの将来 ― 296
　　　a．現代の出産法（ソフロロジー式・リー
　　　　ブ法など）の特徴　296
　　　b．産婦の選択権の尊重（バースプラン）　296
　　　c．正常なお産のケア「WHOの59カ条」　302
**トピックス** ■「お母さんにやさしい出産施設」と「赤
　　　　　　ちゃんにやさしい病院」／我部山キヨ子
　　　　　　303
**Ⅴ 出生前後の児のアセスメントと診断法** ― 305
　　1．分娩によって胎児が受ける影響 ―― 305
　　　a．胎動　305
　　　b．胎児心音の変化　305
　　　c．血液性状，特にその酸塩基平衡　305
　　　d．児頭の変形　305
　　　e．産瘤と頭血腫　306
　　2．胎外生活の適応と健康支援：出生直後
　　　の新生児の生理 ――――――――― 306

a. 目標　306
b. 気道の確保　307
c. アプガー・スコア　308
d. 臍帯結紮および切断　309
e. 新生児識別法　310
f. 沐浴　310
g. 保温　310
h. 身体各部の観察および計測　311
i. 点眼　313
j. 親子の相互作用　313
3. 新生児の成熟度診断 ―――― 314
a. 在胎期間と出生体重の関係から判定する方法　318
b. 外表的特徴と神経学的成熟度の両面から判定する方法　318

**文献** ―― 318

**トピックス** ■分娩進行の促進／我部山キヨ子　316

## VI 出産をめぐる法律　新野由子　319
1. 出産と法的問題 ―――― 319
a. 出生証明書　319
b. 出生届　319
c. 死産届　320
d. 低出生体重児の届出　320
2. 出産と社会保障 ―――― 320
a. 健康保険法，社会保険，各種共済組合などによる給付，出産育児一時金受領委任制度など　320
b. 生活保護法による給付　321
c. 児童福祉法などによる給付　321
d. 母子保健法などによる給付　321

## 10 褥婦のアセスメントと健康支援　323

### I 褥婦のフィジカルアセスメントと各種診断法
―――― 江守陽子　324
1. 産褥経過 ―――― 324
a. 退行性変化　324
b. 進行性変化　326
c. 性機能の変化　329
d. 全身の変化　330
2. 分娩2時間後の健康診査 ―――― 331
3. 産褥早期の健康診査 ―――― 331
a. 子宮復古の診査　331
b. 乳房の診査　331
c. 全身状態　333

### II 褥婦のメンタルアセスメント ―――― 336
1. 産褥期の心理の特徴 ―――― 336
a. 分娩の完了と達成感　336
b. 役割移行に伴う危機　336
c. 母子関係と家族関係　338
2. 心理過程のアセスメント ―――― 338

**トピックス** ■父親の育児／江守陽子　337

### III 産褥期の生活適応のアセスメント ―――― 339
1. 産褥期の生活適応の経過 ―――― 342
a. 産褥0〜1週　342
b. 産褥2〜3週　342
c. 産褥4〜6週　342
2. 産褥1か月時の健康診査 ―――― 343

**トピックス** ■マタニティブルーズ／江守陽子　340

### IV 褥婦への健康支援と保健指導 ―――― 343
1. 日常生活の支援 ―――― 343
a. 運動と休息　343
b. 産褥体操　343
c. 身体の清潔　344
d. 外陰部の清潔　344
e. 排泄の調整　344
f. 痔核，脱肛の手入れ　347
g. 疼痛対策　347
h. 自覚症状と異常の早期発見　347
2. 生殖活動に対する支援 ―――― 347
a. 性生活　347
b. 家族計画　347
c. 産後の避妊法　348
3. 母乳栄養確立のための支援 ―――― 348
a. 分泌促進　348
b. 乳汁分泌量の確認　348
c. 就業中の母乳育児の実際　348
4. 母乳育児成功のための環境作り
―――― 武市洋美　349
a. 出産後の援助：「母乳育児成功のための10カ条」の実行　350
b. 特別な援助が必要な場合　351
c. 産褥期の乳房トラブルに対するケア　351
d. 退院後，地域で支援するためのネットワーク作り　351
5. 褥婦の精神的支援 ―――― 江守陽子　352
6. 上の子へのかかわり ―――― 352

**文献** ―― 353

Ⅴ 地域生活に向けた支援 ─── 353
　1．医療機関と地域との連携 ─── 353
　2．就労女性に対する支援 ─── 353
　　a．仕事再開までに解決しておきたいこと　353
　　b．就労女性に対する公的支援　354
トピックス ■ 障害児・先天性異常児を出産した母親の心理過程とケア／江守陽子　354
　　　　　■ 産褥早期に児を亡くした母親の心理的過程とケア／江守陽子　356
　　　　　■ 乳幼児突然死症候群／江守陽子　356

## 11　正常児のアセスメントと健康支援　359

### A　新生児のアセスメントと健康支援 ─── 360
Ⅰ 新生児の成長発達と健康診査 ── 近藤好枝　360
　1．新生児の成長発達のアセスメント ─── 360
　　a．経時的アセスメントの必要性　360
　　b．系統的アセスメント　360
　　c．精神・運動機能　363
　　d．機能的特徴　363
　2．心身の発達に影響する因子 ─── 364
　3．健康診査 ─── 364
　　a．諸計測と在胎週数の評価　364
　　b．バイタルサイン　365
　　c．全身のアセスメント　367
文献 ─── 369
Ⅱ 育児支援 ─── 370
　1．栄養 ─── 370
　　a．母乳栄養　370
　　b．混合栄養　372
　　c．人工栄養　372
　2．睡眠 ─── 372
　　　睡眠に及ぼす環境効果　373
　3．清潔と感染防止 ─── 373
　　a．沐浴　373
　　b．衣服・寝具　374
　4．保育環境（保温） ─── 375
　5．よくみられる不快症状と予防 ─── 376
　　a．嘔吐　376
　　b．オムツかぶれ　376
　　c．臍肉芽腫　376
　　d．脂漏性湿疹（皮膚炎）　376
　6．よくみられる疾患と予防 ─── 376
　　a．新生児低血糖症　376
　　b．新生児黄疸　377
　　c．ビタミンK欠乏性新生児出血症　377
　　d．乳幼児突然死症候群　377
　7．よくみられる事故と救急処置 ─── 377
文献 ─── 378
トピックス ■ 育児用品や玩具の安全基準と選び方のポイント／近藤好枝　374
　　　　　■ 母乳代用品の販売流通に関する国際規準（WHOコード）／武市洋美　379
　　　　　■ 養育における適応行動・不適応行動／近藤好枝　380
Ⅲ 家庭生活上の留意点 ─── 382
　1．生活環境としての家庭 ─── 382
　　a．気候（大気・気温・湿度）　382
　　b．冷暖房と留意点　382
　2．育児と父親の役割 ─── 382
文献 ─── 383
Ⅳ 地域生活との関連 ── 川島広江　383
　1．新生児訪問指導 ─── 383
　　a．訪問の約束　383
　　b．観察・援助内容　384
　2．低出生体重児訪問 ─── 385
　3．ハイリスク新生児の訪問 ─── 388
　4．未婚（離婚）の母から生まれた児 ─── 388
トピックス ■ 双子の育児指導のポイント／田淵紀子　386

### B　乳児のアセスメントと健康支援 ─── 389
Ⅰ 乳児の成長発達と健康診査 ── 田淵紀子　389
　1．乳児の成長発達のアセスメント ─── 389
　　a．身体的特徴　389
　　b．生理的特徴　389
　　c．精神・運動機能の特徴　394
　2．健康診査 ─── 395
文献 ─── 395
トピックス ■ 子どもの泣き声と育児／田淵紀子　392
Ⅱ 育児指導 ─── 395
　1．栄養 ─── 395
　　a．栄養の特性　395
　　b．補完食（離乳食）　396
　2．清潔 ─── 398
　　a．外気浴　398
　　b．日光浴　398
　　c．スキンケア　399
　3．衣服 ─── 399
　4．遊びと玩具 ─── 399

　　　　a．乳児期前半　399
　　　　b．乳児期後半　400
　　5．生活習慣 ———————————— 400
　　6．乳児体操 ———————————— 400
　　7．よくみられる不快症状と予防 ———— 401
　　8．よくみられる疾患と予防 —————— 402
　　9．よくみられる事故と救急処置 ———— 403
　　　　a．事故の実態と予防　403
　　　　b．救急処置　404
　　　　c．事故防止の安全教育　405
文献 ———— 405
**トピックス** ■冷凍母乳／田淵紀子　406
**Ⅲ 家庭生活上の留意点** ———————— 405
　　1．親の養育態度と子の性格 —————— 405
　　　　a．親の養育態度と子どもの行動　405
　　　　b．親の行動と子どもの発育　406
　　2．育児と父親の役割 ————————— 406
　　3．生活環境としての家庭 ——————— 407
　　4．母親の就労と育児 ————————— 407
文献 ———— 409
**トピックス** ■父母の育児休暇の改正点／田淵紀子　408
**Ⅳ 行政による子育て支援** ————新野由子　409
　　1．健康診査 ———————————— 409
　　2．保健指導 ———————————— 410
　　　　a．個別指導　410
　　　　b．集団指導　410
　　3．身体障害児登録管理および指導 ——— 411
　　4．集団保育と家庭保育 ———————— 411
　　5．育児サークルと親の会 ——————— 411
**トピックス** ■インファントシートの着用指導とその留意点／田淵紀子　412

**C　幼児のアセスメントと健康支援** ———— 414
**Ⅰ 幼児の成長発達と健康診査** ————柳吉桂子　414
　　1．幼児の成長発達のアセスメント ——— 414
　　　　a．成長の特徴　414
　　　　b．成長を評価する方法　414
　　2．幼児期の健康診査：幼児期の保健活動
　　　　とその実際 ——————————— 416
**Ⅱ 育児指導** ———————————— 416
　　1．栄養 —————————————— 416
　　　　a．食事　416
　　　　b．偏食　417
　　2．遊び —————————————— 417
　　3．生活習慣 ———————————— 417

　　　　a．衣服　417
　　　　b．排尿・排便のしつけ　417
　　4．よくみられる不快症状と予防 ———— 418
　　　　a．肥満　418
　　　　b．夜尿　418
　　5．よくみられる疾患と予防 —————— 418
　　　　a．発熱　418
　　　　b．脱水症　418
　　　　c．アトピー性皮膚炎　418
　　6．よくみられる事故と救急処置 ———— 418
　　　　a．頭部外傷　419
　　　　b．溺水　419
　　　　c．熱傷　419
　　　　d．熱射病　419
**Ⅲ 家庭生活上の留意点** ———————— 419
　　1．幼児の生活の特性 ————————— 419
　　2．家族関係（親子関係・兄弟関係）——— 419
　　3．保育形態の違いと留意点 —————— 421
文献 ———— 422
**トピックス** ■切れる子と切れる親の特徴とその背景／
　　　　　　　柳吉桂子　420
**Ⅳ 行政による子育て支援** ————新野由子　423
　　1．健康診査 ———————————— 423
　　2．保健指導 ———————————— 423
　　3．医療給付など —————————— 423
　　4．身体障害児対策 ————————— 424
　　5．情緒や心の発達などに問題がある児 — 426
　　6．生活環境としての地域社会 ————— 426
　　7．次世代育成支援への取組み ————— 426

**12　ハイリスク妊婦・産婦・褥婦のアセスメントと健康支援**　429

**Ⅰ 妊産褥婦の症状・徴候のアセスメントとケア**
　　　　　　　　　　　　　————安藤広子　430
　　1．妊娠・分娩・産褥期のチェックポイント　430
　　　　a．観察のチェックポイント　430
　　　　b　妊娠・分娩・産褥期に起きうる症状と
　　　　　　異常徴候　431
　　2．異常発生時のケア ————————— 435
　　　　a．異常徴候の把握と継続観察　435
　　　　b．医師との連携　435
　　　　c．医学的対応とケア　435
　　　　d．社会的対応とケア　435
　　3．応急処置 ———————————— 436

a．異常状態とその把握　436
　　　b．症状別の応急処置　438
　4．急速遂娩，主に緊急帝王切開術のケア　440

**トピックス**
- 破水と感染／藤村由希子　436
- VBACと緊急帝王切開術時の看護のポイント／蛎﨑奈津子　442
- 早産と頸管エラスターゼ検査の関連性／角川志穂　444
- 長期安静入院を強いられる妊婦の看護のポイント／蛎﨑奈津子　446

## Ⅱ ハイリスク妊産褥婦によくみられる疾患と健康支援 ── 448
　1．妊娠高血圧症候群 ── 井上京子　448
　　　a．疾患の特徴　448
　　　b．妊娠・分娩・産褥期の管理　448
　　　c．看護と保健指導のポイント　451
　2．腎・尿路疾患 ── 451
　　　a．疾患の特徴　451
　　　b．妊娠・分娩・産褥期の管理　451
　　　c．看護と保健指導のポイント　453
　3．消化器疾患 ── 453
　　　a．虫垂炎　453
　　　b．消化性潰瘍　453
　4．肝臓・胆囊疾患 ── 454
　　　a．急性妊娠脂肪肝　454
　　　b．胆石症・胆囊炎　454
　5．心・血管系疾患 ── 454
　　　a．疾患の特徴　454
　　　b．妊娠・分娩・産褥期の管理　455
　　　c．看護と保健指導のポイント　455
　6．血液疾患 ── 455
　　　a．鉄欠乏性貧血　455
　　　b．特発性血小板減少性紫斑病　456
　　　c．巨赤芽球性貧血　457
　　　d．再生不良性貧血　457
　　　e．白血病　457
　7．呼吸器疾患 ── 457
　　　a．肺結核　457
　　　b．気管支喘息　458
　8．内分泌・代謝系疾患 ── 458
　　　a．糖尿病　458
　　　b．甲状腺疾患　460
　9．皮膚疾患 ── 460
　10．自己免疫疾患 ── 461
　　　a．全身性エリテマトーデス　461
　　　b．関節リウマチ　462
　11．婦人科疾患合併妊娠 ── 田中静枝　462
　　　a．子宮筋腫　462
　　　b．卵巣腫瘍　463
　　　c．子宮癌　464
　12．感染症 ── 464
　　　a．TORCH症候群　464
　　　b．肝炎ウイルス　466
　　　c．成人T細胞白血病　467
　　　d．性感染症　468
　　　e．B群溶血レンサ球菌　470
　13．産後精神障害 ── 470
　　　a．産後うつ病　470
　　　b．産後精神病　470
　　　c．既往の精神障害の再発または増悪　471

文献 ── 471

## Ⅲ 家族・地域生活との関連 ── 472
　1．受診すべき徴候と連絡 ── 472
　　　a．身体症状　472
　　　b．精神症状　472
　2．優先事項 ── 472
　3．家族の協力と連携 ── 472
　4．社会資源の活用 ── 473

# 13 ハイリスク胎児・新生児のアセスメントと健康支援　475

## Ⅰ ハイリスク胎児（妊産婦）・新生児の管理システム ── 宮中文子　476
　1．周産期集中医療部門の機能と組織 ── 476
　2．胎児期に予測される異常 ── 476
　3．母体搬送と新生児搬送 ── 477
　　　a．母体搬送　477
　　　b．新生児搬送　478
　4．出生前の母児管理 ── 479
　　　a．ハイリスク胎児の観察　479
　　　b．母体の観察　480

**トピックス**
- 地域周産期医療システムの特徴／宮中文子　481

## Ⅱ 出生時の仮死蘇生 ── 482
　1．蘇生の準備 ── 482
　2．仮死蘇生の実際 ── 482
　3．仮死児のケア ── 483

## Ⅲ ハイリスク新生児のケア ── 484
　1．出生直後の観察とアセスメント ── 484

		a. 観察の目標　484
		b. アセスメントに必要な観察項目　484
	2．ハイリスク新生児のケア ──────── 484
**IV ハイリスク新生児の両親への援助** ───── 487
	1．超低出生体重児を出産した母親の心理的推移とその援助 ──────── 487
	2．髄膜瘤の児の母親の心理的推移とその援助 ──────── 488
	3．心理的危機からの回復に関する要因 ── 488
		a. 母親の育児の自立に関する要因　488
		b. 父親への心理的援助　489
	4．NICUにおける両親参加のハイリスク新生児の保育 ──────── 489
		a. 両親の面会　489
		b. 児の状態の説明　489
		c. 早期接触　489
		d. 搾乳　490
		e. 交換育児記録(面会記録)　490
		f. 両親の育児参加　490
**トピックス** ■ ディベロプメンタルケア／宮中文子　490
**V ハイリスク新生児の継続看護** ─────── 491
	1．ハイリスク新生児の訪問指導 ─────── 491
		a. 家庭訪問による指導　491
		b. NICUを退院したハイリスク児　491
		c. ハイリスク児の観察のポイント　491
	2．ハイリスク新生児の発達 ──────── 492
	3．ハイリスク新生児の母親と家族 ───── 492

	4．継続看護の実際 ──────── 492
	5．今後の継続看護の課題と方向性 ───── 492
**文献** ──── 493
**トピックス** ■ カンガルーケアのポイント／宮中文子　493

## 14　母子棟のマネジメント　495

**I 母子棟固有のマネジメント** ── 村上睦子　496
	1．母子看護領域におけるマネジメントの変遷 ──────── 496
	2．母子看護領域におけるアメニティ ──── 496
	3．母子看護領域に固有の管理方式 ───── 497
		a. 病棟管理・看護方式　497
		b. 外来看護方式　499
**文献** ──── 501
**トピックス** ■ 産科医療の2つの新しい試み／村上睦子　498
**II 周産期のリスクマネジメント**　福井トシ子　501
	1．リスクマネジメント ──────── 501
	2．周産期領域の事故の特徴とリスクマネジメント ──────── 502
		a. 妊産婦・褥婦と胎児・新生児の状況　502
		b. 医療者側と妊産婦側の要因　502
		c. 治療経過と転帰　503
		d. 医療事故とその対応　503

**索引** ──────── 507

# 1 母子の健康・権利から女性のトータルヘルスケアまで

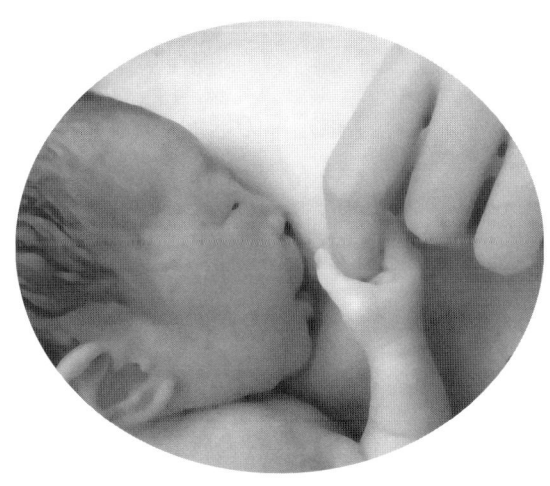

人の一生は受精に始まり、死をもって終了する。人類は成長した男女両性によって行われる「種の再生産」という生殖行為(リプロダクション)によって子孫を残し、種の繁栄を築いてきた。

助産師活動の中核は、女性が生まれながらにして持っている母となることができる特質すなわち母性を、その人が個体の成長とともに健全に育み、結婚・妊娠・出産・育児によって機能を最大限に発揮できるように支援する活動である。

しかし、現代社会においては、結婚から育児の全過程における変容が大きく、助産師活動もそれに適した変革を迫られている。また、女性の生き方がますます多様化するなかで、女性が完全に良好な身体的・精神的・社会的健康を得て、自己の幸福や QOL を追求できるようにするために、助産師は女性の全生涯にわたる健康を保障するためのケア(トータルヘルスケア)の責任を担っている。

本章では、助産師活動の中核をなす、現代社会における結婚・出産・育児の特徴、女性の生涯にわたる健康と権利であるリプロダクティブ・ヘルス/ライツの課題、助産師に要求される女性のトータルヘルスケアへの考え方などを概観し、助産師活動の今日的課題と意義、将来への展望を探る。

# I 現代社会と結婚・出産・育児

## 1 少子高齢化社会と結婚

### a 結婚観の変化

近年、男女ともに結婚観に変化がみられ、未婚率が上昇している。特に生涯未婚率(50歳時点での未婚率)をみると、男性では 1980 年の 2.6%から 2000 年には 12.6%にまで上昇した(女性の生涯未婚率 5.8%、2000 年)。女性においても 1980 年と 2000 年の 5 歳年齢階級別の未婚率を比較すると、25～29 歳では 24.0%から 54.0%へと倍増し、30～34 歳では 9.1%から 26.6%へと約 3 倍に増加しており、今後も漸増が予測される。未婚率の上昇の要因は主として、①晩婚化の進行(2003 年の平均初婚年齢は夫 29.4 歳、妻 27.6 歳)によると考えられているが、その他に女性の②高学歴化、③社会進出と経済力の向上、④独身生活の自由さ(パラサイト・シングルの増加)、⑤結婚しないことへの世間の偏見やこだわりの希薄化、⑥子どもを持つことの意識の変化など、社会の変化に伴う女性の生き方の多様化があげられる。

結婚しなくても豊かで満足のいく生活ができるか否かを尋ねた 2001 年度版国民生活白書によると、男女ともに 50 代以上の年齢層では「そう思わない」とする人の割合が高いのに対して、50 代未満の年齢層では「そう思う」とする人の割合が高くなっている。さらに、女性の社会進出に伴い、結婚後の改姓により社会生活上の不利益が生じる場面があるとして、選択的夫婦別姓制度の導入に賛成する人も 42.1%(女性 43.2%、男性 40.9%)に上昇し、結婚観は着実に変化している(選択的夫婦別氏制度に関する世論調査、2001 年)。

### b 離婚率の増加

わが国の離婚率は先進諸国に比べると低率で、1990 年代前半まではほぼ 0.7～1.6(人口千人当たり)の間にあったが、徐々に上昇して 2003 年には 2.25 となり、アメリカ 3.8(2003 年)には及ばないが、ヨーロッパ諸国の水準と肩を並べるようになった(ドイツ 2.4、フランス 1.9、スウェーデン 2.4、いずれも 2001～2002 年)。年齢層では 10 代～20 代の若年層で離婚率が増加する一方で、婚姻期間

と離婚率の関係では，婚姻期間が長い「熟年離婚」の増加も顕著である。離婚に対する意識面でも，結婚しても相手に満足しないときには離婚すればよいと，離婚を許容する人は 1979 年の 23％ から 1997 年には 54％ と 2 倍以上に増加している。

このように，未婚率の増加や結婚観の変化は自由な生活を保障する反面，人間関係が結べない人々を増加させ，離婚率の増加は家族・親子関係の複雑さや機能低下を招き，長期的なファミリープランを築けない要因ともなり，家族形成を支援する助産師活動を困難なものにしているといえる。

## 2 少子高齢化社会と出産

### a 出生率の低下と出産への医療技術介入

わが国では，世界でも類をみないほど急速に少子化が進行している。1 人の女性が一生のうちに産む子どもの数を示す合計特殊出生率は 1975 年より 2 を下回り，2004 年には 1.29 とその低下傾向はとどまらず，人口を維持するのに必要な水準（人口置換水準）である 2.08 を大幅に下回っており，先進国のなかでも最も低率国の 1 つである（表 1-1）。この原因としては，前述のように未婚率の上昇に加えて，結婚した人が子どもを産まなかったり，産む数を減らしていることなどがあげられる。

高度医療の進歩や核家族化の進行は，出産場所を家庭から施設へと移行させ，「出産は家族の出来事」とする概念を一変させた。すなわち，「すべての妊娠・出産はリスクを伴う」として病院分娩支持，医療技術介入の方針が打ち出され，わが国でも 1975 年以降，施設内分娩が 99％ を占めるに至った。このように出産ケアのなかに科学技術が導入されて，出産のあり方に劇的な変化が生じたのは，超音波検査の導入による 1950 年代以降といわれている。

しかし，1980 年代に入ると，ケアの受け手である女性たちから，出産を非人間的なものとした医療技術の介入や，産婦の意志を無視した個人を尊重しない医師中心の画一的なケアに対する抗議が提唱されるようになり，1990 年代に入ると妊娠・出産に対するケアも産婦中心へのケアと大きく転換することとなった。

すなわち，医療技術介入と出産の安全性について，①周産期死亡率，妊産婦死亡率の減少は医療の介在によるというよりは，公衆衛生の発達や生活水準の向上など，高度産科医療以外の要因が大きく貢献している，②病院分娩，医療の介入が必ずしも出産の安全性に結びつくという科学的証拠はない，③健康な女性の正常な妊娠・出産には医療の介入の必要はなく，異常が認められない限りは助産師が主たるケアの提供者として最もふさわしいと考えられるようになり，施設内分娩に移行したために起こってきた種々の問題が指摘されるようになった（図 1-1）。

### b 現代の出産事情の多様化と高度先端生殖医療の発展

このような現状を踏まえて，産婦自身による主体的で満足のいく出産を取り戻そうとする動きがみられるようになり，現代では多くの医療施設において，医療モデルから社会モデルへのケアの転換が図られつつあり，周産期のケアでも以下に示すような大きな変化が生じてきた（表 1-2）。

①妊娠期においては，家族をも含めた多様な出産準備教育の実施。

②分娩期においては，出産方法や出産体位の多様化，出産時処置の柔軟な適応，産婦や家族の意

表 1-1　先進国の合計特殊出生率の推移

| 年 | 日本 | ドイツ | スウェーデン | フランス | アメリカ |
|---|---|---|---|---|---|
| 1970 | 2.13 | 2.02 | 1.94 | 2.45 | 2.46 |
| 75 | 1.91 | 1.45 | 1.78 | 1.96 | 1.79 |
| 80 | 1.75 | 1.46 | 1.68 | 1.99 | 1.84 |
| 85 | 1.76 | 1.30 | 1.74 | 1.83 | 1.84 |
| 90 | 1.54 | 1.45 | 2.13 | 1.78 | 2.08 |
| 95 | 1.42 | 1.25 | 1.73 | 1.70 | 2.02 |
| 96 | 1.43 | 1.32 | 1.61 | 1.72 | 2.03 |
| 97 | 1.39 | 1.37 | 1.54 | 1.71 | 2.04 |
| 98 | 1.38 | 1.36 | 1.50 | 1.75 | 2.06 |
| 99 | 1.34 | 1.36 | 1.50 | 1.77 | 2.08 |
| 2000 | 1.36 | 1.36 | 1.54 | 1.89 | 2.06 |
| 2001 | 1.33 | 1.29 | 1.57 | 1.90 | 2.03 |
| 2002 | 1.32 | 1.31 | 1.65 | 1.89 | 2.01 |
| 2003 | 1.29 | 1.34 | 1.71 | 1.89 | 2.04 |
| 2004 | 1.29 | | | | |

（資料）人口動態統計

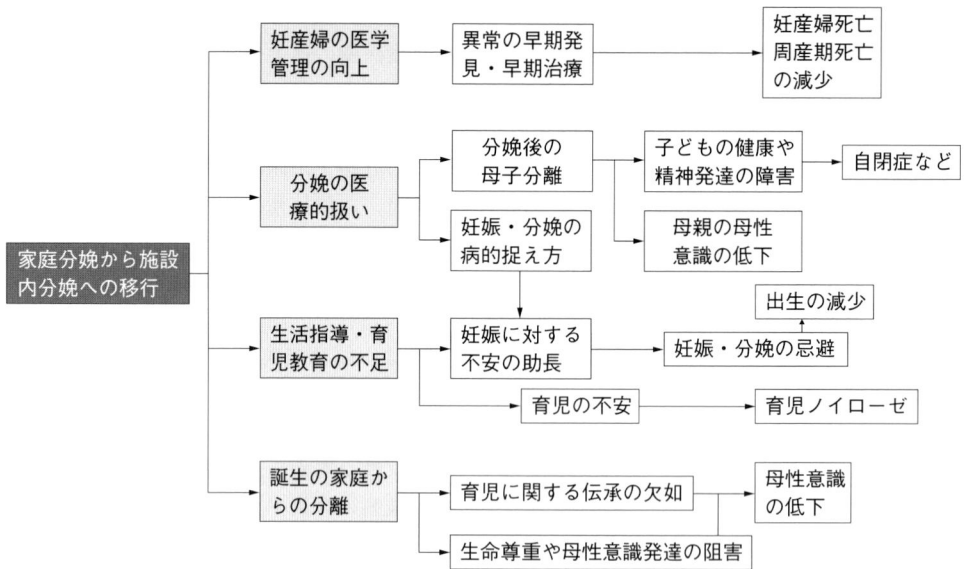

**図1-1　家庭分娩から施設内分娩への移行によって招来された種々の問題**
（松本清一：母子保健の今日と明日．助産婦雑誌 44(12):9, 1990）

志決定を尊重するバースプランの導入，新生児の早期接触や出産直後からの母乳哺育，出産を再び家族のなかに取り戻そうとする動きの高まりによる夫立ち会い分娩や家族立ち会い分娩の推進，LDR（Labor, Delivery, Recovery）やオープンシステムおよび継続的受持システムの導入．

③産褥期においては，核家族の増加による産褥支援の方策として，産褥入院や夫・上の子とともに入院する家族入院，セルフヘルプ・グループの育成など．

一方，体外受精など高度先端生殖医療の発展は，女性の生き方や家族のあり方にも大きな変化を及ぼしている．体外受精の子どもの割合は，つい最近まで100人に1人といわれていたが，2003年には約65人に1人の割合にまで増加している．不妊治療に限らず，女性の生殖に関する選択権が多様化する反面，治療に伴う副作用や多胎児・低出生体重児の出産，高額医療に伴う経済的負担，親子関係の複雑さ，いきすぎた不妊産業など多くの問題を惹起するようになった．

## ❸ 少子高齢化社会と育児

現代社会においては，家族規模の縮小，家族成員間や地域集団の結びつきの希薄化，家族の養育機能の低下，離婚率の増加とそれに伴う複雑な親子関係など，世代間の伝承的な育児文化が途切れ，自分自身や育児に自信が持てない母親が増加している．このような女性の生き方や家族の変容は，母親の育児不安や育児放棄，乳幼児虐待の問題に拍車をかけている．

### a 子どもが欲しい理由や理想の子ども数が持てない理由

内閣府の調査（2003年）によると，子どもが欲しい理由は，「子どもがかわいいから」63.3％，「結婚して子どもを作るのは人間として自然だから」43.9％が高率で，前者は年齢層が低くなるほど，後者は年齢層が高くなるほど割合が上昇している．続く理由としては，「子どもに託す気持がある」，「社会的に一人前になる」，「夫婦間をつなぎとめる」，「老後の面倒をみてくれる」で，いずれも20％前後である．「子どもがかわいいから」以外の理由は，いずれも1997年の前回調査より減少しており，子どもを持つことの価値感が変化していることがわかる．

内閣府の社会意識に関する世論調査（2005年）によると，理想の子ども数は3人（45.7％）が最も多く，次いで多いのは2人（38.0％）で，平均2.63

表1-2 医学モデルと社会モデルの比較

| 時期など | 医学モデル | 社会モデル |
|---|---|---|
| 理念 | ・医師中心医療<br>　＊出産に関するあらゆる決定を下せるのは産科医以外にいない<br>・バースマシンの普及<br>　＊バースマシン：産前・出産・産後に行われる一連の医療介入 | ・patient centered care, family centered care<br>　＊女性は自分の出産にかかわる意思決定に参与すべきである（WHO勧告）<br>・バースマシンへの反省 |
| 妊娠期 | ・妊娠中の超音波検査と超音波被曝の問題<br>・妊娠した女性に対する過度の食事制限と体重制限<br>・妊娠中の薬物の使用 | ・妊娠期の健康管理，リフレッシュの支援（栄養相談・妊婦水泳・マタニティビクス・マタニティヨーガなど）<br>・妊婦訪問指導<br>・分娩準備教育・安産教室（母親学級，父親学級，両親学級，勤労妊婦の夜間・祭日の学級，外国人学級など，親業教室） |
| 分娩期 | ・分娩時の剃毛，浣腸，導尿<br>・仰臥位分娩<br>・分娩監視装置の装着<br>・血管確保のための輸液<br>・誘発分娩，陣痛促進（子宮収縮薬などの使用）<br>・硬膜外麻酔などの麻酔分娩<br>・鉗子分娩，吸引分娩<br>・人工破膜<br>・高い会陰切開率<br>・初産婦や骨盤位分娩の帝王切開<br>・分娩時の家族の排除<br>・胎盤用手剝離 | ・分娩時の剃毛，浣腸，導尿のルーチン化の見直し<br>・分娩体位の多様化（側臥位・座位・スクワティング・四つん這い，など）<br>・分娩監視装置の装着時間の短縮<br>・自然分娩を主にしたさまざまな試み（自然陣痛・リラックス法など）<br>・分娩方法の多様化（ソフロロジー法，イメージェリー法，フリースタイル法，水中出産など）<br>・安全で安楽な分娩（東洋医学の導入など），薬を使用しない分娩<br>・器械を用いない分娩<br>・自然破水を待つ<br>・必要に応じた会陰切開<br>・帝王切開既往妊婦の経腟分娩（VBAC）<br>・夫立ち会い分娩，家族立ち会い分娩<br>・胎盤の自然剝離を待って娩出 |
| 産褥期と新生児期 | ・感染予防のための家族や上の子との分離<br>・母児異室性<br>・体重減少を防ぐためのミルクの補給<br>・NICUでの集中管理<br>・新生児モニター使用<br>・画一的な病院食<br>・産褥の早期退院 | ・母児の早期接触，家族との早期接触，分娩室でのカンガルーケア<br>・母児同室性<br>・母乳栄養の早期開始，母乳栄養の推奨<br>・NICUにおける面会制限の廃止，カンガルーケア，タッチケア<br>・乳児の早期退院<br>・ベビーマッサージ<br>・選択ができる食事メニュー，水分補給のための工夫（ジュースなど，果物）<br>・産褥入院，家族入院 |

人であったが，実際に持てる子ども数は逆に2人（46.1％）が最も多く，次いで3人（25.6％）が多く，平均では2.26人であり，理想の子ども数よりも少ない。理想の数だけ子どもを持てない理由では，「子どもを育てるのにお金がかかる」が6割と高く，育児に対する経済的負担の大きさがあげられている。

### b 子育ての楽しさ

子育ての楽しさについて尋ねた調査（子どもと家族に関する国際比較調査，1994年）では，アメリカと韓国で高い「子育ては楽しい」（アメリカ67.8％，韓国51.9％）が，日本では20.8％と極端に低かった。それを裏づけるように，全国児童相

談所における児童虐待相談処理件数は，1990年度は1,101件であったが，2004年には32,979件と30倍近くに激増している。

児童虐待の背景としては，①都市化，核家族化の進展に伴う母親の孤立化，②家庭や地域における子育て機能の低下による育児不安の深刻化，および育児に負担を感じるなどの育児上のストレスが高まっていること，③子育てに対する責任意識が十分でないままに親になる者が増えていること，などが指摘されている。

## 4 21世紀の母子の健康支援施策

### a 母子の健康支援施策

現代の育児事情や家族の変容に対応するために，厚生労働省はエンゼルプラン(1996年)，新エンゼルプラン(1999年)として「産後ケア事業(産褥入院)」，「保育園の延長保育」，「児童手当の拡充」などの施策を推進した。

続いて2001年から10年までの具体的な取組み として，安心して子どもを産み，ゆとりを持って健やかに育てるために家庭や地域の環境作りを目的として「健やか親子21」(21世紀初頭における母子保健の国民運動計画，2000年)が策定された(図1-2)。この国民運動計画において設定された主要な4課題は，①思春期の保健対策の強化と健康教育の推進，②妊娠・出産に対する安全性と快適さの確保と不妊への支援，③小児保健医療水準を維持・向上させるための環境整備，④子どもの心の安らかな発達の促進と育児不安の軽減である。主要課題の推進方策として，計画期間と達成すべき具体的課題を明確にした目標が設定されている。

### b 次世代育成支援施策

このような施策や対策にもかかわらず，少子化の進行はとどまらないことから，新たな総合的少子化対策として，少子化社会対策基本法の制定(2003年)や，「次世代育成支援に関する当面の取組方針」(2003年)が策定された。

この取組方針の基本的考え方は，家庭や地域の子育て力の低下に対応して，次世代を担う子どもを育成する家庭を社会全体で支援─「次世代育成

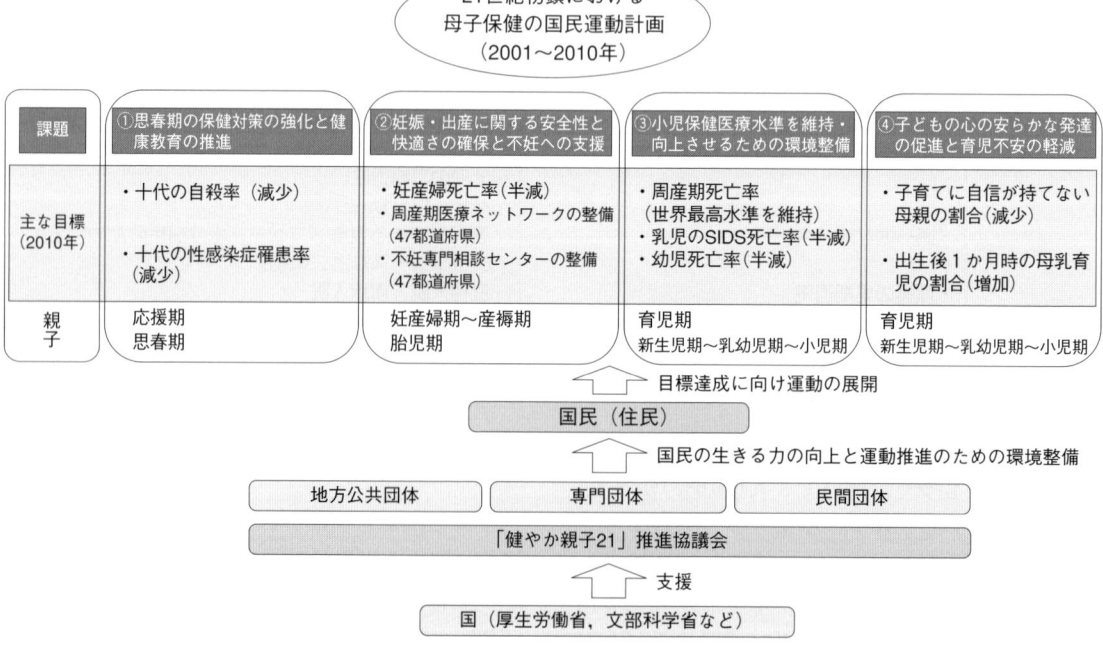

図1-2　健やか親子21(2002年)

```
3つの視点
  I  自立への希望と力(若者の自立が難しくなっている状況を変えていく)
  II 不安と障壁の除去(子育ての不安や負担を軽減し,職場優先の風土を変えていく)
  III 子育ての新たな支え合いと連帯―家族のきずなと地域のきずな―
     (生命を次代に伝え育んでいくことや家庭を築くことの大切さの理解を深めていく。)
     (子育て・親育て支援社会を作り,地域や社会全体で変えていく。)
```

```
4つの重点課題
  I  若者の自立とたくましい子どもの育ち
     ・就業困難を解消するための取組み,豊かな体験活動の機会の提供
  II 仕事と家庭の両立支援と働き方の見直し
     ・企業の行動計画の策定,目標達成の取組み
     ・勤務時間の短縮などの措置,再就職支援
  III 生命の大切さ,家庭の役割などについての理解
     ・生命の尊さを実感し,社会とのかかわりなどを大切にすることへの理解を深める。
  IV 子育ての新たな支え合いと連帯
     ・子育て支援施策の効果的な実施,身近な地域でのきめ細かな子育て支援の取組み,児童虐待など
      特に支援を必要とする子どもとその家庭に対する支援
     ・妊娠,出産,子どもの育ちにかかわる保健医療
```

**図1-3 少子化社会対策大綱の3つの視点と4つの重点課題**

支援」―することにより,子どもが心身ともに健やかに育つための環境を整備することである。具体的対策の枠組みとしては,従来の「子育てと仕事の両立支援」に加え,「男性を含めた働き方の見直し」,「地域における子育て支援」,「社会保障における次世代支援」,「子どもの社会性の向上や自立の促進」という4つの柱に沿って,総合的な取組みを進めるもので,そのための立法措置として,次世代育成支援対策推進法の制定(2003年)や児童福祉法の改正(2003年)がなされた。

「子育てと仕事の両立支援」を例にとると,育児休業の取得率が,5人以上の従業者がいる事業所では,女性の育児休業取得率は70.6%で7割を超えているが,男性は0.56%(2004年度)にとどまっている現状から,取得率の目標値を男性10%,女性80%と設定したり,「子どもの看護休暇制度」や「小学校就学までの勤務時間短縮措置」の普及率を25%まで引き上げること(現在はいずれも10%前後),などが掲げられている。

さらに,2004年には,少子化社会対策基本法に基づき,少子化に対処するための施策の指針として,少子化社会対策大綱(図1-3)が策定されるなど,わが国の少子化対策は新たな段階に踏み出している。

このように,変動の著しい結婚・出産・子育ての社会的特徴および,この変化に対応した国の動向や政策を助産師は正確に理解し,女性自身や家族の幸福,国家の安寧,人類の繁栄を支えるために努力することが重要である。

# II リプロダクティブ・ヘルス/ライツ（性と生殖に関する健康と権利）

## 1 リプロダクティブ・ヘルス/ライツの定義

リプロダクティブ・ヘルス/ライツ（Reproductive Health/Rights）の概念は，1994年にエジプトのカイロで開かれた国際人口開発会議で提唱されたものである。

リプロダクティブ・ヘルスとは，「生殖の過程に病気や異常が存在しないだけでなく，生殖過程が身体的・精神的および社会的に完全に良好な状態をいう」（Fathalla, 1991）と定義されている。したがって，リプロダクティブ・ヘルスとは，人々が満足のいく安全な性生活を営むことができ，生殖能力といつ・何人子どもを持つかを決める自由を持つことを意味する。

世界保健機関（WHO）は，リプロダクティブ・ヘルスの基本的四大要素として，①女性自らが妊孕性（妊娠可能なこと）を調節し，抑制できること，単に避妊だけでなく，不妊の適切な治療を含むこと，②すべての女性にとって安全な妊娠と出産が享受できること，③すべての新生児が健全な小児期を享受できること，④性感染症の恐れなしに性的関係を持てること，などを提唱している（Sciarra：国際産婦人科連合，1993）。

リプロダクティブ・ライツとは，リプロダクティブ・ヘルスのさまざまな問題に対するサービスや支援を受けられる権利をいい，すでに国内法・国際人権文書およびその他の合意文書で認められているあらゆる人権が含まれる。すなわち，これらの権利には，すべてのカップルと個人が自由かつ責任を持って，子どもの数・産む間隔・時期を決め，そうするための情報と手段を得る基本的権利，および最高水準の性と生殖に関する健康を達成する権利，および差別・強制・暴力を受けることなく，生殖に関する決定を行う権利も含まれる。

## 2 リプロダクティブ・ライフ

リプロダクティブ・ライフとは，女性の誕生から更年期を経て老年期に至るまでのすべての期間におけるリプロダクティブ・ヘルスを維持・向上させるための健康管理をいう。特に，性成熟期に向かう思春期や老いに向かう更年期は，女性のホルモン環境が乱れるときであり，十分な健康管理が必要である（図1-4）。

## 3 リプロダクティブ・ヘルス/ライツの現状と課題

図1-5は，女性のライフサイクルにおけるリプロダクティブ・ヘルスの諸問題とそれに対するヘルスサービスを示したものである。従来は，誕生時と出産可能期のヘルスケアに焦点があてられていたが，現在では思春期および更年期・老年期のリプロダクティブ・ヘルス/ライツにも目を向けられるようになってきた。

すなわち，1999年に出された女性の生涯にわたる健康政策に関する研究会報告によると，今後，重点を置くべき女性の健康政策の目標として，
　①生涯を通じた女性の健康支援対策の確立
　②望まない妊娠の予防
　③安全で快適な妊娠・出産の実現
　④新たな課題への対応

の4つがあげられ，出産可能期だけでなく，思春

Ⅱ　リプロダクティブ・ヘルス/ライツ(性と生殖に関する健康と権利)

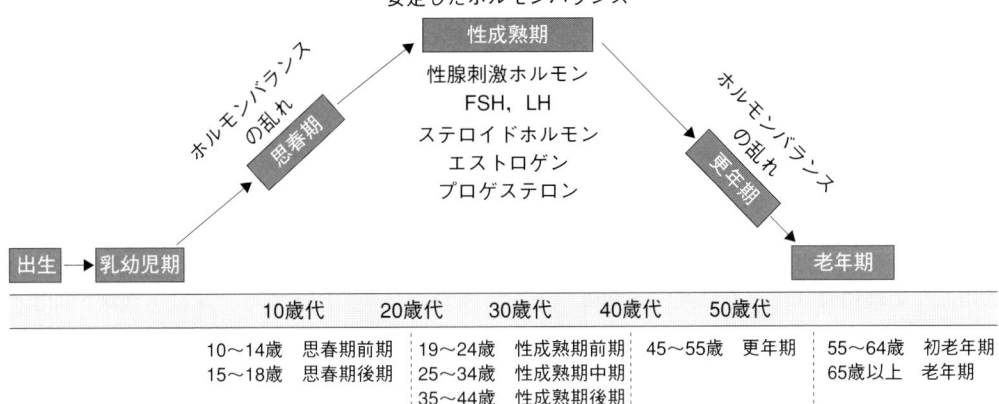

図1-4　女性のリプロダクティブ・ライフ

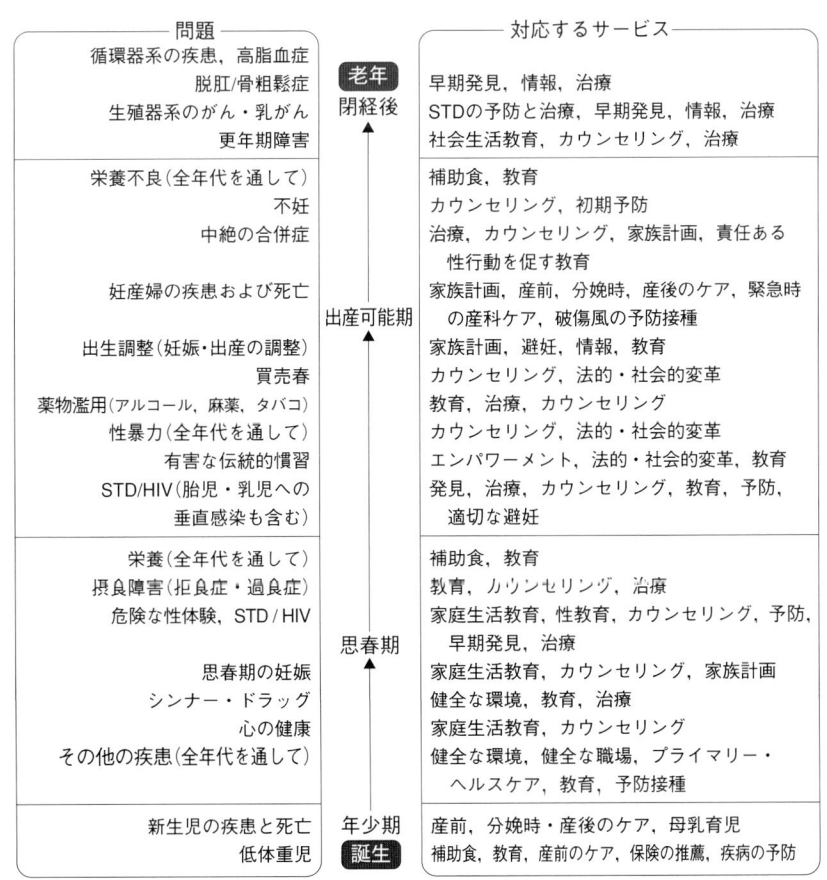

図1-5　ライフサイクルからみたリプロダクティブ・ヘルスの問題と対応するサービス
(芦野由利子：カイロ会議と思春期のリプロダクティブ・ヘルス/ライツ．思春期学 17(3)：303, 1999 に一部加筆)

## 4 男性とリプロダクティブ・ヘルス

アジア，アフリカ，ラテンアメリカの13か国の人口保健調査によると，女性が家族計画サービスを利用しない理由は，①避妊に関する知識やその知識をどこで得られるかという情報を持っていないこと，②避妊にまつわる健康や副作用の心配，③夫の反対，である。

このように女性のリプロダクティブ・ヘルス/ライツが進まない主な原因に，女性への情報不足に基づく無知や，ジェンダー思想に基づく男性の態度があることがわかる。すなわち，男性は性生活のパートナーであり，家族内での意思決定権者，地域社会のリーダー，国の保健政策権者などの男性優位の役割を通して，女性のリプロダクティブ・ヘルス/ライツにマイナスの影響を与えてきた。

したがって，女性個々の努力は当然であるが，国連機関などを中心とした全世界的取組みとして女性の地位を向上させ，家庭・地域・国家への男女共同の意思決定への推進を図り，男女共同参画社会を実現していくことが，真に女性のリプロダクティブ・ヘルス/ライツへの実現につながると考えられる。

# III 現代社会とウィメンズヘルス

## 1 ウィメンズヘルスの発達

アメリカでは1960~1970年代に流産を防ぐ薬剤で子どもに障害が出る薬害が相次いだことから，女性は薬などの臨床研究から除かれる状態が続き，その影響で生理学的研究の多くは男性をモデルに計画され，その結果を女性にも適用してきた。しかし，女性は思春期から成熟期を通して，繰り返す性周期を持ち，解剖学的特徴から生じる女性独自の合併症があるなど，男性とは異なる健康上の取組みの必要性が生じ，女性の医療を見なおす動きは1990年代にアメリカで始まった。

このように，ウィメンズヘルスの概念が登場した理由は，

①女性は妊孕性を有するために，男性とは異なる形態機能学上の相違を有していること，

②女性は労働の有無を問わず，家族成員のケアの担い手として，家族の健康を維持・増進する役割を担っており，女性の心身の健康と家族の健康は密接な関連があること，

③男性と女性の社会的役割が平等でなく，ジェンダー問題が女性の健康に大きな影響を及ぼしていること，

など，ライフサイクルを通じて男性とは異なる健康上の問題に対応するためである。

したがって，ウィメンズヘルスケアにおいては，女性に対するトータルヘルスケアの視点から，以下のような特徴を十分に考慮することが必要である。

①女性の健康は母性保健・母子保健に限定されるものではない。

②女性の健康は，生物学的・心理学的・社会学的側面を統合した見方を基盤に，多様な文化的側面やジェンダーバイアスを考慮した枠組みで捉える必要がある。

③医学は臓器別に専門が細分化され，からだをトータルにみる教育は乏しいとされるが，男性と比べて情緒的とされる女性の健康は細胞や臓器レ

表1-3 生涯を通じた女性の健康支援

| 施策の基本的方向 | 具体的施策 |
|---|---|
| 1. リプロダクティブ・ヘルス/ライツに関する意識の浸透 | 1) 女性の健康問題への取組みについての気運の醸成<br>2) 学校における性教育の充実<br>3) 性に関する学習機会の充実 |
| 2. 生涯を通じた女性の健康の保持増進対策の推進 | 1. 生涯を通じた健康の管理・保持促進のための健康教育・相談支援などの充実<br>  1) 女性の健康保持のための事業などの充実<br>  2) 健康教育の推進<br>2. 妊娠・出産期における女性の健康支援<br>  1) 妊娠から出産までの一貫した母子保健サービスの提供<br>  2) 不妊専門相談サービスなどの充実<br>  3) 周産期医療の充実<br>  4) 女性の主体的な避妊のための知識などの普及<br>3. 成人期・高齢期などにおける女性の健康作りの支援<br>  1) 成人期,高齢期の健康作りの支援<br>  2) 子宮がん,乳がん,骨粗鬆症などの予防対策の推進<br>  3) 女性の生涯にわたるスポーツ活動の推進 |
| 3. 女性の健康を脅かす問題についての対策の推進 | 1. HIV/エイズ,性感染症対策<br>  1) 予防から治療までの総合的なHIV/エイズ対策の推進<br>  2) 性感染症対策の推進<br>  3) 学校におけるHIV/エイズ,性感染症に関する教育の推進<br>2. 薬物乱用対策の推進<br>  1) 乱用薬物の供給の遮断と需要の根絶<br>  2) 少女による薬物乱用対策の推進<br>  3) 薬物乱用防止教育の充実<br>  4) 薬物乱用を許さない社会環境の形成 |

(内閣府:男女共同参画基本計画より一部抜粋)

ベルで捉えられるべきではなく,心身が統合された人間としての女性に焦点をあてる必要がある。

④健康は現在の一時点で捉えるのではなく,連続するライフサイクルのなかでの生活連続体,すなわち,女性の生涯全般を通した見方で捉える必要がある。

このような女性の健康上の特徴から,日本におけるウィメンズヘルスの取組みとしては,男女共同参画社会の実現,およびリプロダクティブ・ヘルス/ライツの視点から,「男女共同参画2000年プラン」の国内行動計画の1つとして,1996年より「生涯を通じた女性の健康支援事業」が策定された(表1-3)。

## 2 女性の生涯とウィメンズヘルス

ウィメンズヘルスは,従来,母性保健・母子保健の側面から捉えられてきた。今日,わが国の母子保健指標は先進国諸国のなかでも最高水準にある。すなわち,母子保健関係の指標である周産期死亡率は5.3,乳児死亡率は3.0,新生児死亡率は1.7(以上2003年,出生千対),妊産婦死亡率は6.0(2003年,出産10万対)で,いずれも総じて年々低下しており,改善が進んでいる。一方,出生および性成熟期を除く時期のリプロダクティブ・ヘルスケアへの方策はいまだ不十分であり,また,若年層の人工妊娠中絶の増加,HIV感染者やエイズ患者の増加,20代女性の喫煙者の増加(若年妊娠者の喫煙率の増加を含む),女性に特有な疾患,女性への暴力,増加する乳幼児虐待および女性のストレスなどの新たな健康問題も生じている。

近年,男女の疾患罹患率,死亡率,治療に対する反応差など,男女同一疾患における性差が指摘されている。また,女性のライフサイクルに従って,数々の女性特有の健康問題があることなどから,性差に基づく医療(性差医療)の必要性が認識され,女性専用外来を設置する病院が徐々に広がりつつある。

## 3 少子高齢化社会とウィメンズヘルス

人は2つの労働，すなわち，生産労働(労働市場において経済的報酬を獲得する労働)と，再生産労働(家族生活を維持するうえで不可欠な家事・育児・介護および社会的活動などの労働)を担っている。

図1-6は，女性のライフサイクルの変遷を示したものである。女性は平均寿命85.59歳(男性は78.64歳，いずれも2004年)の人生で，育児に約24年，その後，夫の定年退職後の期間や寡婦期間に約28年を費やすことになる。ライフサイクルのなかで，育児期おいては就労女性は生産労働と再生産労働の2つの役割を担う。これは，以下に示す家族形態の変化，急速な少子化，男女雇用機会均等法などにその一因があるとされる。

①核家族化の進行

②家庭を妻に任せて仕事を優先するという男性中心の職場環境が変わらないままに，女性の職場進出が進み，女性は男性並みに働くことが求められていること。

③2001年度版「国民生活白書」によると，働く女性の平日の平均家事時間は2時間53分で，10年前から14分しか減っていないが，働く男性の平均家事時間は20分と10年前とほとんど変わっていないこと。

④特に妻がフルタイムで働き子どもを育てている家庭においては，家事や育児にかける時間は，夫は1日平均36分であるが，妻はその6.4倍の3時間50分にのぼる(総務省：社会生活基本調査，2001年)など，夫婦共働きであっても男性の再生産労働への参加は進行しておらず，「夫は仕事，妻は家事」という性役割構造は変化していないこ

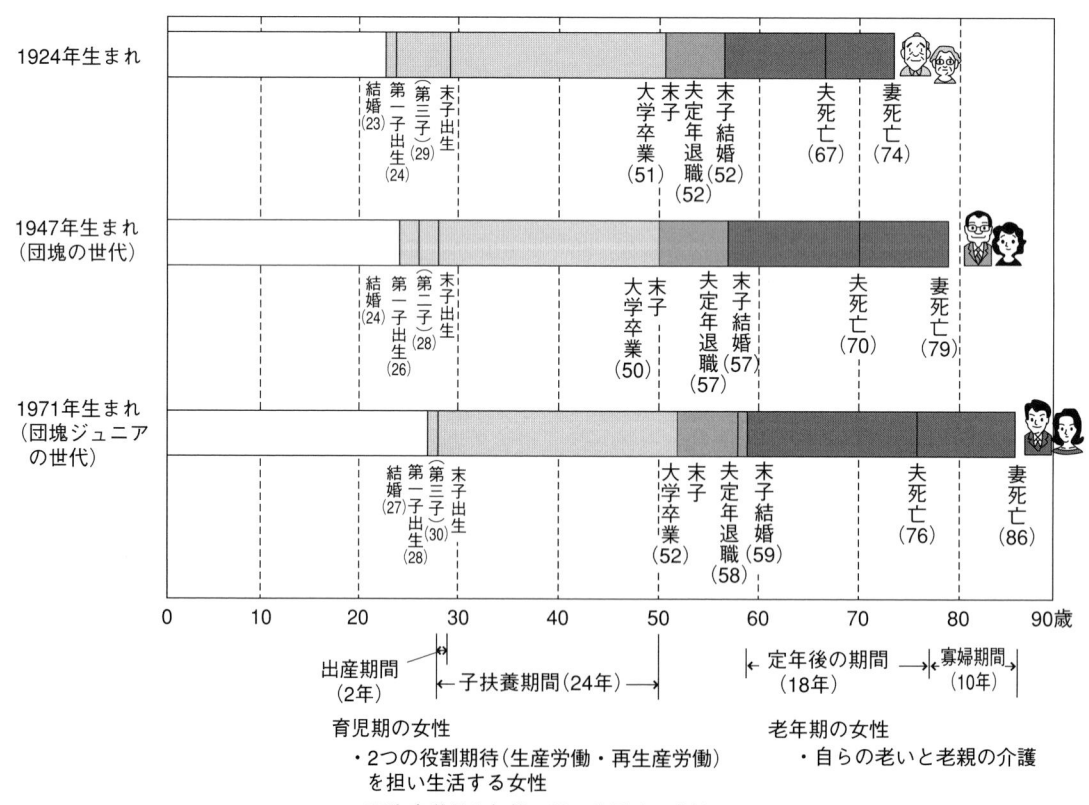

図1-6 女性のライフサイクルの変遷 (厚生労働白書，2003年版に一部加筆)

表 1-4 育児肯定感と育児ストレス

| 分類 | 項目 | 母親 | 父親 | p | 無職(母) | 有職(母) |
|---|---|---|---|---|---|---|
| 育児肯定感 | 子どもの成長をみるのが楽しい | 98.0% | 99.0% | | 98.3% | 98.5% |
| | 子どもをみると気持ちが落ち着く | 94.8 | 97.4 | | 96.5 | 96.0 |
| 育児ストレス | 毎日毎日同じことの繰り返しでしかない | 66.4 | 39.1 | *** | 76.3 | 45.8 |
| | 子どもが煩わしくてイライラする | 64.7 | 44.3 | *** | 67.5 | 50.2 |
| | 子どもを育てるために我慢ばかりしている | 50.5 | 24.4 | *** | 49.2 | 34.3 |
| | 自分一人で子どもを育てている圧迫感を感じる | 40.0 | 1.0 | *** | 43.6 | 11.4 |

1) 対象：三重在住の1歳および3歳の乳幼児を持つ父母(父親304人，母親644人)
2) ％は「よくある」と「時々ある」をプラスしたもの．有職者は30時間以上/週の者
3) $\chi^2$検定．***p<0.001
4) 平成13年度三重県男女共同参画センターより作成

と。

したがって，現在では家事と仕事の両立はいっそう困難となってきている。

一方，専業主婦においても，地域のコミュニケーションが希薄になる一方で，夫の育児参加の時間は諸外国に比較してもきわめて少ないため(育児期の夫の育児時間：日本18分，アメリカ36分，カナダ・イギリス1時間30分，1995〜1998年)，母子だけの孤立した環境で子育てがなされており，育児ストレスを訴える割合は有職者よりも専業主婦のほうが高くなっている(表1-4)。

さらに，更年期・老年期になると，女性は自ら老いることに対して不安を感じながら，老親を介護して当たり前という社会や家族の圧迫を受けるという実態もある。

## 4 日本と世界のウィメンズヘルスケアの現状と助産師の役割

開発途上国におけるウィメンズヘルスケアにおいては，依然として母性保健・母子保健への対策が重要な課題である。すなわち，貧困や差別を原因として女性の健康レベルが低いことから，安全な妊娠・出産・家族計画の普及，女性性器切除の廃止，STIやHIVなどの防止などが主要な健康問題である。

一方，母子保健対策が進んでいる先進諸国におけるウィメンズヘルスケアにおいては，望まない妊娠の防止，性感染症，生殖器がん，月経にかかわる問題，不妊対策，更年期症状，親としての悩み，子どもや女性への暴力の防止などを中心とした活動に移っている。日本においても，「健やか親子21」や「男女共同参画基本計画」のなかで，施策の基本的方向と具体策が示されている。

これらの健康問題に対して，助産師は，医師，他の看護職(保健師・看護師・養護教諭)，ケースワーカー，教員など他職種と連携しながら，病院内に限らず，その活動の幅を拡大し，より地域に密着した活動を行うことや，行政への参画を通して社会福祉関係を含めた健康生活支援ネットワークシステムを開発・確立していくことが必要である。

今後，女性の身体的・心理的・社会的特性を重んじたウィメンズヘルスの向上を図るために，助産師は女性の生涯にわたるトータルヘルスケアの視点を重視した活動を積極的に推し進める必要がある。

●参考文献

・内閣府編：男女共同参画白書平成14年版〜平成17年度版，2002〜2005．
・厚生統計協会：国民衛生の動向2005年，2005．
・内閣府編：平成16年版，少子化社会白書，2004．
・吉沢豊予子編：女性生涯看護学，真興交易医書出版部，2004．
・青木康子，他編：助産学大系，助産学概論，第3版，日本看護協会出版会，2003．

(我部山キヨ子)

# ② 母子・女性の健康支援を支える基礎理論

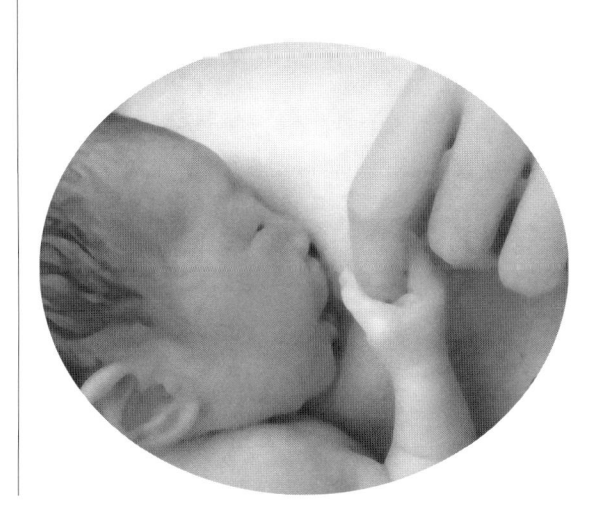

本章では，子どもがそこで育つ家族を理解するために，家族機能，家族システムや家族発達理論などを概説し，現代における家族の問題を探る。また，子どもの初期経験の重要性に裏づけられた母子関係・父子関係・親子関係の発達，子どもの喪失などを体験した親の心理状態などを概説し，周産期周辺の親子関係論や危機理論について理解する。さらに，助産師に必要な母子・女性の健康支援を支えるための健康教育・ヘルスプロモーションの理論，セルフケア理論などを概説し，親子・女性の健康支援を支える方略の問題と今後の方向性を探る基礎とする。

# I 家族理論

現代日本の家族の特徴は，夫婦のみの世帯や単独世帯・母子世帯が著しく増加したことがあげられる。その結果，母子を取り巻く家族環境は大きく変わりつつある。

## 1 家族の定義・分類・機能

家族の定義は立場によっていくつかあるが，ここでは社会学の立場から，「少数の近親者を主要な構成員として，成員相互の深い感情的なかかわり合いで結ばれた，第一次的な福祉追求の集団」とする。家族の分類方法としては，家族員の多少による大家族と小家族，夫婦の勢力関係により夫優位型・妻優位型・平等型などもあるが，家族の構成に着目した夫婦家族・直系家族・複合家族，および分析・分類の単位としての核家族・拡大家族という分け方が一般的で，利用価値も高い（表2-1）。

現在の家族形態は核家族化・小家族化に向かっており，核家族化には産業構造の高度化や夫婦家族制の理念の浸透が，小家族化には出生率の低下や出生児数の減少などの人口構造の変化が寄与しているといわれている。さらに，現在の家族の特徴として，未婚の母の増加や離婚率の上昇は，片親家族や再婚家族の増加を招来し，前者では親は父・母両役割を一人で果たさなければならず，親イメージや役割の混乱を，後者は前の親・後の親というように愛情対象の多重化による混乱をきたす可能性がある。

家族の形態の変化に伴い家族機能も時代とともに発展し変化してきているが，核家族は普遍的に存在し，性・経済・生殖・教育の4機能を担うとされている（マードックの4大機能説）[1]。表2-2は家族の機能とその内容であるが，現在ではより重要性を増している機能もあれば，重要性が薄れている機能もあり，また，個々の家族によって家族機能の重みも異なる。

## 2 家族システム論

家族システム論は最も基本的な家族理論の1つで，一般システム理論を応用して構築されたものであり，家族を1つのまとまりを持つ生命システムとして捉えた見方である。生命システムは有機的に結び合ったサブシステム（夫婦・母子・父子・兄弟姉妹）からなり，サブシステムのなかの母子サブシステムは，人間の発達過程を考慮するうえできわめて重要なサブシステムである。

家族システム論では，家族を物質的・社会的・文化的環境と相互作用している開放システムとして捉えており，その特性には次の5つがある。

①全体性：家族成員の変化は家族全体の変化となって出現する。

②非累積性：全体の機能は家族成員の機能の総

表 2-1 家族の分類

| 分類法 | 名称 | 構成員 | 特徴 |
|---|---|---|---|
| 家族の構成 | 夫婦家族 | 夫婦と未婚の子ども | ・結婚によって家族が成立し，死亡によって消滅する一代のみの家族<br>・連続性や系譜的な観念はなく，個人の独立や人格の尊重を重んじる制度 |
| | 直系家族 | 夫婦・1人の既婚子とその配偶者および彼らの子ども | ・跡継ぎの生殖家族と同居を繰り返し直系的に連続していく形態<br>・世代的に連続し，親の財産，家業，社会的地位などは跡継ぎに優先的・独占的に継承される。<br>・日本では跡取りは男子であることが多く，双系的でなく父系的である。<br>・夫婦関係よりも親子関係を優先し，男女間には不平等がある。 |
| | 複合家族 | 夫婦，複数の既婚子と彼らの配偶者とその子どもたち | ・核（夫婦）の単位が世代的にも世代内的にも結合する形態<br>・既婚子は男子であることが多い。<br>・父親が死亡した場合，子どもの生殖家族ごとに分かれるが，相続は原則として共同相続で，均分に行う傾向（インドや革命前の中国の家族制度） |
| 分類・分析の単位 | 核家族 | 夫婦と未婚の子ども | ・夫婦家族と同じ |
| | 拡大家族 | 核家族が組み合わさって存在 | ・親子の縦の結びつきで存在する。 |

表 2-2 家族機能の種類と内容

| 機能 | 内容 |
|---|---|
| 1. 物的・経済機能 | 人間の生命や肉体の維持のために，十分な経済的資源を供給する機能 |
| 2. 保護機能 | 外敵からの攻撃に対する保護の機能，生理的・肉体的な非自立性を補い，手助け（身の回りの世話・介護など）する機能 |
| 3. 生殖機能 | 次世代へと家族を継続する機能，生物学的には種の保存であり，社会的には人口の再生産・維持の機能 |
| 4. 愛情・情緒（安定）機能 | 家族員の情緒や相互理解などのニーズを満たす機能，企業や学校での緊張感や孤独感・精神的疲労・ストレスを癒す機能 |
| 5. 教育（社会化）と社会的布置機能 | 社会に参加できる能力を子どもに教育・習得させる機能，生活習慣を身につけさせ，生活文化を伝達し，社会化していく機能 地位の継承 |

和以上のものとなる。

③恒常性：家族システムは内外の変化に対応して安定状態を取り戻そうとする。

④循環的因果関係：一家族成員の行動は家族内に次々と反応を呼び起こす。

⑤組織性：家族には階層性と役割期待がある。

## 3 家族発達理論と家族のライフサイクル

### a 家族発達理論

家族の発達とは，小児期や成人期の個人レベルの発達とは異なり「家族の成長に伴うすべての相互関係やプロセスを含む総合的な概念」（Falicov, 1988）である。家族の発達には2つの相重なり合う側面がある[2]。すなわち，1つは「家族のライフサイクル」で，これは結婚，子どもの誕生・養育，子どもの独立，退職，死というように，民族・文化を超えて，一般的に共通してみられる家族の発達である。2つ目は家族によって異なる出来事をどのように乗り越えていくかというような「その家族特有の発達」である。家族が1つの段階から次の段階へ移行するときも，出来事を乗り越えようとするときも，家族には大きなストレスがかかる。

### b 家族のライフサイクル

家族のメンバーが新たに加わったり，家族員を何らかの形で失ったり，家族員が成長することに

表 2-3　平均的な家族の発達段階と課題

| 家族のライフサイクル | | 段階を移行するにあたっての情緒的経過 | 成長するために達成すべき家族の第2段階の変化 |
|---|---|---|---|
| ステージ1 | 結婚前期：おとなとして独立する | 情緒的・経済的責任を受容する。 | 1) 定位家族（源家族・実家）との情緒的な絆を保ちながらも，自己のアイデンティティを確立する。<br>2) 親密な人間関係を発展させる。<br>3) 職業的・経済的独立により自己を確立する。 |
| ステージ2 | 結婚：結婚初期 | 新しいシステムがうまく軌道に乗るよう専心する。 | 1) 夫婦としてのアイデンティティを確立する。<br>2) 拡大家族と夫婦の関係を調整し直す。<br>3) いつ親になるかの意思決定を行う。 |
| ステージ3 | 出産：小さい子どものいる家族 | 新しい家族員をシステムに受け入れる。 | 1) 新たに子どもが家族システムに参入することにより家族システムを調整し直す。<br>2) 子育ての役割が新たに加わり，家事，仕事の役割を調整し直す。<br>3) 夫婦による子育てと祖父母による子育ての役割を調整する。 |
| ステージ4 | 思春期の子どものいる家族 | 子どもの独立と両親の世話に対応できるように家族の境界を柔軟にする。 | 1) 思春期の子どもが物理的に親に依存しながらも，心理的に独立を求めることによる親子関係の変化に対応する。<br>2) 結婚生活と職業生活を再度見直すことに焦点をあてる。<br>3) 年老いた世代を夫婦が世話をする。 |
| ステージ5 | 子どもが独立する | 子どもが家族システムに出たり入ったりすることを受け入れる。 | 1) 2人だけの夫婦システムとして調整し直す。<br>2) 成長した子どもと親がおとなとしての関係を築く。<br>3) 成長した子どもとその配偶者と配偶者の家族との関係を調整する。<br>4) 祖父母の病気，障害や死に対応する。 |
| ステージ6 | 老後を迎えた家族 | 世代・役割交代を受け入れる。 | 1) 身体的な衰えに直面しながら，自身あるいは夫婦の機能と興味を維持する：家庭・社会での新たな役割を探求する。<br>2) 家族や社会のシステムのなかで，高齢者の知識と経験を生かす場を見つける。<br>3) 配偶者，兄弟や友人の喪失に対処しながら，自身の死の準備をする。 |

（森山美知子：家族看護モデル，pp.66-67，医学書院，2000）

表 2-4　家族のライフサイクル段階別の基本的発達課題

| 期 | 基本的発達課題（目標） | 目標達成手段（経済） | 役割の配分・遂行 | 対社会との関係 | 備考 |
|---|---|---|---|---|---|
| 婚前期 | ・婚前の二者関係の確立<br>・身体的・心理的成熟の達成 | ・経済的自立の準備<br>・新居の設定（親との同居・別居） | ・正しい性役割の取得<br>・結婚後の妻の就業についての意見調整 | ・相互の親戚や知人の是認の確保 | ・性衝動のコントロール<br>・デート文化の確立 |
| 新婚期 | ・新しい家族の夫婦関係の形成<br>・家族生活に対する長期的基本計画<br>・出産計画 | ・安定した家計設計<br>・耐久消費財の整備<br>・長期的家計計画（教育・住宅・老後）<br>・居住様式の確立<br>・出産，育児費の準備 | ・性生活への適応<br>・夫婦間の役割分担の形成<br>・夫婦の生活習慣の調整<br>・リーダーシップ・パターンの形成 | ・親や親戚との交流<br>・近隣との交際<br>・居住地の地域社会の理解<br>・地域の諸団体活動への参加 | ・社会的諸手続き（婚姻届・住民登録）の完了 |
| 養育期 | ・乳幼児の健全な保育<br>・第2子以下の出産計画<br>・子の教育方針の調整 | ・子の成長に伴う家計の設計<br>・教育費・住居費を中心とした長期家計計画の再検討 | ・父・母役割の取得<br>・夫婦の役割分担の再検討<br>・リーダーシップ・パターンの再検討 | ・近隣の子の遊戯集団の形成<br>・保育所との関係<br>・親族との関係の調整（祖父母と孫） | ・妻の妊娠時への夫の配慮 |

（望月嵩，木村汎：現代家族の危機，pp.12-13，有斐閣，1980）

より家族は拡大・縮小し，人間関係の再調整が行われる。カーターとマクゴールドリック（Carter & McGoldrick, 1980）は，家族のライフサイクル（家族周期・家族発達ともいう）を「結婚前期」から「老後を迎えた家族」までの6段階に分類している[1]（**表2-3**）。この家族のライフサイクルは標準的な家族を示したものであり，すべての家族がこのモデルに当てはまるわけではなく，子どものいない家族，同性カップル，片親家族などはこのモデルに当てはまらない。

家族の各発達段階には課題があるが，これは家族メンバー個々が持つ発達課題と密接に関連し合っている。すなわち，家族メンバー個々の発達課題の達成を支援するために，家族発達課題が生まれるという関係にある。家族のライフサイクルのなかでは，特にステージ3の「出産・小さい子どものいる家族」の段階は，新しい家族メンバーが加わることによって家族システムの調整が必要とされたり，親役割の受け入れもあり課題は大きい。この課題を達成するためには，家族メンバー個々の準備と家族への支援が必要な時期で，特に第一子の誕生は危機的経験であるといわれている。

**表2-4**は，出生前後の家族の基本的発達課題をより詳細に示したものである。子どもの誕生は，夫・妻としての地位と役割に，父・母としての地位や役割が加わり，家族のライフサイクルからは形成・膨張期にあたり，人生のなかでも最も忙しく，活気のある時期である。

# II 親子関係論

ここでは，母子関係論・父子関係論，子どもと両親の間に成立する愛着理論，親子関係論に分けて概説する。

## 1 母子関係論

### a 初期体験の重要性

心理学者のボウルビィ（1907～1990）は特定の対象との情緒的結びつきが生後6, 7か月頃には生まれることを発見し，これをアタッチメント（愛着）と名づけた。ボウルビィの登場までは，乳児が母親と強い結びつきが生じるのは，乳児にとって母親が特定の意味ある存在というのではなく，生きるために必要な条件を満たしてくれる存在にすぎないとする考え方（二次的動因説）が主流であったが，この考え方に比較行動学や人間の母子相互作用の研究結果から反証を示したのである[1]。

これまでの，新生児の生理現象の研究からは，①乳幼児には高い能力が備わっており，早期から能動性が認められること，②人間は生後4～6週目に生理的存在から社会的存在へと発達することが証明されている。

これらの研究を通して，乳幼児には高い能力と能動性が備わっていることより，出生早期から母子間の交流，乳幼児期のしっかりとした結びつきが可能であり，初期経験が乳幼児の精神発達に重要な役割を果たすことが示されている。

### b 母子相互作用論

#### 1）母親行動を引き起こす要因

女性の母親行動を引き起こす要因には，分娩直後の母親の生理的条件や新生児の持つ特性や能力が関与していると考えられている。

**❶ホルモンや嗅覚の関与**

動物実験を基に，母親行動を誘発する母親の生理的条件の解明が進んでいる。分娩直後のラットの母親行動を誘発するホルモンとして，プロラクチンとオキシトシンの存在が指摘されている。ま

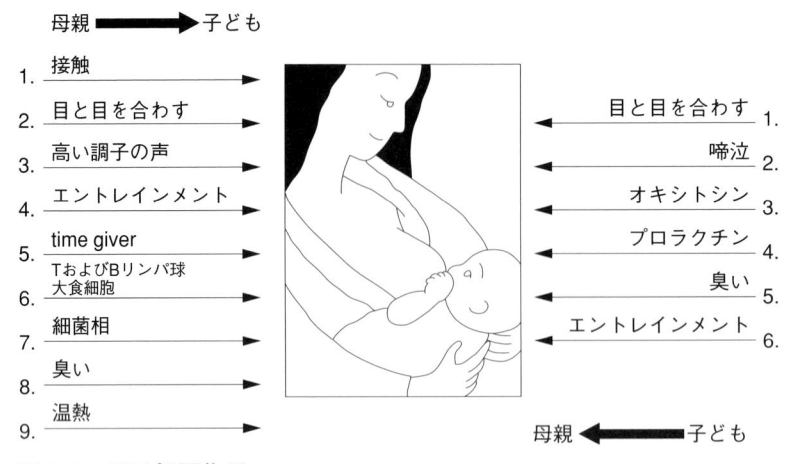

## 図 2-1 母子相互作用

母親 ⟶ 子ども
1. 接触
2. 目と目を合わす
3. 高い調子の声
4. エントレインメント
5. time giver
6. TおよびBリンパ球 大食細胞
7. 細菌相
8. 臭い
9. 温熱

母親 ⟵ 子ども
1. 目と目を合わす
2. 啼泣
3. オキシトシン
4. プロラクチン
5. 臭い
6. エントレインメント

(クラウス，ケネル著，竹内徹，他訳：親と子のきずな，p.97，医学書院，1995)

---

た，ハムスターの実験では，子どもの臭いを嗅ぐことによって母親行動が引き起こされることが観察されている。嗅覚については，人間の母親でも分娩後早期には，新生児の下着の臭いから自分の子どもの臭いを識別できることが報告されている[3]。

### ❷赤ちゃんらしさと新生児の行動

子どもをかわいいと感じるのは，形態的には赤ちゃんらしさの特徴である，①頭が大きく4頭身を示すこと，②額がその他の部分よりも大きく突き出ていること，③目が大きくその位置も顔の中心線より下にあること，④丸く突き出た頬，などにあるといわれている[4]。また，母親行動を引き出す乳児の行動には，吸啜やしがみつきなどの原始反射，注視や微笑などの表情，母親の声に対する選択的反応や発声，後追い行動などの生得的社会参加行動がある。

### ❸新生児の泣き声と母親の反応

新生児の泣き声は空腹・疼痛・不快などの状況によって，音声学的な相違がある。母親は新生児の泣き声が速く大きいことから泣きの強さを知覚し，泣きが速い場合には母親の注意を喚起させやすくなる[5]。また，生後2週間までならば，子どもがむずかっているとき母親の胎内音を聞かせると泣きやむことも証明されている。

### 2）母子相互作用

母子相互作用はすでに胎児期から始まり，妊娠30週になると外界からの音刺激に反応して胎児心拍数が変化する。出生後にも覚醒状態にある新生児では，母親の声かけに反応して手足を動かす。このように，相手の声や体動に相応して発語や体動を行うことをエントレインメント（entrainment：同調）という。特に声に対する反応例が多く観察されているが，授乳時の母親と子どもが相互作用のなかで交換し合う内容は，触覚・聴覚・視覚刺激だけではなく，多様な母子相互作用が行われている（図2-1）。

子どもの反応としては，①出生直後の正常新生児は母親の声を聞くと穏やかな表情を見せて泣き止み，10分間は目を閉じてじっとする[6]，②生後2か月から6か月半の乳児を対象に実験を行うと，名前を呼ばれると乳児は体動を静止し，顔を見つめたり目と目を合わせると心拍数が減少する。一方，乳児によって引き起こされる母親の反応としては，空間的には大げさに表され，時間的にはゆっくりと長く引き延ばされる定型[4]となることが観察されている。

## 2 父子関係論

### a 父子関係の特徴

ラム[7]は，生後7か月時と8か月時の2回の家庭訪問で乳幼児と両親の交流を観察し，8か月児は声を出す，微笑む，見つめるなどの親和行動や，手を伸ばすなどの愛着行動を母親より父親に対し

てより多く行ったことを報告している。このように，乳幼児は母親と父親の両方に愛着を形成する。父親の子育てを調べた研究によると，父親と母親では子どもへの接触方法や育児行動に違いが認められる（表2-5）。

母性が「本能」，「生理的」であるのに対して，父性は「社会的」，「理性的」といわれるが，このような子どもとのかかわりにおける父母の差は，男性と女性という生物学的な相違によるのではなく，子どもの養育にどのくらいかかわっているかという役割・責任の違いによるものである。したがって，子どもとの接触が多くなれば性別に関係なく自然に「母親的」な振る舞いをするようになる[8]。ロビンソンら[9]も，妻の手助けや子どもの世話がうまくできないことにいら立ちや無力感を抱き，69％の父親が出産後の抑うつを経験したことを報告している（パターティブルー）。

一方，父親が父性を感じるのは，胎動や腹部を蹴るなどの胎児の存在が現実的に捉えられる現象を通してであり，父性の発達を助長するのは，①良い父親になれるよう努力する男性自身の意欲，②良好な夫婦関係，③妻に対する思いやり，④夫としての役割意識，⑤妻が妊娠中の夫の性生活の満足度，⑥両親との関係が良好なこと，などが関連している。したがって，父親に対して妊婦健診・父親学級・育児教室，夫立ち会い分娩などへの参加の奨励などはもとより，胎児や妊婦に関する詳細な情報提供を行い，従来のように妊娠・出産・育児を母親中心に捉えるのでなく，父親にも母親と同じ重みをもって支援する family centered care へと転換を図る必要がある。

### b 子どもの発達上における父親の影響

フロイト（Freud S）[13] は，同性の親と異性の親は子どもの発達に対して異なる機能を持つとし，子どもはリビドーに基づいて異性の親を愛し，その親からより強く愛されたいために同性の親（異性の親の配偶者）のようになろうとする。そして，同性の親への同一視を通して子どもは親の持つさまざまな特性（性役割・善悪の基準など）を内在化し，自我を形成していくとしている。

しかし，現在の父親は仕事に忙しく，自宅ではほとんど疲れて寝ており，育児参加の時間はきわめてわずかで，ほとんど存在感がない状況にあるといわれている。父親不在家庭の子どもを一般家庭の子どもと比較すると（父親不在のパラダイム），父親不在群の子どもは，①性役割の発達において攻撃性や男性性が低いこと，②知的な発達においては学校の成績が劣り，数的能力より言語能力が優れていること，などいずれも女性的な特徴を示し，③道徳性の発達においても劣っていることなどが報告されている[14]。

## 3 愛着理論

### a 愛着の形成

愛着とは，乳児と養育者との間に特定の肯定的な情緒的関係を作り上げることである。愛着理論には，愛着の漸成説と愛着のネットワーク理論の2つがある。愛着の漸成説はボウルビィの提唱によるもので，子どもは母親への愛着を基礎として

**表2-5 父親の子どもへのかかわり方**

1. 欧米における父親の子どもへのかかわり方[10]
    ① 母親より頻度が少ない。
    ② タイプの違うかかわり方で世話も比較的熱心でない。
    ③ 身体的遊びが多い。
    ④ 比較的好意的感情を示さない。
    ⑤ 比較的否定的感情を示さない。
    ⑥ 実験室のストレス状況下では母親へのアタッチメントが顕著である。
    ⑦ 家庭のあまり緊張のない状況下では父親との遊びが多くなる。
    ⑧ 父親へのアタッチメントは母親のそれとは独立である。
    ⑨ 2歳頃より男の子は父親により多くの関心を示す。
2. 日本における幼稚園児・保育園児の両親のしつけ方略[11]
    母親－「説得・暗示」型
    父親－「直接命令」型
    　　ただし，男児の父親：直接命令の出現率が高い。
    　　　　　女児の父親：説得・暗示方略を用いる。
3. 日本における父親と子どものふれあいの種類[12]
    玩具で遊ぶ：男児36.4％＞女児10.4％
    ごっこ遊び：男児14.5％＞女児8.3％
    　＊父親は男児に対しては権威的に接し，よく遊ぶといえる。

母親以外の人に愛着の輪を広げる。子どもにとって複数の愛着対象を持つ意味は同じではなく、階層構造をなしているとされる。この説によると、父親は母親に次ぐ補助的な愛着対象であり、子どもの父親への愛着は二次的なものにすぎない。

愛着のネットワーク理論とは、乳児は両親・きょうだいなど環境内の人々に早くから分化した愛着を結び、複雑な愛着のネットワークのなかで発達するとされる。したがって、愛着の形成は乳幼児の生育環境によって大きく規定され、養育の形態によって漸成説に合致するケース(長い間母親だけに一対一で育てられる)、ネットワーク説に合致するケース(複数の保育者のなかで育てられる)が生じる。

初期の肯定的な情緒的関係によって、乳児の養育活動の大部分を担っている対象(主に母親)や、乳児に対して温かい愛情を注いでくれる対象に対しても愛着が形成される。愛着の形成を示す状況は、第1に乳児は愛着の対象と接触し続けようとする(Ainsworth, 1973)、第2に乳児は愛着の対象がいなくなると悲しそうなそぶりを示す(Schaffer & Emerson, 1964)、第3に乳児は愛着の対象と一緒にいるときにはリラックスし安心するが、他の人と一緒のときは気むずかしくなる(Bronson, 1973)、などが観察されている[13]。親と乳児の愛着の内容は家庭によって異なり、一般的に3つのパターンに分かれる(表2-6)[15]。

子どもとの愛着を形成するうえでの留意点として、①最も多くの時間を子どもと過ごした人に必ずしも愛着が発達するわけではなく、むしろ期間の長さよりも相互交流の強さが影響する、②きずなをいくつか持つことは子どもにとって有利である、③生後2～3年までに愛着を形成できなかった子どもは、それよりも後に愛着を形成することはますます難しい、④子どもに問題を引き起こしやすい例としては、個々の子どもに対して誰も特別に責任を取らず、多くのおとなが次々に交代で子どもを世話する方法である(古い型の乳児施設)、⑤愛着の安定性と、離れていてもきずなを維持する能力を育てることが重要である、などがある。

### b 早期接触の推進

クラウスとケネル(Klaus MH & Kennell JH, 1985)[16]は、未熟児で生まれた子どもが退院後、母親による虐待で再入院することが多いことから、愛着の成立過程には重要な7つの原則があるとしている(表2-7)。図2-2は、出産後のおよそ3日間が子どもに対する母親の愛情が形成される感受

**表2-6 愛着パターンの内容(実験室で1人ぼっちにされたときの乳児の行動)**

| 愛着のパターン | 内容 |
| --- | --- |
| 安定した愛着 | ・積極的に環境を探索し、母親がいれば見知らぬ人とも相互作用ができる。<br>・短期間の分離の後で母親が戻れば、子どもの嘆きを減少させ、環境を探求できる。 |
| 不安-回避の愛着 | ・分離の後で、母親との接触を避け、かかわろうとする母親の努力を無視<br>・こういう子どもは他の子どもよりも、1人でいるときに嘆くことが少ない。 |
| 不安-抵抗の愛着 | ・分離の後で母親に怒りを向けるが、慰められることに抵抗する。 |

(Tracy & Ainswoth, 1981)

**表2-7 愛着の発達**

1. 愛着の成立過程に重要な7つの原則
   (Klaus MH, Kennell JH, 1976)
   ①出生直後に感受期(sensitive period)がある。
   ②子どもに対する最初の反応は種によって異なる。
   ③愛情は単向性である。
   ④子どもからの合図が必要である。
   ⑤分娩過程を目撃することが重要である。
   ⑥愛情と分離の過程を同時に経験することは困難である。
   ⑦初期に起こる事件は長期にわたり影響を与える。

2. 愛着の発達における4つの連続的段階
   (Ainsworth, 1973による)[13]

| 段階 | 年齢 | 特徴 |
| --- | --- | --- |
| 段階1 | 誕生～3か月 | 吸う、探し求める、つかむ、ほほえむ、じっと見つめる、抱きつく、目を追う、といったことにより養育者と親密性を保とうとする。 |
| 段階2 | 3か月～6か月 | 見知らぬ人とよりもよく知っている人に対してより多く反応する。 |
| 段階3 | 7か月～歩行期 | 愛着の対象となる人と物理的な接近と接触を求めようとする。 |
| 段階4 | 歩行期 | 親密さへの欲求を満たそうとして、愛着の対象とする人物の行動に影響を及ぼすようなさまざまな行動をする。 |

期であるという考えに立って提案されたものである。人間の出生直後の感受性の存在と感受期の出来事がその後長期にわたり影響を及ぼすという報告は，出産施設の妊産婦管理方法に大きな影響を与えた。すなわち，分娩室に夫や家族が入り出産に立ち会うこと（夫および家族立ち会い分娩），分娩直後に分娩室で母親が新生児を抱く早期接触やカンガルーケア，分娩室で母乳を与える早期授乳，母児同室制などの推進である。今日，人間の場合は動物と異なり，早期接触の影響は一時的・短期的なものにとどまり，早期接触が行われなかった場合のリスクはその後のケアのあり方によって，十分回復可能なものであると考えられている。

## 4 親子関係論

親子のかかわりは胎児期から始まる。夫婦に子どもが生まれ子が育っていく過程は，夫婦が親になっていく過程でもある。「育児＝育自」といわれるように親も子どもから影響を受けて変化しており，親と子は相互の働きかけを通じて成長する。親となり，自分の期待や予定通りに進まない子育てを経験することによって，人生に深みが増し，生命に対する畏怖の念や，人知を超えた意思と力を認める謙虚な態度を獲得するなど，親になることでもたらされる影響はきわめて多い（表4-8，67頁参照）。

核家族の増加や社会の変化は，現代の親子関係に大きな変化をもたらした。現代の親子関係の特徴として，①母親の過保護化，②父親の無力化，③子どもの暴君化をあげることができる（表2-8）。

助産師は妊娠・出産・育児を通して親と子に密接に，かつ継続的にかかわることになる。そのなかで親子の心理的変化や相互作用への理解を深め，妊娠期から予期的教育を行い，出産後は早期からの両親と子どもの愛着形成を促すことで，親性を育てる役割を積極的に果たすことが重要である。

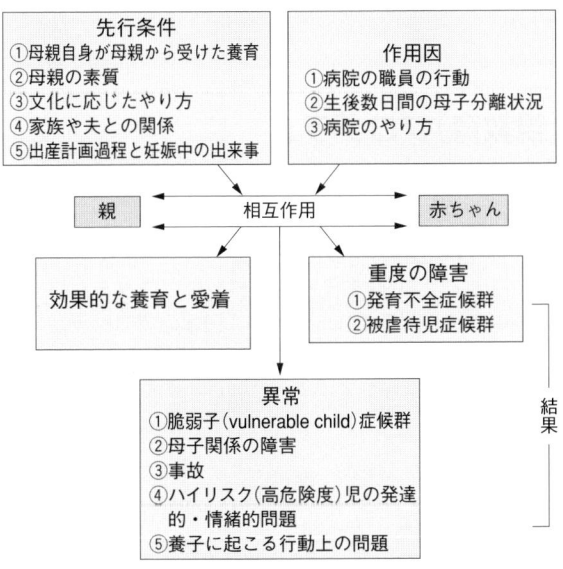

**図2-2　初期の母子相互作用への影響因と相互作用の結果**（Hopkins B, Butterworth G より）[17]

**表2-8　親子関係の変化**

| 変化の種類 | 内容 |
| --- | --- |
| 母親の過保護化 | ・社会経済の向上によって多くの時間を得た母親は，多くの時間・情報をわずかの子どもの世話に振り当てるため，必要以上の世話・心配をする。<br>・このことが育児不安や育児ノイローゼにつながる。 |
| 父親の無力化 | ・現在の産業社会の労働形態は職住分離をもたらし，父親は家庭から不在がちであるために，父親の働く姿を子どもや家族がみることができず，家庭での疲れた父の姿のみをみることになり，父親存在の意義が希薄になってきた。<br>・しかも，男性的な価値観が崩壊し，経済的基盤は好不況の波で動揺し，職業面でも生きがいを持ちにくい状況が無力化につながっている。 |
| 子どもの暴君化 | ・上述の母親・父親の状態を反映して，社会的な不適応を起こすか，あるいは家庭内暴力を引き起こしやすい。<br>・また，家庭の手伝いなどをしないで育つことも暴君化の一因である。 |

● 引用文献

1) 青木康子,他編:助産学大系,第3版,母子の心理・社会学,pp.70-239,日本看護協会出版会,2005.
2) 森山美知子:家族看護モデル,pp.66-67,医学書院,1995.
3) Porter RH, et al. : Maternal recognition of neonates through olfactory cues. Physiol Behav 30 : 151-54, 1983.
4) Stern D 著,岡村佳子訳:母子関係の出発,サイエンス社,1979.
5) Zeskind PS, et al : The relation between variations in pitch and maternal perception of infant crying. Child Development 59 : 193-99, 1988.
6) Nakajima H : Response of the newborn when gentry accosted by the mother immediately after birth and subsequent growth and development. Keio j Med 43(3) : 167-70, 1994.
7) Lamb ME 著,久米稔,他訳:父親の役割,家政教育社,1981(原著1976).
8) Field T : Interaction behaviors of primary versus secondary care-taker fathers. Development Psychology 14 : 183-84, 1978.
9) Robinson BE, et al. : The Developing Father : Emerging Roles in Contemporary Society, Guilford Press, 1986.
10) Collins WA, Russell G : Mother-child and father-child relationship in middle childhood and adolescence. Developmental Review 11 : 99-136, 1991.

## トピックス

## 日本と外国における親業訓練教育(親教育)プログラム

親業訓練講座(PET : parent effectiveness training)は1963年,トマス・ゴードン博士(アメリカの心理学者)によって始められた。最初は非行少年などの治療が主目的であったが,問題児が出るのは問題親がいるからであるという視点から,親に子への適切な接し方を教えることで,問題が起こる芽を未然に摘むことを狙った。

### 1) 日本の親教育プログラム

日本では1980年代から,親教育プログラムが開催されるようになってきた。日本のプログラムの特徴は,①子どもとの遊び方,コミュニケーションに重点が置かれている,②親同士の交流の場に

**表 親業訓練教育プログラムの例**

| 種類・設立 | 目的・プログラム |
|---|---|
| 1. 日本における親教育(例)<br>日立家庭教育研究所<br>設立:1978年 | 目的:保育の連続性や長い期間のなかでゆっくり子どもを見守る姿勢を身につける。<br>プログラムの例:テーマとしては仲間を作ろう,子どもの生活,子どもの遊び,子どもの自立と集団,子どもの育ちとバランス,子どもの成長と親の対応,子どもと家族,これからの子どもの成長,子育てと母親の生活,これからの家族像などを講演会や勉強会で学ぶ。 |
| 親業訓練協会<br>設立:1980年 | 目的:健全で温かい家庭・学校・職場を1つでも多くしていくために,親業訓練講座,教師学講座,看護ふれあい学講座,自己実現のための人間関係講座を広く開設し,これらを普及すること。 |
| 育児カレッジ<br>設立:1992年 | 目的:子どもの心が安定し,自律性や自発性を身につけ,個性や能力を豊かに伸ばすためには乳幼児期の両親,特に母親の役割が大切。「遊びを知らない子どもたち」と「子どもと遊べない母親たち」が増えて,育児の基本がおかしくなっている今,何が子どもにとって本当に大切かを考える。<br>プログラムの例:子どもと遊べる親になろう,遊びとしつけ(甘やかすと甘えさせるの違い,上の子と下の子),親のつながり,子どものつながり(親の想像性と創造性を伸ばそう,親同士の付き合い方のコツを教えます)。 |

11) 目良秋子：父親と母親のしつけ方略―子ども観・育児観と父親の育児参加との関連から．白百合女子大学修士論文，1994．
12) 藤崎真知代：幼稚園児の父子関係．家庭教育研究所紀要 4：95-102，1983．
13) 柏木惠子編：父親の発達心理学，pp.6-8，川島書店，1999．
14) 古市裕一：父親不在と児童の人格発達．心理学評論 21(1)：73-89，1978．
15) Newman BM, et al 著，福富護訳：新版生涯発達心理学，pp.95-99，川島書店，1997．
16) 竹内徹，他訳：親と子のきずな，pp.56-118，医学書院，1985．
17) 我妻堯，前原澄子編：助産学講座 6，母性の心理・社会学，p.85，医学書院，1994．

（我部山キヨ子）

なることも目的とする，③母親を対象とするプログラムを父親用に変容したもので，両者の違いが明確でない，④さまざまな団体が主体となって行われており，目的や設置主体がわかりにくいものがある，などである．

**2) 外国の親教育プログラム**

外国のプログラムの特徴は，①遊び方やコミュニケーションの他に，子どもの発達を理解することも目的である，②身体的ケア（救急処置など）もプログラムに組み込まれている，③問題のある親（10代の母親，薬物依存の親，片親など）のサポートもある，④人種によってクラスが違うものもある，⑤母親とは異なる，父親独自のプログラム内容となっている，⑥大学・病院・教会・女性保護団体のようなところで行っている，などである．

さらに，日本と外国の主要な相違点は，日本が個々の家族を対象としているのに対して，外国は家族の問題を公の問題として捉え，家族がアクセスできる地域社会，社会資源，法的支援などを実際的に教育していることや，多種民族国家や現在の家族問題を反映したプログラムになっていることである．

（我部山キヨ子）

| 種類・設立 | 目的・プログラム |
|---|---|
| 親子教室モデル地区事業<br>設置主体：社団法人青少年育成国民会議 | 目的：両親がしっかりとしたビジョンを持ち，それぞれの親子に合った個性豊かな子育てを考え，のびのびと育てていくためのきっかけの場とする．<br>プログラムの例：お母さんだからできること，この時期の健康について，赤ちゃん体操，0歳教育の基礎であるパターンラーニング（物事をそのまま理屈や意味づけなしに認識すること），お父さんも知って欲しいな，など． |
| 2．アメリカの親教育（例）<br>A.B.C.D.Matherhood Connection<br>設立：1979年 | 目的：母乳育児の期間を長く，母乳栄養の逸話を増加して積極的親子関係を促進する．5歳までの子どもを持つ親が対象．<br>プログラムの例：母乳育児のサポート，栄養教育，親と子どもの発達に関する教育，子どもの救急処置，ピア仲間のサポートの提供 |
| A.B.C.D.Fatherhood Connection<br>設立：1995年 | 目的：親への総合的（社会的・情緒的・経済的）サポートを与える，健康的・肯定的父子関係を促進することによって父親に資格・能力を与える，出生後から5歳までの子を持つ父親が対象．<br>プログラムの例：差別とステレオタイプへの対応，意思決定と効果的コミュニケーション，現在の親，子どものサポートシステムの理解，親の影響とは何か，片親への対応，子どもの自尊心を育てる，子どもの学びを助ける，男児／女児との関係，葛藤の解決，サポートネットワークを作る，健康な生活，ストレスへの対処，物質的虐待，お金の管理など，地域社会，手の届く社会資源，法的支援プログラムなどの要素を入れている． |

## トピックス

# 現代社会における3歳児神話と母性剝奪理論

### 1. 3歳児神話の定義

3歳児神話とは,「子どもは3歳までは,常時家庭において母親の手で育てないと,子どものその後の成長に悪影響を及ぼす」とするものである。その内容は,①子どもの成長にとって,特に3歳までの幼児期が重要である,②この大切な時期は生みの母親が養育に専念しなければならない,③その母親が就労などの理由で育児に専念しないと将来子どもの発達に悪い影響を残すとするもので,悪影響とは,知的発達が遅れる,心に癒しがたい傷を受ける,性格がゆがむ,非社会的行動が多くなる,などである。

### 2. 現代の母親における3歳児神話

#### 1) 3歳児神話における世代間意識の変化

「少子化に関する世論調査」(内閣府,1999)によると,50歳代以上の中高年層では男女ともに,子どもが3歳までの子育ては「主に母親が携わるほうがよい」とする意見が多いが,40歳代未満の将来および現在の子育て年齢層は,「父母が協力して携わるのがよい」が最も多い(表1)。このように,「子どもが3歳までは,主に母親が携わるほうがよい」という意識は,世代によって大きな差がみられる。

#### 2) 母親の就業と子どもの発達

3歳児神話は,結婚・出産・育児を機会に離職するというM字型就労に顕著に現れている。しかし,子どもへの影響については,正規就業の母親ほど働いていることを肯定的に捉え,非就労の母親ほど否定的に捉えている(表2)。また,母親の就業と子どもの発達・成長後の問題行動について,1,364人の子どもを青年期まで追跡したフリードマン(1991)は,母親の就労による否定的影響はなく,親の保育時間の量とは無関係であるとしている[1]。

### 3. 現代の母性愛剝奪の諸相

1950年代の母性愛剝奪は,戦争や貧困などの外的条件により生じた孤児によるものであった[2]。しかし,現在の母性愛剝奪は,社会的風潮や生活

表1 子どもが3歳までの子育て意識(全国) (単位:%)

| 性 | 内容 | 年齢計 | 18〜19 | 20〜29 | 30〜39 | 40〜49 | 50〜59 | 60歳以上 |
|---|---|---|---|---|---|---|---|---|
| 女性 | 主に父親が携わるのがよい | 0.8 | 0 | 0.5 | 0 | 1.1 | 1.0 | 1.1 |
| | 主に母親が携わるのがよい | 46.0 | 13.9 | 23.5 | 26.6 | 40.9 | 56.6 | 66.4 |
| | 父母が協力して携わるのがよい | 44.7 | 72.2 | 65.2 | 59.0 | 48.5 | 35.7 | 28.6 |
| | 家庭に応じ父母以外が携わってもよい | 7.8 | 13.9 | 8.6 | 13.6 | 9.0 | 6.7 | 3.1 |
| | その他 | 0 | 0 | 0 | 0 | 0.3 | 0 | 0 |
| | わからない | 0.7 | 0 | 2.3 | 0.8 | 0.3 | 0 | 0.8 |
| 男性 | 主に父親が携わるのがよい | 0.8 | 0 | 1.4 | 0.4 | 1.3 | 0.9 | 0.4 |
| | 主に母親が携わるのがよい | 48.9 | 26.2 | 29.5 | 29.5 | 43.9 | 53.9 | 67.4 |
| | 父母が協力して携わるのがよい | 41.7 | 59.5 | 55.5 | 59.5 | 54.9 | 36.9 | 27.0 |
| | 家庭に応じ父母以外が携わってもよい | 7.1 | 9.5 | 10.5 | 10.1 | 7.6 | 7.3 | 3.7 |
| | その他 | 0.1 | 0 | 0 | 0 | 0 | 0.2 | 0.1 |
| | わからない | 1.5 | 4.8 | 3.2 | 0.4 | 1.3 | 0.9 | 1.3 |

(資料) 内閣府「少子化に関する世論調査」,1999年

表2 母親の職業と子どもの成長の関係

| 母親の職業 | マイナスが多い | プラスが多い |
|---|---|---|
| 専業主婦 | 87.8% | 12.2% |
| フルタイム | 56.8 | 43.2 |
| パートタイム | 83.0 | 17.0 |
| 自営業 | 79.6 | 20.4 |

注：1) ベネッセ教育研究所, 1996
　　2) 対象は東京・千葉・埼玉の幼稚園児, 保育園児, 小学1年生を持つ母親 1,511名

感覚の変化による「家族」理念そのものの崩壊から生じている(表3)。すなわち, 核家族化, 女性の就業率の増加, 離婚や未婚の母の増加などから生じる家族の混乱のなかで, 子どもは「見捨てられ」を体験し, 愛着対象の不連続からアイデンティティの獲得に失敗して自我同一性拡散状態に陥っていく。このように, 現代の母性愛剥奪は, 現代人の精神性に起因していると考えられる。

乳幼児期は人間に対する基本的信頼を築く大切な時期であり, 特定の人との間に愛着関係を形成することは重要である。しかし, 母親だけが孤立感のなかで子育てをすることは, 決して子どもの健全発達にとって望ましいものではない。大切なのは子どもに注がれる愛情の質である。子育てに対する母親への過剰な期待や責任から, 母親を解放し, 地域社会などの子育てサポートシステムの充実を図り, 両親が協力して子育ての責任を果たしていくことが, 結果的には母親が心にゆとりを持って豊かな愛情で子育てをすることや, より良い母子関係を築くことにつながる。核家族化, 女性の高学歴化や社会進出が進行した現代社会においては, 3歳児神話からの社会全体の解放[3](意識の変化)が必要である。

### 引用文献

1) 榊原洋一：3歳児神話. ベビーサイエンス1：60-65, 2001.
2) 森省二：乳幼児期の精神病理. 現代のエスプリ, pp.5-30, 220, 至文堂, 1985.
3) 大日向雅美：母性愛神話の罠, 日本評論社, 2000.

### 表3　現代の母性愛剥奪の諸相

1. 核家族化に始まるニューファミリー, 父親不在家族, 同性者カップルなど
   ・家族自体の質的変化によって, 家族とは何か, 家族は子どもの発達に対して最良でありうるかなどの問題が惹起してきた。また, 同性者カップルに法的権利を認める国もある。
2. 女性の生き方の変化
   ・母親自身の利己性や自由の尊重など, 育児に手間をかけるのを嫌う風潮から, 親子は同居しているにもかかわらず, 母的養護は希薄となり, 乳幼児は母親の自由な生き方を妨害する存在として攻撃の対象となり, 虐待されたりする。
   ・母親の特性：自分のことを優先する, 子を育くる親としての自覚がない, 性の解放や自由であるがゆえに, 十分な生活設計がないままに出産して困惑するなどの未婚の母や, できちゃった婚の増加。
3. 離婚率の上昇やその後の複雑な家族形態
   ・片親家族：親は父・母両方の役割を1人で果たさなければならず, 親イメージや役割の混乱をきたす。
   ・再婚家族：前の親・後の親というように愛情対象の多重化による混乱
   ・両方家族の再婚：同胞関係も複雑となり, 羨望・嫉妬・葛藤を生じたり, 無理な抑圧を強いられ, 非行や性格の歪みの一因となる。
4. 施設保育の問題
   ・乳児の初期行動や学習を支持する環境刺激の欠如の問題　　　・複数保育者による問題
   ・保育環境の施設間(許可・無許可)格差の拡大　　・受入年齢(低年齢化)や利用可能サービス(延長・休日・障害児・病後児・一時保育など)の条件整備の遅れ

（我部山キヨ子）

# III 母子と喪失体験・危機理論

## 1 喪失体験

　喪失体験と呼ばれるものには，①親，伴侶，子どもなど，愛する対象の死や別離，②妊娠や手術後の体形の変化，ボディイメージの変化による自分らしさの喪失，③手術や外傷による身体部分の一部の喪失，④社会的，家庭的にメンバーとしての役割を失うことで自分自身に対する自信やアイデンティティの喪失，などがある。

　喪失体験を克服するためには，一般に「喪の仕事（mourning work）」と呼ばれるものを体験する必要がある。具体的には，葛藤や悲嘆のプロセスを経て，受容に至るとされるもので，それにはいくつもの課題を乗り越えなければならない。受容に至る時間は個人差が大きく，一過性のものからうつ状態となり，何年もかかる場合がある（**表2-9〜11**）。喪失体験は心理的ストレスを高め，危機的状態を生み出すことにつながる。しかし，喪失体験の前には失うものに対する愛着が必ずあることを理解する必要がある（愛着については別項，22頁参照）。

## 2 悲嘆過程

　悲嘆とは，さまざまな喪失体験に対して，心理・生理・社会的な適応過程として嘆き悲しむことである。

　悲嘆の過程は多くの人が**表2-12**に示したようなプロセスをたどる。現実の喪失を体験した当初は，1日のうちでも，あるときは激しい身体的苦痛を感じ，またあるときは深い喪失感に陥りす

**表2-9　妊娠・分娩・産褥期に関連する喪失体験**

1. 対象喪失
   流産，死産，子どもの死
2. 環境，地位，役割喪失
   ①妊娠や出産に伴う転居
   ②妊娠や出産を理由とした転職，退職，退学，趣味の中断，所属団体からの離脱
3. 自己喪失
   ①理想や期待通りの子どもでないことへの失望（障害児，未熟児，性や容貌が違う）
   ②自己制御ができなかったことへの失望（陣痛の痛み，帝王切開分娩，正常分娩ではない，健康を取り戻せない）
   ③ボディイメージ（乳房や腹部の増大あるいは弛み，皮膚の色素沈着，脱毛，体重増加，ボディラインの変化）
4. 母親能力喪失
   母乳授乳ができない，育児がうまくいかない，期待していた母親としての役割がうまくできない。
5. その他
   親・兄弟・伴侶の死，離婚，別居，重い病気，事故，災害（自然，人工）などの遭遇

**表2-10　喪失を乗り越えるために，成就しなければならない4つの課題**

1. 喪失（死という事実）を現実のものとして，知的・認知的レベルで認める。
2. 悲嘆のさまざまな感情を表出（泣く，怒るなど）する。
3. 他者やいろいろな出来事とかかわることにより，新しい能力を身につける。
4. 新しいものや人に感情のエネルギーを再投入する。

**表2-11　喪失を長引かせる要素**

1. 喪失を取り巻く状況
2. 悲しんでいる者の性格や，その失ったものに対する愛着度
3. 悲しんでいる者の心理・社会的状況

表 2-12　正常な悲嘆過程

1. ショック段階
2. 反応段階
3. 修復段階
4. 新しい方向づけの段階

これらの段階は、喪失が起こった瞬間から互いに絡み合って、その程度を異にしながら行きつ戻りつするものである。

り泣くといった状態が交錯し、その直後には、惨めな罪悪感に苦しめられたかと思うと、「何で私ばかり･･･」と怒りを覚えたりする。しかし、このような激しい情緒の合間に比較的穏やかな時間もある。こうした情緒を経験しながら、心の傷が浄化され、癒されていく。健全な悲嘆作業の場合は、この柔軟さのおかげで、悲しみに沈み込んでいても、まもなく心の平静を取り戻して、次の過程に至る力を蓄えることができる。悲嘆と平静の間を何度も行き来しながら時間の経過とともに平静でいられる時間が長くなり、悲嘆の激しさも和らぎ次第に消えていく。

罪悪感、恥、恐怖、嫉妬、安堵感などはすべて正常な悲嘆作業の構成要素である。このような感情が錯綜するとき、看護者は常に共感的に接し、褥婦がどのような自己中心的な感情を表出しても恥ずかしくないし、誰も軽蔑したりあきれたりしないし、それが当事者の当然の反応だということを伝え、支えることが重要である。

悲嘆の正常な過程では、①知的レベルで喪失の意味をあらゆる面から認識する、次に、②悲嘆の情緒のなかに入る、という過程が単純な浅いレベルで数時間後、数日後、数週間後といったサイクルと、悲しみの程度を異にして何度も繰り返し行われる。

## 3　危機理論

危機とは、入学や就職、出産、定年退職といった人生の節目や、転居、病気、天災、愛する人の死などの偶発的問題状況に直面したとき、それまで自分が持ってきた問題解決方法を用いて対処したが、それでも克服できない結果として発生する状態をいう。

人には誰でもその人生においてストレスが高まり、傷つきやすくなる危機的な段階や出来事があるが、女性にとっては、結婚、妊娠、出産、育児は喜びをもたらすとともに、「危機」を招く要因ともなりうる。1940～1950 年代に、地域精神衛生や予防精神医学に貢献したリンデマンの悲嘆反応に関する研究を背景として、カプラン（Caplan G）が母子の精神衛生に関する研究から概念化させ危機理論を確立した。

危機にある人は不安と混乱、無力感、抑うつ、睡眠障害、食欲不振などの症状を示す。この状態は通常 1～6 週間で治まり、何らかの解決策をとって平衡を取り戻そうとする。小さな外力でも危機状態にある人は影響を受けやすいが、タイミングのよい介入は危機状態にある人に受け入れやすく、有効な解決策を見い出す非常によい機会となる。この解決策が健康的であれば、パーソナリティが成長する機会となるが、反対ならば心理的な弱点が増大するという二面性を持つ過渡的な状態であるといえる。

したがって、危機状態のときには迅速で即応的な急性悲嘆反応への対応が有用である。看護者には危機を回避させると同時に、問題への新たな対処法を増やしてその人のパーソナリティの成長を促すような援助が望まれる。

### a　危機モデル

危機モデルとは、危機のたどる特徴的な経過を模式的に表現したものである。フィンク、ションツ、アギュララ、メズィックらがそれぞれ作成したモデルがよく活用されている。通常、危機に陥った段階からその人がたどるであろう経過を 4 段階で表すことが多い（表 2-13）。

### b　危機に対する支援

悲しいという感情は健全な人間なら誰でも持っている。人は、信頼する人に裏切られたり、愛する人が亡くなったり、病気になったりすれば悲しいのは当然である。その意味で悲嘆感情は病気ではない。しかし、こうした感情があまりにも強く、どうにも身動きが取れなくなり、サポートや支援が必要な場合も少なくない。喪失を認識したあと

表 2-13 危機モデル

1. **衝撃**：子どもに異常（死）があることを知ったときの最初の反応
2. **防御的退行**：否認，悲しみ，怒り，号泣，無言，孤独，不動，失望，不安などの情動感情や気分に強く支配され，その責任を最も強く自分自身に感じるが，次第に家族（夫），医療スタッフ，神や運命などに対して恨みや怒りを向ける。自分自身の感情に支配されて子どもにまで思いを拡大できない。
3. **承認**：不安と強い情動反応が薄れていき，自分の置かれている位置を認め，受け入れようと努める。
4. **適応**：再起し，積極的にその状況を受け入れていこうという信念を持つようになる。

表 2-14 危機援助，危機介入，悲嘆援助の違い

| 危機援助 | 喪失や心的外傷となる経験があまりにも激しく，危機状態の者がその場の情動に飲み込まれかねないときに用いる応急ケア（同じ問題を持つもの同士が，その思いや感情を分かち合うことで，どれほどお互いの心を広げ合うのに有効であるかが明らかにされている）：傍に付き添う，温かい飲み物，毛布，ボディタッチなどの心身両面からのケア |
|---|---|
| 危機介入 | 喪失直後に必要とされる専門家の積極的なケア：自己の喪失と向き合わせるための援助で，生活全般に直接深く介入するケア |
| 悲嘆援助 | 危機援助よりもやや長期的な支援 悲嘆療法などが有効 |

に続く感情は，特に初期においては危機状態に発展しやすく，したがって，危機援助や危機介入は不可欠となる（表 2-14）。

# IV ヘルスプロモーション・健康教育の理論

## 1 ヘルスプロモーション

WHO は 1986 年に第 1 回ヘルスプロモーションに関する国際会議をカナダで開催した。そこで，ヘルスプロモーションについて，「ヘルスプロモーションとは，人々が自らの健康をコントロールし，改善することができるようにするプロセスである」と定義された。そして，人々が単に健康的なライフスタイルを獲得するにとどまらず，政治，経済，文化，環境などを含む広い範囲の健康のための条件を調整し，環境に対処していく重要性が指摘された。

ヘルスプロモーションは，ときに「健康増進」と訳されるが，個人のライフスタイルの変容だけではなく，保健分野を超えた広さと政策をも見据えた概念を含んでいる。したがって，個人は自らの健康を主体的に自ら管理する能力を身につけるものであり，専門職はパートナーとしてその過程に参加するものとして位置づけられ，国は個人の健康にかかわる環境を整備・改善するものとして，以下に掲げる活動が求められる。

①健康対策は地域，他職種と連携して取り組む。
②安全で健康な環境を提供する。
③スキルを基盤とした健康教育を提供する。
④ヘルスサービスを提供し，システム作りに取り組む。
⑤健康増進のための方針を立て，効果的・効率的な活動を行う。

## 2 健康教育

本来，教育は人の知的，情緒的，社会的発達を保障し，社会のなかで自立した人間として生きていくための能力を高め，保証するものであり，生涯にわたって行われるものである。

健康教育の目的には，
①対象者が正しい知識や理解を持つこと（知識の習得，理解），
②好ましい態度を持つこと（態度の変容），
②必要なことを実行し，良くないことを止めること（行動の変容），などがあげられる。

健康教育には社会環境を改善・整備し，個人の行動変容を社会全体として支援していくシステムの整備が不可欠であるが，健康教育のあり方も専門家主導のトップダウン的な教育方法から，学習者主体のボトムアップ的な方法へと変化してきている。

### a ライフスキル

健康教育には健康そのものや行動の形成を目標とするものと，ライフスキルの形成におくものとがある。ライフスキルには，問題解決，意志決定，ストレス対処，自己コントロール，対人関係などのスキルなどが含まれる。ライフスキルは，喫煙，飲酒，性行動だけでなく，食生活，運動，安全行動などのさまざまなライフスタイルの形成に関係する。欧米の研究によれば，ライフスキルに欠ける子どもは現在の健康問題の発生だけでなく，生きていくうえでの重要なさまざまな問題への意志決定を迫られる思春期に問題を生じる可能性が大きいとされる。

ライフスタイルは文化的，社会的，経済的，環境的に条件づけられる。これは長年かかって形成された複雑な性質を持った行動であり，一度形成されると変更するのは容易ではない。したがって，まさに今，新しい命を生み，次代を担う子どもたちを育てようとする母親や，成長途中の子どもたちに対して実施される健康教育に対して，大きな期待がかけられている。

### b 行動変容のモデル

**人間の行動について**

「人間の行動は生物学的，心理学的，社会学的な要因が相互に関連し合って成立する」という考え方が広く受け入れられるようになったのは，第二次世界大戦後のことである。ある刺激が，その人間の生物学的，心理学的，社会学的な要因に対して，それぞれ強化，あるいは阻止するような働きかけを行うとき，健康教育プログラムにおいては，生物学的，心理学的，社会学的な要因の総体である人間は，次の行動を起こすためのきっかけ，すなわち「動機」を形成し，それが行動に結びつくというモデルを考えることができる（図2-3）。

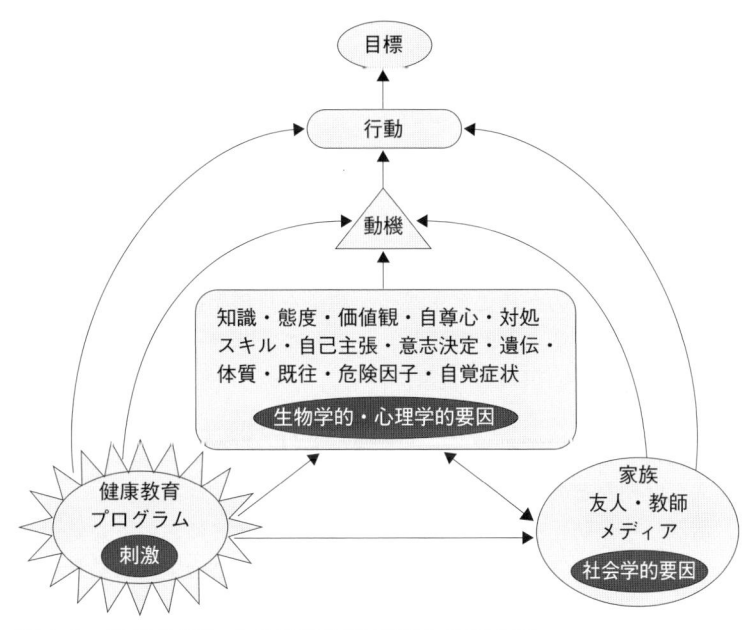

**図2-3 健康教育による行動変容モデルの概念図**

# V セルフケア理論

こういったモデルの使用は，行動の成立過程を科学的に研究することを可能とすると同時に，行動変容を起こすための方法論について検討することも可能にした。

アメリカでは1960年代以降，経済の衰退が著しくなったとき，人種問題，ベトナム戦争などさまざまな社会問題が顕在化し，人々の間には自分で自分をどう守るか，人権擁護，セルフケア，自己決定などに関する権利擁護の意識が台頭してきた。1970～1980年代には慢性疾患の増大と医療費の負担増が著しくなるとともに，市民運動，消費者運動が活発になり，自分の健康は自分の責任のもとで管理するという考えが広がっていった。

オレム（Orem, Dorothea E）の提唱したセルフケア理論では，セルフケアは人間の全体的存在という意味で用いられ，人が生命，健康，安寧を維持するために，自分のために自分で行う行動と定義されている。

すなわち，人はセルフケア能力を持つ個人であるが，健康生活に必要なセルフケアが不足していることが多い。しかし，専門家の助けを活用し，疾病予防・回復についてどのような行動を取るかは，人が自分で判断し，実行するもので，専門家はより適切なセルフケアを判断・提示し，手助けするのである。

人がセルフケアを維持するためには，動機づけや意欲などが必要であり，またそのためにさまざまな資源の活用の可能性を調整することが重要となる。セルフケアの要素が大きいものには，食事，運動，休養，嗜好品などの日常の生活習慣に関するもの，専門の知識や技術を必要とするが日常的に個人が行う服薬，人工肛門などの身体ケア，リハビリテーション，清潔，感染防止などがある。

## 1 セルフヘルプ・グループ

人々の自立度の高まりとともにセルフヘルプ・グループが誕生し始めた。セルフヘルプ・グループとは，同じ悩みや困難を抱え，孤立しがちな人同士が集まり，専門家に頼らずにメンバー相互の課題の解決を目指す自発的な集団をいう。たとえば乳幼児突然死を体験した家族の会，染色体異常児の会，心身障害者団体，社会的マイノリティのグループ（DV被害者の会，父子・母子家庭，エイズ患者団体，難病の患者の会）などがある。

集団の特性としては以下のようなことがあげられる。
①共通の問題，目標を持つ。
②メンバー間の対等，平等
③非営利
④自発的，主体的運営
⑤対面的，日常的かかわり

グループの機能には相互協力によって自力で問題解決を図る自助的な機能と，社会的，制度的な解決を目指す運動的なものがある。これらはソーシャル・サポート・システムといわれている。

## 2 自己効力感

セルフケアにおいて対処が効果的に行われるには，行動がどのような結果を引き起こすかを十分に予測でき（結果予期），自分は適切な行動をうまくやり遂げることができる，やり遂げることに自

信があると感じている(効力予期)自己効力感を持っていることが大切である。これは，バンデュラ(Bandura A)が提唱した自己決定能力に注目した概念で，人の持つ予期機能(感覚様式)を重視している。

健康教育においては行動の変容にかかわる重要な感情であるが，自己効力感を高める効果的な方法については明らかではない。しかし，自己効力感を高めるためには，はじめから完璧を目指さなくてもよく，何事も肯定的に捉えることが有効であることが知られている。

## 3 セルフモニタリング

人は誰かとの人間関係を構築する場合，知らず知らずのうちに自分と相手との関係や自分の立場を考えにいれ，互いの関係を調整している。これらがうまく機能していれば相互の関係が発展するが，感情がぶつかり合って関係がうまく結べなかったり，いつも同じ状況で言い争いや仲たがいが生じる場合などでは，人間関係をうまく構築するための一方法としてセルフモニタリングが活用される。

セルフモニタリングはSnyder(1974)により提唱され，人が本来持っている自らを現実的に観察して評価するという力を活用しようとする認知的行動技法の1つである。対人場面において自己提示や感情表出を注意深く自己観察し，それを調整・統制することにより，自分も含めた周囲の状況を客観的な姿勢でチェックし，自分や周囲を第三者の視点でみることによって自分の言動をコントロールする方法である。親子関係，夫婦関係をはじめ，職場での人間関係などの調整に有用である。

●参考文献

- 島内憲夫訳：ヘルスプロモーション―WHO：オタワ憲章(21世紀の健康戦略2)．垣内出版，1990．
- リサ・バークマン，レスター・ブレスロー著，森本兼襄監訳：生活習慣と健康―ライフスタイルの科学，pp.99-137，HBJ出版局，1989．
- ナイRD著，河合伊六訳：臨床心理学の源流；フロイト，スキナー，ロージャズ，二瓶社，1995．
- Colborn T, Myers JP, Dumanoski D：Our Stolen Future, Dutton, 1996．(長尾力，他訳：奪われし未来，翔泳社，1997．)
- 吉田亮：健康教育理論の展開．園田恭一，他編，保健社会学Ⅱ．健康教育・保健行動，有信堂，1993．
- 安藤清志：見せる自分/見せない自分―自己呈示の社会心理学，サイエンス社，1994．
- 齋藤勇，川名好裕編：対人社会心理学重要研究集6―社会心理学の応用と展開，誠信書房，1999．
- Bandura A: Social Foundations of Thought & Action ― A Social Cognitive Theory, Prentice Hall, 1986．

(江守陽子)

# ❸ 助産診断

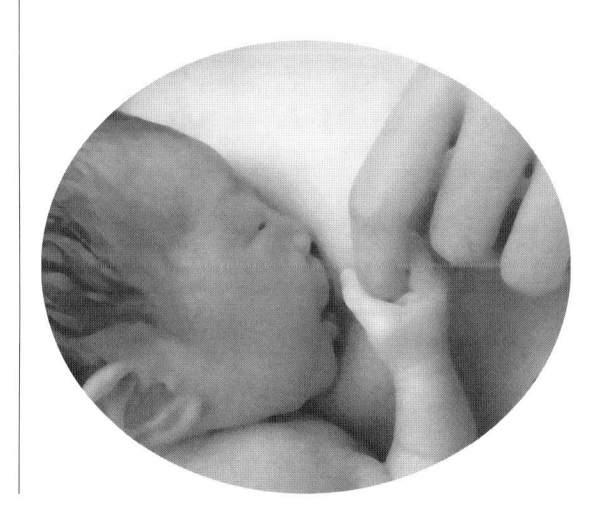

# I 最新の助産診断の捉え方

## 1 助産業務と助産診断

　江戸時代には，助産師は一般に産婆と呼ばれ，助産を実践する女性の専門的な職業として大方，確立していた。

　明治時代に入ると，7年の医制により産婆に免許制が敷かれ産科医との区別が明確化された。明治32年の産婆規則公布によって法的に身分，業務，教育が確立した。明治から戦後まで，多くの助産婦は独自で妊産婦にかかわり，正常妊娠・分娩に主体的にかかわっていた。また，妊娠・分娩が正常に経過するために必要な生活指導を行い，正常と異常の早期診断と異常の予防に努力していた。そのために，助産婦は経過を判断する専門的能力，よいお産や育児を進めるための妊産婦の生活状態の良否を判断する能力，具体的な生活指導をする能力などを有していた。

　これは，今日の助産診断・実践そのものであり，「助産診断」があたかも新しい試みのように思われがちであるが，実はこれはわが国においてはすでに明治時代から産婆が日常的に行っていた業務なのである。ただ，残念なことに，診断のための指標はなく，診断の基準も個々の産婆がそれぞれのやり方で行っていた。診断の内容を言語によって表現することがなかったため，助産師独自の診断の体系化はなされないままであった。

　昭和23年，「保健婦助産婦看護婦法」の制定で助産師教育は看護教育終了後の6か月の追加教育となった。助産師になるためには，看護師教育が必須となり助産師の独自性の意識が薄れてきた。また施設内分娩の増加に伴い多くの助産師が病院で業務を行うようになった結果，医師の指示のもとで業務を実践するようになった。独自の判断で実践する機会が減少して「診断する」という意識が希薄化してきたのである。

　平成3年，助産師教育課程改正の折に「助産診断学」という科目が登場したことにより，再び助産師独自の診断について議論されるようになった。

　今日，助産学の確立のために，だれもが共通に理解できる用語として，助産師の判断内容や判断の根拠を，妊産婦の状態を捉えて記述していくことの必要性が高まってきた，そして助産診断の概念が検討されるようになってきた[1]。

### ■助産診断の定義

　上記の「助産診断学」の導入と，アメリカにおける「看護診断」の普及を受けて，わが国でも「助産診断」の開発がなされるようになってきた。まず，1991年「東京都及び近県助産婦教育機関教務主任会」（構成員14人）が「助産診断」の開発に取り組み始めた。その後，いくつかのグループ・個人が概念・定義などを発表した。

　助産診断にはいくつかの定義がある。1992年に青木[2]は，「助産師が責任を持って扱うことができる性・生殖にかかわる健康生活上の顕在あるいは潜在する発達課題や問題の表現であり，助産師の実践活動の根拠となる理論過程（後に思考過程）である」と定義した。

　また，平澤[2]は「助産診断とは特定の個体について最適な助産行為を決定するまでの理論過程である。特定の個体とは，妊娠・出産・産褥・育児期にある女性，胎児期から新生児，乳児期にある子どもとその家族に焦点をあて，思春期から更年期までの女性には，生殖の課題を主要課題として最良の健康生活を自ら営むことができるように助産師の専門的能力に基づいて援助する行為」と述べている。いずれも社会の変化に伴い助産の概念

の広がりや助産業務の範囲，責任範囲を明確に表している。

今日，助産診断について最も取り組んでいるのは，「東京都及び近県助産婦教育機関教務主任会」の流れを組む，「日本助産診断・実践研究会」である。筆者もその会員の一人であるが，「研究会」は2004年に，開発した助産診断の成果を「マタニティ診断ガイドブック」[3]としてまとめた。

本章では，「日本助産診断・実践研究会」が開発した助産診断を中心に述べる。

## 2 助産業務の範囲

「日本助産診断・実践研究会」の代表を務める青木は，助産診断を3つに区分している。すなわちマタニティサイクル，セクシュアルサイクル，ファミリサイクルである[3]。助産師は性と生殖の側面から，個人，カップル，家族とその対象を拡大して業務を行う。マタニティサイクルは妊娠・分娩・産褥期・新生児期にある妊産婦と児へのかかわりが中心であるとする。セクシュアルサイクルは思春期から更年期・老年期までの女性とパートナーに対して，性に関する健康への支援を行う。ファミリサイクルは，養育家族からパートナーと出会い生殖家族を創って，子どもを産み育てていく家族が成熟していく過程への支援とする。

このなかで現在はマタニティサイクルの助産診断のみが開発されている。その成果は前述の「マタニティ診断ガイドブック」としてまとめられている[3]。

# II マタニティサイクルにおける助産診断の内容

マタニティサイクルの助産診断は，妊娠・分娩・産褥・新生児期をより健康に，そして正常に経過するように支援していくための指針となるものである。「日本助産診断・実践研究会」で開発した助産診断は，経過診断と健康生活診断の2つの方向から診断する。

経過診断は妊娠期5類型，分娩期6類型，産褥期2類型，新生児期3類型として開発した。

健康生活診断は，妊娠期・分娩期・産褥期に共通の4類型と新生児期の2類型であり，それぞれの類型に診断名が開発されている。マタニティ診断の診断類型，診断名，定義，診断指標は**表3-1**に示す通りである。

経過診断の診断名は，「良好」，「要経過観察」，「要精査」の3つ，健康生活診断は「適切」，「要支援」の2つの診断名で標記し，各診断類型の関連を考慮して全体像を捉え，ケアを考える。

# III 助産診断の具体例

妊娠期の診断過程の具体的展開の一部を**表3-2**に示す。

妊娠・分娩・産褥期は女性のライフサイクルのなかでもダイナミックに変化する時期である。女

表3-1 マタニティサイクルにおける助産診断

●妊娠期の経過診断　5類型と10の診断名

| 類型 | 診断名 | |
|---|---|---|
| 1. 妊娠の確定 | 1-1 | 妊娠している／要経過観察／要精査 |
| 2. 妊娠時期・分娩予定日 | 2-1 | 分娩予定日は○年○月○日である |
| | 2-2 | 妊娠○週○日である |
| 3. 母体の状態 | 3-1 | 妊娠週数に応じた経過　良好／要経過観察／要精査 |
| | 3-2 | 一般状態　良好／要経過観察／要精査 |
| 4. 胎児の状態 | 4-1 | ○胎である（単胎・双胎・多胎） |
| | 4-2 | ○位である（頭位・骨盤位・横位） |
| | 4-3 | 発育　良好／要経過観察／要精査 |
| | 4-4 | 健康状態　良好／要経過観察／要精査 |
| 5. 胎児付属物の状態 | 5-1 | 付属物の状態　良好／要経過観察／要精査 |

●分娩期の経過診断　6類型と18の診断名

| 類型 | 診断名 | |
|---|---|---|
| 1. 分娩開始 | 1-1 | 分娩開始が近づいている |
| | 1-2 | 分娩開始している |
| 2. 分娩時期 | 2-1 | 正期産の範囲内である |
| | 2-2 | 分娩第1期である |
| | 2-3 | 分娩第2期である |
| | 2-4 | 分娩第3期である |
| 3. 母体の状態 | 3-1 | 分娩期に応じた経過　良好／要経過観察／要精査 |
| | 3-2 | 一般状態　良好／要経過観察／要精査 |
| | 3-3 | 分娩直後の状態　良好／要経過観察／要精査 |
| 4. 胎児の状態 | 4-1 | ○胎である（単胎・双胎・多胎） |
| | 4-2 | ○位である（頭位・骨盤位・横位） |
| | 4-3 | 発育状態　良好／要経過観察／要精査 |
| | 4-4 | 健康状態　良好／要経過観察／要精査 |
| 5. 胎児付属物の状態 | 5-1 | 胎児付属物の状態　良好／要経過観察／要精査 |
| | 5-2 | 娩出後の胎児付属物の状態　良好／要経過観察／要精査 |
| 6. 分娩予測 | 6-1 | 児娩出は○時頃である |
| | 6-2 | 児体重は約○○gである |
| | 6-3 | 今後の経過　良好／要経過観察／要精査 |

●妊娠期の健康生活診断　4類型と21の診断名

| 類型 | 診断名 | |
|---|---|---|
| 1. 基本的生活行動 | 1-1 | 食事行動　適切／要支援 |
| | 1-2 | 排泄行動　適切／要支援 |
| | 1-3 | 睡眠・休息行動　適切／要支援 |
| | 1-4 | 動作・運動　適切／要支援 |
| | 1-5 | 清潔行動　適切／要支援 |
| 2. 精神・心理的生活行動 | 2-1 | 情緒　安定している／要支援 |
| | 2-2 | 不安への対処行動　とれている／要支援 |
| | 2-3 | 妊娠したことに価値　みいだしている／要支援 |
| | 2-4 | 妊娠の受容　している／要支援 |
| | 2-5 | ボディ・イメージ(身体像)　変化させている／要支援 |
| 3. 社会的生活行動 | 3-1 | パートナーとの関係　良好／要支援 |
| | 3-2 | 家族関係　良好／要支援 |
| | 3-3 | 支援体制　整えられている／要支援 |
| | 3-4 | 妊婦としての役割　とれている／要支援 |
| | 3-5 | 役割の調整　できている／要支援 |
| 4. 出産育児行動 | 4-1 | マイナートラブルへの対処行動　とれている／要支援 |
| | 4-2 | 身体的準備　できている／要支援 |
| | 4-3 | 必要物品の準備　できている／要支援 |
| | 4-4 | 心の準備　できている／要支援 |
| | 4-5 | バースプラン　もっている／要支援 |
| | 4-6 | 出産・育児の学習行動　とれている／要支援 |

●分娩期の健康生活診断　4類型と13の診断名

| 類型 | 診断名 | |
|---|---|---|
| 1. 基本的生活行動 | 1-1 | 食事行動　適切／要支援 |
| | 1-2 | 排泄行動　適切／要支援 |
| | 1-3 | 睡眠・休息行動　適切／要支援 |
| | 1-4 | 動作・運動　適切／要支援 |
| | 1-5 | 清潔行動　適切／要支援 |
| 2. 精神・心理的生活行動 | 2-1 | 情緒　安定している／要支援 |
| | 2-2 | 不安への対処行動　とれている／要支援 |
| | 2-3 | 出産の受容　している／要支援 |
| 3. 社会的生活行動 | 3-1 | パートナーとの関係　良好／要支援 |
| | 3-2 | 支援体制　整えられている／要支援 |
| | 3-3 | 産婦としての役割　とれている／要支援 |
| 4. 出産育児行動 | 4-1 | リラクゼーション　できている／要支援 |
| | 4-2 | 児に対する愛着　みられる／要支援 |

## ●産褥期の経過診断　2類型と4の診断名

| 類型 | 診断名 |
|---|---|
| 1. 産褥日数 | 1-1　産褥○日目である |
| 2. 母体の状態 | 2-1　生殖器の復古　良好／要経過観察／要精査<br>2-2　乳房の変化　良好／要経過観察／要精査<br>2-3　一般状態　良好／要経過観察／要精査 |

## ●新生児期の経過診断　3類型と6の診断名

| 類型 | 診断名 |
|---|---|
| 1. 出生直後の状態 | 1-1　成熟　している／要経過観察／要精査<br>1-2　児の状態　良好／要経過観察／要精査 |
| 2. 日齢 | 2-1　日齢○である |
| 3. 新生児の状態 | 3-1　生理的変化　良好／要経過観察／要精査<br>3-2　一般状態　良好／要経過観察／要精査<br>3-3　発育状態　良好／要経過観察／要精査 |

## ●産褥期の健康生活診断　4類型と19の診断名

| 類型 | 診断名 |
|---|---|
| 1. 基本的生活行動 | 1-1　食事行動　適切／要支援<br>1-2　排泄行動　適切／要支援<br>1-3　睡眠・休息行動　適切／要支援<br>1-4　動作・運動　適切／要支援<br>1-5　清潔行動　適切／要支援 |
| 2. 精神・心理的生活行動 | 2-1　情緒　安定している／要支援<br>2-2　不安への対処行動　とれている／要支援<br>2-3　出産したことの価値　みいだしている／要支援<br>2-4　産褥期にある自分を受容　している／要支援 |
| 3. 社会的生活行動 | 3-1　パートナーとの関係　良好／要支援<br>3-2　家族関係　良好／要支援<br>3-3　支援体制　整えられている／要支援<br>3-4　褥婦としての役割　とれている／要支援<br>3-5　役割の調整　できている／要支援 |
| 4. 出産育児行動 | 4-1　授乳行動　とれている／要支援<br>4-2　乳房の自己管理　できている／要支援<br>4-3　育児技術　できている／要支援<br>4-4　育児環境の調整　できている／要支援<br>4-5　愛着行動　とれている／要支援 |

## ●新生児期の健康生活診断　2類型と6の診断名

| 類型 | 診断名 |
|---|---|
| 1. 養護 | 1-1　栄養　適切／要支援<br>1-2　清潔　保たれている／要支援<br>1-3　安全　保たれている／要支援 |
| 2. 環境 | 2-1　室内環境　良好／要支援<br>2-2　寝床環境　良好／要支援<br>2-3　人的環境　良好／要支援 |

## 表 3-2 妊娠期の健康生活診断（食事行動の診断過程）

| 情報 (S) | 情報 (O) | 情報分析 | 助産診断 |
|---|---|---|---|
| 味付けは相対的に濃い。肉料理より魚料理のほうが好き。<br>夫は朝食をとらないので，朝・昼は簡単にすませている。<br>食欲はある。甘いものを食べることが多い。<br>貧血とはいわないが，ときどきめまいがする。<br>食事はどういうものがいいのか。<br>レバーは苦手である。<br>ときどきケーキを食べてしまうけれど，ご飯を減らしている。<br>朝や昼は菓子パンをよく食べたり，あればケーキなどを食べる。<br>夜は7時頃夫と夕食を一緒に食べる。<br>お酒は（非妊時に）少し飲んでいたが，妊娠してからは飲んでいない。 | 妊娠30週：体重75.7kg（前回より2.7kg増加）<br>妊娠32週：体重77.0kg（前回より1.3kg増加）<br>嗜好：喫煙（−）<br>睡眠：午前0時就寝。7時起床（夜型で，朝はすっきりしない）<br>清潔：入浴は毎日。洗髪は1日おき。下着は毎日交換。<br>排泄：非妊時は便秘気味であり，排便は4日に1回で，下剤を服用していた。現在も便秘気味であるが，下剤は服用していない。排尿は1日5〜6回。<br><br>基礎情報<br>職業：妊娠7週まで事務職。その後は主婦。<br>非妊時体重：68kg | 「味付けは濃い」，「甘いものをよく食べる」，「菓子パンをよく食べ，ケーキを食べる」といった言葉から，高カロリーで，塩分の摂取も多い様子である。栄養摂取の内容がわかっているとはいい難いうえ，体重増加が著しくエネルギー量と運動量のバランスがとれていない。さらに「レバーは苦手」という言葉からは多少貧血に関する知識はあるものの，全体として「どういうものがよいかわからない」というように栄養に関する知識が不足している状況で，食事行動が適切とはいえない。<br>　また，基礎情報から非妊時の体格も肥満体型であり，栄養に関する認識が薄いことも考えられるが，高カロリーによる体重の過剰な増加からそれに伴う妊娠高血圧症候群の併発，鉄分の摂取不足による貧血の併発など，妊娠経過中は潜在的に合併症の発症の可能性がある。 | 1-1 食事行動 要支援 |

● 診断名 1-1

**食事行動　適切／要支援**

定義：妊娠週数に応じた食事行動がとれている状態を「食事行動適切」という。

その診断指標となるものは，以下の通りである。
① 妊娠週数に応じた栄養の必要性を理解している。
② 1日の栄養所要量が摂取できている。
③ 食事時間や回数が規則的である。
④ 時間をかけて食べている。
⑤ 食材の選択，調理法，味付けを工夫している。
⑥ 体調に応じ食事の摂り方を工夫している。
⑦ 食事と運動のバランスがとれている。

---

性がそれらの変化に適応して健康な生活を維持していくための生活指導の根底に助産診断がある。正常性を診断し，より高いレベルの健康生活へのケアを導くために，助産師の主体的な妊産婦へのかかわりが大切である。

　助産診断は，教育課程には導入されているが，臨床の場ではいまだ十分に活用されていない。臨床での活用についての検討も必要である。

● 引用文献

1) 齋藤益子：「助産診断」取り組みの経緯．助産婦雑誌 53(8)：15-21, 1999.
2) 青木康子，他編：助産学大系，第4巻，助産診断学，日本看護協会出版会，1991.
3) 青木康子，他編：助産診断技術学 1，日本看護協会出版会，2004.
4) 青木康子，他：マタニティ診断ガイドブック，医学書院，2004.

（齋藤益子）

# ❹ 女性のライフサイクルと健康支援

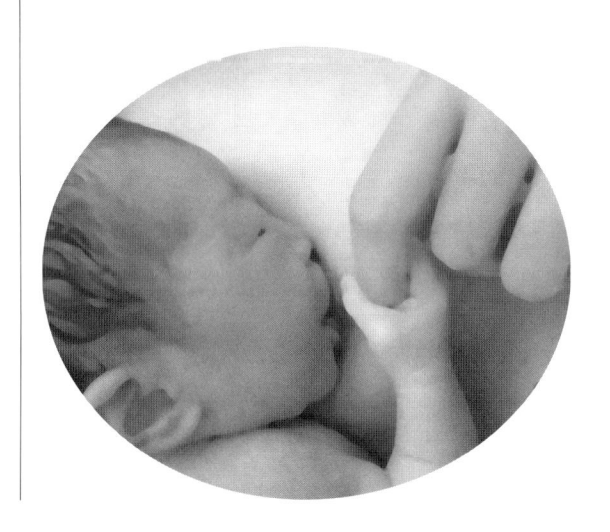

# I 女性と母性

## 1 女性のライフサイクルの変化

　日本人の平均寿命は 2004 年には男性 78.64 歳,女性 85.59 歳となり,男女とも高齢化が進んでいる[1]。

　長寿となった女性のライフサイクルを見通すにあたって,まず,人生上の一大イベントの1つ,婚姻と出産についてみてみよう。

　女性は平均寿命 85 年間の一生のうち,2003 年では平均 27.6 歳で結婚しているが,初婚平均年齢は 1970 年後半以来一貫して上昇し晩婚化が進んでいる。平均 27 歳で結婚した女性は平均 28.6 歳で第 1 子を出産し,30.7 歳で第 2 子を出産して,下記のように,たいていは子産みを終了する[1]。

　2003 年に出生した児のうち第 1 子は 48.7%,第 2 子は 37.3%,第 3 子以上は 14.0% で,子どもは 1 人か 2 人しか産まない少産傾向が続いており,2003 年の合計特殊出生率(女性 1 人が生殖年齢のうちに出産するであろう児の数)は 1.29 で世界でも最も低い国の 1 つである[1]。したがって女性は子どもが就学する 37 歳ぐらいまでに育児から手が離れ 48 歳ぐらいまでで末の子の親業からも解放され,平均 50 歳で閉経したあとも 35 年余りの脱親期または加齢期を生きることになった(図 4-1)。

　2002 年では男性は未婚者 39.7%,有配偶者 55.7%,死別者 2.4%,離別者 2.2%,女性は未婚者 32.5%,有配偶者 52.2%,死別者 11.6%,離別者 3.8% で 1975 年ぐらいから未婚率は男女とも急上昇している[2]。2004 年の婚姻率は 5.7/人口千で 1980 年代後半を最低に横ばいである。離婚率は 2.15/人口千で 2000 年代は上昇を続けていたが,2003 年からは減少している[1]。1970 年以前と比べた特徴として,1980 年代以降は子どもが 2 人以上いても離婚する女性が 30% を超えていることがあげられる[3]。

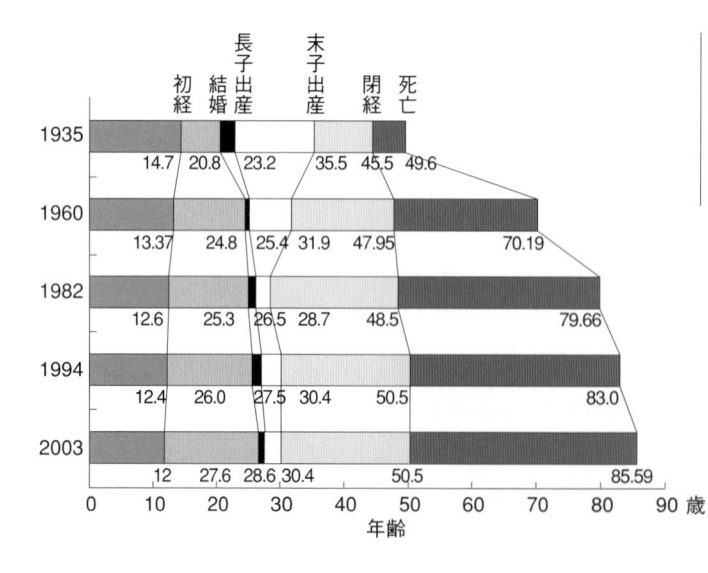

図 4-1　女性のライフサイクルの推移
(文献 4,p.14 の図に文献 1 より 2003 年を追加。2003 年では,初経および閉経年齢は文献 5 の定義による。また,末子出産年齢は第 2 子の出産年齢とした)

| | 初経 | 結婚 | 長子出産 | 末子出産 | 閉経 | 死亡 |
|---|---|---|---|---|---|---|
| 1935 | 14.7 | 20.8 | 23.2 | 35.5 | 45.5 | 49.6 |
| 1960 | 13.37 | 24.8 | 25.4 | 31.9 | 47.95 | 70.19 |
| 1982 | 12.6 | 25.3 | 26.5 | 28.7 | 48.5 | 79.66 |
| 1994 | 12.4 | 26.0 | 27.5 | 30.4 | 50.5 | 83.0 |
| 2003 | 12 | 27.6 | 28.6 | 30.4 | 50.5 | 85.59 |

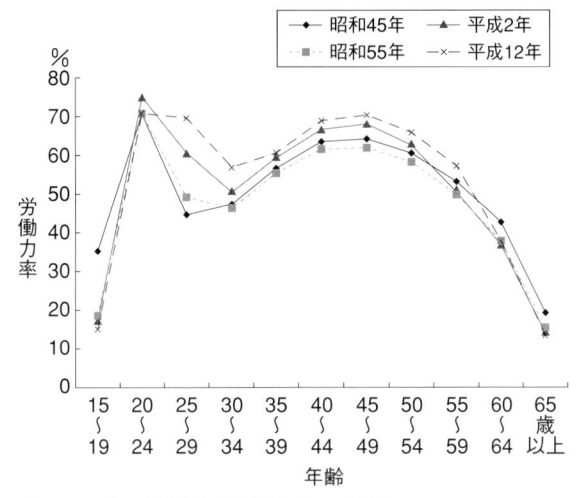

**図4-2 年齢階級別労働力率の推移**
(総務省統計局：労働力状態，2003)

以上のような晩婚化と少子化または非婚化および離婚率の上昇により，女性の就労期間が増人，それとともに，女性の精神的自立志向も高まっていると考えられる。1997年には，雇用者全体の4割を女性労働者が占めるようになった。その女性労働者の半数以上は結婚しており（1997年 57.3%）[3]，共働き率も平均5割へと上昇した。1998年には15歳以上の女性の48％が就労している[3]。1960年代から70年代の専業主婦を理想とする生き方は多数派ではなくなっている。

以前から日本の女性労働の特徴はM字型だといわれ，20代に結婚で仕事を辞め30代は育児で就労できない女性が多かった。しかし上述のような社会背景により現代ではM字型全体が底上げされた形で労働力率が高まっているとともに，晩婚化などに伴いM字のくぼみが20代前半から後半にずれたことが特徴であるが，30代の育児期の労働率の伸びは全体に比して小さく，まだまだ育児期の女性が就労するには難しい環境があることを示している（図4-2）。

## 2 女性とジェンダー

近年まで，女性は母性と同義語のように思われてきた。男女平等が唱えられるようになった戦後においても，人々の価値観は容易には変化を受け入れられなかった。

本章では，ジェンダーという視点から母性という概念の背景をさぐってみたい。

### a ジェンダーとフェミニズム

世界的にみたフェミニズムは，18世紀ヨーロッパにおいて市民革命が掲げた個人の自由と平等の概念を土台にしている。「女・子ども」と十把ひとからげに扱われて，一人前に認められていなかった女性たちには，1人の市民としての権利も与える必要はないと考えられていた。男性と平等の一人前の市民として女性を認めさせるフェミニズムの運動の集約された目標は参政権の獲得であった。第1波フェミニズムと呼ばれる運動は19世紀から女性の投票権が獲得される20世紀まで世界各国で長く続けられた。男性と平等の権利を獲得しようとする第1波フェミニズムは，女性が結婚し，妻として母親としての役割を主に果たすことになっている社会的役割分業については疑問を提示することはなかった。むしろ女性のそのような役割を果たすことを足場にして，その役割に社会的認知を得，女性の立場を強めようとする面を持っていた。

日本では平塚雷鳥らの「青鞜」の運動が1911年に始まり，女性問題や参政権獲得運動の先がけとなった。しかし，雷鳥の主張は母権主義と呼ばれ女性の母性としての立場を強調するものであった[6]。

第2波のフェミニズム運動は世界的に1960年代から始まった。それまでに女性たちは教育権や参政権を男性と平等に獲得していっていたが，第2波フェミニズムはそれらの権利を実質的に実践するためには，女性が社会のなかで置かれている立場を変えなければならないことを見い出した。たとえば，教育権は男女平等に与えられたが「女が勉強しすぎると嫁のもらい手がなくなる」とか「男の子はより良い大学を目指すべきだが，女の子は短大ぐらいで十分」など，女性役割や女性らしさへの社会的価値観が変わらない限り，実質的に男女の教育権は平等になったとはいえない。つまり，妻として母として，また男性の性的対象として女性に求められる資質，それが女らしさという言葉や性的な役割として女性に押し付けられてきたこと，男性中心の社会が男性に都合のよい価

値観で女らしさとか女の幸福とかを決めてきたことに気がついたのである。

この第2波フェミニズムは，ジェンダーという元々は文法的性別を意味する言語学の用語を援用して，性差とは生物学的に運命づけられているのではなく，社会や文化が意識的に作り出した面があることを明らかにした。また，歴史，文学，美術，心理学，医学など社会のあらゆる面で男性中心のものの見方がされていることを明らかにし，無視されてきた女性の存在や抑圧されてきた女性の視点を見直す運動へと発展していった。

### b 母性とジェンダー

日本では家制度が存在し，家の存続のために男子の嫡出子がどうしても必要であったため，女性たちは子産みのための存在であった。したがって子を産めない女性は「石女（うまずめ）」とさげすまれ，「腹は借り物」というように，女性は全人格というより子を産む子宮という道具のように扱われた。

そのような社会にあっては，女性にとっての自己実現の道は，唯一結婚して母になることであり，そのことによってはじめて存在価値を認めてもらえたのである。

#### 「母性」は大正時代にできた言葉

母性が強調され始めたのは明治30年代以降であり「母性」という言葉は大正時代にはじめて用いられたという。「母性愛」は1920年代に使われるようになり，1925(大正14)年には「母性本能」という言葉が登場している[7]。家制度における女性の母としての役割を美化して正当化・固定化または補強するためこれらの言葉は必要だったと考えられる。その結果，母性という概念は日本人の心理や文化に大きな影響を及ぼしたと思われる。

戦後の民主化政策により民法改正が行われ家制度には終止符が打たれた。制度的には「家の嫁」，「後継ぎの母」という役割から，個人の意思と愛によって結びついた夫婦と，その意思でもうけたわが子の母という，個々のつながりと意思決定が尊重される制度に民主化された。しかし母性の強調は弱まるどころかますます強化された。

個人の意思に任されたはずの新しい家族制度においても，子産みは工業化された社会の労働力の再生産機能として企業社会から不可欠な役割を付与されていた。少子化が問題視され，子を産まない女性たちがゆさされるのもそれゆえである。高度な産業社会では子どもに教育・訓練を与えなければ労働力として使えない。工業化された社会に対応できる教育を受けた良質な労働力の再生産を確実に効率よく行うためには，女性が家庭で専業主婦として家事・育児に専念できれば最もよいわけで，戦後の家族制度改革のあと訪れた1960年代後半からの高度経済成長期に合わせて，専業主婦という役割が上流階級のみならず広く一般の国民の間に定着し，企業戦士としての男性との役割分担が固定化していった。

3歳までは母親の手でという「3歳児神話」もまた，良質な労働力を再生産するためには，母親は子どもの育児に専念すべきであるというメッセージであった。それができない，またはしたくないような女性は母親失格であり母性喪失であると嘆かれた。子育てを女性の天分として喜んでするのが美しい母親であるという母性神話は，陰に陽に女性への社会からのプレッシャーとなり，女性はたとえ自分の意に反しても子育てに専念しなければならないような環境を作っている。

このように母性という概念は，女性の性別役割分業やジェンダーと分かちがたく結びついた概念である。女性でも個々人の生き方は多様であるにもかかわらず，その社会的役割はもちろん，女性らしさや幸福といった価値観まで，母性という理念でくくられ，その枠組みを外れることは女性として世間のそしりを受けることであった。

### c ジェンダーフリーな社会における女性と育児性

日本でも1970年代の第2波フェミニズムは，このような女性に対するジェンダーの固定化に対し社会の変革を求めた。国連のあらゆる女性差別を撤廃する条約批准(1979)，国連人口と開発カイロ会議(1994)や北京世界女性会議(1995)におけるリプロダクティブ・ライツの提唱などを通し，日本でも男女共同参画社会基本法(1999)が成立した(表4-1)。

しかし日本の女性のM型の就業構成が現代も大幅には変わらないことからわかるように，性別

表 4-1 女性への差別撤廃に向けた世界の動き

| 年月 | 海外(国連)の動き | 国内の動き |
|---|---|---|
| 1975 年 | 国際婦人年「国連婦人の十年」(1976～1985) | |
| 1979 年 12 月 | 国連第 34 回総会「女子差別撤廃条約」採択 | |
| 1985 年 | 「国連婦人の十年」ナイロビ世界会議(西暦 2000 年に向けての「婦人の地位向上のためのナイロビ将来戦略」採択) | |
| 1993 年 12 月 | 国連第 48 回総会「女性に対する暴力の撤廃に関する宣言」採択 | |
| 1994 年 9 月 | 国連「人口と開発」国際会議(カイロ) | |
| 1995 年 9 月 | 第 4 回世界女性会議(北京)(「北京宣言および行動綱領」採択) | |
| 1996 年 12 月 | | 「男女共同参画 2000 年プラン」策定 |
| 1997 年 6 月 | | 男女共同参画審議会「女性に対する暴力部会」設置 |
| 1999 年 9 月 | | 総理府「男女間における暴力に関する調査」実施(～10 月) |
| 2000 年 6 月 | 国連特別総会「女性 2000 年会議」(「北京宣言及び行動綱領実施のための更なる行動とイニシアティブ」採択) | |
| 12 月 | | 男女共同参画基本計画策定 |
| 2001 年 10 月 | | 「配偶者からの暴力防止及び被害者の保護に関する法律」施行(配偶者暴力相談支援センターに関する部分は 2002 年 4 月 1 日施行) |

(文献 8 を一部改変)

役割分業社会はなかなか変わらない厳しい現実がある。

先に述べたように，現代の女性のライフサイクルにおいては，女性の母としての役割は一生のごく一部であり，女性にも一生を通じた自己実現やキャリア開発が可能である。現代のような社会においては，女性の生き方にも多様な選択が可能になるよう，社会的な子育て支援の体制整備，個人，企業，教育，社会における性別役割分業意識の変革などが急がれなければならない。男性が育児に参加するための社会的支援体制が望まれる。

後に述べるように，母性は女性だけに特有のものでなく，男性や出産を経験しなかった女性，近所の人々など誰にでも育児をする資質は持ち得るし，また意識的に学習することもできるものである。そのような育児をする能力や資質を育児性と呼ぶことが提唱されている。

## 3 女性と母性

### a 母性の定義

前項 2 で述べてきたように，母性という概念があまりにもジェンダーのイデオロギー装置のなかで使われていたことが明らかになってきたため，今のところ「母性」の定義についてはコンセンサスは存在しない[9, 10)]といわねばならない。

広辞苑(第 5 版)では，母性は「女性が母として持っている性質。また，母たるもの」[11)]と定義され，また看護学大辞典では「女性が生まれながらにして有する母としての天分を総称して母性という」[12)]と定義されている。これらの定義では女性が母性を有することが前提にされている。何が母として持つ性質なのかということについて具体的に記述せず，理念的，観念的に母であることに特

定の質や価値が存在することも前提にされている。産む性として女性が持つ生得的で生理的な特性があるという母性観、本能説を反映した定義である。

このように母性とは、広義には女性の性と同義的に解釈されてきたとともに、狭義には妊娠、分娩、産褥期の女性を対象として、特に子を産み、哺乳し得る能力を持つ女性の身体的特徴およびその状態を意味していると解釈されてきた。たとえば「妊娠が始まってから分娩、産褥を経て授乳を終わるまでの女子」（保健衛生辞典[13]）などの定義もある。

しかし、女性が母として持っているものが何を意味しているかは、母としてのどの側面を対象に考えるかによって異なる。妊娠・分娩・哺乳にかかわる女性固有の生理的特性や身体的特徴を意味する場合から、わが子に対する母親としての保護、慈愛や献身的態度を意味する場合まで、母としての特徴にはいろいろな面が考えられる。

母性を身体的・心理的・社会的の3側面から包括的に把えているのは、よく引用されるドイッチェ（Deutsch）の定義である。

「社会学的・生理学的・感情的な統一体としての母の子に対する関係を示すものである。この関係は受胎とともに始まり、その後の妊娠、出産、飼養、養育の生理的過程を通じて続く。こういう作用にはすべて感情的反応が伴うが、これはある程度まではその種族に典型的なもの、あるいは共通なものだが、大部分は個人的な多様性があるものだ。というのはこれは女性個々についてその全人格と切り離せないものだからである」[14]。

このようにドイッチェによれば、母性は児との関係性のなかで捉えられ、受胎とともに現れるものであって、母としての体験のうちに形成される人格の一面と考えられている。このような考え方は、後述する母性の発達の視点をすでに内包しているものといえる。つまり母性は本能ではなく形成されて発達変容するという視点から、その形成発達を支える条件が何であるかを明らかにしていくことが必要なのである。そのことは母親以外の人々や社会的機能が育児に参加するべき必要性を明らかにしていくということでもある。

大日向はこのような観点から、女性が母となる生理的機能を有していることを、社会と個人の文化や歴史の文脈のなかに位置づけることによって母性を再定義しようとした[15]。その結果、後述するように母性とは、応答性豊かな子どもとのかかわり、思いやりと包容力、他人との共感性と感受性、幼いものを養育する能力、というような育児性であり必ずしも女性だけが持ち得るものではなく、男性や産まない女性たちも持ち得るものであるとした[16]。

### b 母性愛 ─ 母性意識

母性愛という言葉を広辞苑（第5版）で引くと、「母親が持つ子に対する先天的・本能的な愛情」とある[11]。母親とは子に対し先天的・本能的な愛情を持つものなのだろうか。

動物の母親には、自己を犠牲にしてまでも子を守ろうとするような行動が認められることがある。このような動物の母性行動はホルモンや嗅覚という母親側の生理的条件によって引き起こされていることが知られている。人間の母性行動も生理的条件によって規定されている面もあるが、サルや人間などの高等動物になると、母性行動はもっと複雑な要因がからみあって決まっていくと考えられる。たとえばアカゲザルの実験では、子ザルと接したことがない雌ザルは自分の生んだ子ザルであっても育児がうまくできなかったという[17]。

また歴史的にも人間の母親がどのように育児行動をしてきたかは、時代や文化によって相違していたことも知られている。たとえば、18世紀以前のヨーロッパの上流階級の間では生まれた子をすぐに乳母のもとに出してしまったというし[6,17]、日本でも古事記や日本書紀に始まり江戸時代に至るまで、乳母を用いる人々がいたことが知られている。

それでは、人間の母親の母性意識や行動は生理的条件の他にどのような要因によって決まっていくのであろうか？

### c 母性の発達

母性と同様、母性意識という用語にも共通の定義はみあたらない。しかし、母性意識とは、女性が子どもの存在に対して感じる肯定的な感情であると捉えられることが多く、たとえば平井は、その本質には子どもの心を共感的にくみ取る能力が

表 4-2 母親だと意識した時期

| 項目 | 初産 | 経産 | t |
|---|---|---|---|
| a. 妊娠を告げられたとき | 22.1 | 36.2 | ＊ |
| b. 超音波でお腹の赤ちゃんの姿をみたとき | 31.0 | 24.6 | |
| c. 胎動を感じたとき | 36.3 | 26.9 | |
| d. 腹帯をつけたとき | 4.4 | 3.1 | |
| e. 陣痛が始まってから | 3.5 | 3.8 | |
| f. 産声を聞いたとき | 29.2 | 17.7 | ＊ |
| g. 赤ちゃんをみたとき | 33.6 | 30.0 | |
| h. 赤ちゃんの世話をするようになってから | 46.0 | 29.2 | ＊ |
| i. その他 | 1.8 | 1.5 | |

＊p<.05　　　　　　　　　　「はい」回答のみ(%)

(細井,1991)[19]

表 4-3 母性意識の発達に影響する要因

| 生育歴 | | 子どもへの世話体験，実母との関係，幼少時の幸福な体験 |
|---|---|---|
| 性格 | | 依存的で未熟 |
| 周産期 | 妊娠 | 妊娠の受けとめ方，望まない妊娠 つわりや分娩の苦悩程度 妊娠中や分娩時の疾病 |
| | 出産 産褥 | 出産経験の受けとめ方 早期母児接触 母乳育児，母児同室 マタニティブルー |
| ソーシャルサポート 社会的背景 社会的ストレス | | 夫との関係 世代，文化 貧困，失業，社会からの隔離，職業上のストレス |
| 価値観 アイデンティティ | | 母親役割を女性の生き方と関連させてどのように受容しているか |

(文献 4, 9, 10, 15 などから作成)

必要である，と捉えている[18]。その発達には幼少時の子どもの世話体験，母親との温かな関係，幸福な体験が関連するという[9]。

花沢は母性意識を，母親になる，または母親であることの自覚と，どのような母親であるべきかという理念とを包括した概念であるとし，それは妊娠の進行とともに生成し，分娩体験によってさらに強くなるが，妊娠中の変化より出産育児体験による変化のほうが大きいという傾向を見い出している。また母親の対児感情も，妊娠中よりも出産育児体験により発達する傾向が大きいことを示した[10]。表 4-2 に妊婦が母親だと意識した時期の細井による調査を示した[19]。

一方，花沢は妊婦以外の対児感情も研究し，女性の対児感情は高校から大学に至る青年期にも少しずつ発達してくるが，児童期から乳児との接触体験を多く持った女子は，愛着的方向での対児感情が高い傾向を認めた。男子でも同じような結果が得られ，対児感情は男女という性的要因よりむしろ生育史上の体験から大きな影響を受けるのではないかと考えられた。花沢は女性の児に対する愛情を母性感情と呼んできたが，このように男性でも児に対する愛情は持ちうるのであって，女性の専売特許のように母性感情と呼ぶのではなく，ジェンダーフリーに対児感情と呼ぶことを提唱している[10]。

大日向は母性意識の発達は，妊娠を当初どのように受け止めたかに影響されるとともに，母親役割を自分の生き方と関連させてどのように受容するかという姿勢に左右されるであって，単に妊娠出産という女性独自の生理過程を経験すれば誰でも母性意識が一様に発達するわけではないことを示した[15]。

また母性意識は妊娠・分娩・育児といった母親経験だけでなく，世代や文化といった社会的要因にも影響されていることが知られている。母性意識の発達に影響を与えると思われる要因を表 4-3 にまとめてみた。

### d 母性行動と養育性

近年では，母性意識を心理的な概念というより，育児性や育児能力という実質的な概念として捉えようとする傾向にある。大日向は育児性，養育性という言葉で，他人に共感する能力，他人を受容する能力，弱いものを養育する能力などが子どもを養育していくうえで必要であるとし，平井も母性意識とは共感する能力であるとしていた。

母子相互作用の過程で明らかなように母性行動の1つの特徴は，子の発しているシグナルを敏感に察知・理解し，それに共感的に応答するという養育性である。母親は子の泣き声でニーズの種類を聞き分けられるようになるし，誇張された表情，ピッチの上がった話し方，長い時間の凝視，子の注意を引き付ける頭や顔の動かし方などを駆使し

て呼応する[20]。

しかし，この反応性は単に共感にとどまらず，乳児が今している発声や表情の変化を母親が模倣することで乳児の行動は刺激され，次につながっていく。母親は単に共感的に模倣しているのではなく，子どもへの働きかけが，子どもの発達や成長を効果的に促すことを意識しながら，応答を臨機応変に変化させているともいえる。

たとえば，子どもの行動が社会的に意図を持ったものでなくても，あたかも社会的意味を持った行動であるかのように反応を返す。このような母親の意識的な働きかけは，子どもをうまく社会的相互作用のなかに引き込み，それを支える役割を果たし，子どもの社会的発達や言語発達に強く結びついている。また，乳児の成長に伴って乳児の動きを統制したり，遊びに誘ったり，児のしている活動を終わらせたり，転換させるという交渉の仕方が増加していくという[21]。

このように養育性の重要な機能としては，相手の健全な発達を促進するような役割を果たすという特徴がある。

従来母性行動は，自己を犠牲にしても子を受容し守るというような面が，一方の父性が権威や規則を示し，子に外向的な刺激を与えるという特徴を持つことと対比的に強調されてきた傾向がある。しかし上記のように，母性行動にも能動的，外向的な働きかけは多々みられるのであって，ジェンダー的または性別役割分担的に母性行動の特徴を固定視するべきではないであろう。

母子相互作用を左右する要因には，乳児の性別，出生順位，個体的特質，周産期の条件，母親の心的状態，自分の受けてきた子育て，夫婦関係などさまざまな要因が報告されている。また，時代，社会，文化によっても違うことが知られている。児童虐待が産みの母によっても行われるように，今まで述べてきたような養護的な母性行動は，いろいろな要因によって変化するのであって，母親が女性であるから生得的にする行動であるとか，妊娠・出産・授乳という生理的な経験をしたものは皆，母性行動をするというような単純なものではない。

母性行動が本能的なものではなく，児との相互作用のなかで発展していく面が多く，かつ母性行動の本質が養育性であるという意味では，母性行動は母親に限られた行動ではなく男性や周囲の者も学習できるものといえる。

（大石時子）

## 4 男性と父性

### a 父性の定義

広辞苑によれば，「父性」とは「父として持つ性質」である，と表現されているが，これは「母性」が「女性が母として持っている性質」と表現されていることを受けたものであろうと推測される。すなわち，母親（イコール女性）に所属する母性に対し，父性は父親（イコール男性）に所属するものであるという考え方である。

一方，長らく本能的なものと結びつけて捉えられてきた「母性」に対し，「父性」はそれに対する言葉として，社会的に発生した表現である，と捉える立場がある。この場合，「父性」は生殖および子育てにおいて「母性的」と一般に捉えられている性質に相対するものをまとめた概念として相対的に捉えられており，必ずしも父親のみに属する性質とはみなされていない。すなわち，母親にも「父性」あるいは「父性的」な性質は存在しうるし，父親にも「母性」あるいは「母性的」とみなされる性質が存在しうるとする立場に通じるものである。

河合はその著書[22]において，母性社会と父性社会を対比し，「母性」を絶対的な平等性を持った存在，維持するもの，すべてを包含するもの，産み育てるものと捉えるのに対し，「父性」は能力差・個人差を前提とするもの，切断するもの，獲得するもの，作り上げていく建設的なものとして捉えている。この立場では，「父性」は「母性」との関係において，個人レベル，家族レベル，社会レベルなどさまざまなレベルにおいて，バランスがとれた状態で存在することが望ましいものとして表現されている。また，母性と父性を区別しないで，生殖および子育てにおける親の役割を総称した「親性」，「育児性」（大日向[23]），「次世代育

成力」(原, 舘[24])といった表現も提案され受け入れられつつある。

### b 父性愛 ― 父性意識

宮中らの調査[25]によると, 父親実感の時期として「児の出生時」をあげたものが6割弱と最も多く, ついで「出生後」(子どもをみたとき, 抱いたとき, 児が笑ったときなど), 「妊娠がわかったとき」の順であった。このように, 母親が子に対して持つ愛情である「母性愛」は, 先天的・本能的なものとして語られることも多かったが, それに対して父親が子に対して持つ愛情としての「父性愛」は「父性意識」同様, 「母性意識」, 「母性愛」よりは一般的に遅れて生じ, 多くは児の出生後, 視覚的な児およびその反応に誘発されて発生・発達するとする説がある。

これに対し, 山本らの研究[26]によれば, 妊娠中期までに約1/3, 後期には約2/3の人が「父親としての実感」を少しなりとも自覚しており, それと「胎動を確認して楽しいと思う感情」の関連性を示唆している。しかし, 「児に対する愛着感情」については, 妊娠中期までに約8割, 末期には約9割の人が自覚していた。このように, 多くの父親は, 父親であることを実感するよりも前に, 我が子である胎児を可愛いと感じている可能性があり, 同時に将来の育児参加への意欲も生じている。超音波診断装置による胎児画像の進歩とも相まって, 妊娠中にわが子を視覚的に捉えられることや, それに合わせて具体的な児の動きを視覚的・触覚的に捉えることにより, 父性愛あるいはそれに類する感情は, 多くの場合, 妊娠中から芽生えていると考えられる。

### c 父性の発達

図4-3は, 母親の妊娠中から児の出生後にかけての父親の情緒的反応をモデル化したものである。妊娠を知った父親は興奮し, その後妊婦である母親に対して共感的になるが, その後には自分が家族のなかで「周辺人」になったように感じ, 無力感や孤立感を感じるといわれている。出産が近づくにつれて不安が増し, 出産時の高揚の後, 抑うつ的な感情が生じ, 父親としてのストレスは児の出生後6週頃より生じ, 時には8か月頃まで続く

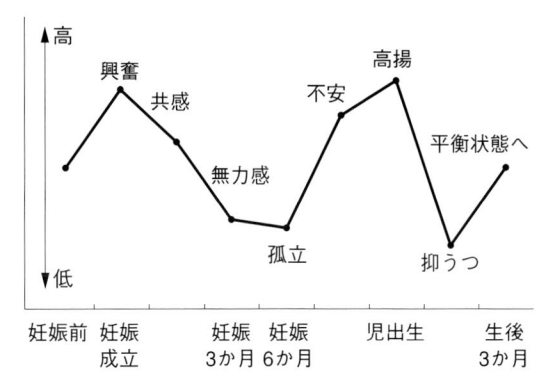

**図4-3 母親妊娠中～児出生後の父親の情緒的反応**
(Robinson & Barret, 1986)

との説もある[27]。(図4-3のモデルでは生後3か月頃より普通の状態に戻るとしている)。

また, 小野寺らのはじめて父親になる男性の心理に関する研究[28]においては, 父親になる男性の特徴として, 一家の大黒柱としての責任感と良い父親になれるという自信の強さが指摘されており, 父親になる意識として「制約感」, 「人間的成長・分身感」, 「生まれてくる子どもの心配・不安」, 「父親になる実感・心の準備」, 「父親になる喜び」, 「父親になる自信」の6因子が抽出されている。制約感の強かった父親は, その後親になってから子どもとかかわるのが苦手で, 父親としての自信も低い傾向を示した。図4-3のような複雑な情緒的な変化と並行して, 前述の通り父性意識も, 多くの父親において, 妊娠中から育ち始めていると考えられる。

### d 父性行動

宮中ら[25]は, 乳児の父親が児に対してよくとる行動として, 「話しかける」, 「目を見つめる」, 「あやす」, 「沐浴」, 「遊ぶ」などがあり, 「離乳食を食べさせる」, 「オムツを替える」といったかかわりはそれらに比べるとかなり少ないと報告しているが, 父親のかかわりは, 日常生活上の直接的な介助よりは, 遊び的なかかわり行動のほうが一般に多いようである。

親になるということは, 父親にとっても母親にとっても非常に大きな転機となり得る。同時に人間としても, 柔軟性や人間的な強さならびに自己

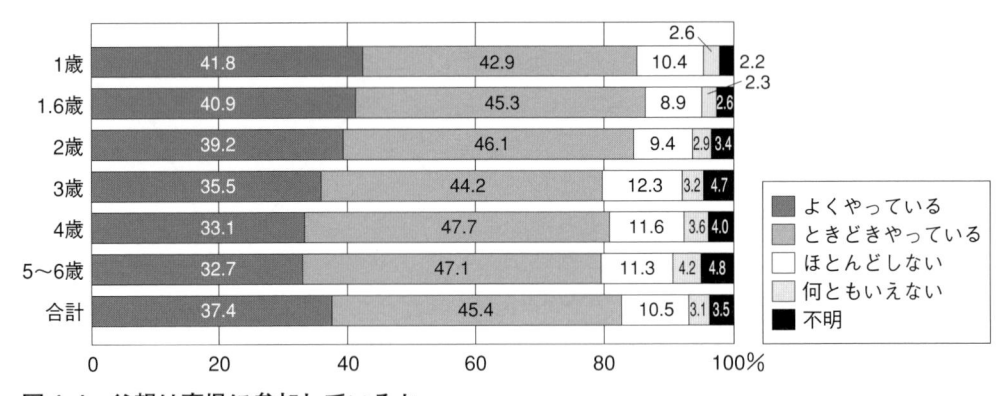

| 年齢 | よくやっている | ときどきやっている | ほとんどしない | 何ともいえない | 不明 |
|---|---|---|---|---|---|
| 1歳 | 41.8 | 42.9 | 10.4 | 2.6 | 2.2 |
| 1.6歳 | 40.9 | 45.3 | 8.9 | 2.3 | 2.6 |
| 2歳 | 39.2 | 46.1 | 9.4 | 2.9 | 3.4 |
| 3歳 | 35.5 | 44.2 | 12.3 | 3.2 | 4.7 |
| 4歳 | 33.1 | 47.7 | 11.6 | 3.6 | 4.0 |
| 5〜6歳 | 32.7 | 47.1 | 11.3 | 4.2 | 4.8 |
| 合計 | 37.4 | 45.4 | 10.5 | 3.1 | 3.5 |

**図 4-4 父親は育児に参加しているか**
（平成 12 年度乳幼児健康度調査より）

抑制力が増加し，視野が広がり，生き甲斐を得るなど成長の機会となると考えられる。この傾向は母親よりも父親において顕著であるといわれるが，また，子ども・育児に対して母親は肯定的な感情と同時に否定的な感情も併せ持つのに対し，父親は肯定的な感情だけを強く持っている[29]ともいわれている。これは前述のような，実際のかかわり方の違いが関係しているのかもしれない。

図 4-4 は厚生労働省の指導のもとに小児保健協会が平成 12 年に実施した乳幼児健康度調査の（母親が自覚している）父親の育児参加の程度の結果である。全体では 4 割弱の父親が「よくやっている」と認められており，「ときどき」を合わせると 8 割以上の父親が育児参加をしていると母親に認められている結果であった。ただし，図に示す通り子どもの年齢が低いほどその割合が高く，年齢が上がるにつれ父親の参加度は低くなっている。これについては子どもが大きくなるにつれて次第に相手をしにくくなったり，父親の年齢が上がるので仕事が忙しくなるなどの理由が考えられる。また，ほとんど参加していないと思われている父親は，どの児年齢においても約 1 割であった。

また，矢倉らによる調査[30]によれば，父親の育児参加内容で多いものとして，「子どもと遊ぶ」，「しつけ」，「子どもの世話」などがあがっており，たとえば「子どもと遊ぶ」では幼児の父親が 8 割強，小学生の父親で約 7 割，中学生の父親 4 割弱と子どもの年齢が上がるほど，育児参加の割合が低下する傾向を認めた。ただし，ここでも「子どもと遊ぶ」以外の項目ではほとんどが半数以下の参加率である。「学習支援」のみでは子どもの年齢が上がるほど参加率は増加していた。また，子どもとよく話す父親のほうが，育児参加を楽しいと思い，楽しいと思う父親のほうが，育児参加率も高かったとしている。

平成 14 年に実施された生殖補助医療技術についての意識調査によると，「男は仕事，女は家庭」中心の生活を，とする意見に対する賛成・反対はほぼ半々という結果であったが，前述のように，多くの父親が何らかの形で育児に参加している現状にある。父親の育児参加は母親にとって情緒的な支えともなるが，父親と母親は，共に子育てを行いつつその具体的なかかわりにおいては棲み分けをしているといえるのかもしれない。

（矢野惠子）

## 5 親になる選択

### a 子どもを産む・産まないの選択

子どもを産む・産まないの選択は女性の一生にとって重大な意味を持つ。特に現代のように女性の一生が 85 年もの長寿となり，子産み・子育ての時期が女性の一生の一部でしかなくなり，しかも女性が職業を持ち長く勤続したり昇進していくことも可能になってきた時代にあっては，女性がいつ，何人の子どもを産むのかという選択は，女性の一生の自己実現またはキャリア開発にとって重大な意味を持つ。

### 1) 社会支援

しかし女性が産む・産まないを選択する際には自分自身の健康や自己実現，キャリア開発だけでなく家族や社会との関係性のなかで選択せざるを得ない。すなわち家庭で育児をしていける人的・経済的能力があるのか，社会的に保育園はどのように整備されているのか，障害を持った子であったら社会的保障はあるのかなど，枚挙にいとまがない。

毎日新聞社の全国家族計画世論調査(1996年)では，「何が子どもを育てるうえで大変だろうと思うか」という質問に対する主な回答は，「教育にお金がかかる」(63.1％)，「進学やしつけなどの気苦労が多い」(55.9％)，「外で働きにくくなる」(16.3％)などで1990年代を通してほとんど変わらない傾向にある[31,32]。このことは，農業や初期の産業社会では家の労働力として大事な人的資源であった子どもが，高度工業社会の現代においては必ずしも子宝のようには捉えられてなく，社会資源や支援の体制が子を産む産まないの選択に強く影響することが示唆されている。

### 2) 出生前診断と優生思想

近年出生前診断が発達して胎児の性別，遺伝子，障害などが産む・産まないの選択に大きな影響を与える可能性が出てきた。出生前診断の結果，遺伝病や障害を持った子どもを中絶することによって障害者を差別する社会のあり方や考え方を強化していくのではないかという危惧がある。それにとどまらず，デザイナーズベビーのように男女の性別に始まり毛髪の色，目の色その他の遺伝子を選択して子どもを選別的に作ることも可能になりつつある。これらが優生思想のような人間の選別につながるのではないかという警鐘も鳴らされている。

女性の産む・産まないを選択する自己決定権が障害者差別や優生思想につながっていかないために，たとえ障害を持っていたとしても，産むと女性が決めた場合はどんな子の出産・育児も社会的に支援していく体制を整えなければ，真にリプロダクティブ・ヘルス/ライツを保障したとはいえないであろう。

### 3) 不妊治療

不妊治療が非常に盛んになってきた今日では，産む・産まないの選択は複雑な様相を帯びる。以前は何らかの理由で子どもができなければあきらめざるを得なかったが，今では"治療"が可能ということになっているから，女性への，子どもを産まなければ一人前の女性ではないという母性の圧力は，いやが上にも増しているとみることもできる。子どもができない夫婦にとって福音とみることもできるが，誰もが，子どもができたほうが幸福であるという前提はまさに母性神話である。また不妊治療の成功率が決して高くないなかで，女性が心身ともに疲労するまで治療をして，子どもを産む美しき母性神話を追い続けなければならない問題も指摘されている[33]。

## b 子どもを産み育てることの意味

同じく毎日新聞社の調査で「子どもを持つことのよさ」についての主な回答は，「子どもがいると家庭が明るくなる」が85.9％，「子どもを育てることは楽しい」が44.1％，「子どもは老後の頼りになる」16.1％，「子どもを持つと子孫が絶えない」15.3％などであった[31]。

1996年の調査では選択肢に入っていないが，それ以前の調査で「子どもを育てることによって自分も成長できる」という項目に約6割の女性が回答していることは興味深い[34]。

子どもを産み育てることの意味は各女性個々人またはその家族にとってそれぞれに違う個人的な価値であるから，総じて意味づけることはできないし，時代や社会・文化によってその意味は変化するものでもある。しかし子どもを育てる意味が「子どもを育てることによって自分も成長できる」であるとき，たとえその女性本人が産む体験をしていなくても，つまり養子縁組や里親のような結果，子育てをしている場合でも，親としての成長は十分に達成されるのではないか，それは直接出産をしない父親が親として成長できるのと同じであると考えられる。

## c 現代社会の諸相

### 1) 10代妊娠とできちゃった婚

10代の人工妊娠中絶が急増していることが指摘されて久しいが，中絶せず出産に至るケースも増加していることに注意を払うべきである。

日本の女性の20代の出生率が大幅に低下するなかで10代と30代，そして40代前半の出生率は上昇している。特に10代の出生率は5.8(2003年)で1990年に比べ1.6倍増であるだけでなく，1960年代以来みられなかった水準に飛躍している。この10代の出生率は2003年の第1子出生数構成で3.2%を占める[1]。

このように今までにみられなかった水準に増加している10代の妊娠・出産の約8割がいわゆる"できちゃった婚"の結果であると推測されている。2000年に第1子を出産した10代の母親のうち約8割が"できちゃった婚"だったことが厚生労働省の人口動態統計で推算された[35]。

統計では，第1子を出産した年月から夫婦が実際に同居を始めた年月を差し引いた期間(結婚期間)が，妊娠期間(10か月)よりも短いケースを算出した。

1980年の第1子出生数のうち，結婚期間が妊娠期間より短かったのは全体の12.6%にあたる8万3000人であった。その後，1990年は21%の10万9000人で，2000年には26.3%の15万人となり，4人に1人が"できちゃった婚"だった。

第1子を出産した母親を年齢別にみると，"できちゃった婚"の割合は15～19歳では1980年が47.4%だったのが，2000年には81.7%と著しく増加した。20～24歳は20.1%から58.3%，25～29歳では7.8%から19.6%に上昇している(図4-5)。

この背景には，活発化する10代の性行動とその結果としての妊娠があることはいうまでもないが，10代で妊娠したとき，それは日本の社会規範に外れることと思われてしまう。そこで10代妊婦は"結婚していれば子どもができて当然"という伝統的意識に訴えることによって社会的に受け入れられる道を選択する場合がある[36]。それが中絶を選ぶのではなく，できちゃった婚をし出産するケースの背景の1つと考えられる。

### 2) できちゃった婚や10代出産の母性発達

できちゃった婚の妊産婦が母性という観点からどのような問題を持ちやすいのかについては，まだあまり研究されていない。しかし，予定外の妊娠が必ずしも望まない妊娠であるとは限らないが，身体的，心理的，社会的に準備が十分に間に合わないままの出産であるから，男女ともに親役割の獲得に困難をきたしやすいことは想像に難くない。また，突然結婚し父にならなければならなかった夫との関係性，その両親や親戚との関係性などサポートを得るべき社会関係の困難さも予想される。

特に10代妊娠で出産に至る場合，彼女たちは学業を中断され，社会的・経済的にも自立することが困難である。また短期間で離婚に至る率が高いといわれ，母子家庭になることが多いと予想される。そして親役割に困難を覚えたり，子に愛着を持てない，子への虐待，子の発達遅延が高頻度にみられるなどのリスクが報告されている[37]。

したがって，10代妊婦，特にできちゃった婚のような背景を持つケースには，意識的に母性の発達に向けた働きかけが必要である。しかしその際には，10代妊婦は母としてだけでなく自分自身のアイデンティティの確立をはじめ，10代としての発達課題をも達成していかなければならないことを踏まえた援助が必要である。また10代妊婦と父親になる男性の双方の家族への働きかけが非常に重要であることも指摘されている[37,38]。

### 3) シングルマザーと育児性

できちゃった婚が婚姻という社会機能に依拠してその予定外の出産に社会の認可を得ようとするのに対し，あえて社会の規範に反してでも，美しい母性という理念に沿った生き方を選ばない女性たちも増えている。

第1項の女性のライフサイクルの変化で述べた

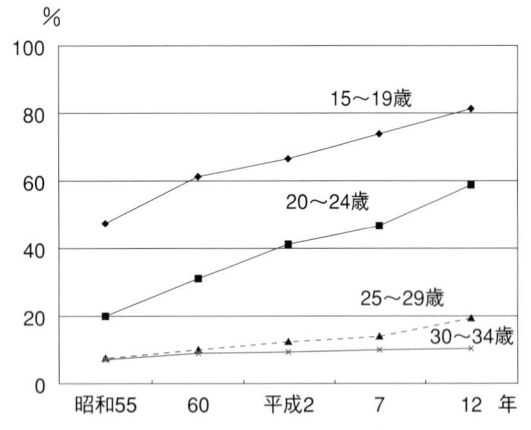

図4-5 母の年齢階級別にみた結婚期間が妊娠期間より短い出生の嫡出第1子に占める出生構成割合(昭和55～平成12年)
(厚生労働省：人口動態統計，2002)

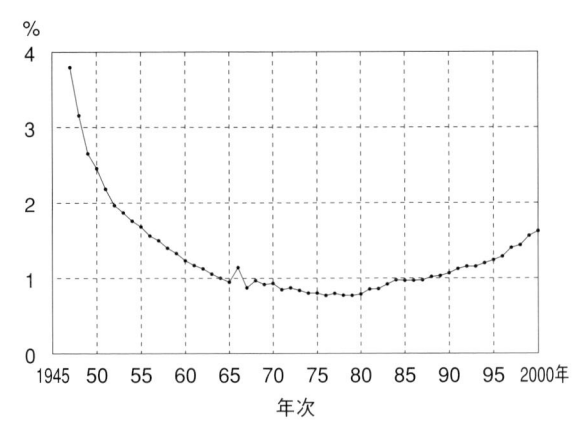

**図4-6 全出生数に対する嫡出でない子の割合**
（厚生労働省：人口動態統計，各年による）

ように，いわゆるシングルマザーのなかには，離婚した母親たちと，最初からあえて結婚しないで非嫡出子を出産する，いわゆる未婚の母がある。嫡出でない子の出生割合は1980年代に増え始め1990年代から急増している（図4-6）。しかし「未婚」という言葉には，やはり結婚をいつかするという前提があり，子を持つからには結婚しなければいけないという含みがある。なかには内縁の妻として非嫡出子を産む女性もある。しかし非婚というのはあえて婚姻制度を拒否して，既存の家族制度の枠外で出産し，独自の家族観に基づく人間関係を作っていこうとするものである。

また離婚によるシングルマザーは増加している。子どもが2〜3人いても離婚するカップルが増加しているなか，子どもを引き取るのは7〜8割以上が女性であり，その割合は増加している。未婚，非婚，離婚というような理由があるが，総じて日本の母子世帯は全世帯の1.2％（2003年）である[2]。

これら母と子の世帯の場合，育児のためにまず経済的な問題が生じるとともに，一家の稼ぎ手としての重圧と育児とを両立させなければならないという二重の重圧を受けることになる。そのなかで母親が時間的にも精神的にも育児性を発揮できるためには，地域社会の制度的支援の充実が必要なことはいうまでもない。また生物学的に父親である人や周囲の男性が，何らかの形で子どもに接し育児性を発揮することも子どものために必要であると考えられる。そのような男性側からの育児の機会を制度的に保障していくことも今後検討されるべきであろう（離婚した父の子どもを訪問する機会を作るなど）。

（大石時子）

●引用文献

I-1〜3
 1) 厚生統計協会編：国民衛生の動向，2005.
 2) 厚生労働省：平成15年国民生活基礎調査
 3) 井上輝子，江原由美子編：女性のデータブック，第3版，有斐閣，1999.
 4) 松本清一編：母性看護学概論，系統看護学講座専門23，医学書院，1999.
 5) 日本産科婦人科学会：産科婦人科用語集・用語解説集，改訂新版，金原出版，2003.
 6) 井上輝子，他編：岩波女性学事典，岩波書店，2002.
 7) 斎藤浩子：母性論—母性神話をこえて．系統看護学講座別巻15，pp.59-65，医学書院，1998.
 8) 南野知惠子，他監修：詳解DV防止法，p.7，ぎょうせい，2001.
 9) 松岡恵：母親．助産学大糸5，日本看護協会出版会，pp.225-68，2002.
10) 花沢成一：母性心理学，医学書院，2000.
11) 新村出：広辞苑，第5版，岩波書店，1998.
12) 内薗耕二，小坂樹徳：看護学大辞典，第4版，メヂカルフレンド社，1994.
13) 斎藤潔，福田邦三：保健衛生辞典，同文書院，1968.
14) Deutsch H著，懸田克躬・原百代訳：母性の心理，1．母性のきざし，2．生命の誕生，日本教文社，1964.
15) 大日向雅美：母性の研究，川島書店，2000.
16) 大日向雅美：母性をめぐる現状と課題．助産学講座3，pp.1-33，医学書院，1996.
17) 前原澄子：母性行動と母子関係．系統看護学講座専門23，pp.61-63，医学書院，2002.
18) 平井信義：母性愛の研究，同文書院，1981.
19) 細井啓子：母性の発達変容過程の研究(4)—家族関係における産褥婦の母性性獲得について．家族心理学研究5：53-65，1991.
20) 古澤頼雄：母性相互作用の発達．助産学講座3，pp.58-76，医学書院，1996.
21) 小嶋秀夫：親となる過程の理解．助産学講座3，pp.88-121，医学書院，1996.

I-4
22) 河合隼雄：母性社会日本の病理，講談社，1997.
23) 大日向雅美：母性の研究，川島書店，1988.
24) 原ひろ子・舘かおる編：母性から次世代育成力へ—生み育てる社会のために，新曜社，1991.
25) 宮中文子，他：父親の育児参加と意識との関連．母性衛生 34(1)：57-63，1993.
26) 山本聖子，他：妻の妊娠期における父性性(第2報)—妊娠前・中期と後期における父性性の

27) 柏木惠子編：父親の発達心理学，川島書店，1993．
28) 小野寺敦子，他：父親になる意識の形成過程．発達心理学研究 9(2)：121-30, 1998．
29) 柏木惠子：「親となる」ことによる人格発達—生涯発達的視点から親を研究する試み．発達心理学研究 5：72-110, 1994．
30) 矢倉紀子，他：父親の子育て参加の実態とその関連要因—K町の母子保健連絡会のアンケート調査から．家族看護学研究 7(2)：145-51, 2002．

I-5
31) 毎日新聞社人口問題調査会編：「平等・共生」の新世紀へ，毎日新聞社，1996．
32) 毎日新聞社人口問題調査会編：日本の人口—戦後50年の軌跡，毎日新聞社，2000．
33) Kleid RD 著，フィンレージの会訳：不妊—いま何がおこなわれているのか，唱文社，1991．
34) 毎日新聞社人口問題調査会編：新しい家族像を求めて，毎日新聞社，1994．
35) 厚生労働省：人口動態統計，2002．
36) 町浦美智子：社会的な視点からみた十代妊娠—十代妊婦への面接調査から．母性衛生 41(1)：24-27, 2000．
37) 真田知子：看護の対象としての10代母親の特性に関する研究．助産婦雑誌 42(10)：42-50, 1988．
38) 塚本美智子，他：若年妊娠における親役割取得へ向けてのアプローチの一例—発達課題的視点を含めて．思春期学 18(1)：32-33, 2000．

# II 夫婦・家族と支援

## 1 夫と妻の関係（共同生活の始まり）

### a 急速に変貌を遂げる家族のありよう

　一般に，人の多くは自分が生まれ育つ家族（定位家族 family of orientation）から独立し，やがて配偶者を見つけて結婚する．夫と妻は，自分が親として子どもを生み育てる新しい家族（生殖家族 family of procreation）を形成し，親密な関係と継続的な性的関係を持つ生活共同体として夫婦・家族システムを作り上げていく．「生まれ育つ」家族は親子関係を機軸とし，「生み育てる」家族は夫婦関係が機軸となる[1]．

　しかし，近年，家族のありようは急速に変貌を遂げてきた．個別的にみると生涯を独身で過ごす人や子どもを持たない夫婦やひとり親家庭（シングルマザー，シングルファザー）などといった生き方を選ぶ人たち，また，血縁によらない家族もいる．結婚観も多様化してきており，婚姻件数の低下に対して離婚件数は年々増加の一途をたどっている．同棲による事実婚や，別居結婚，同性同士のカップルといった形態もみられるようになった．

　このような結びつきを結婚とみるか，また夫婦関係とみるかどうかは意見が異なるだろう．しかし，ライフスタイルの選択肢は拡大しつつあり，夫婦や家族の関係は，従来の固定的な結婚観や夫婦イメージ，家族観では捉えられなくなっている．個人は原則として家族のなかに生まれるが，必ずしも「生み育てる家族」を作るとは限らない．現代では「生み育てる家族」も多様な生き方の選択肢の1つである，という認識を持つ必要がある．

### b 結婚形態の推移

　出生動向基本調査（2002年6月）[2] によると，未婚者の同棲経験者は25～29歳での増加が目だち，男性10.3％，女性10.0％と，はじめて1割に達した．未婚者の性交経験は18～34歳で男性59.8％，女性で55.4％となり，女性の増加傾向が続いている．また，結婚・家族に関する妻の意識は，家族

▶生涯を独身で過ごすというのは，望ましい生き方ではない

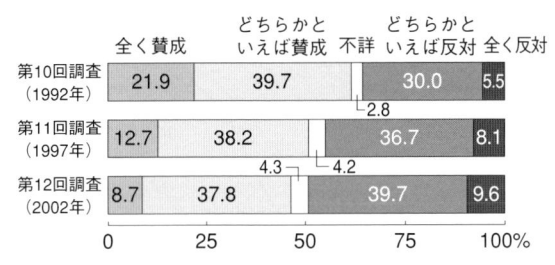

a．生涯を独身で過ごすことに対する意識

| | 全く賛成 | どちらかといえば賛成 | 不詳 | どちらかといえば反対 | 全く反対 |
|---|---|---|---|---|---|
| 第10回調査（1992年） | 21.9 | 39.7 | 2.8 | 30.0 | 5.5 |
| 第11回調査（1997年） | 12.7 | 38.2 | 4.3／4.2 | 36.7 | 8.1 |
| 第12回調査（2002年） | 8.7 | 37.8 | | 39.7 | 9.6 |

▶男女が一緒に暮らすなら結婚すべきである

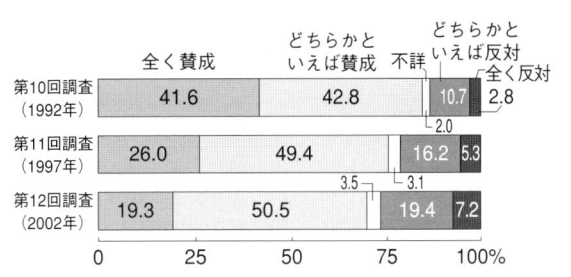

b．男女が一緒に暮らすことに対する結婚意識

| | 全く賛成 | どちらかといえば賛成 | 不詳 | どちらかといえば反対 | 全く反対 |
|---|---|---|---|---|---|
| 第10回調査（1992年） | 41.6 | 42.8 | 2.0 | 10.7 | 2.8 |
| 第11回調査（1997年） | 26.0 | 49.4 | 3.5／3.1 | 16.2 | 5.3 |
| 第12回調査（2002年） | 19.3 | 50.5 | | 19.4 | 7.2 |

▶結婚したら，子どもを持つべきだ

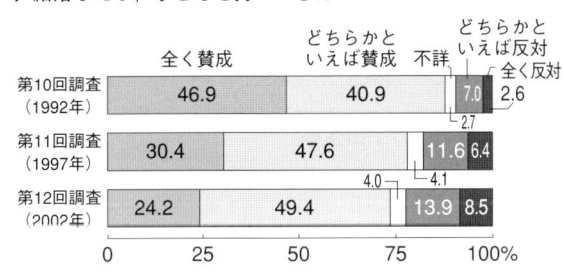

c．結婚し子どもを持つことに対する意識

| | 全く賛成 | どちらかといえば賛成 | 不詳 | どちらかといえば反対 | 全く反対 |
|---|---|---|---|---|---|
| 第10回調査（1992年） | 46.9 | 40.9 | 2.7 | 7.0 | 2.6 |
| 第11回調査（1997年） | 30.4 | 47.6 | 4.0／4.1 | 11.6 | 6.4 |
| 第12回調査（2002年） | 24.2 | 49.4 | | 13.9 | 8.5 |

図4-7 結婚と出産に関する意識
（国立社会保障・人口問題研究所第12回出生動向基本調査「結婚と出産に関する全国調査・夫婦調査の結果概要」pp.17-18, 2002.6調査より引用）

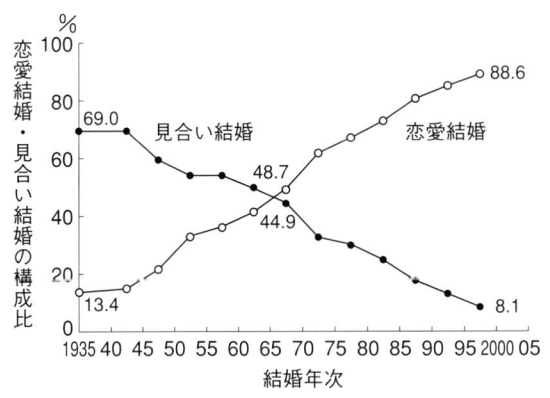

図4-8 結婚年次別にみた恋愛結婚・見合い結婚構成の推移（注：初婚同士の夫婦について）
（国立社会保障・人口問題研究所第12回出生動向基本調査「結婚と出産に関する全国調査・夫婦調査の結果概要」p.4より引用）

中心の生き方に対して個人を重視する生き方への志向が強まり，結婚しないことや婚前の性交渉などに対しても容認の方向に変化してきている（図4-7）。

結婚形態の推移でみると，恋愛結婚が約9割となり，見合い結婚は1割にも満たなくなった（図4-8）。これらの状況は，結婚が社会的な制度から個人的な意思決定へと変化したかのようにみえる。しかし，先進諸外国と比べると，普通婚姻率の低下は同様であるものの，婚外子出生率は他国と比べてきわめて低率で推移している（図4-9）。わが国は最近，ライフスタイルの多様化がみられるものの，制度としての結婚と生殖の結びつきは強く維持されており，これまでの社会的枠組みのなかで晩婚化だけが進行しているという特徴がある。

### c 成人期の課題

しかし，どのようなライフスタイルであれ，成人前期の主要な課題の1つは他人と親密な関係に入ることであり，結婚が成熟した社会的関係を確立するための中心的な文脈であることに変わりはない。共同生活の始まりは家族の出発点である。この場合，人のライフサイクルと同じように，家族にも生活体としての家族周期（family life cycle）があり，さまざまなモデルが提起されている。

家族心理学において，カーターとマクゴルドリックは，核家族の発達段階とその心理的移行として，①未婚の時期：親子の分離を受容すること，②新婚夫婦の時期：新しいシステムを築くこと，③幼児を育てる時期：家族システムのなかに新しいメ

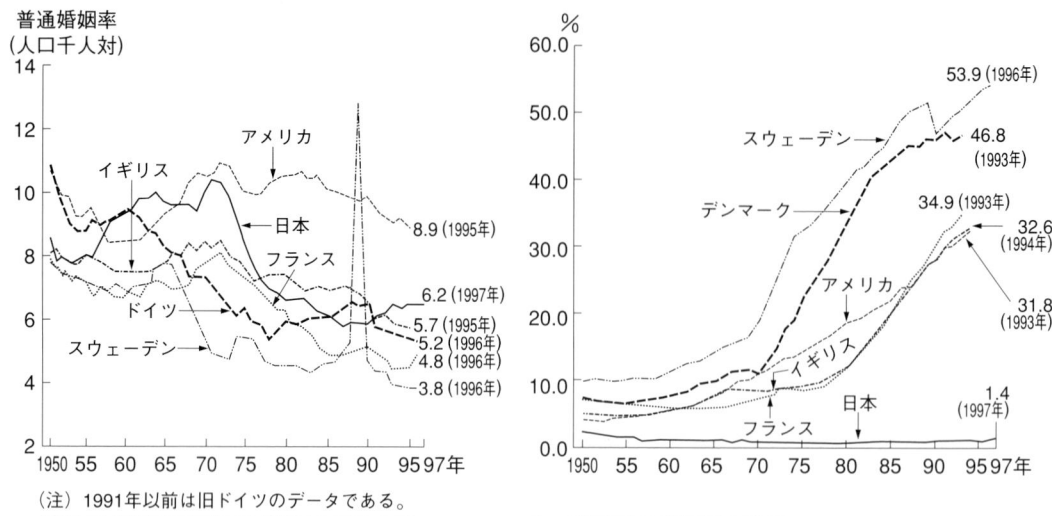

a．諸外国の普通婚姻率の推移（人口千人対）　　　b．諸外国の婚外子出生率
図4-9　諸外国の婚姻形態の推移
（善積京子作成，井上輝子・江原由美子編：女性のデータブック，第3版，p.13，有斐閣，1999）

ンバーを受容すること，④青年期の子どもを持つ時期：子どもの自立を進め，家族の境界を柔軟にすること，⑤子どもの旅立ちと移行が起こる時期：家族システムからの出入りの増大を受容すること，⑥老年期の家族：世代的な役割の変化を受容すること，という6段階を示している[3]。

夫婦や家族への支援が的確になされるためには，家族がどの段階にいて，どんな問題に取り組んでいるかをアセスメントする必要がある。ただし，子のない夫婦の場合はこうした家族発達段階モデルには当てはまらず，特に，出産や子育てを課題とする段階の様相が異なっている。夫婦の支援では，この段階を持たない夫婦が抱える課題とニーズにも目を向けていく必要があるだろう[4]。また，夫婦の役割や社会との関係については，ジェンダーに敏感な視点を持ち，男女が共に社会の一員として参画するという観点に立って課題を捉えることも大切である。

家族の発達段階からみた婚前の課題は，①定位家族との情緒的な絆を保ちながらも自己のアイデンティティを確立すること，②親密な人間関係を発展させること，③職業的，経済的に自己を確立することである。社会学者ルイスは，婚前関係の形成概念における配偶者の選択過程として，①類似性認知，②親密感達成，③自己開示，④役割獲得，⑤役割適応，⑥関係結晶化，の6段階の過程を明らかにし，それぞれ達成しなければならない課題を示している[5]。

また，配偶者選択と結婚に至る心理は，期待と不安が交錯し，「外的不安と期待」と「内的不安と期待」の二律背反の感情が存在する[6]。外的不安は，親族との離別や配偶者の親族との新しい関係の構築，新しい生活に入る，といった未知の事がらに対する不安である。内的不安は，相手の性格や価値観，行動様式の違いなどに対する不安や愛情の不確定さへの不安である。これらは相互理解が深まるにつれて期待のほうが高まり，結婚の決断となる。しかし，配偶者選択に伴う不安は結婚の決断後も存在し続けることが多いともいわれている。

さらに，結婚生活における課題は，①双方が結婚の目的を理解すること，②双方が相手に寄せる期待を明瞭にし，理解すること，③結婚生活における役割分担に関する理解を共有すること，④コミュニケーション・スキルを備えていること，⑤愛情の絆による夫婦関係を築く技能を持っていること，⑥双方の主体的，意図的なコミットメント（決意したこと，誓ったことを実行する意思と努力）である[7]。

これからの社会においては，こうした課題を踏

まえ，未婚のカップルの婚前カウンセリングや相談・支援のかかわりがいっそう重要になるだろう。また，親密な関係のなかで生じるドメスティック・バイオレンス（DV）の防止および被害者対処のための教育や情報提供も大切である。

### d 夫婦危機と支援

婚前期に続く結婚後の数年間は相互の適応の時期である。共同生活における価値観の違い，生活習慣や社会的態度などの違いは夫婦の緊張を引き起こし，経済的な問題は夫婦の生活を直接脅かす。また，性自認の発達課題が未解決であるときには，結婚後の性障害という形で問題が顕在化してくる場合もある。夫婦の役割分担の曖昧さや生活時間のずれ，夫婦間のジェンダーギャップが相手への不満に結びつくことも少なくない。義父母・実父母の干渉や定位家族への依存関係が夫婦にとって深刻な危機を招くこともある。

青井（1974）は，現代の小家族が危機に弱いことに対し，その理由として①小集団のため個人の行動に大きく影響を受ける，②小さい割に性別・年齢別に複雑な集団構成を持つ，③閉鎖的で濃密な人間関係を持ち，葛藤が生じやすい，④生理的要求から価値要求まで，充足されるべき要求が無限定で多岐にわたる，⑤不和が生じたときに仲介者がいないため正面から対立する，⑥親族という防壁を失い，社会の影響をもろに受ける，などをあげている。さらに夫婦家族が夫婦の誓約と愛情，信頼に基礎をおいているため，関係が破綻すると修復が困難で子に対する影響も決定的である[8]，と指摘している。

同居年数からみた離婚件数は5年未満の離婚が最も多く，特に3年未満の離婚率は全体の2割強を占めている。このような新婚期のストレスに対して，夫婦は違いを認識し，一つひとつ確かめ合い，生活面や経済面を調整することが課題となる。心理的には夫婦としての責任意識を育てることも大切である。夫婦が親密性や結婚の満足を達成するには，結婚に伴う葛藤に対し効果的に対処する能力だけでなく，効果的なコミュニケーションを必要とする。

夫婦間のコミュニケーションを大別すると，①お互いの生活領域での出来事や体験を伝え合う情報交換のコミュニケーション，②家族生活上に生じたさまざまな問題の解決や意志決定にかかわる課題解決のコミュニケーション，③お互いの内面的・情緒的世界を理解し合い，受容し合う情緒的治療のコミュニケーションの3つに分類され，夫婦の情緒関係の重要な要素をなしている[9]。

このような時期にある夫婦に対し，助産師が身近な支援者としてかかわる機会としては，婚前学級や新婚学級などが考えられる。しかし，**表4-4**にみるように，この期のカップルを対象とした学級活動は十分機能しているとはいい難い。結婚形態が多様化し，夫婦や家族の規範が希薄化してきている現代では，これまで以上に結婚周辺期における支援や教育が重要となるだろう。そのためには，夫婦関係と家族の発達課題のアセスメントとともに，時代のニーズに応じたプログラムと教育法の開発が求められている。

ラバーテは健全に機能している夫婦，もしくは家族に対して，精神衛生の予防教育を重視し，マ

表4-4　保健所および市町村が実施した衛生教育の開催延回数，参加延人員（母子）

| 年度（平成） | 開催延回数 | | | | | 参加延人員 | | | | |
|---|---|---|---|---|---|---|---|---|---|---|
| | 総数 | 思春期・未婚女性学級 | 婚前・新婚学級 | 両(母)親学級 | 育児学級 | 総数 | 思春期・未婚女性学級 | 婚前・新婚学級 | 両(母)親学級 | 育児学級 |
| 11年度 | 100,523 | 2,483 | 163 | 39,245 | 58,632 | 2071,920 | 151,089 | 3,708 | 627,631 | 1,289,492 |
| 12年度 | 107,902 | 3,742 | 117 | 39,072 | 64,971 | 2323,367 | 264,469 | 1,968 | 612,841 | 1,444,089 |
| 13年度 | 111,881 | 4,460 | 282 | 38,723 | 68,416 | 2396,188 | 327,414 | 6,866 | 624,276 | 1,437,632 |
| 14年度 | *123,094 | 4,936 | 110 | 37,353 | 64,621 | *2652,162 | 338,334 | 2,601 | 601,515 | 1,392,005 |
| 15年度 | *136,415 | 6,260 | 475 | 33,897 | 57,338 | *3,220,766 | 420,879 | 12,435 | 553,736 | 1,232,605 |

＊総数に「その他」を含む

（厚生労働省：厚生統計要覧，「地域保健・老人保健事業報告（地域保健編）」）

表 4-5 夫婦と家族のための構造化された充実プログラム(ラバーテ L, ワインスタイン SE)

| |
|---|
| 第1部 背景と論拠 |
| 第2部 家族のライフサイクルに応じたプログラム |
| ◇結婚前と結婚期の6プログラム |
| 　1 変化への直面 |
| 　2 恋愛期と婚姻への問題解決的アプローチ |
| 　3 結婚前の問題解決 |
| 　4 性的態度の明確化 |
| 　5 夫婦の性的満足 |
| 　6 新婚夫婦 |
| ◇男女関係についての7プログラム |
| 　7 同棲生活 |
| 　8 自己主張[アサーティブネス] |
| 　9 平等 |
| 　10 相互性 |
| 　11 交渉 |
| 　12 葛藤解決 |
| 　13 徹底操作 |
| ◇親であるための6プログラム |
| 　14 ベビーを持つか持たないかの決断 |
| 　15 妊娠 |
| 　16 親としての自己主張 |
| 　17 親としての効果性 |
| 　18 両親とティーンエイジャー |
| 　19 ティーンエイジャーと両親の分離 |
| ◇中高年期のための4プログラム |
| 　20 中年期 |
| 　21 高年期の課題 |
| 　22 配偶者喪失後の生活 |
| 　23 死と終末 |
| 第3部 一般的プログラム(項目省略) |
| ◇家族関係導入のための3プログラム |
| ◇中級用4プログラム |
| ◇感情問題を扱う4プログラム |
| ◇認知的プログラム |
| ◇人間関係のスキル・ビルディング |
| 第4部 特殊な範疇の家族(項目省略) |
| ◇非伝統的な家族用5プログラム |
| ◇機能不全の家族 |

ニュアルになった教育プログラムを体系化している。**表 4-5** は,「夫婦関係充実プログラム」の第2部の一部である[10]。助産師がこのような視点を持ち,性生活やセクシュアリティに対する相談や助言を行うことも大切である。また,他の職種との連携によるアプローチや支援体制を整備する必要があるだろう。

## 2 夫婦の生き方と役割

　平成 11(1999)年6月に男女共同参画基本法が制定され,男女が社会の対等な構成員として能力を発揮し,仕事と子育て,家庭の責任をともに担うことが明文化された。また,平成 15(2003)年7月には次世代育成支援対策推進法が成立し,企業や自治体は子どもを産み育てやすい環境づくりのための行動計画を策定し,推進することが責務とされている。

　全国家庭動向調査(2000 年)[11]によると,家事の妻集中型(80%以上)は,常勤で8割弱,専業主婦では9割を占めている。妻の年齢別にみた家事・育児の分担割合は,どの年齢層でも家事集中型が8割を超え,80%以上の育児分担は,20 歳代で3/4,それ以外の年齢層で 4/5 に及んでいる(図 4-10)。

　岡本は"「現代女性のライフサイクルの木」(図 4-11)が示すように,学校を卒業するまではあまり男女の違いはみられないが,成人期初期に達し,就職,結婚,出産,再就職など,どのライフコースを選択したにせよ,女性には生き方に対するストレスや危機が存在していると思われる",と述べている[12]。

　結果として,結婚や家族のありようは,晩婚化,別居結婚や事実婚,シングルマザーや離婚の増加など,従来にはなかった多様な形を生み出している。このような現状を家族の崩壊とみる指摘もあるが,新しい家族関係の構築につながるものと受けとめることもできる。家族の変容への対応には個々の意識改革が必要である。これからの夫婦関係や親子関係は,既成のイメージに縛られず,精神的,人格的な結びつきがいっそう重要となるだろう。柏木は,今後,夫婦の生き方と役割,家族のあり方は,性別分業から共働・協同型へ,夫唱婦随関係から対等な伴侶関係へと移行していく[13]と予測している。

　家族内部の関係や役割に注目してみると,夫婦相互の役割期待と認知は社会変化や生育環境,教育状況,女性の意識変化などによって,必ずしも同じとは限らず,ずれが生じることも少なくない。

II 夫婦・家族と支援　59

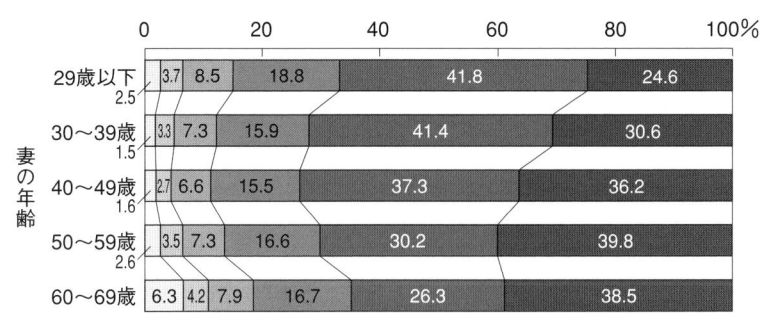

**図 4-10　妻の年齢別にみた家事・育児分担割合**
(国立社会保障・人口問題研究所第2回全国家庭動向調査結果の概要, 平成10年7月調査, p.12, 13)

a. 妻の年齢別にみた家事の分担割合

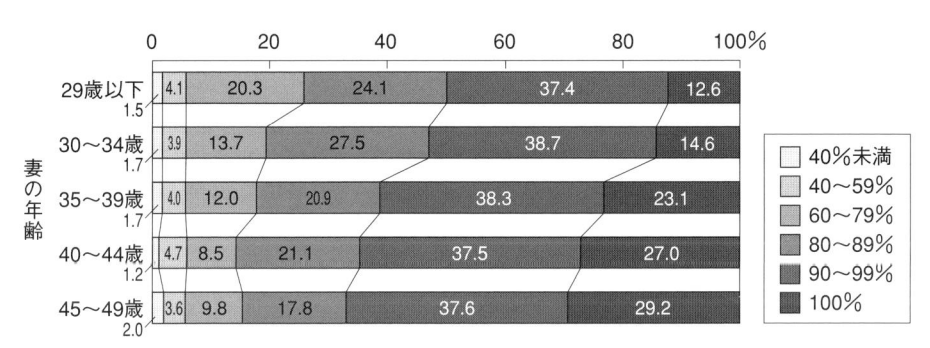

b. 妻の年齢別にみた育児の分担割合

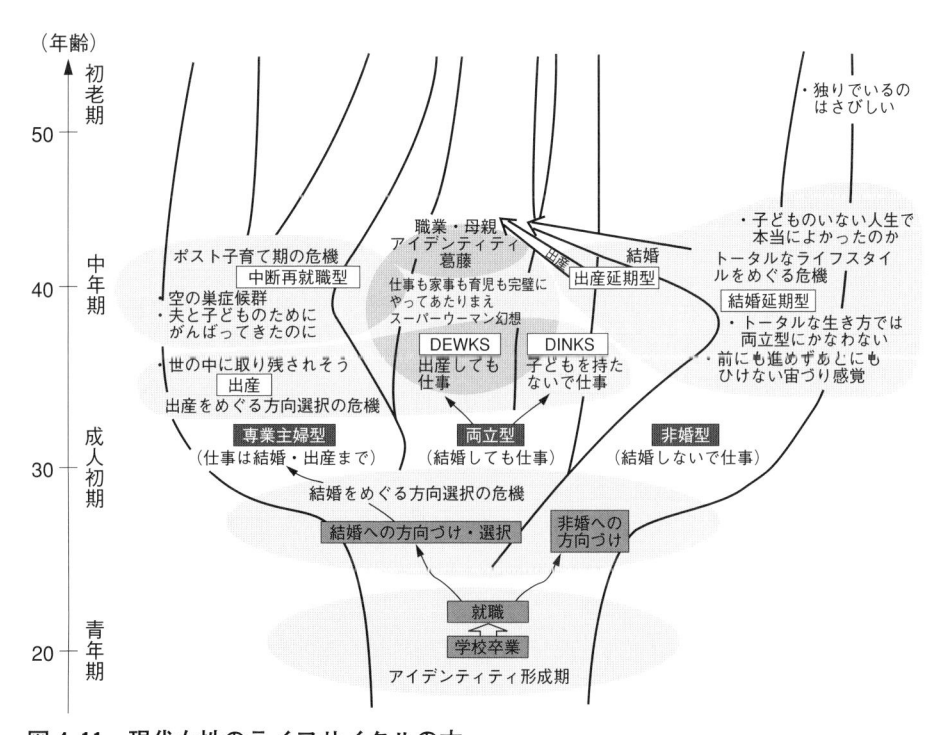

凡例：
- 40%未満
- 40〜59%
- 60〜79%
- 80〜89%
- 90〜99%
- 100%

**図 4-11　現代女性のライフサイクルの木**
(岡本祐子, 松下美知子編：女性のためのライフサイクル心理学, p.15, 福村出版, 1994)

長期にわたる夫婦関係を維持するためには知恵や技能が必要である。居心地のよい夫婦関係を築くポイントとして，①気づきを深める，②相手の変化に対してプラスの反応を示す，③異質なものへの対応能力を育てる，④健全な心の距離とスペースを設ける，⑤愛する能力を学び，育てる，ということがあげられている[14]。

助産師は，夫婦の役割変化のなかで特に親役割の獲得に大きくかかわっており，その支援は妊娠早期から始まっている。最近は若い世代の共働き夫婦で育児に積極的にかかわる夫も増えつつある。助産師の役割は，夫婦に対する出産・育児準備教育をはじめ，特に男性に対して家庭や学校，地域活動への参加を促す働きかけまでも含んでいる。

夫婦・家族間における役割期待と役割認知についてもアセスメントし，必要時に助言や支援，情報提供を行うことも助産師の役割であるといえる。

## ③ 夫婦の緊張関係とDV（ドメスティック・バイオレンス）

DVの特徴は，暴力の重複性と反復性である。内閣府の「配偶者等からの暴力に関する調査」(2002年)[15]から女性の被害経験をみると，身体的暴行，心理的脅迫，性的強要のいずれかまたは1つでも受けたことのある人は約5人に1人である。約6人に1人は身体的暴行を受け，そのうちの約半数は心理的脅迫や性的強要といった他の被害を重複している。反復する暴力行為により3人に1人が，1回の暴力でも7人に1人が医療処置を必要とするけがを負い，4人に3人は医療機関を受診していた。

DVの加害行為のうち身体的暴力の次に多いのは性的暴力である。友田らによる全国調査（2000年）[16]によると，パートナーが「望まないセックスを無理やりする」4人に1人（26.5％），「不快・屈辱的な性行為を無理やりする」6人に1人（16.4％），「避妊に協力しない」7人に1人（13.3％）といった，リプロダクティブ・ヘルスに関連した暴力の他，セクシュアリティや女性の尊厳に対する侵害がみられている。性的暴力が「ほぼ毎日」という回答は約10人に1人（10.4％），「週1回」，「月1回」は，それぞれ約5人に1人であった（図4-12）。

戒能は，「男性には性的暴力の許容意識が高く，実際にも女性の意志を無視した性的暴力が日常的に行われていることがうかがえる」といい，「日本では女性の健康問題としてのDVの位置づけがきわめて弱い」と指摘する。そこには，望まない妊娠や流産，低体重児出産，性感染症やHIV/AIDSなどがある。また，女性の自殺や薬物中毒，アルコール依存症，拒食症などに対して，DV視点を持った「女性の健康」についての研究が未開

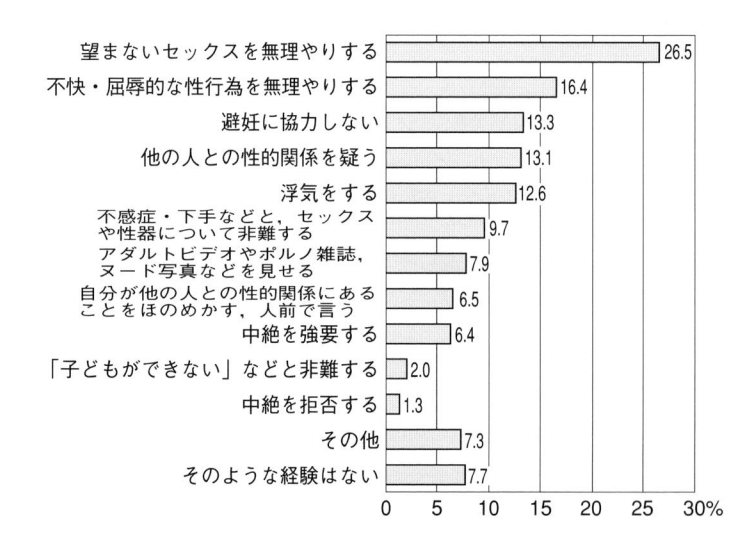

| 項目 | % |
|---|---|
| 望まないセックスを無理やりする | 26.5 |
| 不快・屈辱的な性行為を無理やりする | 16.4 |
| 避妊に協力しない | 13.3 |
| 他の人との性的関係を疑う | 13.1 |
| 浮気をする | 12.6 |
| 不感症・下手などと，セックスや性器について非難する | 9.7 |
| アダルトビデオやポルノ雑誌，ヌード写真などを見せる | 7.9 |
| 自分が他の人との性的関係にあることをほのめかす，人前で言う | 6.5 |
| 中絶を強要する | 6.4 |
| 「子どもができない」などと非難する | 2.0 |
| 中絶を拒否する | 1.3 |
| その他 | 7.3 |
| そのような経験はない | 7.7 |

**図 4-12　性的暴力の被害経験あり**
（女性と子どもに対するDV研究グループ：女性への暴力の実態および子どもへの影響—委託調査報告書. p.68, 2001年3月）

拓であるという[17]。

また，妊娠中に受ける虐待の実態についてわが国では明らかではないが，アメリカの調査では妊娠中の女性が受けた暴力は4～17%とされ，妊娠によってエスカレートするという報告がある[18]。他方，妊娠中にDVが顕在化することが多い理由の1つは，妊婦健診での医師・助産師との接触により，DVが発見されやすい状況にあるためという指摘もある[19]。

いずれにせよ，DVは夫婦の親密な関係における犯罪であるだけでなく，女性および母子の健康に関するリスクファクターである。それとともに，DVを目撃する子どもたちは心理的虐待と同様に深刻な障害を受け，幼少であるほど心身の健康と成長に影響することが明らかになってきた[20]。

これらがすべてDV被害者の女性や子どもに当てはまるわけではないが[21]，DVは長期にわたって心のケアと自立への支援を要する深刻な犯罪であることを認識する必要がある。アメリカの医療機関では，DVを女性の健康問題として捉え，さらに個人的な問題ではなく公衆衛生や医療問題として組織全体で取り組むべきだと認識されている[22,23,24]。

DV防止における助産師への期待では，①予防，②早期発見，③早期対処，④一時保護，それぞれについて次のような取組みが望まれている[25]。

予防では「育児相談」，「性教育」，「家族計画指導」があげられ，育児不安の軽減，助産師による生と性の尊重教育，望まない妊娠の予防への役割が重要としている。

早期発見では，診察や周産期ケアなどの場面における観察および家族関係のアセスメントがある(**表4-6**)。同時に，DVの疑いや相談ニーズを持つ妊婦や育児期の母親に対し，助産師による相談者役割も期待されている。助産師がさまざまな助産活動の機会を捉えてDV関係機関の情報を提供することは，女性が被害から抜け出す糸口となり得るという。

妊産褥婦の入院は，治療のためだけでなく加害者と距離をおき，心身の安定を提供するための一時保護の一形態とも考えられている。しかし，施設のセキュリティやスタッフの意思統一，プライバシー保護など，慎重を要する課題は多い。

**表4-6　DVの存在を思わせる指標**

| 一般的所見 | |
|---|---|
| ・「私は叩かれた」という発言 | |
| ・原因のあいまいな表現 | |
| ・原因の矛盾する表現 | |
| ・発生からの時間の遅れ | |
| ・複数の損傷 | |
| ・さまざまな治療段階の損傷の存在 | |
| ・うつ状態と自殺の企図 | |
| ・不安とパニック障害 | |
| ・反復性の身体徴候 | |
| ・薬物乱用・アルコール乱用 | |
| ・摂食障害 | |
| ・敵意のある，非協力的な態度 | |

| 婦人科所見 | 産科所見 |
|---|---|
| ・HIVを含むSTD | ・妊婦健診受診の遅れ，予約を守らない |
| ・意図しない妊娠 | ・薬物の使用と乱用 |
| ・慢性骨盤痛 | ・複数の，反復する訴え |
| ・性機能不全 | ・体重増加不良，栄養障害 |
| ・再発する膣炎 | ・切迫早産 |
| ・月経前ストレス症候群 | ・低出生体重児の分娩 |
| | ・胎児損傷・死亡 |
| | ・母体の損傷 |

| 間接的な手がかり | 診察時の態度 |
|---|---|
| ・事故にあいやすい | ・平坦な情動，感情鈍麻 |
| ・未熟な人格 | ・困惑する |
| ・ヒステリック | ・ためらう |
| ・心身症様の訴え | ・視線を合わせるのを避ける |
| ・広範な不安症状の訴え | ・怯える |
| ・助けを拒絶する態度 | ・はぐらかそうとする |
| ・マゾヒズム | ・敵意がある |
| | ・検査中の解離または脱出 |

(アジア女性基金報告書：ドメスティック・バイオレンス援助アセスメント試論，p.33，2001年3月)

助産師は，他の医療関係者よりも広く活動の場を持ち，母子と家族あるいは女性の身近な存在として支援できる立場にある。DVと子どもの虐待は密接に関係し合っており，助産師活動においてはDVだけでなく子ども虐待の予防，発見にも目を向ける必要がある。また，アメリカ・マサチューセッツ病院のDVスクリーニングは，助産師の活動においても参考となるであろう(**表4-7**)[26,27]。各地域には配偶者暴力相談センターが設置され，公的機関や民間団体の連携が進み始めた。

こうした動きのなかで，支援アプローチは個人対応でなくシステム対応が必要とされている。

## 表 4-7 医療機関の対応マニュアル

医療スタッフのための DV トレーニング
①DV の知識，定義　DV が身体・精神に与える影響・子どもへの影響に関する統計などの紹介
②DV によって起こる身体的・精神的な症状・特徴の紹介
（身体的症状）
外傷；火傷，内出血，噛み傷，切り傷，骨折，歯や口周辺のけがなど
状態；身体のいろいろな部所にある傷や内出血
いろいろな治療段階にある内出血
治療に来るまでに日数が経っている。
傷に対する説明が曖昧だったり，不自然だったりする。
その他，慢性の頭痛，胃痛，疲労，不眠，動悸など
（精神的な症状）
うつ症状，自殺願望，不安症状，パニック発作，摂食障害，薬物乱用など。
ただし，このような症状，特徴がみられない場合も多くあるので，スクリーニングは常に必要となる。
③スクリーニング
■注意点
・必ず患者を1人にし，付き添いの方には席をはずしてもらう。
・スクリーニングで話すことは秘密が守られることを告知する。
■スクリーニングを始めるにあたって
「誰にでもしている」と説明して，患者の不安軽減を心がける。
■スクリーニングの質問
「家庭において，危ない目に会われたことはありますか」
「家族の方や恋人に，叩かれたりけがをさせられそうになったことがありますか」
「家族の方や恋人に恐怖を感じたことがありますか」
■患者がけがをしている場合の質問
・「このようなけがの場合，誰かの暴力による場合が多いのですが，誰かに暴力をふるわれましたか」
「患者さんがこういった症状を訴える場合，誰かに脅されていたり，暴力をふるわれていたりする場合が多いのですが，そのようなことはありましたか」
■患者が DV を打ち明けたときの受け答え
「そのような経験をしておられるのはあなただけではありません。たくさんの方がそういった問題を抱えておられます」
「あなたをこのような目に合わせる権利は誰にもありません」
「お話くださってありがとうございます。どうしていくのがいいのか，一緒に考えましょう」
④記録方法
患者の合意のうえでの写真によるけがなどの記録
医療記録：患者が DV 被害を明らかにした場合，DV 疑いのある場合など。
医療記録の保管：家族や配偶者に記録をみられないように注意する。

HAVEN(Hospitals Helping Abuse and Violence Stop Now)at Massachusetts General Hospital 2000 年　同病院　同プログラム　ソーシャルサービス部門勤務の山田真由美氏より

（千葉県企画部男女共同参画課：配偶者等からの暴力を受けている女性を支援するために―DV 関係機関対応マニュアル I, pp.31-32, 2001）

DV 防止法は，医療関係者に対し，被害者の意思を尊重したうえで配偶者暴力相談支援センターまたは警察官に通報することができるとし，また，配偶者暴力相談支援センターなどの利用について情報提供するよう努めなければならないとしている。

DV における助産師の役割は，リプロダクティブ・ヘルス/ライツの観点から，性暴力の予防と根絶に取り組み，DV 視点を持った「母子および女性の健康」の支援者となる役割を担うことであろう。

## トピックス

# ドメスティック・バイオレンス

### 1）ドメスティック・バイオレンスとは

ドメスティック・バイオレンス（domestic violence：DV，以下，DV）とは，夫や恋人など親密な関係にある（あった）男性から女性に対して振るわれる暴力をいう。

日本語の訳は「家庭内暴力」であるが，わが国では子どもが親に対して振るう暴力を意味することが多く，子どもや老人など家族成員間の暴力も含まれる[1]。

これに対し，DVは男女の不平等な力関係を持つ社会が生み出す構造的な暴力という面を持ち，直訳の意味とは区別されている。この暴力は「権力と支配の車輪」の図式が示すように身体的暴力に限らず，精神的，経済的，性的暴力など，女性に対するあらゆる形態の暴力を含むものである[2]（図1）。

### 2）DVの構造と特質

バタード・ウーマンの研究で知られるレノア・E・ウォーカー（Lenore E Walker）は，DVにはサイクルがあり，加害者のサイクルは，図2のよ

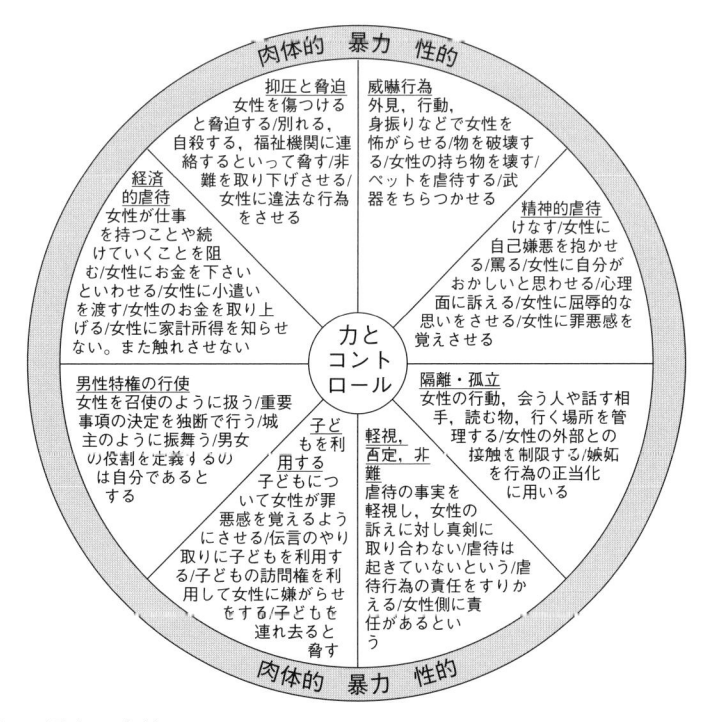

**図1 暴力の車輪**

●引用文献

1) 山根常男，玉井美知子，石川雅信編著：わかりやすい家族関係学，pp.7-10，ミネルヴァ書房，2001．
2) 国立社会保障・人口問題研究所第12回出生動向基本調査「結婚と出産に関する全国調査・夫婦調査の結果概要」pp.17-18，2002.6調査．
3) 岡堂哲雄：家族関係の発達過程．家族心理学6；家族心理学の理論と実際，pp.37-40，金子書房，1988．
4) 佐藤悦子：子のない夫婦のライフステージ，21世紀の家族，家族心理学年報14，pp.214-31，

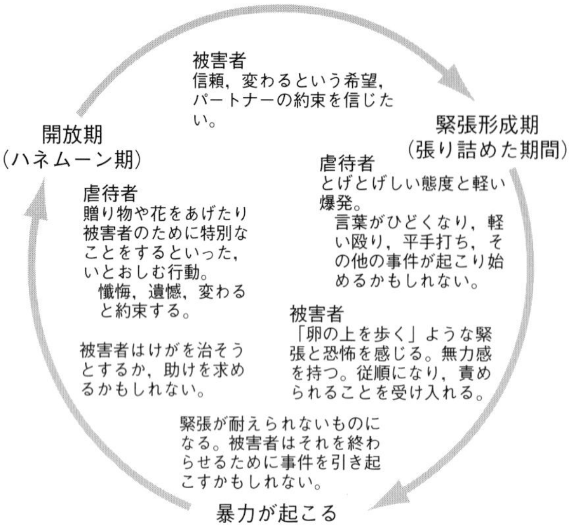

被害者
信頼、変わるという希望、パートナーの約束を信じたい。

緊張形成期
（張り詰めた期間）

虐待者
とげとげしい態度と軽い爆発。
言葉がひどくなり、軽い殴り、平手打ち、その他の事件が起こり始めるかもしれない。

開放期
（ハネムーン期）

虐待者
贈り物や花をあげたり被害者のために特別なことをするといった、いとおしむ行動。
懺悔、遺憾、変わると約束する。

被害者
「卵の上を歩く」ような緊張と恐怖を感じる。無力感を持つ。従順になり、責められることを受け入れる。

被害者はけがを治そうとするか、助けを求めるかもしれない。

緊張が耐えられないものになる。被害者はそれを終わらせるために事件を引き起こすかもしれない。

暴力が起こる

**図2 ドメスティック・バイオレンスのサイクル**

うに緊張形成期（軽い暴力）→暴力爆発期（激しい暴力の事件）→ハネムーン期（優しさと悔悛）に区別されることを明らかにした。また、サイクルは徐々に短縮し、エスカレートしていくという[3]。女性は「共生と依存の束縛」[4]によって暴力的な関係から逃れられず、加害者の元を去った女性は、その男性の追跡によっていっそう危険にさらされることが指摘されている[5]。

女性が逃げられず家にとどまる理由には、恐怖心や否定、孤立、社会的条件、サポート機関からの援助の欠如、保護と安心の保証がない、長年の暴力被害による絶望感、などがあるという。また、夫との経済的・感情的つながりや、夫のものであるということで自分の価値を見い出す、という心理的理由にあるといわれている。

### 3）DVに対する国内外の取組み

女性に対する暴力は1980年代以降、女性の人権問題の重要課題となった。1995年の第4回世界女性会議に続く2000年国連特別総会「女性2000年会議」は、はじめてDV根絶強化を国際文書に明示した。

国内では、1996年「男女共同参画2000年プラン」の重点目標の1つに「女性に対するあらゆる暴力の撤廃」が掲げられた。これに続いて、2001年4月に「配偶者からの暴力の防止および被害者の保護に関する法律（通称DV法）」の成立をみている。DV法は男女いずれに対する暴力も対象としているが、前文には男女平等の実現を図ることが明記され、「女性に対する暴力」の視点が重視されている。

この法律により、配偶者などからの暴力にかかわる通報、相談、保護、自立支援など体制の整備が定められ、2004年の法改正では、身体的暴力だけでなく、心身に有害な影響を及ぼす言動も暴力の定義に加えられた。さらに、被害者の国籍、障害の有無を問わず人権を尊重することが明記され、安全確保のための保護命令制度の拡充や自立支援のための方策が強化されている。

### 引用文献

1) 山田秀雄編著：ドメスティック・バイオレンス法児童虐待防止法解説，p.14，三省堂，2001.
2) 千葉県企画部共同参画課：配偶者等からの暴力を受けている女性を支援するために—DV関係機関対応マニュアルI, 7p, 2001.10〔原典はダルース（ミネソタ）DVプログラム〕
3) レノア・E・ウォーカー著，齋藤学監訳：バタードウーマン，金剛出版，1997.
4) 齋藤学編：児童虐待（危機介入編），pp.41-43，金剛出版，1995.
5) 福原啓子：夫・恋人からの暴力—シェルターの実践．母子保健情報42：21，2000.

（佐山光子）

金子書房，1996.
5) 森岡清美，望月嵩：新しい家族社会学，4訂版，pp.38-39，培風館，2002.
6) 近藤裕：婚前の課題—配偶者選択と婚前カウンセリング．平木典子編，家族心理学2；夫と妻—その親密化と破綻，pp.3-24，金子書房，1995.
7) 前掲書6），pp.4-6.
8) 青井和夫：家族とは何か，講談社現代新書367，p.81，1995.
9) 杉渓一言：婚前カウンセリングのすすめ．日本家族心理学会編，結婚の家族心理学，pp.99-125，金子書房，1988.
10) 国谷誠朗：ラバーテの構造化された夫婦関係

充実プログラムとその応用の可能性．日本家族心理学会編，21世紀の家族像，pp.166-67，金子書房，1996．
11) 国立社会保障・人口問題研究所第2回全国家庭動向調査結果の概要（平成10年7月調査）p.12, 16．
12) 岡本祐子・松下美知子編：女性のためのライフサイクル心理学，pp.15-16，福村出版，1994．
13) 柏木惠子：変わる日本の女性・男性・家庭．子ども福祉情報第12号，p.24，1996．
14) 近藤祐：夫婦ぐるみの心の病，現代のエスプリ別冊，pp.123-25，至文堂，1994．
15) 内閣府男女共同参画局：配偶者からの暴力に関する調査（概要），平成15年4月．
16) 女性と子どもに対するDV研究グループ：女性への暴力の実態および子どもへの影響—委託調査報告書，pp.67-68，2001年3月．
17) 戒能民江：夫・恋人からの暴力．母子保健情報第42号，p.26，2000．
18) 末岡浩，吉村泰典：特集・虐待をめぐって．第一線レポート産科医，母子保健情報第42号110-11，2000．
19) 夫・恋人からの暴力を考える研究会委託調査報告書：ドメスティック・バイオレンス援助アセスメント試論，p.32，2001.3．
20) 西澤哲：子どもの虐待，pp.22-53，誠信書房，1994．
21) 前掲書20），pp.68-79．
22) アジア女性基金報告書：支援者のためのマニュアル—DVと保健医療，2004．
23) Editorials : Intimate partner violence doctors should offer referral to existing interventions, while better evidence is awaited. BMJ Vol 328, 2004.
24) Gloria E. Sarto, The Gender Gap : New challenges in women's health. Sexuality, Reproduction & Menopause 2(1) : 9-14, 2004.
25) アジア女性基金報告書：ドメスティック・バイオレンス援助アセスメント試論，pp.37-38，2000．
26) 千葉県企画部男女共同参画課：配偶者等からの暴力を受けている女性を支援するために—DV関係機関対応マニュアルI, pp.31-32，2001．
27) 原田惠理子：特集・DV被害女性の支援のために，ネットワーク試論．ペリネイタルケア21(2)：29，2002．

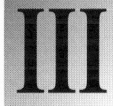

# III 親子と支援

## 1 親子関係の始まりと発達

親と子の関係は，人間が持つ結びつきのうちで最も強いものである．この心理的な結びつきは「愛着（アタッチメント）」あるいは「きずな」と呼ばれている．

### a 母子関係の諸学説

#### 1) 精神科医ボウルビイ（Bowlby J, 1958）
ボウルビイは，乳児の母親への愛着形成には母子間の相互的・応答的なかかわりあいが重要な役割を果たし，初期の愛着関係が人格形成に決定的な影響を与えると提唱した．また，新生児がそれまで考えられていたような無力で他者に依存している存在ではなく，知覚能力を持ち，他者との相互作用を求める社会的能力の萌芽を持つ存在であるということを明らかにした[1]．

#### 2) 小児科医で精神分析家のウィニコット
ウィニコット（Winicott CW, 1966）は，出産前後の数週間において，養育に没頭する母親の特殊な心理状態を「母性の原初的没頭」（primary maternal preoccupation）と呼んだ．また，子どもへのかかわりについて，「ほど良い母親」（good enough mother）と呼ぶ母親のありようが親子の良い関係をもたらすといい，授乳や抱っこ（holding）を通して乳児が母子一体の錯覚（illusion）を持つことが安定した対象関係を形成していくための準備であるとみていた[2]．

### 3）小児科医のクラウスとケネル

クラウスとケネル（Klaus MH と Kennell JH, 1976）は，出生直後の数分から数時間の時期に母と子の双方に愛着形成のための感受期（sensitive period）が存在し，初期接触が親から子への絆を形成するうえで重要な意味を持つと考えた。そして出生直後から数日間の母子相互作用を通して母と子の愛着は強固な絆に発展していくことを提起した[3]。

クラウスらの研究は，それまでの医療中心で管理的な施設分娩のあり方を見直す契機となり，出生直後の親と子の心理・社会的側面にも目を向けさせることになった。母子同室制の推進や未熟児との面会，さらには母子接触の積極的な導入など，出産後の母親と子どもに対するケアの改善にはクラウスらの研究が大きく貢献している[4]。

## b 「3歳児神話」から「育児性」へ

一方で，愛着研究に対する関心の高まりは，周産期ケアのみならず一般社会の育児観にも影響を与えてきた。母子関係を重視し，3歳までは母親が子どもを育てるべきだという「3歳児神話」はボウルビィに端を発している。「母性」や「母性愛」という言葉によって育児を母親の役割とする固定的な観念は，性別分業を強化するだけでなく，母親の育児不安や負担感を強めることにもなった[5]。

現在では，3歳児神話の合理的な根拠は認められず，感受期の接触剝奪や母子分離体験そのものが一義的に愛着形成の不全に結びつくことはないと考えられている。「子どもを産み育てることに『夢』を持てる社会の実現にむけて」を副題とする平成10年度版厚生白書（1998年6月）は，3歳児神話を否定するとともに，社会経済的・心理的な制約要因を取り除いていく環境整備の必要性を強調している[6]。

父－母－子の三者の結びつきはそれ以下に分離して考えられない家族の単位であり，母子関係の背後に父親が存在し，父子関係の背後に母親が存在する。その関係のなかで，子どもは柔軟で多様な形の愛着を形成しうるということが指摘されている[7]。また，子どもの発達は親子関係だけでなく，より広い人間関係や社会システムのなかで捉えていくことが必要だと認識されるようになってきた。乳児はそれぞれに異なった愛着や要求を求めて，同時に複数の愛着ネットワークを形成しながら発達していることが指摘されている[8]。

近年，子どもを産み育てることは男女の養育欲求，養育行動として把握されるようになりつつある。その営みに対して「母性」や「父性」よりも「親性」・「育児性」・「養護性」という言葉や概念も用いられるようになっている[9]（26頁，トピックス参照）。

## c 父親論

父親と胎児・子どもとの愛着についての研究によると，父親の愛着は出産直後の1時間よりもむしろ，妊娠中に始まり，夫婦間の関係の強さは，父親と生まれてくる子どもとの親子関係の開始にいくらか影響することが指摘されている[10]。また，文化的な違いも考慮されなければならないが，妻の妊娠を知ったときから児の誕生後3か月までの期間の夫の情緒的反応は，興奮・高揚から不安・孤立・無力まで大きな揺れがあるともいわれている[10,11]（図4-13）。

父親は二次的養育者であるとともに，母子関係に立ち入る最初の人であり，母子のきずなを広げ，母親とは異なる生活分野の出来事や新奇な知識や関心を伝える人である。父親のこのような働きかけは子どもの視野を広げ，自立を手助けするといわれている。子どもは6か月頃までには父子間の

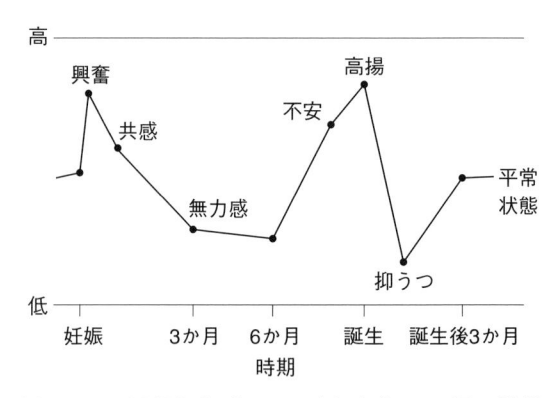

図4-13 母親妊娠中および出産後の父親の情緒的反応（Robinson と Barret, 1986）
（柏木惠子編著：父親の発達心理学—父性の現在とその周辺，p.248，川島書店，1993）

表 4-8 親となることによる成長・発達

| | 例 |
|---|---|
| 柔軟性 | 考え方が柔軟になった。<br>他人に対して寛大になった。<br>いろいろな角度から物事をみるようになった。 |
| 自己抑制 | 他人の迷惑にならないように心がけるようになった。<br>自分のほしいものなどが我慢できるようになった。<br>自分の分をわきまえるようになった。 |
| 視野の広がり | 環境問題（大気汚染・食品公害など）に関心が増した。<br>児童福祉や教育問題に関心を持つようになった。<br>日本や世界の将来について関心が増した。 |
| 運命と信仰の受容 | 人間の力を超えたものがあることを信じるようになった。<br>信仰や宗教が身近になった。<br>物事を運命だと受け入れるようになった。 |
| 生き甲斐 | 生きている張りが増した。<br>自分がなくてはならない存在だと思うようになった。 |
| 自己の強さ | 多少他の人と摩擦があっても自分の主義は通すようになった。<br>自分の立場や考えはちゃんと主張しなければと思うようになった。 |

（柏木惠子，他：発達心理学への招待，p.192，ミネルヴァ書房，1996）

愛着関係が芽生え始め，両親の役割の違いに気づき始めるという。現代における最も顕著な父親の役割は，母親と異なる刺激をもたらす遊び相手役割であるともいわれている[12,13]。近年の研究ではこうした役割の違いも固定的なものではなく，男女差より立場の違いによることが指摘され始めた。また，子どもが父親に与える影響や父親の社会化過程にも関心がもたれ，父親としての人間発達が注目されている[14]。

親子のかかわりは胎児期から始まり，子どもが生まれ子が育っていく過程は，夫婦が親となって育っていく過程でもある。「育児＝育自」といわれるように親も子どもから影響を受けて変化しており，親と子は共に相互の働きかけを通じて発達している。

乳児のさまざまなコミュニケーションに反応するおとなの能力は，児が安定した愛着を形成するために重要である。親をはじめ子どもの発達に対して応答性を持つ環境は，子どもの認知的発達を促すだけでなく，学習に対する意欲，自発性，他者に対する信頼感，愛情などの情操的な機能も培うといわれている[8]。同時に，親は子育てを通して人格上の変化・成長を遂げており，柏木・若松によると，「親となること」による人格発達[15]は表 4-8 のようにまとめられている。

## 2 現代家族における親子関係

### a 家庭は「社会化」への第一歩

家庭における子どもの養育は，経済的な「扶養」と文化的な「社会化」の側面を持っている。「社会化」とは，さまざまな活動の場や集団の人間関係を通じて，社会のなかで生きていくための知識や技術，規範などの社会的価値を自己の内部に取り込んでいく過程であり，生涯にわたって展開されるものである。

家族における子どもの社会化は最も基礎的なもので，第一次社会化と呼ばれることもある。その社会化の1つである幼児期の「しつけ」は，食事，排泄，睡眠，危険の回避などの基本的習慣や日常生活のルールなどを身につけるための意図的な働きかけである。この場合，子どもが自分から生活習慣に従って行動ができるようになるためには，自己調整力の発達が関係している。

「自己調整」とは，家族が承認し社会的に認められている行動を自分から行うとともに，望ましくない行動を抑制することである[16]。コップ（Kopp CB, 1982）によると，この発達は表 4-9 のような過程をたどるという。1歳を過ぎると養育者の要求に対して行動を止めたり始めたりできる（制御）。2歳では欲求不満に耐えたり，充足を先延ばしにできる（自己制御）。3歳以上では場面の変化に対応できるようになって自己制御が円滑に行えるようになる（自己調整）といわれている。

自己調整力の発達には，子どもの認知的な要因だけでなく，「養育者側のルール提示の明確さ」，「子どもへのフィードバックの一貫性，明確さ」などが促進要因となり，親子間の優しく温かい愛

表 4-9　社会的愛着の発達における 4 つの連続的段階

| 段階 | 年齢 | 特徴 |
|---|---|---|
| 段階Ⅰ | 誕生～3か月 | 吸う，探し求める，つかむ，ほほえむ，じっと見つめる，抱きつく，目を追う，といったことにより養育者と親密性を保とうとする。 |
| 段階Ⅱ | 3か月～6か月 | 見知らぬ人よりも知っている人に対してより多く反応する。 |
| 段階Ⅲ | 7か月～歩行期 | 愛着の対象となる人と物理的な接近と接触を求めようとする。 |
| 段階Ⅳ | 歩行期～ | 親密さへの欲求を満たそうとして，愛着の対象とする人物の行動に影響を及ぼすようなさまざまの行動をする。 |

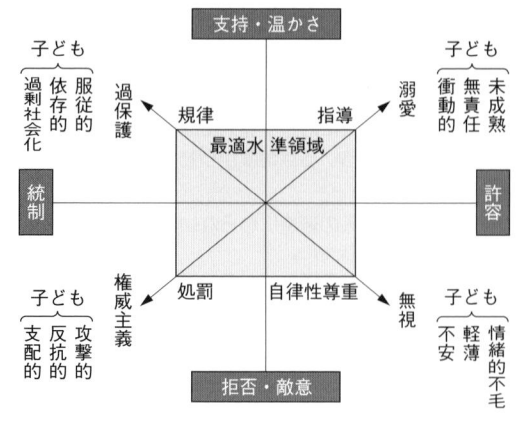

図 4-14　親の行動の 4 次元

着関係が重要であることが指摘されている[17]。

デベロー(Devereux EC Jr, 1970)は親の態度と行動の面から，支持と拒否，許容と統制という 2 つの軸を交差させて 4 つの次元を示し，一定の限度を持った親のかかわりを「最適水準領域」とした[17]（図 4-14）。

最適水準領域は，子どもの発達段階や親や子のパーソナリティによっても異なり，変化する。社会化の順調な展開には，最適水準領域の範囲内においてさまざまな位置をとりながら「慈しみ，育む」愛護と「鍛え，導く」訓練の 2 つの要素が必要である。

### b 現代の父親と母親のありよう

現代家族の親子関係における問題点は，「父親の不在」と「母親の養育役割への偏重」が指摘されている。18～24 歳までの青少年を対象とした第 7 回世界青年意識調査（2003 年）[18]をもとに，家庭と親子関係の各国比較をみると，図 4-15 のように家庭内の重要な問題解決の主導権は韓国，日本，ドイツで父親の割合が高く，スウェーデンでは母親のほうが高い。アメリカはほぼ両者同じである。

また，父親と母親の存在イメージについて，選択率の高い項目の上位 5 位までの結果は図 4-16 のようであった。父親の存在イメージでは，各国とも共通して「尊敬できる」，「やさしい」，「自分のことをよく理解してくれる」が上位である。異

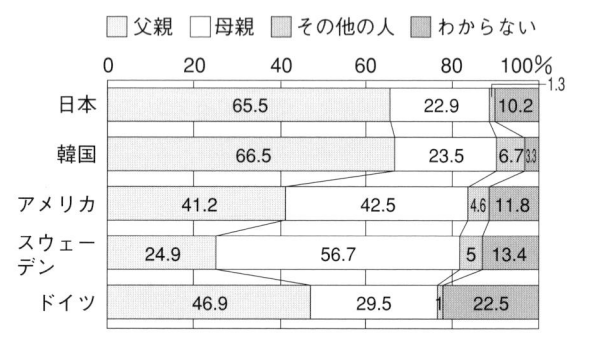

図 4-15　家庭内の主導権（各国比較，2003 年）
（第 7 回世界青少年意識調査，図 1-1 引用）

なるイメージとして，アメリカ，スウェーデン，ドイツでは「友だちのようである」があがっているが，韓国と日本においては「厳しい」が上位であった。母親の存在イメージは，日本，韓国，ドイツで「やさしい」が 1 位である。これに対し，アメリカ，スウェーデンでは，僅差で「尊敬できる」が 1 位となっている。日本以外の国では「生き方の手本となる」が 5 位にあるが，日本は「厳しい」が 5 位であった。

また，これらの選択率は，どの項目でも日本が他の国より低い結果となっている。現代社会の一面において，日本の青少年にとっての母親は，母親モデルとして顔がみえない存在となっているようにも思われる（図 4-15, 16）。

これまでの性別分業的な家庭を前提とした「権威ある父親」，「慈しむ母親」といった観念的な役割モデルは崩れつつある。現代家族の課題は，脱

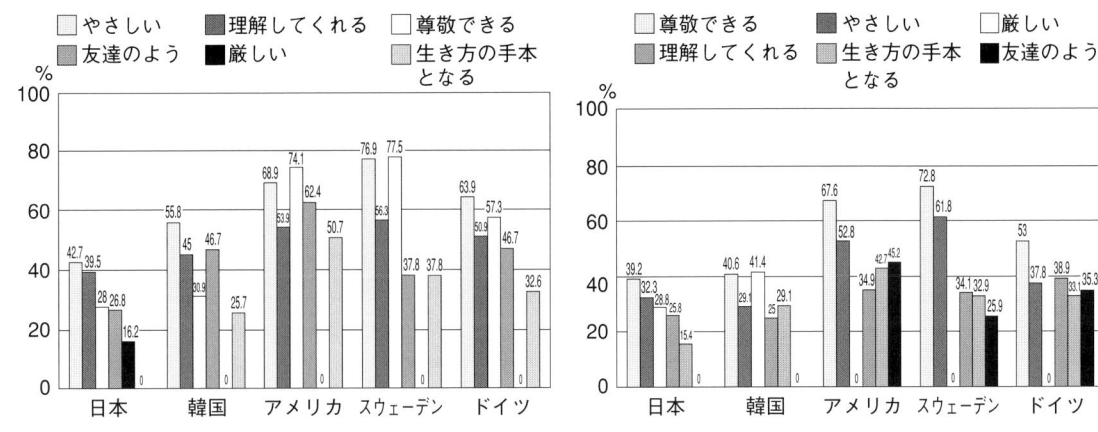

a. 母親の存在イメージの上位5位

b. 父親の存在イメージの上位5位

図4-16 母親・父親の存在イメージの上位5位（各国比較，2003年）
（第7回世界青少年意識調査，表1-5から作図）

性別分業的な夫婦関係を基盤とした家族関係の形成と新たな親役割の獲得であると思われる。

## 3 親子の緊張関係と子ども虐待

親子をめぐる現代社会をみると，家族規模は縮小し，家族成員間や地域集団の結びつきの希薄化，相互ケア機能の弱体化，家庭の養育機能の低下などが問題視されている。保健医療の領域では，不妊治療による多胎妊娠や未熟児出産の増加，在日外国人の母子保健問題もクローズアップされてきた。（図4-17〜19）

このような状況のなかで，母親の子育て不安だけでなく，児童虐待の問題が深刻化してきている。

児童相談所の虐待相談に関する統計は平成2年度にスタートし，同年の相談処理件数1,101件から平成11年度には約10倍（11,631件），さらに平成13年度には約20倍（23,274件）と加速的に急増している。13年度の身体的虐待は46.5％と最多であるが，ネグレクト37.8％と心理的虐待12.3％の両者が増加傾向にある。被虐待児の年齢は，3歳未満が約2割，3歳〜学齢前が約3割と就学前までで約半数を占めている。

虐待者は実母が6割を越え，実父が2割強，その他，実父以外の父，実母以外の母である[19]。しかし，実母による虐待は子どもとかかわる機会の多さによるとし，かかわりでみると，むしろ実父，

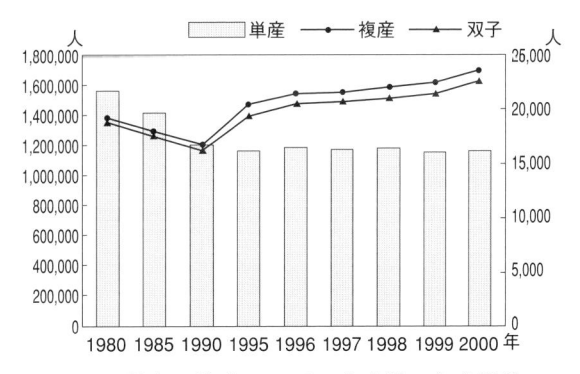

図4-17 単産・複産・双子の出生数の年次推移
（昭和55，60・平成2，7〜12年）
〔平成13年度出生に関する統計（人口動態特殊報告）データから作図〕

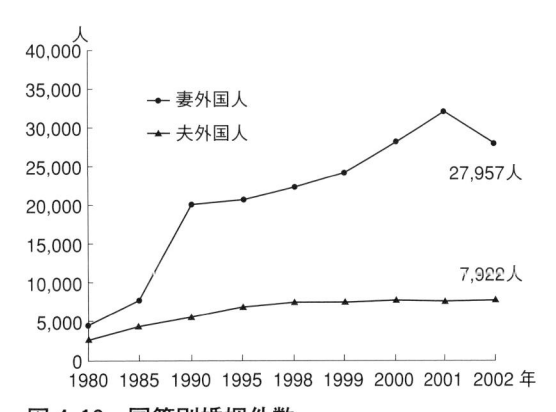

図4-18 国籍別婚姻件数
（厚生労働省「平成14年人口動態統計」より作成）

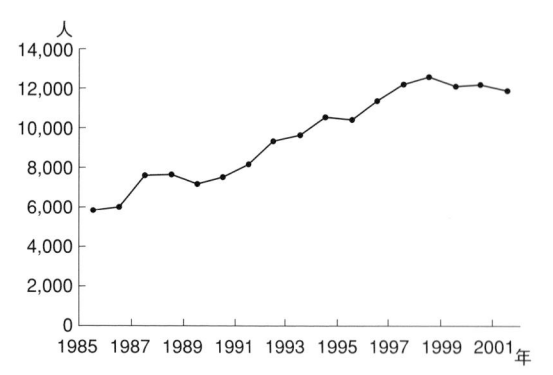

**図 4-19 日本における外国人の出生数推移**
(「平成14年度人口動態特殊報告」より作成)

実父以外の父の割合が高いという指摘もある。

松井と谷村は医療の視点から、子ども虐待は母子関係(親子関係)の破綻した「難病」と考えることができる、といい、子ども虐待では原因が不明であり(なぜ親が虐待するか解明されていない)、予後が悪く効果的な治療法がなく(再発が非常に多い)、死に至る例も少なくないなど難病・特定疾患の特徴を備えている、と捉えている[20]。

また、虐待の相談は、①迅速な対応が必要な場合が少なくない、②治療に協力的でない場合が多い、③親の意に反した介入が必要となることがある、④転居や施設からの引き取りによって治療が突然中断することがある、⑤諸機関との連携および関係者のネットワークが不可欠である、という特徴がある[21]。

### a 虐待のリスク要因

虐待のリスク要因は、①親の問題、②家庭の状況、③社会からの孤立、④子ども自身の特徴、⑤親と子どもとの関係などに整理され、これらが揃ったときに虐待が生じるとされる。しかし、虐待はリスク要因を持ちながらも発生する場合としない場合がある。これは、発生を防止する補償(予防)要因が働くと考えられている。カウフマンとジーグラー(Kaufman and Zigler, 1989)は、虐待する人の生育歴と取り巻く環境をミクロシステムレベル(家族)、エクソシステムレベル(地域)、マクロシステムレベル(文化)に区別し、リスク因子と補償因子を示している(**表 4-10**)[22]。虐待の発生はリスク要因が強調されがちであるが、補償要因の視点を併せ持ったアセスメントが必要であろう。

納谷は大阪府の調査から、身体的虐待よりもネグレクトが乳幼児早期から始まり、主たる虐待者は養育のほとんどを担わざるを得ない実母であったことを報告している。また偏った育児信念や体罰の肯定が乳幼児期のしつけの時期に身体的虐待

**表 4-10 虐待の決定因 — 補償因子とリスク因子**

| | 個体発生レベル | ミクロシステムレベル(家族) | エクソシステムレベル(地域) | マクロシステムレベル(文化) |
|---|---|---|---|---|
| 補償因子 | 高いIQ<br>過去に受けた虐待の自覚<br>一人の親とポジティブな関係を持っていた<br>特別の才能<br>身体的な魅力<br>対人関係が良い | 健康な子どもたち<br>支持的な配偶者<br>経済的な安定<br>銀行に貯金がある | 十分な社会的支援<br>ストレスフルな出来事が少ない<br>強い、支持的な宗教活動<br>学校でのポジティブな経験、および良い仲間関係<br>治療的介入 | 地域の子どもたちを共に育てるという感覚を促進する文化<br>暴力に反対する文化<br>経済的繁栄 |
| リスク因子 | 虐待を受けた経験<br>低い自己評価<br>低いIQ<br>対人関係がうまくいかない | 夫婦の不和<br>問題行動を持った子ども<br>未熟児あるいは病気を持った子ども<br>単親<br>貧困 | 失業<br>孤立、社会的支援が得られにくい<br>子どものとき仲間関係が良くなかった | 体罰を容認する文化<br>子どもを所有物とみなす文化<br>経済的不況 |

(Kaufman and Zigler, 1989)

## 表 4-11 虐待ハイリスクの項目

① 望まぬ妊娠
② 望まぬ出産
③ 多胎で特に双生児間の差が大きい場合
④ 先天異常，未熟児など医療を必要とする児
⑤ 精神発達遅滞の児
⑥ 家庭外養育から家庭に復帰させるとき
⑦ 親の精神疾患，アルコール中毒，薬物中毒など
⑧ 親が知恵遅れの場合
⑨ 親の育児知識や育児姿勢に問題がある場合
⑩ 孤立家庭（外国籍家庭，実家・他人との対人関係拒否などを含む）
⑪ 病人を抱えているなど育児過大な家庭
⑫ 経済的に不安定な家庭
⑬ 子どもが入籍していない場合
⑭ 反社会的生活（暴力団員，刑務所入所中）

として始まりやすい点も指摘している[23]。虐待要因は養育者の単一ではない多くの因子の複合的な結果と考えなければならないが，表 4-11 のような虐待ハイリスク項目の 1 つずつを解消するよう支援することが予防につながる[20]といわれている。

児童虐待は，特殊な環境や状況にある親によってのみ起こるのではない。世代間の伝承的な育児文化がとぎれ，知識偏重・専門家志向・情報過多に振り回されて自己有能感が持てず，自信のない若い母親たちは，育児だけでなく虐待の不安に悩んでいる。いくつかの調査は，専業主婦のほうが職業を持つ母親よりも孤独で育児不安が大きいことを明らかにしている。育児不安が虐待に直接結びつくわけではないが，この状況にさまざまな要因が重なり合ったところに発生する不幸な状態であるともいえる。

佐々木は，最重要あるいは必須ともいえる要因は，虐待者の孤独ないし孤立であるといい，「家庭的にも社会的にも孤立した母親が，育児の喜びや感情を，周囲のだれとも交流や共感し合えないまま，狭い住環境のなかで，息抜きのできない閉塞状況に陥って引き起こしてしまうものだといえる」[24]と述べている。

母親が家庭の内外で，共感的な人間関係を豊かに保つことができれば，それだけ幸福で安定した親子関係を維持することができるということが研究によっても明らかにされている。

しかし，親を理解しようとしているうちに子どもが死に至り，手遅れになるケースがあるということも認識しておく必要がある。

### b 医療サイドの役割

妊産婦や小児を対象とする医療機関は，虐待予防，早期発見，支援に取り組む必要がある。特に日常診療の場で患者や家族に身近で接する看護師・助産師の役割は重要である。医療機関での早期発見は，注意深い観察によって虐待を疑うことから始まるが，十分に機能するためには迅速な組織対応を目的とするシステムが必要であり，表 4-12 のチェック項目および図 4-20 のようなフロー図[25] が参考となる。

## 4 虐待防止と支援における助産師の役割

虐待への対応は，子どもにかかわる諸機関および職種間連携が不可欠である。長谷川は虐待防止とケアへの取組みとして，①地域助産師として虐待予防ネットワークに参加し，②活動にあたって支援機関との情報交換による対応を図り，③事例検討会への積極的参加に努め，④改善策を検討していくことの重要性を紹介している。

また，日常から虐待にかかわる社会資源の情報整理を行い，緊急時に支援機関との連携プレーがとれ，早期対応が図れるようにしておくことや，助産師間の理解と協力を得ることの大切さを指摘している[26]。

助産師の観察は，親子関係の洞察につながるものでなくてはならない。そして，子どもの虐待には，ケアの視点として，「虐待を受ける子どもと虐待する親の 2 人の犠牲者がいる」ことを認識する必要がある[27]。

助産師は，親子の愛着形成に対して，妊娠，出産，育児のどの時期ともかかわりを持っている。妊娠初期の保健指導や両親学級では，すでに親と子の関係が始まっていることを考慮に入れ，夫婦の関係や妊娠の受容，夫に対する育児指導などについて，愛着形成の視点からみた指導のあり方を検討してみることも大切である。出産準備教育で

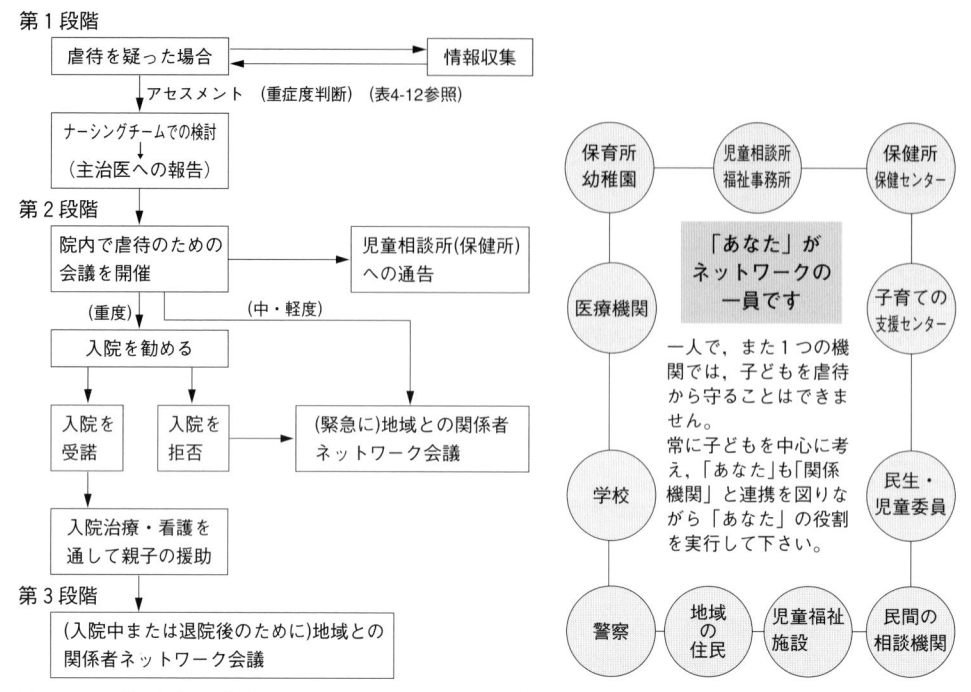

**図 4-20 施設内に虐待防止システムのないモデルとしての虐待を発見してからの初期対応のフローチャート（看護師・助産師の場合）**

第1段階
虐待を疑った場合 ⇔ 情報収集
↓ アセスメント（重症度判断）（表4-12参照）
ナーシングチームでの検討
（主治医への報告）
↓
第2段階
院内で虐待のための会議を開催 → 児童相談所（保健所）への通告
↓（重度）／（中・軽度）
入院を勧める
↓
入院を受諾／入院を拒否 →（緊急に）地域との関係者ネットワーク会議
↓
入院治療・看護を通して親子の援助
↓
第3段階
（入院中または退院後のために）地域との関係者ネットワーク会議

ネットワーク図：
保育所幼稚園 — 児童相談所福祉事務所 — 保健所保健センター
医療機関 — 子育ての支援センター
学校 — 民生・児童委員
警察 — 地域の住民 — 児童福祉施設 — 民間の相談機関

「あなた」がネットワークの一員です

一人で、また1つの機関では、子どもを虐待から守ることはできません。常に子どもを中心に考え、「あなた」も「関係機関」と連携を図りながら「あなた」の役割を実行して下さい。

**表 4-12 チェック項目**

①どのようなときに本症候群を疑うか
　・事故でない外傷すべて
　・状況説明が不自然
　・年齢不相応な外傷（乳児の挫傷など）
　・同様な事故でない外傷の既往歴
　・繰り返す損傷
　・両親の不自然な態度
　・損傷の報告の遅れ
　・終始物静かで活気のない子ども

②臨床所見
　・皮下出血などの多発性皮膚外傷
　・頭蓋骨出血（硬膜下血腫など）
　・内臓損傷・破裂
　・体重増加不良・栄養不良
　・新旧混在する骨折
　・熱傷
　・悪い衛生状態
　・発達遅延

③両親，家庭に比較的多くみられるパターン
　・低年齢
　・社会的孤立性
　・複数の病院を渡り歩く。
　・子どもの正常発育を理解できない。
　・低経済力
　・親自身の被虐待の既往
　・厳しい罰を与える。
　・兄弟姉妹に繰り返す損傷の病歴がある（家族歴）

④診療手順
　・患者が話せる年齢であれば親と別々に問診を聴取する。
　・両親の説明（受傷起点など），身体的所見はできるだけ詳細にカルテに記載しておく。
　　（身体的所見はポラロイド写真を撮っておく）
　・疑った場合は全身の検索を行う（全身骨X線写真など）。
　・児を保護するためできるだけ入院させる。
　・病院との関連を継続させる。入院加療が困難な症例は外来受診の間隔を短くして情報を収集する。

夫婦の双方が出産に積極的な役割をとることを学ぶことは，陣痛・分娩時に自信と有能感を持つことにつながり，児に対する愛着が持てるようになるといわれている．

分娩直後における親子の早期接触の重要性はこれまでも主張されてきたが，愛着形成の視点を持ったケアがすべてにわたって貫かれていることが虐待予防としても大切であるだろう．

●引用文献

1) 三宅和夫：Bowlbyのアタッチメント（愛着）理論．看護研究 21(4)：3-6，1988．
2) 成田善弘，根本真弓訳：ウィニコット著作集1 赤ん坊と母親，岩崎学術出版社，1993．
3) Klaus MH，Kennell JH，竹内徹，他訳：親と子のきずな，医学書院，1985．
4) 庄司順一：子どもへの愛情の発達．母子保健情報 33：4-8，1996．
5) 大日向雅美：日本社会の変遷と母性．こころの科学 30：85-91，1990．
6) 厚生労働省厚生白書平成10年度版：第2章第4節；親子，pp.82-87，1998．
7) 柏木惠子編著：父親の発達心理学，pp.5-17，川島書店，1993．
8) バーバラM.ニューマン，フィリップR.ニューマン著，福富護訳：生涯発達心理学，p.118，川島書店，1990．
9) 大日向雅美：母性・父性から「育児性」へ．助産婦雑誌 54(9)：9-13，2000．
10) Ruth Harding Weave，Mecca S. Crankey，工藤美子，前原澄子訳：父親－胎児愛着行動の探求．看護研究 21(4)：17，1988．
11) 前掲書7)，pp.246-48．
12) 中野由美子：父親のしつけで子どもはこう変わる．児童心理 616：126-32，1993．
13) リンDB著，今泉信人，他訳：父親；その役割と子どもの発達，pp.353-61，北大路書房，1994．
14) 前掲書7)，pp.227-38．
15) 柏木惠子，古澤頼雄，宮下孝広：発達心理学への招待，p.192，ミネルヴァ書房，1996．
16) 二宮克美：自分から生活習慣にしたがって行動する子どもを育てる．児童心理 616：69，71-72，1993．（原典：Kopp CB：Antecedents of self-regulation：A developmental perspective. Developmental Psychology 18：199-214，1982．
17) 青井和夫：家族とは何か，講談社現代新書367，p.119，1995．（原典：Devereux EC Jr, 1970, "Socialization in England, Germany and the United States," Hill R and Konig R, eds., Families in East and West, Mouton.）
18) 内閣府：第7回世界青年意識調査，第2部調査結果の概要，pp.10-12，平成16年1月．
19) 厚生労働省雇用均等・児童家庭局：平成13年度児童相談所における児童虐待相談処理件数
20) 松井一郎，谷村雅子：児童虐待と発生予防．母子保健情報 42：59-68，2000．
21) 庄司順一：子ども虐待．母子保健情報 42：9-10，2000．
22) 庄司順一：子ども虐待の理解と対応，p.122（表5），フレーベル館，2001．
23) 納谷保子：乳幼児虐待の実態と予防―大阪府の乳幼児虐待調査から．NICU 6(10)：12-18，1993．
24) 佐々木正美：子育て不安と児童虐待の援助．母子保健情報 33：32，1996．
25) 日本看護協会：看護職のための子ども虐待予防＆ケアハンドブック，pp.46-47，2003．
26) 長谷川喜久美：特集；虐待をめぐって第一線レポート助産婦．母子保健情報 42：113-16，2000．
27) 龍野陽子：「子ども虐待センター」の活動．母子保健情報 42：1104-12，2000．

（佐山光子）

## トピックス

# 児童虐待の諸相

### 1) 児童虐待 (child abuse) とは

近年,わが国においても「児童虐待」が表面に現れるようになり,社会で取り組むべき課題と認識されるようになってきた。「児童虐待の防止等に関する法律」(児童虐待防止法)は児童虐待として次の4つの行為を定義している[1]。

①身体的虐待:殴る,蹴る,たばこの火を押し付ける,異物を飲ませる,冬戸外に閉め出すなど生命・健康に危険のある行為

②性的虐待:子どもへの性交や性的行為の強要,性器や性交をみせる,ポルノグラフィの被写体に子どもを強要するなどの行為

③ネグレクト:病気やけがをしても適切な処置を施さない,乳幼児を家においたまま度たび外出する,極端に不潔な環境で生活させるなど,保護の怠慢や拒否により健康状態や安全を損なう行為

④心理的虐待:子どもの心を傷つけることを繰り返しいう,無視する,他のきょうだいと著しく差別的な扱いをするなど,心理的外傷を与える行為

さらに2004年の一部法改正により,保護者以外の同居人による虐待やDVによる暴力も児童虐待に加えられた。

最近では,虐待(abuse)という用語より,広い概念の言葉で「マルトリートメント(maltreatment)」という表現を使う流れもある。マルトリートメントは子どもに対するおとなの不適切なかかわりを意味し,次のように定義されている[2,3]。

①18歳未満の子どもに対する,②おとな,あるいは行為の適否に関する判断の可能な年齢の子ども(おおよそ15歳以上)による,③身体的暴力,不当な扱い,明らかに不適切な養育,事故防止などへの配慮の欠如,言葉による脅かし,性的行為の強要などによって,④明らかに危険が予測されたり,子どもが苦痛を受けたり,明らかな心身の問題が生じているような状態をいう。

庄司は,子ども虐待とは,おとなが子どもに不当な権力行使をすること,つまり,子どもへの権利侵害と,そのために子どもの心身に重大な影響が生じることだと説明している[4]。

なお,虐待の特殊なタイプおよび関連した問題として,乳児揺さぶり症候群やミュンヒハウゼン症候群(虚偽性障害),デプリベーション症候群(母性剥奪症候群)などがある。

### 2) 児童虐待防止法の制定

1989年に国連は子どもの人権擁護のために「児童の権利条約」(1989年)を採択した。日本は1994年の批准による158番目の締約国である。本条約に対する認識の高まりや育児不安の問題,児童虐待に関する相談件数の急増などを背景として,2000年5月に児童虐待防止法が制定された[5]。この法律は,児童に対する虐待の禁止,国および地方公共団体の責務,児童虐待の早期発見・早期対応,被虐待児の適切な保護などを規定し,虐待を発見しやすい立場にある医師,保健師,教師などに虐待の早期発見と通告義務を明記している[6]。

**引用文献**

1) 前橋信和:児童虐待の防止等に関する法律及び関係通知等の概要.母子保健情報42:55-58, 2000.
2) 母子愛育会日本子ども家庭総合研究所編:こども虐待対応の手引き,平成12年11月改訂版, p.24, 有斐閣, 2001.
3) 平山宗広,高橋重宏,庄司順一,他:おとなの子どもへの不適切な関わり,日本総合愛育研究所紀要第32集, 1996.
4) 庄司順一:子ども虐待の理解と対応, pp.10-19, フレーベル館, 2001.
5) 西澤哲:子どもの虐待―子どもと家族への治療的アプローチ, pp.3-5, 誠信書房, 1994.
6) 山田秀雄編著:ドメスティック・バイオレンス法児童虐待防止法解説,三省堂, 2001.

(佐山光子)

# IV 多様な環境で生活する母性・女性への健康支援

## 1 さまざまな生活スタイルの母性・家族への健康支援

### a 給与所得世帯の女性

#### 1)「サラリーマンの妻」の特性

1950年代半ばからの高度経済成長期に,産業構造が第一次産業から第二次,第三次産業主体へと変化し,都市部で働くサラリーマンが急増した。それに伴い,職場と家庭との距離が離れ,家族の経済機能を外部化することを余儀なくされた。近代以前からのわが国に顕著な良妻賢母思想に加え,経済発展に向け男性が効率よく働けるよう,家庭をしっかりと守る専業主婦の姿が社会的に美化されたことで,「男性は仕事,女性は家庭」という性別役割分業意識がわが国に浸透した。

1955年には517万人(全有配偶女性の30%)であったサラリーマン世帯の専業主婦が1970年には898万人(36%)に増加した。しかし,近年,専業主婦の割合は減少し,2000年には27%となっている[1]。これは,女性の就業意欲の高まりとともに,従来の終身雇用・年功賃金などの日本型就業スタイルが崩れ,夫の収入だけで家計の安定を図ることが難しくなってきた社会背景が関連している。

現行の年金制度では,サラリーマン世帯の専業主婦は,年収が130万円未満であれば国民年金の第3号被保険者となり,保険料の負担が免除されている。自ら保険料を負担しなくても,夫が公的年金に40年間加入していれば,夫婦ともに老齢基礎年金の満額を受給できるため,この制度が女性のフルタイム就業を抑制している一因であるともいわれる。現在,専業主婦から保険料徴収を行うべきかどうかなど,年金制度についての論議が続けられているが,改革の方向性によっては,今後さらに専業主婦は減少する可能性が考えられる。

家事労働の変化を,家事にかかわる耐久消費財の普及状況からみると,1960年代から1970年代にかけて,まず冷蔵庫,洗濯機,掃除機の普及率が9割以上となり,省力化が急速に進んだ(図4-21)。その後,「より便利な生活を」とのニーズから,今や電子レンジは9割,洗濯機も全自動が8割以上の普及率となっている。一方,衣料品の消費サイクルが短くなっていること,裁縫の外部化が可能なことなどから,ミシンの普及率は漸減している。このような家事の省力化・外部化により,身体面での主婦の労力は,昔に比べ大幅に軽減したといえる。しかし,心理面においては,専業主婦であるがゆえのストレスが大きいことが,さまざまな研究により指摘されている。専業主婦の場

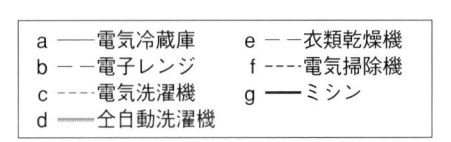

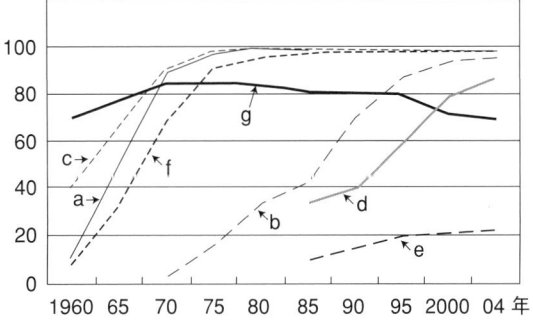

**図4-21 家事にかかわる耐久消費財の普及率**
(内閣府「消費動向調査」2004年より作成)

a ——電気冷蔵庫　e ---衣類乾燥機
b ——電子レンジ　f ----電気掃除機
c ---電気洗濯機　g ——ミシン
d ——全自動洗濯機

合，夫から認めてもらうことや家庭役割がアイデンティティの中心にかかわっているため，共働き女性に比べ，家族関係や家庭生活の質が大きく精神的健康に影響するのである[2]。

### 2) 妊娠・分娩・産褥への影響

現代の妊婦は，栄養の過剰摂取傾向にある反面，家事の省力化・運動不足により活動量が少なく，全般的に肥満を生じる可能性がある。松枝ら[3]は，①妊娠全期間の平均歩数は5,079±395歩/日であり，同世代女性の7割程度である，②妊娠期の平均歩数は，妊娠6か月の5,857±453歩/日をピークとしてなだらかな山型を示す，③専業主婦は有職者に比べ妊娠3〜5か月の平均歩数が少ない，としている。

肥満は，妊娠高血圧症候群，妊娠糖尿病，児の巨大化による分娩遷延やCPDなど，さまざまな周産期異常のリスクファクターとなる。しかも，今回の妊娠・分娩への影響だけでなく，肥満の状態が続くと，次回妊娠への影響や中高年における生活習慣病発症のリスクも考えられる。1日の大半を家庭で過ごす専業主婦の場合は，特に肥満予防への注意が必要であろう。

また，専業主婦は，育児をするなかでの不安やストレスが強い傾向にある。「国民生活選好度調査」（内閣府，1997年）によると，"育児の自信がなくなることがある"と答えた割合は，共働き女性が46.7%であるのに対し，専業主婦では70%であった。あるいは，"子育ての負担感が大きい"と答えた割合も，共働き女性に比べ専業主婦のほうが多い。これは，専業主婦のほうが，①核家族・地域内での希薄な人間関係という環境のなか，手助けや話し相手の少ない状況で，子どもと向かい合うことからくる閉塞感，②子育ては主として女性の責任であるとの性役割意識，③家事や育児に対する完璧主義志向が強いためと考えられる。専業主婦は，ストレスが影響して起こるとされる緊張型頭痛の有訴率が共働き女性よりも有意に高いとの報告[4]があり，不安やストレスをためないようにする生活の工夫が必要である。

### 3) 保健指導

肥満予防については，食生活と運動の両側面から指導することが重要である。妊娠中の体重増加量は9〜11kg，妊娠10か月でのBMI (body mass index，表4-13)は22.5〜28.0が好ましいが，非妊時の体型を考慮したうえで，適切な妊娠中の体重増加量，エネルギー摂取量を個別に検討する。胎児に必要な蛋白質やビタミン，ミネラルは減らさず，主として糖質・脂質を控えることで体重をコントロールするため，和食を中心にした食事にすると脂質の摂取をおさえやすい。食に関する習慣や嗜好は家族全員の健康にも影響することを意識づけ，食事内容だけでなく，食生活そのものを見直す機会となる指導が必要である。

一方で，できるだけ運動を取り入れた生活を心がける。マタニティスポーツは，肥満予防だけでなく，心肺機能や体力の増進，心理面での好影響といった効果が認められており，水泳やエアロビクス，ヨガなど，運動の選択肢も広がっている。一人で行えるウォーキングも，非常に効果的な運動の1つである。母児の安全管理に注意しながら，楽しく，運動を続けていけるよう促すことが大切である。

不安やストレスに対しては，まず，最も身近な存在である夫からのサポートが得られるよう，夫も含めての働きかけが必要である。若い世代の男性を中心に家事・育児の分担意識は高まってきているものの，「父親の育児参加に関する世論調査」（時事通信社，2003年）によると，「父親は積極的に育児を分担すべき」と答える人は3割にしかすぎず，実際の育児参加の程度も，「積極的」，「どちらかというと積極的」を合わせて4割と決して多くない。この状況には，労働時間が長く，帰宅時間が遅いといった現代の労働環境が大きく関連している。家事や育児の分担を進めていくには，男

**表4-13 妊娠月数別BMI簡易表**

| | | |
|---|---|---|
| 非妊時 | 18.0〜24.0 | |
| 2か月 | 18.5〜24.0 | |
| 3か月 | 18.5〜24.0 | |
| 4か月 | 18.5〜24.0 | |
| 5か月 | 19.0〜25.0 | |
| 6か月 | 20.0〜25.5 | 非妊時BMI 18〜24を適正体重，24以上を肥満，18以下をやせとし，以降妊娠月数ごとに適正なBMIの範囲を設定 |
| 7か月 | 20.5〜26.0 | |
| 8か月 | 21.5〜27.0 | |
| 9か月 | 22.0〜27.5 | |
| 10か月 | 22.5〜28.0 | |

（日本産科婦人科学会栄養問題委員会，1988を一部改変）

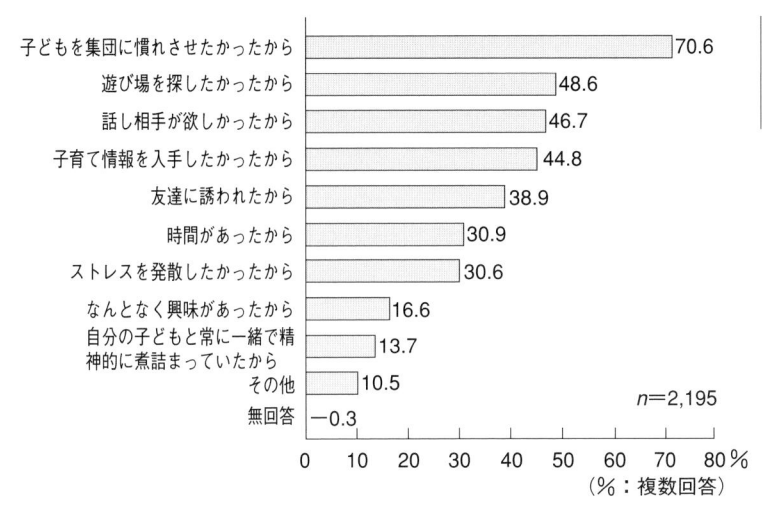

図 4-22 子育てサークルに加入した理由
(内閣府編:平成 13 年度国民生活白書, p.89)

| 理由 | % |
|---|---|
| 子どもを集団に慣れさせたかったから | 70.6 |
| 遊び場を探したかったから | 48.6 |
| 話し相手が欲しかったから | 46.7 |
| 子育て情報を入手したかったから | 44.8 |
| 友達に誘われたから | 38.9 |
| 時間があったから | 30.9 |
| ストレスを発散したかったから | 30.6 |
| なんとなく興味があったから | 16.6 |
| 自分の子どもと常に一緒で精神的に煮詰まっていたから | 13.7 |
| その他 | 10.5 |
| 無回答 | 0.3 |

n=2,195 (%:複数回答)

性の労働体制の変革が並行して推進されなければならない。

しかし,このような手段的サポートだけでなく,多くの専業主婦が求めているのは,夫からの情緒的・評価的サポートである点に注目すべきである。少しでも夫と 2 人だけの時間を持ちたい,夫に自分の頑張りを認めてほしい,という妻の気持ちを理解する重要性を伝えることが助産師の役割であろう。また,外来や両親学級,育児学級などでのかかわりを通して,妊産褥婦の気持ちの動きを捉えながら,感情を表出できる場,仲間づくりができる場を設けていく。子育てサークルに加入した理由として,約半数の母親が「話し相手が欲しかった」,「子育て情報を入手したかった」をあげている(図 4-22)。地域にあるセルフヘルプグループの情報を把握し,必要に応じて情報提供することも助産師の役割の 1 つである。

### b 自営業世帯の女性

#### 1) 自営業世帯の女性の特性

総務省統計局「労働力調査」(2004 年)によると,女性就業者のうち,自営業主は 169 万人(女性就業者総数の 6.5%),家族従業者は 232 万人(同 8.9%)であり,いずれも年々減少傾向にある。長引く不況のなか,自営業世帯における営業所得は悪化の一途にあり,全国商工団体連合会婦人部協議会が 2000 年に行った調査[5]では 300 万円未満が 56%であった。したがって,営業所得のみでは家族で生活をしていくことができず,40 歳代までの約 4 分の 1 がパート・アルバイトで生活費を補填しているとされ,経済的に厳しい状況がうかがえる。

自営業の業種は,製造・加工業,卸・小売業,飲食業,サービス業,建築・土木業など多岐にわたり,また,事業規模もさまざまであるが,自営業世帯の大半は,家族の労働力に依存した小規模な事業を営んでいるため,家族全員が長時間労働になり,休みも取りにくい状況にある。さらに,親の職業基盤を継承することが多い自営業世帯では,雇用者世帯に比べ 3 世代家族で生活する割合が多く,家事の量も増加する。

広瀬ら[6]は,自営業主の妻は,健診結果,疲労状態ともに良くないと指摘し,その要因は睡眠時間の短さであるとしている。仕事量が収入の程度に直結するために過労になりやすいという自営業の傾向に加え,仕事の合間をぬって家事を切り盛りしなければならない自営業世帯の女性は,特に長時間労働となり,睡眠時間を削りながらの慢性疲労状態にあるといえる。

#### 2) 妊娠・分娩・産褥への影響

長時間労働による過労,慢性疲労は,切迫早産や妊娠高血圧症候群などさまざまな周産期異常のリスクにつながる可能性がある。適切な休養と定期健診により,これらの異常を予防していくことが重要となるが,自営業世帯の女性に対する健康管理は,雇用されている女性に比較すると,いま

だ不足している。

自営業世帯の女性のうち，加入している国民健康保険に出産手当がないため「産前に休めない」とする人が51.1%，「産後も休めない」とする人も22.0%にのぼる。休めた人でも，産前30日未満が36.4%，産後30日未満が43.9%という短さであり[7]，産褥期の回復が不十分なまま，仕事に早期復帰しているのが現状である。骨盤底の回復にはほぼ1か月を要し，その間の養生が保たれないと，性器脱や尿失禁などの障害を後年生じる可能性がある。また，十分な休養を取れないところに育児・仕事による睡眠不足やストレスが加わると，疲労が蓄積し，心身の不調を長期化させることにもなる。

また，自営業者の3割程度が，「多忙である」，「休みが取れない」ことを理由に，一般健康診断を3年以上受けていないとの報告がある[8]。妊産婦の場合は，健診受診率はもっと高いと推測されるが，健診のために休みにくいという背景に変わりはない。

このように，自営業世帯においては，休業補償がないために，家業の経営状態が健康管理に大きな影響を及ぼしていることが特徴である。

### 3) 保健指導

労働基準法による産前産後休暇をはじめとする種々の母性保護規定は，事業主に雇用されている妊産婦を対象としている。これらが自営業世帯の女性，特に家族従業者に対しては適用されていない状況を認識し，助産師は保健指導に臨む必要がある。

まず，妊産婦の労働環境・内容，サポート状況を把握する。勤務時間に無理がないか，休憩や休暇を取れるか，健診やマタニティクラスに出かけるため気兼ねなく仕事を離れられるかなど，具体的にアセスメントする。そして，分娩により生じやすい心身の健康問題と自営業者の労働特性，健康管理の重要性について保健指導を行うことが重要である。自営業世帯では，仕事を調整する際に家族内での協力が不可欠であるため，本人だけでなく家族の理解を促す働きかけも考慮していく。

しかし，不況により自営業所得が減少している現在，労働力の大きな担い手である自営業世帯の女性が仕事から抜けることは経営に打撃を与えるため，このように個人や家族の力に頼った仕事の調整には限界がある。したがって，経済状態を心配せず，女性が休業できるようにするためには，早期に公的な休業補償制度を確立していくことが課題であろう。

## c 共働き世帯の女性

### 1) 勤労女性の特性

2004年の女性労働力人口は2,737万人である。夫婦共に雇用者の共働き世帯は年々増加し，961万世帯にのぼる。年齢階級別に女性の労働力率（15歳以上人口に占める労働力人口の割合）をみると，25～29歳層と45～49歳層をピークとし，30～34歳層をボトムとした，わが国に特徴的なM字型カーブを示している。しかし，10年前と比べるとM字型のボトムは浅くなっており，また，非労働力人口のうち就業希望者を加えた潜在的労働力率のグラフでは，M字でなく台形を示すことも知られている。出産・育児期にある30～34歳層であっても，環境が整えば働きたいという希望を持つ女性は増加していることがわかる。

女性が職業を持つことに関して，男女とも若い年代ほど肯定的な意識を持っている。しかし，「子どもが3歳になるまでは主に母親の手で育てるべき」という3歳児神話はまだ根強く浸透しており，結婚や出産で一時退職し子どもの手が離れたら再び働く「再就職型」を理想とする女性は約4割を占める。「第2回全国家庭動向調査」（国立社会保障・人口問題研究所，2000年）によると，第1子出産前に仕事に就いていた人は56.1%であり，すでに半数がやめている。仕事に就いていた人のうち出産を契機に退職した人は72.8%で，職場規模では大企業，職種では事務職の女性が多くやめる傾向にある。一方，再就職する場合の就業形態は，7割以上がパートタイムとしてであり，その場合，単位時間当たりの賃金は，正社員の7割弱と減少する[9]。

夫婦の家事分担状況をみると，常勤の女性であっても，約8割の人が80%以上の家事を担っている（図4-23）。家事分担の程度は夫の帰宅時間との関連が深いが，年代別にみると子育て期の30歳代男性が最も長時間労働をしており，帰宅時間が遅い。したがって，共働き世帯の場合，仕事，

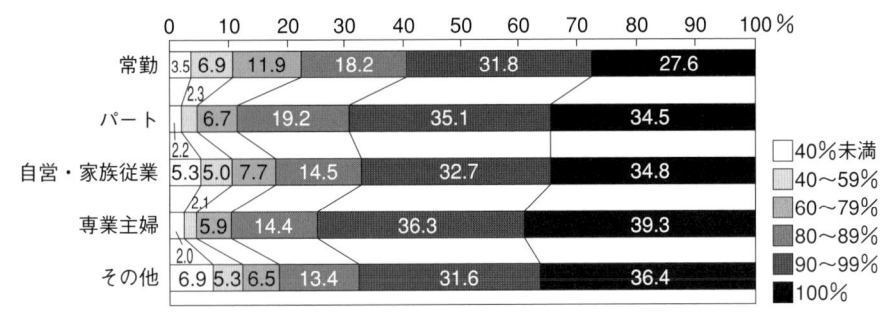

図4-23 妻の従業形態別にみた家事分担割合
(厚生労働省雇用均等・児童家庭局編:平成13年度版女性労働白書, p.66, 財団法人21世紀職業財団, 2002)

家事,育児など多重役割をこなさなければならない女性に大きな負担がかかっている。

### 2) 妊娠・分娩・産褥への影響

「労働者健康状況調査報告」(2002)によると,普段の仕事でからだの疲れを感じる女性は75.7%で男性よりも多い。また,看護職への調査では,34歳以下が対象の半数以上を占めていたにもかかわらず,79.5%が慢性的な疲労を訴え,教職員を対象とした調査においても,48.6%の人が日常業務でとても疲れると答えている[10]。このように,労働は女性の心身の健康に大きく影響しており,1999年に,女性の時間外・休日労働・深夜業制限が撤廃されたことから,勤労女性の健康障害は増大する可能性がある。

そのなかでも,特に,多重役割を担い,仕事とともに家事のほとんどを行う妊産婦の疲労や精神的ストレスは非常に大きい。元来,仕事はアイデンティティや自己実現を高め,健康に良い影響を及ぼす役割を果たすものであるが,労働環境や家庭環境の状態によっては,慢性的な疲労やストレスが高じ,結果的に重大な健康障害につながる可能性がある。妊娠による身体・精神・社会的な変化が加わる場合においてはことさらであり,過労やストレスは,切迫早産や妊娠高血圧症候群のリスク因子として,従来からあげられている。そのため,妊娠・分娩・産褥経過中を通して十分な健康管理と保護が必要となる。

妊娠期には,母体にかかるさまざまな負荷によって,軽微なものも含めると,妊婦全体の20~30%に何らかの異常が生ずるといわれる。

労働と周産期異常に関する報告をみると,働く妊婦の25%に切迫早産症状がある[11],OA機器を取り扱う仕事についてから妊娠した女性のうち,36.4%に妊娠・出産の過程で異常がみられ,流・早産や多量出血が多い[12]などがある。

働く女性が増加している現在,労働時間,労働形態,職種,多重役割による負荷の程度など,具体的な働き方と周産期異常との因果関係について,もっと詳細に検討していく必要がある。

### 3) 保健指導

まず重要な点は,労働基準法の母性保護規定をはじめとする母性健康管理制度の種類や内容について,妊産婦自身が理解することである(表4-14)。妊娠・分娩にかかわる自らの権利を熟知し,健康状態やライフプランに合わせて,制度を最大限に利用することにより,安全に,快適に仕事を継続していけるようにしなければならない。疲労やストレスの軽減,および身体への負荷増大による周産期異常の予防のために,助産師は,妊産婦本人に対して休養のとり方の指導や健診の勧めを行うと同時に,家族や職場への制度周知を図り,母性の健康管理を進める環境作りにも関与する必要がある。

「母性健康管理指導事項連絡カード」(以下,母健連絡カード,表4-15)は,仕事を持つ妊産婦が医師などから通勤緩和や勤務時間短縮などの指導を受けた場合,指導事項が事業主に的確に伝達され,講ずべき措置内容が明確にされるためのものである。妊産婦が健康管理上の申し出をしにくい職場環境であっても,医療者からの指導事項として伝えやすいメリットがあり,また,標準的な措置内容が明示されているために,事業主も措置を

**表 4-14　母性健康管理に関連する法律**

| | |
|---|---|
| 1. 労働基準法 | |
| 　1) 産前産後休業(第65条) | 産前6週間(多胎妊娠では14週間, いずれも女性が請求した場合), 産後8週間は女性を就業させることはできない。 |
| 　2) 妊産婦等の危険有害業務の就業制限(第64条3) | |
| 　3) 妊婦の軽易業務転換(第65条) | |
| 　4) 妊産婦に対する変形労働時間制の適用制限(第66条1) | |
| 　5) 妊産婦の時間外労働, 休日労働, 深夜業の制限(第66条) | 1999年の改正法施行に伴い, 以前あった女性労働者に対する保護が撤廃され, 労働時間は原則として男女同一となったが, 妊産婦の場合は, 請求すれば時間外・休日・深夜の労働をしなくてもよい。 |
| 　6) 育児時間(第67条) | 生後1年未満の子を育てる女性は, 1日2回おのおの少なくとも30分の育児時間を請求できる。 |
| 2. 男女雇用機会均等法 | |
| 　1) 保健指導又は健康診査を受けるための時間の確保(第22条) | |
| 　2) 指導事項を守ることができるようにするための措置(第23条) | ①妊娠中の通勤緩和<br>②妊娠中の休憩に関する措置：休憩時間の延長, 休憩回数の増加, 休憩時間帯の変更<br>③妊娠中又は出産後の症状等に対応する措置：医師等から健康管理に関する指導を受けた場合, 妊産婦が指導事項を守ることができるようにするため, 事業主は, 負担の大きい作業の制限, 勤務時間の短縮, 休業の措置をとらなければならない。 |
| 　3) 妊娠・出産を理由とする解雇の禁止(第8条) | |
| 　4) 母性健康管理指導事項連絡カード(表4-15) | |
| 3. 育児・介護休業法 | 男女労働者が請求すれば, 1歳未満の子を養育するために育児休業をすることができる。1981年に制定された「育児休業法」が, 1999年から「育児・介護休業法」に改正された。 |

講ずるうえで判断しやすい。

しかし, 1999年に(財)女性労働協会が行った「母健連絡カード活用状況調査」では, 母健連絡カードを事業所に提出したときに, 約4分の1の人が「困ったことがあった」としており, その理由として, 会社側に母健連絡カードの認識がなく混乱したことをあげている。また, 2割の主治医が母健連絡カードを知らなかった[13]。このように, 母健連絡カードについての普及は, 事業主, 医療者とも十分とはいえない。助産師は, 妊産婦の健康診査時に, 母健連絡カードを積極的に活用できるよう努めなければならない。

山崎は, サスティナブル(持続可能)な労働の環境づくりにおける1つの課題として, 女性が就業と結婚, 子育て, 介護を両立しやすい環境に整える必要性を述べている[14]。母性保護に関する法的整備は徐々に進んできてはいるが, 諸外国に比べると, 雇用システムや経済保障, 保育などの面で更なる改善の余地がある。今後さらに, 社会ならびに企業が, 母性とその家族の健康管理の充実に取り組むことで, はじめて人間生活の基礎である労働を, 心身両面から人間の健康増進につなげつつ持続できるようになるのである。

仕事と子育てを両立させていくための環境づくりに向けた近年の取組みとして, 育児・介護休業法改正と少子化対策プラスワン — 子ども・子育て応援プランをトピックスとして示した。

表4-15 母性健康管理指導事項連絡カード

(表)

# 母性健康管理指導事項連絡カード

平成　年　月　日

事業主　殿

医療機関等名
医師等氏名　　　　　　　印

下記の1の者は、健康診査及び保健指導の結果、下記2〜4の措置を講ずることが必要であると認めます。

記

## 1 氏名等

| 氏　名 | 妊娠週数 | 分娩予定日 |
|---|---|---|
| | | 年　月　日 |

## 2 指導事項（該当する指導項目に○を付けてください。）

| 症　状　等 | | 指導項目 | 標　準　措　置 |
|---|---|---|---|
| つわり | 症状が著しい場合 | 勤務時間の短縮 | |
| 妊娠悪阻 | | 休業（入院加療） | |
| 妊娠貧血 | Hb9g/dl以上11g/dl未満 | 負担の大きい作業の制限又は勤務時間の短縮 | |
| | Hb9g/dl未満 | 休業（自宅療養） | |
| 子宮内胎児発育遅延 | 軽症 | 負担の大きい作業の制限又は勤務時間の短縮 | |
| | 重症 | 休業（自宅療養又は入院加療） | |
| 切迫流産（妊娠22週未満） | | 休業（自宅療養又は入院加療） | |
| 切迫早産（妊娠22週以後） | | 休業（自宅療養又は入院加療） | |
| 妊娠中毒症 | 浮腫 | 軽症 | 負担の大きい作業、長時間の立作業、同一姿勢を強制される作業の制限又は勤務時間の短縮 |
| | | 重症 | 休業（入院加療） |
| | 蛋白尿 | 軽症 | 負担の大きい作業、ストレス・緊張を多く感じる作業の制限又は勤務時間の短縮 |
| | | 重症 | 休業（入院加療） |
| | 高血圧 | 軽症 | 負担の大きい作業、ストレス・緊張を多く感じる作業の制限又は勤務時間の短縮 |
| | | 重症 | 休業（入院加療） |
| 妊娠前から持っている病気（妊娠により症状の悪化が見られる場合） | | 軽症 | 負担の大きい作業の制限又は勤務時間の短縮 |
| | | 重症 | 休業（自宅療養又は入院加療） |

(裏)

| 症状等 | | | 指導項目 | 標準措置 |
|---|---|---|---|---|
| 妊娠中にかかりやすい病気 | 静脈瘤 | 症状が著しい場合 | | 長時間の立作業、同一姿勢を強制される作業の制限又は横になっての休憩 |
| | 痔 | 症状が著しい場合 | | 長時間の立作業、同一姿勢を強制される作業の制限又は横になっての休憩 |
| | 腰痛症 | 症状が著しい場合 | | 長時間の立作業、腰に負担のかかる作業、同一姿勢を強制される作業の制限 |
| | 膀胱炎 | | 軽症 | 負担の大きい作業、長時間作業場所を離れることのできない作業、寒い場所での作業の制限 |
| | | | 重症 | 休業（入院加療） |
| 多胎妊娠（　　胎） | | | | 必要に応じ、負担の大きい作業の制限又は勤務時間の短縮、多胎で特殊な管理が必要な場合、特に慎重な管理が必要 |
| 産後の回復不全 | | | 軽症 | 負担の大きい作業の制限又は勤務時間の短縮 |
| | | | 重症 | 休業（自宅療養） |

標準措置と異なる措置が必要である等の特記事項があれば記入してください。

3 上記2の措置が必要な期間（当面の予定期間に○を付けてください。）

1週間（　月　日〜　月　日）
2週間（　月　日〜　月　日）
4週間（　月　日〜　月　日）
その他（　　　　　）

4 その他の指導事項（措置が必要である場合は○を付けてください。）

| 妊娠中の通勤緩和の措置 | |
| 妊娠中の休憩に関する措置 | |

(記入上の注意)
(1)「4 その他の指導事項」の「妊娠中の通勤緩和の措置」欄には、交通機関の混雑状況及び妊娠経過の状況にかんがみ、措置が必要な場合、○印をご記入ください。
(2)「4 その他の指導事項」の「妊娠中の休憩に関する措置」欄には、作業の状況及び妊娠経過の状況にかんがみ、休憩に関する措置が必要な場合、○印をご記入ください。

指導事項を守るための措置申請書

上記のとおり、医師等の指導事項に基づく措置を申請します。

平成　年　月　日

所属　　　　　　　
氏名　　　　　　　印

事業主　殿

この様式の「母性健康管理指導事項連絡カード」の欄には医師等が、また、「指導事項を守るための措置申請書」の欄には女性労働者が記入してください。

> トピックス

## 少子化対策プラスワン ― 子ども・子育て応援プラン

わが国の少子化対策として，1994年に「今後の子育て支援のための施策の基本的方向について」（エンゼルプラン）および「当面の緊急保育対策等を推進するための基本的考え方」が策定され，安心して子どもを産み育てられる環境の整備を目的とした保育対策―低年齢児（0〜2歳）保育，延長保育施設や緊急一時保育施設の増設など―の推進が図られた。また，1999年には，「重点的に推進すべき少子化対策の具体的実施計画について」（新エンゼルプラン）が大蔵，文部，厚生，労働，建設，自治6大臣合意により策定された。これにより，子育て支援サービスの充実，仕事と子育ての両立のための雇用環境の整備に向けたさまざまな計画が推進されてきた。

しかし，なかなか歯止めのかからない少子化の流れを変えるため，2002年，厚生労働省は「少子化対策プラスワン」を提言した。このなかで，働きながら子どもを育てているすべての人を対象とした取組みとしては，①男性を含めた働き方の見直し，多様な働き方の実現，②仕事と子育ての両立の促進，③保育サービスなどの充実，の3点をあげ，対策を総合的に進めようとしている。なお，これらの対策を具体化するため，2003年に成立した「次世代育成支援対策推進法」では，地方自治体および従業員が300人を超える企業に対して，子育てと仕事を両立しやすい雇用環境を整備するための行動計画策定を義務づけている。

また，2003年には「少子化社会対策基本法」が成立し，"仕事と家庭の両立支援と働き方の見直し"は，少子化社会対策大綱により4つの重点課題のうちの1つに位置づけられた。2004年12月に定められた「少子化社会対策大綱に基づく重点施策の具体的実施計画について（子ども・子育て応援プラン）」は，2009年度までの5年間に取り組む具体的な施策や目標を大綱の重点課題に沿って示すとともに，概ね10年後を展望した目指すべき社会の姿を表したものである（表11-17参照，427頁）。育児休業取得率を男性10%，女性80%とする，育児期に長時間にわたる時間外労働を行うものの割合を減少させることなどが，仕事と家庭の両立支援に関する目標として掲げられている。

（坂間伊津美）

## 2 さまざまな家族のなかの母性への健康支援

### a 核家族と複合家族

#### 1）核家族，複合家族の特性

マードック（Murdock GP）は，家族のタイプを主に「核家族」と「複合家族」に分類している。「核家族」は，1組の夫婦と，実子，養子を問わず，未婚の子どもとが居住を共にし，性的，経済的，生殖的，教育的の4つの機能を持つ集団である。「複合家族」は，夫婦と彼らの未婚の子どもたちからなる核家族がいくつか複合することによって形成される家族であり，直系の親子関係の拡大を通じて形成される場合を，「拡大家族」としている[15]。この項では，核家族と，複合家族のなかでも直系の親子関係を中心として成り立ついわゆる3世代家族について，それぞれの特性を踏まえながら，母性への健康支援を述べる。

2002年の国民生活基礎調査（厚生労働省）によると，わが国の「夫婦と未婚の子のみの世帯」は約1,500万世帯であり，世帯の構成割合では32.5%を占める。この割合は年々減少しているが，理由は，未婚化・晩婚化，あるいは高齢者の増加により，「夫婦のみの世帯」や「単独世帯」が増加していることによる。1世帯の平均人数は2.75人であり，小世帯化がますます進行している。3世代家族は約480万世帯であり，構成割合では10.6%とここ数年横ばいにある。

核家族と3世代家族という家族形態の違いによ

## トピックス

### 育児休業取得の現状および育児・介護休業法の改正

　厚生労働省が行った「平成15年度女性雇用管理基本調査」では，出産した女性雇用者の73.1％が育児休業を取得している。平成14年度の同調査によると，休業期間は「10～12か月未満」が41.4％と最も多いが，「10か月未満」が約5割を占め，取得限度の1年を割り込む人が多いことがわかる（図）。「1年以上の育児休業」を独自に定めている事業所で，12か月以上の休業制度を利用できているのはわずか7.8％の女性にすぎない。育児休業の取得状況に影響するのは，経済状態や保育所に預ける時期などの要因もあるが，職場の雰囲気が最も大きい。

　一方，男性の育児休業取得率はわずか0.44％であった。「子育てに関する意識調査」（財団法人こども未来財団，2001年）において，男性に育児休業を取得する意向について尋ねたところ，約4割が「取得する希望はあるが現実的には難しい」と答えている。その理由として，「仕事の量や責任が大きいから」，「収入が減少し，家計に影響するから」についで「職場で理解が得られないから」を半数近くの人があげている。職場の理解や雰囲気を改善していくことが，制度活用，ひいては仕事と家庭の両立のために必須だといえる。

　育児休業中の経済的不安を軽減するため，現在，休業中の社会保険料は免除され，育児休業基本給付金（給付水準は休業開始時賃金日額の30％）による保障が行われている。

　2002年には，勤務時間短縮などの措置は子が3歳になるまでと延長された。また，育児休業取得を理由とする不利益な取り扱いを禁止し，小学校就学前の子どもの養育を行う男女労働者に対しては，請求があった場合に1か月24時間，1年150時間を超える時間外労働が免除される規定が設けられた。

　さらに2005年4月の育児・介護休業法の改正では，①育児休業対象者を拡大する，②一定の場合に，子が1歳6か月に達するまで休業期間を延長できる，③子が就学するまでは年5日までの看護休暇を取得できることが規定された。これは，女性労働者の多くが，仕事と育児を両立するために必要な対策は「子どものための看護休暇」と考えている現状に見合った改正となっている。

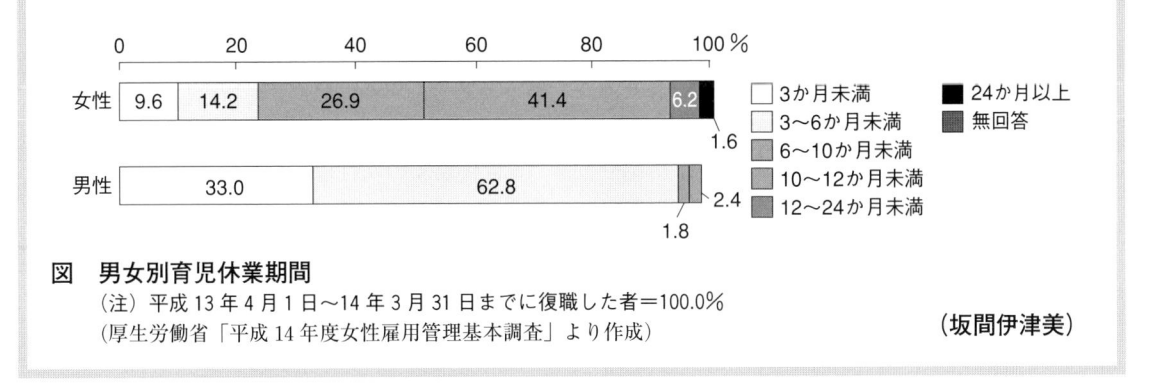

| | 3か月未満 | 3～6か月未満 | 6～10か月未満 | 10～12か月未満 | 12～24か月未満 | 24か月以上 | 無回答 |
|---|---|---|---|---|---|---|---|
| 女性 | 9.6 | 14.2 | 26.9 | 41.4 | 6.2 | 1.6 | |
| 男性 | 33.0 | 62.8 | | | | 2.4 | 1.8 |

**図　男女別育児休業期間**
（注）平成13年4月1日～14年3月31日までに復職した者＝100.0％
（厚生労働省「平成14年度女性雇用管理基本調査」より作成）

（坂間伊津美）

---

り影響されるのは，主にサポートに関してである。3世代家族では，家族構成人数が多く，地縁による人間関係も濃いため，手段的・情報的サポートが得られやすい。一時的な情報だけでなく，「家」独自の伝統や慣習が世代を越えて受け継がれていくことが多い。また，身内ということで情緒的サポート源としても大いに頼りとなりうる。一方，核家族では夫婦が主体となり，自分たちの希望に沿った家庭を自由に築いていくことが可能である反面，家庭内外でのサポート源が少なく，ともすると孤立につながる。

　しかし，現代では，平均寿命が延び，比較的健

康でゆとりのある老年期を過ごしている親が多く，また，子どもの数が少ないため結婚後も親子関係，特に妻の親とのつながりが強い傾向にある。核家族の夫婦を対象とした調査において，妻が週1回以上親と会ったり電話で話したりする割合は，義母19%，義父17%に対し，実母47%，実父34%であり[16]，自分の親との接触を頻繁に持っていることがわかる。したがって，核家族，3世代家族にかかわらず，親と積極的に交流し，親からさまざまな支援を得ている場合が多いことが近年の特徴といえよう。

### 2) 妊娠・分娩・育児への影響

核家族の女性では，手助けが少ないため，たとえば，妊娠中つわりなどで体調がすぐれないときにも家事を自分でしなければならない，あるいは分娩が始まっても付き添いが得られず1人で陣痛を乗り越えなければならないことがある。また，近隣との関係性が薄い現在，核家族は地域のなかで孤立する傾向にあり，特に家で1人の時間を過ごすことが多い専業主婦の場合には，妊娠・分娩・育児期を通して不安を生じやすい。

3世代家族では親からの手助けやアドバイスがあるので，あまりこのようなことはなく，ささいな疑問や不安も解消できる。親との同居は，就業しながら子育てをする際の大きなサポートにもなっており，第1子出産前後の継続就業率をみると，核家族の女性が2割しか仕事を続けていないのに対し，3世代家族の女性で仕事を続けているのは4割にのぼる。しかし，親と同居している場合には，気兼ねから休みたいときに休めない，出産や育児に関する考え方が世代間で違う，などの理由で葛藤を生じることがある。義父母との間ではストレスがより高じる可能性が大きい。

赤平ら[17]は，3世代家族のなかで暮らす女性は，核家族の女性に比べ家族内での役割ストレスが高く，それは「母・妻・娘」として多重役割を担うためであると述べており，服部[18]も，核家族の女性のほうが3世代同居の女性より健康度が高いと報告している。ただし，3世代家族のなかでも，結婚期間の長短，台所や風呂といった生活空間の共有の程度，夫方・妻方どちらの親との同居か，親子関係の良好さなどにより，妊娠・分娩・育児への影響が異なることを考慮すべきであろう。

わが国には古くから「里帰り出産」の習慣があり，今でも，核家族，3世代家族の家族形態によらず，分娩前後の期間を実家で過ごす女性が多い。里帰り出産には，慣れ親しんだ環境のなかで精神的安定が得られる，家事などの労働が軽減される，親からの知識が得られるなどのメリットがある反面，一貫した健康診査や保健指導を受けにくい，実家に依存する習慣から抜けられない，父親不在の周産期を過ごすことにより時期に応じた父性や家族愛が確立されにくいなどのデメリットがある[19]。これらを理解したうえで，女性とその家族が，自らにとって最適な出産場所を選択できるように支援することが重要である。

### 3) 保健指導

助産師は，核家族の女性が妊娠・分娩・育児期を通じ孤立することがないよう，手段的サポート，情緒的サポートに関するキーパーソンの確保を助言，調整する必要がある。多くは，夫や実母がキーパーソンになると考えられるが，夫の仕事，あるいは実家の家業・家族の状況などにより，十分なサポートを得られない場合がある。家族内での実際的なサポート力について情報収集およびアセスメントを行い，必要であれば社会的資源の活用をすすめていく。また，夫婦が中心となり家庭を作り上げていく核家族では，夫自身が父親として成長発達していく際の役割モデルが少ない。したがって，両親学級や育児学級など，折々にふれて「父親になること」を夫に対して指導していくことが，今後ますます必要となるであろう。

3世代家族の女性は，同居家族からのサポートを受けやすいというメリットを持つ一方で，生活時間や生活習慣を家族にある程度合わせなければならないことによるストレスを生じうる。たとえば，食事について考えてみると，同居家族の好みを優先したメニューや味付けになっているために，妊産婦が減塩や和食中心の食事にしたいと思っても，なかなかいい出せなかったり，実行が難しかったりするかもしれない。栄養指導や生活指導を行ううえで，助産師は，妊産婦の背景にある家族全体の生活に目を向けてアプローチすることが重要である。あるいは，平均寿命が延長している現在，同居する親や祖父母の介護と育児を併せて行っている家族もあり，その場合には，介護や育児を中

心的に担う女性の心身の負担は非常に大きい。3世代家族においては，同居家族のさまざまな健康問題を見渡しながら保健指導を行わなければならない。

里帰り出産を予定する女性に対しては，実家への移動時期，健診をスムーズに移行するための受診時の注意，分娩後に自宅へ戻る時期，夫への対応などについて指導を行う。

### b ひとり親家族

#### 1) ひとり親家族の特性

2003年の離婚件数は約28万件と過去最高を示し，離婚または未婚に起因するひとり親家族の増加は近年著しい。「全国母子世帯等調査」(厚生労働省，2003年)によると，母子世帯数は約123万世帯，父子世帯数は約17万世帯であり，また，母子世帯のうち生別(離婚または未婚)が約9割，小学校入学前の子どものいる世帯が2割を占める。父子世帯では，主に慣れない家事・育児を行ううえでの困難が生じることが多い。しかし，ひとり親家族に関して特に注目すべきは，その大半を占めている，低収入と育児と仕事の両立困難により厳しい生活苦に直面する母子世帯である(図4-24)。

母子世帯の平均年収は212万円であり，これは，一般世帯の平均年収589万円の36%にしかすぎず，父子世帯の平均年収390万円の約半分である。

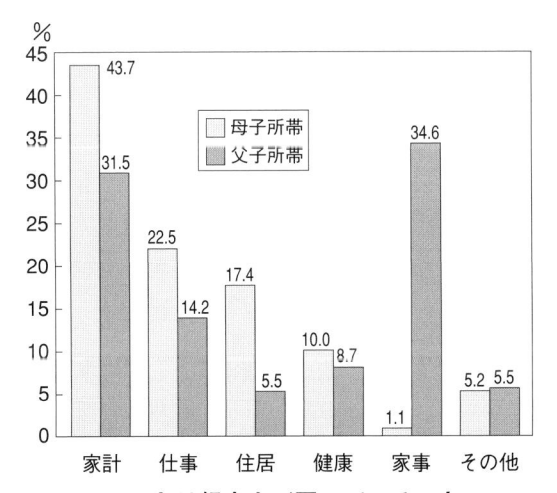

図4-24 ひとり親本人が困っていること
(厚生労働省平成15年度全国母子世帯等調査，2003年より作成)

離婚後，養育費を全く受けたことがない人は6割以上にのぼり，母親の就業による収入，親族からの経済援助，児童扶養手当(児童のいる母子世帯に収入に応じて支給される)，あるいは生活保護を頼りに細々と生活していることがわかる。また，持ち家率は，死別の場合57.5%であるのに対し，生別の場合15.6%と大きな差があり，借家に居住する家族では，住居費も家計を圧迫する要因となる。

母子世帯の母親で働いている人は83%にのぼり，そのうち臨時・パートが半数，常用雇用者は4割である。就業にあたっては，①就業経験がない，または結婚・出産により就業経験が中断している，②子どもとの生活を考慮して，就業の時間や方法を制限しなければならない，③小さな子どもがいるとパートでも採用されにくい，④母子世帯となった母親の平均年齢が33.5歳であるため，就職時の年齢制限にかかることが多いなど，さまざまな障害がある。育児と両立しながら条件や収入の良い仕事をすることは，現状では難しい。加えて，中田は，10代でシングルマザーになった場合，教育期間が短いので仕事や収入への影響があると指摘している[20]。

このような状況を踏まえ，子育て・生活支援，就業支援，養育費の確保，経済的支援を総合的に展開するため，「母子及び寡婦福祉法等の一部を改正する法律」が2002年11月に公布された(図4-25)。これは，母子世帯になった直後の支援を重点的に実施し，そのうえで就業による自立に向けた支援をしていこうとするものであり，充実した運用が大いに期待される。しかし，たとえば児童扶養手当に関する改正をみると，満額支給(月額42,370円)の上限が年収204万円から130万円に引き下げられ，一部支給(月額28,350円)についても2段階から年収が1万円増えるごとに減額される仕組みに変更される。また支給開始5年後には大幅な減額を行い就労支援に力点を移すとしているが，その結果，受給世帯の約半数で手当が減額されることになるとの懸念もされている[21]ため，今後の経過をしっかり見極めていくことが必要であろう。

#### 2) 妊娠・分娩・育児への影響

未婚の母になることを望み，または覚悟して妊

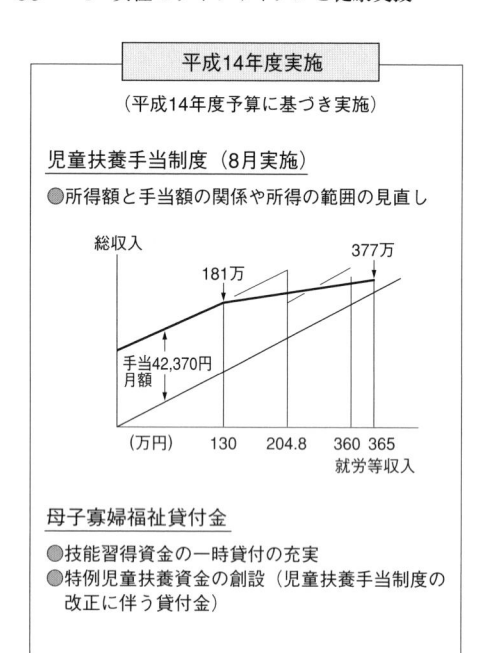

**図4-25 母子寡婦福祉法等の改正の概要と対策の実施時期一覧**
〔(財)母子衛生研究会:月刊母子保健, 第527号, p.12, 2003〕

娠する場合と，妊娠・分娩の前後で急にパートナーとの死別・離別を経験する場合とでは，ずいぶんと状況が異なる。後者においては，シングルマザーになるという心理的適応と急激な環境変化への適応を短期間で図らなければならないため，心身のストレスが著しい。なかには，出産することや母になること自体をなかなか受け止めきれないほど心理的ダメージを受けているケースもある。一方で，離婚を決断するまでの葛藤からようやく解放されて，意欲的に新たな生活づくりに取り組むケースもある。助産師は，それぞれの女性の気持ちに寄り添い，適応過程を見守りながら，妊娠・分娩期をできるだけ前向きに，快適に過ごせるように支援しなければならない。また，最近，夫立ち会い分娩が増加しており，分娩時にパートナーの役割が重要であることは周知の通りである。分娩時には，女性にとっての夫に代わるキーパーソンおよび助産師が，パートナー役としてしっかりサポートする必要がある。

10代妊娠の場合には，さらに若年妊娠の医学的・社会的リスクが加わる。15歳以上で妊娠初期から適切な管理を受けていれば，妊娠自体のリスクはそれ以上の年齢の妊婦に比して有意差はないとされるが，栄養管理の不十分さから貧血・肥満・妊娠高血圧症候群・低出生体重児などのリスクは高いとの報告は多い[22]。したがって，妊娠初期からの継続的な検診と教育・相談が特に重要となる。

育児期には，前述したように子どもの養育と仕事との両立に困ることが多い。収入が少ないために複数の仕事を掛け持ちして，心身の疲労や健康不安を招く可能性も考えられる。「母子世帯の母への就業支援に関する調査」(日本労働研究機構，2001年)からは，母子世帯の母親の7割以上が，自分が働かなくてはならないというプレッシャーを感じている，経済的に無理をしても子どもの教育は十分に受けさせたいと考えているなど，張りつめた気持ちのなかで仕事をしている母親の姿がうかがえる。

### 3) 保健指導

まず，助産師は，ひとり親家族としての準備状態について，健康，住居，経済，仕事，育児，心理，サポートなどさまざまな側面からアセスメントする必要がある。これらは，個々の家族によって大きく異なり，しかも望ましい健康実現のためにはすべてが関連してくるからである。

また，母子世帯の自立に向けた各種支援策に関する母親の知識を確認し，児童扶養手当，無利子の母子寡婦福祉資金貸付金，公営住宅への入居，保育所への優先入所など，利用できる社会資源の情報提供を行う。わが国における福祉は，自己申請を原則にした制度が多いので，保健師やケースワーカーとの連携を図ることで，支援からもれることなく，スムーズに利用できることが可能となる。世間体を気にして，福祉支援を受けることを躊躇する場合もあるので，積極的に制度を活用していくための意識づけも必要かもしれない。

母親を支えるキーパーソンを確認しておくことも重要である。母子世帯の母親は，日々の生活のために身体的に無理をして働いていることが多い。心理的にも，父親・母親双方の役割を果たさなければならないとの気負いを持っており，子どもが成長するにつれて，父親不在が子どもに与える影響について不安や悩みを抱くなど，長期にわたってストレスフルな状態が続く。このようななかで，一息つける時間や場を持ち，育児の不安を解消するためには，キーパーソンの存在・協力が欠かせない。あるいは，身近な相談窓口やひとり親家族の自助グループの紹介も有用である。

「母子世帯の母への就業支援に関する調査」では，母子世帯になってから自分の健康がより気になると答えた人が8割であり，健康への関心は高い。定期的な健診を促し，健康維持を図ることで，家族のためのみならず，自分自身の生活や生き方も大切にできるような支援につなげたいものである。

### ◉ c 在日外国人家族

#### 1）在日外国人家族の特性

法務省入国管理局の外国人登録者統計によると，2004年末における外国人登録者数は197万人を越え，わが国の総人口の1.6%を占める。外国人登録者数は，前年に引き続き過去最高を更新している。国籍別では，韓国・朝鮮が全体の30.8%を占め，中国，ブラジル，フィリピン，ペルー，アメリカと続く。在日外国人のなかで，オールドカマー（何世代かにわたり日本に定住している在日韓国・朝鮮人）の構成比は年々低下しており，1980年代後半からニューカマー（南米，アジア出身の「新しい外国人」）の割合が増加している。外国人登録者数が最も多いのは東京都で，ついで大阪府，愛知県，神奈川県，埼玉県，兵庫県，千葉県，静岡県，京都府，茨城県である。この上位10都道府県で，全国の外国人登録者数の約7割を占める。

また，父親・母親のどちらかが外国人である子どもの数は，2003年に21,522人で全出生数の約2%にのぼる。

このように，わが国での外国人家族の存在は，ごくあたりまえのこととなりつつある。しかし，在日外国人家族が，十分満足できる保健医療の環境のなかで暮らしているかというと，言葉や文化・習慣の違い，社会経済的問題などから，いまださまざまな障壁にぶつかることが多い。それは，国籍や在留資格，在日年数だけでなく，夫婦双方とも外国人か，どちらか一方が日本人かによっても異なる。

しかも，在日フィリピン人労働者への調査[23]では，過去1年間に受診した女性のうち，27.3%の人が妊娠，出産のためと答えている。したがって在日外国人家族に対する理解を深め，受診理由として大きな位置づけを占める周産期医療ケアの整備を担っていくことは，助産師の非常に重要な役割であるといえる。

#### 2）妊娠・分娩・育児への影響

妊娠・分娩・育児は，個人および家族における重大なライフイベントであり，また女性の心身の健康に大きな影響を与える。言葉，習慣，宗教，あるいは医療事情の違う異文化のなかで，これらを体験しなければならない女性とその家族のとまどい，不安，緊張は増幅され，さまざまな場面での問題につながる可能性がある。助産師は，在日外国人家族の不安やストレスをできるだけ察し，受け止めていきたいものである。

小林[24]は，医療のなかで外国人が困ることとして，①もともと外国人女性が好まないシステムや習慣がある（乳房マッサージで乳房に触れられる，授乳室で集まって授乳する，冷えた食べ物が出てくるなど），②食習慣が違う（イスラム教では豚肉を食べないなど），③診療時に医療者とのコミュニケーションがとれない，④書類や表示が読めない，⑤利用できる医療保険制度を知らない，⑥保

表4-16 外国人妊婦における妊娠・出産の特性

|  | 日本人<br>(n=1,191) | 外国人<br>(n=187) |
|---|---|---|
| 妊娠中体重増加(kg) | 10.1 | 13.0 |
| 児体重(g) | 3,035 | 3,386 |
| 夫立ち会い率(%) | 40.9 | 80.1 |
| 硬膜外麻酔使用率(%) | 3.8 | 19.3 |
| 帝王切開率(%) | 15.4 | 20.5 |

(中林正雄,祖母井英:外国人妊婦への配慮.周産期医学 32増刊号:313,2002)

険外診療が多い,などの点をあげている。

また井上ら[25]は,在日外国人のなかで妊婦健診の受診率が低い者が17.2％おり,受診率の高低には,①日本語会話が十分にできない,②医療保険未加入,③夫婦とも外国籍であることが関連していると報告している。

産科因子に関する外国人妊婦の特性についてみると,妊娠中の体重コントロールは日本人よりも厳しくなく,夫立ち会い分娩が8割,硬膜外麻酔使用率が2割である(表4-16)。近年,夫や家族の立ち会い分娩を行う施設が日本でも増加しているが,一方で分娩室には家族が入らない習慣の国もある。妊娠中の栄養管理や過ごし方,分娩・産褥期での入院生活中の希望,医療に関する希望や制限について,バースプランなどを活用しながら具体的に意思の疎通を図り,妊産婦と医療者が,可能なことと不可能なことの共通理解を持っておくことが必要である。その際に,母国の習慣を最大限に尊重する努力をすることはいうまでもない。

また,分娩が始まると,疼痛・慣れない環境・分娩への不安などによる精神的混乱が日本語会話能力を低下させ,適切な意思伝達が阻害されることからさらに不安が増大する[26]ため,必要な言葉については,簡単に意味を理解できるようなカードを準備しておくと役立つ。

沐浴や子どもの衣類の着せ方など,育児方法についての習慣が異なったり,言葉が通じないために,子どもの突発的な異常への対応に困ったりする場合もある。日本の気候を考慮した育児方法を伝えて理解を得る,母国語に対応できる相談窓口を紹介するなど,子どもの健康を守るための手段を講じておく必要がある。

### 3) 保健指導

まず,女性とその家族が,不安やストレス,自分の考えなどをきちんと表出できるような信頼関係と環境を築くことが重要である。英語だけでは対応できないほど多国籍の人々がいるが,言葉だけに頼らずボディランゲージも使う,親しみを持てるように挨拶などは相手の母国語を取り入れるなど,コミュニケーションを工夫することにより,相手を理解しようとする姿勢は必ず伝わるものである。すべてのことに対して事前の説明をきちんとすること,わかりやすい方法で説明をし,かつ理解できているかの確認をすることも大切である。あいまいな対応や物事の進め方は不信感につながる可能性がある。また,保健指導をする際,日本の価値観を一方的に押しつけないように注意する。

外国人にも適用される母子保健医療福祉制度,外国人を対象としたサービスやサポートは少しずつ整備されつつある(表4-17)。母子健康手帳は英語をはじめ8か国語版があり,AMDA国際医療情報センターでは,英語・中国語・韓国語・スペイン語・ポルトガル語・タイ語・ベトナム語での母子保健ガイドの作成,電話相談,外国語による両親学級などを行っている。小牧市保健センターでは乳幼児健診に通訳を配置したところ,受診率が向上したとの報告[27]もある。

助産師は,その地域で利用可能な制度やサービスに関するアンテナを持ち,妊娠期から育児期を通じて,母子が快適で健康的な生活を過ごすための情報提供および調整を行う必要がある。

分娩後の早期退院を希望する場合が多いため,退院後の生活についての指導は計画的に行う。パンフレットなどの媒体は,2か国語併記やローマ字併記にすると理解しやすい。出生届や国籍の手続き方法のほか,退院後の主たるサポート者の確認,保健センターの利用,母国語での相談窓口や緊急時の医療機関紹介などの内容も含めるとよい。医療費の高さへのとまどいや経済的不安を抱えている家族では,ケースワーカーとの連携も必要である。

### 表 4-17　在日外国人の構成員・母子保健医療福祉制度

| 区分 | 従来，戦前からの在日外国人 | 新しい外国人・ニューカマー I | 新しい外国人・ニューカマー II | 新しい外国人・ニューカマー III | 欧米人 | オーバーステイ |
|---|---|---|---|---|---|---|
| 在留資格 | 永住者 | 日本人の配偶者など，および定住者 | 留学・就学 | その他 短期滞在 興行 家族滞在など | 日本人の配偶者など，家族滞在，人文知識国際業務・宗教など | 在留資格なし 超過滞在 資格外就労など |
| 外国人登録者人数 2000年12月現在（構成比） | 約66万人（約39%） | 約52万人（約31%） | 約11万人（約7%） | 約29万人（約17%） | 約11万人（約6%） | 約23万人（うち，女性約11万人）2001年1月現在 |
| 構成員 | 在日韓国・朝鮮，中国人が90%を占める。そのうち82%は韓国・朝鮮人で，ほとんどが在日二世，三世である。 | 日本人の配偶者などブラジル，中国，フィリピン，韓国，タイ，ペルーなど定住者ブラジル，中国，ペルー，韓国・朝鮮，ベトナムなど南米からの日系人が半数以上を占める。 | 中国，韓国，マレーシアなどタイ中国からの学生が約6割を占める。 | アジアからの来日が多い。興行ビザの8割以上はフィリピンである。 | ヨーロッパ北米 | タイ，フィリピン，韓国，中国，マレーシア，イラン，ペルーなど |
| 人口の変動 | 在日韓国・朝鮮人は1991年以降，年々減少を続けている。 | 1990年の入国管理法の改定以降，南米出身の日系人が激増。現在，約31万人。「日本人の配偶者など」，「定住者」の資格を持つ親の子どもが日本で多く生まれている。 | | | わずかに増加するも外国人登録者割合はほぼ一定 | 1990年から92年に約3倍に急増し，それ以降は，約27万人前後の人口を保ち，99年以降減少するも，定住化傾向がみられる。 |
| 保健医療福祉制度の適用 [児童福祉法] 助産施設・母子寮利用 育成医療の給付 | ○ | ○ | ○ | ○ | ○ | ○ 「まず法律上の大原則として，児童福祉法，母子保健法には国際条項はなく，適用にあたっては不法滞在であるかどうかは問わない。まず，必要な措置を行うのが原則である」('95年10月，厚生省口頭指示） |
| [母子保健法] 母子健康手帳の交付 未熟児養育医療の給付 健康診査，栄養摂取援助 | ○ | ○ | ○ | ○ | ○ | ○ |
| [予防接種法] [結核予防法] 乳幼児の予防接種 | ○ | ○ | ○ | ○ | ○ | ○ |
| [生活保護法] 医療扶助・出産扶助など | ○ | ○ | これまで，すべての外国人に適用してきたが，1990年の厚生省口頭指示で非定住外国人には適用困難（適用除外）になった | | | |
| 国民健康保険の適用 | ○ | ○ | 1年以上の在留が見込まれる者に適用。 | | | |
| 医療 | ○ | ○ | ○ | ○ | ○ | 医療機関は正当な事由なく診療拒否できない。 |
| 女性の一時保護 | ○ | ○ | ○ | ○ | ○ | ○ |
| 保育所，幼稚園の入所 | ○ | ○ | ○ | ○ | ○ | ○ |
| 小・中学校の入学 | ○ | ○ | ○ | ○ | ○ | ○ |

（李節子：在日外国人と母子看護．氏家幸子監修，母子看護学原論，p.96，廣川書店，2002）

●引用文献

1) 内閣府編：平成13年度国民生活白書，pp.4-5.
2) 山崎喜比古：労働と家族とストレス．労働研究所報，第17号別冊，pp.17-26，東京都立労働研究所，1996.
3) 松枝睦美，高橋香代，佐藤美恵，他：妊娠期における日常生活活動量の検討．母性衛生41(2)：248-53，2000.
4) 山口三千夫，山田京子，山田大豪：専業主婦と兼業主婦の頭痛．日本頭痛学会誌29(1)：72-74，2002.
5) 日本婦人団体連合会編：女性白書2001，p.127，ほるぷ出版，2001.
6) 広瀬俊雄，多田由美子，町田光子，他：10万人を対象とした「営業とくらし，健康調査」にみる零細事業者・自営業者の労働・生活・健康状態の特徴．産業衛生学雑誌40(5)：222-26，1998.
7) 前掲書5)，p.129.
8) 前掲書6)，p.223.
9) 厚生労働省雇用均等・児童家庭局編：平成13年度版女性労働白書―働く女性の実情，pp.54-55，財団法人21世紀職業財団，2002.
10) 前掲書5)，pp.52-55.
11) 大久保利晃，中林正雄編：女性労働者・事業主・医師・助産師・保健師・看護師のための職場における母性健康管理，財団法人女性労働協会，p.58，2002.
12) 女性労働問題研究会編：女性労働20世紀から21世紀へ，p.30，青木書店，2002.
13) 前掲書11)，pp.35-36.
14) 女性労働問題研究会編：女性労働研究43号，サスティナブルな働き方，pp.31-34，青木書店，2003.
15) 比較家族史学会編：事典家族，弘文堂，1996.
16) 財団法人家計経済研究所編：新現代核家族の風景―家族生活の共同性と個別性，大蔵省印刷局，pp.117-19，2000.
17) 赤平理紗，大嶋巌：三世代同居と母子の心理的ストレスの関連についての基礎的調査．こころの健康17(1)：57-65，2002.
18) 服部律子：0～2歳児の父親の家事育児行動と母親の健康との関連．母性衛生43(1)：43-50，2002.
19) 高野陽，柳川洋編：母子保健マニュアル，p.42，南山堂，2002.
20) 中田照子，杉本貴代栄，森田明美：日米のシングルマザーたち―生活と福祉のフェミニスト調査報告，ミネルヴァ書房，pp.157-83，1997.
21) 日本子どもを守る会編：2002年版子ども白書，p.132，草土文化，2002.
22) 清水凡生編：総合思春期学，pp.234-35，診断と治療社，2001.
23) 平野(小原)裕子，川田智恵子：在日フィリピン人労働者の医療機関への受診に関わる社会人口学的要因．日本公衆衛生雑誌47(7)：602-9，2000.
24) 小林米幸：医師・医療関係者のための外国人患者診療ガイドブック，pp.22-26，77-89，ミクス，1993.
25) 井上千尋，李節子，佐藤真由美：在日外国人妊産婦の妊婦健康診査受診状況の検討．日本助産学会誌13(3)：162-163，2000.
26) 松井三明，他：在日外国人の分娩―国立国際医療センターでの経験から．周産期医学28(2)：253-57，1998.
27) 小林敦子：乳幼児健診に外国人通訳を配置して．地域保健30(11)：62-73，1999.

(坂間伊津美)

# 5 セクシュアリティと健康支援

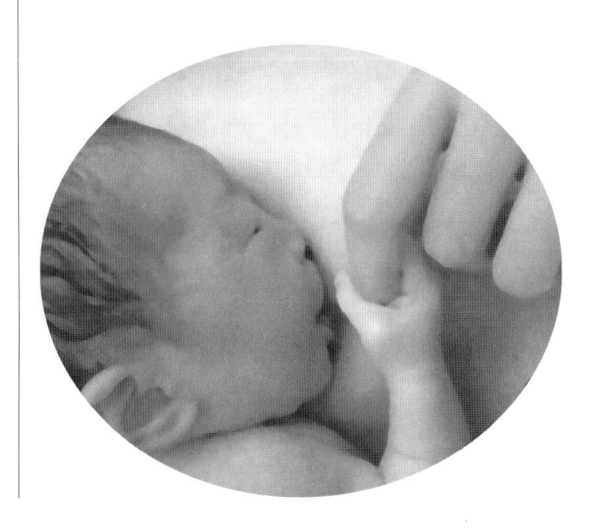

本章では，身体的および心理・社会的な統合体としての「広義の人間の性」である，セクシュアリティについて述べる。これは厳密にいえば胎児期を含めて人間の一生にわたるものであり，各時期の身体的，心理・社会的特徴と相まって発達・変化するものである。ここでは，乳幼児期，思春期，成熟期，更年期・老年期の4期に分け，それぞれの時期の特徴を述べた。また，性感染症や性分化など，セクシュアリティに関する最近のトピックスについても触れ，セクシュアリティの多様性について考える。

# I 女性のセクシュアルヘルス

## 1 セクシュアリティ

### a セクシュアリティの意義と役割

セクシュアリティという言葉は，「広義の性」を表すものとして一般的に使われているが，厳密にいえば性染色体や性ホルモン・生殖器などの身体的な性(sex)と，性自認・性志向や性行動・性役割観などの心理・社会的な性(ジェンダー)を総称したものとして捉えられている[1~3]。この両者は別々に存在するものではなく，両者が相互に密接に影響し合っている統合体として，人間個々人の性は存在しているものである。したがって，個々人の性は，心身の健康状態や地域社会状況から影響を受けたり，少なからず影響を及ぼしたりするものとしても考えていく必要がある。

性別は，一般には「男性と女性の2種類しかない」と認識されがちであるが，実際はどちらでもないものが存在するのは周知の通りである[4]。セクシュアリティの観点から性別をみると，遺伝子の性(3種類：XY＝男性，XX＝女性，それ以外)，自分自身の性別をどのように認識しているかという性自認(3種類：男性，女性，どちらでもない)，恋愛対象の性別を表す性志向(3種類：異性，同性，性別にこだわらない)の3項目の組み合わせとして捉えることができるので，単純に考えると質的には$3^3＝27$種類存在することになる(実際はそれぞれの中間層はグラデーションをなしているので，無数に存在する)。

量的にみれば，遺伝子の性＝男性＆性自認＝男性＆性志向＝異性(女性)，遺伝子の性＝女性＆性自認＝女性＆性志向＝異性(男性)という2つのタイプが多数派を占めるため，その2種類のみがそれぞれ「男性」，あるいは「女性」と認識され，それ以外は異常視されてきた歴史もあるが，現在はセクシュアルマイノリティという捉え方が一般的になりつつある。戸籍上は現在のところ，遺伝子の性による場合が多いが，心理・社会的にみれば幅を持って捉えられるべきであろう。

これらのことを踏まえたうえで，以下は前述の「男性」，「女性」についての記述である。

### b セクシュアリティの生理

女性は思春期より性周期を開始し，この周期的変化は一般に成熟期に完成し，更年期に入ると変化・衰退して，老年期には消失する。

図5-1は，この性周期変化を表したものである。この変化は視床下部-下垂体-卵巣の複雑なホルモンによるフィードバック機構により調節されている。性周期のはじめに視床下部より分泌された性腺刺激ホルモン放出ホルモン(luteinizing hormone-releasing hormone：LH-RH)が，下垂体前葉に作用して卵胞刺激ホルモン(follicle stimulating hormone：FSH)と黄体化ホルモン(luteini-

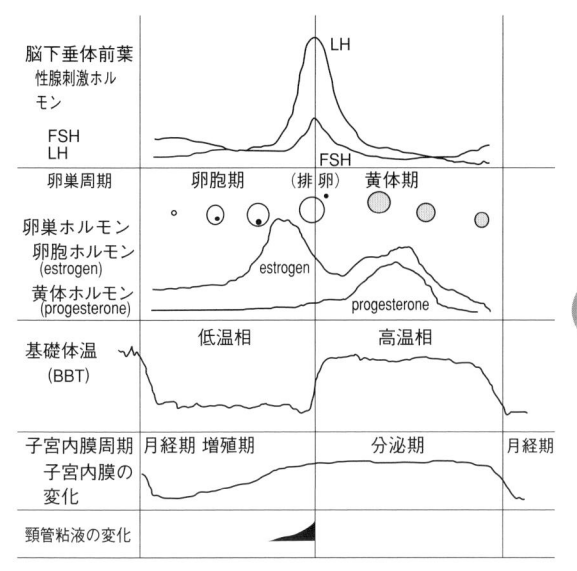

図 5-1　成熟期の女性の性周期変化
（文献5を参考に作成）

zing hormone：LH）の分泌を促し，それが卵巣に働き卵胞より卵胞ホルモン（estrogen）が分泌される。この時期を卵胞期というが，卵胞ホルモンは子宮内膜を増殖させる（増殖期）。また，子宮頸管の粘膜に作用し，頸管粘液量を増加させるとともに精子が通過しやすい状態に変化させる。卵胞ホルモンはその分泌が増加すると正のフィードバックが働き，下垂体からのLH分泌が急上昇する（LHサージ）。これにより，発育していた卵胞から卵子の排出（排卵）が起こる。

排卵後，卵胞は黄体となり卵胞ホルモンと黄体ホルモン（progesterone）を分泌する。黄体ホルモンは子宮内膜を分泌期に変化させる。また，黄体ホルモンには体温上昇作用があるため，基礎体温（basal body temperature：BBT）は卵胞期の低温相から高温相へと変化する（0.3～0.5℃上昇）。妊娠が成立した場合は黄体機能は持続するが（妊娠黄体），成立しなかった場合は約2週間継続した後，黄体は退行し白体となる。これに伴って卵胞ホルモン・黄体ホルモンの分泌が低下し，内膜は剥がれ落ちて月経が起こると同時に，視床下部にも作用してFSHの分泌が促され次の周期が始まる。

このように，女性の性周期は複雑なホルモン機構により調節されているが，この周期的変化によって精神面や行動面などに大きな影響を及ぼすことが知られている。女性ではこのような変化が約30年以上にわたって続くことになる。男性では視床下部にある周期調節中枢の働きが男性ホルモンにより停止しているため，このような周期的な変化は起こらない。

## 2 セクシュアリティの成熟過程

表5-1は胎児期から青年期後期までのライフサイクルとセクシュアリティをまとめたものである。この時期はフロイトの発達論では口唇期から性器期に，エリクソンの個体発達分化の8段階においては，Ⅰ乳児期からⅥ成人初期に相当する。

### a 乳幼児のセクシュアリティ

#### 1）一次性徴の発達

男女それぞれに特有な形態的・機能的特徴を「性徴」というが，出生時に確認される性腺および性器の特徴を「一次性徴」と呼ぶ。男性では，精巣・精巣上体・精管・陰茎など，女性では卵巣・卵管・子宮・腟・外陰部などを指す。

これは実際は遺伝子の違いに基づき胎児期に進行する性の分化に基づく特徴である。発生の初期では男女ともウォルフ管・ミュラー管という2対の生殖管を有するが，男性ではY染色体上にある精巣決定因子により，性腺原基は精巣へと変化し，ミュラー管抑制物質が分泌されて，ミュラー管は退化しウォルフ管が発達してこれが男性性器となる。精巣決定因子がない場合は，性腺原基は卵巣へと変化し，自然にウォルフ管が退行してミュラー管が発達し女性性器となる。

#### 2）性的欲求の発達と心理的特徴

精神分析学者であるフロイトは，乳幼児期から性的欲求が存在すると唱え，性的エネルギーであるリビドーは，身体の粘膜部位に性感帯を持ち，リビドーの発達につれてその部位が変化するとした。生後1歳半くらいまでは口唇がそれに相当し，この時期は口唇期と呼ばれ，口唇で吸う・しゃぶるといった口唇愛的欲求が形成されるとしている。その後3（～4）歳くらいまでは，肛門期と呼ばれ，大便の保持・排出に伴う快感と結びついて，いわ

表5-1 ライフサイクルとセクシュアリティ（胎児期〜青年期後期）

| | 生物学的変化 | 心理社会学的変化 | 発達論（フロイト） | 個体発達分化（エリクソン） | その他 |
|---|---|---|---|---|---|
| 胎児期 | 性の分化<br>遺伝子の性 → 内性器・外性器の分化 | | | | |
| 乳児期<br>0歳 | | 外性器の形態による社会的性の決定<br>↓<br>社会・文化的影響による性にふさわしい行動の期待（親）：良い男の子・良い女の子<br>↓<br>生後12か月までに<br>（親に対する男・女児の行動の違い<br>　男・女児に対する親の行動の違い）<br>役割強化表現：愛称，衣類・玩具の種類など<br>↓<br>児のセクシュアリティ強化 | 口唇期 | I：乳児期<br>信頼感⇔不信感<br>安全→信頼獲得 | |
| 幼児期<br>1〜3歳 | | 他者と自己を区別し続ける→自分の方向づけ<br>　　　　　　　　　　　　　自分の意志獲得<br>ギブアンドテイク：両親からの要求を喜ぶ<br>　　　　　　　→達成を望む　達成する<br>好奇心旺盛→自分自身の環境を探索する。<br>性同一性の中核は18か月までに形成（マネー）<br>　　　　　　　→3歳までならば再認識可能<br>2歳までに男性と女性を識別できる。<br>学習ゲームを通して性器の名称を覚える。<br>　口に出してはいけないことも学習<br>親と別の部屋で寝る→プライバシーの概念 | 肛門期 | II：幼児初期<br>自立性⇔恥疑惑<br>自律性−自立性 | 「原光景」 |
| 4〜6歳 | | おとなの行動の模倣<br>協力しての行動・他者への関心・友情の形成<br>　→同性間での性的な遊び→親の不安→子どもに投影<br>エディプスコンプレックス→母親への愛着→去勢不安<br>エレクトラコンプレックス（女児の場合）<br>↓<br>同性の親との同一化→性役割の強化<br>　伝統的な性役割を目でみて経験する必要性 | エディプス期 | III：幼児期<br>自発性⇔罪悪感<br>積極性−罪の意識 | 性的虐待（6歳児に多い） |
| 学童期<br>6〜12歳 | | 知的好奇心旺盛<br>道徳観念<br>同性の仲間→家族・両親の権威の低下 | 潜伏期 | IV：学童期<br>生産性（勤勉性）⇔劣等感 | 具体的操作（ピアジェ） |
| 青年期<br>前期<br>思春期<br>13〜17歳 | 第二次性徴<br>女子：胸・乳輪の膨らみ，乳頭・乳輪の隆起，陰毛（逆三角形），外陰発育・色素沈着，皮下脂肪沈着（丸みを帯びたからだ），初経（初潮），帯下増加，腋毛<br>男子：陰嚢・睾丸が大きくなる。陰嚢の皮膚に赤み・ザラザラ，ペニスが大きくなる，射精衝動，陰毛（臍の周囲まで），腋毛，夢精 | 仲間集団の影響大（女子＞男子）<br>　女子：身なり・服装，デート相手の選び方<br>　男子：自由な婚前交渉，親との距離<br>性に関する誤解／一過性の同性愛の恐怖<br>　　　　　　　（自慰（マスターベーション）<br>　　　　　　　　妊娠（避妊法）<br>↓<br>自然で正常な行為<br>デート：集団デート，複数デート<br>　　　　特定の人とのデート→恋人関係 | 性器期 | V：思春期青年期<br>アイデンティティ⇔アイデンティティ拡散 | |
| 後期<br>18〜22歳 | 女子：乳房成熟，陰毛（大腿内側），腋毛（中程度），性周期の確立<br>男子：性器の発達，ひげ・体毛，陰毛・腋毛が濃くなる，声変わり | 異性との間に親密な関係形成<br>性に特有の身体像形成<br>罪の意識・羞恥心<br>両親や家族との結びつきの低下<br>性愛的満足の認識<br>性の選択に関する葛藤の消失<br>豊かな性生活（性衝動のコントロール）<br>生活のなかでの"性"の位置の価値の認識<br>自分・相手・社会への責任能力<br>他者との親密な関係の一側面としての性愛 | | VI：成人初期<br>親密性⇔孤立 | 性的開花（サレル）<br>10代の妊娠<br>性感染症<br>性教育 |

ゆるトイレットトレーニングの時期にも該当する。この親によるしつけを通して、親に従うか否か、ひいては受動・能動の葛藤が形成される。

その後5〜6歳くらいまではエディプス期または男根期と呼ばれる。この時期は幼児性欲がペニス（あるいはクリトリス）に集中する時期で、いわゆる性器いじりが起きるのもこの時期である。この時期は、異性の親に愛着を感じ同性の親に敵意を抱くエディプスコンプレックスが生じて、やがて消滅していく時期であるとしている。男児の場合は、母親に対する愛着感情から、父親から去勢されるのではないかという去勢不安が生じ、やがては父親と同一化することで克服する。女児では、ペニスのない母親への失望から男根羨望を生じ、父親に愛着感情を抱くことによりコンプレックス（エレクトラコンプレックスとも呼ばれる）が発生するといわれているが、やがて男根羨望が子ども願望に変わって解消されていく。この結果、母親に同一化できれば女性としての同一性獲得につながる。

### 3）性的欲求の発達と社会的特徴

この時期はエリクソンの個体発達分化の第Ⅰ〜Ⅲ段階に相当する。

**Ⅰ期** 自我の発達課題を「基本的信頼」とし、母親の不在を受け入れられることをあげている。他者からの一貫した養育を受けることによって、安全を感じることが信頼感の獲得につながる。基本的信頼体験は、これが欠如すれば乳児に「不信感」が芽生え、後に他者と親密な関係を作りにくくなる可能性がある。外性器の形態による親の児に対する性別認識は、その親子が属する社会における性にふさわしい行動の期待につながり、その結果、生後12か月までには男児・女児に対する親の行動の違い（愛称、衣類・玩具の選択など）が生じるといわれるが、それが親に対する男児・女児の行動の違い、つまり児のセクシュアリティの強化につながると考えられる。

**Ⅱ期** 自律性と自立性が養われる時期とされている。他者と自己を区別することによって、自らの方向性や意志あるいは自尊心を獲得していく。それがうまくいかない場合や、過度の強制が働く場合は、恥や疑惑を抱く性癖が生じうるとされている。マネー(1965)は性同一性を「自身の男性あるいは女性、または程度の差はあるが両方の性を持った人間としての個別性の一致・調和・持続性」と定義し、その中核は18か月までに形成されるとしている。その後は変化しにくいものであるが、また3年以内なら再認識の可能性があるとも考えられている。また、2歳までには男性と女性を識別できるようになるといわれている。性器の名前を覚えたり、それをむやみに口に出してはいけないことを学習したり、プライバシーの概念が生じるのもこの時期である。両親が性交中に寝室に入ってしまうこともあるが、これは「原光景」と呼ばれ、そのこと自体よりも、そのときの両親の子どもに対する対応や動揺が、子どもに影響を与えると考えられている。

**Ⅲ期** 自発性・積極性が発達する時期とされているが、自発的な行動が目的達成につながらない場合は、罪の意識や敗北感を感じることになる。この時期には、他者への関心や友情が形成されるが、それが同性間での「お医者さんごっこ」、「性器いじり」などの性的な遊びに発展することもあるが、そのことに対して親が不安を抱いたり、柔軟性を欠いた対応をすると自発性の発達を障害する可能性がある。またこの時期は、おとなの行動を模倣する時期でもあるので、それぞれの属する社会での伝統的な性役割を目でみて経験する必要がある。性的虐待の対象となりやすい時期として、6〜7歳をあげている報告もある[2]。

## b 思春期のセクシュアリティ

### 1）第二次性徴の発達と性差

思春期以後に発生する、性腺刺激ホルモンおよび性ホルモンの作用に基づく性腺と性器以外の身体に起こる男女の性的特徴を第二次性徴と呼ぶ。

男子では、「陰囊・睾丸の体積増加、陰茎の増大、腋毛・陰毛の発生」などが起こり、射精衝動や夢精を経験する。後期になると、更なる性器の発達が起こり、体毛が濃くなったり声変わりをみる。女子では「胸の膨らみ、乳頭・乳輪の隆起、腋毛・陰毛の発生、外陰の発育と色素沈着、帯下の増加、皮下脂肪沈着」などが起こり、丸みを帯びたからだつきに変化してこの時期に初経をみる。後期になると、腋毛・陰毛の範囲が広がり、性周期が確立される。初経は11〜14歳くらいに起こ

ることが多く(平均12歳)，15歳以上で初経が起こるものは遅発月経，18歳になっても初経をみないものは原発性無月経と呼ばれ，早期の原因追及が必要となる[5]。

この時期の身体的変化には，男女ともある程度の規則性はあるものの，個人差も大きい。

### 2) 性的欲求の発達と心理的特徴

思春期に先んじる学童期においては，性的欲求はいったん抑制されるといわれ，フロイトは「潜伏期」と呼んでいる。思春期になると再び性欲が活発となり，原則として異性を対象とした性器性欲にまとめられていくので，「性器期」と呼ばれる。

### 3) 性的欲求の発達と社会的特徴

学童期はエリクソンの分類ではIV期に相当するが，この時期は生産性・勤勉性と劣等感の時期とされている。好奇心が旺盛な時期でもあり，また道徳観念もこの時期に現れ始める。仲間意識が芽生え，同性の仲間集団での活動が活発になる，いわゆる「ギャングエイジ」でもある。

思春期およびその後期はV期・VI期に相当し，V期は，アイデンティティの獲得および拡散の時期とされている。「自分はいったい誰なのか」といった問題に解答が得られるまでの時期は，急激な身体的変化とも相まって，さまざまな困難や混沌を体験するいわゆる「疾風怒濤」の時期である。この時期では特に仲間集団の影響が大きく，この傾向は男子よりも女子のほうに強くみられるといわれている。また一過性の同性愛的感情の経験やそれに対する恐怖感，自慰行為，妊娠・避妊などに関してさまざまな不確かな情報に基づく誤解が生じたりもするが，やがては正常で自然な行為として性的行為を受けとめていく。

異性間の関係は，集団デートなどを経て，特定の人とのデートすなわち恋人関係へと発展していく。VI期は，親密性と孤独の時期と呼ばれ，家族との結びつきや学童期の仲間関係は緩み，変わって異性間にさらに親密な関係を形成する。この時期をサレルは「性的開花」という語を使って表現しているが，性衝動のコントロールを獲得し，社会的な人間関係のなかでの責任感を自覚し，他者との親密な関係の一側面として性愛を位置づけることができるようになる。社会的な問題としては，性感染症の増加や10代の妊娠などがあげられており，正確かつ十分な情報に基づく性教育が必要とされている。

## c 成熟期のセクシュアリティ

### 1) 性成熟

成熟期は40代の半ばぐらいまでに相当するが，女性では前述の周期的変化を繰り返す時期であり，結婚やその後に続く家族計画の実施，または妊娠や出産を経験するのも多くはこの時期である。

マスターズとジョンソンは彼らの研究によって男女の性反応を，①興奮期，②平坦期(高原期)，③オルガズム期(クライマックス期・絶頂期)，④消退期の4段階に区分した。これらの反応は，刺激によっては必ずしも起こるとは限らず，また感覚を含め個人差も大きい。

### 2) 性成熟と心理的特徴

一般的に成熟期では，男女が長期にわたって親密かつ成熟した関係を持つ異性を選ぶ時期である。この関係がうまくいく要素として，自己開示(この程度が大きいほどお互いの満足感は高い)，開放的なコミュニケーション，相互の信頼感などがあげられる。また，同棲関係の解消や，夫婦の別居，離婚などは，さまざまな心的外傷をそれぞれにもたらしうる。

### 3) 性成熟と社会的特徴

この時期はエリクソンのVII期に相当し，世代性(生殖性)対自己陶酔(自己吸収)の時期とされている。次の世代を確立し，次世代へ引き継ぎを行うことに関心が向く。

昭和50年には男女の平均初婚年齢は27.0歳と24.7歳であったが，平成12年ではそれぞれ28.8歳と27.0歳となり，晩婚化傾向が進んでいる。これに伴い，第一子出産年齢も上昇傾向を示している。また結婚＝子作りという認識から，「子どもを産むかどうかは夫婦のプライベートな問題である」とする考え方に変化しつつあり，経済的問題や将来的見通しなどの社会的問題とも関係して，これらのことが少子化の一因ともなっていると考えられる。

また，結婚後の性生活は，親密性を促進し，結婚生活の満足度と性的満足度は相関するが，一般に年数とともに性交回数が減少する傾向を認め，

この時期に起こりうる浮気や別居・離婚といった危機を回避し，良い関係を持続するためには，結婚生活関係と性関係にエネルギーと時間を割くことが必要である。

### d 更年期・老年期のセクシュアリティ

#### 1）性機能の減退

女性の更年期は「女性における生殖期(性成熟期)と非生殖期(老年期)の間の移行期であり，卵巣機能が衰退し始め消失する時期」(日本産科婦人科学会)と定義されており，閉経を経験する時期である。閉経は一般に45～56歳(平均50歳)に起こるが，卵巣からのホルモンの分泌減少～停止に伴い，ほてり，発汗，いらいら，頭痛，不眠などの更年期障害や，性交時の不快感を経験する人も多い。男性でも50歳頃から男性ホルモンの減少が始まり，神経過敏，抑うつ，性的能力の低下などが起こるとされるが，女性に比べ変化は緩徐である。

老年期に入ると，女性では腟壁の萎縮や潤滑性の低下，乳房組織の縮小などをみるが，これに伴い性交時に不快感や疼痛を感じる人もある。男性では50～90歳にかけて，徐々に精子形成・精液生産の減少をみる。老人性腟炎や前立腺肥大などの健康上の問題も起こる時期である。

#### 2）性機能の減退と心理的特徴

更年期から老年期にかけて，性行動の減退がみられる場合も多いが，これは生理的な変化よりも，それに関連しての「そういう年代になった」のだという思い込みなど，心理的な影響のほうが大きい。

男性では，老年期に入っても約8割が性的関心を持ち続けているといわれ，この時期に性的関心がない人というのは，若い頃からあまり関心を持っていなかった場合が多い。女性では，妊娠の可能性がなくなることにより，かえって性的関心が高まる場合もある。一方では，加齢により積極性が減少し，身体的変化などに対して性行動上の工夫もみられなくなり，性行動が減退する結果となることもある。

#### 3）性機能の減退と社会的特徴

この時期はエリクソンのⅧ期に相当し，総合性対絶望の時期とされる。若い世代に尋ねると「老人の性生活なんて想像できない」，「考えたこともなかった」などという返答が返ってくることも珍しくないが，若い時代にそういう"誤解"に基づく考えを持っていたことが，自身が老年期を迎えたときの性行動の縛りとなったり，罪悪感を抱くことにつながるとも考えられる。青年期より通常の性生活を送っている人なら，老年期の生理的変化にうまく心身が適応できれば，80歳ぐらいまでは性的に機能できると考えられているので，正しい情報に基づく，心身両面の「人間関係」のあり方としてのこの時期の性生活に関する理解が，すべての年代においてなされる必要がある。

（矢野恵子）

## 3 女性のセクシュアル・ヘルスの諸問題

### a STI・エイズ

#### 1）STI*

近年，性感染症が若年男女，特に女性の間で急増している。熊本ら[6]の報告によれば，女性の全STI罹患率は男性の1.1倍になっているという。なかでも無症候傾向が強いとされる，クラミジア(1.8倍)，尖圭コンジローマ(1.1倍)，ヘルペス(2倍)などで，女性のほうが感染率が高く，男性のほうが多いのは淋病，梅毒などである(図5-2)。

これらを年齢別にみてみると，女性では20代前半が最も罹患率が高く，女性は男性の1.7倍以上の罹患率を示す。次いで20代後半そして15歳以上20歳未満の10代と続く。10代については中学生ではほとんどないが，女子では高校生(15～17歳)で急増し19～22歳ぐらいがピークとなる。年齢が若いほど女性の罹患率が男性に比べて高いという傾向がみられる(図5-3)。

クラミジアは男女とも1996年から急増，女性の性器ヘルペスも増加が著しい。淋病も漸増傾向である(図5-4)。

■**性器クラミジア感染症**(クラミジアはオーラルセッ

---

＊本稿の全STIとは，梅毒，軟性下疳，腟トリコモナス感染症，性器クラミジア感染症，淋菌感染症，尖圭コンジローマ，非クラミジア非淋菌性性器炎を含む。

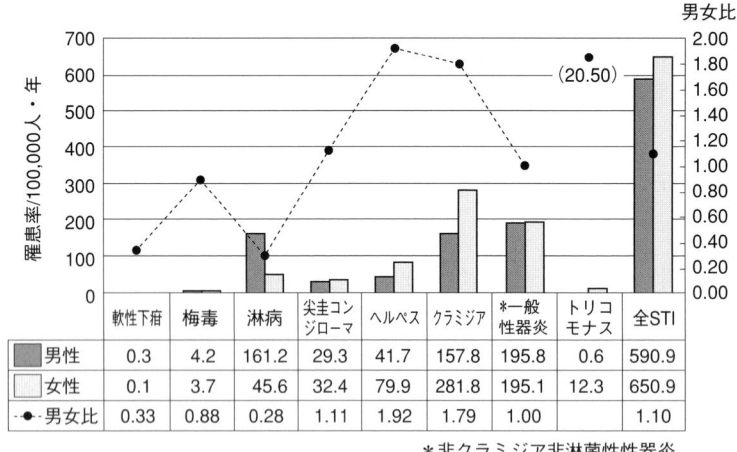

**図 5-2 いろいろな STI の発症率/100,000 人・年**
〔熊本悦明，他：日本における性感染症(STD)サーベランス―2001年度調査報告．日本性感染症学会誌 13(2)：147-67，2002 より転載，一部改変〕

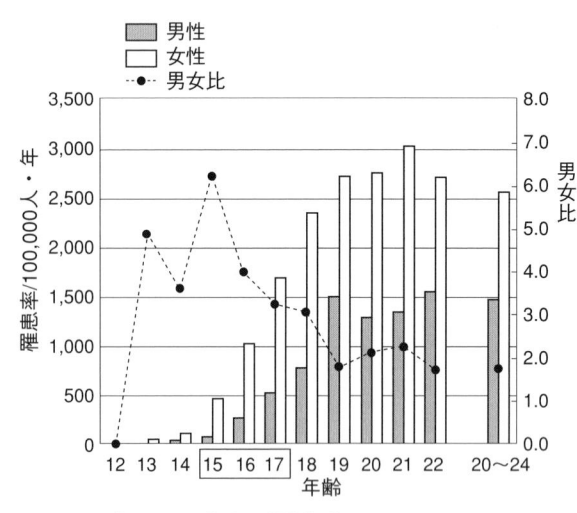

| | 軟性下疳 | 梅毒 | 淋病 | 尖圭コンジローマ | ヘルペス | クラミジア | *一般性器炎 | トリコモナス | 全STI |
|---|---|---|---|---|---|---|---|---|---|
| 男性 | 0.3 | 4.2 | 161.2 | 29.3 | 41.7 | 157.8 | 195.8 | 0.6 | 590.9 |
| 女性 | 0.1 | 3.7 | 45.6 | 32.4 | 79.9 | 281.8 | 195.1 | 12.3 | 650.9 |
| 男女比 | 0.33 | 0.88 | 0.28 | 1.11 | 1.92 | 1.79 | 1.00 | | 1.10 |

＊非クラミジア非淋菌性性器炎

**図 5-3 全 STI の年齢別罹患率 (12～22 歳)**
(図 5-2 と同文献により転載，一部改変)

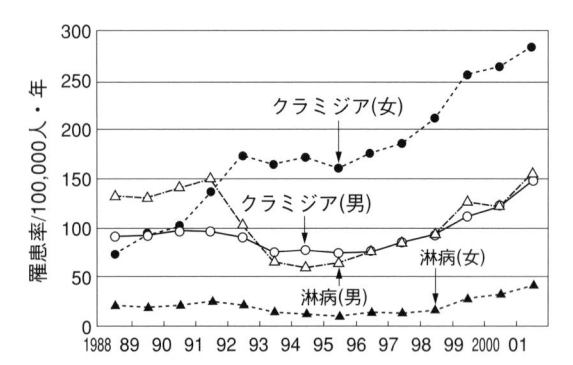

**図 5-4 日本の STI 罹患率の年次変化**
(図 5-2 と同文献により転載，一部改変)

クスによって咽頭炎などを起こすが，本稿は性器に限る)：女性の全 STI の 43.3％を占め，女性の罹患率は男性の 1.8 倍である．15～29 歳までの若年層の感染のピークを成し 20～24 歳が最高で 10 万人の罹患率は 1254.2 で 1.3％の割合となる．しかしこの割合は有症症例であって，無症状例を考慮すると罹患率はその 5 倍になると推定されている．

■**性器ヘルペス** 女性の全 STI のなかの 12.3％を占め，クラミジア性および非クラミジア性の性器炎に続いて第 3 位である．女性が男性の 1.9 倍，やはり 20 代がピークである．

■**尖圭コンジローマ**(human papilloma virus：HPV) 女性の全 STI 中 5％(第 5 位)を占める．やはり 20 代がピークで 20～24 歳までが一番多い．この病原ウイルスである HPV(ヒト乳頭腫ウイルス)は子宮頸癌との関連が示唆されており，若い世代の頸癌が増加しているといわれる．スクリーニングはパパニコローのスメアによって簡便に行い得るので，20 代の若者にスクリーニング検査が勧められるべきである．

■**淋菌感染症** 淋菌感染症は男性に多いが，女性のなかでも増加が目立ち，20 代前半をピークとして 15 歳以上 30 歳未満に多い．

2) エイズ・HIV

厚生労働省エイズ動向委員会による平成 13 年エイズ発生動向年報によれば[7]，凝固因子製剤による感染例を除いた，2001 年 12 月 31 日までの累積報告件数は HIV 4,526 件，AIDS 2,248 件である．感染経路別構成を**図 5-5** に，国籍・性別構

成を図 5-6 に示した．

わが国の HIV 感染者の年間報告数は 1996 年以降増加を続け，2001 年は過去最高の報告数（621 件）となった（図 5-7）．日本国籍男性が 76.5% を占め，HIV 感染者の増加は，日本国籍男性の増加が中心であり，日本国籍女性も緩やかな増加傾向にある．感染経路は，同性間の性的接触が 31.8%，異性間の性的接触が 43.9% で，性的接触によるものが 75.7% を占め，日本国籍女性の報告例では同性間の性的接触による例がはじめて報告された他は，ほとんどが異性間の性的接触によるものである．日本国籍女性の年齢のピークは 25〜29 歳であり，女性感染者の 55% が 29 歳以下の年齢層に集中している．これは，感染者が広い年齢層に同程度の割合で広がっている男性感染者に比べて特徴的である（図 5-8）．

### 3）STI・AIDS の予防と女性のエンパワーメント

HIV/AIDS 感染は，同性愛者間の薬物注射で感染すると思われがちであるが，女性の AIDS・HIV 感染は，ほとんどが異性間の性的接触によって起こっており，HIV も STI も若い女性の罹患率の上昇が著しい．

STI や AIDS/HIV を予防するためには，コンドームの常用を人々，特に若者の間に周知徹底させねばならない．男女が平等の関係になく，女性の自己決定権が行使できないような男女関係を変えていくことも，コンドームの使用を実現し性感染症を防いでいくうえで重要である．

### b 性暴力

性暴力とは，女性の人格に対する性を使った暴力である[8]．それはドメスティック・バイオレンスのなかでも頻繁に引き起こされ，また児童虐待の最も隠蔽された部分でもある．

警察庁の統計によると，1997 年の警察の強姦認知件数は 1,755 件で，被害者の年齢分布は 13〜19 歳と 20 歳代が約 4 割ずつを占めているが，6 歳未満から 60 歳以上まで幅広い年齢層の女性が被害を受けている．また，強制わいせつの被害者は 3 分の 2 が未成年である[9]．しかし，実際の発生件数はこの数倍かつ数十倍とも推定されている．

被害が潜伏してしまう背景には，日本では女性

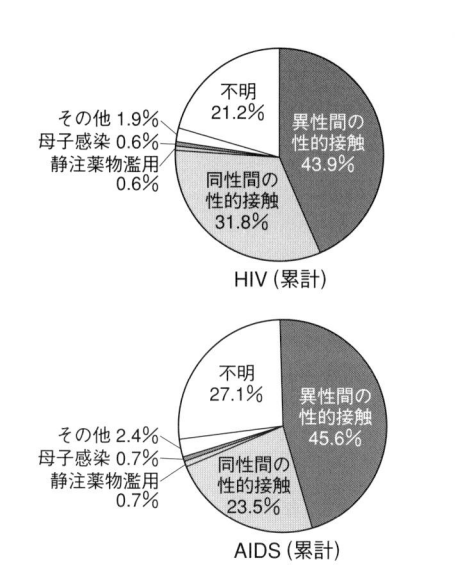

図 5-5　HIV 感染者および AIDS 患者の感染経路別構成（2001 年末までの累計）
〔厚生労働省エイズ動向委員会：平成 13 年エイズ発生動向年報，平成 13 年(2001)年 1 月 1 日〜12 月 31 日，2002〕

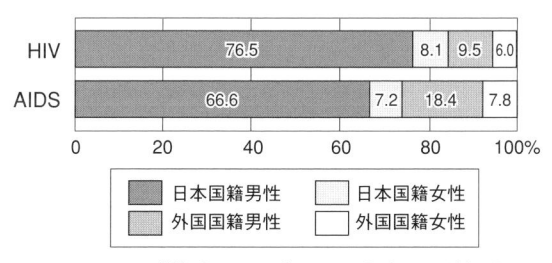

図 5-6　HIV 感染者および AIDS 患者の国籍別，性別内訳（2001 年報告例）（図 5-5 と同文献）

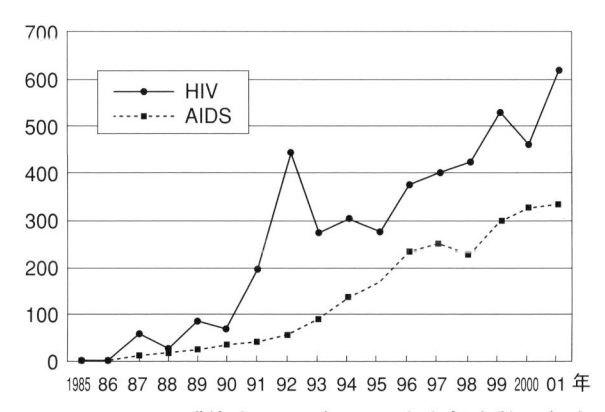

図 5-7　HIV 感染者および AIDS 患者報告数の年次推移（図 5-5 と同文献）

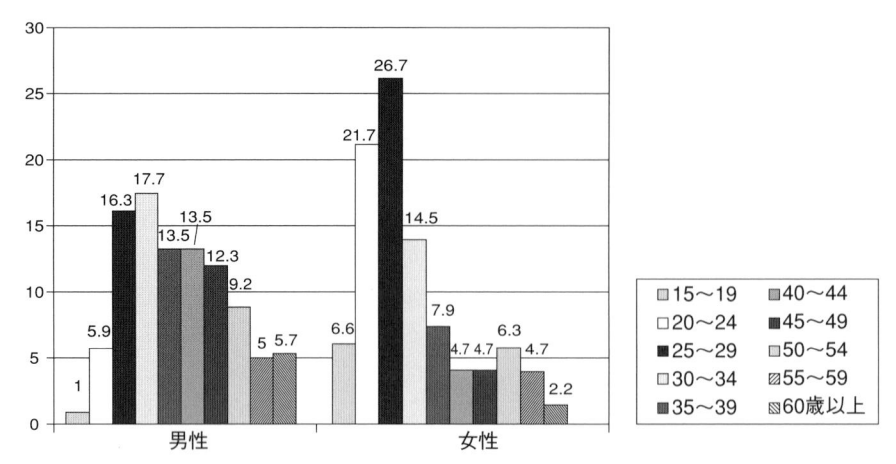

**図 5-8 異性間 HIV 感染者の年齢構成割合の男女比較**(2001 年)
(図 5-5 と同文献より作成)

が最大限の抵抗をもってしても防ぎえない程度の暴行，脅迫があったことが強姦罪(刑法 177 条)の成立要件になっており，女性ができる限りの抵抗をしたと立証されなければならないが，それを立証するために，被害状況や過去の性体験などを再三言わされるなど，取り調べや裁判の過程でさらに深く傷つけられること(セカンドレイプ)，強姦被害者をみる周囲の偏見，また世間のいわゆる常識(強姦神話)とは異なり，加害者が家族や教師などの知人であることが，性暴力被害者を沈黙させてしまう原因と考えられる。

### 1) 強姦の神話と真実

強姦は男の性欲をコントロールできない結果起こると信じられてきたため，見知らぬ男が暗い夜道で襲いかかる，というイメージを持たれているが，実際は加害者の 70～80％は顔見知りの身近な男性であると報告されている[10]。したがって，加害者はその性行為を合意のもとで行われたと主張することが多い。また誘惑や挑発するような服装・行動をした女性が悪いとよくいわれるが，強姦は性欲を満たすためというより，女性を暴力によって制圧したいという欲求に基づくものと考えられ，その根底には，女性蔑視や嫌悪の感情があるといわれる。

女性の側から定義した強姦は，「女性の意志に反し，合意なしに性行為を強要し，女性の人権，性の自己決定権を侵害する行為」である[10]。

性暴力やその後のセカンドレイプは女性に身体的にも精神的にも，急性反応を起こすだけでなく長期にわたる影響を残す。その主なものを**表 5-2**にまとめた。

### 2) 性虐待体験が出産に及ぼす影響

出産の過程には性虐待を思い起こさせるような場面が多々存在する。たとえば内診や出産における痛みや不快感，性器をさらけだす行為，さらに陣痛と出産という自分ではコントロールできない，どうにもならない経験は，性虐待を受けたときの屈辱感や自己の喪失感を思い出させる。浣腸，分娩体位，点滴やモニターにつながれていること，静かにしなさいといわれたり，ずっとみられていたりすること，多くの出産時処置が性虐待の経験を思い出させる可能性がある。その結果，産婦は恐れ，パニックを起こし，フラッシュバックの結果，心理的に解離して，自分の経験を体外から第三者として眺める経験をしたり，あるいは子どものような言動をし始めることもある。

また，腟や会陰の痛み，胎児が腟内を通る感覚を極力避けようとする心理から，努責がうまくかけられず分娩停止を起こす人や，最初から帝王切開を要求する人もいる。

### 3) 看護師，助産師のかかわり方

産婦人科を訪れる女性について，性暴力を受けているまたは受けたことがあるという情報を知っておくことは非常に重要である。にもかかわらず，女性自らが進んでそのような事実を告発することは難しく，まれなことである。したがって医療従

**表 5-2 性暴力の短期的・長期的影響** 性暴力の被害を受けた(特に子どもの頃に性虐待を受けた)女性は,その直後とともに長期にわたって身体的,精神的,社会的な後遺症を示す。

| 身体的障害 | 社会的/対人関係障害 |
|---|---|
| ・身体と性器,肛門への傷害<br>・STI,尿路感染症<br>・強姦の結果として妊娠 | ・他人を信用できない。<br>・親密な関係が築けない。<br>・孤独,反社会的行動<br>・虐待を受けるような人間関係に陥りやすい。 |
| 心身症的障害 | 妊娠 |
| ・不眠,悪夢<br>・嘔吐反射,息苦しい<br>・月経痛,月経前緊張症<br>・骨盤,腹部,腟の慢性的疼痛 | ・常位胎盤早期剝離,子宮破裂,膀胱破裂<br>・羊水塞栓,出血,DIC<br>・破水,流産,早産,低出生体重児 |
| 心理/精神的障害 | 出産(本文参照) |
| ・不安と恐怖,抑うつ,怒り,解離現象<br>　(dissociation)<br>・PTSD<br>・MPD(多重人格障害)<br>・低い自己評価 | ・身体の感覚とフラッシュバック<br>・言葉に関連したフラッシュバック<br>・医療者を信用せず自分ですべてコントロールしたがる。<br>・分娩停止,帝王切開 |
| 行動的/性的障害 | 産褥　　　・抑うつ |
| ・自己虐待的行動,自殺願望,薬物依存<br>・性非行,性的機能障害,腟痙攣,性交痛 | 母乳育児　・困難性<br>育児　　　・過保護または虐待 |

(文献 12, 13 より作成)

事者はすべての女性について妊娠経過中に少なくとも 3 回は問診することが理想だといわれている[12]。

妊産婦が暴力を受けていることを告発したら,医療者は本人のいうことを傾聴し,自分の価値観で判断せず,本人のいうことを信じるべきである。

内診や出産中に本人が感じるかもしれない心身の痛みやフラッシュバックの可能性について事前に話し合い,リラックス法などを指導しておくことも必要である。また,実際にパニックに陥った場合は,本人の身体をつかんだりせず,言葉で現実に引き戻す努力をし,過去の経験と現在起こっていることを区別できるよう援助する。

内診や身体に接触する行為をする場合は,事前によく説明し,強制のないようにすることや,段階的に徐々に進めること。また,「じっとして」というような,性暴力を呼び起こさせるような言葉使いをしないよう注意する必要がある。

### c 女性性器切除(女性の割礼)

女性性器切除(female genital mutilation,以下 FGM とする)において,その切除がどのように行われるのか,主な 3 つのタイプを表 5-3 に示

**表 5-3 性器切除の 3 タイプ**

1. クリトリスの包皮切除またはそれに加えてクリトリスの先端を切除するもの
2. クリトリスの全切除と小陰唇の全体的または部分的切除。このタイプが一般的である。
3. クリトリス,小陰唇,大陰唇を切除し,尿と月経血を排泄するための小穴を残すのみに縫合閉鎖する。

(文献 14, 15 より作成)

した。

FGM は,太古の時代から伝統的に行われてきた慣習であるといわれているが,現代において FGM が行われているのは,アフリカ諸国が一番多く,続いて中東諸国,南アメリカやマレーシア,インドネシアなど南アジアの一部,さらに北アメリカやヨーロッパでも,アフリカからの移民によって行われているといわれ,世界で 8,500 から 1 億 4 千万人の女性たちが FGM を受けているのではないかと見積もられている(WHO, 1993)。

FGM は,女児が新生児期から 16 歳ぐらいまでの間に,伝統的に出産介助している素人の女性によって行われていることが多い。FGM が女性の成人後にもたらす,身体的・心理的影響は大き

表5-4　性器切除の身体的・心理的影響

1. 身体的：排尿障害，尿路感染，切除時の感染（破傷風，B型肝炎，HIV/AIDS）
2. 心理的トラウマ
3. 分娩時障害：遷延分娩，胎児ジストレス，膀胱障害，裂傷，腟瘻，出血多量

（文献14, 15より作成）

い（表5-4）。

国連は1993年，FGMを「女性に対する暴力の撤廃に関する宣言」のなかで取り上げ，その撤廃を求めている。

## d 若年者の性行動と児童売買春

若者の性行動が低年齢化し，かつ活発化しているといわれる。しかしその陰には若年者を性行動の対象とするおとなの存在が無視できない。援助交際はその典型である。

警察庁の発表によれば，2002年の児童買春・ポルノ禁止法違反は408件で163件増，出会い系サイトによる児童買春事件は268件で前年の2.3倍，金銭のやり取りはないが18歳未満と性交渉などをする青少年保護育成条例違反は70件で60件増加していた[16]。出会い系サイトを利用した犯罪が急増した背景には，2001年にテレホンクラブが風俗営業法の対象となり18歳未満が利用できなくなったため，少女との性的な「出会い」の機会が携帯電話の出会い系サイトに急激に移行したことがあるといわれる。

警察庁が設置した「青少年問題調査研究会」が中高生3,133人を対象とした調査では，男子高校生の80.8％が携帯電話を持ち，うち11.2％が出会い系サイトを利用すると回答し，女子は90％が携帯電話を持ち，うち7.4％が出会い系サイトを利用すると回答していた[17]。またある県の調査では中学生の9％，高校生の19％が出会い系サイトの利用経験があった[18]。

出会い系サイトを使った売春や強姦などの犯罪の急増に対し，警察庁は2003年3月に出会い系サイトの規制法案を発表し「インターネット異性紹介事業を利用して児童を誘引する行為の規制などに関する法律」が8月に公布された[19]。

児童買春・ポルノ禁止法が少女を被害者と位置づけているのに対し，新法では勧誘をすれば少女も「加害者」として処罰対象にする（罰金刑以下）。

処罰の対象にする以前におとなたちは，子どもたちに人間の性の意味について教えたことがあるのだろうか。教えたのは女性の性はお金になるということだけなのだろうか。

## e 多様な性と性の自己決定権

人間の生物学的性は染色体と性ホルモンによって決定されるが，生物学的な性別とは関係なく，社会的な意味で自分が「男である」または「女である」と自認することを社会的性同一性という。

社会的性同一性は思春期に自己同一性確立の一環として重要な意味を持つ。自分の生物学的性に不快感や不適切という感覚を持ち，社会的性との不一致に悩むいわゆる性同一性障害を起こす人々もいる。なかでも社会的，人格的には自分を生来の生物学的な性とは異なった性に属することを確信し，性を転換して生きたいと願うことをトランスセクシュアリズム（性転換症），また性転換手術などはしないが，社会的性を転換した人々をトランスジェンダーという[20]。

日本では，1996年に埼玉医科大学の倫理委員会がはじめて性転換手術を正当な医療行為と認め，1997年に日本精神神経学会が「性同一性障害」治療の最終段階として性転換手術を認めた。

**インターセックス（半陰陽）**

また性染色体がXYかXXで男女に二分され得ても外性器，内性器，生殖腺の組み合わせには多様性がある（表5-5）[21]。医療側がインターセックスの性別を外性器の形や妊孕力の有無で判断し，乳幼児の段階で手術をしたり，思春期にホルモン治療などを行うことが，本人の社会的自己同一性との葛藤を生むこともあり，性の自己決定の尊重，インフォームドコンセントの履行が大切であると考えられる。

## f セックスレス

日本性科学学会の定義（1994年）によれば，セックスレスとは「特別な事情が認められないにもかかわらず，カップルの合意した性交あるいはセクシュアルコンタクトが1か月以上なく，その状態が長期にわたることが予想されること」である[22]。

表5-5　外性器の分化異常

```
          ┌ 真性半陰陽（精巣と卵巣の両方を持つ）
          │         ┌ 男性仮性半陰陽―染色体はXY
半陰陽 ─┤         │ （精巣を有するが外性器は女性ま
          │ 仮性半陰陽 │  たはそれに近い）
          │         │ 女性仮性半陰陽―染色体はXX
          └         └ （卵巣を有するが外性器は男性ま
                       たはそれに近い）
副腎性器症候群（女性では女性仮性半陰陽，男性では性
　　　早熟症の形をとることが多い）
```

（田苗綾子：インターセックス：出生時から思春期までの性的自己認知様式の変貌と問題点．助産婦雑誌54(2)：42-48，2000より作成）

表5-6　セックスレス・カップルの診断分類（N＝389，1997年）

| 診断 | 件数 | ％ |
| --- | --- | --- |
| 勃起障害 | 108 | 27.8 |
| 性嫌悪症 | 61 | 15.7 |
| 性欲障害 | 60 | 15.4 |
| 性的回避 | 48 | 12.3 |
| 性交疼痛症 | 49 | 12.6 |
| 夫婦間葛藤 | 24 | 6.1 |
| 同性愛 | 8 | 2.1 |
| 早漏 | 8 | 2.1 |
| 腟痙攣 | 9 | 2.3 |
| 性成熟障害 | 5 | 1.3 |
| その他 | 9 | 2.3 |
| 計 | 389 | 100.0 |

（阿部輝夫：セックスレス・カウンセリング，p.23，小学館，1997）

　セックスレスは独身者にも起こりうるので，結婚していてもセックスレスの場合は未完成婚と呼ばれることが多い。特に20～30代で高学歴，恋愛経験のない男性の場合に一度も性交が行われない未完成婚がみられるという。
　セックスレスのタイプには，勃起障害や腟痙攣の場合のように性交したい気持ちはあるが物理的に性交が不可能な場合と，性的接触に最初から無関心，または回避，拒絶を起こしていて結果として性交がない場合とが考えられる。表5-6にセックスレスで病院を訪れたケースの原因を示したが，女性では性嫌悪症が多く，男性では性的回避が多いが，最近では男性にも性嫌悪症が増加してきているといわれる[23]。

　しかし，女性の性嫌悪症はほとんどが心因性だといわれる[24]。なかには性的暴力や妊娠出産をめぐるトラウマが原因になっていることもある。妊娠・出産・産褥にかかわる助産師は，出産経験が，その後の性生活を嫌悪したり，回避したりする原因とならないよう，より良いケアを提供しなければならない。また，女性の気持ちをホリスティックに理解する，きめ細やかなカウンセリングが必要な例もあると考える。

〈大石時子〉

● 引用文献

I-1・2
1) 青木康子編：母性保健をめぐる指導・教育・相談―その1：ライフサイクル編，ライフ・サイエンス・センター，1998.
2) Suzan G. Poorman，他著，川野雅史監訳：セクシュアリティ看護過程からのアプローチ，医学書院，1991.
3) 村瀬幸浩：ニュー・セクソロジー・ノート，東山書房，1999.
4) 橋本秀雄：性のグラデーション，青弓社，2000.
5) 杉山陽一：婦人科学，第10版，金芳堂，2000.

I-3
6) 熊本悦明，他：日本における性感染症(STD)サーベランス―2001年度調査報告．日本性感染症学会誌13(2)：147-67，2002.
7) 厚生労働省エイズ動向委員会：平成13年エイズ発生動向年報，平成13年(2001)年1月1日～12月31日，2002.
8) 角田由紀子：性差別と暴力，pp.180-209，有斐閣，2001.
9) 井上輝子，江原由美子編：女性のデータブック，第3版，p.76，有斐閣，2000.
10) 井上輝子編，他：岩波女性学事典，p.119，岩波書店，2002.
11) 前掲書10)，p.118.
12) Bohn DK, Holz KA : Sequelae of abuse. Health effects of childhood sexual abuse, domestic battering, and rape. Nurse Midwifery 41 (6) : 442-56, 1996.
13) 押尾祥子：性暴力の被害者へのケア．助産婦雑誌49(8)：15-20，1995.
14) Wright J : Female genital mutilation ; an overview. J Adv Nurs 24(2) : 251-59, 1996.
15) Haffner B : Female genital mutilation, the women's health perspective. Assignment-Ongoing work of health care students 4(1) : 26-32, 1998.
16) 毎日新聞：ネット犯罪；過去最高の958件，

児童売春が急増，02年検挙，2/20，2003.
17) 毎日新聞：出会い系サイト規制；遊び「性行為」に警鐘，12/26，2002.
18) 朝日新聞滋賀：「出会い系」，中学生の1割利用，2/14，2003.
19) 毎日新聞：出会い系サイト：規制法案まとまる，国会に提出へ，3/13，2003.
20) 東優子：自己の性に違和感をもつ人を社会はどう対応してきたか．助産婦雑誌54(2)：9-15，2000.
21) 田苗綾子：インターセックス—出生時から思春期までの性的自己認知様式の変貌と問題点．助産婦雑誌54(2)：42-48，2000.
22) 阿部輝夫：セックスレス・カウンセリング，p.23，小学館，1997.
23) 阿部輝夫：急激に増加する，男性の性嫌悪症．セクシュアルサイエンス2月号，2001.
24) 阿部輝夫：女性の拒性症—性嫌悪症，性交疼痛症，腟痙の臨床と診断．日本＝性研究会議会報8(2)：48-59，1996.

# II 性教育の意義と変遷

## 1 性教育の意義

人間にとっての「性」の意義を，黒川[1]は生殖性，快楽性，連帯性の3つに要約している。人にとっての「性」は，生物学的であると同時に，一生の生活のなかで，さまざまな人間関係を築きながら判断して行動していく意味において，人間としてQOL(生命・生活の質)を充実させ，高めるための重要要素といえる。したがって，「性教育」は生殖期間や学校教育だけのものでもなく，「健康的で豊かな人間にふさわしい生き方の教育」という広い意味において，社会的・文化的背景を持った人間教育であり，生涯教育と認識することが重要である。

「性教育」は人間として成長することを目指す教育であるから，その対象は，胎児期から老年期まですべての人間であり，内容は，人としての成長発達段階に沿った扱い方や生理的・解剖学的教育を基礎に，性に関する心と身体の成長・成熟，性意識・性行動，社会的規範など，総合的な教育内容が求められている。さらに，教育としての環境や場所も，人間のライフサイクルの変化に応じた人生としての時間という軸で経年的・継続的に家庭や学校，地域社会などで，対象に応じた工夫がされなければならない。

## 2 性に対する意識や態度の変遷

現代の性の概念としては，リプロダクティブ・ヘルス/ライツという「性と生殖に関する健康と権利」の概念が定着してきている。1990年にWHOの提唱で，生活の質，性的な健康や権利に関する認識も高まってきた。このような社会のなかで，若者たちの性行動は，1996年頃より性器クラミジアなどの性感染症が急増[2]，10代妊娠中絶の増加[3]，性行動の低年齢化[4]などの変化が明らかになっている。さらにコンドーム使用率調査[5]でも，使用目的は性感染症予防でなく避妊目的だと考えている傾向があり，コンドーム使用の主導権は男性が握り，所持に関しても，女性は男性任せの傾向がある。

このように今の若者にみられる性体験の低年齢化，性行動の活発化，避妊や感染症に対する予防行動がとれない知識の貧困さなど，無防備な性行動を繰り返している若者の間に，今後はSTIの

みならず，HIV感染者が広がる危険性がある。

# 3 日本の性教育の変遷

## a 純潔教育から生涯教育へ

わが国の性教育に対する変遷は時代の影響を受けながら，宗教や文化とも深いかかわりを持っている。性教育が公的な立場から取り上げられるようになったのは，戦後の1947年に文部省社会教育局が「純潔教育の実施について」という通達を出したのが，公的に性教育を取り上げた最初で，用語には「純潔教育」が用いられていた。わが国でも，セクシュアリティという概念が現代の性教育の根幹になり，最近は性教育もsex educationからsexuality educationといういい方に変わりつつある。このような流れのなかで，最近は人生のライフサイクルという点から性を捉えようとする考え方が強くなり，老年期や心身障害者に対する性教育の要請も高まってきている。

今後は，老年期における性教育にも着目していく必要があり，老年期の性を総合的に考え，学習の機会と場について未開拓の面や課題は今後関係機関で拡充する努力を払うべきである。

さらに学校教育では，完全学校週5日制のもとで子どもたちに「生きる力」を育成することを基本的なねらいとして，2002年に学習指導要領が改訂された。学校における性教育の課題として，性感染症などの正しい知識を教育し，その知識を行動に移せる能力を身につけるなど，子どもたちが「自ら学び，自ら考える能力を育成」するために，地域保健との連携と協力関係を築きながら，今まさに学校教育においても性教育は発展途上にあるといえる。

## b 性教育実施内容と留意点

性教育の対象者である子どもたちの各期の主な学習内容と留意点を**表5-7**にまとめた。

### 1) 幼児期の性教育内容と留意点

園での実施においては，幼児期の特性を十分理解し，企画立案から教材の一つひとつを園側と確認し合い，共通認識のもとで実施することが大切である。そこに，できれば保護者の代表も加わることが望ましい。導入に幼児の興味や集中力を高めるクイズなどの遊びを取り入れ，言葉や場面のイメージがつきやすいように，幼児が主人公の物語風教材などの工夫が必要である。さらに，視覚以外にも産声や児心音など幼児の五感に働きかける媒体を使っての演出も必要である。また，親子で考える機会や親が子どもに話すきっかけとなるためにも，保護者が参加できる日程調整も大切である。

### 2) 小学校の性教育内容と留意点

どの年代にもいえるが，特に性教育依頼で，いくつかの学年をまとめて同時に行ってほしいという学校側の要望は，小学校が圧倒的に多い。小学生1年から6年の間では，成長発達や理解力，抱えている悩みも違うため，学校側のカリキュラムなどの事情はあると思うが，教育目標である本当に伝えたい内容を行うためにも，その点は主張していかなければならない。その学校独自の性教育の積み上げを把握したうえで，学年に合った内容を吟味する必要がある。

### 3) 中学生の性教育内容と留意点

筆者らがある中学校で調査した結果では，この年代は，何らかの形で小学生時代に性教育を受けているものの，その内容が自分にとって有効でなかったと回答した者は3割で，その理由として，自分が知りたい内容ではなかったと回答している。性感染症・10代の人工妊娠中絶の増加や危険性について指導するなら，妊娠成立のメカニズム「性交」について，正しく伝えることが必要不可欠である。この部分は，専門職としてできるだけ正しく説明し，そのうえで性感染症や望まない妊娠を避けるための予防行動について具体的な内容を示すべきである。企画にあたり，教育目標や教育課題を確認し，生徒たちが何を知りたいと思っているか，学校側とともに生徒たちの気持ちに向き合う姿勢が大切である。

### 4) 高校生の性教育内容と留意点

高校生になると，その学校というよりその生徒が小・中学生までの生活で，どのような教育を受け，それをどのように自分のなかで理解し行動してきたかによって大きな差がある。そのうえ，性行動が一番活発な年代だけに，1つの教育プログ

表 5-7 各期の主な学習内容と留意点

| 時期 | | 主な学習内容 | 留意点 | 必要物品 | 評価 |
|---|---|---|---|---|---|
| 幼児 | | ・身体の名称と大切さ<br>・自分の誕生<br>・身体の清潔 | ・導入に幼児の特性を生かした遊びを取り入れる。<br>・性器や出産をわかりやすくするための工夫<br>・幼児の五感に働きかける。 | ・○×クイズ(○×ボード)<br>・物語風紙芝居 | ・いのちとからだの大切さを理解できたか<br>・身体をきれいにする必要性を理解できたか |
| 小学生 | 低学年 | ・男子と女子の身体の違い<br>・生命の誕生(自分の誕生)<br>・身体の清潔<br>・友達を大切にする。 | ・身体の名称や構造は具体的に正しく表現する。<br>・赤ちゃん人形の抱っこなど児童が体験した反応を評価に生かす<br>・映像はなるべく実際のものを使用し,母親のなかで成長する胎児がわかるように工夫する。 | ・クイズ問題(赤白帽子)<br>・身体等身大パネル(男の子・女の子)<br>・体験物品<br>・胎児人形や映像 | ・身体の名称や働きを理解できたか<br>・一人ひとりの命や身体の大切さを理解できたか<br>・身体を清潔にする習慣を理解できたか |
| | 中学年 | ・心と身体の発達<br>・男女の性器の名称と構造<br>・初経と精通<br>・生命の誕生(自分の誕生)<br>・相手の気持ちを考える。 | ・性器の名称や構造は具体的に正しく表現する。<br>・初経や精通などの変化は健康に発達していることを伝える。<br>・受精,母親のなかで成長する胎児,出産までの経過がわかるように工夫する。 | ・身体等身大パネル(男の子・女の子)<br>・体験物品<br>・胎児人形や映像 | ・性器の名称や働きを理解できたか<br>・起こりうる二次性徴を理解できたか<br>・初経と精通のしくみを理解できたか<br>・自分の友達の命や身体の大切さを理解できたか |
| | 高学年 | ・男女の二次性徴<br>・生命の誕生(自分の誕生)<br>・他人を思いやる気持ち | ・内・外性器の名称や構造は具体的に正しく表現する。<br>・初経や精通などの変化は健康に発達していることや身体発育には個人差があることを伝える。<br>・受精の仕組みがわかるように工夫する。 | ・性器モデル<br>・体験物品<br>・胎児人形や映像 | ・性にかかわる不安や悩みを解消できたか<br>・自他の生命尊重を理解できたか |
| 中学生 | | ・思春期男女の身体・心の変化<br>・妊娠成立のメカニズム<br>・生命誕生(自分の誕生)<br>・性感染症・10代人工妊娠中絶の現状<br>・性感染症予防・避妊法<br>・性の主体性・自己決定能力<br>・相手を思いやる気持ち | ・生徒の求めている内容を提供<br>・妊娠のメカニズムや胎児の成長は,立体的教材などを工夫し,使用する名称は正しく表現<br>・身体発育には個人差があることを伝える。<br>・性感染症や人工妊娠中絶の実態はデータをもとに具体的に示す<br>・性感染症予防・避妊法はなるべく実際の物品を示す。<br>・個別相談できる方法や連絡先を提示 | ・性器モデル<br>・統計資料<br>・性感染症予防,避妊物品<br>・体験物品<br>・胎児人形や映像 | ・性にかかわる不安や悩みを解消できたか<br>・性感染症の感染経路や予防方法,避妊方法を理解できたか<br>・知識を行動変容に結びつけられるか<br>・自他の生命尊重を確認できたか |
| 高校生 | | ・中学生の内容に準じているが,学校側の取組み(文化祭など)の関係で学習内容を調整していく。 | | | |
| 共通留意点 | | ・園や学校との打ち合わせには,十分時間をかける。<br>・保護者の参加可能な日程を工夫するとともに,保護者の参加を呼びかけ,家庭に配布する通信を利用し,家庭に取組みの内容や実施後の反応・評価を連絡する。<br>・できるだけ,1つの学年(年齢)を対象にする。<br>・実際に体験(妊娠疑似体験)や経験(赤ちゃん人形抱っこやオムツ交換)できるプログラム<br>・実施後は毎回必ず評価を行う。<br>・集団指導の限界を補うための個別指導(保健室や相談窓口)の案内と紹介 | | | |
| 共通必要物品 | | ・体験物品〔対象年齢により負荷するおもりを調節した妊娠体験ジャケット(ただし小中学生以上),約3kgの沐浴人形とオムツ交換などの衣類一式〕<br>・胎児人形(母親のなかで成長するのがわかるように時期別実物大人形)<br>・プロジェクター(映像はなるべく実際のものを使用し,母親のなかで成長する胎児がわかるような映像を拡大投影・紙芝居拡大投影などに使用)<br>・音響効果(BGMの他,産声や胎児心音など) | | | |

ラムをどの学校でも使用できるというものではない。対象の生徒たちが今までどのような取組みをしてきたか，生徒指導の現状を知ったうえで，生徒たちにとって教育内容が新鮮で，かつ現代の社会問題を身近な問題として受け止め，性的自己決定能力を習得できるような教育内容の構築に努力すべきである。最近では，ピア・カウンセリングなどで，新しい仲間教育が各地で効果を上げている。

### c 学校での性教育で共通して取り組む内容

#### 1）対象が体験できるプログラムを構築

年代によってねらいは異なるが，どの年代の対象も実際に体験や参加するプログラムを一部盛り込むことで，効果的な反応がみられることが多い。可能であればそのときは，複数人数で担当し対象を少人数のグループに分けて体験や質問を受けたりすれば，児童・生徒の反応を肌で感じることができる。

#### 2）常に内容の確認と評価を生かして資質向上

体験などの企画では対象を少人数のグループに分けるため，指導側の人数が多いほうが効果的な場合も多い。人数が増えることで打ち合わせの時間調整が難しいときには，意見の相違もあるが，その度に「何を伝えたいのか」を討論し，常に今の現状で満足しない気持ちを持ち続けることが大切である。そして，実施後は毎回評価を行い，課題を明らかにしておくことが大切である。その他に筆者らの調査で，今後の性教育に求める内容に「性文化」，「性行動」などが有意に高い結果もあり，今まで以上に総合的・多面的な側面から捉えた性教育を希望しているなど，新しい反応にも応えていく必要がある。

#### 3）学校側の熱意に左右される性教育企画

学校側とともに作り上げる企画だからこそ性教育の効果が期待できるのである。そのためにも，事前の学校側との打合わせは欠くことができない準備となる。したがって，学校側や担当者と詰合いを持つことが必要である。これまでの学校内の取組み方，そしてこの企画を終えてから，何につなげていくのか，児童・生徒に何を伝えたいのか，事前の十分な打合わせは，すべてを左右する大きなポイントである。

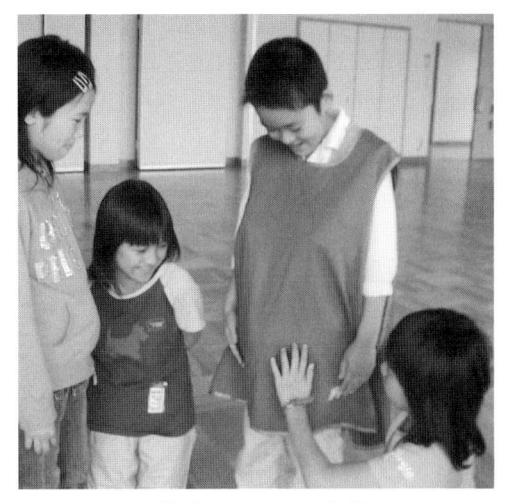

図5-9 妊婦体験をしている小学生

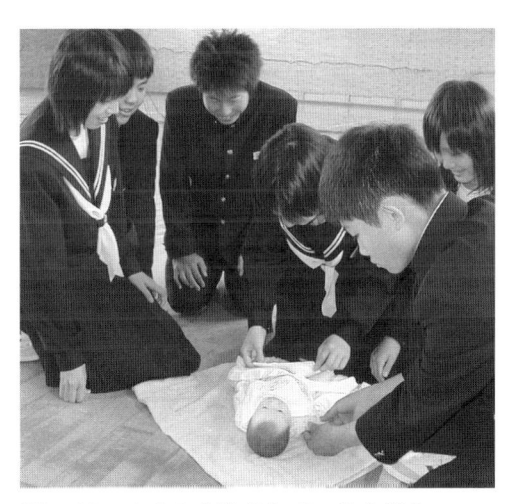

図5-10 オムツ交換をしている中学生

#### 4）どの年代も，必ず保護者に案内

学校が完全週5日制になってから，保護者が参加できる日程を調整するのは難しいが，保護者の参加の有無にかかわらず，通信などで事前の案内と実施後の反応や様子を必ず連絡することが望ましい。保護者にとっては，学校側がどんな性教育を行っているのか理解されていない現状がある。企画内容や実施後の様子を連絡することで，家庭のなかで「性」や「命」の会話のきっかけになることを，学校側の打合わせで確認しておくことが大切である。

#### 5）集団指導を補う個別相談

集団指導では，一人ひとりの児童・生徒の性に

関する悩みや不安，意識や行動にまで対応できないという限界がある。担任や養護教諭に相談できる場合はよいが，誰にもいえずに悩んでいる児童・生徒のニーズに応えるためにも，必ず個別相談ができる窓口の紹介や案内を提示しておくことが大切である。

ここには，一部の年代のみを記載したが，性教育とは生涯教育であることを忘れてはならない。

●引用文献

1) 黒川義和：青木康子，他編，助産学体系 2，人間の性・生殖，pp.2-3，日本看護協会出版会，2000.
2) 木原雅子，木原正博：エイズ・性感染症—わが国のゆくえ．Sexuality, No.7, July, p.2, 2002.
3) 木原正博，他：日本人の HIV/AIDS 関連知識，性行動，性意識についての全国調査，教育アンケート調査年鑑上 2001, pp.94-105, 創育社，2002.
4) 東京都幼稚園・小・高・心障性教育研究会，2002 年調査，児童・生徒の性，学校図書，2002.
5) 木原雅子，他：全国国立大学生 Sexual Health Study 調査報告書．教育アンケート調査年鑑上，pp.105-12, 創育社，2001.

（宮﨑つた子）

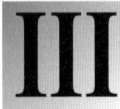

# III 家族計画と健康支援

## 1 家族計画の意義と考え方

### a 家族計画の意義

従来の家族計画(family planning)の意義とは，「家族」を主眼として，「親としての責任を自覚して，子どもを産み，育て，幸せな家庭を築くこと。このためには，夫婦の健康や年齢，子どもの数や間隔，家庭の経済状態などを考慮して，よりよい状態の下で，すべての子どもは望まれた子として産むこと」であった。しかし，人間の性の特質は「生殖性」の側面だけでなく，「連帯性」，「快楽性」も併せ持つ。さらに人は QOL を目指し生きる権利を持ち，そのための性にかかわるさまざまな事柄を自己決定できる存在である[1]。現在は性の価値観の多様化や性交開始年齢の若年化により，性交渉は必ずしも婚姻関係にある者同士に限らず営まれるようになっている。また，結婚・出産・子どもを持つことへの価値観も多様化し，その人にとっての QOL は個人の考えによって異なってくる。すなわち，「結婚する・しない」，「子どもを持つ・持たない」など，生き方はさまざまであり，現代の家族計画は「家族を作る」という概念に縛られることなく，広く男女の生き方の指針を含めたものとなってきている。

日本人の平均初経年齢は 12 歳，平均閉経年齢は 50 歳であるため，ほぼ 30 年近くが，性交が伴えば，家族計画に基づいた受胎調節が必要な期間となる。さらに，熊本など(1994)が行った「日本女性の性生活の実態」調査からもわかるように，閉経までの年代の女性では 90％以上の人が受胎調節を必要とすることになる(図 5-11)。

### b 家族計画の基本的考え方

子どもを希望するか，希望するならいつ，何人，どのくらいの間隔で産んでいくかという方針を，カップルの健康やライフスタイルを考えながら，お互いの意志を尊重し合意のもとに計画し，そのために必要な受胎調節を行うことが，家族計画の基本的考え方である。

表 5-8 に示した内容や各カップルの事情を考慮しながら，以下に述べる基本的考えの基に計画で

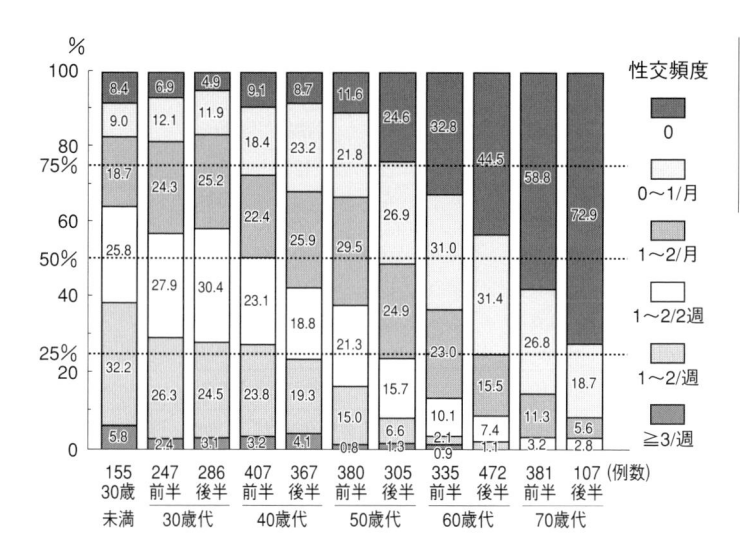

**図5-11 日本女性の性生活の実態**
**―既婚かつ現在妊娠していない女性：3,442例**
(S. M. U. Dept. Urol. 94.)
(日本家族計画協会：受胎調節指導用テキスト，第3版，2002)

性交頻度
- 0
- 0～1/月
- 1～2/月
- 1～2/2週
- 1～2/週
- ≧3/週

**表5-8 家族計画を考えるうえでの考慮点**

カップルの身体的・社会的要因
① 健康状態・遺伝素因
② 年齢
③ 婚姻状態・パートナーとの関係
④ 挙児希望の有無と子育て方針
⑤ 性の価値観
⑥ ライフスタイル
⑦ 経済状態・職業などの社会的側面

きるよう支援する。

### 1) リプロダクティブ・ヘルス/ライツ，セクシュアル・ヘルス/ライツの実現

1990年に，WHOのFathallaがリプロダクティブ・ヘルス/ライツ(性と生殖に関する健康と権利)について提唱して以来，生殖の問題は人口問題の視点だけでなく，ウェルビーイング(well being)にかかわる課題(特に女性)であるとの認識が広まった。

1995年の第4回世界女性会議(北京会議)では，1994年のカイロ会議で提唱されたリプロダクティブ・ヘルス/ライツをさらに一歩進め，「女性の人権には，強制，差別及び暴力のない性に関する健康及びリプロダクティブ・ヘルスを含む，自らのセクシュアリティに関する事柄を管理し，それらについて自由かつ責任ある決定を行う権利が含まれる」[2]という内容が「女性と行動」のなかで確認された。これはセクシュアル・ヘルス/ライツ(性的健康/権利)にも及ぶものである。

個人およびカップルが，リプロダクティブ・ヘルス/ライツ，セクシュアル・ヘルス/ライツを実現できるようにすることが，家族計画支援では重要である。

なおWHOの定義するセクシュアル・ヘルス(性的健康)とは，「性的健康とは，個性，コミュニケーション，愛を建設的に豊かにしつつあるとともに，これらの価値を高めるようなやり方で，性的存在としての身体的・情緒的・知的・社会的各側面の統合を成している状態」というものである。

### 2) 望んだ妊娠をする

「望まない妊娠」は，継続した場合は妊娠の受容や母性意識の発達など，以後の妊娠期～育児期

**表5-9 人工妊娠中絶の後障害**

| | 直接的障害 | 間接的障害 |
|---|---|---|
| 身体的障害 | 子宮穿孔<br>頸管裂傷<br>内容物の遺残<br>炎症<br>子宮内膜癒着症<br>出血による貧血 | 続発性不妊症<br>習慣流産<br>子宮外妊娠<br>月経異常<br>前置胎盤<br>癒着胎盤<br>絨毛上皮腫<br>Rh不適合 |
| 精神的障害 | 不安，感情失禁 | 夫婦の危機<br>心身症<br>心理的後遺症 |

(木村好秀，齋藤益子：ペリネイタルケア17，1998)

表 5-10　人工妊娠中絶の有無による間接的後障害の比較

| 間接的後障害 | 初回妊娠中絶群 | | 経産後中絶群 | | 初回自然流産群 | | 経産後非中絶群 | |
|---|---|---|---|---|---|---|---|---|
| | 例数 | % | 例数 | % | 例数 | % | 例数 | % |
| 続発不妊 | 31 | 8.9 | 2 | 0.1 | 9 | 3.8 | 12 | 1.3 |
| 子宮外妊娠 | 9 | 2.6 | 20 | 1.3 | 10 | 4.2 | 5 | 0.5 |
| 流産 1 回 | 34 | 9.7 | 149 | 10.0 | 32 | 13.3 | 126 | 13.2 |
| 流産 2 回以上 | 16 | 4.6 | 36 | 2.4 | 29 | 12.1 | 22 | 2.3 |
| 月経不順 | 27 | 7.7 | 46 | 3.1 | 13 | 5.4 | 11 | 1.2 |
| 不定愁訴 | 50 | 14.3 | 130 | 8.7 | 13 | 5.4 | 115 | 12.0 |
| 障害なし | 183 | 52.2 | 1,108 | 74.4 | 134 | 55.8 | 665 | 69.5 |
| 例数　計　% | 350 | 100.0 | 1,491 | 100.0 | 240 | 100.0 | 956 | 100.0 |

(木村好秀, 齋藤益子：ペリネイタルケア 17, 1998)

のメンタルヘルスに大きく影響し，児童虐待の原因となることもある。さらに，人工妊娠中絶を行った場合，表 5-9 に示す後障害の発症やさらに心的外傷となる場合もある。

### 3）はじめての妊娠を大切にする

表 5-10 に示すように，初回妊娠中絶群の人工妊娠中絶による間接的後障害の割合は他群より高く，「障害なし」が 52.2％であることから，ほぼ半数に何らかの障害が起こっている。

## 2 家族計画の発展と現状

### a 出生抑制

初めて社会的な運動となったのは，18 世紀末イギリスの経済学者マルサス（1766〜1834）によって発表された「人口論」（1798 年）が始まりである。「人口増加は食料の増加を上回り，そのアンバランスによって人間社会は必然的に不幸に見舞われる」としたマルサスは，「道徳的抑制」を導入して，「禁欲」および「晩婚」による人口問題の解決を説いた。

その後，フランシス・プレースらによって早い結婚後に性交中絶法やスポンジ法により，人為的に出産を抑制する「産児制限」が提唱され，JS ミルによって新マルサス主義の理論が確立された。これはイギリスを中心に主としてヨーロッパで広がり，ペッサリー法の発表などで次第に女性に浸透していった。しかし，マルサスから始まった，人口問題解決のための出生抑制論は，第二次世界大戦といった国際情勢の変化により下火になっていった。

### b 家族計画運動の始まり

20 世紀初頭，ニューヨークの訪問看護師であったマーガレット・サンガー（1883〜1966）によって新しい視点からの産児制限運動が始まった。すなわち，貧困からの救済とともに女性の自立のために出産を抑制するという考え方である。その活動の原点は，1910 年代，ニューヨークのイーストエンドの移民街で働いていたときに，妊娠をコントロールする術（すべ）を知らないゆえに被らざるをえなかった大勢の女性の悲劇と，子だくさんゆえの貧困を目撃したことにある。彼女は当時のアメリカ政府の弾圧にもめげず，birth control という言葉（出生の抑制のみに走りすぎるのはよくないという批判が現れ，1940 年前後に family planning, planned parenthood という言葉となり，以後使用されている）を作り，全米的な運動を展開し，妊娠を避ける技術の研究と普及に努めた。

サンガーの唱えた「バースコントロール運動」は女性の大きな支持を得，全世界に広がり，1952 年家族計画の民間運動団体（国際家族計画連盟：International Planned Parenthood Federation, IPPF）が組織され，現在は 187 か国の国・地域で活動を展開している。

### c 日本での発展

1910 年代の初頭には，birth control は「産児制限」と訳され，日本に紹介された。その後，東京をはじめとした大都市の人口過密居住区におい

て，母親たちの健康を守り，子どもたちの生命を豊かに育てる社会運動として，産児制限運動が展開された。わが国の先駆者である加藤シヅエ（1897〜2001）は1920年にサンガーと出会い，女性の解放のためには，「女性の自立」と「産む・産まないの選択の自由」の必要性を確信し，帰国後，日本での家族計画運動を推進した。また馬島僴らとともに，わが国で最初の産児制限運動の組織「日本産児調節連盟」（1931年）を結成した。

その後国による弾圧を受け，運動は制限されたが，1947年より戦後の人口増加防止のため，再び産児制限普及運動を始めた。国も1952年には，受胎調節実施指導員制度を発足させた。また，1954年には民間運動団体である日本家族計画連盟を結成し，以後この活動は日本家族計画連盟を中心に行われていたが，2002年には，日本家族計画連盟は解散し，現在は日本家族計画協会が引きついでいる。

### d 家族計画の今後の課題

第4回世界女性会議（北京会議）より10年の節目にあたる2005年に，国連本部で「女性の地位向上委員会（CSW）」閣僚級会議が開催された。「北京＋10」と呼ばれるこの会議の目的は，「北京宣言および行動要領」などの実施評価・見直しおよび今後の課題の協議であった[3]が，調査によると北京会議の採択に従って差別的法律を撤廃した国はわずかで，まだ多くの国に差別的法律が残っている結果であった。また法制度のみならず，社会的な認識も低く，今後の家族計画は，リプロダクティブ・ヘルス/ライツ，セクシュアル・ヘルス/ライツを尊重し，よりいっそうの普及をしていくことが課題であろう。

## 3 家族計画の指導上の留意点

家族計画はカップルや個人の生き方の指針を含めたものである。家族計画を指導するには，対象の生き方や考え方を尊重しながら，それが実現できるよう支援する必要がある。そのためには，カウンセリング技法を用いて，対象（以下クライアントとする）が多くの選択肢のなかから，ニーズに合わせて自由に，自分の意志で決定できるよう，十分なカウンセリングを行うことが大切である。

ここでは，避妊カウンセリングを例に各国で取り入れられているジョンズホプキンス大学人口情報センターで開発された「GATHER法」[4]（表5-11）を紹介する。これは，カウンセリングの6ステップの頭文字をとったもので，同時にその順序を示しており，クライアントがインフォームドチョイス（すべての避妊法の選択肢と選択した場合に起こりうることについて正確に理解したうえで，よく考え，どれを選択するか自分で意志決定する）をできるよう支援する方法である。

1) **Greet：あいさつする**

クライアントに対し尊敬と親しみを込めてあいさつする。さらにどのようなサービスや情報が受けられるか，プライバシーを守り秘密を厳守することを伝える。そうすることでクライアントは自信が持て，進んで気持ちを伝えたり，質問したり，決定したりしやすくなる。

2) **Ask：質問する**

①クライアントがどういう選択を迫られているのか，言葉で説明してもらう。

②避妊しなければならない理由も含め，クライアントが避妊法をきちんと選択できるよう，わかりやすい言葉でオープン・クエスチョンを用い，質問する。

3) **Tell：伝える**

①さまざまな選択肢のリストを作る。またはクライアントがリストを作るのを手伝う。

②避妊法の選択肢についてはそれぞれのクライアントの状況にふさわしい情報を正確に伝える。

4) **Help：助ける**

①それぞれの選択肢について，どのような結果

表5-11　GATHER法（避妊カウンセリングの6ステップ）[3]

| | |
|---|---|
| G | Greet：あいさつする |
| A | Ask：質問する |
| T | Tell：伝える |
| H | Help：助ける |
| E | Explain：説明する |
| R | Return：再来に応じる |

（ジョンズホプキンス大学人口情報センター）

が起こりうるかを話し，クライアントが利点と欠点を考えられるように支援する。

②それらの結果についてクライアントがどう感じるか，何が一番大切かを考えられるよう支援する。

③クライアントに自分自身が決定したことを大きな声を出して行ってもらう。

### 5）Explain：説明する

決定したことをどのように実行するかを，クライアントの生活に合わせて説明する。クライアントが新しい習慣にどう適応するか，考えられるよう支援する。

### 6）Return：再来に応じる

クライアント自身が自分の決めたことをもう一度考えられるよう，またクライアントが希望した場合には，別のインフォームドチョイスができるよう，再来に応じ支援する。

## 4 受胎調節の実際：避妊法と不妊法

「受胎調節」（birth control）とは，受胎を調節する手段で，妊娠を望むときは妊娠をしやすくするための方法（排卵の時期を知る方法を利用し排卵期に性交を行う）をとり，妊娠を望まないときは妊娠を妨げるための方法を実行することである。

妊娠を妨げる方法には，使用しているときだけ妊娠を避ける「避妊法」と，妊娠を不可能にする「不妊法」とに分けられる。

### a 排卵の時期を知る避妊法：排卵の時期を予測し定期的に禁欲する方法

排卵の時期を知る避妊法の1年間における失敗率（妊娠率）は1〜20%[5]である。

#### 1）オギノ式

オギノ式とは，「婦人の排卵は，月経周期の長短にかかわらず，次回月経の前一定の期間（14±2日）に起こる」という荻野学説を利用し，過去6回の月経周期から次の月経の始まる日を推定し，排卵の時期を予測する方法である。禁欲する期間は，「推測された排卵期の5日間」に「精子生存期間3日間」を加えた受胎期である8日間と，この前後に2日間の予備日を加えた12日間である。簡便法に久保式計算法がある。これは受胎期の前に2日，後に1日を予備日とした11日間を禁欲する期間とし，（最長周期−10）日から（最短周期−20）日で表すことができる。月経周期の末尾の数字と同じとなるので使いやすい。

オギノ式・久保式計算法を図5-12に示した。

欠点は，禁欲期間が長い，失敗率が高いことである。

#### 2）基礎体温法（BBT）（図5-13）

基礎体温法とは，排卵後，黄体ホルモンの影響で体温が上昇するのを利用し，排卵の時期を予測

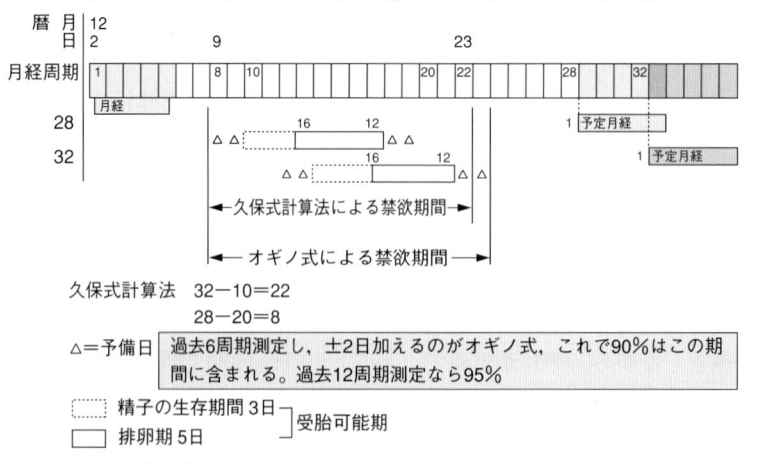

**図5-12 オギノ式・久保式計算法**

例）過去6周期測定し，月経期間が28日〜32日の女性（月経が12月2日〜6日にあった）の場合
12月9日から久保式計算法なら23日まで，オギノ式なら24日までが禁欲する期間である。

久保式計算法　32−10＝22
　　　　　　　28−20＝8

△＝予備日　過去6周期測定し，±2日加えるのがオギノ式，これで90%はこの期間に含まれる。過去12周期測定なら95%

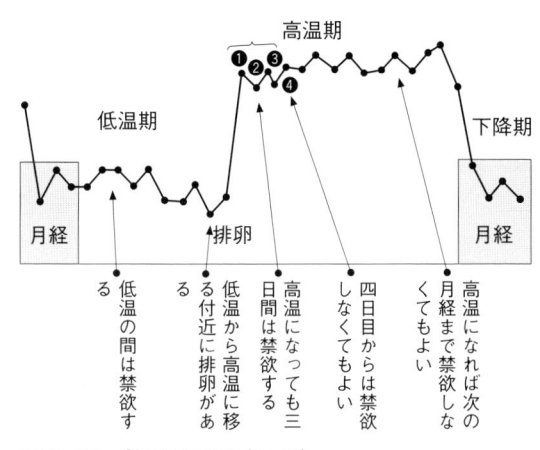

**図5-13 基礎体温法（BBT）**
（日本家族計画協会：受胎調節指導用テキスト，第3版，2002を一部改変）

する方法である。基礎体温とは，体温の上昇の原因となる筋肉の運動や飲食物の摂取，精神的感動などの働きが6時間程度働かなくなったときの体温をいう。つまり安眠後，朝目を覚ましてまだ起きあがらないときの体温を指す[6]。

**使用方法**

①安眠した朝（だいたい一定の時間），婦人体温計を口にくわえ，舌下で5分間計測する。
②低温相と高温相になって3日間は禁欲する。
③高温相の4日目から次の月経までが安全日となる。

欠点は，体温は睡眠時間や体調に影響を受けやすいので，それらを考慮して判断する必要があることである。

**3）頸管粘液法** natural family planning

頸管粘液の月経周期に伴う変化を利用し，排卵の時期を予測する方法である。頸管粘液は，月経直後では量も少なく黄色不透明で粘稠度が高いが，周期が進むにつれ増量し，白色となる。排卵が近づくとさらに増量し，無色透明となり，粘稠度は低下し，牽糸性を帯びる。

**使用方法**

①月経が終わった日から，毎日指を腟内に入れて指に付着した粘液の性状を調べ，性周期との関連を知る。
②頸管粘液が淡く，粘稠度は低下し，牽糸性を帯びる期間，禁欲する。

欠点は，正しく判断するには熟練を要することである。

## b 精子を子宮内に入れない方法

**1）男性用コンドーム*（図5-14,15）**

男性用のコンドームの1年間における失敗率（妊娠率）は3〜14%[5]である。

ゴム製の器具を男性のペニスにかぶせて，精子の腟内進入を防ぐ方法である。殺精子錠剤と同成分のメンフェゴール配合水溶性ゼリーを精液だめのなかに添加したコンドームも発売された。正しいコンドームのつけ方とはずし方を図5-16に示す。欠点は，失敗率が高いことである。

**2）女性用コンドーム*（図5-14,15）**

女性用コンドームの1年間における失敗率（妊娠率）は5〜21%[5]である。

1987年イギリスで，女性が自らの意志で主体的に妊娠や性感染症（STI）から身を守る方法として開発され，日本では1999年に認可された。ポリエーテルポリウレタン製の器具は，外陰部と腟内の双方を覆う構造により，精子の侵入を防ぐ。性交前に装着することができる。使用法を図5-14,15に示す。（注：日本では2004年4月に発売中止となった）

**3）ペッサリー**

ペッサリーの1年間における失敗率（妊娠率）は6〜20%[5]である。

ゴム製の器具を外子宮口にかぶせて，精子の子宮内進入を防ぐ方法である。具体的な方法を図5-16に示す。

**使用方法**

①医師または助産師にサイズを決めてもらい，使用方法を修得する。
②性交前に装着する。
③挿入方法：図5-16参照
④射精後8時間以上経過してから取り出す。

**使用禁忌** 解剖学的に子宮脱，子宮下垂，腟壁の弛緩，会陰裂傷がはなはだしい場合で，ペッサリーが支えられない場合。

## c 精子を殺す方法

精子を殺す避妊法の1年間における失敗率（妊

---

＊ 性感染症（STI）予防には，コンドームまたは女性用コンドームの使用が重要である。

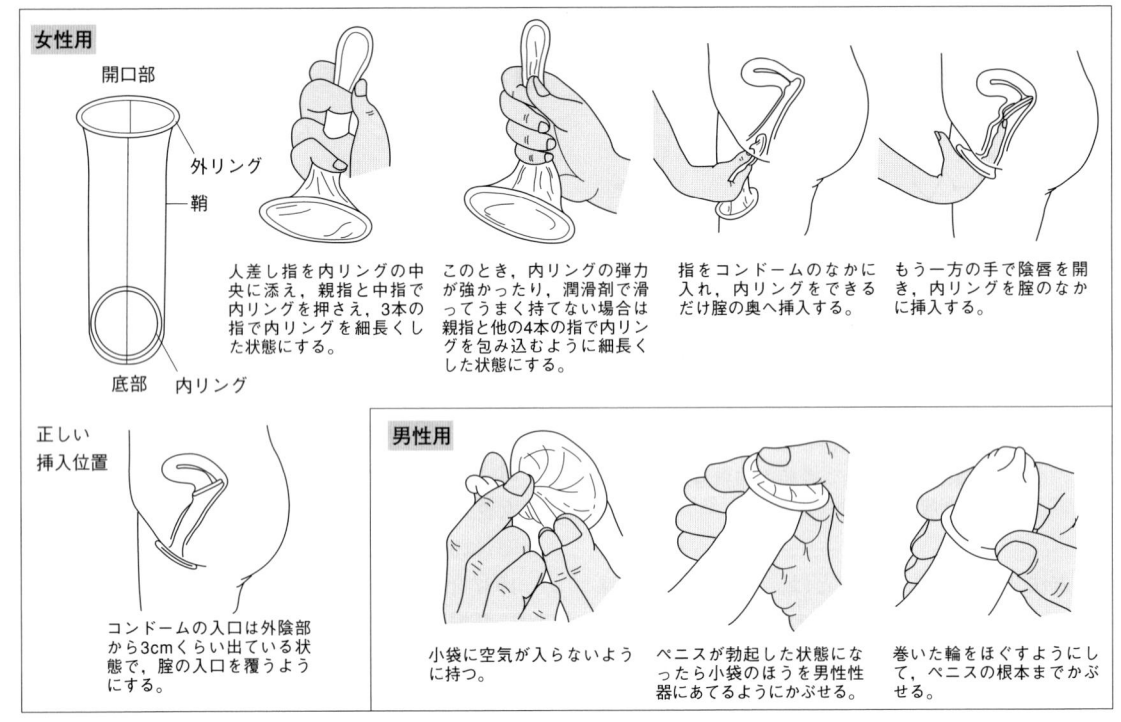

**図 5-14 女性用コンドームと男性用コンドームの正しいつけ方**
(木村好秀, 斎藤益子:家族計画指導の実際, 医学書院, 1998)

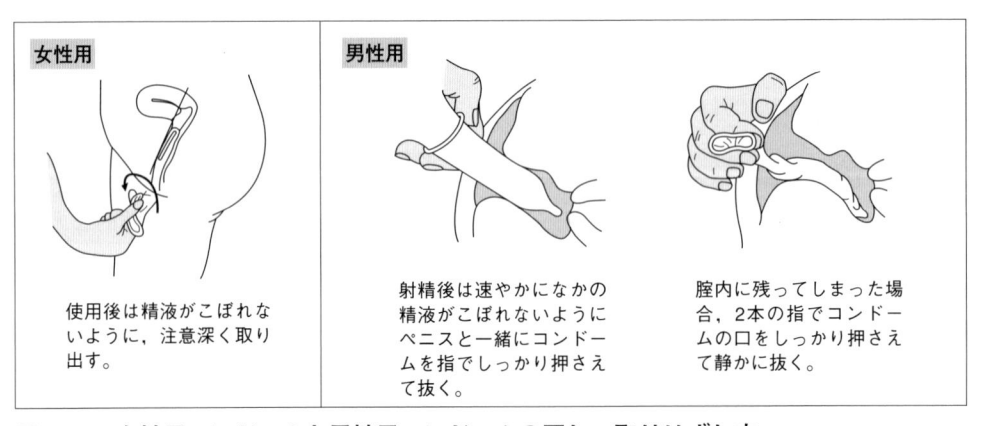

**図 5-15 女性用コンドームと男性用コンドームの正しい取りはずし方**
(木村好秀, 斎藤益子:家族計画指導の実際, 医学書院, 1998)

娠率)は6〜26%[5]である。

性交前に殺精子剤を腟内に挿入し, 腟内に射精された精子を殺すことによって妊娠を防ぐ方法である。以前は, フィルムタイプやゼリータイプがあったが, 現在はメンフェゴール〔天然のテルペン油(植物油)から作られた非イオン型界面活性剤〕を含む錠剤タイプ(ネオサンプーン錠)のみである。

**使用方法**
①錠剤を示指と中指で挟んで挿入し, その後, 示指が全部入るまで奥深く入れる。
②溶けるのに5分間程度必要

欠点は次の3点である。
①失敗率が高いため, 他の方法との併用が望ましい。

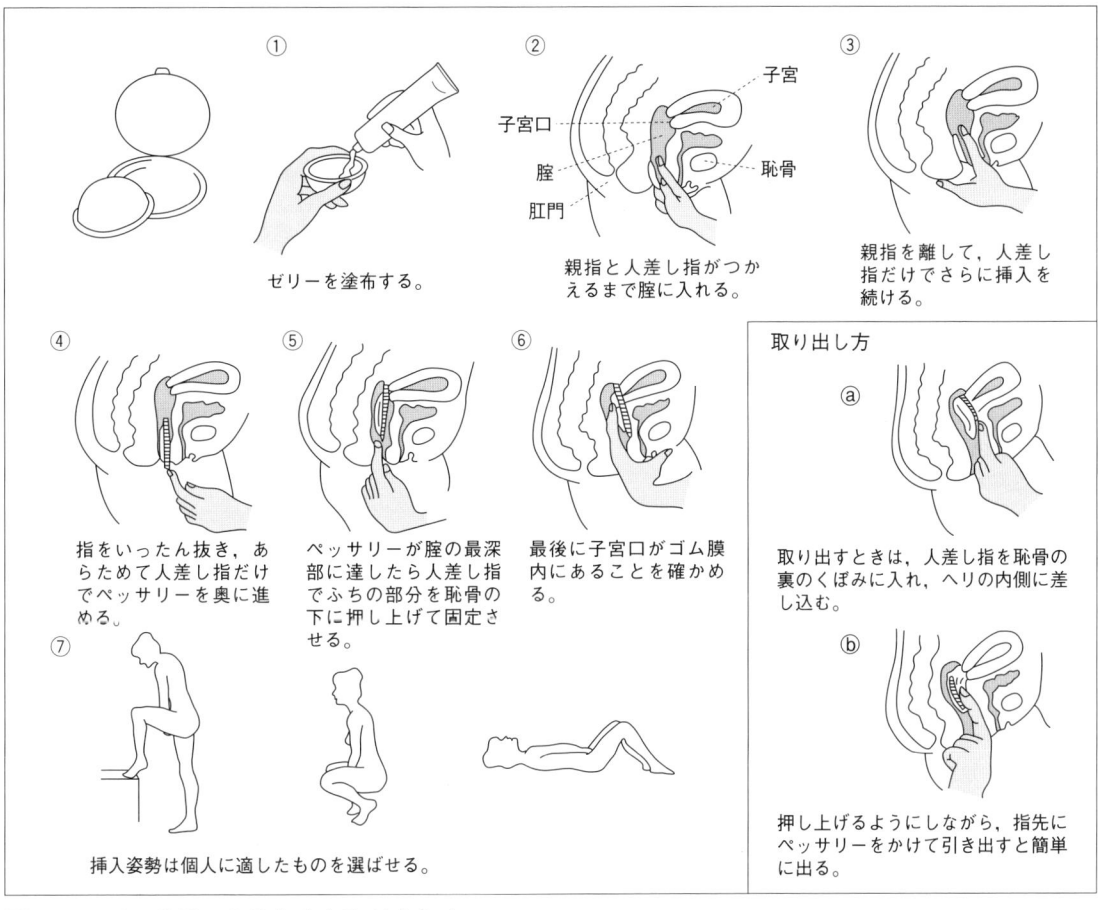

図 5-16　ペッサリーの入れ方と取り出し方
（日本家族計画協会，FP ペッサリー使用説明書）

②性交の体位や動作で流れ出る場合がある。
③アレルギー体質の人は，発疹・かゆみといったアレルギー症状がまれに現れる。

### d 受精卵の子宮内着床を防ぐ方法：IUD

IUD（intrauterine contraceptive device）の 1 年間における失敗（妊娠率）は，銅付加 IUD が 0.1〜2.0%[5] である。子宮内に器具を挿入して受精卵が着床するのを妨げる方法である。1999 年には，銅イオンの働きによってより確実な避妊効果が得られる銅付加 IUD が認可された。IUD の種類を図 5-17 に示した。

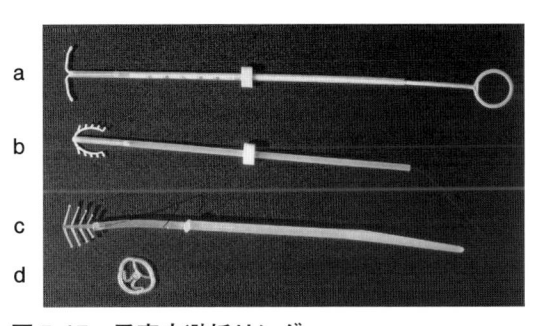

図 5-17　子宮内避妊リング
　a．ノバ T®380　　b．マルチロード®CU250R
　c．FD1　　d．優生リング
（日本家族計画協会クリニック提供）

#### 避妊の原理
①受精卵の子宮内膜への着床阻害
②受精の阻止
③精子の移動の抑制
④卵子の輸送阻害

#### 使用方法
①妊娠初期における装着を防止するため，月経

表5-12　IUDの使用禁忌

① 妊娠中または妊娠の疑いがあるとき
② 過多月経，その他の機能性出血を繰り返すとき
③ 子宮腔の変形をきたすような筋腫または悪性腫瘍があるとき
④ 子宮発育不全，子宮奇形，著しい子宮位置異常，強度の前屈・後屈および頸管無力症のあるとき
⑤ 付属器腫瘍のあるとき
⑥ 付属器炎，子宮内膜炎，急性または亜急性頸管炎のあるとき
⑦ 骨盤内炎症性疾患あるいは骨盤内炎症性疾患治癒後2か月未満のとき
⑧ 過去3か月以内に感染性流産を経験しているとき
⑨ 子宮外妊娠の既往歴のあるとき(再発する可能性が高く，妊娠の予後が悪いため)
⑩ 出血性素因のあるとき
⑪ 銅アレルギーおよび銅代謝異常(Wilson病)のあるとき
⑫ 産婦人科領域外であっても重篤な疾患のあるとき

(日本家族計画協会：受胎調節指導用テキスト，第3版，2002)

表5-13　混合型経口避妊薬の使用禁忌

【禁忌(次の患者または女性には投与しないこと)】
① エストロゲン依存性腫瘍(たとえば乳がん，子宮頸がん，子宮筋腫)，子宮頸がんおよびその疑いのある患者
② 診断の確定していない異常性器出血のある患者
③ 血栓性静脈炎，肺塞栓症，脳血管障害，冠動脈疾患またはその既往歴のある患者
④ 35歳以上で1日15本以上の喫煙者
⑤ 血栓性素因のある女性
⑥ 重篤な肝障害のある患者
⑦ 脂質代謝異常のある患者
⑧ 高血圧のある患者(軽度の高血圧の患者を除く)
⑨ 妊娠または妊娠している可能性のある女性
⑩ 授乳婦
⑪ 思春期前の女性

【慎重投与(次の患者または女性には慎重に投与すること)】
① 40歳以上の女性
② 乳がんの家族歴または乳房に結節を有する女性
③ 喫煙者
④ 肥満の女性
⑤ 血栓症の家族歴を持つ女性
⑥ 軽度の高血圧(妊娠中の既往を含む)の患者
⑦ 耐糖能の低下している女性(糖尿病および耐糖能異常の女性)
⑧ 肝障害のある患者
⑨ 心疾患，腎疾患またはその既往歴のある患者

(日本家族計画協会：受胎調節指導用テキスト，第3版，2002を一部改変)

開始後10日以内に産婦人科医師にて装着する。
②流産・分娩・人工妊娠中絶後の場合は子宮の回復(6週間以上)を待って装着する。帝王切開後は出産後12週以降とする。
③交換時期は2年

**利点**　①エストロゲン禁忌の女性でも使用できる。②使用者による失敗がない。

**欠点**　①自然脱落することがある。②下腹痛や腰痛を訴えることがある。③異常子宮出血を起こすことがある。④子宮内膜炎やPID(骨盤内炎症性疾患)を起こすことがある。

使用禁忌は表5-12の通りである。

### e 混合型経口避妊薬

混合型経口避妊薬の1年間における失敗率(妊娠率)は0.1～5%[5]である。

エストロゲン(卵胞ホルモン)とプロゲストーゲン(黄体ホルモン様作用を持つ物質)の配合剤である。エストロゲンであるエチニルエストラジオール(EE)が$50\mu g$未満のものを低用量ピル，$50\mu g$のものを中用量ピル，それ以上を高用量ピルと呼ぶ。使用禁忌は表5-13の通りである。

**避妊の原理**
①含まれるホルモンが，FSHとLHの分泌を抑制し，排卵を抑制
②子宮内膜が変化し受精卵の着床を阻害
③子宮頸管へのプロゲストーゲンの作用により，頸管粘液の性状が変化し，精子の進入を阻害
④卵管分泌物や卵管の運動も障害され，妊孕性が低下

**低用量ピルの使用方法**
①服用開始：Day 1スタート(月経初日より服用)，サンデースタート(週末の月経を避けるために月経初日後の最初の日曜より服用)
②服用方法：21日タイプ(7日間の休薬期間に消退出血が起こる)，プラセボ7錠を含む28タイプがあり，1日1錠，定時に内服する。

### f 緊急避妊

ホルモン剤を使用する方法とIUD法がある。

表 5-14 男性不妊手術と女性不妊手術の比較

| | 男性不妊手術(精管切断法) | 女性不妊手術(卵管切断法) |
|---|---|---|
| 避妊効果 | 失敗率 0.1〜0.15%[5]<br>長期にわたる避妊効果が認められている。<br>手術後 10〜12 週経過するか，射精が 20 回程度行われてはじめて避妊効果を期待できる。 | 失敗率 0.5%[5]<br>長期にわたる避妊効果は，クライアントの年齢や不妊手術の技法により異なる。<br>手術直後から効果を期待できる。 |
| 手術合併症のリスク | 麻酔に伴う死亡例はない。<br>手術によって生命に危機が及ぶことはないし，内部組織の損傷なども認めない。<br>血管腫が多少起こることがある。<br>手術に伴う感染症の危険性が多少ある。 | まれに麻酔に関連した死亡例がある。<br>手術によって生命に危機が及ぶとか，内部組織の損傷を認めるなどの例がある。<br>手術に伴う感染症の危険性(腹部感染など)がある。 |

(日本家族計画協会：受胎調節指導用テキスト，第 3 版，2002 を改変)

### 1) ホルモン剤を使用する方法

**避妊の原理** 高用量のエストロゲンとプロゲストーゲンは，黄体中期のプロゲステロンと，内膜蛋白質を抑制し，子宮内膜を受精卵が着床するのに困難な状態にする。

[Yuzpe 法]

平均妊娠率は 1.8% である[5]。

**使用方法** 無防備な性交の 72 時間以内と，その 12 時間後に合計 200 μg のエチニルエストラジオール(EE)と 2.0 mg のノルゲストレル(NGR)を二分して服用する。

**欠点** 副作用は悪心(46〜70%)，嘔吐(22〜30%)，頭痛(2%)，めまい(2%)，乳房痛(0.6%)などである[7]。また月経周期の異常を認める。

### 2) IUD 法

失敗率(妊娠率)は 0.1%[0] である。

**使用方法** 無防備な性交後 5〜10 日以内に IUD を挿入する。

[避妊法の併用での留意点]

①望ましい方法：低容量ピルとコンドームの併用。避妊効果が高く性感染症(STI)の予防にも役立つ。

②単独使用より効果の上がる方法：ペッサリーと殺精子剤を併用する(失敗率 6〜18%)と，殺精子剤単独使用法(失敗率 6〜26%)より効果は上がる。

③単独使用より効果の下がる方法：排卵の時期を知る方法で予測した排卵の時期に禁欲せず，コンドームなどの他の避妊法を用い性交すると，単独使用法より効果が下がる。

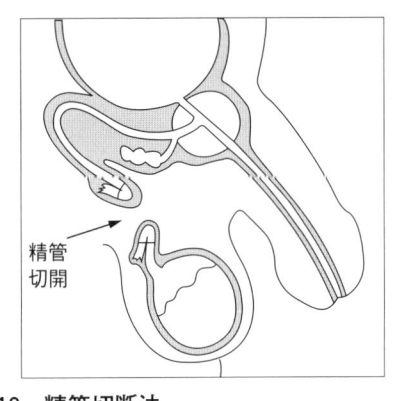

図 5-18 精管切断法
(木村好秀，齋藤益子：家族計画指導の実際，医学書院，1998 を改変)

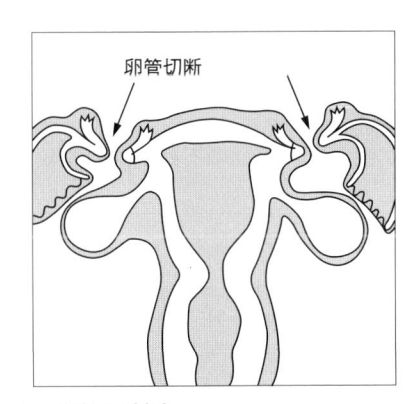

図 5-19 卵管切断法
(木村好秀，齋藤益子：家族計画指導の実際，医学書院，1998 を改変)

### g 不妊法

精管切断法と卵管切断法(図 5-18, 19)がある。

## トピックス

### 受胎調節の最前線（日本で未認可の避妊法）

#### 1. プロゲストーゲン単独経口避妊薬（ミニピル）

日本で使用されている混合型経口避妊薬はエストロゲン（卵胞ホルモン）とプロゲストーゲン（黄体ホルモン様作用を持つ物質）の配合剤であるが，ミニピルはプロゲストーゲン単独の経口避妊薬である。混合型に比べて血中ホルモン濃度が1/3と低いことから，ミニピルと呼ばれる。毎日決まった時間に1錠，継続して服用する。欧米では主にエストロゲン禁忌の女性が使用する。

#### 2. ホルモン注射による避妊法

筋肉注射により，1〜3か月間高い避妊効果が維持される。注射法であるため，使用者による失敗がない。含まれるホルモンの種類により，プロゲストーゲン単独避妊薬と混合避妊薬（エストロゲンとプロゲストーゲンの混合）の2種類がある。

#### 3. ホルモンの経皮投与による避妊薬（Ortho-Evra など）

エストロゲンとプロゲストーゲンの混合型避妊薬を含む正方形の貼付薬（1辺4.5 cm）で，下腹部・殿部・胸部を除いた上半身などに貼る。1週ごとに同じ曜日に貼付薬を張り替え，3週間継続し，月経の週は貼付しない。

#### 4. 皮下埋め込み式避妊法（Norplant）

プロゲストーゲン単独避妊薬を含む長さ3 cm，直径2 mm 程度の柔らかいカプセルをメスと挿入具で腕の皮下に挿入する。一定の濃度で避妊薬が放出され，高い避妊効果が長期（6本式のNorplantで5年，2本式のNorplant 2で3年）にわたって維持される。

#### 5. ホルモン含有腟内リング（NuvaRing）

エストロゲンとプロゲストーゲンの混合型避妊薬を含む直径5.3 cmのリングで，使用者自身が腟内に挿入する。一度挿入したら3週間はそのまま継続し，4週目（月経の週）に取り出す。また翌週に新しいリングを挿入する。

#### 6. ホルモン放出形 IUD（Levonorgestrel IUD, Progestasert IUD）

子宮内避妊具（IUD）とプロゲストーゲン単独避妊薬の両方の効果を併せ持つ避妊法である。子宮内に挿入すると肌の部分のカプセルに入ったプロゲストーゲンが5年間にわたって放出される。

**参考文献**
・我妻堯：リプロダクティブヘルス, pp.78-85, 南江堂, 2002.

（川瀬浩子）

---

男性と女性，それぞれの不妊手術の比較を表5-14に示した。

●引用文献

1) 松本清一監修，高村寿子編著：性；セクシュアリティの看護，建帛社，p.11, 2001.
2) 総理府男女共同参画室編：北京からのメッセージ—第4回世界女性会議及び関連事業報告書，大蔵省印刷局，pp.87-93, 1996.
3) 家族と健康（No 614），日本家族計画協会，p.3, 2005.
4) 原澤勇編：新 GATHER ガイド，日本家族計画協会，2000.
5) 北村邦夫：「避妊」を教える—EBMの視点から．平成16年度；明日から役立つ「性」の健康教育セミナーテキスト，日本家族計画協会，pp.20-26, 2004.
6) 日本家族計画協会：受胎調節指導用テキスト，第3版，p.81, 2002.
7) 家族と健康（No 554），日本家族計画協会，p.8, 2000.
8) 前掲書6), p.133.

●参考文献

・岡田實，大淵寛編：マルサス人口論の200年，大明堂，1998.
・青木康子編：母性保健をめぐる指導・教育・相談—その1；ライフ・サイクル編，ライフ・サイエンス・センター，1998.
・日本家族計画協会：受胎調節指導用テキスト，第3版，2002.

（川瀬浩子）

# ⑥ 生殖補助医療を受ける女性の健康支援

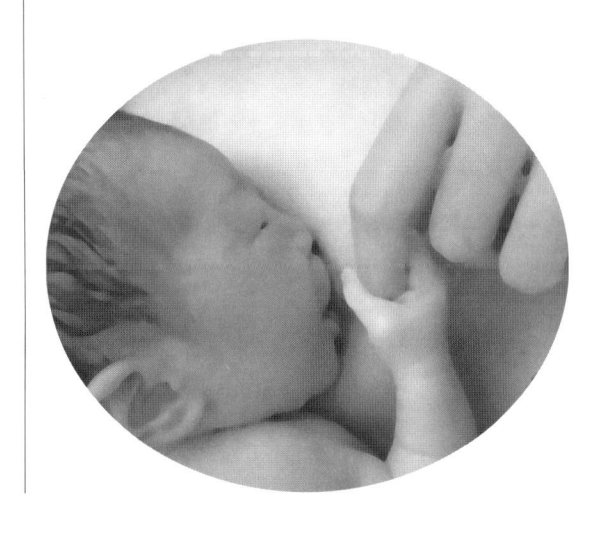

# I 生殖補助医療の概要

　人工授精，体外受精，顕微授精，胚凍結保存などの医療技術を総括して生殖補助技術(assisted reproductive technology：ART)という。

## 1 生殖補助医療の背景

　1978年，イギリスのケンブリッジ大学のエドワーズ博士とステプトウ博士によって，ヒトの体外受精・胚移植がはじめて成功した[1,2]。わが国においては，この4年後の1982年に東北大学の鈴木雅洲らが最初の臨床成功例を報告した。その後，この方法は画期的な不妊治療として全世界に普及した。それ以降，体外受精・胚移植の分野における発展はめざましく，基本技術や培養器具・培養液の改良，さらには顕微授精や胚凍結など，新しい関連技術の開発を経て，実施施設や症例数の著しい増加と治療成績の飛躍的向上を示すに至った。
　わが国においては，体外受精・胚移植(in vitro fertilization-embryo transfer：IVF-ET)をはじめとする生殖補助技術を不妊診療へ導入することに対しての社会的な関心や倫理的議論が高まるなかで，日本産科婦人科学会理事会は，IVF-ETの正しい倫理と質の向上を目的とし，「体外受精・胚移植に関する見解」を会告として1982年学会誌上に公表した[3,4]。現在も原則としてこの会告に従ってIVF-ETが行われている。
　この会告以降，ヒト胚や受精卵を用いた研究への指針や胚凍結などの倫理的問題に関して，日本産科婦人科学会は次々と会告を出している。1986年には，「体外受精・胚移植の臨床実施の登録報告制について」という会告[5]により，実施施設の登録報告制も導入された。それ以降，データに基づいたわが国におけるIVF-ETの実態と成績は，年度ごとに学会誌上で公表されている[6〜21]。

## 2 生殖補助医療の現状

　前述のように，1986年に日本産科婦人科学会においてIVF-ETの登録報告制度が発足した。同年までにIVF-ET実施を登録していたのはわずか27施設であったが[6]，19年後の2005年6月末現在では648施設にまで増加した。また，1年当たりの採卵周期数は1986年には752であった[6]が，2003年には73,143と97倍に増加している。2003年のIVF-ETによる生産分娩数は5,531件，IVF-ETによる出生児は1989年にはわずか387名であったが，2003年には6,608名となり，ART全体では17,400名にのぼった[21]。
　ARTによる出生児は，全出生児の1.5%にあたり，出生65人に1人の割合に該当する。治療成績は1988年以前では2.1〜4.5%と低値であったが，1989年を境として急激に成功率は向上しており，1993年以降は21〜29%の範囲で推移し，伸び悩みの傾向にある。これは施設による技術の差があることに由来すると推測される。治療成績は施設によって大きく異なっている。設備・技術など，さまざまな要因が影響を与えている。
　ここで1周期ごとのIVF-ETによる妊娠率の平均約25%と，受胎調整をしない新婚夫婦の累積妊娠率を比較してみよう。結婚後3か月目までには約35%の夫婦が妊娠する。これは1周期当たり12%の妊娠率に相当する。6か月後では約60%の夫婦が妊娠し，1周期当たりでは10%，1年後では約80%の夫婦が妊娠し，1周期の妊娠率は7%となる。確率からみると，IVF-ETの妊娠率は決して低いとはいえない。しかし，不妊治療を

開始しても，その約50%はなおも不妊として残るということもまた事実である。

IVF-ETによる妊娠の流産率は約25%である。奇形発生率は自然妊娠と比して有意差はない。また，1988年から1990年までの3年間の出生児1,168名の発育状況を生後1年にわたって調査した結果，出生時1,000g以下の低出生体重児を除いては，出生後の身体的発育，精神運動機能共にART以外の出生児と有意差がないことが報告されている[9]。

## 3 IVF-ET妊娠の問題点

IVF-ET妊娠の問題点は，低出生体重児の頻度が高いことである。これは複数の胚を移植することに起因している。急激なIVF-ETの成績向上のみられた1989年および1990年では多胎妊娠率（/分娩総数）はそれぞれ32.1%，28.1%と報告されており，また出生数のほぼ3分の1が低出生体重児（2,500g以下）であった[7,8]。しかし，1991年以降では移植胚数を3個以下に制限する施設も増加し，1996年には移植胚数は原則として3個以内とする「多胎妊娠」に関する見解という会告[18]が出された。しかし，依然として2003年の多胎分娩率は16.0%と高頻度であり[22]，この点は，IVF-ET妊娠の問題の1つである。

この多胎の問題に関連して，母児の保護を目的とした妊娠初期における胎児減胎手術の是非が議論された。わが国の母体保護法もこれに対応しておらず，学会も許可していない。しかし，複数胚を移植した場合に実施せざるを得ないケースもあり，またすでに一部ではこの手術を実施している施設もある。

## 4 ART（生殖補助技術）の課題

自らの卵子がない女性でも，第三者から提供された卵あるいは初期胚を用いればIVF-ETでの妊娠が可能である。自らの子宮で妊娠できない場合でも第三者が子宮を提供して児が得られることを代理懐胎という。代理懐胎には二法あり，不妊夫婦の受精卵を妻以外の女性の子宮に移植する場合（借り腹：ホストマザー）と，不妊夫婦の夫の精子を妻以外の女性の子宮に人工授精する場合（代理母：サロゲイトマザー）がある。さらに女性側にIVF-ETの適応があり，同時に男性が無精子症の場合には，精子の提供があれば妊娠できる。

わが国では精子提供による人工授精（AID）が60年にわたって行われてきており，それによる出生児は1万人を超える実績があり[22]，社会の容認が得られている。しかし，その一方で，上記ARTに関してはいまだ学会では認められていない。しかし，これらの技術が行われている諸外国で施術をし児を得た日本人の存在もあり，こういった現状の認識も怠ってはならないものであろう。

このようないくつかの問題を抱えつつも，出生率の低下が社会問題化している現在，挙児希望の不妊夫婦に恩恵をもたらす生殖医療の重要性は今後ますます大きくなっていくであろう。ART抜きの不妊治療は考えられなくなっている現在，今後生殖生物学的な技術改善はもちろんのこと，臨床応用に先だって倫理面からの議論が求められており，この動きは今後も続いていくものと思われる。

## 5 生殖医療における社会的な動向と看護の現状

生殖医療における質の向上を目指し，エキスパートの養成が複数の団体で始まっている。看護職が対象となるものには，1998年から「日本生殖医療研究協会」が養成し始めた体外受精コーディネーターと不妊カウンセラーがある。また，2002年から日本看護協会は「不妊認定看護師」の養成を始めている。

厚生労働省では1996年から全国に不妊相談センターの設置を開始し，2009年をめどに全国に不妊専門相談センターを整備することを目標としている[23]。都道府県による体外受精および顕微授精（特定不妊治療）に対しての助成金制度〔特定不妊治療費助成事業：1組の夫婦に対して，1年度当たり上限額10万円（特定不妊治療に要した費

用の1/2以内）で，通算2年まで〕が2004年4月1日より開始された[24]。

一方，看護の現状に目を向けると，施設によって看護者の果たす役割とその機能の状態が異なることや，不妊患者とのかかわりが，外来・病棟と分かれ，線で結ばれた働きが生まれにくいことなどが報告されている[25]。それに続き，不妊看護での質の向上と安定を目指し平成10～12年度厚生省科学研究費補助金による「不妊治療を受けている患者・家族に対する看護支援ガイドラインの作成とネットワークの構築に関する研究[26]」の結果を受け，森らが医療機関における看護に関する実践的なガイドラインを示している[27]。

# II 不妊女性の支援

## 1 不妊症の定義

不妊症とは，一定期間，正常な夫婦生活を営んでいるにもかかわらず，妊娠しない状態をいい，この期間は，国際産科婦人科学会，日本産科婦人科学会の委員会では2年間と提案して，アメリカ合衆国不妊学会では1年間と定めている。

## 2 不妊症の分類と頻度

不妊症を大きく分けると，女性不妊症（図6-1）と男性不妊症（図6-2）がある。その頻度は男性不妊が約半数で他の半数が女性不妊である。しかし，最近の10年間で，世界的な傾向として男性の精子の悪化が急速に進みつつあることが解明されてきている。

### 1) 男性不妊症の分類と原因

男性不妊症の原因の9割が造精機能障害である。それ以外では精子移送障害も重要な原因である。造精機能障害になると，精子数が不足したり，または精子の運動機能が悪くなって受精不能となり妊娠できなくなる。これまで妊娠成立は無理と思われていた重症の男性不妊でも，体外受精-胚移植法や卵細胞質内精子注入法（ICSI）により妊娠が可能になった。

### 2) 女性不妊の機能別分類と原因

女性不妊を機能的に分類すると以下の4項目に分けられる。

①排卵障害（卵巣から卵子が出ない）：原因は排卵に関する脳の視床下部や下垂体に障害があるもの，卵巣に異常があるもの，甲状腺機能障害，副腎皮質機能障害など内分泌系の異常，糖尿病，肥満症などがあげられる。

②卵管・腹膜因子（卵子の輸送，受精の場としての卵管の機能・形態の異常および腹膜の異常）：原因は骨盤内感染症（骨盤腹膜炎・付属器炎）または子宮内膜症による腹膜癒着・卵管閉鎖・卵子移送機能障害などがある。その他，開腹手術後・流産後・卵管通過性検査後に起こる腹膜癒着・卵管閉鎖もある。

③子宮因子（着床の場としての子宮の形態・機能の異常）：原因は子宮の奇形，腫瘍，子宮腔内癒着などがある。

④免疫因子（精子と頸管粘液の化学的・免疫学的不適合）：原因は不妊女性が血中に配偶者の精子に対する抗体を有していることに起因する。女性が精子不動化抗体を有する場合，頸管粘液のみならず，子宮や卵管腔内の分泌液中にも抗体が分泌され，おのおのの部位において精子の通過性を障害し，受精障害を生じさせる。

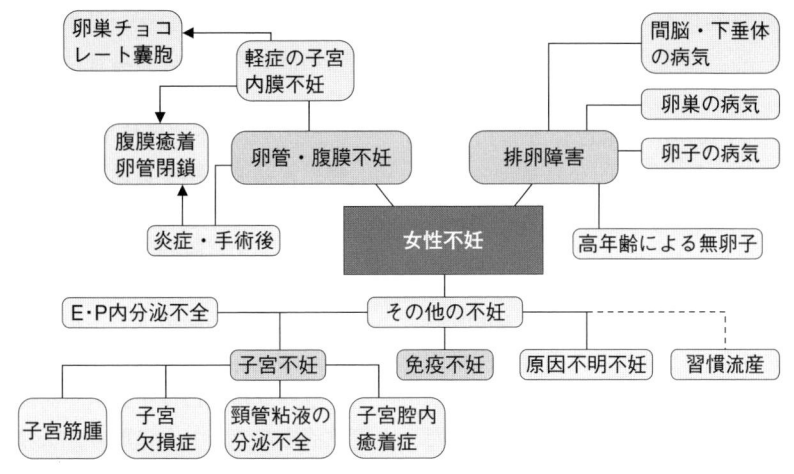

**図6-1 女性不妊症の原因**

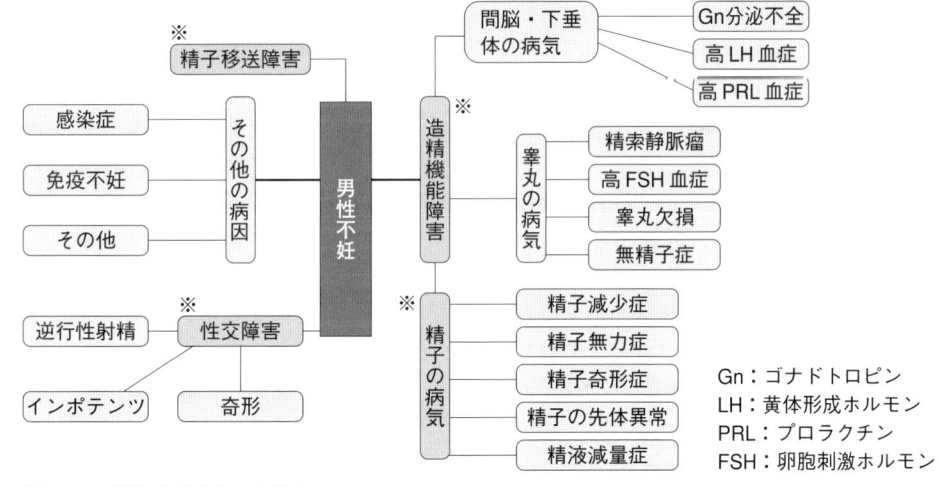

**図6-2 男性不妊症の原因**
（注）男性不妊は※印の4種に分類される。

Gn：ゴナドトロピン
LH：黄体形成ホルモン
PRL：プロラクチン
FSH：卵胞刺激ホルモン

## 3 不妊症の検査

　不妊症の診断には，問診・全身の診察はもちろんのこと，臨床検査がきわめて重要である。臨床検査の種類は数多くあり，必要な検査を終えるまでには数か月を要する。したがって系統的に検査を進め，正確な原因を調べ，それに合致する治療を行う必要がある。夫婦共に検査を受けることが大切である。

### 1）男性不妊症の検査
#### ❶精液検査（精巣における造精機能検査）

　精液検査においては，禁欲期間が重要で，3日間以上，7日以内とする。高頻度に射精すると精子濃度が低くなる。過度の疲労やストレスも精子所見を悪くする。検査の場合，複数回の実施が望まれる。用手法で20〜40℃に温めた広口容器に採取する。コンドームには潤滑油や殺精子剤が使用されているため使用しない。

　WHOの基準値は精液量 2.0 ml 以上，pH 7.2〜7.8，精子濃度 $20×10^6$/ml 以上，運動率：前進運動精子が50%以上，または高速直進運動精子が25%以上（採取後60分以内に検査），奇形率50%

未満, 精子生存率50％以上, 白血球数$1×10^6$/ml未満である。

#### ❷染色体検査

男性不妊患者の約10％に性染色体や常染色体の異常が発見されている。代表的な異常にクラインフェルター症候群にみられる47XXY型染色体異常がある。

### 2）女性不妊症の検査

#### ❶基礎体温（basal body temperature：BBT）

**目的**　①排卵の有無，②排卵日の推定，③排卵後の黄体機能の評価。

**方法**　婦人体温計（水銀）で，毎朝覚醒時にただちに舌下で5分間測定する。

**判定**

①排卵性の月経周期ではBBTは卵胞期には低温相，黄体期には高温相となり，36.7℃以上を示すことが多い。これはプロゲステロンが視床下部の温熱中枢に作用した結果によるものと考えられている。

②低温相だけの一相性を示す場合は無排卵。

③高温相が10日未満，低温相と高温相の差が0.3℃以下の場合は黄体機能不全が疑われる。しかし，基礎体温のみから黄体機能不全を正確に判断することは難しく，血中プロゲステロン値なども併せて診断する必要がある。

#### ❷頸管粘液（cervical mucus：CM）

**目的**

①月経周期の卵胞期におけるエストロゲン活性の状態の把握。

②頸管腺上皮のエストロゲン受容体の状態の把握。

③頸管腺上皮の排卵前における分泌能の確認。

**方法**

排卵2～3日前に1mlのツベルクリン注射器で頸管粘液を採取する。

**判定**

①正常月経周期の女性の頸管粘液の正常値は，量が0.3ml以上で，色調は透明，牽糸性は10cm以上，シダ状結晶は＋＋＋である。

②頸管粘液が少ない場合には血液中のエストロゲン量が少なかったり，頸管腺上皮のエストロゲン受容体が少ない場合がある。

③牽糸性が短い，シダ状結晶が未成熟の場合は頸管腺へのエストロゲン効果が不十分である。

④粘液が濁っている場合は，頸管の炎症が考えられる。

⑤pHが5以下では精子の通過性が悪くなる。

#### ❸頸管粘液内精子貫通試験

**フーナーテスト**　射精された精子が，頸管粘液を通過して子宮腔内に進入できるか否かの検査である。時期は排卵の直前が良い。精子の数，運動性を調べる。顕微鏡下で1視野に5運動精子以上であれば良好である。

**ミラークルツロクテスト**　排卵前に採取した頸管粘液をスライド上に取り，夫精液を5mm程度離れた所に滴下し境界線を観察する。精子が進入できれば良好，進入できないときは不良である。

#### ❹卵管の通過性および子宮腔検査

**子宮卵管造影法**（hysterosalpingography：HSG）

子宮腔内に造影剤を注入し，子宮腔内・卵管を造影して，卵管の疎通性，子宮腔内の状態を調べる。通気法に比べ，卵管の疎通性だけではなく，卵管水腫，卵管采周囲の癒着，卵管周囲の癒着などの診断ができる。

#### ❺腹腔鏡検査（laparoscopy）

全身麻酔をして，臍直下に1cm程度の切開をし腹腔鏡を穿入して観察する。また同時に頸管より色素を注入し，卵管采からの流出状態を観察する。子宮外側の状態，卵管閉鎖，癒着の有無，卵管采と周辺の癒着の有無，卵巣の状態および子宮内膜症の有無，精子の卵管通過性の有無を診断する。

#### ❻染色体検査

性腺形成不全症候群であるターナー症候群の場合には45（XO）が50％を占め，その他，46（XXp−），46（XXqi）のモザイク型も認められる。

## ❹ 女性不妊症の治療

### 1）視床下部-下垂体性排卵障害の治療

クエン酸クロミフェンの内服療法や，ヒト性腺刺激ホルモン（FSH，HMG）の注射療法を行う。体外受精を目的とした場合は，複数個の成熟卵胞を得るために周期の3日目から開始する。成熟卵胞が確認されたら，排卵を刺激するために，ヒト絨毛性ゴナドトロピン（hCG）3,000～5,000IUを注

射する。ただし，多囊胞性卵巣症候群（polycystic ovary syndrome：PCOS）の患者は，この治療により卵巣過剰刺激症候群（OHSS）を発症することがあるため，注意を要する。

### 2）卵管不妊の治療

卵管通水法や外科的治療として腹腔鏡下で卵管采癒着剝離，開腹手術での癒着剝離および卵管閉塞部切除 - 端端吻合術などがある。しかし，通水法・外科的治療ともに，約半年から1年後にはまた癒着してしまうことが多い。体外受精・胚移植法が有効である。

### 3）子宮不妊の治療

子宮の器質的な問題である子宮筋腫・子宮内膜ポリープ・子宮内膜癒着に対しては，それぞれ外科的治療を行う。

### 4）免疫不妊の治療

不妊女性の血中精子不動化抗体値が低値，または自然変動による低下時期には，人工授精（AIH）で妊娠することもある。しかし，複数回行っても効果のないときには，体外受精・胚移植法の適応となる。

### 5）生殖補助医療

#### ❶人工授精

人工授精には夫の精子による配偶者間人工授精（AIH）と，提供精子による非配偶者間人工授精（AID）がある。排卵推定日に，5日以上禁欲させ，用手法で採取し，30分間放置後，通常は子宮腔内に注入し，約30分間骨盤高位に保つ。乏精子症の場合は濃縮精子を，運動率の悪い精子の場合はswim-up法による活動精子の濃縮を行うことがある。

#### ❷体外受精・胚移植（IVF-ET）

IVF-ETは次のようなケースで適応とされる。

①卵管性不妊症：両側の卵管閉塞あるいは通過障害で通気通水治療・外科的治療が有効でない場合。

②男性不妊症：乏精子症あるいは精子無力症が認められ，効果が期待される治療（薬物療法・手術療法）を一定期間試みたにもかかわらず，妊孕能回復がみられず，人工授精によっても妊娠成立がみられない場合。

③免疫性不妊症：人工授精を繰り返しても妊娠しない場合。精子不動化抗体の定量値が10以上の場合。

④原因不明不妊症：人工授精などを繰り返しても妊娠しない場合。

方法は，図6-3に概要を示した。まず，Gn-RHアゴニストとゴナドトロピンを併用し，複数個の卵子を成熟させ，経腟超音波ガイド下で採卵する。精子を媒精し受精させる。受精卵は培養を続けると46〜48時間後（3日目法）に6〜8 cellに分割している。また，最近では着床率をさらに高めるた

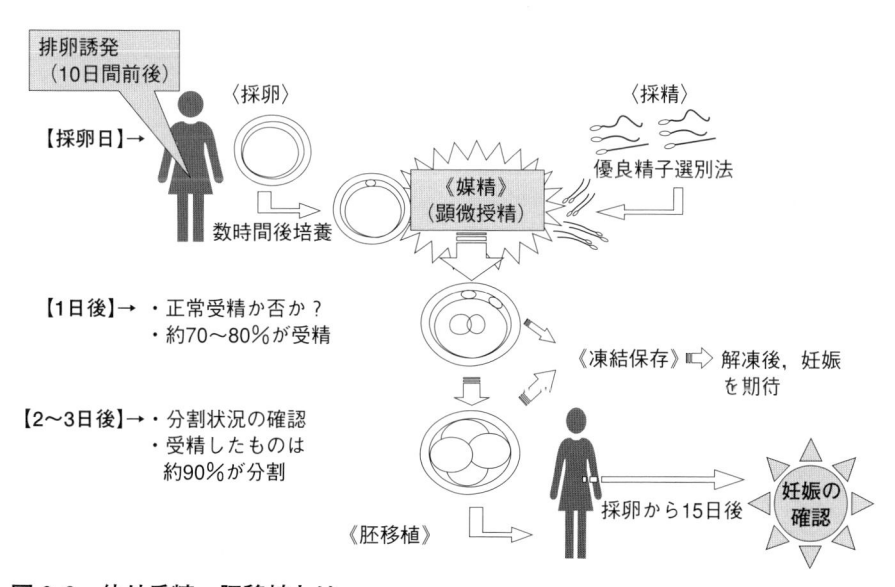

図6-3 体外受精・胚移植とは

めに，胚盤胞用培養液に移し変えて，さらに胚盤胞まで培養してから（5日目法）子宮腔内に移植する方法がとられている。この胚盤胞移植は，長期の培養で桑実胚，あるいは胚盤胞にまで発育した胚を選択するので，反復着床不成功症例に対し有効である。また，妊娠率を低下させずに，なおかつ移植する胚の数を減少させることが可能ではないかと予想されており，多胎妊娠の予防に対しても有効である。

#### ❸胚凍結保存

体外受精で得られた胚のうち，新鮮な状態で移植した後の優良な余剰胚を凍結保存しておくことにより，一度の採卵で後の周期に数回移植できる。これにより患者の肉体的，経済的，時間的負担が軽減され，採卵周期当たりの妊娠率を向上させることができる。また1回の移植胚数を減らすことで多胎の防止になる。さらに卵巣過剰刺激症候群や子宮内膜が着床に適していない場合に，適時まで待って移植することができる。最近では超急速ガラス化法が有効である。胚を耐凍剤やガラス化溶液で処理し，微細な器具に入れて，−196℃程度の液体窒素中で保存する。

#### ❹顕微授精

顕微授精の適応は次の4点である。

①重症乏精子症，精子無力症，精子奇形症およびその合併例。

②不動精子の症例：精子が全く運動性を有しない場合。

③体外受精での受精障害例：精子が卵透明帯を通過して受精できない場合。

④抗精子抗体陽性：女性が有する場合，夫が精管再疎通術を受けた後に有する場合など。最近では，卵細胞質内精子注入法（ICSI）が主流である。顕微鏡下で，培養液中の卵の片側を陰圧ピペットで吸引固定し，他方より先端の鋭利な毛細ガラス管ピペット内に吸引しておいた精子1匹を透明帯と卵細胞膜を貫通して卵原形質内に注入する。

#### ❺顕微孵化（assisted hatching：AHA）

胚が胚盤胞になり，透明帯から卵実質が飛び出す現象のことをハッチングという。胚培養による透明帯の硬化や透明帯肥厚などの質的変化がハッチング障害に関与すると考えられている。透明帯に裂孔を作製し，ハッチングを補助することで，着床率の向上を目的とした手技である[28]。顕微孵化の実際を図6-4に示した。

## 5 不妊女性の心理とその支援

### 1）不妊女性の心理

不妊患者の一般的な心理として，子を持てないことへの焦燥感，母性に対する喪失感，夫や姑へ

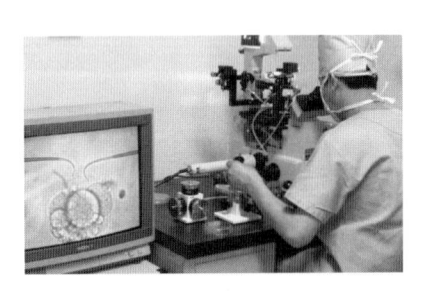

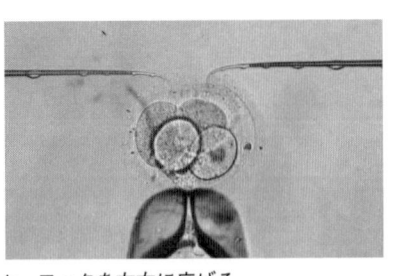

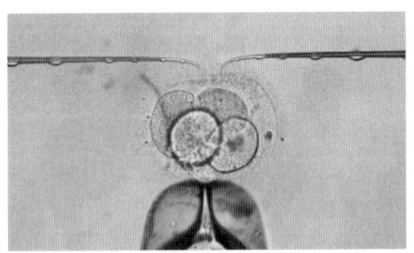

a. 透明帯にフックを引っかける

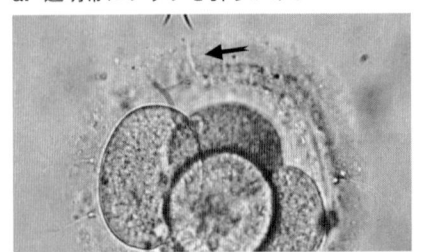

b. フックを左右に広げる

c. 裂溝の確認

**図6-4　顕微孵化（AHA）の実際　Zona Cracking法**

の責任の重圧による羨望・失望・落胆・劣等感・悲観などの情動的ストレスと，検査や治療上の疼痛などと治療結果に対する恐怖感や不安があることが報告されている[29,30]。実際に助産師として，多数の不妊患者のカウンセリングを行っているが，以下の2報告にある患者の心理に日々接している。

不妊体験の共通要素についてSandelowski[31]らは次のように報告している。

①曖昧性（ambiguity）：不妊という状態が他の疾患と違い，不確定な変動性を持っている。

②時間に限りがあるという時間性（temporality）：時間を意識して生活することを余儀なくされる。

③他者と自分は違ってしまっているという異質性（otherness）：他の女性には当たり前のことをしてできる妊娠が自分にはできない，自分は他者と違ってしまっていると感じること。

Menning[32]は，不妊体験の共通要素として次のように報告している。

①女性としての自己イメージや女性機能の喪失。

②期待される子どもの喪失。心理過程では驚き・否認・怒り・孤立・悲嘆という障害受容のプロセスに似た心理過程をたどる。

しかし，心理過程での問題点としては次の点が考えられる。

①障害がある程度固定されているわけではなく，不妊という状態が不確定な変動性を持っているために，「曖昧な状況」のなかで「不妊という事態」の未定の受容と事態の改善のための行動を同時にとることになる。このことが「治療に積極的な姿勢に伴う不安と焦燥感」の背景としてあり，これは「不妊という事態」の受容が進みにくい原因となっている。

②期待される子どもの喪失が同時的に訪れ，悲しみが慢性的に続くために新たな自分自身のイメージを作ることができない。

### 2）不妊女性の支援
#### ❶専門的知識に基づく支援

①不妊患者を，不妊という問題を抱え生活する人として捉え，身体・心理・社会的側面からの情報収集とアセスメントを行う。

②医師からの説明の理解についてのアセスメント：通常，医師からは治療の内容（原理，適応，禁忌）と期待される受精率および妊娠率・流産率・児の先天性異常のリスク・代替可能な手段・多胎妊娠率，当該施設での具体的な成績や，担当医師の治療経験などについて十分な説明が治療前になされている。しかし，治療のストレスや不妊という現象そのものからくるストレス，日常から離れて外来に通院するストレスなどから，患者が十分に理解しているとは限らない。そのため，説明された事柄について，どの程度理解しているかを確認し，アセスメントする必要がある。

③上記項目，医師からの説明の確認をし，理解が不十分とアセスメントしたら，当該施設における治療内容や成績などについてもう一度説明を行う。助産師は日々の患者とのかかわりが医療関係者のなかでは一番多く，それは患者からみた場合，医療関係者のなかでは最も身近に感じる存在である。したがって，率直に治療上の疑問や不安を聞くことができる関係が築きやすく，コミュニケーションがとれる関係といえる。

#### ❷心理面での支援

不妊という現象そのもの，不妊治療の実施が要因となって患者に生じることが予想される心理的問題の軽減を目的として，傾聴と共感的理解に努め，カウンセリングするなど，心理面でのサポートを行う。

サポートが必要な場面として，①不妊治療中の孤独感・失望感・不安や怒りの軽減，②治療継続か中止かの意思決定の支援，③対象喪失への援助（治療中止などで，子どもを持つことをあきらめる，断念することを受け入れるための心理的支援），④治療により，患者本人・患者の家族・そして治療の結果生まれてくる子どもから受ける影響を患者に理解させるための支援，などがある。

不妊治療を契機に出現した問題でも，それ以前の要因が大きいと思われる対人間（夫婦関係や家族関係）の問題や，激しい抑うつ症状や重篤なパーソナリティ障害などの心理的問題はその対象外とし，ケースによって専門機関（精神科・心療内科）や専門家（カウンセラー・臨床心理士）にケースリファーしていく。

#### ❸夫婦関係の支援

不妊治療を受けることはカップルの問題である。不妊治療を進めていくうえで夫婦間のコミュニケー

ション・意志一致は欠かせないので，夫と十分に話し合うことができるように援助する。

#### ❹意志決定の支援と尊重
専門的な知識に基づく説明を十分受けたのちに，意志決定していくのは患者自身であるということ，その決定した意志を自分も含めた施設全体が支援していくということを伝える。

#### ❺セルフケアへの支援
不妊治療中の当面の問題解決だけにとどまらず，治療のゴール（妊娠または治療の終結）まで，患者が心身共に健康な状態で過ごせるよう支援する。

①リソースの紹介を行う。
・施設内の不妊学級や不妊患者の自助グループの紹介
・施設外の自助グループ，専門雑誌，コンピューターのサイト，不妊に関する講演などの紹介

②健康保持，増進のための生活指導を行う：規則正しくバランスの良い食生活を心がける。カフェイン入り食品の取り過ぎはストレス症状を大きくする可能性があるので避ける。またタバコやアルコールも控える。定期的な運動をし，活動的でいることで，健康を保持増進するための自己管理ができるよう指導する。また，運動や趣味を通じ，リラックス・リフレッシュすることで，精神の安定を積極的に図る。

### 3）不妊治療後の妊婦の心理
不妊治療により妊娠できた妊婦でも，それで問題が解消したわけではない。治療後の妊娠に関する研究では，妊婦の不安の高まりと妊娠に対するより慎重な態度が多く報告されている[33]。不妊治療を受けた女性は，以前不妊状態であったことに対して，罪の意識や恥ずかしいと感じる傾向が高いこと[34]や，不妊治療を受けた妊婦は不妊と妊娠の両方に属しているという混乱した心理状態を示すと述べている[35]。

一方，従来の報告とは異なり，不妊の体験を肯定的に意味づけ，妊娠への期待感，人間的成長，夫婦の絆の強まりという健康状態の向上までの幅広い面が明らかになったと報告している研究もある[36]。不妊やその治療体験は，その患者の精神的資質・状態・どの治療法で妊娠したのか，夫婦の関係性，サポートシステムなどさまざまな因子により多様な結果となる。しかし，いずれの場合であっても，不妊で子の無い状態から最終的には母親になるまでの複雑なアイデンティティの変化に，短期間で適応しなければならないプロセスであることに変わりはなく，心理的支援が求められている。

### 4）不妊治療後妊娠の心理的支援
患者が「不妊患者」から「妊婦」へスムーズに意識が移行できるよう支援する。辛かった不妊治療の体験を患者と共に丁寧に振り返り，最善の努力をしたと患者自身が納得し，肯定的な体験として人生のなかに位置づけられるよう支援する。

（八木橋香津代）

# III 遺伝カウンセリング（遺伝相談）を受ける女性の支援

現代では，「遺伝」とその周辺の医学研究が発展し，その解明も急速な進歩を遂げている。助産師も日常のケアにおいて，遺伝をめぐる問題に理解を深め，カウンセラー的役割を果たさなければならなくなってきている。また最新医療の実践においては，ELSI 問題（ethical legal social issues の略：倫理的・法的・社会的問題）が社会からも注目を浴びるようになってきた。この項では，助産師として知っておくべき基本的なことを述べたい。

## 1 遺伝カウンセリングを取り巻く現状

従来，遺伝相談は，産婦人科医や小児科医がそれぞれの外来で担当していたり，地域の保健センターが「遺伝相談」を事業化し，保健師がかかわることが多かった。しかし，昨今の遺伝医療の発展に伴いサービスのあり方が変化を遂げてきた。すなわち，遺伝性であること，遺伝子や染色体の異常，そしてそれらがもたらす問題について，詳細かつわかりやすく説明し，個別に相談するという"遺伝カウンセリング"へと発展してきている。それらは単に，遺伝子・染色体検査をするかどうかを決めるのではなく，検査を受けるメリット・デメリットを理解し，実際に結果を得た場合の具体的なシミュレーションまで行い，十分に公平な知識も得て，納得して検査を選択できるように支援するのが目的である。

そのため，臨床遺伝専門医[注1]，遺伝看護師[注2]や遺伝カウンセラー[注3]などの専門家がかかわる，遺伝性疾患全般を扱う遺伝カウンセリング部門へと変化してきている。2003年現在では全国の大学病院，国立病院など含め約90か所近くになる。こうした施設は，今後の臨床研究におけるIC(インフォームドコンセント)や，個人情報保護などからも，需要はますます増加する傾向にある。そのうち約半数の施設で看護職もかかわっている。

しかし，これら施設で共通して問題となっていることは，以下の3点である。

①遺伝カウンセリングが「医療」として認知されないため，保険点数化されず，混合診療も認められないことから，採算的に収入に見合わないなどの経済的問題

②担当者の教育が間に合わず，専任スタッフの配置が困難であるという人的問題

③遺伝性疾患や遺伝子・染色体の異常となると，複数診療科との連携が必要となってくるため，その統合が困難であるなどの診療上の問題

特に助産師にとって，②の人的問題は大きく関係がある。遺伝看護師や遺伝カウンセラーといった専門家の養成は，日本においてどちらも開始されたばかりで，現実的に現場にはそうした専門的な教育を受けた助産師は少ない。また，これまでの基礎教育のなかでは，遺伝医学については学んできたものの，日進月歩している遺伝医療について，またそれらがもたらす問題へのケアについて学習している助産師は数少ないと推察される。

したがって，今までも活用されてきた，日本家族計画協会が主催している「コメディカルのための遺伝相談セミナー」の受講や，日本遺伝看護学会，日本人類遺伝学会，日本遺伝カウンセリング学会などに参加し，研鑽を積むといった自己努力によって成り立っている。

現場での実践もまた，その職務内容についても，多領域，多職種との連携など，個々人における試行錯誤的な状況であり，現場でのかかわりには多少の困難が予想される。

## 2 遺伝カウンセリングに助産師がかかわる意味

遺伝カウンセリングにおける相談内容は，表6-1のようである。

遺伝カウンセリングにおいて必要なことは，訪れるクライエントに対し，各疾患の遺伝形式や遺伝子に関する情報，社会における支援体制など，さまざまな情報提供を行うと同時に，心理的・社

---

注1) 日本人類遺伝学会，日本遺伝カウンセリング学会が共同で認定している資格。
注2) 遺伝看護の専門性を備えた看護職。養成機関は大学院(修士)。
注3) 日本遺伝カウンセリング学会，日本人類遺伝学会の協力で，遺伝カウンセラー専門教育課程(修士)修了者で，認定試験に合格したもの。

**表6-1　遺伝カウンセリングにおける相談内容**

| |
|---|
| 配偶者の疾患が遺伝性であること |
| 子どもに引き継ぐ可能性があること |
| その情報を子どもに伝えるキーパーソンとなること(時期・内容・方法など) |
| 胎児の異常原因を知ること |
| 遺伝する可能性を知ること |
| 遺伝子検査でそれを確定すること |
| その人生を受け止めて生きていくこと |

会的サポートを通し，意思決定を支援することである。相談者の相談内容や意思決定は，流動的で変化を伴うことが少なくない。したがってそれらに付き合い，向き合い，寄り添う必要性が生じることもある。また，相談者が複数であることも多く，そうした場合にはそれぞれの立場に違いがあり，全員の利益が必ずしも一致しない可能性もある。

したがって遺伝カウンセリングにかかわる専門家は，職種によって，それぞれ固定した役割を持つのではなく，チームとして相談を担当することによって，相談者のニーズに合わせたケアを，適時に的確に提供することができると考えられる。

助産師は従来，周産期領域にかかわることが専門とされてきた。しかし昨今では，女性の一生を共に歩むという役割に，よりいっそう重点がおかれてきている。「遺伝」の問題は，その本人だけではなく，パートナーや両親，親戚，あるいは子孫といった，世代を越えた広がりを持つという特性からも，直接的な対象者の年齢や性別にかかわらず，出生前診断などの可能性に言及することも多い。そうした"遺伝カウンセリング"には，本来の専門である，妊娠中の身体の変化，それに伴う心理的特徴などの知識，ケアを知る助産師がかかわることによって，先を見越した具体的なケアへとつなげることができると確信している。

遺伝カウンセリングにおいて，遺伝的問題に直面して悩み，揺れ動く家族に寄り添うことが大切であるが，それは，出産の際に助産師が提供しているケアと似通っているからである。そして，あるべきスタンスは，対象となる個人の状況を把握し，個人が属する全体（家族・周囲など）を見渡し，また全体のなかでの個人の状況をみるというものである。

## ■ 遺伝カウンセリングの実際—遺伝性疾患を引き継ぐ可能性のある女性への支援（図6-5）

まずはじめに，長年にわたる臨床症状から，50代ではじめて遺伝性疾患であると診断された男性とその妻への遺伝カウンセリングを通して，一見専門ではない事例の遺伝カウンセリングの実際について示す。

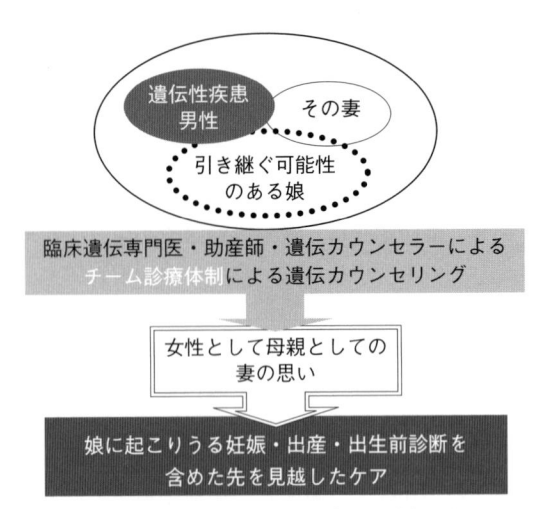

図6-5 遺伝性疾患を引き継ぐ可能性のあるクライエントへのケア

クライエントは，臨床症状によって常染色体優性遺伝であると診断がついた50代男性，妻，20代未婚の娘という家系である。遺伝カウンセリング担当は，助産師，遺伝カウンセラー，臨床遺伝専門医によるチームであった。

### 1）第1回目の遺伝カウンセリング

第1回目の遺伝カウンセリングには，男性と妻が参加し，常染色体優性遺伝形式や疾患の予後，娘へ遺伝する可能性，その際の妊娠や出産のリスク，出生児の重症化リスクなどについて情報提供がなされた。男性は自身が遺伝性疾患であることについて，「今さら治療法があるわけじゃないし，ずっと遺伝していても家系は途絶えなかったんだから」と淡々と受け止め，娘への遺伝の可能性についても楽観的であった。

しかし妻は，「遺伝はどうにもならない運命，娘に遺伝のことを知らせずに，妊娠や出産などを回避させたい」と考え，夫の疾患の進行より，娘の将来への心配が先にたち悲観的になっていた。遺伝性疾患に対する夫婦の受け止め方にはずれが生じていることがわかった。妻は，娘への遺伝の可能性について，動揺のためか正確に理解できないため，娘への情報提供については，とにかく知らせずに……と考えていた。しかし，男性の今後の療養上の世話や，娘への情報提供にあたってキーパーソンになるのは妻しかいないことは明らかであった。

カウンセリング終了後，スタッフ間で妻の状態について話し合った。その結果，夫の遺伝性疾患を理解し，娘への情報提供について妻が考えられるようになるためには，まず今の妻の気持ちを受け止める必要があるということから，助産師が電話によるフォローを担当することになった。妻が電話で語った内容は，「夫の疾患が遺伝性であることへの絶望」，「それを隠していたのではないかという夫側の親戚などに対する不信感」，「大切な娘に遺伝性疾患を受け継がせてしまったかも……という罪悪感」，「今まで何か問題があったときに，解決のために話し合い，向き合うことをしてこなかった夫婦関係などについて」であった。そして，夫との関係を見つめ，動揺する気持ちを吐露したことで，妻は娘への情報提供をするか否か，判断する情報，すなわち具体的な遺伝子検査・結婚・妊娠・出生前診断などについての情報・事例が知りたいと話した。したがって第2回目は妻のみを対象とする遺伝カウンセリングを企画した。

第2回目のカウンセリングは妻だけに行った。

## 2）第2回目の遺伝カウンセリング

前回動揺していて，正しく理解されなかった，遺伝形式・予後，娘への遺伝の可能性などについて，再度知識の確認を行った。若干落ち着きを取り戻した妻は，メモを取り，具体的に理解しようと努力していた。また，娘に情報提供を判断する材料として，同じ疾患を持つ女性が遺伝子検査を受けた，あるいは受けなかった事例を1例ずつ，結婚・妊娠・出生前診断を受けたあるいは受けなかった事例を1例ずつあげて説明した。その内容は，女性たちが遺伝性疾患であるとを知った時期・経緯・思い，そのパートナーの考え，最終的に検査を受ける，あるいは受けなかった理由などについてであった。それらの情報は，学会などでの遺伝カウンセリング実践報告や，ネットワークから具体的に収集した。最後に妻は，遺伝性疾患を持つ相手との結婚・妊娠について，パートナーとしての立場として医師に，女性の立場としてカウンセラー・助産師に意見を求め，娘に告げる準備を模索するという様子が見受けられた。

## 3）カウンセラーの結果

その2年後，娘の婚約を機に，妻は十分な理解とともに，娘とその婚約者に対して，遺伝性疾患を引き継ぐ可能性について情報提供し，その特定のための遺伝子検査について，具体的に相談を求め，婚約者とともに来談された。

遺伝性疾患の男性と妻，その遺伝を引き継ぐ可能性を持つ娘という家族の遺伝カウンセリングに際し，助産師が注目したのは，キーパーソンである妻の精神面であった。妊娠・出産・育児という喜びと幸せに満ちた女性としての人生と，それらを過ごしてきた母親としての娘への思いの両側面を併せ持ち，葛藤していた思いを受け止めたことが，第2回目の具体的な遺伝カウンセリングにつながったと考えられる。それは以下の3点に要約される。

①妻は娘に将来起こりうる妊娠・出産などについて，娘を妊娠して嬉しかったこと，出産までの心配，育児の楽しさなど，女性として生きてきた自分の幸せな人生を振り返り，遺伝がそれらに及ぼす影響を具体的にイメージし，心配していたこと。

②自分の人生と同様に，妊娠・出産という女性としての幸せな人生を，娘は「遺伝」ということで諦めることになるかもしれないという，母親としてつらい現実であること。

③夫と妻の受け止め方のずれは，今まで夫が妻と向き合わず，諦めてきてしまったことから生じており，今回も話し合いにより解決できないと考え，親として娘に情報提供する責任を持つキーパーソンは自分であると認識したこと。

以上の3点のなかで葛藤していたと思われる。

遺伝について娘に起こりうる妊娠・出産・出生前診断における心や身体の変化，それらに伴う考え，悩みを含めた，正しくかつ具体的な知識が備わり，無意味な混乱が避けられた。それは，情報を整理するために，チームとして遺伝カウンセリングのなかに助産師がかかわっていたことが，娘に対しての，先を見越した具体的なケアへとつなげることができたと考えられる。

# IV 出生前診断を受ける女性の支援

## 1 出生前診断とは

　出生前診断とは，母体内の胎児の情報（奇形・染色体・遺伝子など）を，**表 6-2** に示すような各種検査により入手し，診断することである。特に超音波検査については，妊婦自身が出生前診断的要素について無自覚であることが多いため，突然の胎児異常の可能性について動揺することも少なくない。また，採血という非侵襲的な方法でできる血清マーカーテストなどは，結果による不確実性について，当時の厚生省が慎重に利用するよう，異例の見解を示したことも記憶に新しい。

　こうした診断によって，胎児の障害や異常によって，妊娠の継続・中絶を選択することにつながるという倫理的・法的（母体保護法）な問題について，特定の障害を診断する出生前診断は障害児（者）の人権侵害につながるのではないか，胎児の障害を理由にした中絶は法的に認められていないにもかかわらず，選択肢として中絶を提供することはどう捉えるのか，などという問いに，助産師としてどう答えられるだろうか。自分自身の価値観を，あたかも専門家としての意見として妊娠中の女性に話し，検査に対応していないだろうか。さらに実際にはどんなことを考えて，妊婦は出生前検査を受けているのだろうか，ということについても，よく現状を知る必要がある。その他，診断しうる疾患や検査精度など，検査そのものの限界に関する問題もある。

　現在，こうした出生前診断についても，臨床遺伝専門医，遺伝看護師，遺伝カウンセラーなど専

表 6-2　出生前診断の時期・方法・情報・問題点

| | 超音波診断 | 母体血清マーカーテスト | 羊水検査 | 胎児血・組織採取 | 絨毛診断 |
|---|---|---|---|---|---|
| 検査時期 | 妊娠 5～6 週以降，妊娠期間を通じて | 妊娠 15～18 週 | 妊娠 16 週以降 | 妊娠 20 週代半ば以降 | 妊娠 9～11 週 |
| 検査方法 | 経腟・経腹エコーによる画像診断 | 母体からの採血（血清中のAFP, hCG, uE3 など） | 経腹的に羊水採取・培養・分析 | エコー画像下での臍帯からの採血 | 胎盤絨毛の一部を経腟的にカテーテルにて吸引または生検 |
| 得られる情報 | 外表および内臓の奇形・異常（四肢障害・中枢神経系障害・消化管閉鎖など） | 染色体異常　二分脊椎などの可能性 | 染色体・遺伝子異常　一部の先天性代謝異常 | 染色体・遺伝子異常，血液疾患・血液型不適合妊娠　胎児感染（風疹・トキソプラズマ） | 染色体・遺伝子異常　一部の先天性代謝異常 |
| 問題点 | 画像不鮮明　医師・女性・家族の認知 | 確率による結果の提示（非確定診断） | 感染・流産リスク　胎児損傷　診断確定週数 | 流産・感染リスク　胎児死亡　医師技術 | 羊水診断にて確定・モザイク　母体組織の混入 |

門家による遺伝カウンセリングにより，十分に相談し，精神的なフォローが提供されることが重要であると，国内外の関係学会などの見解・ガイドラインなどで示されている。特に昨今問題となっているのは，妊娠前の受精卵の段階で診断する「着床前診断」についてである。「妊娠前なら異常のある受精卵の排除はいいのか」，「適応となる疾患の重症度などの範囲はどのように決めるのか」，「将来的な受精卵の遺伝子操作についてはどう考えるのか」など，日本産科婦人科学会，日本産婦人科医会やマスコミでの報道も含め，今後も引き続き社会のなかで検討していく課題である。

## 2 出生前診断を受けるクライエントの特徴

出生前診断を希望する，あるいは受けることになる妊婦には，既往妊娠・分娩歴および，今回の妊娠において以下のような状況がある。
①染色体異常児妊娠歴
②習慣性流産既往
③胎児異常
④遺伝性疾患保因者
⑤両親のいずれかが染色体異常保因者
⑥35歳以上の女性（母体年齢によるダウン症など染色体異常児出生確率の上昇により）

助産師の多くがかかわるケースは，母体高齢による，染色体異常の可能性について心配する妊婦や女性であろう。

出生前診断についてクライエントは，昨今の情報化社会を反映して，本やインターネットによって情報収集している。そして，ダウン症児を含めた障害児をどうしているのか，私たちが行っている，羊水検査を受けた妊婦へのインタビューからは，現在・過去における障害児全般との接触経験や，知り合いなどの養育経験を聞くことで理解していたことがわかった。そして，障害児をケアする職業など社会的な立場や，夫との意見の相違，医療者からの助言を「勧め」と認識する傾向にあり，検査を受けるか否かに影響を与えていた。不妊治療や流産経験なども関係していた。なかには，海外での出生前診断事情についても知識があり，

当然の権利との主張もあった。一方で，検査で異常がわかったら中絶すると考えていながらも，超音波検査での胎児の映像や，胎動などから動揺する気持ちも垣間みえた。

検査を受けるにあたり，夫や周囲との意見の相違によりもたらされる妊婦の葛藤や矛盾を軽減するためには，一般の妊婦健診・産婦人科と，遺伝カウンセリングが連携し，その後のフォローや経過を見守る必要がある。さらに，妊婦に対する情報提供だけではなく，社会に対して公平で平等な立場での情報提供とともに，倫理的な問題について討論する土壌が必要であると考える。「新しい医療技術としての出生前診断」ではなく，「今まで向き合わず，先送りにしてきた医療技術がもたらす問題」として捉え，今後も検討を重ねていく必要があるであろう。

## 3 遺伝カウンセリングの実際

### 出生前診断を受ける女性への支援（図6-6）

妊婦健診に来院する妊婦や家族は，超音波検査の〔出生前診断的要素〕について無自覚であることが多いため，突然の胎児異常の可能性を告知され，動揺・混乱などをきたすことは少なくない。たとえば妊娠12週前後に，胎児の後頸部に出現するNT（nuchal translucency）について，計測値や診断結果の正確性が問題として指摘されている。産婦人科外来に訪れた高齢初産の妊婦の事例を通して，遺伝カウンセリングの実際について説

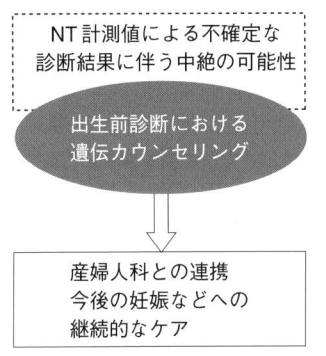

```
NT計測値による不確定な
診断結果に伴う中絶の可能性
        ↓
   出生前診断における
   遺伝カウンセリング
        ↓
    産婦人科との連携
   今後の妊娠などへの
    継続的なケア
```

**図6-6 出生前診断を受けたクライエントへのケア**

明する。

クライエントは，出生前診断について産婦人科外来担当医より情報提供されたが，特に検査を受けないと決めていた。しかし，妊娠12週の妊婦健診でNT 6 mmと指摘された。胎児異常の可能性を突然告知されることになり，動揺と混乱のなかで遺伝カウンセリングを受けることになった。

遺伝カウンセリングにおいては，NT肥厚6 mmから推察されるものは染色体異常だけではなく，それ以外の疾患の可能性も含めて50%異常があるだろうと説明され，自然妊娠で順調であると考えていた夫婦は大きな衝撃を受けた。羊水検査を受けた結果でどうするか，事前に夫婦で十分に話し合い，具体的に考え，羊水検査に臨んだ。しかし，50%の異常がないほうの可能性を期待していたが，結果は18トリソミーであるとわかり，予想を超えた結果に号泣した。18トリソミーならば中絶すると十分に考えて決めた。処置に至って，罪悪感を持っていたものの，胎児がIUFD寸前だったことをせめてもの救いと感じ，あまり苦しみを与えることもなかったのかなと喪った子への思いを語った。

助産師によって，妊娠初診から遺伝カウンセリング，中絶まで一貫してかかわったことで，夫婦として向き合い，受け止め，乗りきるきっかけを持てるようになったと考えられる。また，そのために有効な手段としては，産婦人科外来受診時での会話や，メールによる相談・フォローが重要であった。このことから，産婦人科領域と十分に連携し，この先の次回妊娠時も見越しながら，継続的なケアが必要であるといえる。

（小笹由香）

# V 生殖補助医療を受ける女性の支援

生殖補助医療は，不妊症であるという本人のみならず，第三者（生まれてくる子ども，精子・卵子の提供者など）の関与によって，それらの医療行為の倫理性がきわめて複雑なものになっている。そして，生殖補助医療における看護は単に挙児希望のある本人や不妊のカップルのみを対象として行うものではなく，今はまだ存在のない子の幸福や権利，その子との親子関係をも考慮に入れつつ展開することが求められる。

## 体外受精・胚移植（IVF-ET）を受ける女性の支援

### 1）IVF-ETを受ける患者の心理

従来の不妊治療よりも，さらに先進した治療であるIVF-ETを受ける患者は，状態不安が高く，治療経過中の不安がより強いこと，妊娠の見通しについては悲観的なこと，治療に対する焦燥感を訴えていることなどが報告されている[37]。IVF-ETを受けていても妊娠できないことが重なるたびに，期待が高かった分だけ絶望も大きく，正常な悲嘆のプロセスをたどることが難しい。「感情のジェットコースターに乗っている」と表現したり，Olshansky[38]のいう「期待と絶望」の悪循環を繰り返す患者も多くみられる。

IVF-ET患者の実際の発言を紹介すると，「出口のみえないトンネルを歩き続けるようだ」，「ゴールのみえない暗闇を歩いている」，「努力しても手に入らないものがある」などの発言があり，先がみえない複雑で辛い気持ちを察することができる。

このような体外受精・胚移植を受ける患者には，治療への不安や焦燥感を軽減し，心理的なプロセスがうまく進むような援助が必要である。排卵誘発が始まったら，高感度妊娠反応を受けるまで常に不安と緊張がついて回り，心安らぐ暇がない。

常に心理的サポートは必要であるが，特に必要な場面として，胚移植できなかったとき，受精卵・凍結卵の戻しの個数の意志決定の支援，高感度妊娠反応が(-)の場合の悲嘆である．

### 2）IVF-ETのスケジュールに添った看護[39]

施設により，IVF-ETの進め方や治療システムは異なるが，1例として紹介する．

#### ❶外来

IVF-ETに関する不妊症の治療は，内容が複雑なために患者にとっては理解しがたいものである．治療に関する各種パンフレットを作成したり，自助グループを紹介したり，治療内容に関して学級などを開催し，理解を深めてもらう必要がある．また，学級受講のあと，さらに専門的・個人的な質問がある場合には医師・胚培養士・薬剤師などにコーディネーションを行う．

#### ❷採卵前々日から採卵当日まで

採卵の際，入院を希望しない場合は，排卵誘発剤の注射，安静保持などの必要な時間帯のみを病院で過ごす．病歴聴取は個室で行い，プライバシーの保護に努める．初回以外の患者には，病歴を再聴取される負担のないようデータベースなどを利用する．

#### ❸採卵前日

採卵のオリエンテーションをパンフレットを用いて行う．また，手術室の看護師による術前訪問を実施するのが望ましい．担当医師，手術中の体位，手術の経過と処置についての説明などである．具体的な内容を聞くことと，担当する看護師と顔を合わせることで患者が安心できる．

#### ❹採卵当日・採精日（夫）

血管確保を行い，徒歩で手術室へ入室となる．夫は，採卵5日前より禁欲し，2日前より抗菌薬を内服開始する．採卵当日の朝に来院してもらう．妻が手術室に向かうまでは夫も病室で過ごす．その後はロビーで精液採取の案内を待つ．ロビーには音楽を流し，ラベンダーとイランイランの香油をたき，夫がリラックスして過ごせるように配慮している．採精の案内をする際には，妻の名前とともに夫の名前をフルネームで確認する．同日に複数件の採卵手術や胚移植が行われることもある．リストバンドの装着は当然のことながら，処置・手術・胚の受け渡しの際にはフルネームで名前を確認し，危機管理を適切に行う．採卵中も音楽を流し，手を握ったり，肩をさすりながら励ますことで緊張の緩和を図る．このような当たり前の看護行為であっても，患者にとっては印象的であり，不安の緩和に役立っている．

#### ❺採卵翌日

胚培養士または医師から，採卵した卵子の状態を実際の写真をみせながら説明し，移植の方法を最終決定する．もちろん，十分な説明の後に自己決定されることはいうまでもない．

#### ❻胚移植当日

麻酔を使用しないため，点滴は不要であり，歩行で手術室へ入室する．どの時期の胚を移植するかによって，日にちは異なるが，患者にとっては一番緊張の強くなる時間帯である．日本では手術室を清潔区域として，夫の立ち入りを認めていない．しかし，オーストラリアのブリスベンにあるクィーンズランドファティリティグループのクリニックでは，胚移植のときに夫が枕元に付き添って手を握ったり，励ましたりしている．このことは，たとえ医療の介入があっても，夫婦2人で成し遂げたという心理的効果をもたらしているという．今後日本でもこのような方法を検討する施設が増えてくるものと思われる．

#### ❼胚移植から退院まで

退院後の不安を軽減するために，個別に退院指導を実施する．どの程度安静を保てばよいか，いつから入浴してよいのか，セルフケアについてなど具体的な内容について行う．

### ●引用文献

1) Edwards RG, Steptoe PC : Current status of in vitro fertilization and implantation of human embryos. Lancet ii : 1262-69, 1983.
2) Edwards RG : The beginning of human in vitro fertilization. Gardner DK, Weissman A, Howles CM, et al. ed., Textbook of Assisted Reproductive Techniques, p.1-15, Martin Dunitz, 2001.
3) 日本産科婦人科学会会告「体外受精・胚移植」に関する見解．日産婦誌 35：7, 1983.
4) 日本産科婦人科学会会告「体外受精・胚移植」に関する見解に対する考え方．日産婦誌 36：1131-33, 1984.
5) 日本産科婦人科学会会告「体外受精・胚移植

の臨床実施」の「登録報告制」について．日産婦誌 38：8, 1986.
6) 日本産科婦人科学会理事会内委員会．生殖医学の登録に関する委員会報告．日産婦誌 42：393-97, 1990.
7) 日本産科婦人科学会理事会内委員会．平成2年度生殖医学の登録に関する委員会報告（平成元年分の臨床実施成績と昭和63年末までの治療により出生した児の調査成績）．日産婦誌 43：470-76, 1991.
8) 日本産科婦人科学会理事会内委員会．平成3年度同上報告．日産婦誌 44：499-511, 1992.
9) 日本産科婦人科学会理事会内委員会．平成4年度同上報告．日産婦誌 45：397-410, 1993.
10) 日本産科婦人科学会理事会内委員会．平成5年度診療・研究に関する倫理委員会報告．日産婦誌 46：929-33, 1994.
11) 日本産科婦人科学会理事会内委員会．平成6年度同上報告．日産婦誌 47：444-48, 1995.
12) 日本産科婦人科学会理事会内委員会．平成7年度同上報告．日産婦誌 48：365-71, 1996.
13) 日本産科婦人科学会理事会内委員会．平成8年度同上報告．日産婦誌 49：697-702, 1997.
14) 日本産科婦人科学会理事会内委員会．平成9年度同上報告．日産婦誌 50：267-77, 1998.
15) 日本産科婦人科学会理事会内委員会．平成10年度同上報告．日産婦誌 51：361-94, 1999.
16) 日本産科婦人科学会平成11年度倫理委員会・登録・調査小委員会報告．日産婦誌 52：962-87, 2000.
17) 日本産科婦人科学会平成12年度倫理委員会・登録・調査小委員会報告．日産婦誌 53：1462-93, 2001.
18) 日本産科婦人科学会会告「多胎妊娠」に関する見解．日産婦誌 48：29, 1996.
19) 日本産科婦人科学会平成13・14年度倫理委員会・登録・調査小委員会報告．日産婦誌 55：1272-1306, 2003.
20) 日本産科婦人科学会平成15年度倫理委員会・登録・調査小委員会報告．日産婦誌 57：118-46, 2005.
21) 日本産科婦人科学会平成16年度倫理委員会・登録・調査小委員会報告．日本産科婦人科学会ホームページ
22) 吉川弘之，他：学術会議叢書1．生殖医療と生命倫理—不妊の悩み，科学者たちの提言．（財）日本学術協力財団，40, 1999.
23) 厚生労働省：不妊専門相談センター事業の概要
24) 厚生労働省：特定不妊治療助成事業の概要
25) 森明子，他：看護婦・助産婦等の不妊治療を受ける患者・家族への関わりに関する調査—看護の役割機能に焦点を当てて．厚生省心身障害研究「不妊治療の在り方に関する研究」平成9年度研究報告書, 17-33.
26) 森明子，他：不妊治療を受けている患者・家族に対する看護支援ガイドラインの作成とネットワークの構築に関する研究，平成10年度厚生科学研究（子ども家庭総合研究事業）報告書（第2/6), 273-84.
27) 不妊患者支援のための看護ガイドライン—不妊の検査と治療のプロセス．「不妊患者支援のための看護ガイドライン」作成グループ編, 2001.
28) 日本不妊学会編：新しい生殖医療技術のガイドライン，第2版，金原出版, pp.86-93, 2003.
29) 郷久鉞二，他：不妊症に対する心身医学研究．日本不妊症学会誌 31(2)：270-77, 1986.
30) 清水哲也，千石一雄：不妊患者への心理的ケア．助産婦雑誌 45(8)：21-24, 1991.
31) Sandelowski M, Pollock C：Women's experiences of infertility：Image J Nurs Sch 18(4)：140-44, 1986.
32) Menning BE：The psychosocial impact of infertility, Nursing Clinics of North America 17(1)：155-63, 1982.
33) Sharon N. Covington, MSW & Linda Hammer Burns, PhD：Pregnancy after Infertility：Infertility Counseling 24：425-47, 2000.
34) Olshansky EF：Identity of self as infertile：An example of theory‐henerating research. Advnces in Nursing Science 9(2)：54-63, 1987.
35) Olshansky EF：Psychosocial implications of pregnancy after infertility. NAACOG Clin Issues Perinat Womens Health Nurs 1：342-47 1990.
36) 森恵美，陳東：不妊治療によって妊娠した女性における不妊・不妊治療の経験．日本不妊看護学会誌 2(1)：20-26, 2005.
37) 森恵美，他：体外受精・胚移植法による治療患者の心身医学的研究（第1報）—不妊治療女性の心理状態について．母性衛生 35(4)：332-40, 1994.
38) Olshansky EF：Responses to high technology infertility treatment, IMAGE：Journal of Nursing Scholarship 20(3)：128-31, 1988.
39) 八木橋香津代，他：助産婦が行う不妊症ケア—IVFの現場から．ペリネイタルケア2001新春増刊, 120-31, 2001.

（八木橋香津代）

# 7 女性各期のアセスメントと健康支援

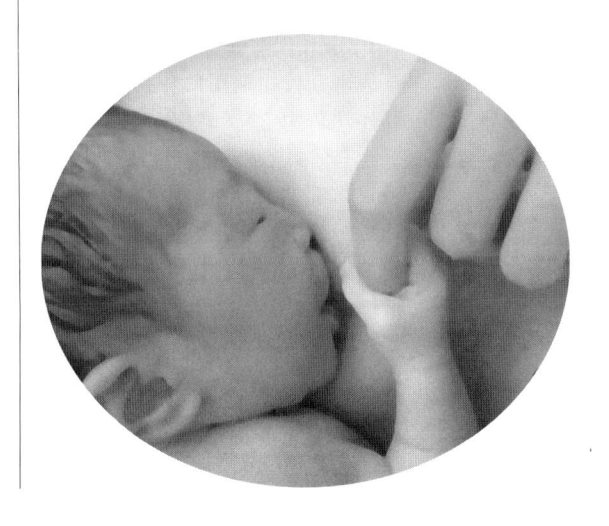

本章では，女性のライフサイクルのなかで，卵巣機能が活動を開始し，心と体が成熟に向かって到達するまでの時期である思春期と，卵巣の成熟した機能の中核期を終えた更年期における女性に対するアセスメントと，その結果に基づいた健康支援をエビデンスに基づいて具体的に提示する。

先に，思春期のアセスメントと健康支援についてみてみよう。

女性の成長発達過程の1ステージである思春期の特徴を捉え，思春期の心身にはどのような看護上の課題が存在しているのかを理解し，支援していきたいものである。

# I 思春期のアセスメントと健康支援

人間における思春期前の期間の長さは個人差が大きいが，そのことが思春期に発生するさまざまな問題の一因をもたらしている。思春期の特徴は，成熟に向かって急激に押し寄せるかのような心身の変化である。この時期における個人差は，心身ともに個体差と環境要因との関係，つまり，生活態度，家族環境，社会環境が成長・発達に大きく影響することによる。それぞれに対して個別に，思春期という時期の意味や思春期特有の心性を理解し，看護に生かしていく。また，健康レベルでみたとき，この時期に疾病に罹患することは，大きな危機となり，心身の発達に影響を与えることになることも留意していくべきことである。

## 1 思春期の定義

思春期は，子どもからおとなに移行する時期である。医学的には第二次性徴の出現から成長停止までの期間と定義される。期間は8〜9歳頃から17〜18歳までとされている。英語で表記すると，puberty と adolescence で，puberty は，第二次性徴の発現，初経の訪れなど，生物学的意味があるのに対して，adolescence は心理・社会的な変化に注目した概念である。助産・看護学では adolescence を使用することが多い。

## 2 思春期の生理と心理

思春期は初経や第二次性徴が開始し，並行して栄養の問題や，病気への感受性の高さなどの問題が生じてくる時期である。また，成熟期に向かって自己概念やボディイメージを獲得していく時期でもある。自分とは何かを探し出す重要な時期であり，心理的な面が健康に大きく影響し摂食障害，衝動的な性行動，身体的な虐待などが問題となってくる。さらに仲間との人間関係や急激な身体的変化により，自尊感情が低下しやすい時期である。STI，薬物，飲酒，喫煙，若年妊娠，暴力などが健康上のリスクである。

### a 身体的特徴

思春期は短期間に身長が伸び，体重が増え（脂肪が沈着する），乳房が発達する。また，陰毛が発生し，外陰の発育や骨盤の拡大を体験する。身長・体重などの身体計測値の継続的変化，性差，初経との関係，骨年齢との関係，各臓器の発達などから身体発育の特殊性を把握する。発育の診断は標準値を参考にするが，個体差を重視するとともに発育に関連する生活環境要因や身体発育への適応なども加味して判断する。

1）身体発育の生理

身長分布は思春期を除くとほぼ正規分布を示す

ため，身長の評価は標準偏差(SD)を用いるのが一般的である(−2SDが2.3％，＋2SDが97.7％に相当する)。思春期の身長スパート開始後最終身長に達するまでの獲得身長は，思春期発来年齢が若いほど大きく，年長になるほど小さくなる。女子では，身長増加率と初経とは一定の関係があり，最大身長増加率を示した後の増加率が低下してきた時点で初経が発来する。初経発来時身長は151.3±5.5 cm，体重は42.8±5.9 kgである。初経年齢は12歳5.9か月(±13か月SD)とされている。

思春期の骨成長は，末梢から中心へ進み，手足の指が最初にスパートを開始し，四肢，背骨の順になる。そのため，思春期中期では，身長の割に手足が大きくなり，足長の体型となるが，背骨(座高)は20歳過ぎても伸びるため最終的には普通の日本人の体型になる。思春期の身長スパートには性ホルモンが重要な役割を果たしており，男性ホルモンと女性ホルモンの分泌量の差が思春期の獲得身長の性差に関係している[1]。

### ❶その他の身体的変化

顔貌の変化は男児で顕著にみられ，眼と眼の間隔は思春期前後でほぼ一定だが，前顎部と顎，特に下顎が前方に突出し，側面からみて直線的となる。思春期に性差が明らかなのは骨盤と肩である。両腸骨間幅の増加量は男女間で差がないが，身長からみると女子で腸骨間幅が広くなる。肩幅は男子が明らかに大きくなる。Tannerによると，皮下脂肪の年間増加量は，身長増加率が最大となる時点で最低となり，その後急速に増加する。女子では，どの時点でも皮下脂肪量は増加しているが，男子では，身長増加率が最大となる前後1年間は皮下脂肪量は減少する。以上の要素が絡み合って，思春期以後男女の体型の差が顕著になる。

### ❷女性ホルモンと男性ホルモン

思春期の体型の性差は性ホルモンの分泌量が男女で異なるためである。しかし，身長発育に関しては男女ともに，女性ホルモンへの依存が大きい。女性ホルモンは成長ホルモンの分泌を促し，インシュリン様成長因子(IGF-I)を増加させることで身長発育を促進させるが(身長スパート)，同時に長管骨に直接作用してインシュリン様成長因子の合成を抑制し，成長軟骨の骨化を促進させることで骨端線を閉鎖し，身長発育を停止させる。思春期の獲得身長が女性のほうが小さいのは，男性に比べて女性ホルモンの分泌量が多く，速やかに増加していくためである。正常の思春期では女性ホルモンの作用が強く，男性ホルモン作用は隠されるが，男性ホルモンも思春期の身長スパートに関与していると考えられている。

## 2) 第二次性徴の発現と性機能の発達
### ❶第二次性徴の発現

第二次性徴とは，性ホルモンの増加とともに，性機能に関する臓器が著しい発達をみせる現象である。第二次性徴の評価にはTannerの性成熟度分類が広く用いられている(**表7-1**)。陰毛，乳房，男性外性器の発育を5段階に分けて評価するもので，Tanner 2度が思春期発来の時期である。第

**表7-1　性成熟度分類(Tanner)**

| | |
|---|---|
| **陰毛** | |
| 1度 | 陰毛なし |
| 2度 | 長くやや黒さを増したうぶ毛様の真っ直ぐなまたはややカールした陰毛を認める(女児：主として大陰唇に沿ってみられる．男児：陰茎起始部にみられる)． |
| 3度 | 陰毛は黒さを増し，硬くカールして，まばらに恥骨結合部に広がる． |
| 4度 | 陰毛は硬くカールして，量，濃さを増し成人様となるが，大腿中央部までは広がっていない． |
| 5度 | 成人型，陰毛は大腿部まで広がり逆三角形となる． |
| **乳房** | |
| 1度 | 思春期前　乳頭のみ突出 |
| 2度 | 蕾の時期　乳房，乳頭がややふくらみ，乳頭輪径が拡大 |
| 3度 | 乳房，乳頭輪はさらにふくらみを増すが，両者は同一平面上にある． |
| 4度 | 乳頭，乳頭輪が乳房のうえに第2の隆起を作る． |
| 5度 | 成人型，乳頭のみ突出して乳房，乳頭輪は同一平面上となる． |
| **男性外性器** | |
| 1度 | 幼児型 |
| 2度 | 陰囊，睾丸は大きさを増し，陰囊はきめ細かくなり，赤みを帯びる． |
| 3度 | 陰茎は長くなり，やや太くなる。陰囊，睾丸はさらに大きさを増す． |
| 4度 | 陰茎は長く，太くなり，亀頭が発育する。陰囊，睾丸はさらに大きさを増し，陰囊は黒ずんでくる． |
| 5度 | 成人型となり，大きさを増すことはない． |

(大山建司：思春期とジェンダー—生物学的立場から．思春期学 20(2)：221-26, 2002)

二次性徴のうち，乳房腫大は女性ホルモン，陰毛，陰茎，髭，変声は男性ホルモン作用である。成長を止める骨端線の閉鎖には多くの因子が関与しているが，性ホルモンでは，男女とも女性ホルモンが関与する。女子の第二次性徴は乳房発育，陰毛，月経発来の順に出現するが，これらの成熟度の相互関係は個人差が大きい。

　日本人では乳房成熟度の3〜4度で陰毛発育がみられ，陰毛3度に達する頃に月経発来を認めることが多い。乳房発育は左右同時ではなく数か月のずれをもって片側性に出現することもある。一見して乳房腫大がわかり辺縁と胸部の境界が不明瞭な時期を3度としている。乳頭径は1，2度の間は3〜4mmぐらいで拡大せず，3〜5度にかけて4〜9mmに拡大する。乳房の大きさは個人差が大きいが，乳頭輪の二次隆起が出現すれば4度となる。陰毛は最初大陰唇の内側に出現するが，足を揃えた仰臥位では見逃されやすい。3度では恥骨結合部に写真に取れる程度にみられ，4度では成人型となり恥骨結合をまたいで縦長（菱形）となる。5度では大腿内側中央部まで拡大するが，日本人ではだいたい4度にとどまる。

　男子では，睾丸容積の増加が最初の性成熟徴候である。睾丸容積は通常成人では15〜25mlに達し，右睾丸が左睾丸より大きく，上方に位置している。睾丸容積が4ml以上になると血中男性ホルモン（テストステロン）濃度が測定可能となり（＞10ng/dl），次いで，陰嚢皮膚のしわが細かくなり赤みを帯び，陰茎長が増大してくる。陰茎の増大から約1年で陰毛発生を認める。陰毛が4度に達すると，腋毛が生え始め，やや遅れて髭が生え始める。髭は上唇の両端から生え始め全面にわたり，頬上部，下唇の下，下顎へと拡大する。変声も思春期後半から明らかとなる。

　思春期には男子にも乳房に変化がみられる。乳頭輪径が思春期前（約1cm）の2倍となり，20〜30％で乳頭輪下でしこりを触れ，女子の3度に相当する乳房腫大（女性化乳房）を認めることもまれではない。思春期初期に相対的に男性ホルモンに比べて女性ホルモンが増加するために起こる現象で，男性ホルモンが増加すると1〜2年で消失する。思春期発来から第二次性徴の完成までの期間はほぼ4年以内である。完成に5年以上かかっ

ている場合は性腺の異常を考える。

### ❷生殖能

　女子は月経発来（初経）と月経周期が重要な指標である。初経後1〜2年は月経周期は不規則で，無排卵性の場合も多いが，5年を経過しても不規則，過少，過多月経を認める場合は無排卵性月経が疑われる。

　男子では睾丸を直接観察できるため，睾丸容積が生殖能の判定に重要である。睾丸容積の増大は主として精細管の発育によるため睾丸は増大するにつれて弾力性を持つようになる。一方，男性ホルモンを分泌する間質細胞の過形成は睾丸容積を増大させず，睾丸は硬い感じになる。睾丸容積の増大と精子形成能は密接な関連がある。睾丸からの男性ホルモン分泌が増加すると，陰茎が発育し，同時に前立腺，精嚢も発育する。陰茎発育開始後1年以上経過すると自然射精（多くは睡眠中の夢精）が認められる。最初の精液は精子数も少なく運動能も低いとされている。

## b 心理的特徴

　思春期は自己確立への過渡期である。人間にみられる特質の1つとして，外界や他人から区別された私の存在を実感して，主体的に行動することがあげられる。この自己あるいは自我がはじめて芽生えるのは幼児期であるが，思春期は第2の誕生といわれ，価値観の形成や社会的役割の習得などを主体的に行い，自分らしさを作り上げる人格再構成の時期である。

　服部[2]は，エリクソンの人生周期と漸進的発達図式に準拠しつつ，時代の変化に併せて，エリクソンのV「puberty and adolescence」をV「思春期」（12〜18歳）とVI「青年期」（18〜22歳）に増やしている（表7-2）。エリクソンの人生周期の各階層は，前のものを土台にして次のものが発達するという意味づけがなされている。

　各階層の発達課題とは，社会の構造によって伝統的なしかたで用意されているもので，環境と切り離しては存在し得ない人間は，個人の欲望と個人の生きている社会・文化からの期待との間の葛藤と緊張のもとで生きることが必然である。そこで各階層とも課題を学ぶことのなかに常に危機的状況が包蔵されている。

表7-2 生涯人間発達論における発達図式

| 人生周期(発達段階) | | 発達危機 | 徳(人格的活力) |
|---|---|---|---|
| X | 成人後期(65歳以降) | 統合性 対 絶望感 | 知恵 |
| IX | 成熟期(50〜65歳) | 同一性再確立 対 消極性 | 自信 |
| VIII | 成人中期(30〜50歳) | 生殖性 対 停滞性 | 世話 |
| VII | 成人前期(22〜30歳) | 親密性 対 孤立性 | 愛 |
| VI | 青年期(18〜22歳) | 同一性 対 役割の混乱 | 忠誠心 |
| V | 思春期(12〜18歳) | 自己中心性 対 孤独感 | 夢 |
| IV | 学童期(6〜12歳) | 勤勉性 対 劣等感 | 有能感 |
| III | 幼児後期(3〜6歳) | 自発性 対 罪悪感 | 目的 |
| II | 幼児前期(1〜3歳) | 自律性 対 恥・疑惑 | 意志 |
| I | 乳児期(0〜1歳) | 基本的信頼感 対 不信感 | 希望 |

(服部祥子:生涯人間発達論, p.9, 医学書院, 2001)

　また，健康な人格形成のために必要な発達課題は，適時性があり，その課題がうまく達成されない場合，次の課題では前の課題のみならず，次に来る課題に取り組むことも難しくなる。獲得されねばならない発達課題と包蔵された危機の解決は，肯定的で望ましいものも，否定的で望ましくないものも共にその階層の課題解決の途上および結果として生じる必要があるとされているが，その割合は，V思春期では，自己中心性が孤独感に，VI青年期では，同一性が役割の混乱に勝っているべきとされている。徳(人格的活力)は基本的な人間の強さで，人生周期を通じて人格を力強く組織づけ，より良く生きていくための倫理で，適時性も強い。V思春期では夢，VI青年期では忠誠心である。人格的活力も危機の解決と発達課題が達成されるなかで，確たる信念として培われるものである。

　思春期における具体的な発達課題は①〜⑧のようにあげられる。

①同性・異性とのより成熟した新たな関係の達成
②性差と性役割の正しい理解
③自己の身体についての理解と有用な活用
④両親や他のおとなからの情緒的独立の達成
⑤結婚と家庭生活への準備
⑥経済的経歴・経験のための準備
⑦自己の行動を導く一連の価値観・世界観・良心の確立
⑧市民としての必要な知識と態度の養成

### 1) 不安

　思春期における心性の第1の特徴は不安である。いまこの瞬間に確かなものは何もないという不安である。その基盤には刻々と心身が変化していくことがある。第二次性徴という身体面の大きな変化は，本人の意思とは無関係に性的に成熟していき，今までとは明らかに異なるものとなった新しい身体を，自己のものとして受け入れるには大きなとまどいがある。これは身体像を大いに揺さぶるもので，自己不全感に陥れることもある。この変化という捉えがたいものから来る不安を，「女なのに胸が小さい」などの身体的訴えで表現したりする。また新しい身体が自我にとっては異質で侵害的と思われるときもいい知れぬ不安に襲われ，その不安がさらに進展して，身体内部に不快な異常感・奇異感を体験する体感障害症や，受け入れられぬ身体的変化を自分の身体が臭うという形で受け止めるなどがみられることもある。また，自己に目覚め，はじめて未来展望をもって自己を見つめるが，確かなものとは思えず，安定した自己の基盤を見い出すに至らない不安に陥りやすい。

### 2) 目覚め感と自己中心性

　目覚め感は今まで通りの自分でありながら，あたかも自分が新しい存在であるかのごとき新鮮な驚きを持つ感覚である。身体的には性の目覚めが鮮明である。男子の射精や女子の初経は，性の知識や情報がどんなに蔓延していても，今まで経験したことのない現象が自分の内側から起こってくるものである。これは表面を平静に装っても強烈な覚醒感をもって思春期の子どもを震撼する。

　自我の目覚めは，乳児期から営々と培ってきた自我の発達の基礎の上に，新たに自分が自分自身であるという内なる自己との出会いと発見がされ

図7-1 体型の異なる8段階のシルエット（Bellらが考案したシルエットチャート法）
（大山建司，他：女性の身体像．思春期学 19(4)：331-34, 2001）

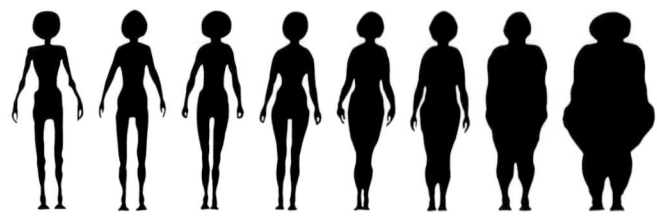

No.1　No.2　No.3　No.4　No.5　No.6　No.7　No.8

るときの感覚である。子どもは，直接的・間接的に背を押され，それまでの自分を見つめ直し，捉え直し，新しい自分に目覚めていく。そのなかで，ひたすら自己に目を向けていく。この自己中心性は，時に周囲の他者を省みるゆとりを失わせたり，世界の中心に己ただひとりを置くという排他性も示すが，ひたむきな自己中心性が思春期の子どもの自我意識を育て，自我の確立へとエネルギーを結集していくうえで役立つのである。

### 3）親子別離と孤独

身体的な性の成熟と心理・社会的自立との間には時差があり，一足飛びに子どもからおとなへと存在様式を変えることはできない。しかし，思春期の到来は心理的な親子別離の第一歩である。子どもは性的目覚めのなかで，親にみせないプライバシーを持とうとし始め，もはや親の助けは助けにならないことを知る。そして，自分の人生は他人に任せるわけにはいかない，究極には自分ひとりで背負わねばならないことに気づき，孤独感を味わう。そして，今まで従属してきた親から心理的に離れ，孤独ななかで独立主体としての道を歩み始める。

### 4）刺激に対する過敏性

思春期は，ささいなことで笑ったり，泣いたり，喜んだり，怒ったり外界からの刺激にきわめて過敏に反応する。これは成長のスパートの時期にあって，底知れぬ身体的エネルギーが内に充満しており，しかも自己に目覚めたばかりで，その膨大なエネルギーを加減したり統御する力をまだ獲得していないからで，外界からの刺激に対してエネルギッシュに，過敏に反応してしまうのである。過敏な反応はしばしば心的緊張を増大させる。

### 5）自分の身体の所有者意識

思春期の子どもは，第二次性徴という身体的・性的変化を自分のものとして受け止めていかなくてはならない。おとなにとっては，自分の身体は自分が所有者というのは自明のことに思えるが，これは思春期の段階で獲得する認識で，この時期に自分の身体は自分のものだという確かな感覚を手に入れていく。この身体認識の変化は小学5・6年生に最も顕著で，身体各部に対する満足度は変化する。満足度低下の急激な部位は胴体，顔，ヒップで大学まで低値を続け，なかでも下肢はきわめて不満足度が高い部位である。身体への意識は不満だらけの自己を見つめることから始まり，これを認識し，最終的には肯定的に身体像を形成・獲得する。

体型の異なる8段階シルエット（図7-1）から，自己体型に近いシルエット，理想の体型に近いシルエット，健康的な体型のシルエットを選択させると，自己体型に一致するシルエットでは，小5ではシルエット3，中1ではシルエット4が若干多くなり，中3ではシルエット4，高2以降ではシルエット4が多数を占めるがシルエット5も増加して，自己の体型をほぼ正確に認識してくる。理想の体型では，シルエット3を示し，健康的な体型では理想的体型よりやや肥っているというのが共通の健全な認識といえる。

この課題がうまく達成されないと過食症や拒食症に陥ることが予測される。こうした摂食障害の女子は，母親との関係にも葛藤があり，同性の子同士の友達関係もうまくいかない。起こってきた自分の身体の変化を，不安なく，責任を持って自分のものとして引き受けていくことができない。過食症，拒食症の問題は思春期の男子にも5％あり，男子でも自分の性を引き受けていくという思春期の課題にとまどっているといえる（表7-3）。

第二次性徴により身体も大きくなり，自分の同一性を確立したいというニーズによって思春期過程は推し進められていき，自分の身体や自己とい

表 7-3 自分の体との関係

自分の体の所有者意識（ownership）
　前思春期の女子では，無意識のうちに自分の体を仲の良い友だちに投射し合う。
　精神的な存在，ピュアな存在
　成熟してくると，自分の体を受け入れていく。そして，自分の体は自分のものだという確かな感覚を手に入れていく。

　失敗の代表・・・・・摂食障害

（西村良二：思春期とボディイメージ．思春期学 19(4)：340, 2001）

表 7-4 同世代の同性の友だち関係の重要性

1. 傷ついた自尊心の回復の体験
　打たれ強い自尊心を育む。
　競争の原理，妥協の原理
2. 嫉妬，心ならずもしてしまった小さな裏切りをどのように克服していくのかという体験
3. 親離れの寂しさを共有する体験
　仲間が寂しさの受け皿となる。
4. 性的なことに関する罪悪感の希釈化作用
5. 早過ぎる性的体験（性交）を防ぐ。

（西村良二：思春期の心の問題．思春期学 19(4)：340, 2001）

うことに強く心が占領され，性的な強い衝動の表出もあり，次第に家庭外異性に関心がシフトされていくのである。

### c 社会的特徴

　思春期の子どもの成長過程が順調に進んでいるか，不適応を起こしているかを見分けるには3つのポイントがある。それは，新しい体にフィットした新しい心（精神）を作り上げていくために成し遂げていく変化のポイントで，親との関係，同世代の友人との関係，自分の体との関係の変化である。自分の体との関係は心理的特徴で述べた。

#### 1) 両親との関係の変化

　思春期の前半には，親の接近に緊張を覚えるようになる。特に異性の親の接近に対して理由のない緊張感，いらいらを感じる。これらは親を嫌いになったのではなく，親を思う気持ちのなかに少し異性としてみる気持ちが混じり，その瞬間に「イヤッ！」と感じるのである。これらの緊張感はそれまでの親子関係に亀裂が入り始めたということであり，子どもに親離れの過程が始まったということである。

#### 2) 同世代の友達関係

　親子関係の変化の過程において，同性の友達の存在は重要である（**表 7-4**）。親から離れていく寂しさを癒してくれる受け皿の役割を果たしてくれる。お互いに支え合い，同性の友達との間で起こる出来事を通して成長していく。ほどよい自尊心を身につけ，傷つくことがあっても何とか立ち直る能力を学ぶ。また，友情関係のなかで，自分の心のなかの嫉妬や，小さな裏切りの気持ちの克服方法も学ぶ。これはおとなになって異性との安定した愛情関係を育み維持するときの基盤的体験である。同性の友達の数のみでなく友達関係の質が重要である。

　思春期の子は偶然に友達を選ぶのではなく，選んだなりのはっきりした考えがあるのである。この時期は一般に自己開示の程度が低いのに，友人だけには開示する傾向や，友人選択の理由が外的・物理的要因（席が近いなど）から内的・人格的なもの（性格・態度の類似や尊敬）へと変化し，友人から受容されることに対して敏感である。自己概念の再構成においては，友人との関係の影響が大きい。

## 3 思春期の健康問題と支援

### a 思春期の健康問題

#### 1) 初経発来遅延

　16歳に達しても初経を認めない場合は詳しい検査をして原因を明らかにし適切な治療，ケアにつなげる必要がある。

#### 2) 続発性無月経

　順調にあった月経が3か月以上停止した状態をいう。7か月を超える無月経は重症化しやすく回復し難い。体重減少性無月経やストレス性無月経など，明らかに誘因があるものは回復し難いが，誘因不明の無月経は性成熟の過程で起こると考えられ，回復する例が多い。

#### 3) 月経困難症

　性機能の成熟とともに出現する問題で，思春期女性の2/3に現れる機能性の困難症が多い。成因

は，子宮内膜でのプロスタグランジンの産生過剰とその過剰反応によると考えられている。

プロスタグランジンは，子宮収縮刺激，子宮血流量の減少による虚血を起こし，子宮内における神経線維の痛覚感受性をあげることで頭痛を発生させ，血中に入って悪心，嘔吐，下腹痛，全身倦怠を起こす。また，排卵後の分泌期から月経期に増加するため，排卵周期を獲得するとともに生じやすいのであるが，苦痛に対する不安や緊張によって強まる自律神経系に関連した症状も生じるのである。

### 4）貧血

身体の発育・成長に伴って必要とされる血液量が増し，鉄の需要が増加する。そのうえ，初経発来以降周期的に血液が失われ，食物から摂取する鉄の量が追いつかないためと，無排卵性による過多月経や月経期間の長期化に加え，やせ願望による栄養摂取の不十分さも状況を加速させるのである。

### 5）体重管理につながるダイエットと身体像──摂食障害

身体像は社会的風潮などによっても影響されるが，乳児期から無意識のうちに徐々にでき上がってくると考えられる。第二次性徴の出現により体への意識が高まると，自分のなかにでき上がっていた理想の身体像とのズレに気づき，思春期の身体変化は好ましくない変化と認識される。

摂食障害は神経性無食欲症（拒食症）と神経性大食症（過食症）が知られているが，最近は両方の病態を同時に示す傾向がある。症状は身体面では極端な体重減少（標準体重の－20％以上の体重減少），無月経，低血圧，徐脈，低体温などである。

情緒面では異常な痩せ型に対する認識不足，いつも勉強せずにはいられないなどの脅迫観念，家族間の人間関係の問題に対する否認，経過の良否に関する自信喪失や抑うつ傾向などがある。

行動面では，異常な食習慣で過度なダイエットによる偏食や体重コントロールへの熱中である。悪化すると気分障害（大うつ病），不安障害（社会恐怖脅迫性障害），物質依存（アルコール依存など），人格障害などの精神障害も加わってくる。摂食障害の予防は，身近な人が3か月以上続く痩せにいち早く気づくことであるとともに，身近な人の連帯や，自助グループによる支援，正しいダイエット法の教育である。

### 6）性感染症，人工妊娠中絶

1990年代以降，若年層の間でSTI，10代の人工妊娠中絶，さらにHIV感染が増加している（HIVを含む性感染症については97～99頁参照）。

10代の若者における人工妊娠中絶が増え始め，全国平均で1995～1999年の間に50％以上上昇するという事態になり，思春期・青年期の性行動がリスクの高い行動に変容してきている（図7-2）。これらの背景として，性に関する意識や性行動の変化があげられる。それは初交年齢の早まり（図7-3），複数のパートナーとの性交渉の急増，特に女子の初体験の年齢が若くなり，性交までの付き

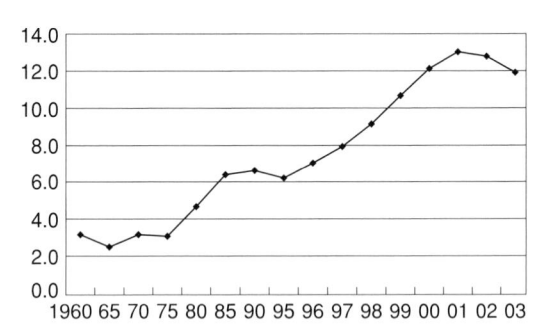

**図7-2 わが国の10代女性の人工妊娠中絶の推移**

$$\frac{20歳未満の人工妊娠中絶}{15歳以上20歳未満の女子総人口} \times 1,000$$

（財団法人母子衛生研究会：母子保健の主なる統計，平成17年3月発行，p.84，年齢別，人工妊娠中絶より作成）

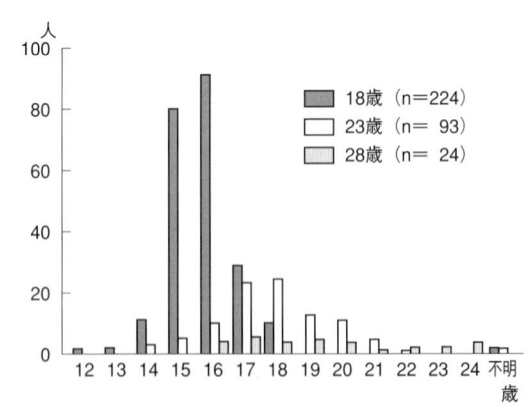

**図7-3 初交年齢**
（家坂清子：思春期外来からみた性感染症の現状．助産師57(2)：12，2003）

合い期間の短縮化，オーラルセックスの普及が報告され，コンドームの使用は低い。STIの予防には，個人個人の自己管理（コンドームの使用など）と性教育の徹底が重要である。

### 7) 思春期とジェンダーにかかわる関係性の問題

女性側に求められる従順，円満，調和といった役割，これは，自己を抑えて他者からの期待を受け入れるという非対等な関係である。自己を自由に表現できない関係は，精神的な軋轢，あるいは不健康な状態を作ることになる。虐待やDVはその関係性の結果としての典型的な例といえる。また，男女の性的な関係にも表れてくる。女性が体や性的な感情をこの非対等な関係のなかに入れてしまうことは，性的な関係での相互交渉・調整能力が低いことを示し，意思決定ができない状況を作り出し，それが女性の意に沿わないセックス，望まない妊娠，STIなどの健康阻害につながっているのである。

## b 思春期女子へのケアと支援

### 1) 情報提供を中心にしたケアの場（情報センター）

ケアの目標は，対象に対してケアの場へのアクセスをよくすること，健康リスクを減らすこと，セルフケアを促進させること，病気予防に努めることである。

ケアの実践は，思春期健康情報の提供，健康教育，紹介プログラムを持っていることである。目標は情報の提供，教育・情報資源の蓄積と利用しやすい場の設定であり，快適な机・椅子，豊富な図書，CD，インターネットにアクセスできるコンピュータ，教育ビデオが視聴できるビデオ設備，対象が手軽にアクセスできる環境を整え，相談コーナーやカウンセリングコーナーを設ける。電話，郵便，インターネットによるサービスと，それらのサービス紹介の情報提供につなげられる管理を行う。また，子どもたちと効果的なコミュニケーションを成立させることも大切である。

### 2) 健診・健康教育機能を中心としたケアの場

ケア目標は，ウェルネス*の促進，健康リスクの削減，病気予防，ライフスタイルの管理，自治体の女性センターなどである。ウェルネスの促進としてはヘルスプロモーション，すなわち健康であるための知識や技術を身につけ，実践する個人努力とそれを行いやすくする環境や社会づくりを行う。健康リスクの削減としては，ヘルスプロテクションすなわち，健康であるために病気を積極的に回避し，健康やwell-beingが害されるのを妨げることを追求する。病気の予防としては，健診率の向上，コンドームの適正使用，性教育と医療機関への連携などが考えられる。学校での健康教育は，基本的な知識とそれを実践する能力・技術を身につける取組みをする。地域における取組みでは，同世代から知識を得るピア・エデュケーション（仲間教育）が性教育・薬物乱用防止に有効である。

### 3) 思春期にある患者への入院の場におけるケア

#### ❶健康・疾患に対する理解力の把握

保健指導，治療行為の説明に際して，その理解力を把握し看護を実践する。対象に体力，意思力，知識が不足しているときはそれを補う。インフォームドコンセントは思春期の看護においても重要である。医療における子どもの自己決定権は，対象の年齢や理解力に負うところが大きい。自己決定能力が乏しい場合は，養育担当者であり，法廷代理人である親がこれを行う。親が意思決定を行っても，その医療の結果を負うのは子どもである。助産師は，日々の観察を通して決定権の制限ができるかどうかについて判断のための情報を提供する。

#### ❷疾病や障害の受容

将来への夢が大きいこの時期に，回復に長期を要したり，一生障害を持ち続けなければならない疾病は，受容のための援助が必要である。健康問題に対する反応は，痛み，嘔吐，下痢，便秘，浮腫などの身体反応に始まり，病気に対する不安，治療処置に対する苦痛や恐れの精神的反応，行動制限による身体的・精神的苦痛などである。これらは顕在化されずに潜在していることもあるので，助産師はこれを診断し，対処する。治療への願望を持って療養生活を送っているときに，治療過程

---

＊運動・休養・栄養の3つをバランス良く取って健康な心と体作りをしようということ。

### トピックス

## ピア・カウンセリングによる思春期保健の効用は何か

　ピアとは仲間，ピア・カウンセリングとは，人間の成長や，精神的健康の知識に基づいて積極的な傾聴活動と問題解決のスキルを駆使したカウンセリングのことである。それは，臨床心理士などの専門家の行うそれとは異なり，カウンセラーと相談者が，対等な立場の同じ目の高さを持つ仲間として問題を受け止め，解決方法を共に考えていくものである。

　人間は皆等しい存在であるという哲学的理念に則って，積極的な傾聴と問題解決のスキルを駆使し，本音で向き合うことは，セクシュアリティやHIV/AIDSなどの告知の問題やホスピスなど，本音の表出がなければ問題が解決できない領域で，主体的な態度変容，行動変容を支えていける方法である。

### 1. 理念

　ピア・カウンセリングは，学習した知識と実際の経験を，傾聴活動と問題解決スキルを組み合わせてピアに対して行うカウンセリングである。人は，機会を与えられたら，自分自身の問題を解決する能力を持っているという基本，それは自分のエンパワーメントや決断のプロセスが受け入れられ，支持される環境のなかで，最善のサポートを受けることができるという基本理念に基づいている。ピア・カウンセラーの役割は，対象自身の問題に対して，対象自身が解決を見い出していくことをサポートすることである。その道具としては積極的傾聴活動，問題解決スキル，個人的・文化的な諸問題における個人的な経験があげられる。そのためには次の8つの戒律がある。

　①審判をしない。
　②共感を示す。
　③個人的なアドバイスをしない。
　④感情と向き合い，感情について話し合う。
　⑤現在に焦点をあてる。
　⑥責任領域を侵さない。
　⑦途中でさえぎらない。
　⑧なぜ？という質問をしない。

### 2. 積極的傾聴スキル

　ピア・カウンセリングのメインの活動で，しっかり聴いて受け止める。相談者がこの傾聴活動に十分納得できれば，自と問題が解決していく。

　①アイコンタクト：ピア・カウンセラーは，高校生の一人ひとりの目をみて話すことを意識している。アイコンタクトは，あなたの話を聴いていますよという意思表示であり，相手には聴いてもらえているという信頼感，安心感を抱かせる。

　②姿勢：円陣を作って椅子に掛けさせるか，フ

---

が長引いたり，治癒の見込みがなく一生病気と付き合っていかなければならないと知ったとき，不平不満，幼児期への退行現象，未来への夢想にふけるなど，さまざまな反応を示す。この過程をよく観察判断し，疾病の受容に至る過程を援助する。死に至る疾患を持つ子どもの看護は難しく，役割は大きい。子どもたちが死を恐れている気持ちを，助産師はしっかり受け止め，自由に表現できる相手になる。

#### ❸生活適応と自己実現

　安静や運動制限を余儀なくされると，許容範囲に適応させていくことが難しい場合がある。長期の療養や，障害が残るような場合の援助は非常に重要である。

#### ❹母性準備期としての看護

　母性は，さまざまな環境要因の影響を受けながら育てられていく。女性としてのアイデンティティを確立し，母性としての役割を受け入れるための援助が必要なこともある。母性は，次代を育成するために女性に備わっている，身体的・精神的・行動的な特性である。身体的特性は，形態的には女児が生まれながら有しているが，機能的には，思春期に第二次性徴が出現し，卵巣周期性が確立して完成するものである。精神的・行動的にも，その萌芽は幼児期からみられるものもあるが，思春期に発達し，完成されていく。このため思春期

ロアに座らせ，相談者と同じ目の高さの姿勢を常に維持する。円陣は同じ列に入ることができ，身を乗り出すことなく，また真正面から向き合わすことなく，リラックスした雰囲気を醸し出す。

③表情：ピア・カウンセラーは，カウンセリングの最初に，かなり念入りに信頼関係を生み出すゲームを実施し，それを重視する。ここまでは言葉を使わないコミュニケーションである。

④会話での促しと言葉でのフォローアップ：言葉を使うコミュニケーションスキルである。たとえば，相づちをうつ，大切なところを繰り返す。

⑤重要な要素の補足：「はい」とか「いいえ」だけでは答えられない問いかけ（オープンクェッション）をする。相談者がいい終えたことを的確に，なおかつ短くいい換える（パラフレーズ）。

⑥感情を向き合わせる：感情を直視し，向き合うことができたとき問題解決の方向性がみえてくる。

⑦要約・統合する：今までのプロセスをもう一度確認するために，カウンセラーが部分部分を要約し，全体的に統合する。この時点で，相談者は自分の問題について明確な自覚を持つようになり，自分の問題解決への意識が高まり，次の問題解決プロセスに移れる。

### 3．問題解決スキル（9 段階がある）

①安心できるスペースを作る。
②取り組んでいる問題をはっきりさせる。
③相談者の問題解決の方法の特徴を把握する。
④相談者の価値観を改めて問いかける。
⑤時には書き出すなどの作業をして選択肢を一つひとつ吟味する。
⑥選択肢の最良と最悪の結果を想定しその視覚化を試みる。
⑦不要な選択肢を削除して残った選択肢に優先順位をつける。
⑧優先順位の一番高いものを実践する行動計画を作り上げ，その第一歩を決断する。
⑨それまでのプロセスを振り返って要約し，自分の解決方法として確認する。

### 4．効用

アメリカでは，1979 年に Durlak A によって，非専門家のピア・カウンセラーが行うピア・カウンセリングが，専門家のそれと同様に効果があることが示された。この構成要素は，教育のすべての機会で使うことができ，また，セルフヘルプ・グループや予防医学あるいはウェルネス（総合的健康）プログラムのために，さらには，健康に限らずすべての一般的なプログラムを助けることができる。社交的集会や危機介入センターや市町村の電話相談，自殺防止のホットラインなどにも派生して，専門家でない人々によって行われ，また，セルフヘルプ・グループの活動でも参加者間でなされ，職場の問題解決にあたってもこの要素が活用されている。性教育の領域では，性にかかわる態度や行動を，一人ひとりが主体的に自己決定できるようになる。

（今関節子）

---

を母性準備期といい，母性の健全な育成のための援助が必要である。精神的母性は，人間的成長，女性としての性同一性の確立に伴って獲得していく。マイナス要因となるものは排除し，プラスに働く要因は積極的に働きかける援助をしていく。

#### ❺身体発育の理解を促す

思春期にある者には，自身の急激に発育するからだや第二次性徴の発現などは，とまどいを覚えさせるものであるが，一般的に誰にでも起こり，個人差があることを理解させ，正確に受容させる。体型，乳房の大きさ，体毛，にきび，月経などに関する悩みや性に関する出来事は相談しにくいことが多いが，相談しやすい場の工夫やキーパーソンを見つけることが援助につながっていく。

#### ❻性教育

性に関する正しい知識の提供や不安・疑問に対する対応を的確にする。性の関係は男女平等でお互いの人格の尊重のもとに成り立つことが理解でき，身につくようにする。

#### ❼性同一性に混乱をきたした人への援助

母性機能の発達による形態機能の変化を受容できず，女性を否認する例がある。こうした女子に対しては，他者からの支持や援助が必要になる。自己評価を高める教育や活動を通して適応のための援助をする。性同一性への影響は，乳幼児期からの母子関係や家族関係を含めたものも多く，ま

た，性的外傷体験が原因となっている場合もある。このような場合には，心理療法やカウンセリングの専門家と連携をとって治療・援助にあたる。

#### ❽思春期の人工妊娠中絶

条件や準備が整わないまま妊娠し，やむなく人工妊娠中絶に至る場合の援助に際しては，誰よりも苦しんでいるのは当事者であることを念頭において，共に考える姿勢が大切である。手術後はあらためて自分の葛藤と向き合うこととなる。パートナーとの別れ，学業の中断，親との関係の悪化など，大きな変化への対応が迫られる場合もある。本人の気持ちの整理のための援助をし，母性性が発達する方向を見い出す手助けをしなければならない。

一方，思春期で妊娠し出産育児を遂行する例もある。この時期の年齢にもよるが，精神的・社会的に相当な援助が必要である。パートナーの年齢や職業，婚姻状態，経済状態，サポートの有無，家族の受け入れ，修学状況によって，援助の方法も異なるので，状況を的確に把握して対応していかなければならない。

●引用文献

1) 大山建司：思春期の成長と性差—生物学的立場から．思春期学 19(4)：224，2001.
2) 服部祥子：生涯人間発達論—人間への深い理解と愛情を育むために，p.9，医学書院，2001.

(今関節子)

# II 更年期のアセスメントと健康支援

わが国の女性の平均寿命は年々上昇し続け，今や世界の最高峰となった。平成16年は85.59歳であり[1]，戦後60年間で約1.5倍になり，全女性のなかで50歳以上の中高年女性は4割を超えるようになった[2]。しかし閉経年齢は，45〜55歳と平均寿命の延長と関係なくほぼ一定である。このことは結局，年々延長する閉経後の30余年間をいかに健康で有意義に過ごすかが大きな課題となっている(図7-4)。その意味で閉経後に大変革をきたす内分泌の影響は大きく，身体的変化のみなく，精神的にも大きな変化をもたらす。いかに"豊かで健やかな向老期"とするかは大きな課題となり，早期に適切な支援を行うことで，自己マネジメントの知識や手法をわが物とできれば有意義な人生を送ることができ，社会的にも医療経済的に貢献できることになる。

## 1 更年期の定義

1976年の第1回国際閉経学会では，更年期(climacterium)について，「女性の加齢の過程において生殖期(reproductive stage)より非生殖期(non-reproductive stage)へ移行する期間をいう」と定義された[3]。

また日本産科婦人科学会の用語解説集[4]によれ

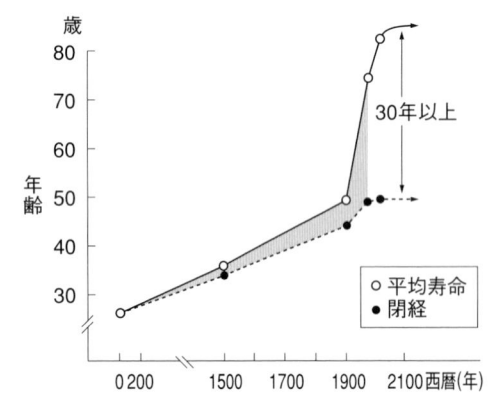

**図7-4　平均寿命と閉経**
(玉舎輝彦：閉経後女性の健康管理．産婦人科の実際 51(1)：2，2002)

ば、「生殖期から生殖不能期への移行である。この時期では加齢に伴い性腺機能が衰退し、特に卵巣では排卵などの機能が消失し始め、やがて月経が不順から完全に閉止する。その後は性腺内分泌機能が低下する。この閉経期の前後数年間をいう。したがって更年期の経過中に月経が全く閉止するが、この閉経の時期を閉経期という。閉経期はわが国では 50.5 歳に相当する」とされている。

人間が心身ともに最高潮にあるときに、いちどきに老化にギアチェンジをさせられる時期であるといえる。

## 2 更年期の特徴

### a 身体的特徴

卵巣は加齢現象として、その機能は 50 歳前後で衰えていく(図 7-5)。同時に全身レベルでの加齢現象とも並行して起こる諸々の器質的変化を伴う。そのために性ステロイドホルモン、なかでもエストロゲンの欠乏は身体に大きな影響を及ぼす。他にも女性の加齢に伴うホルモンの変化として、視床下部からのゴナドトロピン放出因子や下垂体からの FSH や LH ホルモンや甲状腺からのサイロキシン・カルシトニンや副腎からのコルチゾール、性腺からのテストステロン・プロゲステロンなどがあげられる(図 7-6)。この変化はまたさまざまな身体的症状を引き起こし、その症状も出現時期がそれぞれ異なる(図 7-7)。次項に代表的な疾患をあげる。

### b 心理的特徴

これまで更年期の女性は、多感でストレスの多い青年期と不安定な老年期の間で、社会的にも心理的にも比較的安定している時期と考えられることが多かった。しかし最近は大きな心理的な転換点の時期であると認識されることになった。そして以後に続く後半の人生(老年期)に対する目標設定を行い、溌剌とした日常生活を過ごすのにとても大切な時期であり、更年期は、ギリシア語では"横木・段階"といわれ、いわば"人生の階段の転換する踊り場"と紹介されている。まさに必死

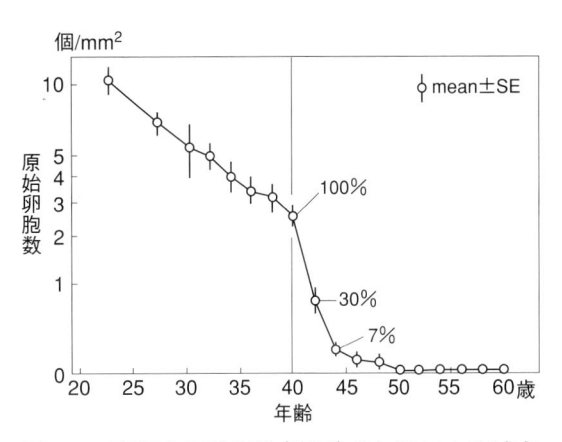

**図 7-5 卵巣の原始卵胞(卵子)の加齢による減衰**
(一戸喜兵衛、他:産婦人科の世界 42:797-806, 1993)

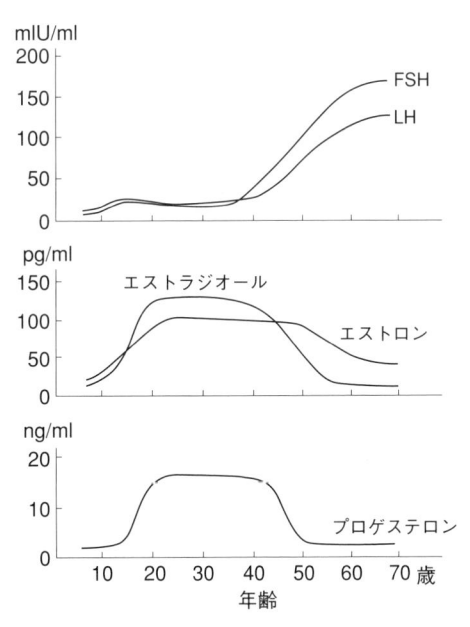

**図 7-6 性腺系ホルモンの加齢に伴う変化**
(赤祖父一知、他:更年期・老年期の婦人科学、産婦人科 MOOK 30, pp.65-73, 金原出版, 1985 を改変)

で駆け上がってきた階段を、次の階段へ昇るための息継ぎの場所と考えれば、的確な表現である。必死で駆け上がってきた階段の時期とは、文字通り社会に適応し、社会的拡大を果たし、活動してきた時期であり、次の階段とは、体力や社会的役割が収束していく時期である。

この時期は閉経を迎え、女性性喪失感や肉親や友人などの病気や死に遭遇しやすい時期でもあっ

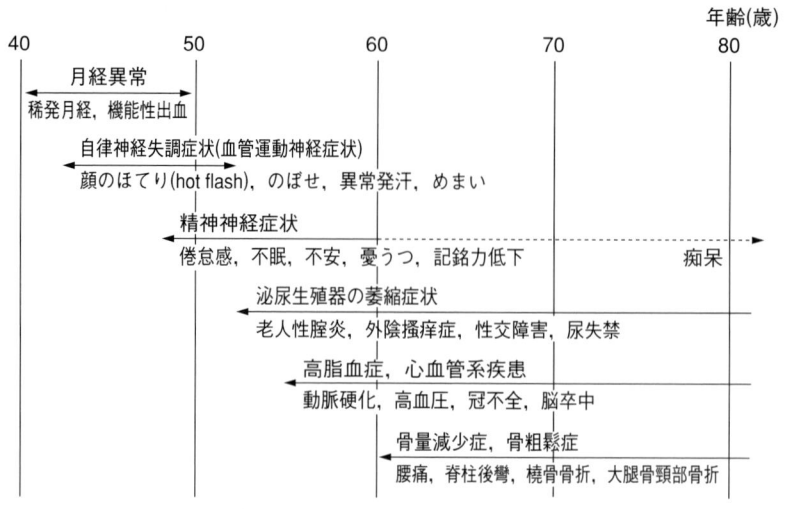

**図 7-7 エストロゲン欠乏に伴い出現する各種疾患・病態**
(日本産科婦人科学会生殖・内分泌委員会：日本産科婦人科学会雑誌 52：N 194-98, 2000)

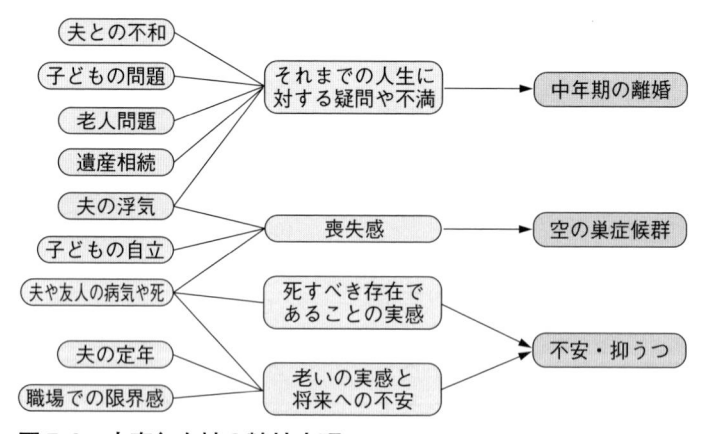

**図 7-8 中高年女性の精神病理**
(相良洋子：閉経後女性の心理と病理. 産婦人科の実際 51(1)：34, 2002)

たり，また子どもも自立する時期ともなり，孤独感や疎外感，そして夫や子どもや友人などの人間関係などでさまざまな葛藤が生じてくるなど，現実的不安・虚脱感など抑うつ傾向になることがある(表 7-5, 図 7-8)。

### c 社会的特徴

更年期の女性は，「職場の問題」，「家族の問題」，「個人の問題」を一気に抱える時期でもある。

平成 15 年の全雇用者数は 5,335 万人で，女性雇用者は 2,177 万人(40.8%)である。平成 15 年度の女性労働人口は 2,732 万人で，そのうち 40 歳以上の女性は 1,528 万人(55.9%)を占めている[2]。更年期にある有職女性は，職場での責任も大きくなり，充実した時期である一方で，体力や能力の限界を感じる時期でもある。また「家族の問題」では，この時期は子育てが終了し，経済的にも比較的安定しているが，状況によっては夫の定年や，子どもの独立などに伴い，就労していない女性では経済的問題が生じる時期でもある。また親の介護を引き受ける時期でもある。

また「個人的」には家族構成の変化などで，転居や増改築，地域やサークルなどのお世話役などによる心身共に負担や葛藤が出てくる時期でもあ

表 7-5　更年期〜閉経期婦人の社会・文化的ストレス要因

一般的な更年期女性のストレス要因
1. 閉経による女性美の喪失と老化の現実　：喪失感
2. 子どもの成長による母親としての役割　：虚脱感，empty nest（空の巣症候群）
　 の終了
3. 子どもの進学，就職による心配からの　：荷おろし
　 解放，家の新築，増改築
4. 子ども，両親，近親者，友人との別居　：分離体験，孤独感
　 や別れ
5. 夫や子どもとの人間関係　　　　　　　：対人ストレス，葛藤
6. 夫の定年後の経済的問題　　　　　　　：現実的不安
7. がんや成人病に対する不安　　　　　　：mid-life crisis（中年の危機）
8. 地区やサークルでの立場　　　　　　　：精神的負担（マネージャー症候群）
9. 有職婦人では管理職　　　　　　　　　：精神的・肉体的負担（サンドイッチ症候群）

る（表 7-5）。

## 3 更年期の健康問題と支援

　この時期は，健康を変化させるきっかけとなる卵巣機能の低下による内分泌学的要因に加え，心理社会的要因が複雑に絡み合っていることは，前項で述べた通りである。内分泌機能の低下は避けることが不可能ならば，その他の因子を可能な限りマイナス因子にしないことが大切となる。いかにQOL（quality of life）を維持して生涯を有意義に過ごすかが重要となる。
　以下に更年期に発症しやすい特に重要な疾患をあげ，その対策を述べる。

### a 更年期障害

　更年期障害は不定愁訴症候群として，産婦人科領域で九嶋らが発表した（1969）ことに始まる[5]。日本産科婦人科学会では次のように定義している[4]。
　「更年期に現れる多種多様の症候群で，器質的変化に相応しない自律神経失調症を中心とした不定愁訴を主訴とする症候群をいう。性腺機能の変化が視床下部の神経活動に変化をもたらし，神経性・代謝性のさまざまな生体変化を引き起こすことによると考えられている。更年期では，心理的・社会的にも不安定な時期であるため，その発現には心因性要素も大いに関係している。のぼせ，冷汗，冷え性，心悸亢進など主として血管運動神経障害，精神神経症状が特徴的である。その他，性器の変化，関節痛，腰痛など骨粗鬆症を含む」。
　その診断には，クッパーマンの更年期指数や，小山による諸々の症状と自律神経障害の特徴がわかる更年期指数[6]（表 7-6）が用いられている。
　治療には，薬物療法としてHRT（hormone re-

表 7-6　簡略更年期指数（SMI）

症状の程度に応じ（どれか1つでも症状が強く出れば，強とする），自分で点数を入れて，その合計点をチェック

| 症状 | 強 | 中 | 弱 | なし | 点数 |
|---|---|---|---|---|---|
| ①顔がほてる | 10 | 6 | 3 | 0 | |
| ②汗をかきやすい | 10 | 6 | 3 | 0 | |
| ③腰や手足が冷えやすい | 14 | 9 | 5 | 0 | |
| ④息切れ，動悸がする | 12 | 8 | 4 | 0 | |
| ⑤寝つきが悪い，眠りが浅い | 14 | 9 | 5 | 0 | |
| ⑥怒りやすく，イライラする | 12 | 8 | 4 | 0 | |
| ⑦くよくよしたり，憂うつになる | 7 | 5 | 3 | 0 | |
| ⑧頭痛，めまい，吐き気がよくある | 7 | 5 | 3 | 0 | |
| ⑨疲れやすい | 7 | 4 | 2 | 0 | |
| ⑩肩凝り，腰痛，手足の痛みがある | 7 | 5 | 3 | 0 | |
| 合計点 | | | | | |

更年期指数の自己採点の評価法
　0〜25点：異常なし
　26〜50点：食事，運動に注意
　51〜56点：更年期・閉経外来を受診
　66〜80点：長期間の計画的な治療
　81〜100点：各科の精密検査，長期の計画的な対応

（小山嵩夫：私の更年期指数．産婦人科治療77(1)：105, 1998）

placement therapy)として，エストロゲン(時にはプロゲスチン，アンドロゲン併用)療法や自律神経調整薬，精神安定薬，漢方薬を用いる。心理療法も有効である。

■ホルモン補充療法(HRT)の最近の問題点

HRT は閉経後のエストロゲンの補充療法として単独投与法(D)，周期的エストロゲン・プロゲスチン逐次投与法(B)，エストロゲン連続・プロゲスチン周期的投与法(A)，エストロゲン・プロゲスチン併用連続投与法(C)(図7-9)などがある。2002年7月に米国国立衛生研究所(NIH)による一般女性(50〜79歳：16,608例)を対象としたHRT が平均5.2年経過した中間発表で，大腿骨頸部骨折の相対リスクが0.66，大腸癌が0.63と低下したが，乳癌の発生リスクが1.26と上昇したのをはじめ，肺塞栓が2.13，冠動脈疾患が1.29，脳卒中が1.41と上昇し，リスク水準が設定水準を上回ったとして臨床試験が中止された[7]。

このニュースは世界中で議論されたが，日本で検討した結果，肥満，高血圧，喫煙習慣などリスク因子を有する場合には，心血管疾患の予防を期待する目的に使用しないこと，また骨粗鬆症には効果的であるが，他にも予防・治療薬があることを伝え HRT はより厳格にしようと勧告している。しかし，更年期症状のほてりなど血管運動神経症状やうつ・不眠などの精神神経症状，腟萎縮などの泌尿生殖器症状の改善には効果的であるので，今まで通り使用してもよいとしている。なによりテーラーメード治療が重要と注意を促している。

### b 高脂血症

エストロゲンの分泌低下により，血中総コレステロール(TC)，LDL コレステロール(LDL-C)が上昇する。高脂血症は高血圧，糖尿病，肥満，喫煙などとともに動脈硬化のリスクファクターとなる。日本動脈硬化学会で提唱した『高脂血症診療ガイドライン』[8]にも閉経後であることがリスクファクターにあげられている。基本は食事療法と運動療法であり，特に標準体重の維持が大切である。また内服薬としては HMG-CoA 還元酵素阻害薬(スタチン系)が第2世代となり強力となっている[9]。

### c 尿失禁

尿失禁は「尿が不随意に漏出してしまう状態」で，腹圧性，切迫性，溢流性尿失禁に分類される。女性には特に腹圧性尿失禁が多いことが知られており，その頻度は30歳以上の女性の約30％で，妊娠週数ごとに高くなり，また未産婦より分娩回数が多くなるごとに頻度は高くなり，年代別でも50代は経産婦が未産婦より高いことが知られている。更年期には腟上皮同様エストロゲン減少による尿道粘膜の菲薄化が生じることが原因と考えられる[10]。

尿失禁のケアにはその程度と，それによる生活障害の有無などにより，適切な治療を提供することが大切となる。その第1は生活指導(肥満の予防・便秘の解消・水分の適量摂取・臭いなどの不快感の解消)であり，次に骨盤底筋訓練である。

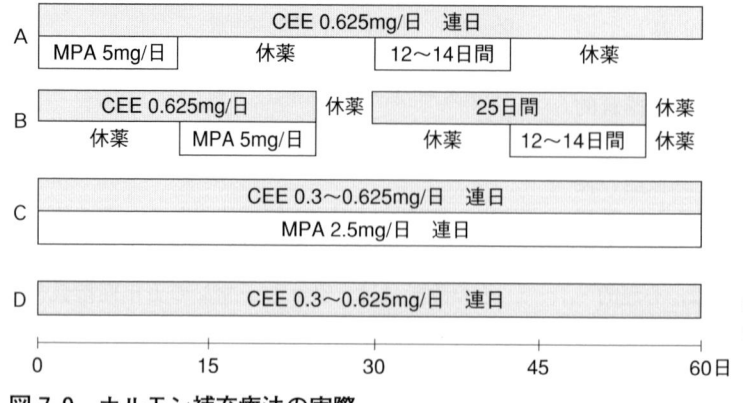

図7-9 ホルモン補充療法の実際

この訓練は骨盤底筋を強化する体操で，肛門や腟を約10秒間ギューと締めて10秒間緩めるという方法である。1回につき10回，1日3回(朝・昼・晩)と時間を決めて，日常的な励行が必要である。また重症であれば，尿道の筋肉の収縮を強化する($\beta$アドレナリン受容体刺激薬)などが使用されたり，外科的には尿道がぐらつかないように特殊なテープで尿道を腟側から支えるTVT(tension-free vaginal tape)手術がある[10]。

### d 外陰・腟萎縮と性交障害

性交障害のなかで多いのが性交痛であり，その原因はエストロゲン欠乏による外陰・腟の萎縮である。個人差が大きく，数か月あるいは数年で生じるといわれるが，粘膜の傷は易感染性となりやすいし，腟潤滑剤(ゼリー)使用も必要となる。他に外陰白斑症，硬化性萎縮性苔癬などがあり，色素欠損で掻痒感や痛みが生じることもある。

### e 骨粗鬆症

骨粗鬆症は骨量や骨密度つまり骨組織が減ってしまった状態である。骨の大きさは変化しないが，骨のなかが軽石やスポンジのように脆くなる状態をいう。2000年で男性109万人，女性は426万人といわれるが，最近は約1,000万人に及ぶと推定される。65歳以上の女性の50%にみられる。

骨粗鬆症になると手首・脊椎の圧迫骨折・大腿骨頸部が骨折しやすい。骨量は20歳代に最大骨量(ピーク・ボーン・マス)に達し，閉経時まで一定量を維持するが，閉経によって年2〜3%ずつ減少していく。若いうちから骨量アップを考えることが大切である。また閉経後は脂肪組織で副腎からのアンドロゲンをエストロゲンに転換するので，血中エストロゲンは減少しても低値にはならない。それゆえある程度の脂肪組織は必要である。女性のライフスタイル全体を通じ，極端なダイエットや喫煙は大きなリスクとなる。

骨粗鬆症の治療目的は，骨量を増加させ骨折を抑制することである。治療の有用性は代謝マーカー(アルカリフォスターゼ・オステオカルシンなど)や骨密度測定DEXA法(dual energy X-ray absorptiometry)などで行う。最近の治療では採用薬1位が活性型ビタミンD，次が骨の吸収を直接抑えるカルシトニン，そして骨の表面に付着し破骨細胞が吸収できなくするビスフォスフォネート，以降，カルシウム製剤，ビタミンK，HRTと続く[11]。

しかし何より食事療法と運動療法が大切である。ビタミンDやカルシウムはもちろん，最近はビタミンKが注目され，その働きは，骨芽細胞の一種「活性型蛋白質」の量を増やし，カルシウムが骨にしっかりと付着するようにする。同時に破骨細胞の働きを抑制する。腸内細菌が活性型蛋白質を製造するが，納豆菌はその7倍も作成する。納豆1個には400μgを含み，成人(60kg) 60μgの必要量をはるかに超えている。また適度な運動も骨芽細胞の活動にプラスに働く。

● 引用文献

1) 厚生労働省：2004簡易生命表．
2) 国民衛生の動向：厚生の指標，厚生統計協会，2004．
3) 村本淳子，森明子編著：母性看護学概論，pp.71-74，医歯薬出版，1996．
4) 日本産科婦人科学会編：産科婦人科用語解説集，金原出版，pp.39-40，1999．
5) 筒井末春，羽生真奈実，島田涼子：不定愁訴とその対策．産婦人科治療77(1)：21-24，1998．
6) 小山嵩夫：私の更年期指数．産婦人科治療77(1)：105，1998．
7) 青野敏博：ホルモン補充療法(HRT)を安全に行なうために．Medical Tribune，2002.10.24
8) 日本動脈硬化学会高脂血症治療ガイドライン検討委員会：動脈硬化，25(1, 2)，1997．
9) 鏡一成，岡野浩哉，吉川史隆，他：閉経後女性の高脂血症予防と治療．産婦人科の実際51(1)：45-53，2002．
10) 三橋直樹：閉経後女性にみられるマイナートラブルとその対策―腹圧性尿失禁．産婦人科の実際51(1)：73-77，2002．
11) 骨粗鬆症診断基準―ガイドラインを活用し適正な治療を．Medical Tribune，2002.7.4

(佐藤喜根子)

## トピックス

# 男性の更年期とはどのようなものか

　男性更年期の概念を最初に提唱したのは Sir Henry Halford であった。1831年に彼は，男性にも女性同様に middle age crisis があり，50～75歳の間に起こるとの問題提起を行った。また Werner(1939)も，人生のクリティカル・ポイントという捉え方で，そして日本では熊本が1979年に，男性の睾丸機能の低下，自律神経機能の低下ならびに心因性の要因などの重複によってみられる加齢に伴う生体不適応状態を，いわゆる男性更年期として把握することを提唱した[1]。しかしその後20数年経過した現在でも，まだ一致した見解・定義はない。最近アメリカ内分泌学会で"Andropause Consensus Meeting 2000"を開催し，男性更年期と疾患の確立に注意を向けている[2]。

### 1. 男性更年期の定義づけの難しさ

　女性の更年期の定義や更年期障害の概念・症状・治療学はほぼ確立している。これは性成熟期から劇的にホルモン環境が変わり，諸々の症状が治療によって改善されるなど因果関係が証明されていることも多く，膨大な研究がなされていることによる。

　反面，男性の場合，ホルモン環境が劇的に変化するということはなく，男性のテストステロン(T)値は加齢とともに減少してくるが，その速度は緩徐で個人差が大きい(図)[3]。そのためにホルモン環境の変化によって症状が出現しても，低下が緩徐であるために，その関連性を証明することは難しい。同時に個人差が大きいことがますます難しくしている。女性と男性の比較を示す(表1)。

### 2. 男性更年期の定義確立の必要性

#### 1) PADAM の存在

　臨床上の問題点は，ホルモン環境の変化が緩徐であり，個人差が大きいことが医学的なコンセンサスが得られない原因の1つであることは前述した通りである。しかし"Andropause Consensus Meeting 2000"では，partial androgen decline in the male(PADAM)を男性の更年期と呼び，テストステロン(T)低下で示される生化学的異常と症状・所見からなる症候群であると定義しようとしている。

　その症状としては，男性特有の性機能関連症状や易疲労感や関節・筋肉の関連症状などの身体症状，抑うつやいら立ち，不安などの精神・心理症状がある。またその他の所見として，骨粗鬆症・脂質異常・過剰肥満などがあげられている(表2)。ただし糖尿病・動脈硬化・悪性腫瘍などは除外される一方で，自覚症状の把握は重要となる。

#### 2) 仮面うつ病

　現代は"うつ"の時代といわれ，特に40～50歳代に仮面うつ病が多く，これは男性の更年期障害の特徴でもあるとされる。精神面で病的所見は

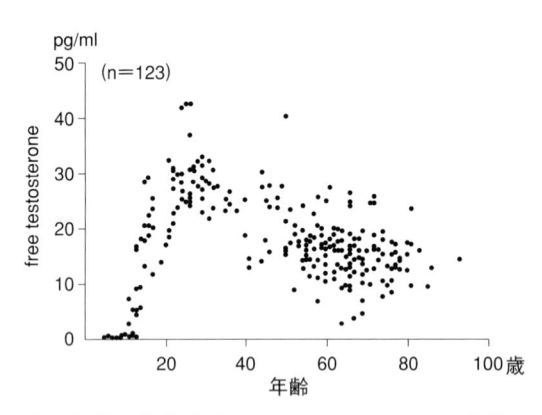

図　加齢に伴う血中 free-testosterone の変化
(小柳知彦，他編：新図説泌尿器科学講座6，腎疾患・神経泌尿器科学・老年泌尿器科学，pp.314-16，メジカルビュー社，2001)

表1 女性更年期と男性中・老年期との違い

|  | 女性更年期 | 男性中・老年期 |
| --- | --- | --- |
| 性細胞 | 消失 | 残存 |
| 妊孕性 | 消失 | 残存 |
| 性ホルモン | 急減・消失 | 漸減・残存 |
| ゴナドトロピン | 激増 | 微増 |
| 更年期障害 | 一定の症状あり | 不定 |
| 治療 | HRT 有効 | 不明 |

(玉田太朗:女と男の更年期,診断と治療 89(10):1889-91,2001)

表2 PADAM の臨床症状

精神・心理症状
　落胆,抑うつ,いら立ち,神経過敏,生気消失,疲労感
身体症状
　関節・筋肉関連症状,発汗,ほてり,睡眠障害,記憶・集中力の低下,肉体的消耗感
性機能関連症状
　性欲低下,勃起障害,射精感の減退

ないが,全身倦怠感や食欲不振,不眠や性機能低下などの身体症状が生じ,その出現に日内変動(朝方から午前中にかけて不調で,午後から調子が良くなるという生体リズム)が認められる。この年代はちょうど社会的にも仕事や人間関係でストレスの多くなる時期である。

### 3) 自殺者の増加

中高年の自殺率の急増は社会問題になっている。2004年は34,427人で,中高年が全体の75%,そして男性が72.7%と圧倒的に多い。バブル時代の1990年は5,000人程度だったので,最近はその7倍になっている。原因・動機別では「健康問題」や「経済問題」が上位を占める。経済の低迷,高齢化社会の進展がさらに進めば,さらなる増加も考えられ,家族や専門家に悩みを話せるような窓口などの環境づくりが望まれる。

### 3. 診断と治療─その問題点

①テストステロン(遊離T)の測定は30歳頃から減少するが,60歳でも消失することはない。勃起能低下症例では,いずれの年代でも対照を下回ることが多い。これに対しテストステロン処方(HRT:hormone replacement therapy)により勃起能は回復するが,前立腺などへの副作用が明確ではない。

②副腎皮質ホルモン(副腎性アンドロゲン・コルチゾール)DHEA(dehydroepiandrosterone)は弱い男性ホルモン作用を認め,他にも内分泌系,神経系,代謝系および免疫系にも関与するようで,multifunctional steroids と注目されている。胎生期に産生されるが出生後は休止し,思春期に再産生し,加齢とともに負の相関を示す。一方,コルチゾールは加齢による影響を認めない。以上から副腎性アンドロゲン(DHEA)は老化の指標になりうるし,もし HRT を実施するなら多方面に関与する DHEA が効果的であるといえる。

③自覚症状の把握:男性更年期障害の状況を把握するうえで絶対不可欠の情報であるが,現在この症状を把握するのに妥当性が証明された評価表はない。

超高齢社会となった今日,生涯を心身ともに健康で過ごすことが大切である。早期からの自己マネジメントの知識や方法を得られるような支援が必要となる。女性だけでなく男性の更年期への配慮は,結果的には家族の健康へとつながる。

### 引用文献

1) 熊本悦明:男子更年期序説.ホルモンと臨床 49(9):783-91,2001.
2) 塚本泰司,伊藤直樹:男性の更年期.日本内分泌学会雑誌 78(2):41-42,2002.
3) 塚本泰司,伊藤直樹,伊藤嘉一,他:男子更年期の医学的問題点,泌尿器科の立場から(A).ホルモンと臨床 49(9):793-99,2001.

(佐藤喜根子)

## トピックス

# 周産期のトラブルは更年期女性の健康にどのような影響を及ぼすのか

　加齢によって卵巣機能が衰え，ホルモンバランスが崩れることによって起きる更年期障害は，社会的・心理的因子が絡み合って引き起こされている。女性の性成熟期に経験する妊娠・出産・授乳などの経過や，これらを取り巻くさまざまな環境の因子が自然な卵巣機能の衰退に影響する可能性は少なくないと考えられる。そこで妊娠中のトラブルが，後の更年期障害発症に関係するのではないかと考えられた。

　その関連性を調査したのが，厚生省心身障害研究の「妊産婦を取り巻く諸因子と母子の健康に関する研究」班(1993)であった。結果からは更年期障害に影響を及ぼす要因として，妊娠・出産時の異常，内分泌因子，性格・心理的因子が示唆された[1]。

　そこでわれわれも，妊娠・分娩期のトラブルが更年期障害発症と何らかの関連性があるかどうかをアンケート調査し，更年期障害の予防策として，妊娠期の保健指導のポイントを探ったので紹介する。

　アンケートへの回答者（T大学医療系学生の母親）は158名（回収率69%）であった。158名の平均年齢48.2歳，閉経後48名，未閉経110名，平均妊娠回数2.28回，平均出産回数2.25回であった。

　更年期障害群は68名（閉経後28名・未閉経40名）であり，平均年齢が49歳，そのうち更年期外来の受診やカウンセリングなどが必要な者（SMIが51点以上）は17名であった（表）。対照群は90名（閉経後20名・未閉経70名）で平均年齢は47歳である。

　各項目における更年期障害群と対照群とを比較した結果，両群で有意な差がみられたのは，妊娠中の浮腫と出産直前のBMI値であった（$p<0.05$）。

### 表　SMI（簡略更年期指数）の自己採点の評価法

| | |
|---|---|
| 0～25点 | 異常なし |
| 26～50点 | 食事，運動に注意 |
| 51～65点 | 更年期・閉経外来を受診 |
| 66～80点 | 長期間の計画的な治療 |
| 81～100点 | 精密検査，長期の計画的対応 |

　妊娠中に浮腫がみられた者は更年期障害を訴える割合も高い傾向にあり，同時に妊娠前・出産直前（妊娠末期）のBMIが高い者も同様の傾向を示した。浮腫は妊娠中に非妊時の数倍ものエストロゲンやプロゲステロンが分泌されることにより，血管壁の透過性が亢進したり，Naの筋肉内および皮膚組織への取込みが増大するためと考えられた[2]。さらに，妊娠中の体重増加量が大きいと更年期障害の不定愁訴が多く出ることもわかった。これは浮腫があれば当然体重加算される結果であろう。またこれらのことから，妊娠高血圧症候群との関与が示唆された。

　以上のことから，妊娠中に浮腫を有する妊婦は，妊娠中の体重管理を中心とした生活指導が必要とされ，これが将来的には更年期障害発症の予防にも連携されていく可能性が考えられた。

#### 引用文献

1) 中林正雄, 豊田長康, 木下勝之：妊娠・分娩と中高年婦人の健康に関する研究, 平成6年度厚生省心身障害研究「妊産婦を取り巻く諸要因と母子の健康に関する研究」, pp.111-13, 1995.
2) 久保田俊郎, 小山嵩夫, 麻生武志, 他：妊娠・分娩と更年期障害, 平成6年度厚生省心身障害研究「妊産婦を取り巻く諸要因と母子の健康に関する研究」, pp.121-25, 1995.

#### 参考文献

・日本の将来推計人口（平成14年1月推計）：日本社会保障・人口問題研究所, p10.
・小山嵩夫：高齢化社会とホルモン療法, 日本アクセルシュプリンガー Sexual Science, 5, 1993.
・小山嵩夫：私の更年期指数. 産婦人科治療77(1)：104-6, 1998.
・小山嵩夫：更年期指数. 産婦人科治療76：144-47, 1998.
・玉舎輝彦：閉経後女性の健康管理"閉経後のライフスタイルはどうあるべきか". 産婦人科の実際51(1)：1-19, 2002.

（佐藤喜根子）

# 8 妊婦のアセスメントと健康支援

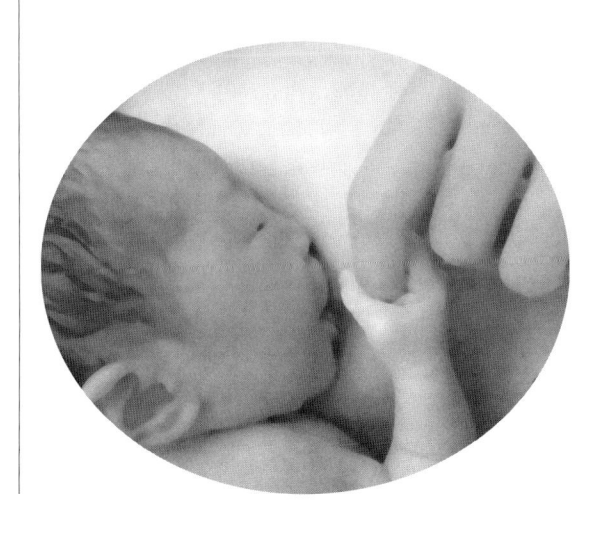

妊娠は生理的な生命現象である。しかし，たとえ妊娠経過が正常であったとしても，妊婦は体重や血流量の増加など形態的・機能的に全身状態が大きな変化をもたらす。また，妊娠を契機として慢性疾患の発症などがみられることもあり，不安定な時期でもある。妊婦をケアする助産師は，妊婦が妊娠期を順調に経過できるよう心身の状態や日常生活，さらに環境要因の影響などをトータルに観察し，十分なアセスメントを行う必要がある。それらの情報を的確に把握したうえで，アセスメントを行い適切な助産ケアやサポートを提供するように努めなければならない。

そして，妊婦自身が妊娠期に適応したセルフケアができ，異常の有無に気づき早期発見へとつなげ，母子の健康障害が最小限になるよう支援したいものである。また，妊婦の家族やその周囲の人々の情報から適切なサポート機能を発揮できるよう支援し，新しい家族を迎える準備期間が順調にかつ満足なものとなることを願いたいものである。

# I 妊婦のフィジカルアセスメントと各種診断法

## 1 妊娠の診断

### a 妊娠の成立

妊娠とは，受精卵の着床に始まり，胎芽または胎児および胎児付属物の母体からの排出をもって終了するまでの現象をいう。ただし，この定義はヒトに限っての定義である。妊娠の始まりを受精からとするか，着床からにするか従来から論点があったが，近年，体外受精や胚移植がかなり一般化され，単に受精卵を体内に保有するだけでは妊娠の成立とはいえないと捉えるようになってきた。日本産科婦人科学会では妊娠の始まりを着床からとして規定している。

以下，妊婦のフィジカルアセスメントに必要な知識として，妊娠の成立機序ならびに妊娠の維持機能の概略について述べる。

#### 1）受精
##### ❶卵子・精子の成熟
まず，受精のメカニズムをみてみよう。

原始卵胞（primary follicle）は思春期になるまで卵巣のなかで静止状態にある。成熟した卵子は排卵後卵管采に取り込まれ，卵管内を移動する。一方，射精された直後の精子は受精能力を持たないが，卵管に到達する頃には受精能力（capacitation）を獲得する。腟内に射精された精子は約2億〜3億で，約5分で卵管内までに達するといわれているが，最終的に卵管膨大部に達するものはそのうち約200個前後である。

##### ❷受精の部位と移送
成熟した卵子と精子は卵管膨大部で受精する。精子は卵子の透明帯を貫通し，その頭部が卵子内に入る。すると卵子は透明帯反応によって他の精子の侵入を防ぐとともに受精卵となる。その後，受精卵は約30時間で2細胞に，約40時間で4細胞，さらに約3日後には12〜16細胞へと細胞分裂を繰り返しながら卵管を移動する。この時期の受精卵は桑実胚と呼ばれる。このように受精後約5日で受精卵は子宮内に達する（図8-1）。

#### 2）着床
子宮内膜に達した受精卵は胞胚（blastocyte）となる。着床前に胞胚を包む透明層はトリプシン酵素などの蛋白分解酵素によって分解され消失する。一方，子宮内膜の変化は受精卵が着床する分泌中期には黄体ホルモンの作用から内膜腺が迂曲拡大

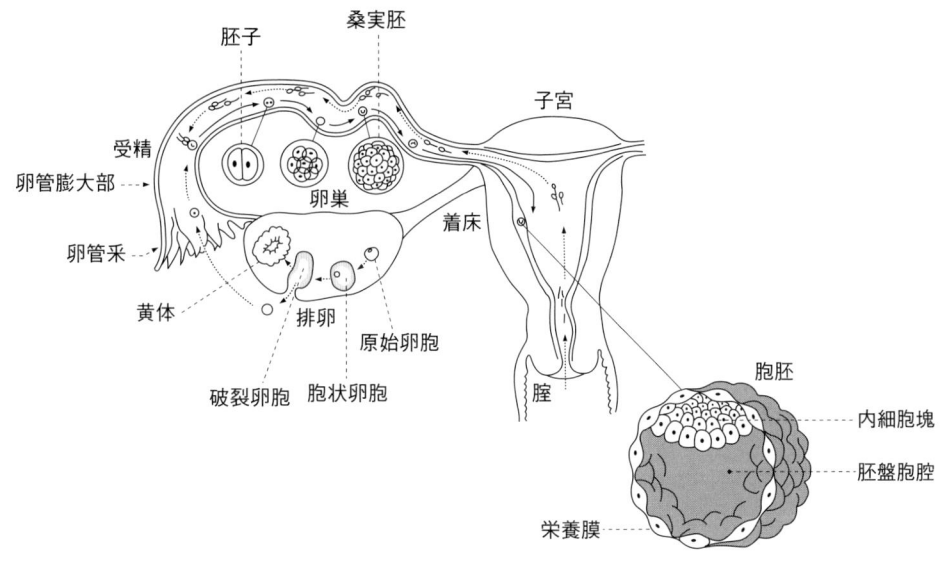

図 8-1　受精と着床
(玉田太朗，他：妊娠の成立．系統看護学講座専門 25，母性看護学 2；母性看護学各論，第 10 版，p.42，医学書院，2004)

し，内膜腺細胞の分泌が最大となる．それに伴い，間質の浮腫が増強し，受精卵の間質への侵入を容易にしている．そして透明層のとれた胞胚は子宮内膜上皮に接着した後，栄養芽細胞が内膜上皮を貫通して，その間質に侵入することで，受精卵全体が子宮内膜のなかに埋没するに至る．経過としては，子宮内膜への接着は 6 日頃，間質への侵入は 7〜8 日目に起きる．その過程を着床といい，妊娠の始まりである（受胎の成立）（図 8-1）．

**妊娠成立の条件（アセスメント・チェック）**
・性の成熟度
・正常な排卵
・正常な排精子
・適切な受精
・正常な受精卵の着床
・子宮内膜の正常な周期

## b 妊娠の維持

胞胚は着床によって子宮内膜に埋もれ，その後多くの絨毛という小突起を子宮内膜に進入させる．絨毛の増殖に伴い，子宮内膜内の毛細血管が破壊され，そこに絨毛間腔が形成される．その絨毛間腔を含んだ部分が受精後 5 週目頃から胎盤として形成され，妊娠 14 週頃に完成する．その後胎盤は分娩まで胎児に対してさまざまな機能を果たすことになる（胎児および胎児付属物に関する診断は後述）．

妊娠は内分泌機構ならびに免疫的機構によって維持・継続される．エストロゲンが子宮内膜の着床準備状態，着床後の妊卵への栄養補給に必要な内膜の機能に作用する．また，プロゲステロンはエストロゲンとともに子宮内膜の着床準備状態に作用し，着床・妊卵の栄養の作用に関与し妊娠の維持に重要な役割を持っている．一方，胎児は妊婦にとっては異種蛋白であり，免疫学的にみても妊婦とは別の人間であるが，どのような免疫反応やその制御機構が働いているかはまだ未確認な部分も多い．

**妊娠の維持継続の条件（アセスメント・チェック）**
・胎盤の完成
・内分泌機構（基礎体温の上昇）
・免疫的機構

## c 妊娠の診断法

妊娠であるか否かの診断は，妊婦の健康や助産ケア提供との関連でなるべく早い時期に確定診断されることが望ましい．正常な妊娠の早期診断は異常妊娠に対し早期対応を可能にする．また，薬

表 8-1 妊娠の早期診断法の種類と特徴

市販の妊娠検査薬には hCG モノクロナール抗体を用いたサンドイッチ法とクロマトグラフ法を組み合わせた方法を用い，判定を容易にするために，金コロイド粒子，発色剤などを濾紙に染み込ませたものが多く，スティックタイプ，カードタイプ，カセットタイプがある。市販のタイプは感度 50 IU/L タイプが多い。

検査は月経予定日から 1 週間後から。確率は 99%。
検査薬の例と価格 (2003 年 4 月現在)
・クリアブルー (オムロン) 　　　 1 本 800 円
・ドゥーテスト・hCG プラス (ロート製薬)
　　　　　　　　　　　　　　　　1 本 1,000 円
・チェックワン (アラクス)　　　　 1 本 1,000 円
なお，その他にアメリカ製の検査薬でインターネット上で販売されているものもある (BABY EXPRESS, Wish to be Mom shop など)

表 8-2 妊娠の徴候

a. 自覚徴候

| 時期 | 性器外徴候 | 性器内徴候 |
|---|---|---|
| 初期 (〜15週) | ・つわり (悪心，嘔吐，胸やけ，唾液分泌亢進)<br>・微熱あるいは体熱感<br>・乳房の変化 (乳頭の過敏，乳房緊満感，乳房痛)<br>・頻尿<br>・便秘<br>・全身倦怠感，易疲労性，眠気<br>・気分易変 | 月経の停止 |
| 中期 (16〜27週) | ・腹部の膨隆<br>・胎動の自覚 | |

b. 他覚徴候

| 時期 | 性器外徴候 | 性器内徴候 |
|---|---|---|
| 初期 (〜15週) | 乳房の変化<br>乳房の増大・色素沈着・初乳の分泌 | ・子宮の変化<br>　子宮の増大と変形 (ピスカチェック徴候)<br>　子宮の潤軟化 (ヘガール徴候，ガウス徴候)<br>　子宮腟部のリビド着色 (チャドウィック徴候)<br>　子宮の不規則な収縮 (ブラックストン-ヒックス徴候)<br>・基礎体温の高温持続<br>・免疫学的妊娠反応陽性<br>・超音波断層法による<br>　胎嚢の証明<br>　胎芽の証明<br>　胎児心拍動の証明<br>　胎動の証明<br>・超音波ドップラー法による<br>　胎児心音の聴取<br>　臍帯雑音の聴取 |
| 中期 (16〜27週) | 皮膚の変化<br>色素沈着<br>妊娠線 | ・腹部の増大<br>・胎児浮球感 (バロットマン)<br>・トラウベによる胎児心音聴取<br>・X 線による胎児骨格の証明<br>・胎動の他覚<br>・胎児部分の触知 |

(河野洋子：前原澄子編，看護観察のキーポイントシリーズ，改訂版，母性 1，p.48-49，中央法規出版，2000)

物服用や放射線被曝の防止を可能にする。

通常，月経発来予定日を経過しても無月経が継続し，つわりなどの症状が出現すれば妊娠を疑う。子宮の大きさや硬度の変化は内診をしないと妊娠が確認できないことが多く，尿中の hCG (human chorionic gonadotropin) 定性や超音波断層法を応用した胎児・胎児心拍の確認によって確定診断が行われる。近年，高感度な尿中 hCG 検出が可能な試薬が市販されていることから，妊娠早期に妊娠反応陽性を確認したうえで受診する妊婦もみられるようになっている (表 8-1)。一方，経腟による超音波断層法の普及によって妊娠 5〜6 週での診断を可能としている。また，体外受精や胚移植など特殊な場合の早期に妊娠診断をする目的で，血中 hCG $\beta$-サブユニットの化学的・免疫学的妊娠反応が利用されている。

以下，妊娠の診断に必要なフィジカルアセスメント項目とその内容について，妊娠の徴候，内診所見，検査 (妊娠反応，超音波) の順で述べる。

### 1) 妊娠の徴候

妊娠によって母体に現れるさまざまな症状や徴候は妊娠徴候といい，自覚徴候と他覚徴候に区分される (表 8-2)。さらに性器内徴候と性器外徴候に分類される。自覚徴候のなかでも重要なものは月経の停止，つわり，そして「微熱」である。

■**月経の停止**　成熟した健康な女性がそれまで正常な月経周期であったものが，予定月経の時期を 2 週間以上過ぎても月経がない場合には妊娠を推定する。ただし，月経の遅延は他の内分泌疾患，たとえばやせ願望による摂食障害や極端な環境要

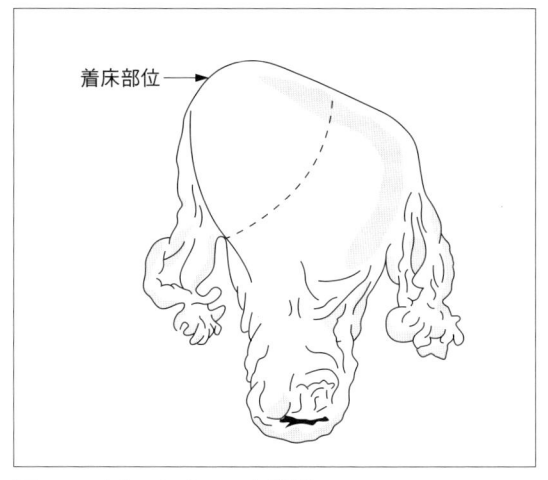

**図8-2 ピスカチェック徴候**
(兼子和彦:妊娠・分娩の生理と病態. 助産学大系 3, 第 3 版, p.118, 日本看護協会出版会, 1998)

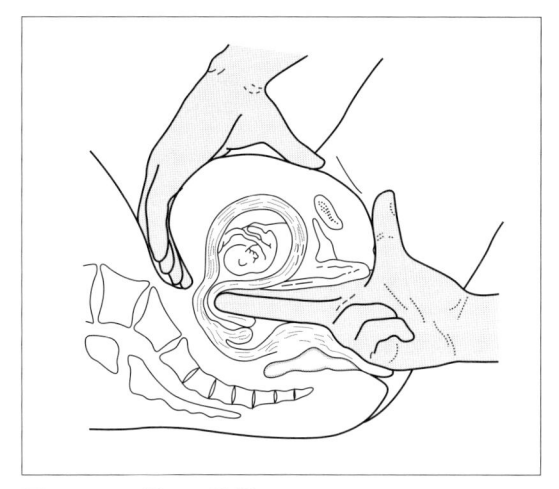

**図8-3 ヘガール徴候**
(兼子和彦:妊娠・分娩の生理と病態. 助産学大系 3, 第 3 版, p.118, 日本看護協会出版会, 1998)

因によってもその変調が起こることもある。したがって,月経停止のみでは妊娠の確定はできない。他の徴候に関しても情報を収集し,総合的にアセスメントをする。

■**つわり** つわりの症状には悪心,嘔吐,胸やけ,食欲不振,嗜好の変化などがある。早朝起床時に起きることが多く,morning sickness ともいわれる。個人差はあるが,妊婦の 50～70％ にみられる。これらの症状は他の消化器系の疾患などでも起こりうることから,この情報だけで妊娠を確認することには無理がある。

■**微熱や体熱感** 妊娠初期,妊卵が着床し胎盤が形成されるこの時期は,前述のようにエストロゲンの作用によって体温が高い時期が続く。他に感染による発熱などの原因がなく,普段,基礎体温を測定しているような女性で 3 週間以上も続くようであれば妊娠を疑うことがある(高温相の持続)。

その他にも,乳房の緊満感,全身倦怠感,頻尿などの徴候についても情報収集し,アセスメントに役立てる。

### 2) 内診所見

内診による性器内の徴候は妊娠の確認に不可欠かつ重要なアセスメント項目であり,代表的な徴候であるピスカチェック徴候,ヘガール第 1 徴候,ガウス徴候,チャドウィック徴候を以下に述べる。

■**ピスカチェック徴候(図 8-2)** 子宮の形は非妊時には西洋梨状で左右対称であるが,妊娠初期には着床部位が子宮の外側に膨隆し,内診によって柔らかく突出した部分として触知できる。この状態は妊娠 4～11 週に著明にみられる。

■**ヘガール第 1 徴候** 子宮体部は妊娠の成立と同時に"つきたての餅"のような軟らかさになる(特に妊娠第 2～3 か月)。双合診を行うと,高度がある程度維持される子宮頸部との境界部で,外診指と内診指が直接触れるような感触があり,あたかも子宮頸部と子宮体部が別の臓器のように感じることがある。これをヘガール徴候(Hegar's sign)という(図 8-3)。

■**ガウス徴候** 内診時,内診指 2 本で子宮頸部を挟んで前後左右に動かすと子宮頸は動くが子宮体は動かない状態をいう。

■**チャドウィック徴候** 妊娠初期,子宮頸の軟化とともに,子宮腟部の粘膜が充血すると,腟鏡診で子宮腟部をみると紫ないし青みがかった紅色に着色する様をいう。妊娠 8～13 週頃に現れる。

### 3) 検査

妊娠の診断には諸検査が活用されるが,ここでは妊娠反応ならびに超音波検査による胎嚢,胎芽,胎児および心拍動を中心に述べる。

#### ❶妊娠反応検査

妊娠反応検査の多くは免疫学的方法を応用したものである。妊娠の早期診断の 1 つにヒト絨毛性

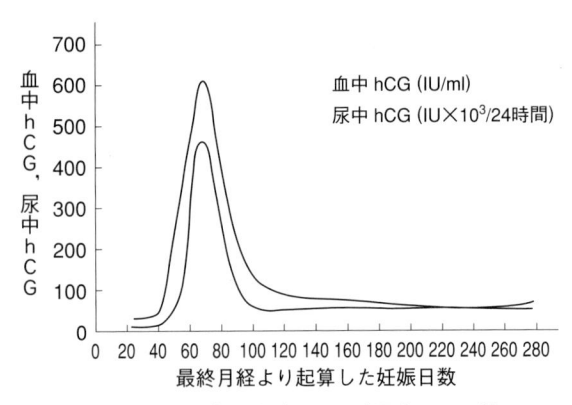

図8-4 妊娠経過中の血中および尿中hCG値
(Page E, et al.: Human Reproduction, Philadelphia, W.B. Saunders, 1972)

表8-3 尿中hCG検出試薬の注意事項

**妊娠と考えられるのに陰性であった場合**
① 妊娠初期でhCG濃度が感度以下の場合:
  高感度試薬を使う。数日〜1週間後再検
② 子宮外妊娠のためhCG濃度が感度以下の場合:
  高感度試薬を使う。
③ 胞状奇胎などでhCG濃度が高すぎてプロゾーン現象を起こしている場合:
  尿, 血液を希釈して再検する。
④ 希薄尿, 血尿, 濁り, 高蛋白尿など尿に異常がある場合:遠沈, フィルターなどを使用して再検。早朝尿にて再検

**非妊娠と考えられるのに陽性であった場合**
① 非常に早期の流産の前後:
  BBT, 内膜組織検査
② 分娩後または人工妊娠中絶後(普通は1週間前後で陰性化する):
  胎盤の一部遺残の可能性あり
③ 絨毛性疾患:
  既往妊娠, 胸部X線写真, PAGなどによる精査
④ 異所性hCG産生腫瘍:
  肺癌(小細胞性), 胃癌, 膵癌などの精査
⑤ 血尿, 濁り, 高蛋白尿など尿に異常がある場合:
  遠沈, フィルターなどを使用して再検

**その他, 注意すべき事項**
① 採尿コップはディスポの紙コップとし, 再使用をしないこと
② 試薬は冷暗所保存とし, 使用15分以上前に室温に戻しておいてから使用すること
③ ピペットの先端に必ず濾過管(フィルター)をつけて尿を吸い上げ, 反応板に滴下するときは必ず濾過管をはずすこと
④ 緩衝用試薬を入れ忘れないこと(pHの調整上大切)
⑤ スライド板やピペット先端に手あかなどをつけないこと。試験管法では途中で振動を与えないこと
⑥ 指定の時間できちんと判定すること

(鈴木正利, 他:目で見る周産期の臨床検査. 周産期医学 18 臨時増刊号:9, 1988)

ゴナドトロピン(hCG)検出法がある。hCGは, 絨毛組織で産生され血中・尿中に移行するので, hCGが検出されれば妊娠と診断できる。通常, 血中hCGの10〜20%が尿中に排泄されることからhCG検出検査は尿で行う。

免疫学的定性法としては, まず抗hCGポリクロナール抗体を用いた赤血球凝集反応によるスライド法が普及した。しかし, 測定感度の設定(1,000 IU/L)から妊娠の早期診断には不適切なところもあり, 近年, hCGに特異なモノクロナール抗体を用いたEIA(enzyme immunoassay, 酵素免疫測定法)による高感度25〜50 IU/LのhCG測定法が開発された。妊娠反応検査薬として, 1992年から一般向けに薬局で販売されるようになった。近年では, 女性は医療受診前にこの検査薬を利用するようになってきている。

自然妊娠では, 排卵された卵が受精能を有するのは数時間から24時間である。受精卵が着床するまで6〜7日間かかることから, 血中hCGが検出されるのは受精後10日前後, 排卵後10〜14日と推定される。

一般に使用されている尿中hCG検出薬は50 IU/Lの感度のものが多く, 妊娠反応が陽性と出る時期は妊娠4週後半以降である。図8-4に示すように, 血中・尿中のhCG値は妊娠5週以降急速に増加し, 妊娠10週頃ピークに達し, その後低下し分娩まで一定の値で維持する。

このようなhCG検出による臨床診断は, 妊娠の診断のみでなく他の疾患の鑑別診断としても行われることを考慮にいれ, 経過・症状・超音波検査などから総合的に勘案し診断すべきである。妊娠反応判定における危険度に関する情報を表8-3に示す。

❷超音波検査

現在, 妊娠初期の確定診断として経腟超音波検査による胎嚢(gestational sac:GS)の確認が行われるようになった。高感度の検査では, 妊娠4週後半から確認され妊娠5週後半で胎芽の心拍動が観察されるようになった。正常妊娠の場合, 妊娠

6週後半にはほぼ全例に胎芽心拍動が確認される。また，経腹法では経腟法に比べ1週間程度その確認が遅れる。

**妊娠の診断法（アセスメント・チェック）**
- 問診：妊娠の自覚徴候
- 内診：ピスカチェック徴候，ヘガール第1徴候，ガウス徴候，チャドウィック徴候
- 検査：基礎体温の高温層の持続，妊娠反応，超音波による胎芽心拍動

＊単独の徴候や妊娠反応陽性のみでの診断は禁物

## 2 分娩予定日の診断

最終月経初日に280日を加えた日を分娩予定日とし，その日を妊娠40週0日としている。この算出方法は月経周期を28日として適用される。したがって，月経周期が28日を大きくはずれる場合，その偏位日数を修正する必要がある。基礎体温を測定していた場合，低温相の最終日に266日を加えた日としている（統計学的に正常月経周期の成熟期女性が妊娠した場合，実際の分娩日はこの分娩予定日を中心とした正規分布を示し，その前後2週間以内に80％以上が分娩に至っていた）。

簡易計算法としてNegeleの概算法がある。

**Negeleの分娩予定日算出法**
分娩予定月＝最終月経の月数＋9（または−3）
分娩予定日＝最終月経初日　＋7

また，最終月経不明や月経不順の女性では次の指標から算出する。

**最終月経不明や月経不順の場合の指標**
- 子宮の大きさ：双合診による子宮の大きさ，子宮底長から週数算出
- つわりの期間：妊娠2〜3月として算出
- 胎動自覚日：初産婦—妊娠5月末〜妊娠6月末として算出
　　　　　：経産婦—妊娠5月中旬〜下旬
- 尿中hCG検出：検査の感度によって相違はあるが妊娠4〜5週（50 IU）
- 超音波ドップラー：妊娠12週で胎児心拍の聴取
- 超音波断層法：胎嚢（妊娠5週），胎芽心拍動（妊娠6週），胎児の大きさ（CRL:頭殿長）・（BPD:大横径）計測値から推定

## 3 胎児および胎児付属物に関する診断

妊婦ケアの目的は妊婦の健康を守ると同時に，胎児の健全な発育を促進することにある。妊娠が確実に診断された後の妊婦健康診査時の観察では，胎児の発育および胎児付属物の状況を把握しアセスメントすることが重要である。胎児付属物とは卵膜，胎盤，臍帯，羊水をいう。胎児および胎児付属物の観察は直接触れることができないことから，母体を介した観察や超音波検査など特殊な観察技術が必要である。

ここでは胎児および胎児付属物の経時的推移と標準値，さらに近年，妊婦健診でルーチン化されつつある超音波検査による胎児の画像診断からの有用な胎児の生死・発育情報，ならびに胎児の健康度チェックに不可欠な胎児心拍モニタリングとBPS（biophysical profile score），生化学的検査，そして胎児および胎児付属物に関する検査のためのアセスメントツールを紹介する。

### a 胎児の発育と胎児付属物の経時的推移とその標準値

図8-5に示すように胎児は約40週の間に標準的には，体重3.0〜3.5 kg，身長50 cm，胸囲33 cm，頭囲34 cm，児頭大横径9.2 cmに成長する。成長過程の特性は妊娠20週までは比較的緩やかで，20〜28週の間に急速に成長することがあげられる。その後，妊娠38週以降には体重の増加はほとんどみられなくなる。

胎児付属物のうち，卵膜は脱落膜・羊膜・絨毛膜からなり，脱落膜は母胎性の組織で，羊膜ならびに絨毛膜は組織的には胎児性である。胎盤は妊娠4月末には完成する。付着部位は多くは子宮体部の前壁か後壁である。標準的な大きさは妊娠末期では直径約15〜20 cm，厚さ約2〜3 cmの円盤状で，重さは妊娠末期には約500 gになる。臍帯は胎児と胎盤胎児面を結ぶ乳白色で弾力性のあるコードで，内側はワルトン膠様質という膠様結合織があり，そのなかを1本の臍静脈（胎児動脈血）と，2本の臍動脈（胎児静脈血）が走っている。妊

| 妊娠週数 | 4 | 8 | 12 | 16 | 20 | 24 | 28 | 32 | 36 | 40 |
|---|---|---|---|---|---|---|---|---|---|---|
| 胎児の発育 | | | | | | | | | | |
| 身長(cm) | 0.4〜1.0 | 2〜3 | 7〜9 | 16 | 25 | 30 | 35 | 40 | 45 | 50 |
| 体重(g) | | 4 | 20 | 120 | 250〜300 | 600〜700 | 1,000〜1,200 | 1,500〜1,700 | 2,000〜2,500 | 3,000〜3,500 |
| GS(cm) | 1.0 | 3.4 | 6.6 | | | | | | | |
| CRL(cm) | | 1.5 | 5.3 | 9.5 | 17 | 23 | 27 | 31 | 35 | 40 |
| BPD(cm) | | | 2.1 | 3.5 | 4.8 | 6.0 | 7.0 | 8.0 | 8.8 | 9.1 |
| FPL(cm) | | | | 1.9 | 3.0 | 4.0 | 4.8 | 5.6 | 6.3 | 6.9 |
| 子宮の変化 | | | | | | | | | | |
| 子宮の大きさ | 鶏卵大球形 | 鵞卵大 | 手拳大 | 新生児頭大 | 少年頭大 | 成人頭大 | | | | |
| 子宮底長(cm) | | | | 12(7〜16) | 18(16〜20) | 20(18〜23) | 23(20〜25) | 26(24〜29) | 30(28〜32) | 33(31〜35) |
| 子宮底の高さ | | | 恥骨結合上縁 | 恥骨結合上縁と臍の中間 | 臍下2横指 | 臍高 | 臍上2横指 | 臍と剣状突起の中間 | 剣状突起下2〜3横指 | 臍と剣状突起の中間 |

**図 8-5 胎児の発育と観察** GS：胎嚢、CRL：頭殿長、BPD：大横径、FPL：大腿骨長。
(河野洋子：前原澄子編、看護観察のキーポイントシリーズ、改訂版、母性1、p.76、中央法規出版、2000)

娠末期には標準的に長さ約50cm、直径約1〜1.5cmとなる。

羊水は羊膜上皮から分泌され羊膜腔を満たす液体である。性状は妊娠初期には無色透明であるが、妊娠末期には胎児の胎脂、毳毛、剥脱した皮膚などが混入し、若干混濁し乳白色〜淡黄色となり、独特の臭気を有し、中性〜弱アルカリ性(pH 7.0〜8.4)を示す。量的に最大で約700 ml(妊娠7月末)、その後漸次減少し妊娠末期には約300 ml前後になる。

### b 超音波による画像診断情報

胎芽・胎児の発育ならびに胎盤の位置を観察する手段は現時点では超音波断層法が有用である。助産師にとって超音波画像による情報は胎児の発育状況をアセスメントする際にも必要であり、的確な情報把握において不可欠である。

妊娠初期の胎芽、胎児画像を図8-6〜8に示す。

妊娠中期以降の超音波検査ガイドラインは表8-4に示す通りである。

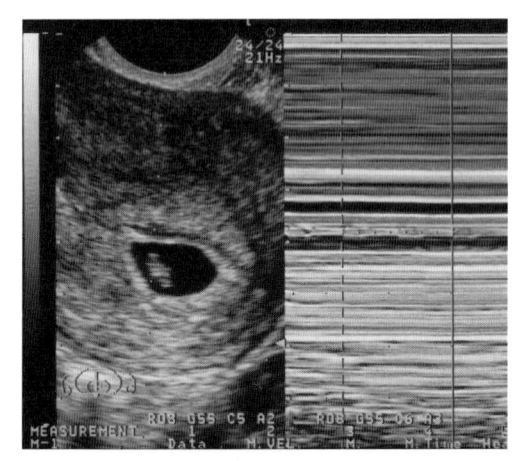

**図 8-6 妊娠6週の胎芽像** 胎芽像は通常5週中〜後半頃から検出され次第に大きくなる。右図は胎芽心拍動である。

また妊娠中期以降の胎児のチェックポイントを表8-5に示す。

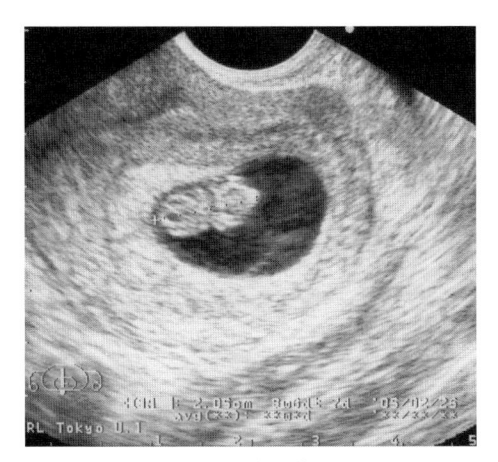

Ⅰ 妊婦のフィジカルアセスメントと各種診断法　165

図8-7　妊娠8週6日の胎児像

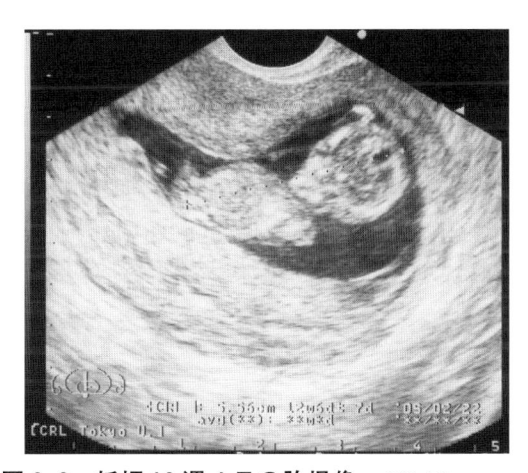

図8-8　妊娠12週4日の胎児像　CRL 56 mm。体幹に向かっていた頭部の屈曲も弱まり顔面らしき形態が実感できる。

表8-4　妊娠中期以降の超音波検査ガイドライン

1. 胎児の生存，数，位置の確認
2. 羊水量（正常，過多，過少）の検討
3. 胎盤の位置および内子宮口との関係
4. 妊娠週数の確認，判定は大横径（または頭蓋周囲長）と大腿骨長の組合せで行う。
   ①大横径は透明中隔腔および，視床（または大脳脚）を含む断面（基準計測断面）で計測する。
   ②頭蓋周囲長は大横径計測断面で計測する。
   ③大腿骨長の計測は妊娠14週以降ルーチンとする。
   ④腹囲長は臍静脈と門脈洞の接合部の断面で計測する。
5. 子宮と付属器の形態の観察
6. 胎児の観察は脳室，脊椎，胃，膀胱，腹壁の臍帯付着部位周辺，腎臓などとする。しかし，これらに限定するものではない。

(Leopold GR : Antepartumobstetorical ultrasound examination guidelines. J Ultrasound Med 5 : 241-42, 1986)

表8-5　妊娠中期以降の胎児のチェックポイント

| 頭部 | 頭蓋形態 |
|---|---|
| 頸部 | 頭部・頸部周囲のhalo*や腫瘤像の有無<br>大横径・前後径の計測<br>側脳室幅/脳半球幅の計測 |
| 胸部 | 心臓の位置と形態<br>心四腔断面像（4CV）の観察<br>心拍の律動性 |
| 腹部 | 腹水・皮下浮腫（halo）の有無<br>胃胞，膀胱腔，腎臓の観察<br>腹腔内の嚢胞像や腫瘤像の有無<br>腹壁周囲の異常像<br>横断像における前後径と横径の計測 |
| 四肢 | 大腿骨の計測 |
| 背中 | 異常な湾曲の有無 |

＊halo：辺縁（周辺）環状低エコーをいう。浮腫を反映する。

（石原楷輔：妊娠中期の超音波診断のチェックポイント．産婦人科治療 72：596-601, 1996）

### c 胎児心拍モニタリングによるアセスメント情報

超音波断層法によって，妊娠6週までには胎芽の心拍動が確認でき，妊娠12週頃には超音波ドップラー法で母体腹壁から胎児心拍の聴取が可能となった。妊娠16週以降，胎児の健康度はBPS（biophysical profile score）（276頁・トピックス参照）によって総合的に評価するが，その評価指数として胎児心拍数に関するアセスメントが重要となる。

**1) 胎児心拍数（FHR）の制御機構と妊娠週数に伴う変化**

FHR（fetal heart rate）は延髄の循環調節中枢によって自律神経を介して維持される。妊娠週数とFHR基準心拍数の変化を図8-9に示す。

**2) 妊娠時のFHRモニタリング**

NST（non stress test）：ストレス（子宮収縮など）のない状態での胎児健康評価。
リアクティブパターン（reactive NST）（図8-10）とノンリアクティブパターン（nonreactive NST）（図8-11）を示す。
CST（contraction stress test，子宮収縮ストレステスト）：子宮収縮よる低酸素ストレス状態に

おける胎児健康評価〔注：子宮の収縮が認められない場合，OCT（oxytocin challenge test，オキシトシンチャレンジテスト）や乳頭刺激によって子宮収縮を誘発する〕。

ネガティブ CST（negative CST）（図 8-12），ポジティブ CST（positive CST）（図 8-13），判定不能（equivocal CST）がある。

### d 生化学検査による胎児・胎盤系の機能検査のアセスメント情報

胎児と胎盤とは，臍帯の血行を介して胎児の生命維持に必要な酸素の交換をはじめとした物質代謝など，母体との依存関係にある。このように，胎児の生存は胎盤機能に依存することから，次の2検査からの情報はきわめて重要である。

#### 1）胎盤機能検査

妊娠週数の進行とともに増量する胎盤由来の酵素・蛋白測定によって胎盤の機能が評価される。

■**酵素**　耐熱性アルカリホスフォターゼ，ロイシンアミノペプチダーゼ，シスチンアミノペプチダーゼは妊娠後半期から母体血中に増量し，胎盤機能に関与すると考えられている。

■**胎盤由来蛋白ホルモン**　正常妊婦血中 hPL（human placental lactogen，ヒト胎盤性ラクトゲン）値は妊娠6週頃より測定が可能（0.01〜0.04 μg/ml）となり，妊娠末期には 4.0 μg/ml（RIA）〜5.0 μg/ml（LAR）となり，4.0 μg/ml 以下では胎盤機能不全を疑う。

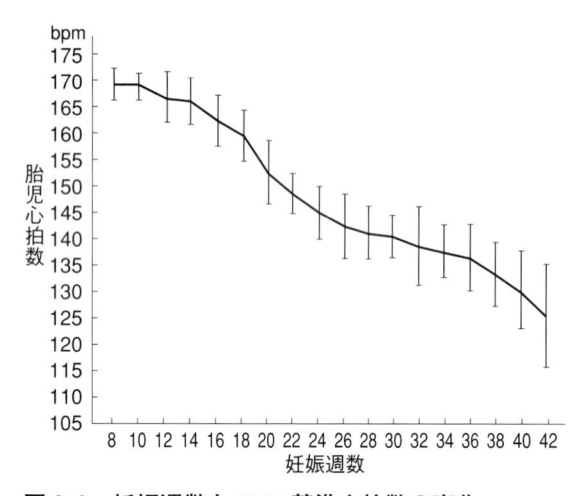

**図 8-9　妊娠週数と FHR 基準心拍数の変化**
（Manning FA ed. : Fetal Medicine, Principles and Practice, p.16, Norwalk, Appleton & Lange, 1995）

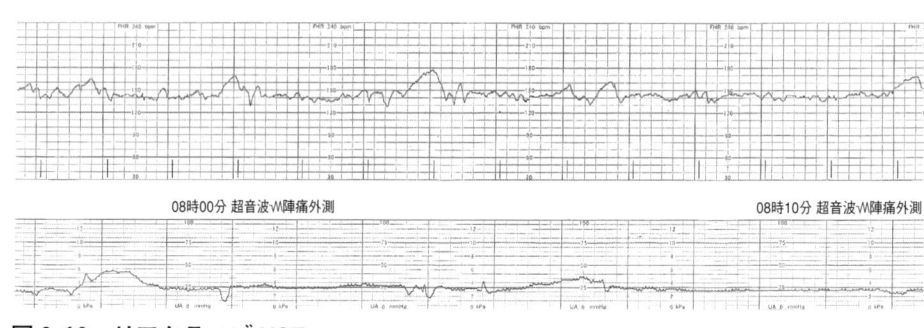

**図 8-10　リアクティブ NST**

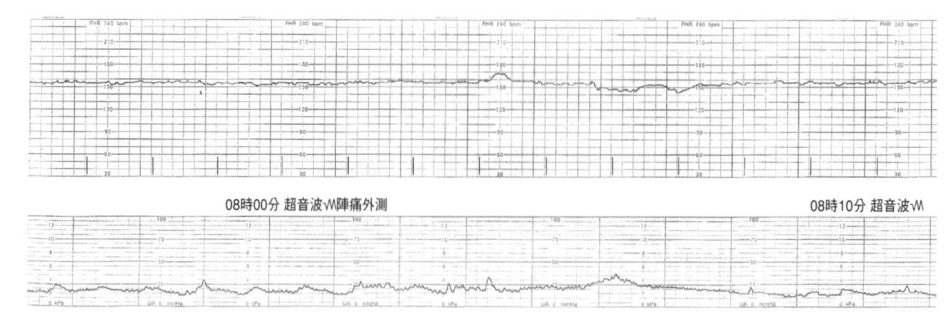

**図 8-11　ノンリアクティブ NST**

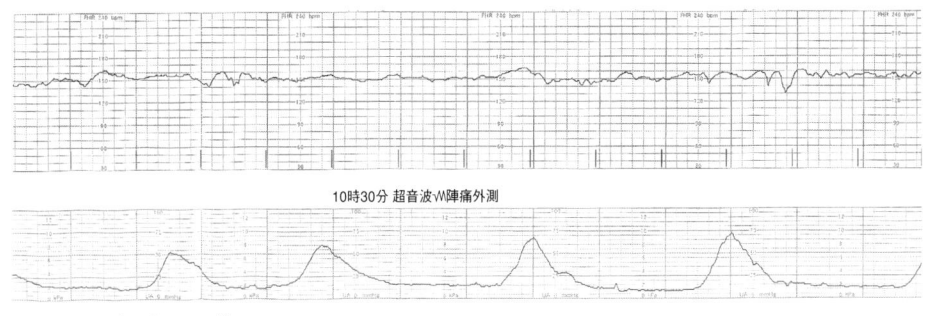

図 8-12　ネガティブ CST

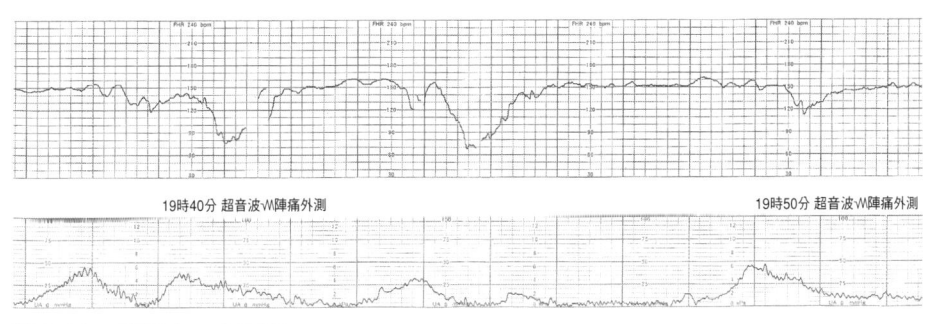

図 8-13　ポジティブ CST

### 2) 胎児-胎盤系機能検査

妊娠の進行に伴い妊婦の尿中、血中エストロゲンは著しく増加し、妊娠末期には血中で非妊時の約 100 倍、尿中では 500〜1,000 倍にもなる。この尿中エストロゲンの約 90% はエストリオール（$E_3$）である。その産生源は胎盤であるが、前駆物質であるアンドロゲンの供給源は母体・胎児の副腎である。特にエストリオールについては胎児副腎が主といわれている。

■尿中エストリオール測定の臨床的意義

尿中エストリオール値は妊娠経過とともに増量し、妊娠末期には 40 mg/日に達する。妊娠 32〜36 週は 15 mg/日以上、37 週以後は 20 mg/日以上とされ、15 mg/日以下は危険値と考えられる。

## 4　妊婦の健康状態の診断

### a　全身の変化と健康度チェック

妊婦は胎児の生育のために全身に種々の機能的・形態的な変化を起こす。このように妊娠による負荷に母体がどのように生理的に適応するか、また、正常からの逸脱がないか、常に健康度をアセスメントすることが重要である。

#### 1) バイタルサイン

体温は妊娠 13〜16 週頃までに、非妊時よりも 0.2〜0.3℃ 高く、37℃ 以上の微熱となることが多い。ただし、37.5℃ を越えるような場合には何らかの感染を考える。循環器系の心拍数、心拍出量、また血圧は心拍出量・循環血液量が増加するにもかかわらず、血管の末梢抵抗が減少するため、一般的には大きな変動はない。しかし、妊娠高血圧症候群の場合にはこの限りではない。逆に妊婦は血管運動神経中枢が不安定なことから、起立時の一過性脳虚血による立ちくらみや仰臥位低血圧症候群* を起こすことがある。

下肢の浮腫はしばしばみられる症状であるが、これは妊娠による静脈圧の上昇、リンパの流れの

---

\* 仰臥位低血圧症候群（SHS）：妊娠中期以降、妊婦は仰臥位をとると増大してきた子宮が腹部大動脈を圧迫するとともに、下大静脈も圧迫し、心臓への静脈還流を減少させ、心拍出量の減少と血圧の急激な低下を呈する危険性がある。妊婦の 1〜10% にみられる。

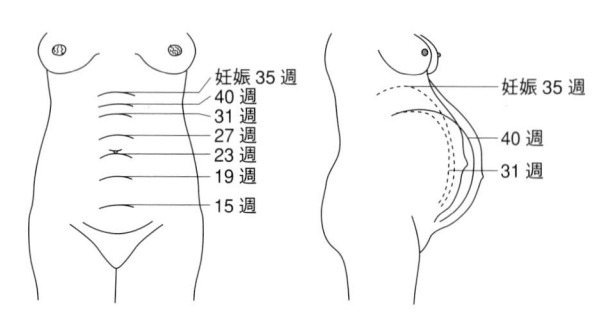

停滞，血漿浸透圧の低下によるもので，軽度のものは生理的範疇とする。ただし，体重の増加，蛋白尿など他の症状を伴う場合には，妊娠高血圧症候群を考慮する。

### 2）血液系

妊娠中，血漿量は妊娠10週頃から増加し始め，妊娠30～34週まで継続して非妊時の1.5倍になり，その後は一定となる。ただし，多胎妊娠の場合はそれ以上と考えなければならない。血漿量は50%増になるが，赤血球は18～30%増にとどまり，ヘマトクリット値は低下する。これを生理的貧血という。白血球は末梢では増加する。血小板は妊娠後期には低下する。血液の凝固能は亢進するとされているが疑問視する調査結果もある。しかし，妊娠，産褥期に血栓による塞栓症が発生していることも事実である。

### 3）体重

妊娠初期にはつわりによって体重の減少はあるものの，その後は増加する。妊娠後半期の増加は1週間で平均約300g，1か月で約1,200g，全妊娠経過中の体重増加は平均10kg前後である。ただし，急激な体重増加は潜在性の浮腫などリスク状態をも考慮すべきである。逆に体重増加が少なく，むしろ減少傾向にある場合には胎児の発育遅延や母体の合併症を疑う。

### 4）尿

妊娠中，尿の状態で重要なアセスメント事項は尿蛋白と尿糖である。正常であっても若干の蛋白は排泄されるが，30mg/dl以上は異常であり腎機能の検査が必要である。また，尿糖については妊娠中，糖は比較的容易に排泄される。10～15%の妊婦にみられ，主に腎性のものである。なお継続して尿糖が出現する場合には糖負荷試験を行い，妊娠性の糖尿と真性糖尿との鑑別が必要である。

## b 局所の変化と健康度チェック

子宮の変化と診断を図8-14に示す。
乳房の変化と診断を図8-15に示す。

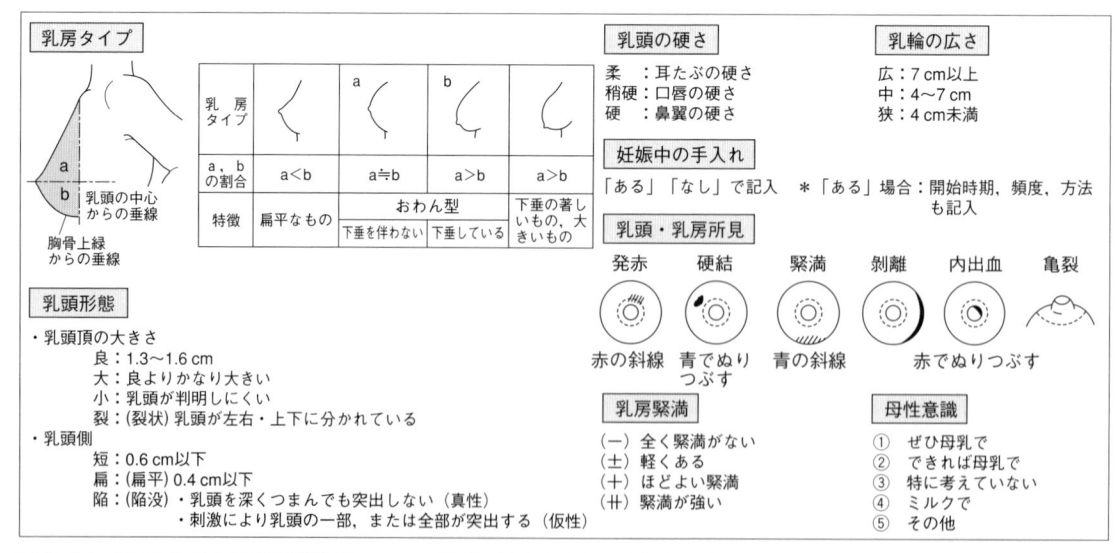

図8-14 子宮底の高さと子宮の位置
（荒木勤：最新産科学・正常編，第21版，p.143，文光堂，2003）

図8-15 乳房カルテ表現基準（林マツノ：褥婦の健康診査と保健指導．臨床助産婦必携，p.220，医学書院，1999）

# II 妊婦のメンタルアセスメント

　妊娠や出産は女性にとっての一大イベントである。そのなかでも妊娠期は胎児の生育のために全身に種々の機能的・形態的な変化を起こし，内分泌環境においても急激な変化をもたらす時期でもある。さらに，発達過程にある対象として自己概念とのアンビバレントな状況，さらに母性意識や新しい家族を迎えるという，夫婦が親になる準備状態や心理的葛藤など危機的状況にも注目しウェルネスのアセスメントをする必要がある。

　我部山は妊娠期の感情の変化を図 8-16 のようにまとめている。

## 1 母親となる心の準備状態

### a 妊娠初期

　妊娠を知ったときの感情は喜びや責任感とともに未知への思いが錯綜し，不安や葛藤が生じアンビバレントな状況が起きる。つわりなどで日常生活での制限があるように感じ，喜びや満足の感情よりも否定的な感情を表出するなど，むしろ不安感情が強いといえる。

　つまり，母親がどのようにして「妊娠を受容」し，さらに「胎児の存在の受容」をしていったか

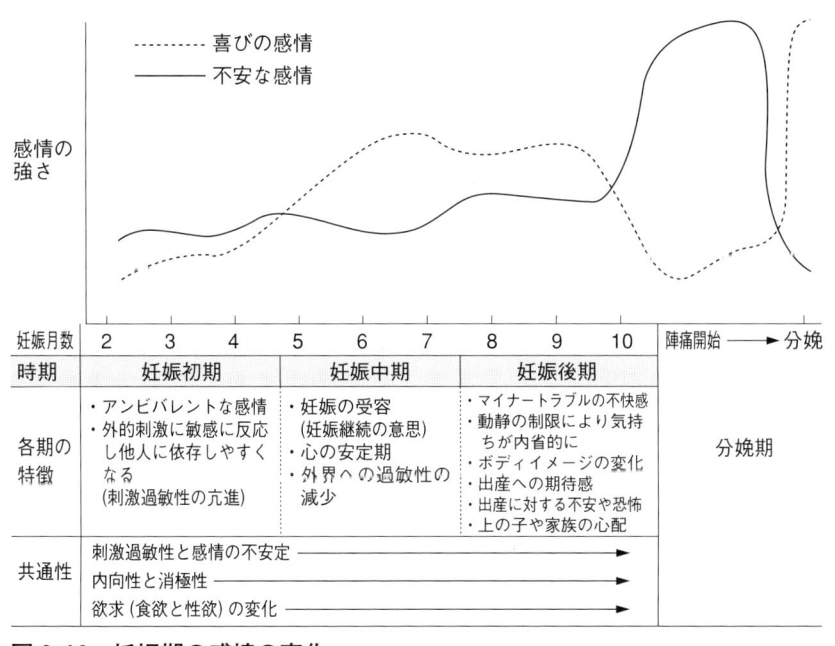

| 妊娠月数 | 2 | 3 | 4 | 5 | 6 | 7 | 8 | 9 | 10 | 陣痛開始 → 分娩 |
|---|---|---|---|---|---|---|---|---|---|---|
| 時期 | 妊娠初期 ||| 妊娠中期 ||| 妊娠後期 ||| |
| 各期の特徴 | ・アンビバレントな感情<br>・外的刺激に敏感に反応し他人に依存しやすくなる<br>（刺激過敏性の亢進） ||| ・妊娠の受容<br>（妊娠継続の意思）<br>・心の安定期<br>・外界への過敏性の減少 ||| ・マイナートラブルの不快感<br>・動静の制限により気持ちが内省的に<br>・ボディイメージの変化<br>・出産への期待感<br>・出産に対する不安や恐怖<br>・上の子や家族の心配 ||| 分娩期 |
| 共通性 | 刺激過敏性と感情の不安定　→<br>内向性と消極性　→<br>欲求（食欲と性欲）の変化　→ |||||||||| |

**図 8-16　妊娠期の感情の変化**
　　（我部山キヨ子：妊婦の意識の変化．ペリネイタルケア 13(1)：37, 1994）

についてアセスメントしなければならない。妊娠を確認するための受診を受けたか，いつ頃受診したかも重要である。また，今回の妊娠についてどのような言動があったか，たとえば妊娠を喜んでいる表現はあったか，さらに今回の妊娠について他の人々にどのように伝えているかなど確認する必要がある。また，妊婦健診の際，胎児心音を聞いているか，超音波断層法などでみた「わが子」をみてどのような反応があったかなどから，わが子としての胎児の存在をどのように受け止めているかの確認が必要である。

その結果，助産診断としては「現実となった妊娠を受け入れ始めている」，「妊娠初期に主体的にケア行動ができている」，「妊娠の喜びが表現できている」，「胎児の存在の受容過程にある」などがあがってくるであろう。そして，つわりなどの身体症状についてはどのような身体的変化が生じているか，その変化にどのように適応しようとしているのか，フィジカルアセスメントも必要である。

### b 妊娠中期

母親はそれまでのつわりなどの不快な症状も徐々に消失し，超音波断層法で胎児の動きも確認でき，胎動を感じるようになると，胎児の存在を実感して母親としての意識も強くなり，早期から子どもの名前を考えたりする。その反面，五体満足な子どもを空想したかと思うと障害を心配したり，夫との関係を子どもに投影することもある。この時期は安定期に入り，母親学級や両親学級に参加することによって，仲間を通して妊婦自身のセルフエフィカシーを高め，母乳育児や育児用品の準備などによって母親意識も強まる時期でもある。

つまり，「胎児の存在の受容の進行過程」と「妊娠に伴う身体的変化の受け入れ」の時期である。具体的には妊婦健診時に胎児心音を聞いていることや，子どもの名前を呼んだり，足や肘がわかるというようになる。また，次第に太くなったウエストやマタニティドレスを着用することで，体型の変化をどのように受け止め，その変化に適応しようとしているかを情報とし，アセスメントする必要がある。

さらにこの時期は，親になるという自覚に伴い，若いカップルはそれぞれが子どものときに受けた親役割を思い出し，それをモデルとして，継承したり，もしくは嫌な行動は捨てようとする。そこで，この時期には妊婦は自分の両親に葛藤があったことも理解できるようになり，かつて自分の母親がとったような役割をとるようになる。そして，その両者の間で葛藤が起こることもある。また，そのカップルは親の世代から自立し，子どもが産まれることで家族構成が変化し，生活も変わることを意識し始める時期でもある。

### c 妊娠末期

この時期は「一人の人間としての子どもの受容」，「親アイデンティティの統合」ならびに「分娩の準備段階」を中心としたアセスメントを行う。一人の人間としての子どもの受容という課題は妊娠後期から始まる。妊娠のはじめは胎児を自分の身体の一部と認識していたことを，出産によって分離する準備段階に入るのである。夫婦はやがて産まれてくる子どもについて顔や性格，さらにどのような関係性を持つのかを描き始める。そして胎動や一定のリズムで動く子どもに対して，お腹に声を掛けたり名前で呼んだり，お腹をさすったりするようになる。またこの時期は妊婦と家族の役割期待がいっそう明確になってくる時期といえる。

妊娠初期から母親役割が形成されるが，自己の体験から母親のロールプレイを行ったり，回りの母親たちを役割モデルとして認識するようになり，より現実に近い形で認識するようになる。さらに分娩が近づくにつれて出産への期待感と分娩期が乗り越えられるかどうかという不安や恐怖が出始める。そこで，アセスメント項目としては，分娩の準備として妊婦はどのようなことを行ってきたか，また，呼吸法やリラクゼーションをどの程度マスターしているか，分娩についての期待度や自分たちなりのバースプランを持っているかなどがあげられる。その際，そのカップルの考え方によって分娩準備教室などに父親が積極的に参加しているかどうかも重要な情報となる。

## 2 父親となる心の準備状態

男性が「父親」となっていく心理的プロセスも，

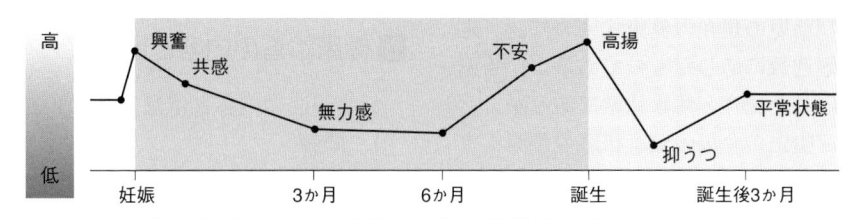

**図 8-17 母親妊娠中および出産後の父親の情緒的反応**
（柏木惠子編：父親の発達心理学，川島書店，1993）

近年解明されるようになってきた。柏木は，妻の妊娠を知った父親は子どもの誕生への期待で興奮するといっている（図 8-17）。しかし，その後，妻のつわりなどのマイナートラブルなどに共感し，時にはストレスを感じることもある。また，家族の関心事が妻の妊娠に集中するあまり，孤立感を味わい，はじめて体験する状況に不適応を起こす人もいる。

近年，両親学級や夫立ち会い分娩が増加し，分娩への参加意識が高まり，父性性を引き出す好機となっている。子どもの誕生直後は高揚状態を呈するが，妻が母親役割に夢中になると夫は疎外感を味わったり抑うつ的な状況となるが，子どもの誕生後3か月頃から育児に参加できるようになり平常に戻るといわれている。

● 参考文献
・日本産科婦人科学会編，産科婦人科用語集・用語解説集，金原出版，2003．
・日野原重明，井村裕夫監修：看護のための最新医学講座第15巻，産科疾患，中山書店，2001．
・藤田八千代，他編：臨床助産婦必携，医学書院，1999．
・柏木惠子：父親の発達心理学，川島書店，1993．
・坂本正一，他編：改訂版，プリンシプル産科婦人科学，メジカルビュー社，1999．
・「周産期医学」編集委員会編：周産期医学必修知識，第5版，周産期医学第31巻増刊号，2001．
・Karen M, Stolte RN 著，小西恵美子，太田勝正訳：健康増進のためのウェルネス看護診断，南江堂，2000．
・クラウス MH・ケネル JH・クラウス PH 著，竹内徹訳：親と子のきずなはどうつくられるか，医学書院，2001．

（永山くに子）

# III 妊婦の健康診査と保健指導

妊婦の健康診査の目的は以下の2点である。
①妊婦の現在の健康状態と胎児の健康状態などの情報を把握し，正常な経過の確認および異常の早期発見
②正常経過からの逸脱の予防や妊娠による変化に対する適応を促進させるための保健指導の指針とする。

## 1 妊婦の健康診査

妊婦の健康診査のポイントは以下の通りである。
①妊娠の確認（子宮内か？胎児心拍は？）
②妊娠週数，分娩予定日の確認。分娩予定日に修正の必要はないか。

③母体および胎児の現在の健康状態の確認。生理的変化が妊娠週数に応じたものであるか。胎児は妊娠週数に応じた発育・健康状態であるか。
④母体および胎児の今後の健康状態の予測：生理的変化からの逸脱の可能性はないか（マイナートラブル，妊娠経過の異常，胎児の異常，合併症など）。
⑤妊婦の適応状況の確認およびそれに対する指導：妊娠によって変化した生活，変化させた生活は快適に過ごせているのか，妊娠によって変化した事柄にどのように対処しているのか（食生活，睡眠，日常動作，清潔，嗜好品，性生活，マイナートラブルなど）。
⑥分娩，育児に向けた準備への支援

### a 定期健康診査

#### 1）健康診査の受け方
健康診査を受ける場所は病院，診療所，助産院などがある。健康診査を受ける場所について，妊婦は自宅から近いことを選択理由の上位にあげる。いずれにしても，妊娠，分娩，産褥期間を一貫して受けられることが望ましい。

#### 2）時期と回数
妊娠中の健康診査は厚生労働省によって以下のように示されている。
妊娠初期より妊娠23週（第6月末）まで：4週間に1回
妊娠24週（第7月）より妊娠35週（第9月末）まで：2週間に1回
妊娠36週（第10月）以降分娩まで：1週間1回
（乳幼児の健康診査及び保健指導に関する実施要項）

#### 3）医療機関委託による健康診査
実施主体は市町村（特別区を含む）で，医療機関に委託している。
回数：妊婦健康診査は1人2回以内，妊婦精密健康診査は1人1回以内と定められている。
受診票：市町村長が妊婦一般健康診査受診票，および妊婦精密健康診査票を交付する。
内容：妊婦健康診査では問診および診察，梅毒血清反応検査，血液検査，血圧測定，生化学検査，超音波検査（35歳以上）。
妊婦精密検査は，一般健康診査の結果により異なる。

### b 健康診査の内容と留意点

健康診査の内容と留意点は以下の通りである。

#### 1）問診
問診で把握すべき項目は次のものである。
①背景：氏名，年齢，身長，体重，住所，電話番号，職業，主訴，最終月経
②生活環境：住居環境，労働環境，経済状態，喫煙，飲酒
③家族歴：遺伝的疾患（高血圧，糖尿病），喘息，アレルギー疾患，配偶者の血液型
④既往疾患：腎疾患，高血圧，肝疾患，貧血，結核，婦人科疾患，内分泌疾患，薬物・食物アレルギー，開腹手術，股関節炎，下肢の異常
⑤月経歴：初経年齢，順・不順，量，月経時障害の有無
⑥婚姻歴：結婚年齢
⑦産科既往歴：既往妊娠，分娩，産褥経過と児の健否，妊娠回数，自然流産の回数およびその月数，人工流産回数およびその週数，分娩経過，体外受精，異常妊娠，異常分娩，異常産褥，新生児異常の有無
⑧今回の妊娠経過：最終月経，つわりの有無・時期，胎動自覚の有無・時期
⑨生活像・心理社会的状況：現在の生活状況，妊娠の受け止め，現在困っていることなど

■留意点
優先度の高いものから問診し，初回の健診時すべての情報を収集できなければ，次回の健診時に追加情報として追記していく。生活像・心理社会的状況のように妊娠経過とともに変化していくものもあり，信頼関係を得ることで本音が聞けるものもある。また，改まった問診でなくても，診察中などの妊婦の言動より現在，妊婦が関心を持っていること，問題としていることを把握し記録に残していくことは重要である。

#### 2）内診
内診では以下のことをチェックする
外陰部の状態，軟産道の硬度，骨産道の広狭，子宮・腟奇形の有無，妊娠子宮の大きさ，硬さ，形，子宮腟部のリビド着色，腟腔の伸展性，外子宮口の開大度，展退度，胎児下降部の高さ，分泌物の性状。

## 3）外診（視診・触診・聴診）

外診では以下のことをチェックする。

①全身：体格，栄養状態，貧血の有無
②顔面：浮腫の有無，表情，血色，眼瞼結膜，肝斑
③頸部：頸部リンパ節，甲状腺の腫脹
④胸部：乳房の大きさ，乳頭の形・大きさ，乳腺の発育状態，初乳分泌の有無，妊娠線の有無
⑤腹部：大きさ，形，皮膚の変化（妊娠線の有無，正中線の着色），腹壁の弾性と緊張，浮腫，冷えの有無，手術創，発疹，骨盤の大きさ，胎動，胎児の数，胎児心音，胎位，胎向，胎児先進部と骨盤入口部との関係，先進部の進入状態，子宮収縮の有無とその程度，羊水の多少，臍帯雑音
⑥下肢：浮腫，静脈瘤，冷えの有無
⑦外陰部：着色，瘢痕，静脈瘤，浮腫

■留意点

妊婦の入室時から外診は始まる。入室時の様子から全体を把握し，次に顔面から下肢へと系統立てて，上から順番に診察していく。また，妊婦にも腹部を触ってもらうことで胎児の存在を実感させる。

## 4）測診

測診では以下のことを測り，チェックする。

身長，体重，腹囲，子宮底長，血圧，骨盤外計測。

■留意点

体重，腹囲，子宮底長は平均的な数値にこだわるのではなく，経過のなかでその妊婦にとって正常な経過かどうかを査定する。母子健康手帳への記載時を利用して指導につなげるのも一法である。骨盤外計測は，測定しやすい妊娠初期か，遅くても妊娠中期までに測定しておくことが望ましい。

## C 臨床検査

臨床検査でチェックすべき項目は表8-6のようである。

表8-6　臨床検査

| 項目 | 内容 | 検査時期 | | | | |
|---|---|---|---|---|---|---|
| | | 初診 | 毎回健診時 | 妊娠初期 | 妊娠中期 | 妊娠末期 |
| 妊娠診断 | 1）内分泌学的診断：尿中ゴナドトロピンの免疫学的検出<br>2）超音波診断<br>　　胎児心音（超音波ドップラー法）<br>　　胎嚢，胎芽の存在と運動の心拍確認<br>3）基礎体温 | ○<br><br>○<br>○<br>○ | | <br><br>○<br>○<br>○ | | |
| 一般検査 | 理学検査（尿蛋白，尿糖） | ○ | ○ | | | |
| | 血液検査（赤血球，白血球，血色素，ヘマトクリット値，血小板） | ○ | | | ○ | ○ |
| | 血液凝固系の検査 | | | | | ○ |
| | 血液型（ABO, RH） | ○ | | | | |
| | 血清梅毒定性反応（緒方法，ガラス板法，TPHA） | ○ | | | | |
| | 血清HBs抗原，HCV | ○ | | | | |
| | HIV | | | ○ | | |
| | 血清風疹ウイルス抗体 | ○ | | | | |
| | 抗トキソプラズマ抗体 | ○ | | | | |
| | GBS（B群溶連菌） | | | | ○ | |
| | 腟分泌物検査（カンジダ，クラミジア） | | | ○ | | ○ |
| | 腟細胞診 | | | ○ | | |
| | 尿中$E_3$ | | | | | △ |

（本多洋：周産期の検査診断マニュアル．周産期医学30増刊号：10-13，2000）

## 2 胎芽・胎児の発育に影響を及ぼす因子と保健指導

### a 放射線被曝

放射線被曝による胎児奇形の発生は，器官形成期(妊娠4〜15週)が特に問題となる。妊娠2か月以内の胎児被曝線量は1rem(=1,000mrem)以内が望ましい。ちなみに，胸部単純撮影での子宮被曝量は0.011mrem，下腹部撮影で60〜180mremであるが，消化管透視では10remを超えることもあるので妊娠初期には避けるべきである。しかし，このような特殊な例を除いて，胎児への影響の可能性は低いと考えられている。なお，受精前から受精後1週間以内までの被曝であれば，奇形の発生はほとんどないといわれている。指導としては以下のようである。

①妊娠期にはできる限り放射線被曝の機会をなくす。
②放射線被曝の可能性のある妊婦に対しては，いつ，どのような被曝状況なのかを聞き，正確な情報を与える。

### b 母体感染症

母体感染症と一口にいっても，感染の時期や種類により胎児への影響は異なる[1]。まずは，看護者自身が正確な情報を持ち，妊婦に余計な不安を与えないようにすることが重要である。また，児への感染の危険が高いと思われる妊婦には適切な治療が早期に受けられるように援助し，出生した児については感染症特有の症状に関する継続的な観察が必要である[1]。

#### 1) 梅毒

梅毒は梅毒トレポネーマの感染によって起こる全身性の性感染症で，経胎盤感染であるため，理論上は妊娠4か月以前には母子感染は成立しないといわれている。したがって，妊娠4か月までの母親に適切な治療を行えば，先天梅毒は発症しない。また，同様に感染後梅毒トレポネーマが胎児に病変を起こさせるには約6週間を要する。したがって，分娩前6週間以内に新たに梅毒に感染した場合には母子感染は発症しない。

つまり，胎盤完成後から分娩前6週間以前に妊婦が梅毒トレポネーマに感染した場合は先天梅毒の危険が高くなるといえる。一方で，妊娠初期から末期に至るまで母子感染の危険があるという報告もある[2]。いずれも，早期発見が大切であり，ペニシリンによる治療が確立している現在では，定期的に健診を受けている妊婦からの発症は少ないと考えられる。しかし，妊婦健診を受けていない妊婦など社会的・経済的リスクを有する妊婦に関しては注意を要する。

#### 2) 風疹

妊娠11週以前の風疹の罹患により眼症状，先天性心疾患，聴覚障害を主症状とする先天性風疹症候群を発症することがある。届け出疾患となった1999年では0例，2000〜2003年は各年1例と少なく，必要以上に警戒を要する疾患ではないといわれていたが，2004年には10例の報告があり，今後増えていくことが予測されている。この背景には，10代後半〜20代前半の出産可能年齢を迎えた女性のなかに，予防接種の制度改正に伴う未接種者が多く含まれていることにある。

まずは，①1979年4月〜1987年10月の間に生まれた女性はワクチンを積極的に接種するように勧める。また，接種が不確かな場合は抗体の有無をチェックすることを勧める。
②患者と接触しない。
③流行時期の外出を控えるなどで感染の機会を防ぐ。
④不顕性感染例の場合は患者との接触がなければ，胎児感染はほとんど成立せず，胎児診断の必要性も低いことを説明する[3]。

#### 3) トキソプラズマ

妊娠初期のトキソプラズマ感染は自然流産に至るといわれているが，それでもなお妊娠3か月までの感染による胎児への影響は重篤である。近年，先天性トキソプラズマ症の症例報告が増えているといわれている。過去の感染や未感染の妊婦では，治療や検査の必要はないが，妊娠中の感染が否定できない場合は，母子感染の可能性があるので治療，検査の必要がある。まずは，トキソプラズマに感染しないことが重要である。そのためには日常生活上の注意点は以下のようである[4]。

①不完全な加熱処理の肉(豚肉,羊肉,馬肉,牛肉,レバーなど)は摂取しない。感染例の30～63%に認められた。

②むやみに土に触らない。触ったときには爪のなかに入り込んだ土も十分洗い流す。野菜は流水でよく洗い,土をしっかり洗い流す(感染例の6～17%に認められた)。

③生水の飲水を避ける。

④猫との接触は危険因子ではないものの,口をつけるなどの接触を避ける。

### 4) B群溶血性連鎖球菌

(group B *Streptococcus*：GBS)

GBSは腟などに存在し産道感染の原因となる。新生児への発症率は低いが,ひとたび発症すると死亡率,後遺症の率は高い[5]。分娩時にはGBSが陰性になるよう治療をするためには,妊娠35～37週に検査を行うことが最善と考えられている。なお,BGS陰性の母親から生まれた児に早発型GBS感染症の報告例[6]があることからも,リスクファクターのない児であっても,出生後6時間(早発型は6時間以内に約半数が発症)までは,感染徴候の有無などを特に注意深く観察する必要がある。

### 5) クラミジア

クラミジアは産道感染の原因となる。クラミジア頸管炎では35～50%に分娩後5～14日でクラミジア結膜炎,クラミジアが定着している母体では10～20%に生後2週～5か月(大部分は生後4～11週)に新生児クラミジア肺炎を引き起こす[7]。性器クラミジア感染症の罹患率は,15～19歳で4.9%,20～24歳で6.3%,25～29歳で4.0%といわれ,近年増加傾向にある。特に,10代の妊娠例では23%と高率である[7]ことからも,10代ではハイリスク妊婦としてかかわることが必要である。

### 6) パルボウイルス B19

パルボウイルスB19感染症は,小児の伝染性紅斑(りんご病)の原因ウイルスであり,成人にも関節炎(手首,足首,膝)を起こす。胎児骨髄を破壊するために胎児貧血,胎児水腫,死産を引き起こす。胎児への感染は約20%でその半数は妊娠20週,特に妊娠9～16週で流産や死産に至る[8]。感染例の約1/3が無症候性であり,症状の有無と胎児への影響は無関係である[8]。予防としては,①伝染性紅斑の子どもに接触しない,②うがいや手洗いなどがある。

### 7) 水痘

水痘は水痘帯状疱疹ウイルスによって起こる急性の伝染性疾患である。発症の時期により児への影響は大きく異なるので,いつ発症したのかを正しく知ることが重要である(表8-7)[9]。

### 8) 肝炎

肝炎はA～E型肝炎を引き起こすウイルスによって発症する。

A型肝炎では,感染性の高い時期は分娩前2週以内に発症した母体からの出生児である[10]。汚染された水や食品からの経口感染が主感染であることから,予防はこれらの飲食を避けることである。

B型肝炎は,HBV母子感染予防処置の導入により,小児のHBeキャリア率は0.3%から0.03%に激減している[10]。すなわち,適切な対策がとられ,かつ衛生的な今日の日本ではHBV水平感染はまれになってきている。

C型肝炎の母子感染の頻度は母体血中のHCV-

**表8-7 母体の水痘発疹出現時期と児の臨床像**

| 母体の発疹出現時期 | 児の水痘発症時期 | 児への影響 |
| --- | --- | --- |
| 妊娠20週未満 | 水痘発症なし | 約2%に先天性水痘症候群を発症 |
| 妊娠20週～分娩前22日 | 水痘発症なし | 0.8～1.7%は新生児～乳児期早期に帯状疱疹を発症 |
| 分娩前21～5日 | 日齢0～4日 | 軽症～中等症 |
| 分娩前4日～分娩後2日 | 日齢5～10日 | 重症化しやすく死亡率も約30%と高い |
| 分娩後3日以降 | 日齢10～28日 | 軽症～中等症 |

(金田朋治,他：水痘—新生児期の対応.周産期医学 32(7)：918, 2002)

RNA に左右される。陽性例での感染率は 4～7%，陰性ではまれである[10]。一方，HCV-RNA＞$10^6$ copies/ml では，感染率 20～36% という報告もあるが，HCV 母子感染率は比較的低く，胎児への影響は少ない[10]。また，母乳栄養であっても，人工栄養との間に感染率に差はなく[10]，帝王切開の有効性についても賛否両論である。

### c 薬剤（常備薬など）

通常の妊娠の場合でも奇形の発生率は 1～3% といわれている。これらの奇形の発生率を最小限にするためには，薬物の経胎盤移行が始まる受精後 6 週後以降からの薬剤の服用は慎重にしたいものである。しかし，現在使用されている薬剤で，明らかに奇形を起こすものは少ないといわれている[11]。妊娠中期から後期にかけては催奇形性よりむしろ胎児毒性の注意が必要である。つまり，胎児の発育，機能に障害を起こす胎児毒性や，早産や死産，出産時の障害などがみられる場合もある。

常備薬の場合も，内服の時期にもよるが明らかに危険を伴うものはない[11,12]。しかし，いずれも医師の処方による安全な薬を選択する必要がある。薬の添付文書を参考にするのも 1 つの方法である。万一，妊娠中に服薬した薬剤のことが気になる場合は，薬剤名・服用時期・期間・量などを聞き，特殊な薬剤を除き，まず大丈夫であることを説明し，余計な不安を与えないようにすることである[2]。

### d 嗜好品（タバコ・アルコール）

#### 1）タバコ

タバコの煙には 4,000 種類以上の化学物質が含まれ，そのうち 200 種類以上は危険な発がん性物質が含まれている[13]。妊娠中の喫煙で特に問題になるのは一酸化炭素とニコチンである。この 2 つの物質の影響により早産は 1.5 倍，周産期死亡は 1.2～1.4 倍，低体重児は 2 倍に増加するといわれている[14,15]。また，気密性の高い場所での他人の喫煙（受動喫煙）は，より有害性が高いとの報告[14]もある。

室内での 1 本の喫煙のあと空気を清浄化するには，100 $m^3$ 空気が必要で，一般にビルの換気基準の外気取り入れ量は 1 時間に 30 $m^3$ であることから，汚染した空気の清浄化は困難なことである。

したがって，本人の禁煙だけでなく回りへの配慮が不可欠である。妊婦の喫煙と早産の関係を図 8-18 に，低出生体重児の頻度を図 8-19 に示した。

#### 2）アルコール

アルコールは胎盤から胎児へ移行し，胎児性アルコール症候群を発症させることは広く知られている。児の発育異常は少なくとも 1 日に 28.5 ml のアルコール（標準飲料の 2 倍）を毎日飲み続けているときに発症するという報告[15]や，妊娠初期の大量飲酒で発症したという報告もある。

新生仔ラットを用いた報告では，同量のアルコールであれば短時間での大量飲酒群に血中アルコール濃度が高く，児の脳重量増加に抑制がみられた。つまり，飲酒のパターンの違いによる血中濃度のピーク値の違いが胎児や乳児の発育に影響を与えることを示唆している[15]。胎児のためには禁酒が望ましいが，気分転換にどうしても一口という妊婦には少量を，おかずなどとともに時間をかけてゆっくり飲むことを勧める[16]のも一案である。

### e 環境汚染

妊婦を取り巻く自然環境には温度，湿度，赤外線などの物理的環境，空気の化学的組成（$O_2$，$CO_2$，$N_2$ など），有害ガス，固体粒子（金属，無機および有機化合物），水中ならびに底質の無機および

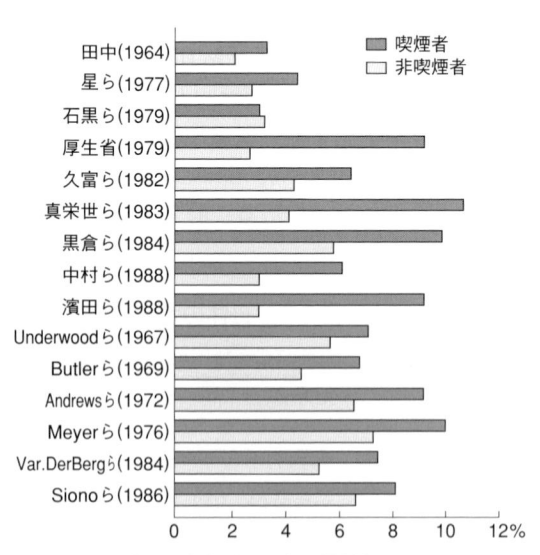

**図 8-18 妊婦の喫煙と早産の関係**
（厚生省編：喫煙と健康；喫煙と健康問題に関する報告書.第 2 版，健康・体力作り事業団，p.127，1993）

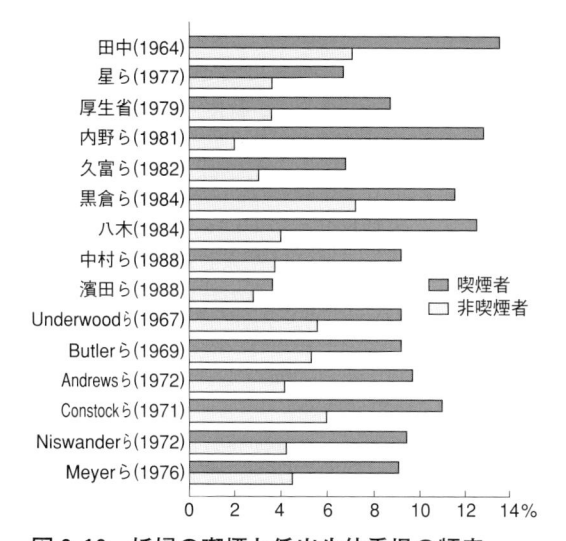

**図8-19 妊婦の喫煙と低出生体重児の頻度**
(厚生省編：喫煙と健康；喫煙と健康問題に関する報告書.
第2版, 健康・体力作り事業団, p.130, 1993)

有機化合物，土壌の化学的組成(N, P, K, 重金属など)などの化学的環境，病原微生物，病原動物(寄生虫など)の生物的環境，その他にも景観，植物，生息動物，土壌などがある。

自然・生態系の破壊はこれらすべてに歪みをきたし，妊婦を取り巻く環境は年々悪化していくことは容易に予想される。自動車の排気ガス問題は局所的のみならず，地球温暖化の原因となり地球規模での問題となっている。ゴミの廃棄処理はダイオキシンの発生につながっているだけでなく，近い将来，廃棄場所さえ満杯になることも予測されている。

これらの廃棄物から生じる毒性はほとんど未確認で，自然破壊につながることは間違いない。また，有機溶剤や食品添加物などの化学物質も自然破壊のみならず，健康への影響は多大である。同様のことは原子力発電所などから出る放射性廃棄物(原発ゴミ)にもいえる。放射能半減期が何十万年もかかるものを含む危険な膨大な量の廃棄物を安全に処理する方法はないといわれている。

利便性，経済性を追い求めたことによる代償は大きい。個人の利潤を追い求めることなく，将来の子孫のためにという視点で，ゴミを減らすことなど，地球環境を守るための行動を起こすことが急がれる[17]。

## 3 日常生活指導のポイント

保健指導とは妊婦自身に生じるさまざまな変化に対してうまく適応し，安全に妊娠経過を辿り分娩を迎えられるように支援することである。保健指導の多くは，予測される心身の変化への対応や起こりうる合併症の予防となっており，それが異常の予防や異常の早期発見・早期治療の保証につながってはいる。しかし，こうした保健指導は，妊娠した女性にとっては，生活状況への否定・禁止であったり，医療者の指示に従うということを求められるものとなり，時には，自尊心を傷つけることになったり，不安をかきたてられるようなこともあり，自信を喪失させることにもなりうることも否定できない。

このような問題を回避していくには，助産師は妊娠した女性がいかなる変化に遭遇し，いかなる困難を感じ，いかなる対処機制を用いて困難事に適応しようとしているのか，そして，適応は可能かといった妊婦の適応力について的確に判断したうえで指導することが必要になるであろう。

### a 睡眠・休憩

妊娠中は，ホルモンの影響で眠気やけだるさがあることからも，十分な休息や睡眠が必要である。この，妊娠期の眠気は，木村[18]によると，妊娠期間に盛んに分泌される免疫物質が他の睡眠を促す免疫物質と違って発熱を伴わず，ノンレム睡眠とレム睡眠の両方を増やすことに原因があるのではないかと注目している。一方で，腰痛や子宮底増大による体型の変化などの理由で，睡眠時間が短かったり，浅かったりしがちである。特に，妊娠末期になるにつれ睡眠時間を不足と感じ，寝つきが悪く，眠りが浅いと感じ，睡眠に関して不満を持っていることが多いので次のような指導[19,20]が必要である。

①眠れなくても，妊娠中はそんなものだと気にしない。夜眠れなかった翌日は，昼間に眠気を感じるものである。その時がチャンスと思い，30分程度昼寝をする。ただ，長時間の昼寝は夜の睡眠に影響が出る恐れがあるので，30分を目安と

する。眠くなくても，部屋を暗くして目を閉じるだけでも身体は休まる。

　②就寝時間を一定にする。午後10時頃の就寝が望ましい。遅くても午後11時には就寝する。特に，妊娠後期以降は早寝早起きをして，午前中に自然光に当たり，規則正しい食事摂取を行うことが新生児の1日リズムを確立するためにも重要といわれている。

　③自分に合ったリラックスできる姿勢をみつける。一般にシムス位が安楽であることが多い。抱きまくらやクッションを用いるのも良い。

　④快適な寝具を選ぶ。今まで使っていた寝具では寝苦しいと感じることもある。身体への負担を軽くするために，敷き布団は固めのものを，腹部への圧迫を避けるために掛け布団は軽めのものに変えてみるのも1つである。同様に枕も首の屈曲を強めるものは避けるほうがよい。

　⑤その他，日中身体を動かしたり，夜寝る前に入浴したり，温かい飲み物を摂るのも効果的である。しかし，眠るための特別な行動はかえって眠ることに意識が向けられすぎて，逆効果になることもある。いろいろ試しても効果がなければ，妊娠期特有のものなので，眠いときにまた寝ればよいという心の余裕が必要である。

## b 排泄

### 1) 排尿

　妊娠するとプロゲステロンなどの作用により消化管や膀胱の平滑筋が弛緩することや，増大した子宮の影響により排尿のパターンの変化が起こる。特に妊娠週数が進むにつれて，頻尿，尿意切迫（尿意のある際に排尿開始をおしとどめることが難しくなる），尿漏れなどを経験する。排尿に関して次のような指導をする。

　①定期的に排尿をする。
　②外陰部を清潔にする。
　③尿漏れが心配なときにはパッドを使用する。
　④生理的なことなので心配ないことを説明する。
　⑤尿と羊水の区別ができるように説明しておく。

### 2) 排便

　便秘は妊婦の半数以上にみられ，妊娠全期間を通じて妊婦に不快感をもたらすものである。定義上，「便秘」は便の性状を意味する用語であり，頻度の低下ではない。つまり，毎日排便があっても硬く乾燥していれば便秘である。逆に，週に一度の排便であってもその便が軟便であれば「便秘」ではない。

　妊娠初期にはプロゲステロンによる平滑筋の緊張低下や，副交感神経の影響による弛緩性便秘の状態が生じ，妊娠末期には肥大した子宮による腸の上方圧迫，S状結腸，直腸の持続的機械的圧力や腹筋や横隔膜の運動低下が加わり，腸蠕動の低下が便秘を助長する。便秘の予防には，次のような生活指導[21,22]を行う。

　①食事の調整：水分や繊維分の多い食事，毎朝，冷水や牛乳をコップに1杯飲むのも効果的である。
　②生活の調整：毎朝トイレに座るように心がける。便意を催したらその機会を逃さない。
　③適度な運動：妊婦水泳，マタニティエアロビクス，ヨガなどもあるが，日常生活のなかで意識的に身体を動かす機会を作る。たとえば，散歩がてらの買い物や家事などである。継続させることができるものを見つけ，実行する。
　④薬物や処置：不快の伴う長期の便秘には緩下剤も有効である。また，最終手段として摘便や浣腸も有効であるが，妊婦の意向を尊重する必要がある。いずれも，妊娠経過を知った医師による処方が原則である。

## c 衣服

　妊娠による体型の変化や新陳代謝の亢進による発汗，分泌物の増加に対応した衣服を選ぶことが基本であるが，それに加えて，本人の好み，経済性，産後にも使用できる，1着で何通りかの組み合わせができる，寒暖の調節ができることも大切である。

## d 日常生活動作・動静

　妊娠中だからといって特別な生活を送ることはない。非妊時と同じようなスタイルでの家事や育児を継続してもよい。また，下腹部に力を入れない，転倒しないように注意するなど，胎児を守るための動作は妊婦の多くが自然にあるいは，他人からの助言で身につけているものである。動静の細かな指導よりも，妊娠の時期によって疲れやすさ，動きにくさがあることからも，非妊時と同じ

ようにできない自分に気づき，自らサポートを求めるように指導することが大切である。

### e 運転

妊娠中の運転は，公共交通機関の発達していない地域においては高率である。妊娠中の運転状況は，1週間当たりの平均運転頻度は6～7回であり，非妊時より減少した者が5割強，不変や増加は5割弱[23]だといわれている。早産，骨盤位，低出生体重児出生，アプガール・スコア7点以下の頻度と妊娠中の運転との間には有意差はなく，自動車運転による影響は受けない[23]と報告されている。しかし，速度を落として運転中の4～6割の妊婦のうち4割のものが後続の車からあおられたという経験がある[23]ことからも，心や時間の余裕を持ちストレスとならない程度の運転計画を立てることが望まれる。

### f 旅行

妊娠中であっても旅行をせざるを得ない状況はある。その場合は自分の体調に合わせた無理のない旅行計画を立てる必要があるが，予防接種を受けなければならない海外旅行は避けるべきである。また，交通手段も安全で負担の少ないものを選択する必要がある。

#### 1) 飛行機

妊婦の搭乗に関しては，各航空会社で独自の基準を設けているのであらかじめ確認すること。機内は与圧されていて，0.7～0.8気圧になっている。この環境下で，動脈血の$Po_2$は67～55 Torrまで下がるが，血中のヘモグロビン酸素飽和度はだいたい90％以上を保っているので，低酸素症になることはない[24]。しかし，母体が貧血のとき（低ヘマトクリット）は注意を要する[24]。飛行中に注意すべき点[24]は以下のようである。

①脱水の予防：温度は20～22℃ぐらいで一定であるが，湿度は20％程度で低く，水分を十分補給しないと脱水症状が起こりやすい。

②エコノミークラス症候群の予防：妊娠自体が血栓症を起こしやすい状態にあるので，妊婦は特に注意を要する。ストッキングをはき，座っている状態でもつま先立ちなどを繰り返し，下肢から大腿をときどき動かすこと，頻回の水の摂取，トイレに行くときに少し屈伸をして足を伸ばす，通路側に席をとり，2時間ごとに歩行する。

③乱気流による外傷予防：骨盤の回りにシートベルトをしっかり着用しておく。

④放射線被曝は妊婦の旅行者では問題はない：月50 millirem（約80時間の飛行）までは，胎児に危険はないとされている。

⑤時差ぼけ（時差症候群，jet lag）は，5時間以上の時差のある地域をジェット機で急激に移動した際にみられる一過性の心身の不調の状態で，妊娠が進むにつれ，疲労と時差ぼけは増加する。したがって，重大な決断力や負荷の大きい行動は，目的地に到着してから48時間後にすべきと考えられている。

#### 2) 自動車

1日6時間以内の乗車とし，2時間ごとに車を止め，少なくとも10分間歩行する。交通事故によって母体が車から放り出された場合は，母体死亡は6倍，胎児死亡は5倍[23]と報告されている。自動車に乗る場合はシートベルト（肩から対角線に革ヒモをかける）をしっかり装着する。

#### 3) 汽車，船

船旅は，悪心，嘔吐（船酔い）を増悪させる。多くの船会社は妊娠7か月までは妊婦の乗船を許可している。転倒しやすいのでデッキでの歩行は中止すべきである。

#### 4) 高地への旅行

妊婦が高地に数日間旅行することのリスクは不明である。しかし，8,000フィート（約2,400 m）以上の高地に行くことは避けたほうがよいという意見がある。これは母体が低酸素症や急性の高山病になる可能性のみならず，病気や妊娠合併症になったときに，すぐに医師にみてもらうことが困難だからである。妊娠中，高地に長く滞在する場合，子宮内胎児発育遅延，高血圧症，早産が多いという報告がある。高地における最初の反応は，分時換気量の増加，心拍出量の増加，収縮期圧の上昇であるが，数時間以内に新環境に順応し始め，数日間から数週間で完成する。したがって，高地で運動する場合には，高地に順応する3～4日以降にすべきである[24]。

#### 5) 温泉旅行

温泉浴が妊婦に及ぼす影響については不明であ

## トピックス

### 環境ホルモンは受胎や胎児にどのような影響を及ぼしているか

環境ホルモンの問題が一般の人々に注目されるきっかけとなったのは，シーア・コルボーンの著書「Our Stolen Future（奪われし未来：シーア コルボーン他著，長尾力訳，1997年刊，翔泳社）」である。全世界で化学物質は7万～8万種類使用されているが，そのなかで約70種類が環境ホルモンと疑われている[1,2]。環境ホルモンの正確な名称は内分泌攪乱化学物質である。つまり，本来のホルモンの働きを攪乱する物質である。その作用メカニズムは図の通りである。

環境ホルモンを疑われている化学物質[3]にはダイオキシン，ビスフェノールA（缶詰やポリガード製プラスチック容器から溶け出すもの），ノニルフェノール（合成洗剤の界面活性剤が環境中に出て分解したもの。プラスチックの酸化防止剤にも使用），PCB（ポリ塩化ビフェニル），水銀，クロルデン（農薬）などがある。これらは，10億分の1～1兆分の1という低レベルながらも，胎盤を通過することが認められている。

環境ホルモンと野生生物への影響は，数多く報告され科学的に明らかにされつつある。環境ホルモンの問題としては，①生き物の生殖機能を乱し，種の存続を脅かす，②普通の毒性と違って，ほんの微量でも作用する，③曝露のあと何十年もたってから影響が現れる，④摂取した世代だけでなく，胎児期の曝露を通じて次の世代にも悪影響する，などがあげられる[4]。ほとんどの場合，いろいろな種類の環境汚染化学物質の濃度が高いことが報告されており，単一の化学物質との因果関係が明らかなものは少ない[1]と述べられている。

現在みられる野生動物の異変[5]から推測して，ヒトにも外表奇形のみならず，ホルモン系，免疫系，脳神経系，生殖系の異常，その結果としての精子数の減少，停留睾丸，不妊などの影響[1]が考えられる。しかし，このような化学物質による胎児への影響を明確にした報告はほとんどないものの，内分泌攪乱物質との関連性が疑われる尿道下裂は近年，増加傾向である（平成12年度外表奇形等調査）。同様に，不妊症患者の増加や男児の死産率も近年増加傾向にあり，環境ホルモンの影響を疑わせる現象が生じている。

また，子どもの知能や神経の発達障害との関係

---

るが，家庭の入浴との間に顕著な差はない[24]と考えられている。入浴により，母体の心拍数の増加，新陳代謝の亢進，血圧の軽度の低下，脱ストレス効果がある。入浴により軽度の子宮収縮を起こすことがあるが，陣痛を誘発させることはない[24]。したがって，妊娠経過に異常がなく，診察で切迫流・早産の所見のない妊娠中期であれば，温泉旅行はあまり心配はないといえる。注意点[24]は次のようである。

①高温，低温は避ける。
②長湯は避ける。入浴時間は40～41℃の適温でも10分間が限度である。
③頻回の入浴は疲労や湯あたりを起こすため，回数は1日2回を限度とする。
④飲酒直後や冬期の露天風呂は好ましくない。
⑤硫黄泉の場合，湯舟で気を失うことがあるので，強い硫黄泉への旅行は避ける。
⑥妊婦単独の入浴は，転倒，気分不良時の対処が遅れるので避ける。
⑦妊娠初期のサウナ浴または暑いときの疲労は，母体が高体温になり，胎児は神経管欠損症になることがあるとの報告がある。

### g 性生活

妊娠期には，性的感情の起伏がみられ，性欲は著しく高揚したり，減退したりする[25]。妊娠により，76.0%強の妊婦が性欲が減少し，実際の性交の頻度は，妊娠27週までは1～3回/月が44%，28～35週では0回/月が49%，36週以降では0回/月が73%と減少している[26]。性生活に関する悩みを抱えつつも，専門家への相談は5～6%であり，約9割は雑誌に頼っている[27]。このことか

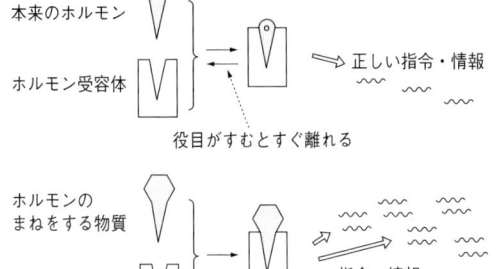

a. ホルモンのまねをしてホルモン受容体に結合する。強く結合して、余計な情報を生体に与え、本来の生体の機能や形態を攪乱する。

b. ホルモン受容体に結合して、本来のホルモンが結合するのを妨害する。このとき、正しい指令や情報は発信されない。

図　環境ホルモンの作用メカニズム[1]

も懸念されているが、現在、胎児への脳の影響を示す報告[6]はほとんどない。しかし、因果関係が明らかになってからでは遅いのである。

ダイオキシンでいえば、体外への排出は約5〜10年かけてやっと約半分の量が排出されるという特性がある。つまり、非常に排出されにくいということが問題なのである。また、体内に取り込まれるダイオキシンは98％が食物によるもので、その約60％が魚介類からである[7]。

私たちは、環境ホルモンを生み出す殺虫剤をむやみに使用しないなど、有害物質を出さないように心がけたいものである。

また、環境ホルモンが溶け出す容器は使用しない。プラスチック製品は熱が加わったときに溶け出しやすくなるので、プラスチックの容器やラップと食物が触れる状況での電子レンジ使用や、高温の湯の使用は避けることが大切である。

### 引用文献

1) 「化学」編集部編：環境ホルモン＆ダイオキシン；話題の化学物質を正しく理解する、化学同人、1999.
2) 北條祥子：よくわかる環境ホルモンの話、合同出版、1998.
3) 読売新聞科学部：環境ホルモン、何がどこまでわかったか、講談社現代新書、1998.
4) 保田仁資：やさしい環境科学、化学同人、1996.
5) 足立礼子：環境ホルモンから身を守る食べ方；大部分は食べ物から体内へ、女子栄養大学出版部、1999.
6) 長山淳哉：胎児からの警告、小学館、1999.
7) 宮田秀明：よくわかるダイオキシン汚染、合同出版、1998.

（堀内寛子）

---

らも、性生活に関する指導を意図的に行うことが必要である。妊娠中の性生活の注意点[27]は以下のようである。

①性交は清潔な状態で行う：妊娠中の腹や頸管は柔軟となり分泌物も増加している。早産の原因に感染が関与することがあることを妊婦と夫に説明しておくことが大切。

②コンドームを使用する：精液中には子宮収縮物質（PG）が含まれていることを説明し、コンドームを使用するように習慣づけ、性交による感染防止と精液による早産防止の必要性を理解させる。

③妊娠の初期と末期は控える：妊娠初期は流産しやすく末期は早産しやすい時期である。そこで、この時期には性交を控え、特に末期にはしばしば腹緊がみられるので十分注意する。あるいは禁止する。

④腹部を圧迫しない姿勢をとる：特に妊娠後半期は腹部が突出してくるので破水しないように体位を工夫する。男性上位よりも、女性上位、側臥位、背後位のほうが腹部の負担は少なく、PROM（前期破水）の頻度は低いといわれている。

⑤激しい性行為は避ける：乳房や乳頭刺激により子宮収縮が誘発されることがある。また腟・子宮への刺激やオルガズムより一過性徐脈や疼痛を伴う子宮収縮がみられたとの報告がある。子宮収縮があれば中止する。

⑥異常がある場合は受診する：帯下の性状の変化や増量は腟感染症が疑われるので早期に受診する。

### h 口腔衛生

妊娠期にはエストロゲンの影響によって歯肉の

炎症が起こりやすくなる。加えて，つわりなどによって口腔清掃が十分できなかったり，麻酔や投薬を危惧することで治療を先送りしたりと歯周疾患が増える時期でもある。歯周病は妊婦の健康を害するだけでなく，胎児の発育に影響を与え，低体重児・未熟児,早産を引き起こすリスクが高いことが注目されており[28]，妊婦の口腔衛生は重要な指導項目となってきている。歯周病予防には次の点[28,29]が大切である。

①口腔清掃の徹底：歯ブラシや歯間ブラシやデンタルフロスなどを用いて行う。スクラッピング法*による清掃。

②毎食後3分以内に清掃する：口腔内のpHは普通，弱酸性に保たれているが，甘いものを食べると5〜10分で，酸性度(pH 5.5〜5)が高まる。pHが5.5以下になると，歯の表面の脱灰が始まることからも，5分以内の清掃が望ましい。

③適切な歯ブラシを選ぶ：スクラッピング法が推奨されるようになり，やや軟らかめ・やや短めのブラシが適している。

④歯科医による6か月に1回の定期的な健診による早期発見・早期治療

〔堀内寛子〕

## 4 母乳育児への準備

### a 妊娠中に行う母乳育児の動機づけ

多くの女性は，妊娠前か，妊娠後でも非常に早い時期に子どもを母乳で育てようと決めている[30]。女性が母乳育児を選択し実施するには，母親自身の育った環境やパートナーの意思，女性を取り巻く地域社会での母乳育児のありようなどが影響を与える。なかでも出産前教育は，母親の意思決定に大きな影響を与えるので，プログラムのなかに必ず母乳育児の項目を入れ，母乳育児について正確で具体的な知識・技術が得られるよう情報を提供することが重要である。妊娠中に「自分にも母乳育児ができそうだ」という自信を得ることができるような出産前教育の機会が与えられた母親は，そのような機会のなかった母親よりも母乳育児率は高く，また長く母乳育児を継続する(WHO/CHD)[30]。

### ■母乳育児の利点(アメリカ小児科学会[31])

母乳育児は単に安価，衛生的，簡便，といった利点だけではない。母乳は，子どもの下痢の頻度，重症度，下気道感染症，中耳炎，菌血症，細菌性髄膜炎，ボツリヌス症，尿路感染症，壊死性腸炎の発生率を低下させることが数々の疫学的研究で証明されており，乳幼児突然死症候群，インスリン依存性糖尿病，クローン病，潰瘍性大腸炎，リンパ腫，アレルギー性疾患，他の慢性消化器疾患などの病気から子どもを守っている可能性があることも，研究によって示されている。これら数々の病気から子どもを守るだけでなく，子どもの認知能力の発達にもプラスの影響を与えている。母乳育児は子どもの発育，発達，健康面に，大きな利益をもたらすものである。

母親にとっても母乳育児は，産後の子宮復古を促し，授乳性の無月経によって貧血を予防し，妊娠前の体重に早く戻ることができる。出産間隔が広がり，産後の骨の再硬化が促進され，閉経後の大腿骨頭骨折の頻度が低下し，卵巣がん，閉経前の乳がんのリスクを低下させる。

母子にとっての利益だけでなく，母乳育児をする母子が増加することは，社会にとっても利益がある。子どもが健康に育つことで医療費を減少させることができる。また粉ミルク製造と異なり母乳産生は，過程においてなんら環境を破壊しない。

以上の利点は，人工乳が成分的に母乳に近くなったということだけでは決して得ることができない母乳育児の利点である。

実際の出産前教育では，母乳育児の利点，病院選び，バースプランに母乳育児を盛り込むこと，飲ませ方や抱き方のデモンストレーションなどとともに，健康な乳児は，出生後6か月間は，水，糖水，茶，果汁，重湯などを与える必要はなく，母乳のみで育つこと，授乳には制限はなく，児の欲求に合わせた授乳が分泌を高めていくこと，哺乳びんやおしゃぶりを準備する必要はないこと，など母乳育児に関する正確な知識を提供する。

---

＊スクラッピング法：外側は歯ブラシの毛先を歯面に直角に当てごく小刻みに往復運動を行う。内側は前歯部は歯ブラシを縦に入れ，1歯ずつ小刻みに磨き，臼歯部は外側と同様に小刻みに往復運動を行う。咬む面は，歯ブラシを歯に直角に当て前後に往復運動を行う。

出産前教育では，知識の一方的な提供だけでなく，参加型学習も取り入れ，個人をエンパワーメントしていくと同時に，出産後母乳育児を長期に継続していくなかで支え合う仲間作りも行いたいものである。

前回母乳育児ができなかった女性には，個別にサポートする必要がある。

### b 妊娠中の乳房ケア

妊娠中に乳房チェックを行うことの目的は，女性が自分の乳房に関心を持つことと母乳育児への動機づけである。このとき助産師は，「乳首が小さすぎる」，「大きすぎる」，「難しそうな乳頭」など乳房をマイナスに評価してはならない。そのような評価は母親の母乳育児への自信を失うことになる[30]。

陥没乳頭の母親に，妊娠中に乳頭を出すためにブレストシールド（ブレストシェル）を装着すること，乳頭吸引器で吸い出す，ホフマン法を行うなどを勧めることがあるが，これらの有効性は証明されていない[30]。陥没乳頭の母親に母乳育児の準備教育をする場合には，母親に自分の乳頭は特別に母乳育児が難しいかもしれないという不安感を持つことがないようにしなければならない。

妊娠中から乳首のマッサージをする，乳頭の皮膚を鍛える，クリームや軟膏を塗る，初乳を搾り出すなどは，乳頭亀裂や分泌不足のような産後の乳房トラブルの予防には効果がない[30,32]。妊娠中は，誰もが母乳育児をすることができるという自信を母親が得るように導くことが重要である。

（武市洋美）

## 5 栄養指導のポイント

### a 妊娠中の栄養の意義

母体の健康の維持や，胎児の順調な成長発育のためには妊娠中の栄養への配慮は欠かせない。

ほとんどの妊婦が妊娠期は食生活に関する関心も高まり意識が向上している時期でもある。この時期の適切な食生活習慣は今後のライフスタイルにも良い影響を与えると思われる。したがって，妊婦の食生活を知り，適切な栄養が摂取できるようにアドバイスしたいものである。

### b 妊娠中の食事摂取基準

食事摂取基準（2005 年版）[33]は，健康な個人または集団を対象として，国民の健康の維持・増進，エネルギー・栄養素欠乏症の予防，生活習慣病の予防，過剰摂取による健康障害の予防を目的とし，エネルギーおよび各栄養素の摂取量の基準を示したもので，使用期間は 2005 年 4 月から 2010 年 3 月までの 5 年間である。策定方針は，科学的根拠に基づく策定を行うことを基本とし，以下の 3 つの基本的な考え方がなされている。

① 「確率論」的な考え方の導入：望ましい摂取量は個人により異なり，個人内変動も大きい。そのため，望ましい摂取量の算定・活用には栄養学のみならず確率論的な考え方が必要である。

② 「摂取量の範囲」の提示：生活習慣病予防の観点から，「摂取量の範囲」を示しその範囲に摂取量がある場合は，生活習慣病のリスクが低いという考え方を導入した。

③ 過剰摂取による健康障害のリスク：摂取量が「摂取量の範囲」を超えた場合は，健康障害のリスクが高くなる。その他にも，健康の維持・増進と欠乏症予防のために「推定平均必要量」と「推奨量」の 2 つの値が設定された。この 2 つの指標を設定できない栄養素については「目安量」が設定されている。また，生活習慣病の一次予防を目的とした「目標量」過剰摂取を防ぐために「上限量」が設定された（**表 8-8，9**）。

### c 妊娠中の食生活指導の実際

#### 1）妊娠前半期の食事

小切間[34]らの調査によると，妊婦と一般女性とを比較すると穀類，肉・魚介類などにはあまり差はないが，緑黄色野菜，果実類，乳類の摂取が多いのが妊婦の特徴である。その背景にはビタミン類やカルシウム摂取に対する意識があるのではないかと推測している。しかし，妊娠全期間を通してカルシウム，鉄，銅，亜鉛は不足し，妊娠初期は特に低いといわれている。また，つわりによる食欲減退もこの時期の特徴である。このような，妊娠前半期の妊婦の特徴を踏まえて食事指導を行

## 表 8-8 食事摂取基準 (2005年版)

### 蛋白質・脂肪エネルギー比率・食物繊維

| 年齢 | 蛋白質 (g/日) 推定平均必要量 | 蛋白質 推奨量 | 蛋白質 目安量 | 蛋白質 目標量 (%エネルギー) | 脂肪エネルギー比率 (%エネルギー) 目安量 | 脂肪エネルギー比率 目標量 | 食物繊維 (g/日) 目安量 | 食物繊維 目標量 |
|---|---|---|---|---|---|---|---|---|
| 18～29歳 | 40 | 50 | — | 20未満 | — | 20以上30未満 | — | 21 |
| 30～49歳 | 40 | 50 | — | 20未満 | — | 20以上30未満 | — | 20 |
| 妊婦 | +8 | +10 | — | 20未満 | — | 20以上30未満 | — | — |

### ビタミンA・B₁・B₂・ナイアシン

| 年齢 | ビタミンA (μg/日) 推奨量 | ビタミンA 上限量 | ビタミンB₁ (mg/日) 推定平均必要量 | ビタミンB₁ 推奨量 | ビタミンB₂ (mg/日) 推定平均必要量 | ビタミンB₂ 推奨量 | ビタミンB₂ 目安量 | ナイアシン (mgNE/日) 推定平均必要量 | ナイアシン 推奨量 | ナイアシン 目安量 | ナイアシン 上限量 |
|---|---|---|---|---|---|---|---|---|---|---|---|
| 18～29歳 | 600 | 3,000 | 0.9 | 1.1 | 1 | 1.2 | — | 10 | 12 | — | 300 (100) |
| 30～49歳 | 600 | 3,000 | 0.9 | 1.1 | 1 | 1.2 | — | 10 | 12 | — | 300 (100) |
| 妊婦 初期 | +70 | — | +0 | +0 | +0 | +0 | — | +0 | +0 | — | — |
| 中期 | | | +0.1 | +0.1 | +0.1 | +0.2 | — | +0.1 | +0.1 | — | — |
| 末期 | | | +0.2 | +0.3 | +0.2 | +0.3 | — | +2 | +3 | — | — |

### ビタミンB₆・葉酸・C・D

| 年齢 | ビタミンB₆ (mg/日) 推定平均必要量 | ビタミンB₆ 推奨量 | ビタミンB₆ 上限量 | 葉酸 (μg/日) 推定平均必要量 | 葉酸 推奨量 | 葉酸 上限量 | ビタミンC (mg/日) 推定平均必要量 | ビタミンC 推奨量 | ビタミンC 目安量 | ビタミンD (μg/日) 目安量 | ビタミンD 上限量 |
|---|---|---|---|---|---|---|---|---|---|---|---|
| 18～29歳 | 1 | 1.2 | 60 | 200 | 240 | 1,000 | 85 | 100 | — | 5 | 50 |
| 30～49歳 | 1 | 1.2 | 60 | 200 | 240 | 1,000 | 85 | 100 | — | 5 | 50 |
| 妊婦 | +0.7 | +0.8 | — | +170 | +200 | — | +10 | +10 | — | +2.5 | — |

### カルシウム・鉄(月経なし)・ナトリウム・カリウム・目標量

| 年齢 | カルシウム (mg/日) 目安量 | カルシウム 目標量 | カルシウム 上限量 | 鉄 (mg/日) 月経なし 推定平均必要量 | 鉄 推奨量 | 鉄 目安量 | 鉄 上限量 | ナトリウム (mg/日) 〔( )は食塩相当量g/日〕 推定平均必要量 | ナトリウム 目安量 | ナトリウム 上限量 | カリウム (mg/日) 目安量 | カリウム 上限量 | 高血圧予防を目的とした目標量 生活習慣病予防の観点からみた望ましい摂取量 | 目標量 |
|---|---|---|---|---|---|---|---|---|---|---|---|---|---|---|
| 18～29歳 | 700 | 600 | 2,300 | 5.5 | 6.5 | — | 40 | 600 (1.5) | — | (8未満) | 1,600 | — | 3,500 | 2,700 |
| 30～49歳 | 600 | 600 | 2,300 | 5.5 | 6.5 | — | 40 | 600 (1.5) | — | (8未満) | 1,600 | — | 3,500 | 2,800 |
| 妊婦 | +0 | — | — | +11 | +13 | — | — | +0 | — | — | +0 | — | — | — |

表 8-9 基準体位と活動内容

| 年齢 | 基準身長 | 基準体重 | 推定エネルギー必要量(kcal/日) 身体活動レベル | | |
|---|---|---|---|---|---|
| | | | I | II | III |
| 18～29(歳) | 157.7 | 50 | 1,750 | 2,050 | 2,350 |
| 30～49(歳) | 156.8 | 52.7 | 1,700 | 2,000 | 2,300 |
| 妊娠 初期 | | | +50 | +50 | +50 |
| 中期 | | | +250 | +250 | +250 |
| 末期 | | | +500 | +500 | +500 |

う必要がある。

■つわり時の食事の工夫[35,36]

①食事内容を少量にし1日に5～6回に分けて食べる。いつでも，食べられるようにしておく。

②最初はシャーベット，スープなどから少しずつ固形のものに変えていく。

③自分の食べやすいように工夫する。食べる前に冷やすとのどごしもよい。酸味のあるものはあとで嘔気・嘔吐の原因になることもあるので，こだわる必要はない。

④ある程度食べられるようになれば，胃内に滞留する時間が長いご飯のような固形物のほうが嘔気，嘔吐を抑えることができる。

⑤脱水にならないように水分の摂取は必要であるが，多量の水分摂取は急に胃を拡張させることにより，反射的に胃が収縮し嘔吐につながるため，氷片などを口に含みゆっくり溶かすほうが効果的である。

⑥調理することで気分が悪くなる場合は，外食やテイクアウトのものを利用するのもよい。

2）妊娠後半期の食事

妊娠後半期には食欲が旺盛になるが，増大した子宮による胃部の圧迫感は食欲を減退させることもある。しかし，無理に食べる必要はなく，胎児が骨盤腔内に下降すれば食欲が戻ることを説明したり，つわり時のように1日数回に分け少しずつ食べるのも良い。基本はバランスよくできるだけ多種類の食品を，それも栄養価の高いものを優先的に食べるように勧める。

食事について考えるのが億劫だという妊婦には，食品数を増やすだけでも，不足しがちな栄養がとれるものであることを説明する。

3）体重増加・肥満の予防

体格の評価には一般に，身長の影響が少なく体脂肪量との関係の深いカウプ指数(BMI)を用いることが多い。妊娠全期間の体重増加の目安は7～10 kgとされているが，非妊時のBMIを参考に個別評価する必要がある。つまり，非妊時痩せの人は10～12 kg，肥満の人は5～7 kgが1つの目安[37]である。

BMI(body mass index) = 体重(kg)/身長(m²)

非妊時　痩せ：BMI＜18

　　　　正常：BMI 18～24

　　　　肥満：BMI＞24

肥満の判定(日本産婦人科栄養代謝問題委員会)

　妊娠初期：24以上

　妊娠中期：26以上

　分娩直前：28以上

カロリー，油の摂り過ぎ，動物性蛋白質の摂り過ぎを予防し，ミネラルを十分に摂ることが基本である。指導の際には禁止事項だけでなく，何なら食べられるのかなど実行可能なアドバイスが大切である。非妊時BMI 24以上の妊婦では理想体重(kg)×30 kcalのエネルギー制限が妥当である。

■指導の実際[38-41]

①太りやすい食習慣を改善する：朝食抜き，夕食の量が多い，間食や夜食が多い，夕食時間が遅い，食事時間が短い(15～20分で満腹中枢が刺激される前に食べ過ぎる)といった食習慣を改善する。

②糖質の摂取を制限する：糖質含有量の多い食品には，ご飯・パン・麺類，芋類，果物，菓子類，砂糖類などがある。食事内容を振り返り，自分の食事傾向に気づかせ，過剰と思われる食品を減らすようにする。

③脂質の摂取を制限する：肉であれば，ロースや挽肉などの高脂肪のものは避け，もも肉やヒレなどを使用する。レバーはカロリーは低いが，コレステロールが高いので控え目にする。同様に，魚卵なども控え目にする。調理用油脂を減らすために，揚げ物の回数は減らすとか，樹脂加工のフライパンやノンオイルドレッシングを用いるようにする。ただし，カロチンを含む野菜は油で炒めると吸収率も良くなることからも少量の油を使うことは有効である。油はオリーブオイル，菜種油，

## トピックス

## 過剰摂取が問題となる栄養素は何か

　過剰摂取が問題となる栄養素はビタミン類である。水溶性ビタミンであるビタミンCやBは過剰摂取となれば尿と一緒に排泄されるのでそれほど問題にはならない。しかし，ビタミンAは体内に蓄積されるので，過剰摂取となり，胎児の発育不全や催奇形性を起こす[1]といわれている。平成7年12月には当時の厚生省において「妊娠3ヶ月以内または妊娠を希望する女性において，ビタミンA摂取に関する留意」を通知している。しかし，ビタミンAには，皮膚や粘膜の保護，呼吸器，消化器に抵抗力を与えて細菌感染を防御，眼の視紅の構成成分で，暗調応に関与・成長，発育を促進する働き[2]などがある。したがって，ビタミンAの欠乏は，夜盲症，角膜乾燥症，角膜軟化症，毛孔性角化症，伝染病抵抗力低下，成長停止[2]などを引き起こすといわれており，現在でも，開発途上国では，A欠乏とそれに伴う感染症による幼児の死亡が問題にされている。

　舛重[3]によると，妊娠マウスの9日目にビタミンAを大量投与したところ，胚の頭頂の表皮が未発達で脳がむき出しの奇形になることが観察され，特にビタミンAのなかのレチノイン酸は強力な奇形誘発因子とされ，耳の奇形は最も普通に観察されると述べている。また，ビタミンAを10,000 IU以上摂取した場合，5,000 IU以下のものに比べて奇形発生率は3.5～4.8倍といわれている。

　また，ビタミンAには急性毒性と慢性毒性があり，前者は大量にビタミンAを1回ないし，近い間隔で数回摂取したときに発症し，成人では奨励摂取量の100倍以上で引き起こされるという。

　以上のことからも，WHOでは，妊娠可能な女性はどのような年齢においても，サプリメントによる摂取は10,000 IU/日，1週間25,000 IUを超えない，アメリカの奇形学会は8,000 IU/日，フランスでは一般人へのサプリメントは3,000 IUを超えてはならないとしている。各国とも妊婦あるいは妊娠可能な年齢に達した女性には，1日のA摂取量を10,000 IU以下にするよう勧めている[3]。

　平成12年度国民栄養調査[4]の結果では，ビタミンAの平均の摂取量は2,654 IUである。この値は許容上限摂取量である5,000 IUより低いが，妊婦の必要摂取量である2,000 IUを超えている。つまり，大部分の妊婦がサプリメントなどの栄養補助食品などでビタミンAを補給する必要はないといえる。

　以上のことから，ビタミンAはサプリメントのような健康補助食品ではなく，食品で摂るのが安全で有効であるといえる。特に，ビタミンAの前駆物質はベータカロチンであることからも，黄色野菜による摂取が勧められる[3]。ベータカロチンは，体内でビタミンAが不足しているときに，ビタミンAに変化することが知られている。ベータカロチンには毒性が少なく，過剰摂取も問題とならない。妊娠可能な女性は，可能な限りビタミンAそのものでなく，ベータカロチンの形で摂取することが望ましい。

〔注意：脂溶性ビタミンの単位はこれまで．ビタミンAとDは国際単位で示されていたが，五訂食品成分表から実質の重量（$\mu$g）で示されるようになっているが，引用文献につき（IU）で記載している。〕

### 引用文献

1) 戸谷誠之：ビタミン異常症と胎児．周産期医学 22（増刊号）：163-65，1992．
2) 水野清子：栄養素の概観．周産期医学 22（増刊号）：15-19，1992．
3) 舛重正一：ビタミンA過剰摂取と催奇形性．臨床栄養 102（4）：434-37，2003．
4) 国民栄養の現状：平成12年厚生労働省国民栄養調査結果：健康・栄養情報研究会，p.164，第一出版．

（堀内寛子）

調合サラダ油などオレイン酸の多いものはLDLを下げ，HDLを上げる作用があるので調理油に適している。

④蛋白質は各食品バランスよく摂る：牛乳・乳製品は良質の蛋白質のみならずカルシウムが多く，ビタミンも含まれている。脱脂粉乳が望ましい。肉類は良質の蛋白質源として重要である。魚は良質の蛋白質源で赤身，白身でも摂りすぎないようにコントロールすると良い。また，DHA（ドコサヘキサエン酸）が含まれていることからも1日1切れ程度を目安に摂取したい食品である。大豆・大豆製品は脂肪も植物性なので，コレステロールの蓄積を予防する。空腹で困る人や，たくさんの量を摂りたい人は湯豆腐や冷やっこなどを主食代わりに食べるのも一法である。

⑤野菜を多く摂る：ビタミン，ミネラル，食物繊維が豊富なので，野菜を上手に使うことがやせる食事づくりのコツである。生野菜はたくさん食べられないが，加熱することでたくさん食べることができる。また，食物繊維にはダイオキシンを体内から減らす働きがあるといわれている。

### 4）妊娠貧血

妊婦はヘモグロビン値（Hb）11 g/dl，ヘマトクリット値（Ht）33％を正常下限値としている。妊娠時の貧血の大部分は鉄欠乏性貧血であり，血清鉄，血清フェリチンの低下，総鉄結合能（total iron-binding capacity：TIBC）の増加が認められる。

■**指導の実際**[42,43]

①鉄含有量の多い食品を摂る：鉄分の平均吸収率は摂取量の5〜15％で，摂取量が所要量より下回れば吸収率はあがり，オーバーすれば下がり残りは排出されるので過剰摂取による害はないといわれている。

②鉄の吸収率を考慮する：ヘム鉄は肉や魚の赤身の部分に含まれており，吸収率は高い，一方，豆，乳製品，野菜などに含まれている非ヘム鉄は吸収率が悪いのでビタミンCや$B_6$，動物性蛋白質を組み合わせることで吸収率が上がる。一方，タンニン，リン酸塩，乳酸などと一緒に摂ると吸収率が下がるので注意する。

③食習慣の改善：規則的に3食きちんと食べる，1日30品目を目標にバランスよく食べる。

④補助食品の利用

### 5）妊娠高血圧症候群の予防

最近，妊娠高血圧症候群の極端な塩分制限にはその有用性が疑問視され始めてきた。そこで見直しがされ，体格指数（BMI）を基準とした摂取カロリーや蛋白質摂取量が決められた。

■**指導の実際**[37,41]

①低カロリー：極端なカロリー制限は妊婦に適切ではなく，尿ケトンを排出しない程度のエネルギー制限にとどめる。目安のカロリーは下記のように計算する。

BMI 24以下の妊婦：30 kcal×理想体重（kg）＋200 kcal/日

BMI 24以上の妊婦：30 kcal×理想体重（kg）日

②塩分制限：厳重な食塩制限は母体循環血液量を減少させ，血液の粘度を増し，血栓を作りやすい状態にする。また，腎血流量の減少は，胎盤血流量の減少につながり，胎児への酸素，栄養供給も阻害される。妊娠高血圧症候群の予防には1日10 g以下を目標とし，妊娠高血圧症候群が発症したら1日7〜8 g程度に減量することが望ましい。

③高蛋白：カロリー制限がなされてきているなかで蛋白のみの増量は困難であることから，1日当たりの蛋白摂取量は以下のように改められている。

妊娠高血圧症候群の予防：1.2〜1.4 g/日×標準体重（kg）

妊娠高血圧症候群：1.0 g/日×標準体重（kg）

④カルシウム，マグネシウム，亜鉛などのミネラルの摂取：妊娠高血圧症候群の予防には食事摂取カルシウム（1日900 mg）に加え，1〜2 g/日のカルシウム摂取が有効との報告もある。同様に，魚油（エイコサペンタエン酸），肝油に含まれる多価不飽和脂肪酸には血栓抑制作用や高血圧予防効果がある。またマグネシウムにも同様な作用があるとされている。また海藻や野菜や果物に含まれるカリウムはナトリウムと結合して降圧作用を持つとされている。

⑤動物性脂肪と糖質は制限し高ビタミン食とする：カロリーを摂りすぎないことを原則とし動物性脂肪の摂取は制限する。しかし，脂質は生体にとって重要な栄養素であるので，極端な摂取量の制限は好ましくない。またビタミンA，D，E，K

などの脂溶性ビタミンの吸収を助けるためにも適正な脂質の摂取が必要である。魚介類，サバ，イワシ，マグロなどより摂取することが勧められる。

⑥基本的には水分制限は行わない。適正な水分摂取量として口渇を感じない程度の摂取が望ましいとされている。ただし，1日尿量が 500 ml 以下や肺水腫では前日の尿量に 500 ml を加える程度に制限する。

### 6）健康食品・食品添加物

健康食品として，サプリメント，ビタミン，ミネラルなどの数多くのものが出回っている。不足しがちな栄養素をこれらで補うことも一法である。しかし，安易に補給できることから，過剰摂取が問題となってくる。必要以上の摂取は控える。平成 13 年 4 月，健康食品の有用性に関して一定の要件を満たしたものを「保健機能食品(特定保健用食品，栄養機能食品)」と称している。これらの表示を参考にするとよい。

日頃，何気なく口にしている食品にはさまざまな添加物が使用されている。そのなかには，催奇形性などの安全性に問題があるものも含まれている。妊娠中のみならず，健康の維持のためにも，添加物表示を意識して確認する必要がある。

（堀内寛子）

## 6 運動指導のポイント

妊婦の健康状態の維持増進を図り，スムーズに分娩を終えることができるよう適切な運動が奨励されている。妊婦の運動は大きく分けて，妊婦体操（母親学級などで取り組まれている日常生活の姿勢や妊娠期から分娩に必要な運動と弛緩法など）とマタニティエクササイズ（妊娠期から育児期を健康的に過ごすために必要な有酸素運動を含めた運動）とに分けられる。

### a 妊婦の運動の意義

妊婦の運動の意義は**表 8-10** の通りである。

#### 1）妊娠に伴う生理的変化やマイナートラブルへの対応（図 8-21 参照）

妊娠は生理的変化を伴いさまざまなマイナートラブルを引き起こす。

表 8-10　妊婦の運動の意義

①妊娠に伴う生理的変化やマイナートラブルへの対応
　筋力低下を防止し筋力バランスを保ち，姿勢を修正する。
　短縮した筋肉を伸展する。
　循環を促進する。
②分娩への準備
　分娩時の姿勢および呼吸法・弛緩法の修得
　股関節の柔軟性アップ
　骨盤底筋群弛緩修得
　体力の維持増進
③産褥への準備：乳汁分泌促進
④ストレス解消，仲間作り
⑤生活習慣病予防の啓蒙

妊婦の運動はマイナートラブルの改善に有効である。予防・緩和が可能な「腰・背部痛」の発症頻度は 50〜60％，「下肢の痙攣」は 40〜60％にのぼる。またこれらの発症開始時期は妊娠 16〜20 週頃であるため，それ以前から運動を開始することで，「筋力低下を防止し筋力バランスを保ち，姿勢を修正する」，「短縮した筋肉を伸展する」，「循環を促進する」ので，妊娠生活を快適に過ごすことに役立つ。

#### 2）分娩への準備

妊婦の運動は分娩準備に役立つ。分娩時の姿勢および呼吸法・弛緩法の修得はもちろんのこと，股関節を柔軟にする・骨盤底筋群の弛緩を修得することにより，分娩のスムーズな進行に役立つ。さらに妊娠経過に異常がなければ，妊婦スポーツなどの有酸素運動を行うことにより，体力の維持増進も図ることができる。

#### 3）産褥への準備

乳腺に刺激を与える運動をすることで，乳汁分泌促進を図ることができる。

#### 4）ストレス解消，仲間作り

運動の爽快感によるストレス解消や，クラスの仲間による励まし合いにより，妊婦の不安を解消するのに役立つ。さらに，中井らの調査[44]では，運動強度の高い妊婦スポーツを定期的に行うことは，妊娠中や産褥期に出現する身体的・精神的症状を改善し，適度な運動による爽快感が精神症状の改善に役立つことが示唆されている。

## トピックス

## 出生体重がなぜ減少を続けているのか

妊娠40週における出生時体重の平均値の推移をみると，1979年には3,226gであったのが1989年には3,194g，1996年には3,200gと増加したが再び2000年には3,185gと減少し，約20年で41g少なくなっている[1]（**表**）。

児の体重に影響する母体の要因として低栄養状態，小柄な体格，喫煙，多胎妊娠，母親の年齢，などがあげられる。また，以前であれば救命し得なかった極低出生体重児の増加も統計的に出生体重減少の一因となっている。

まず，このなかで注目すべきことは女性の体格の変化[2]である。つまり，この25年間の推移をみると，身長の著しい増加に比し体重はほとんど変化がみられないのである。その結果としてBMI値も年々低下してきている現状である。これは，痩せ志向による過激なダイエットのみならず，欠食率の増加など食生活の乱れが原因であると推測される。

本多[3]は妊娠前の母の体重と身長には正の相関がみられることから，妊娠前の体位（体重・身長）が胎児の発育の大きな制限因子であると述べているように，痩せの母親が増加していることも，出生体重の減少の一因と推測している。また，妊娠前の不適切な食習慣は妊娠中にも継続されやすい。したがって，妊婦の食事内容が胎児発育に影響することからも適切な食生活習慣をつけることが重要である。

2つ目は，従来の厳重な体重コントロールも一因であると思われる。中村[1,4]は1981年と1990年における妊娠週数別にみた体重増加量を比較すると，各週数とも1990年で有意に少なくなっており，妊娠中の体重コントロールにより母体の体重は減少し，これに比例して新生児の出生体重も減少していると指摘している。

母児とも安全で理想とされる体重増加の指標として，中村[4]はNaeyeの資料から引用して，肥満型で7.2kg，平均型で9.0kg，痩せ型では13.5kgと述べている。土井[5]は，低出生体重児およびsmall for dates児が少なく，巨大児の割合が少ない体重増加量を，痩せ型は10～12kg，標準型で7～10kg，肥満型で5～7kgと述べている。いずれも痩せの女性が増えている現状においては従来の10kg程度の体重増加では少ないものと思われる。したがって非妊時の体型に応じた個別的な指導がより望まれる。

3つ目は女性の喫煙率の増加である。喫煙は低出生体重児出生の危険因子であることは知られているが，20歳代の女性の喫煙率は2000年には20.9％と，10年前に比して10％も増えている。このことからも，本人の喫煙のみならず，受動喫煙の危険についての指導も重要なものとなるであろう。4つ目として，出産年齢の高齢化による高齢初産の増加も一因といえよう。

### 表　年次別妊娠週数別出生体重平均値

| 年次 | 37週 | 38週 | 39週 | 40週 |
|---|---|---|---|---|
| 1979 | 2,864 g | 3,032 g | 3,146 g | 3,226 g |
| 1980 | 2,860 | 3,039 | 3,150 | 3,223 |
| 1989 | 2,813 | 2,975 | 3,093 | 3,194 |
| 1990 | 2,798 | 2,965 | 3,088 | 3,182 |
| 1991 | 2,800 | 2,956 | 3,078 | 3,173 |
| 1992 | 2,796 | 2,958 | 3,077 | 3,173 |
| 1993 | 2,772 | 2,941 | 3,067 | 3,170 |
| 1994 | 2,758 | 2,934 | 3,060 | 3,161 |
| 1995 | 2,798 | 2,965 | 3,093 | 3,197 |
| 1996 | 2,798 | 2,971 | 3,093 | 3,200 |
| 1997 | 2,788 | 2,961 | 3,091 | 3,194 |
| 2000 | 2,799 | 2,960 | 3,085 | 3,185 |

（中村敬：周産期医学 33(6)：669，2003）

### 引用文献

1) 中村敬：出生児の体重の推移．周産期医学 33(6)：669-74，2003.
2) 瀧本秀美：ダイエット志向と妊娠胎児への影響．臨床栄養 102(4)：426-28，2003.
3) 本多洋：母子保健；妊婦の体系管理．周産期医学 31：780-82，2001.
4) 中村敬：低出生体重児出生率増加の背景．母子保健情報 46：14-23，2002.
5) 土井正子，他：女性の食生活の妊婦・胎児への影響．周産期医学 31(2)：201-6，2001.

（堀内寛子）

## トピックス

### 妊婦のアレルギーと食事指導のポイント

抗原には卵白，牛乳，大豆などの食物性アレルギーと，ハウスダスト，ダニなどの吸入性のアレルギーがある。アレルギー疾患を持つ母親にとって児への罹患を予防したいという思いは当然である。

将来，児がアレルギー疾患を有するか否かについては，「臍帯血清の IgE，新生児 IgE 値からのアレルギーの予知」といった研究が進められている。黒梅は，Kjellman と Croner らの研究を引用し[1]，臍帯血清の IgE が 0.9 IU/ml 以上の例ではアトピー性疾患の発生が 82％，一方，0.9 IU/ml 以下の正常群では 7％の発生率であったとしている。

また，Michel らの研究を引用し[1]，母親の IgE 値が 100 IU/ml 以上か，妊娠中母親がプロゲステロン療法を受けた児に IgE 値が有意に高く，追跡しえた 83 例のうち 17 例に生後 9 か月で何らかのアレルギー疾患をみた。つまり，臍帯血清や新生児の IgE 値の測定はアレルギーの家族歴の有無にかかわらず，将来のアレルギー疾患発症の予知に大いに役立つと述べている。

黒梅は Casimir，Danaus，Magnusson らの研究を引用し[1]，臍帯血清の高 IgE 値は 60％以上の予知率であり，これに両親のアトピー歴が加わると 70〜80％の予知になるという。いずれも，両親または母親がアレルギー疾患を有する場合は発症率が高くなる。

黒梅[1]によると，一般に抗原の胎盤通過性は，拡散，pinocytosis（飲作用），diapedesis（血管外遊出），組織損傷部からの漏洩などで起こり，抗原の分子量や母児側の条件によって異なるが，かなり自由に胎盤を通過して胎児を感作できるとしている。しかし，IgE の産生は 30 週以後に，血清中への出現は 38 週と胎生後半であり，かなり遅れて行われると述べている。

また黒梅[1]は Zeiger らの報告を引用し，牛乳や鶏卵に対しての発生率は 1％以下であることや，妊娠後期に母親の食物からアレルゲン性の高いものを除去し，先天感作を予防した群と何もしなかった群とでは出生児体重，陽性皮膚反応（13％：21％），アトピー性皮膚炎や食物アレルギーの頻度（5％：7％）に関して差がみられなかった。アトピーの家系で，妊娠中や母乳哺育中に母親が牛乳・鶏卵の摂取を禁止しなかった児にアレルギー疾患の発症がなく，禁止した児に発症したことから推測すると，胎生期の抗原移行によって簡単に IgE 抗体が高頻度に作られるとは考えにくいと述べている。つまり，出生前の IgE 感作はそれほど高頻度に起こるものではないことを示唆している。

一方，山口[2]は両親あるいは第一子にアトピー性皮膚炎や喘息を有する第二子に着目し，妊娠 8 か月以後と生後 8 か月間の鶏卵やその製品の除去を両者に指示して，5 歳までの喘息やアトピー性皮膚炎の発生率を第一子と比較した結果，アレルギー疾患の発症率が 1/2〜1/3 と有意に減少したと報告している。つまり，妊娠中の食事療法に関しては見解がさまざまであり，アレルギー予防の目的に食物除去を行うことがどの程度有効で意義があるかについては明確ではないとしている。

しかし両親の強い希望がある場合には除去食物療法を行うことも必要である。特に母親にアレルギー歴があり，血清 IgE 値が 400 IU/ml 以上の高リスク群で，妊娠中に牛乳を 1 日 3.5 l 以上，鶏卵を 3 個以上を高頻度に摂取している場合，臍帯血 IgE 値が 3 IU/ml 以上の高値を示したという報告からも，過剰な牛乳，鶏卵，加えて，三大食物アレルゲンの 1 つである大豆の摂取は控えたいものである[3]。その際には，必ず代替品を紹介するなどし，偏った食品選択にならないように指導することが重要である。除去の開始は概ね，妊娠 8 か月以降からが妥当であろう。

**引用文献**

1) 黒梅恭芳：児アレルギー予防のための妊娠中の食事指導．周産期栄養学 22：125-30，1992.
2) 山口公一，他；アトピーと母親の食事．周産期医学 20 増刊号：448-51，1990.
3) 佐々木聖：アレルギーと栄養．周産期医学 31：249-53，2001.

（堀内寛子）

### 5）生活習慣病予防の啓蒙

妊娠は，妊婦自身の食生活や慢性的な運動不足を見直す良い機会となるため，生活習慣病予防の啓蒙にも役立つ．

## b 妊婦体操の内容と方法

### 1）実施時の注意

妊婦体操に取り組む時期であるが，心身の体調に合わせ，妊娠 14 週頃に開始，分娩直前まで続けることができる．

注意としては，腹部を圧迫する運動，安定しないバランスの運動は行わない．また，仰臥位での運動は仰臥位低血圧症候群を，深呼吸を何度も取り入れた運動は過換気症候群になるおそれがあるので，取り入れる際は注意する．

### 2）ストレッチのポイント

妊婦には，安全性の高い「スタティック・ストレッチング」を取り入れるとよい．スタティック・ストレッチングとは，骨格筋を伸ばした状態で維持する静的なストレッチ[45]である．実施時には，表 8-11 に掲げた点を注意する．

### 3）運動の内容と方法

主なストレッチについて以下に紹介する（図 8-20）．

**❶腰部（図 8-20 a,b）**

効果：腰痛の緩和，股関節の柔軟性アップ，そ径部痛予防・緩和

方法：a；手を膝の上に置き，脚を開いて腹部を圧迫しないよう胸に引きつけ，ストレッチする．b；そのままの姿勢で，手で膝を支えながら大きく円を描くように回す．

**❷背～殿部（図 8-20 c,d）**

効果：姿勢の改善，腰痛予防・緩和，殿筋の筋力低下防止

方法：c；腰椎をまっすぐ伸ばす．d；息を吐きながら，殿筋を締め腰椎を丸めて，ストレッチする．c，d を繰り返す．

**❸下肢（図 8-20 e）**

効果：ミルキングアクションによる下肢循環の改善，浮腫および静脈瘤予防・緩和，下肢痙攣の予防．

静脈には血液の逆流を防ぐ弁があり，運動によっ

### 表 8-11 ストレッチのポイント

**①からだが冷えた状態では行わない**
からだが冷えた状態でストレッチを行うと，かえって筋肉を痛めやすく，またその効果は筋肉の温度が上がった状態で行うほど得られやすい．からだが冷えている場合は，軽いウォーキングなどを行ってからストレッチを行おう．

**②柔軟性は個人差がある**
柔軟性は骨格や関節の形の違いによる個人差や，加齢による低下もあるため，無理をせず，「伸びていて気持ちがいい」というレベルを大切にする．

**③伸ばす骨格筋を意識する**
効果的にストレッチするには，伸ばす骨格筋を意識しながら伸ばすことが重要である．

**④骨格筋を伸展する時間**
骨格筋をどのくらいの時間伸展させたまま静止するのがよいかという点については，まだ結論は出ていないが，10～20 秒が適当とする意見と，ACSM（アメリカスポーツ医学界）の 30 秒以上を維持するのが最も効果的とする意見がある[45]．

**⑤ストレッチでの呼吸**
目的とする骨格筋を伸展させていく場合，静かに息を吐きながら行う．静止状態に入ったら自然に呼吸を続ける．

**⑥方法**
1 つの運動について 1～3 回，途中に小休止を挟みながら行う[45]．

---

て，筋肉が収縮して静脈が圧迫されると，ミルクを絞るような動作になり，血液が心臓に送り返される．この筋肉によるポンプ作用での血液の還流をミルキングアクションという．

方法：e；つま先を引き上げ下腿三頭筋を伸ばす．次につま先を伸ばし収縮させる．これを繰り返す．

**❹骨盤底筋群のトレーニング（図 8-20 f）**

効果：骨盤底筋群筋力低下防止と弛緩の修得．

方法：f；足は腰幅程度に開き，背部・足底を床にしっかりつける．息を吐きながら，肛門を締めるよう意識し，骨盤底筋群を収縮させる．このとき，ベルトの位置あたりの腰が床から浮かないように注意する．次いで息を吸いながら，骨盤底筋群を弛緩する．これを繰り返す．

**❺胸部：乳汁分泌促進に向けて（図 8-20 g）**

方法：上腕を上下させることによって前腋窩腺を軽くたたくように刺激する．

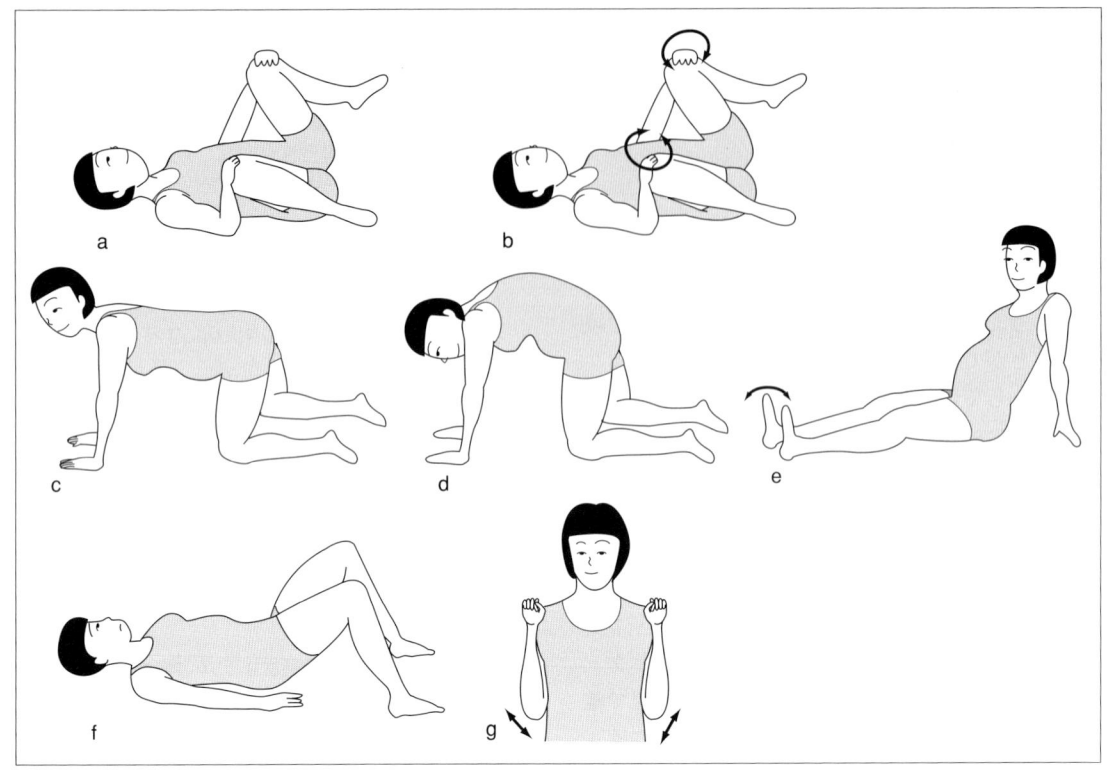

図8-20 主なストレッチの方法

### C マタニティエクササイズのバリエーション

　1980年頃までは，運動や振動は流産の原因になると考えられ，妊婦に対して安静を基本とする生活指導が主流であった。しかし，流産の原因の解明や妊婦に対する運動の安全性が明らかとなり，健康な妊婦はスポーツを行う風潮となり，妊婦スポーツが普及してきている。ここでは特徴あるマタニティエクササイズのバリエーションを紹介する。

#### 1）妊婦スポーツ
##### ❶マタニティビクス[46]
　1980年代に田中泰博が提唱したマタニティビクスは，エアロビクス理論に基づいた妊婦のための有酸素運動である。全身運動である，心拍を監視しながら行える安全性の高い運動である，楽しく継続性が高い，総運動量が大きいといった特徴がある。開始は妊娠14週以降で，初産婦は分娩直前まで，経産婦は37～38週まで行える。レッスンは日本マタニティビクス協会認定のインストラクターが行う。

##### ❷マタニティスイミング（MS）[47]
　1970年代に室岡一らが提唱し，本邦で最も多く実施されている妊婦スポーツである。MSは日常生活の立位の姿勢から，水中の浮力を利用した水平位の運動により体重が約9分の1となり，重力からの解放が得られる。このため，血行の改善，うっ血の解除が期待でき，全身を動かすため日常の運動不足の解消に役立つ。さらに，水泳後の爽快感も得られる。また，MSのスケジュールに含まれる弛緩法・呼吸法・水中座禅・Mc-Roberts体位の修得は，分娩への自信と積極的な意欲の形成につながる。

##### ❸マタニティヨーガ[48]
　1980年代に森田俊一らが提唱したマタニティヨーガは，心肺機能の増進や筋肉増強を目的とするのではなく，自己の身体の気づきや身体感覚を高めるためのもので，アクティブバースの基本である。妊娠15～16週より開始し，1回のプログ

### トピックス

## 学級のバリエーションとその動向

　最近の分娩準備教育は，妊婦のみを対象とするのではなく，妊婦を取り巻く家族を含めた学級や，学習内容では妊娠・分娩に関する内容に加え，産後や育児も含めた内容の学級が開催されている。また経産婦のみの学級など，妊婦の特性により合った学級もある。さらにその方法は，従来の講義形式による知識伝達型の教育から，相互的なコミュニケーションを主体とし，対象の主体的な行動変容を目指す学級も開催されている。ここでは特徴のある学級を紹介する。

　**両親学級**　子育ては共同であるという観点から，両親に対する学級を開催し，夫婦の相互理解を深めることに役立っている。

　**父親学級**　「父親学級」の名称では，幼児・学童の父親を対象としたものや，出産準備教育では父親も含めた両親を対象とするものが多かった。しかし，最近ははじめて出産を迎える父親を対象とする健康教育も開催されている。

　**ペア学級**　夫だけでなく，母親を取り巻く祖母・子ども・友人などを対象とした学級。

　**経産婦の母親学級**　初産婦と同じプログラムでなく，経験によってわかっている部分は省き，経産婦に必要な「経産婦の分娩経過」や「上の子どもへの対応」などに内容を厳選した学級。

　**多胎両親学級**　多胎妊娠は妊娠経過への不安が強く，また育児では疲労も強く，子どもの発育・発達の差や両親への反応の違いなどが誘因になって，虐待も起こりやすい。妊娠中から，多胎を共有する仲間と出会い，コミュニケーションの場を持つことで不安が軽減し，産後の交流にも役立っている。

　**セルフヘルプグループ形成を目指した母親学級**[1]　セルフヘルプグループとは，仲間同士が支え合うグループである。セルフヘルスグループの理論に基づき，助産師が，妊娠期より育児期まで，少人数固定継続制の妊婦のグループを専属で担当し，参加者同士がお互いに助言やサポートをし合える関係を築けるようにサポートしている。

　**ペアレンティングエデュケーション**[2]　CCB（Changing Childbirth）研究会主催。妊娠以前からの，人間の生涯発達という観点に立った，一貫した親性・養護性育成の支援を目的とした包括的援助（parenting education：PE）の視点から，従来の出産準備教育を再構成するため検討されている。

### 引用文献

1) 伊藤敦子, 他：セルフヘルプグループ形成を目指した母親学級と助産師の役割. ペリネイタルケア 23(3)：261-65, 2004.
2) 小嶋理恵子, 斉藤真緒：日本におけるペアレンティングエデュケーションの可能性. ペリネイタルケア 22(1)：91-95, 2003.

### 参考文献

・堀内成子, 他：特集；女性の産む力を引き出すケア. 助産婦雑誌 55(10)：844-87, 2001.
・毛利多恵子, 他：特集；こころとからだの出産準備. ペリネイタルケア 21(7)：551-71, 2002.
・竹内正人, 他：妊娠生活を明るく楽しく過ごすために—大学病院における工夫と実際. 周産期医学 32(10)：1340-44, 2002.
・北山裕子：母親学級・ペアクラス, 助産婦・看護婦のための周産期チームマニュアル. ペリネイタルケア 2001年夏季増刊：166-72, 2001.

（川瀬浩子）

---

ラムには，肩や胸，腰，脚，骨盤底に作用する体位をそれぞれ少なくとも1つは取り入れ，全身をバランスよく動かす。また体の前屈やそり・ねじりも含め，1回のプログラムは1時間程度とする。

#### 2) 運動療法

　従来妊婦スポーツの対象は，正常な妊娠経過をたどる妊婦であり，ハイリスク妊婦のスポーツは禁止されていた。しかし，内科領域では，肥満・糖尿病・高血圧症に対する運動療法は確立されており，さらにマタニィビクスメディカル[49]など，ハイリスク妊婦に対する運動療法の研究[50,51]により効果が明らかとなりつつある。今後は，十分な

母体管理や胎児モニタリングを行いながら，的確な運動処方を行うことによって，内科領域における運動療法のように，妊婦スポーツが妊娠高血圧症候群や妊娠糖尿病などの発症予防としてばかりでなく，治療の一環として発展していくことが期待される。

（川瀬浩子）

## 7 妊娠中のマイナートラブルへの支援

　マイナートラブルとは，妊娠による生理的な変化や心理的要因によって生ずる不快症状で，重大な器質的疾患や合併症のない身体および精神の症状を指す。そのほとんどは妊娠経過中に自然に軽快・回復するが，ときに鑑別を要する重篤な合併症が隠れていることもあるので注意を要する。また，訴えには非妊時とは異なるさまざまな自覚的・他覚的症状を含み，妊娠週数に応じて変化する。訴えの強さや発生頻度も個人差が大きい（図8-21）。身体の生理的変化だけでなく，妊娠による心理的葛藤や不安などが原因となる場合もある。

　以下に妊娠中に起こりやすいマイナートラブルの原因・症状・対策について概説する。

| マイナートラブル | 0 4 8 12 16 20 24 28 32 36 40 (週) | 発生頻度 |
|---|---|---|
| 嘔気・嘔吐 | | 50〜80% |
| 胸やけ | | 10〜30%(胃症状) |
| 腰背部痛 | | 50〜60% |
| 便秘 | | 2〜56% |
| 痔(痔核) | | 約30% |
| 頭痛・頭重感 | | 5〜15%(頭痛) |
| 眠気 | | |
| 不眠 | | |
| 下腹痛 | | |
| 息切れ | | 5〜10%(動悸含む) |
| 立ちくらみ | | 5〜30% |
| 静脈瘤 | | 5〜20% |
| 下肢の痙攣 | | 40〜60% |
| 四肢のしびれ | | |
| 月経様出血 | | |
| 妊娠性帯下 | | |
| 歯ぎん(肉)出血 | | 30〜75% |
| 鼻出血 | | |
| 尿意頻数・頻尿 | | |
| 妊娠性浮腫 | | 2〜10% |
| 掻痒感 | | (妊娠掻痒症) |
| 毛髪のトラブル | | |
| 妊娠顔貌 | | 70% |

図8-21　妊娠中のマイナートラブルの起こりやすい時期と発生頻度
（文献52，53より一部改変）

表8-12　嘔気・嘔吐の原因・症状と対策

| 原因 | 随伴症状 | 対策 | |
|---|---|---|---|
| 1. 妊娠による内分泌の変化 hCG高値，一過性の甲状腺機能亢進，プロゲステロンによる胃蠕動運動の低下<br>2. 社会・精神的変化 妊娠，出産への不安，望まない妊娠，パートナーをはじめとする家族との不仲，低学歴，低所得階層，低年齢層，精神疾患（うつ病，神経症など）の既往，妊娠中の家事・育児への不安，経済的不安，疲労，高温多湿な環境，臭気など<br>3. Helicobacter pylori 感染<br>4. 子宮の増大による胃の圧迫 | 1. 身体症状 食欲不振，唾液分泌亢進，全身倦怠感，体重減少，脱水，低栄養によるアシドーシス，嘔吐によるアルカローシス，低カリウム血症，ECG異常，テタニー，筋力低下，便秘，眠気，胸やけ，頭痛，胃もたれ，喉の違和感など<br>2. 精神症状 いらいら感，憂うつ感，ストレス耐性の低下など | 1. 日常生活上の留意点<br>食事<br>・好みに合わせる。<br>・長時間空腹にしない。少量・分食とし，軽食を枕元に常備する。<br>・冷やして食べる。<br>・油ものを控える。<br>・飲み物と食物を一緒に摂らない。<br>・wet-to-dry nutrients，流動から固形へと進める。<br>・氷による水分補給<br>・環境調整：臭気（室内，香水，煙草，ペットなど）の除去<br>・家族の理解と協力<br>・家事，仕事の分担軽減<br>・不安や心配事の相談に乗る。 | 嗜好品：禁煙，禁酒の指導<br>その他：気分転換，十分な休息<br>2. 薬物療法<br>抗ヒスタミン薬，ドロペリドール，制吐薬，ステロイド剤，ビタミン薬（VB群），漢方薬（小半夏加茯苓湯，半夏厚朴湯，人参湯など）<br>3. アロマセラピー<br>柑橘系オイル，ペパーミントオイルの吸入，マッサージ，足湯など<br>ハーブティ飲用（ペパーミント，ジンジャー），含嗽など<br>4. ツボ：足三里，合谷，内関の指圧 |

## 表 8-13 胸やけの原因・症状と対策

| 原因と病態 | 症状 | 対策 |
|---|---|---|
| 増大した子宮による胃の圧迫 → 胃内圧の上昇 → 胃食道逆流現象 → 胃酸逆流<br>プロゲステロン分泌 → 胃腸の蠕動運動低下 → 食物滞留時間の延長 → 胃酸分泌亢進<br>→ 胸やけ | 胸骨裏面から心窩部へかけての熱感, 灼熱感<br>胸部ないし上腹部の不快感 | 1. 日常生活上の留意点<br>食事：少量・分食, 早食い, ススリ食いをしない, 脂っこいものは避ける。<br>姿勢：胃部を圧迫するような前屈位, 食事直前, 直後の臥位を避ける。<br>衣服：ウエストを締め付けないゆったりしたものを着る。<br>便通調整：特に便秘予防<br>体重コントロール<br>嗜好品：コーヒー, 緑茶, チョコレートなどを避ける。<br>禁煙<br>2. 薬物療法：制酸薬, 粘膜保護薬など。<br>3. ツボ：足三里, 心兪, 隔兪の指圧<br>4. アロマセラピー<br>ペパーミントティの飲用など |

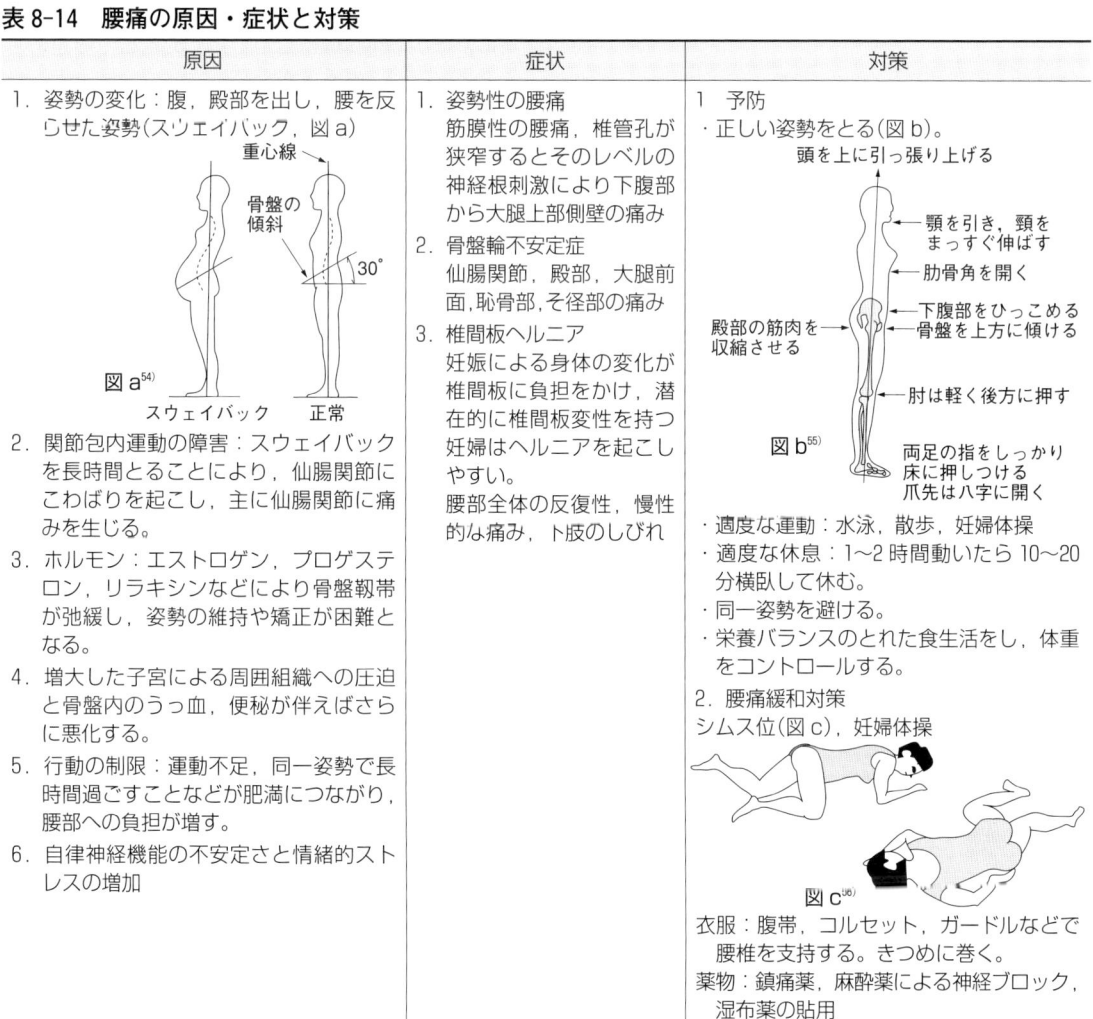

## 表 8-14 腰痛の原因・症状と対策

| 原因 | 症状 | 対策 |
|---|---|---|
| 1. 姿勢の変化：腹, 殿部を出し, 腰を反らせた姿勢（スウェイバック, 図a）<br>2. 関節包内運動の障害：スウェイバックを長時間とることにより, 仙腸関節にこわばりを起こし, 主に仙腸関節に痛みを生じる。<br>3. ホルモン：エストロゲン, プロゲステロン, リラキシンなどにより骨盤靱帯が弛緩し, 姿勢の維持や矯正が困難となる。<br>4. 増大した子宮による周囲組織への圧迫と骨盤内のうっ血, 便秘が伴えばさらに悪化する。<br>5. 行動の制限：運動不足, 同一姿勢で長時間過ごすことなどが肥満につながり, 腰部への負担が増す。<br>6. 自律神経機能の不安定さと情緒的ストレスの増加 | 1. 姿勢性の腰痛<br>筋膜性の腰痛, 椎管孔が狭窄するとそのレベルの神経根刺激により下腹部から大腿上部側壁の痛み<br>2. 骨盤輪不安定症<br>仙腸関節, 殿部, 大腿前面, 恥骨部, そ径部の痛み<br>3. 椎間板ヘルニア<br>妊娠による身体の変化が椎間板に負担をかけ, 潜在的に椎間板変性を持つ妊婦はヘルニアを起こしやすい。<br>腰部全体の反復性, 慢性的な痛み, 下肢のしびれ | 1 予防<br>・正しい姿勢をとる（図b）。<br>・適度な運動：水泳, 散歩, 妊婦体操<br>・適度な休息：1～2時間動いたら10～20分横臥して休む。<br>・同一姿勢を避ける。<br>・栄養バランスのとれた食生活をし, 体重をコントロールする。<br>2. 腰痛緩和対策<br>シムス位（図c）, 妊婦体操<br>衣服：腹帯, コルセット, ガードルなどで腰椎を支持する。きつめに巻く。<br>薬物：鎮痛薬, 麻酔薬による神経ブロック, 湿布薬の貼用<br>アロマセラピー：香油（カモミール, マジョラムなど）によるマッサージ, 腰湯<br>ツボ：承山, 腰兪, 腎兪などの指圧 |

### a 嘔気・嘔吐

妊娠初期(5～6週頃から起こり，12～16週頃自然治癒する)に起こる嘔気・嘔吐はつわりとして知られ，50～80%の妊婦が経験する。妊娠後期にも発症しやすい(表8-12)。

### b 胸やけ

妊娠20～24週以降に起こりやすい。ほとんどは増大した子宮が胃を圧迫することにより起こる生理的なもので，36週頃児頭が下降すると軽減，消失する。胃内圧が上昇し，胃食道逆流現象が起こるため胸やけを生じる(表8-13)。

### c 腰痛

腰痛は妊婦の50～60%が訴える症状で，そのうちの6割は20～31週に初発し，最も多いのは36週頃である。一過性で分娩終了とともに自然に消失することが多い(表8-14)。

### d 便秘・痔核

便秘は回数または便性状の変化(硬便)によって排便が順調に行われない状態である。妊娠中は腸管へのホルモンの作用や増大する子宮の圧迫により便秘になりやすく，痔の原因，増悪因子となることもある(表8-15)。

一方，痔核は妊娠中期以降に起こりやすく，妊婦の1/3にみられる痔(直腸や肛門付近の病気を含めた総称)のなかで半数以上を占める。肛門管の歯状線より下方にある肛門静脈叢から発生する外痔核と，歯状線より上方にある直腸静脈叢から発生する内痔核がある(表8-16)。

### e 頭痛・頭重感

妊娠や分娩に対する不安から精神的な緊張を起こし，頭痛が生じるときがある。妊娠初期や末期に起こりやすい。眼精疲労，アレルギー性鼻炎，感冒，腫瘍などに起因するものとの鑑別が必要である。また後期は妊娠高血圧症候群との関連にも注意を要する(表8-17)。

### f 眠気

妊娠初期には疲れやすく眠気を訴えることが多い。妊娠による心身の変化に対応できないことが一因である(表8-18)。

### g 不眠

睡眠に関しては，妊娠初期および末期に，寝つき

**表8-15 便秘の原因・症状と対策**

| 原因 | 症状 | 対策 |
|---|---|---|
| 1. プロゲステロンによる消化管蠕動運動の抑制<br>2. 水分再吸収の増加<br>3. 日常生活の変化<br>・食事：妊娠初期はつわりによる食思不振で，妊娠末期は増大した子宮による胃の圧迫で経口摂取量が減る。<br>・活動量の低下：運動不足<br>・便意の抑制<br>4. 心因性<br>5. 薬剤の影響：<br>・下剤による痙攣性便秘，機能性便秘<br>・鉄剤による便の硬化<br>・鎮咳薬，ブスコパンなどによる消化管蠕動運動の抑制 | 便の硬化，兎糞便，便通回数の減少<br>腹痛<br>嘔気，嘔吐<br>痔の悪化(痔の項参照) | 1. 日常生活上の留意点<br>食事<br>・水分や食物繊維(野菜，ぬか，新鮮果実など)の摂取量を増やす。<br>・朝食は必ずとる。<br>・起床時または朝食後コップ1杯の冷水を飲む。<br>適度な運動：水泳，散歩，妊婦体操<br>排便習慣をつける：毎朝一定時間にトイレに行く習慣をつける。<br>便意を我慢しない。<br>2. ツボ：神門，天枢，三陰交，足三里，合谷などの指圧<br>3. マッサージ<br>　臍を中心に左下腹部へ向けて「の」を書くようにマッサージする。<br>4. その他<br>　ハーブティの飲用：ドクダミ，アマチャヅルなど。プルーンジュースの飲用<br>　ペパーミントオイルを使った温湿布，マッサージ<br>5. 薬物療法<br>塩類下剤：酸化マグネシウム，硫酸マグネシウム，マグコロールなど<br>大腸刺激性下剤：プルゼニド，ラキソベロン，アローゼンなど<br>坐薬：レシカルボンなど |

表 8-16 痔核の原因・症状と対策

| 原因 | 症状 | 対策 |
|---|---|---|
| 1. 内分泌環境の変化による静脈壁の弛緩<br>2. 循環血液量の増加ならびに増大した子宮による総腸骨静脈などの圧迫に起因する静脈圧の上昇<br>3. 便秘傾向による肛門周辺の静脈のうっ血と，平滑筋線維や結合織の増大<br>4. 強い努責，過度の腹圧 | 1. 外痔核<br>激痛<br>2. 内痔核<br>出血,脱肛,<br>残便感 | 1. 日常生活上の留意点<br>便通調整：(便秘の項参照)<br>排便時の注意<br>・強く息まない。<br>・トイレに長く座らない。<br>・和式より洋式がよい。<br>食事：アルコールや香辛料など刺激物を避ける。<br>動静<br>・長時間の立位，座位は避ける。<br>・重い物を持つ，力仕事，過激なスポーツなど腹圧のかかる動作を避ける。<br>局所の血行促進：腰湯，殿部浴など局所の温罨に努める。<br>清潔：排便後微温湯で肛門洗浄する。<br>2. 薬物療法<br>下剤：(便秘の項参照)<br>経口薬：サーカネッテン，エスベリン<br>坐薬,軟膏：強力ポステリザン，プロクトセディル，ネリプロクトなど<br>3. ツボ：腰兪，下髎，百会などの指圧<br>4. アロマセラピー：グレープフルーツオイル・サイプレスオイルなどによる下半身のマッサージなど |

表 8-17 頭痛・頭重感の原因・症状と対策

| 原因 | 症状 | 対策 |
|---|---|---|
| 妊娠による急激なホルモン分泌の変化や，精神の不安定さに起因する自律神経の失調 | ときに視力低下，肩こり，歯痛などを伴う。 | 1. 十分な休息<br>2. 視力にあった眼鏡の使用<br>3. 細かい文字，テレビ，コンピュータなどを控える。<br>4. パートナーや家族の理解と協力を得，不安を軽減する。<br>5. 気分転換<br>6. 感冒などに罹患した場合，長引かせない。<br>7. 頑固な頭痛，随伴症状のある場合など鑑別を要するときは，専門医の診察を受ける。<br>8. ツボ：天柱，風池，百会の指圧<br>9. ヘッドマッサージ：頭皮を刺激し，血行を促す。<br>10. アロマセラピー：ペパーミントオイル，ラベンダーオイルなどの塗布 |

表 8-18 眠気の原因・症状と対策

| 原因 | 症状 | 対策 |
|---|---|---|
| 1. 妊娠によるホルモン分泌の急激な変化や，精神的な不安に起因する自律神経の失調<br>2. 心身の変化に対する不適応からくる疲労の蓄積 | 昼夜を問わない眠気，倦怠感など | 1. 十分な休息<br>2. 軽労作への配置転換，家事労働の分担<br>3. 本人およびパートナー，家族への十分な説明，不安の軽減<br>4. 適度な運動，心身のリラックス<br>5. 規則正しい生活をし，リズムをつかむ。 |

が悪い，眠りが浅い，何度も目が覚めるなどといった訴えがある。とりわけ末期には分娩への不安が高じ，不眠となることが多い(**表 8-19**)。

### h 下腹痛

マイナートラブルとしての下腹痛と病的なものとがあり，鑑別が重要である(**表 8-20,21**)。

### 表 8-19 不眠の原因・症状と対策

| 原因 | 症状 | 対策 |
|---|---|---|
| 1. 妊娠初期：頻尿，妊娠への不安，ボディイメージの変化に対する不適応など<br>2. 妊娠末期：頻尿（特に夜間），頻回の胎動，分娩への不安など | 入眠困難，浅眠，頻回の覚醒，疲労感，いらいら感，倦怠感など | 1. 適度の運動：妊婦体操，水泳，散歩，家事労働など<br>2. リラクゼーション：弛緩法や呼吸法の練習<br>　アロマセラピー：ラベンダーの吸入，マッサージ，足浴など，ハーブティ（リンデン）の飲用<br>3. 環境調整：静かな部屋，使い慣れた寝具の使用など。<br>4. 就寝前の注意：<br>　・コーヒー，緑茶などカフェインの多い物を飲まない。<br>　・刺激の強い本，テレビなどをみない。<br>　・ぬるめの湯に入り，心身をリラックスさせる。 |

### 表 8-20 下腹痛の原因・症状と対策

| 原因 | 症状 | 対策 |
|---|---|---|
| 1. 妊娠初期<br>ブラックストン・ヒックス収縮 | 痛みを伴わない生理的な子宮収縮，性器出血，妊娠経過への影響なし。 | 安静，経過観察 |
| 2. 妊娠中期以降<br>便秘 | 排便前の過度の腸管蠕動運動亢進による下腹痛 | 便秘予防（便秘の項参照） |
| 増大した子宮による円靱帯などの牽引 | 下腹部やそ径部の牽引痛，時に激痛で持続的になったり，体位の変化で痛みが変化することあり。 | 安静，腹帯やガードルの着用による子宮の支持<br>12 週以降：非ステロイド系消炎鎮痛薬の投与<br>28 週以降のインドメタシン投与は禁忌 |
| 妊娠に伴う卵巣静脈の拡張による尿管圧迫（卵巣静脈症候群） | 特に左下腹痛 | 安静<br>薬物療法：非ステロイド系消炎鎮痛薬，アセトアミノフェン |

### 表 8-21 鑑別を要する疾患

| 産婦人科系 | 消化器系 | 泌尿器系 |
|---|---|---|
| 妊娠初期：流産，子宮外妊娠<br>妊娠中期～末期：早産，常位胎盤早期剝離，子宮破裂<br>全般：卵巣出血，子宮腟部びらん，子宮頸管ポリープ | 虫垂炎<br>急性腸炎，憩室炎<br>大腸癌<br>イレウス<br>ヘルニア | 膀胱炎<br>尿路結石<br>膀胱がん |

### i 息切れ

妊娠末期（34 週頃）には息切れが起こりやすい（**表 8-22**）。

### j 立ちくらみ

起立性低血圧は一般的には立ちくらみと呼ばれる。妊娠初期に多発し，多くは生理的なものである（**表 8-23**）。

### 表 8-22 息切れの原因・症状と対策

| 原因 | 症状 | 対策 |
|---|---|---|
| 1. プロゲステロンによる呼吸中枢への刺激<br>2. 増大した子宮による肺の圧迫，横隔膜の上方への押圧<br>3. 貧血 | 多呼吸，浅表性動悸 | 1. 生活のリズムを変え，動作をゆっくりにする。<br>2. 胸部を圧迫しないような姿勢をとる。<br>　・座位：背筋を伸ばして座る。<br>　・横臥：上体をやや起こした姿勢<br>3. 貧血の予防，改善<br>　・鉄分，蛋白質，ビタミン類の摂取<br>　・鉄剤の服用，注射 |

### 表8-23 立ちくらみの原因・症状と対策

| 原因・発生機序 | 症状 | 対策 |
|---|---|---|
| 1. プロゲステロン上昇　　2. 子宮増大　　→末梢血管抵抗の減少　　　　↓　　→圧受容体感受性の低下　　骨盤内静脈への　　　→副交感神経優位　　　　血液分布拡大　　　　　　　↓　　下肢および体幹の静脈容量血管への血液貯留←　　　　　　　　　↓　　　　　静脈還流量，心拍出量の減少　　　　　　　　　↓　　　　　立ちくらみ（起立性低血圧） | 起立時のめまい気分不良 | ・いったん臥床し，ゆっくり時間をかけて起立する。・適度な運動を心がけ，静脈還流を促す。・ツボ：曲池，百会，臨泣の指圧 |

### 表8-24 静脈瘤の原因・症状と対策

| 原因およびリスク因子 | 症状 | 対策 |
|---|---|---|
| 1. 妊娠子宮による下大静脈の圧迫<br>2. 妊娠による子宮静脈，卵巣静脈からの腸骨静脈，下大静脈への血液還流の増加→下肢静脈圧の上昇<br>3. 表在静脈，貫通静脈における静脈弁の機能不全<br>　リスク因子：高年齢，経産婦，家族歴 | 1. 自覚症状：下肢倦怠感，緊満感，熱感，鈍痛，知覚異常，掻痒感など<br>2. 他覚症状：下肢，外陰，腟の静脈の拡張，怒張，蛇行<br>＊起床時よりも夕方に増強 | 1. 日常生活上の留意点<br>　衣服：そ径部を圧迫しない下着を着ける。<br>　動静：長時間同一体位をとらない。姿勢や体位を頻回に変える。<br>　便秘予防：（便秘の項参照）<br>　就寝時下肢を挙上する。<br>　適度な運動：静脈還流促進<br>2. 圧迫療法：弾性ストッキングの着用<br>3. 薬物療法：ビタミンE，血管拡張薬<br>4. 手術：12～19週頃，結紮法，静脈抜去術<br>5. アロマセラピー：グレープフルーツ，サイプレスオイルを使った血行促進マッサージなど |

### 表8-25 下肢の痙攣の原因・症状と対策

| 原因 | 症状 | 対策 |
|---|---|---|
| 1. 腓腹筋の筋肉疲労<br>2. 局所の循環不全<br>3. 血中Caの減少<br>4. 血中Naの減少<br>5. 過呼吸による呼吸性アルカローシス<br>　　　　↓<br>　　潜在性のテタニー状態 | 腓腹筋，ヒラメ筋の痛み，持続性の痙攣<br>＊安静時，運動時双方に認める。<br>＊妊娠末期の就寝中に起こりやすい。 | 1. 予防<br>・ストレッチ<br>・筋緊張の予防：高すぎるまたは低すぎるヒールの靴を避ける。<br>・就寝時底屈位にならないようにする。<br>・体重コントロール<br>・Ca，ビタミン$B_1$，Dの補給：乳製品，小魚の摂取<br>・リン酸の過剰摂取を避ける。<br>2. 下肢のマッサージ，保温<br>3. 筋肉の伸展<br>4. 薬剤：カルシウム製剤，高張糖液，生理食塩水，漢方薬（芍薬甘草湯） |

### k 静脈瘤

静脈瘤は妊婦の5～20%にみられ，主として妊娠末期に下半身，特に下肢，外陰，腟の静脈が怒張することにより起こる。妊娠を誘因として発症し，妊娠・出産を繰り返すことで悪化しやすい（表8-24）。

### l 下肢の痙攣

こむらがえりと呼ばれる下肢の痙攣は，腓腹筋

### 表 8-26 四肢のしびれの原因・症状と対策

| 原因 | 症状 | 対策 |
|---|---|---|
| 1. 浮腫による手根管の腫脹で正中神経が圧迫される。<br>2. 末梢神経の興奮性亢進<br>3. 手関節の疲労など | 示指, 中指を中心としたしびれ, 疼痛, こわばり<br>＊起床時に強く, 手を振ると楽になる(flick sign)。 | 1. 安静<br>2. 減塩食, 水分を控える。<br>3. 薬剤：ビタミン$B_{12}$, ステロイド薬, 消炎薬, 利尿薬, 末梢循環改善薬<br>4. 手術：手根管解放術 |

### 表 8-27 月経様出血の原因・症状と対策

| 原因 | 症状 | 対策 |
|---|---|---|
| 妊娠ホルモンレベルが十分高くなっていない。 | 性器出血<br>＊通常の月経より量, 持続日数ともに少ない。 | 1. 十分な説明をし, 安心させる。<br>2. 出血が治まるまで安静<br>3. 出血が続くときは受診 |

### 表 8-28 妊娠性帯下の原因・症状と対策

| 原因 | 帯下の性状 | その他の症状 | 対策 |
|---|---|---|---|
| 1. エストロゲンによる腟, 子宮頸部の充血, 分泌物の増加 | 無色透明〜乳白色またはクリーム色, 臭気なし | 特になし | ・局所の清潔<br>・木綿素材の下着とし, 頻回に取り替える。 |
| 2. カンジダ腟炎 | 白色酒かす状, カッテージチーズ状 | 搔痒感, 発赤 | 上記に加え<br>・手指の清潔<br>・局所には石けんを使用しない。<br>・抗真菌薬の投与 |
| 3. トリコモナス腟炎 | 漿液性または希薄膿性泡沫状, 白色クリーム状 | 腟入口から前庭にかけてのヒリヒリ感, 搔痒感, 尿道炎, 膀胱炎症状 | ・抗原虫薬の投与 |
| 4. 子宮腟部びらん | 赤味を帯びた帯下 | 性器出血 | ・受診, 経過観察 |

に生じる不随意的な疼痛を伴った急激な痙攣を指す。足底部や大腿部, 殿部にも起こる。妊娠中期後半から末期にかけて増加し, 4〜6割の妊婦にみられる(表 8-25)。

### m 四肢のしびれ(知覚異常)

妊娠中期以降, 四肢にしびれを起こすことがある。手に出現することが多く, 主に手根管症候群である(表 8-26)。

### n 月経様出血

月経様の出血が, 妊娠初期, 月経予定日頃に少量みられることがある(表 8-27)。

### o 妊娠性帯下

妊娠8週頃から妊娠性帯下が増加する。特に妊娠末期にはエストロゲンの影響で腟や子宮頸部の充血, 分泌物の増加が起こり, 帯下が増える。妊娠中は腟炎に罹患しやすく, 鑑別が必要である(表 8-28)。

### p 歯ぎん(肉)出血・鼻出血

妊婦の30〜75％に歯肉炎症状がみられる。発赤, 浮腫, 過形成, 出血の増加といった症状が4〜31週頃まで続く。また鼻粘膜も浮腫や充血を起こし, 刺激で出血しやすい(表 8-29)。

### q 尿意頻数・頻尿

尿意の増加は妊娠初期および末期に起こりやすい。妊娠時は6週頃より腎臓が肥大, 尿路系が拡張し, 残尿が増えて尿路感染を起こしやすい。尿路感染との鑑別が必要である(表 8-30)。

### r 妊娠性浮腫

妊婦は妊娠時の生理的変化により特に夕方, 就寝前頃下肢や足首, くるぶしがむくみやすくなる。

表 8-29　歯ぎん（肉）出血・鼻出血の原因・症状と対策

| 原因 | 症状 | 対策 |
|---|---|---|
| 1. プロゲステロンによる血管拡張，透過性の亢進→歯肉，鼻粘膜の浮腫，充血<br>2. エストロゲンによる血管壁の細胞増加，角化減少→炎症伸展<br>3. 妊娠による免疫応答の変化<br>　細胞性免疫の低下，白血球走行能の低下，抗体産生の減少，T cell の反応の低下，末梢血中の CD4 と CD8 比の低下，IL-6 産生減少による局所の炎症への抵抗性低下<br>4. つわりや食習慣の変化による口腔内環境の悪化 | 歯肉出血，浮腫，過形成<br>鼻出血，鼻粘膜の浮腫，鼻閉感 | 1. 歯ぎん出血<br>・口腔清掃の徹底<br>・食事：ビタミン C を含む野菜，果物の摂取<br>　Ca を含む食品の摂取。甘い物を控える。<br>・定期的な口腔健診による口腔清掃指導，歯周治療，プラークコントロール<br>・ペパーミントオイルを使った含嗽<br>2. 鼻出血<br>・鼻を強くかまない。<br>・鼻をいじらない。<br>・鼻孔内の乾燥を防ぐ（ワセリン塗布，吸入，加湿器の利用など） |

表 8-30　尿意頻数・頻尿の原因・症状と対策

| 原因 | 症状 | 対策 |
|---|---|---|
| 1. 増大する子宮および胎児先進部による膀胱圧迫，骨盤神経圧迫，刺激<br>2. プロゲステロンによる膀胱粘膜の充血 | 尿意頻数，頻尿だけでなく，膀胱炎などを併発すると，発熱，排尿時痛，残尿感，血尿なども出現 | 1. 尿意を我慢しない。<br>2. 過労を避け，十分な休息をとる。<br>3. 局所の清潔<br>4. 栄養バランスのとれた食事の摂取<br>5. 眠前の水分摂取を控える。 |

表 8-31　浮腫の原因・症状と対策

| 原因 | 症状 | 対策 |
|---|---|---|
| 1. 妊娠による Na の筋肉や皮膚組織への取込みと排泄の減少<br>2. エストロゲンによる毛細管壁の浸透圧の増加による組織内への水分貯留 | 皮膚の腫脹感，倦怠感<br>悪化するとしびれ，こわばり | 1. 過労を避け十分な休息をとる。<br>2. 横臥時は下肢を挙上する。<br>3. 塩分摂取を 10g/日ぐらいにする。<br>4. 水分は控えない。<br>5. 血行促進：下肢の運動<br>6. ツボ：湧泉，複溜などの指圧<br>7. マッサージ<br>　下肢（内踝周囲ふくらはぎ内側から膝窩まで）および手のマッサージ<br>8. その他：足湯，ハーブティ飲用（キササゲ茶）<br>　サイプレス，レモン，ジュニパーオイルを使った足浴，マッサージ<br>9. 体重，血圧，尿蛋白の定期的なチェックをし，他疾患と鑑別する。 |

多くは限局性で一過性のものであるが，腎疾患や心疾患，妊娠高血圧症候群を合併すると眼瞼，顔面，手指，全身に及ぶこともある（表 8-31）。

### s 掻痒感

妊娠掻痒症は妊娠に伴う皮膚の変化により，妊娠末期，特に 30 週前後に好発する。かゆみは腹部を中心に四肢へと拡大する（表 8-32）。

### t 毛髪のトラブル

毛髪にもトラブルが生じやすくなる。多毛，脱毛，白髪，フケなどのトラブルが生じる。特に多毛は全妊婦にみられ，顔面，上下肢，背部などの体毛が増える。脱毛は妊娠中よりも産褥期に著し

表 8-32 掻痒感の原因・症状と対策

| 原因 | 症状 | 対策 |
|---|---|---|
| エストロゲン上昇に伴う肝内胆汁うっ滞 | 1. 自覚症状<br>腹部を中心とし，四肢へと拡大する皮膚掻痒感<br>2. 他覚的所見<br>・GOT，GPT，γ-GTP，ALPの上昇<br>・リンパ球と組織球の血管周囲への浸潤<br>・皮疹なし。<br>・早産傾向が高い。 | 1. 日常生活上の留意点<br>衣服：下着類は，低刺激性，高吸湿性の素材でゆったりした物を選ぶ。<br>食事：脂っこい物は避ける。<br>全身の清潔：低刺激性，無香料の石けんの使用，ナイロン製のタオルは避ける。<br>爪の手入れをし，掻き傷を作らないようにする。<br>2. 薬物療法：ステロイド軟膏，皮膚軟化剤，ヒドロキシジン<br>3. ツボ：曲池，築賓の指圧 |

表 8-33 毛髪のトラブルの原因・症状と対策

| 原因 | 症状 | 対策 |
|---|---|---|
| ホルモンの影響という説があるが，詳細不明<br>多毛：下垂体前葉からのACTH，胎盤からのゴナドトロピンの分泌亢進と，それによるコルチコステロイド，卵巣や副腎からのアンドロゲンの増加<br>脱毛：男性ホルモンの増加，心因性 | 多毛：顔面，四肢，背部<br>　　　発汗増加，皮脂分泌亢進<br>脱毛：ときにストレスによる円形脱毛<br>＊妊娠中は生毛期の毛包が増加するため脱毛は少ない。 | 1. 全身の清潔<br>2. 頭髪の手入れ<br>3. 多毛は妊娠による変化で，分娩後6か月以内に薄れてくることを説明し，安心させる。<br>4. 円形脱毛については，専門医を受診 |

表 8-34 妊娠顔貌などの原因・症状と対策

| 原因 | 症状 | 対策 |
|---|---|---|
| MSH(melanocyte stimulating hormone)，エストロゲン，プロゲステロン上昇 | 頬，目，口周囲，前額，鼻柱などに好発する暗褐色の色素沈着<br>＊紫外線，可視光線により悪化<br>＊分娩後消退(1年くらい) | 1. サンスクリーン：帽子や日傘の使用，日焼け止めクリームの塗布<br>2. ビタミンCを含む食品の摂取，ビタミンCの内服<br>3. 外用薬：ハイドロキノン，ステロイド，トレチノインを混合したもの<br>4. 十分な説明を行い，不安を軽減する。 |

い(表 8-33)。

### u 妊娠顔貌(妊娠性色素沈着)

妊娠するとクロアスマ(妊娠性褐色斑)，妊娠性雀斑，妊娠性顔貌を呈するときがある。70%の妊婦にみられる(表 8-34)。

(牛之濱久代)

●引用文献

III-1〜3
1) 松田静治編：妊産婦の感染症治療の手びき―副作用対策も含めて，ヴァンメディカル，1998.
2) 大森意策，他：梅毒―新生児期への対応．周産期医学 32(7)：921-24，2002.
3) 種村光代：風疹―妊娠中の風疹罹患への対応．周産期医学 32(7)：849-52，2002.
4) 小島俊行，他：トキソプラズマ症―母子感染と新生児期の対応．周産期医学 32(7)：857-62，2002.
5) 加藤誠，他：GBS感染症―妊婦のスクリーニング．周産期医学 32(7)：871-73，2002.
6) 安次嶺馨，他：GBS感染症―新生児期の対応．周産期医学 32(7)：875-80，2002.
7) 木下洋，他：クラミジア―新生児期の対応．周産期医学 32(7)：913-15，2002.
8) 千坂泰，他：パルボウイルスB19―母子感染とその対策．周産期医学 32(7)：903-7，2002.
9) 金田朋治，他：水痘―新生児期の対応．周産

期医学 32(7)：918, 2002.
10) 杉山幸八郎, 他：肝炎―新生児・乳児期の対応. 周産期医学 32(7)：897-902, 2002.
11) 佐藤孝道, 他編：実践妊娠と薬―1,173例の相談事例とその情報. 薬業事報社, 1992.
12) 柳沼愁訳：妊娠・授乳女性の薬のハンドブック, メディカル・サイエンス・インターナショナル, 1992.
13) 島本太香子：喫煙習慣の妊産婦への指導. ペリネイタルケア 19(14)：13-17, 2000.
14) 竹村喬：妊娠とたばこ―保健指導の立場から. ペリネイタルケア 21(4)：71-77, 2002.
15) 森山郁子：お酒, タバコ, 嗜好品など. 周産期医学 32(増刊号)：76-87, 2000.
16) 廣瀬雅哉, 他：飲酒習慣の妊産婦への指導. ペリネイタルケア 19(14)：8-12, 2000.
17) 小栗史朗編：環境問題と保健活動, 医学書院, 1990.
18) 木村真由美：睡眠と免疫, 現代のエスプリ 357号, 至文堂, 1997.
19) 松本清一：妊産婦ヘルスケア, pp.133-37, 文光堂, 1992.
20) 島田三恵子, 他：母親の妊娠中の就寝時刻と乳児の一日リズムの発達と関連. 母性衛生 40(1)：94-97, 1999.
21) 内藤博之：便秘と痔. 周産期医学 32増刊号：22-26, 2002.
22) 馬場忠雄：妊婦の栄養・食事指導の実際―便秘. 周産期医学 31(2)：223-26, 2001.
23) 中嶋有加里, 他：妊娠中の自動車運転. 周産期医学 32増刊号：66-69, 2002.
24) 佐藤章：旅行, 温泉（海外旅行も含めて）. 周産期医学 32増刊号：70-75, 2002.
25) マレー・エンキン, 他著, 北井啓勝監訳：妊娠・出産ケアガイド―安全で有効な産科管理, p.24, 医学書院, 1999.
26) 大川玲子：妊婦の性衝動. ペリネイタルケア 13(1)：47-52, 1994.
27) 木村好秀：妊娠中の性生活. 周産期医学 32増刊号：62-65, 2002.
28) 荻原さつき：妊娠と歯周疾患. 周産期医学 31(2)：40-45, 2001.
29) 遠藤圭子：周産期女性の口腔管理. 助産婦雑誌 56(11)：31-36, 2002.

III-4
30) WHO/CHD：Evidence for the ten steps to successful breastfeeding. WHO, 1998.
31) 大山牧子, 他：母乳と母乳育児に関する方針宣言―アメリカ小児科学会. 母乳育児に関するワーキンググループ. 周産期医学 31(4)：555-62, 2001.
32) 同掲書25), pp.18-22.

III-5
33) 厚生労働省健康局総務課生活習慣病対策室栄養調査係：日本人の食事摂取基準（2005年版）（概要）, 臨床栄養 106(1)：89-99, 2005.
34) 小切間美保, 他：妊娠期食生活の問題点と支援方法. 周産期医学 32(10)：1312-16, 2002.
35) 立山尚子, 他：つわり. 周産期医学 32増刊号：10-13, 2002.
36) 島田信宏：妊婦の栄養・食事指導の実際―妊娠悪阻. 周産期医学 31(2)：214-16, 2001.
37) 中林正雄：妊娠時の栄養―妊娠中毒症の栄養管理と治療の考え方を中心に. 臨床栄養 102(3)：296-99, 2003.
38) 土井正子：食事の工夫. 周産期医学 32増刊号：88-92, 2002.
39) 土井正子, 他：女性の食生活の妊婦・胎児への影響. 周産期医学 31(2)：201-6, 2001.
40) 前川有香, 他：肥満妊婦の栄養指導. ペリネイタルケア 19(14)：24-27, 2000.
41) 水上尚典：妊娠中毒症妊婦の栄養指導. ペリネイタルケア 19(14)：28-31, 2000.
42) 工藤尚文, 他：妊婦の栄養・食事指導の実際―貧血妊婦. 周産期医学 31(2)：243-47, 2001.
43) 佐藤和雄：貧血妊婦の食事指導. 周産期医学 22増刊号：117-20, 1992.

III-6
44) 中井章人, 神戸仁：運動強度と感情変化―マタニティスポーツが母体感情・精神状態に与える影響について. 臨床スポーツ医学 16(10)：1117-22, 1999.
45) 小沢治夫, 西端泉：健康運動指導者のためのフィットネス基礎理論（改訂版）, 日本エアロビックフィットネス協会, pp.348-49, 1997.
46) 田中泰博：周産期運動療法の実際, pp.38-41, メディカ出版, 1994.
47) 木村好秀, 他：マタニティスイミング―楽しくお産, 楽しく子育て. 周産期医学 32増刊号：123-27, 2002.
48) 森田俊一：妊婦のためのヨーガ, メディカ出版, 1991.
49) 前掲書46, pp.114-16.
50) 赤羽淳子, 野平知雄, 他：マタニティビクス（MB）の運動量および耐糖能異常妊婦の糖代謝からみたMBの効用. 母性衛生 35(2)：175-79, 1994.
51) 目崎登, 他：特集マタニティスポーツの現状と将来. 臨床スポーツ医学 16(10), 1999.
52) 堀口文：マイナートラブルとは何か, 妊娠中の不快症状と起こりやすい時期. 助産婦雑誌 48(9)：712, 1994.
53) 竹中美：妊婦のマイナートラブルと保健指導のあり方, 妊娠中の不快症状の起こりやすい時期と出現率. 助産婦雑誌 43(2)：93, 1989.

54) 神田隆善：File.2 腰痛，妊婦の姿勢（スウェイバック）．ペリネイタルケア 19(10)：983, 2000.
55) 松本清一監修：改訂版妊婦体操の理論と実際，p.92, 全国母子保健センター連合会, 1993.
56) 松本清一編：系統看護学講座専門 24, 母性看護学〔2〕，母性看護学各論 2, p.182, 医学書院, 1999.

● 参考文献

III-6
・松本清一監修：改訂版妊婦体操の理論と実際，全国母子健康センター連合会, 1993.
・田中泰博：マタニティビクス・テキストブック，日本マタニティビクス協会, 1997.
・日浅毅：目でみるアクティブバース―マタニティヨーガで自然出産，メディカ出版, 2000.

III-7
・荒木勤：最新産科学，正常編・異常編，文光堂, 2001.
・本多洋：妊娠中の minor disturbances, 下肢痙攣時の手当, 産婦人科 MOOK No.12, p.185, 1980.
・正岡直樹, 他：手のしびれ，足のけいれん，しびれ，痛みの部位. 周産期医学 32 増刊号：19, 2002.
・松本清一編著：新時代の母子保健指導と妊産婦の健康教育，ライフ・サイエンス・センター, 1986.
・本多洋：妊娠中の minor disturbances, 下肢痙攣時の手当, 産婦人科 MOOK No.12, pp.179-90, 1980.
・早坂篤, 他：File.1 妊娠掻痒症. ペリネイタルケア 19(10)：978-81, 2000.
・神田隆善：File.2 腰痛. ペリネイタルケア, 19(10)：982-87, 2000.
・北岡有喜：File.3 便秘, 妊娠中の便秘の科学. ペリネイタルケア 19(10)：988-92, 2000.
・後藤澪二：File.4 静脈瘤. ペリネイタルケア 19(10)：994-98, 2000.
・内藤博之：File.5 痔. ペリネイタルケア 19(10)：1000-4, 2000.
・中江華子：File.6 歯周病. ペリネイタルケア 19(10)：1006-9, 2000.
・橋本雅：File.7 こむら返り・手のしびれ. ペリネイタルケア 19(10)：1010-15, 2000.
・林公一：File.8 胸やけ. ペリネイタルケア 19(10)：1016-19, 2000.
・平山美智子：File.9 外陰部の不快感. ペリネイタルケア 19(10)：1020-22, 2000.
・福士義将：File.10 立ちくらみ. ペリネイタルケア 19(10)：1023-27, 2000.

・竹中美：妊婦のマイナートラブルと保健指導のあり方. 助産婦雑誌 43(2)：93, 1989.
・堀口文：マイナートラブルとは何か. 助産婦雑誌 48(9)：711-19, 1994.
・竹中美：マイナートラブルのある妊産褥婦の看護. 助産婦雑誌 48(9)：728-39, 1994.
・鮫島浩二：マイナートラブルの解決, 薬剤を使わない対処法. 助産婦雑誌 52(6), 1998.
・石河修：妊娠・産褥期の身体的変化とマイナートラブル―尿失禁・痔核・静脈瘤の予防. ペリネイタルケア 16(11)：1025-29, 1997.
・佐藤章：つわりがひどいのですが, 入院が必要でしょうか？ 周産期医学 28 増刊号：79-80, 1998.
・佐藤章：便秘がひどいが下剤を飲んでいいでしょうか？ 周産期医学 28 増刊号：98-99, 1998.
・佐藤章：下腹部痛があります. 医師には問題ないと言われましたが心配です. 周産期医学 28 増刊号：112-13, 1998.
・野原裕他：腰痛がつらいのですが？ 周産期医学 28 増刊号：149-51, 1998.
・宮川智幸：午前中に手がしびれてピリピリした感じがしますが？ 周産期医学 28 増刊号：182-83, 1998.
・岡井崇：痔がひどくなってきましたが？ 周産期医学 28 増刊号：228-29, 1998.
・岡井崇：下肢に静脈瘤ができていますが？ 周産期医学 28 増刊号：230-31, 1998.
・立山尚子, 他：つわり. 周産期医学 32 増刊号：10-13, 2002.
・西田正和, 他：下腹痛と腰痛. 周産期医学 32 増刊号：14-17, 2002.
・正岡直樹, 他：手のしびれ，足のけいれん. 周産期医学 32 増刊号：18-21, 2002.
・内藤博之：便秘と痔. 周産期医学 32 増刊号：22-26, 2002.
・渡辺尚, 他：妊娠静脈瘤. 周産期医学 32 増刊号：27-30, 2002.
・中田真木：妊娠・分娩に関連した尿失禁. 周産期医学 32 増刊号：35-39, 2002.
・萩原さつき：妊娠と歯科疾患. 周産期医学 32 増刊号：40-45, 2002.
・伊藤博之：プロポーションの変化と体重コントロール. 周産期医学 32 増刊号：46-50, 2002.
・原田晴美：妊娠中の皮膚の特徴と手入れ. 周産期医学 32 増刊号：57-61, 2002.
・鮫島浩二：妊娠・出産・育児のためのアロマセラピー, 池田書店, 2004.
・デニスティラン著, 宮原英二監修, 鈴木宏子訳：妊娠と出産のためのクリニカル・アロマセラピー, フレグランスジャーナル社, 2003.

### トピックス

## 胎児の記憶

　新生児に子宮内の音を聞かせるとよく眠る，母親の声によく反応するといった経験は一度はあるだろう。人間の記憶の中枢である「海馬」は胎児の脳でも妊娠4か月より完成し，機能している[1]といわれている。これに関し大島[2]は，記憶に深く関係するソマトスタチンがサルの胎児の「海馬」に多く含まれていたことで証明されていると述べている。妊娠4か月以降では音の種類を覚え，母親の声を記憶できる可能性を示唆している。しかし，胎内記憶に関する興味深い事例はあるものの，それらすべてが科学的に証明されたわけではない。

　三科[3]は，出生前6週間1日2回，同じ文章を母親が音読し，出生後48時間以内に母親がこの文章と，読んではいなかった文章を音読して聞かせたところ，胎内で聞いていた文章を聞いたときはサッキングが強くなり，区別していることを示す(Thomasm と Autgarten, 1966)ことや，胎内で聞いた曲と聞かなかった曲とでは新生児の反応が異なるということ，出産直後の新生児は胎内で聞いていた音を好む[3](Spence and DeCasper, 1987)，あるいは馴染みの音となる可能性がある[4]などの報告より，胎内で聞いていた文章や音を記憶し識別できる可能性を秘めている。

#### 引用文献

1) 三宅馨：胎児生命感覚補充刺激(胎教)．周産期医学 22(8)：1091-96, 1992.
2) 大島清：胎児教育，ごま書房，1988.
3) 三科潤：赤ちゃんはいつからどのように音を感じるの？周産期医学 31(7)：928-29, 2001.
4) 堀井満恵，他：胎児期からのミュージックセラピーに関する研究．富山医科薬科大学看護学会誌 2：87-94, 1999.

（堀内寛子）

# IV 家庭生活上の留意点

## 1 家族の期待と役割

### a 受胎と家族への影響

#### 1) 妊娠に対する家族の反応と妊婦への影響

　配偶者の妊娠は，夫に喜びを持って迎えられることが多く，父親という役割の自覚が，労働意欲などの社会生活にも影響を与えることもある。しかし，父親となる夫にはとまどいや不安もあるかもしれない。

　子ども数の少ない夫婦の両親にとっては，数少ない孫の誕生であり，強い期待と関心をもって迎えられることが多い。その一方で，両親が若年であることや，経済的・社会的事情から予定外の妊娠と受け止められ，周囲からの十分な支援を受けられないまま妊娠を継続する妊婦がいることを視

野に入れながら援助にあたらなければならない。
特に初妊婦の場合，家族が自分の妊娠をどのように受け止め，支えてくれるかは，妊娠期の心身の安定や母親役割を獲得していく経過に大きな影響を及ぼす。家族としての絆がまだ薄い段階にある配偶者の反応は，妊婦の妊娠の受容や，児への愛着に大きな影響を及ぼすことが考えられる。夫の喜ぶ姿や，理解，労りは妊婦の心身の安定に意味を持つだけでなく，夫婦の絆を強くするきっかけとなる。

逆に，妊娠期に周囲の人間が何気なく口にした言葉が，長年にわたって母親を苦しめることがある。たとえば，悪阻に苦しむ妊婦に対して「病気じゃないんだから」とか，帝王切開を選択せざるを得なかった母親に対して，「なんで，普通に生めなかったのかしら」などの言葉である。

夫婦の両親の過度の期待・関心は，社会的にまだ未熟な夫婦への干渉として現れることがあり，妊婦のストレスの原因になったり，自立した家族形成を阻害することがある。妊婦，特に初妊婦への家族の支援として望ましいのは，未知の体験に対して妊婦が抱く不安やとまどいを受容し，適切な慰安・支持を与えることであるが，家族であるがゆえに難しいという側面があることを私たちは理解する必要がある。

### 2）家族成員間の関係の変化

それまで，家族に内在していた問題や関係のあり方が，妊娠・出産をきっかけとして表面化，問題化することがある。

妊娠，出産，育児というのは，女性にとってライフサイクルのなかで重大なできごとである。危機状況と捉える視点も必要である。もちろん，この時期を，夫と協力しながら乗り越え，互いの絆を深め，人間的な成長を遂げていく夫婦がほとんどである。その一方で，親からの独立を果たし，ようやく一人立ちを始めていた妊婦の母親への依存度が増し，母娘密着へと退行する例もまれではない。このような状況に陥ると，夫は妻の母親に自分の役割を奪われ，疎外感を味わい，父親になる自覚の遅れや夫婦の絆を強化する機会を失うことになる。

また，就労中の妊婦の場合，仕事を続けるかどうか，妊娠をきっかけにして本人の意思と家族の希望の違いが明確になることがある。出産・育児のさまざまな場面において，夫婦と周囲の家族との価値観の違いが明確になる。その結果，さまざまな葛藤を経ながら，誕生する児を中心に，家族の関係が変化するという現象も起きる。

### 3）妊婦，その家族への援助について

「家」のなかにおける家族成員間の関係と相互の影響は，外から見通すことが難しい。また，家族のなかのごたごたを外に持ち出すことを「恥」とする考え方は，今も根強く残っている。

以上のような状況が，家族全体を見据えた援助を難しくしがちである。援助者は，さまざまな年代の対象との関係を構築していくために，援助者自身の価値観に捉われることなく家族構成員一人ひとりの理解を促すことが大切である。私たちからみて，表面に現れてくる現象は食い違いや，過度の干渉であっても，目指すものは，妊婦と児への「健康と幸福への願い」であることを認識しておきたい。

## ｂ 夫や家族との関係

平成12年度の人口動態統計によると，第一子出生時の母親の平均年齢は28歳[1]である。20代から30代前半の成人初期といわれる年代で第一子を出産，それが全体の90％を占める。

服部はこの年代について，個を保ちつつ他者と親密にかかわる行動に乗り出す，すなわち，恋愛，結婚，出産そして職業や社会生活などがそれで，これらの大きい課題に直面して生きていくなかでより成熟した人間性を発達させていくと述べている。しかし，親への依存，おとな社会への従属などからの脱皮が完了せず，経済的・日常生活的な依存といった，青年期とほとんど変わらない生活を継続している者も多いということも指摘している[2]。

以上のような発達段階にある男女が，それぞれの生まれ育った家族から自立し，互いの理解と情緒的な絆を深めながら夫婦関係の基盤を作りあげていく時期である。しかし，わが国では，婚礼から第一子の誕生までの時期が，平均1.89年程度（平成12年）[3]である。この期間では，夫婦間の理解や絆が十分できあがっているとはいえない。

受胎した女性は，喜びととまどいを併せ持つア

ンビバレントな感情を持つことが多く，心身の変化や出産への不安，これから果たさなければならない母親役割への緊張などを抱えがちである。それは1つの危機状況であるといえる。

以上のような両者の状況のなかで，妊婦が夫に期待する役割として，一般的に以下のような点が考えられる。

①妊婦の心身の変化やトラブルへの不安，分娩に対する不安・恐怖を受容しつつ支えること。

②出産に向けての，経済的・物的・人的準備に積極的に参加すること。

③妊婦の状況や胎児の存在について関心を持ち，それを態度に示すこと。

④妊婦が感じる，生活スタイルの変化に対するとまどい，母親役割に対する緊張・不安の理解と傾聴的態度の育成。

一方，寺門らの，夫の妊娠した妻に対する期待度と満足度の研究では，夫の9割以上が「健診の結果を知りたい」，「育児について話し合いたい」など，妊婦の支えになり「妊娠」を共有することを望んでいるという結果がある[4]。しかし，夫自身もまだ成熟への過程の途上にあり，仕事のストレスや自分自身の役割への不安などを抱え，十分に対応しきれていないという現状もある。妻の欲求と夫の反応に大きな食い違いが生じると，それが夫婦の葛藤や，妊婦の孤独感の原因になり，今後の家族形成にまで影響を及ぼす可能性がある。

近年，若年者の妊娠・出産が問題になりつつあるが，特に，若年夫婦の場合，このような傾向が懸念され，今後は夫への親役割取得への教育がいっそう必要となると思われる。

### c 上の子どもとのかかわり

妊婦には，すでに子どもの母親であるという人もいる。妊娠初期は悪阻や流産への不安から，後期は腹部増大による疲労や運動能力の低下などから，上の子どもとのかかわりに変化が生じることがある。子どもの側からみると，母親に活気がなくなり，抱っこの回数が減ってしまうという状況を迎える。時には，母親への気遣いや労りさえ要求され，ある日突然に母親の姿がみえなくなるというのが，次子の妊娠・出産の姿ではないだろうか。

そのストレスを表現する姿として，母親への敵意，攻撃，あるいは指しゃぶり，夜尿などの退行現象が現れる。通常，赤ちゃん返りといわれる現象であり，このような現象は妊娠期からみられることもまれではない。上の子の年齢や環境，その他の家族や親との関係によって，赤ちゃん返りの現れる程度に差はあるが，これまで自分に向いていた愛情や関心を奪われる危機感や，嫉妬などの感情が生まれることは，決して不自然なことではない。

しかし，幼い子どもは，そのような複雑な感情を言葉で表現することができないのである。親は，妊娠期からそのことを理解し，上の子とかかわることが必要である。

上の子とは母親の胎内で，新しい命が育っていること，その命は，家族皆にとって大切な存在であること，あなたもこのように待ち望まれて生まれた大切な存在であること，このようなことを，その子どもの発達の程度に合わせて，繰り返し伝えていくことが大事である。

抱っこができないときは添い寝したり，抱き締めたり，手を繋ぐなど，子どもと触れ合うことは，子どもの安心感につながる。

### d 妊婦の相談相手

妊婦（母親）には，適切な相談相手が存在していることが望ましい。

相談相手としてはまず夫があげられるが，bの項で述べたように，妊娠による心身の変化への理解や，人間的な成熟度という面において，妊婦の不安，緊張をすべて受容できる人は少ない。妊婦自身の母親，姉妹は遠慮や気兼ねをすることなく，必要なときに対応してもらえるなどの点から，妊婦の相談相手として重要な存在である。特に，出産や育児の準備，細々とした身近な問題は，事情を理解しているので相手として適切である。しかし，健康管理や出産に関して，母親の世代とはやり方も大きく変化しているため，自信を持ってアドバイスができにくくなっている。

問題なのは，夫や家族に対する不満や，特に相談するほどのこととは思えないながらも気がかりになっている事がらについて表現したり，感情の表出をする場がないことである。以前は，地域の

なかに妊娠や子育て体験や知恵を持ち，愚痴を聞きながら教え支えるという人が存在していたし，そうした関係が成り立っていた。今は，そのような関係を得にくく，特に都市部であるほど難しい。

そのような意味では，産前教育のなかで，妊婦同士が交流を持つ機会を作ることが私たちの役割の1つである。そうした場を作れれば他者の共感を得られやすく，ささいな日常生活でのとまどいや不安を共有する体験になると思われる。しかし，人は自分の感情を言葉にしながら思いや思考を調えていく存在である。援助者だけでなく，妊婦本人も他者と出会う努力をしなければ問題は解決しない。
（濱田伸子）

## 2 出産準備

出産は本来生理的な自然の営みである。女性に備わった産む力と胎児の生まれる力の共同の作業といえる。出産がこの両者の力を最大限に発揮し，安全で満足のいく体験となるためには，妊娠期を心身ともに健康な状態で過ごすことが何よりも大切である。

本項では出産に向けての心身の準備と，妊婦を取り巻く環境の準備について述べる。

### a 心身の準備

妊娠・出産・産褥は生理的変化の過程そのものである。しかしその過程では，何らかの合併症が起こる可能性がある。それが母子の健康や生命を脅かすこともまれではない。そのような状況を早期に発見，予防するために母児の状態を把握し，対象となる妊婦の個別性を考慮した保健指導を行いながら管理していくことが必要である。

そのため，妊婦は妊婦健診を定期的に受け，貧血や妊娠高血圧症候群など生理的経過より逸脱した場合は，早期に治療を開始し，自分と胎児の健康を保持し分娩時の合併症を防ぐことが重要である。また日常生活においては適切な食生活や運動，睡眠や適度な休息などにより，心身の良好な状態を維持し，胎児環境を整えていく必要がある。

#### 1）身体の構造と分娩のメカニズムを理解

施設や保健所・市町村の保健センターでは妊婦が妊娠中を快適に過ごし，妊娠・分娩を主体的で自然なものと捉えることができるような出産準備教育として，さまざまな取組みがなされている。

まず，妊婦が自らの身体の構造と分娩のメカニズムを理解し，出産の経過に関するイメージを描きながら，産痛への対処法の理解を促す指導を行う。このような出産準備教育は，分娩に対する恐怖・不安を軽減するだけでなく，主体的・積極的な態度・行動変容へとつながっていく。

#### 2）身体的トレーニング

分娩に向けての身体的トレーニングとして，妊婦体操・マタニティヨガなどのエクササイズ，弛緩法，ラマーズ法などの呼吸法がある。

エクササイズでは体を動かすことにより妊娠期の不快症状を軽減，心肺機能や体力の増強などを図りながら，体を動かすことの心地良さを感じるようなメニューを組み立てていく。弛緩法においては，緊張と弛緩の状態を体感し，それぞれの状態で自分の体がどのように変化するのかを理解することが大切である。

このようなトレーニングの指導にあたって留意しなければならないことは，妊婦が日常の生活のなかで継続して行えることである。そのため，妊婦の生活スタイルを把握しながら，掃除や炊事などの日常生活動作のなかに組み込めるような工夫が必要となる。

またトレーニングを通じて自分の体の「調子」に関心を持つことによって，妊娠・分娩時の体の変化を理解し，ちょっとした変化を感じとることができるようになる。この変化を感じとる能力が自己管理の基本であり，自信へとつながっていく。

妊娠中の運動としてピクニックや散歩を促し，実施している施設もあり，それには先に述べたような運動不足の解消やリフレッシュの効果がある。しかし，自然とかかわることの効果はそれだけにとどまらない。妊婦が十分な酸素を取り入れ，また目に映る景色に心地良さを感じリラックスできれば，より良い胎内環境が整えられ，胎児にも同じ効果がある。

そして，生命に対する畏敬を感じるようなテーマを産前教育のなかに取り入れていくことが，本当の意味で分娩の持つ自然性の理解や，主体的な分娩といえるのではないだろうか。バースエデュ

ケーターや助産院の産前教育ではこのような取組みがなされている所もある。出産がいつも喜びの場になるとは限らないということも共々に語り合い，妊娠・出産の持つありのままの姿を伝え，深い人間理解に基づいたかかわりを持つことが大切であると考える。

出産をただの体験として終わらせることなく，生命尊重への理解や，これからの生活における自信へとつながるような援助を提供したい。

### b 育児用品の準備

育児用品の準備は身体的に安定している時期で，早期産の可能性が高くなる妊娠28週までにすませておく。新生児の育児用品は，児の発育によって使用する期間が短いので，1つの種類を数多くそろえる必要はない。手作りの衣類やオムツなどを準備することは，児誕生への期待や楽しみにつながる。レンタルやリサイクル商品を利用したり，兄弟・知人から譲り受けるなどは，経済的な負担の軽減となる。兄弟・知人との交流の機会は妊婦の情報交換の場となることについても話す。衣類・オムツは手足を自由に動かせ，通気性に富み，頻回に及ぶ洗濯に耐えられるものが望ましい。また，使用に備え吸湿性をよくするために一度水洗いしておく。

必要な育児用品を表8-35に示した。

### c 育児環境の準備

#### 1) 施設の環境

出産によって，児はそれまでいた胎内とは全く違う環境に誕生する。胎外環境においては，環境変化に対する児のストレスを最小限にし，スムーズな胎外生活への移行を図ることが必要である。出生後は児と母親を離さないということが，育児環境を整えるために看護者が最大限に努力を払うべき援助であろう。施設の方針・設備の違いによ

**表8-35 必要な育児用品**

衣類
　ベビードレス　3～4枚
　短肌着　3～5枚
　中着　3枚（夏は不要）
　おくるみ　1枚：夏はバスタオルで代用可
　布オムツ　40枚：さらし・綾織など白を基調としたものを選ぶ。
　オムツカバー　3～4枚：通気性の良いものにする。
　紙オムツ
衛生材料
○オムツライナー：殿部のかぶれに注意し使用する。
　お尻拭き用乾綿あるいはぬれティッシュ
　綿棒　1箱
　赤ちゃん用爪切り　1個
　電子体温計　1個
　オムツつけ置き用バケツ　1個
○赤ちゃん用ヘアブラシ
○オムツ専用洗剤
沐浴用品
　ベビーバス　1個
　　衣装ケース・大きめのたらいなどでも代用可
　　沐浴用シート：流し台や洗面所で使用し給水，排水の手間が少なくてすむ。
　洗面器　1個：新生児専用にする。
　湯温計　1個

　石けん　1個：香料が少ないもので，おとな用でも可
　バスタオル　1枚
　ガーゼハンカチ　10枚
○沐浴布：ハンドタオルでも可
　臍処置用アルコール：清浄綿でも代用可
寝具
　敷き布団　1枚｜吸湿性のある木綿で硬めのもの，
　掛け布団　1枚｜おとな用でも代用可
○毛布　1枚：夏はバスタオルで代用可
　シーツ　2～3枚：大きめのバスタオルで代用可
○ベビーベッド
授乳用品
　哺乳瓶　2本
　　退院時の乳汁分泌の状況で適時買い足す。ガラス瓶が最適であるが，外出時はプラスチック製が軽くて落下に強い。
　乳首　2個
　瓶ブラシ　1本
　鍋　1個
その他
　チャイルドシート
○スイングラック：夜泣き児の対応に効果がある。
○加湿器
○湯たんぽ

（○は適時必要なもの）

り母子異室制をとっている所もある。その際には母子異室制のデメリットを補い，母子の愛着形成を促進するような援助が必要である。入院中，母子は温度・湿度・採光・換気・騒音など，適切な管理のもとに約1週間を過ごすことができる。退院後もこれらの変化が最小限ですむような育児環境が望ましい。

### 2）家庭での環境

退院後の生活は児にとって誕生後2度目の環境の変化である。新生児は外界の影響を大きく受けやすいため，安全で安楽な環境の調整が重要となる。物理的環境としては児の生活場所の確保である。部屋は人の出入りの少ない採光を配慮した南向きの明るい部屋がよい。しかし，その際は日光が直接児を照らさないように配慮する。室温調整のための機器は季節により異なるが，夏場はクーラー・扇風機，冬場の暖房機器は空気を汚さない電気ストーブ・オイルパネルヒーターがよい。乾燥が強いので加湿器などによる湿度を十分保つための工夫が必要である。石油ストーブやファンヒーターは空気が汚れるという点では望ましくないが，やむを得ず使用する場合は換気を十分に行う。使用時には注意を要するが，湯たんぽやアンカも必要に応じて準備しておく。エアコンのフィルターも掃除しておく。

寝具は布団あるいはベビーベッドを使用するが，ベビーベッドは高さがあるためほこりが少なく，上の子が幼い場合はいたずらをされずにすむという利点があるため，部屋の間取りに余裕があれば便利である。敷き布団は，児の体が沈み込まない程度の硬さのものを用意する。

寝具類のシーツ類・衣類は必ず水洗いし日光消毒またはアイロンをあて，いつでも使用できるようにしておく。

人的環境について，何より重要なことは，母親がより安定した気持ちで自信を持って育児にあたるということなので，看護者はその点を支え強化できるように家族への支援を考えていかなければならない。

## d 入院時必要物品と費用の準備

### 1）入院時必要物品

出産時の入院の必要物品としては，母親の入院中の必要物品と退院時に必要な新生児の衣類がある。施設から指示されたものがあればそれに沿って準備する。入院時携帯用品はそれぞれの施設により多少の違いはあるが，おおよそ以下の通りである。

①必要書類：診察券，母子健康手帳，健康保険証，印鑑，筆記用具，テレフォンカード，小銭。

②産婦用品：前開きで透けない素材の寝衣2～3枚，産褥用ショーツあるいは生理用ショーツ2～3枚，腹帯1本，タオル3～4枚，ティッシュ1箱，洗面用具・食事用具一式，その他として衛生材料は施設で準備してある所が多いので確認をしておく。

③新生児用品：入院中は施設で準備されているものを使用することが多いので退院時に着用できるように準備しておく。季節により枚数や材質は変わるが，ベビードレス1枚，肌着1枚（冬場は中着1枚を追加），オムツカバー1枚，オムツ2～3組あるいは紙オムツ2～3枚，おくるみあるいはバスタオルを用意する。

### 2）出産費用

出産費用がいくらかかるのか，妊婦にとって気がかりなことの1つである。産前教室あるいは妊婦健診時に，おおよその金額を知らせておく。出産費用は自費のため一括で大きな金額を準備しなければならないが，医療保険に加入している場合は，分娩後に出産育児一時金として30万円が給付される。給付は分娩後であるため現金での準備は必要である。現金の準備が困難な妊婦には，各都道府県社会保険協会や市町村で行っている出産費貸付制度について案内をしておくとよい。貸付限度額は24万円である。他に，経済的理由により入院助産を受けることができない場合は，地域の福祉事務所に連絡して助産施設に入所するという方法もある。援助者はその他，生活保護法に基づいた出産扶助，医療扶助などのシステムに関しても理解しておく必要がある。　　　（牛ノ濱幸代）

## e 出産・産褥期の家事手伝い

出産から産褥にかけて，母子を含む家族が生活するうえで，支障のないように調整を図る必要がある。そのときに考慮しなければならないことは，次の3点である。

①産婦が日常果たしてきた役割の代行を誰がするか。
②夫以外の場合，家族にとって誰が最適であるのか。
③出産・産褥期間の家族の生活の場所をどこにするのか。

　厚生労働省は，少子化問題対策として「エンゼルプラン」，「新エンゼルプラン」をもとに育児環境の整備など子育て支援計画を打ち出している。それとともに男性の育児休業，産休の取得を促進し，母親の負担軽減につながるための取組みを行っている。しかし，その取得率は0.44（2003年：厚生労働省女性雇用管理基本調査）と低い。現実的には夫の全面的な支援を得られる場合は少ない。

　しかし，今後は父親の育児参加はますます必要とされる。性役割，夫婦・家族に関する考え方が変化することによって，夫の支援の状況が改善されていくことが考えられる。

　夫以外に支援を得られない場合，妊婦の留守中困らないように，家のなかを整理整頓し，衣類などの細々としたものの場所や，緊急の連絡場所，方法を明らかにしておく。また，家事を減らすための工夫として，生活必需品や保存のきく食料品を買い置きすると，買物や食事の準備の手間が軽減できる。また，平成7年より，支援を受けられない母子のための産後ケア事業が行われており，助産所が提供する保健サービスの費用を公費で補助するシステムができた。

　家事の支援が得られる場合，妊婦の遠慮，気兼ねのいらない人であることが望ましい。退院時は分娩から日も浅く，母親の回復や心理的状態，夜間授乳などの育児からくる疲労を考慮し，気兼ねなく横になったり，要望を伝えたりできる相手であることは，母親役割の獲得の経過にも影響を及ぼす。里帰り分娩や，実母，姉妹の援助はこのような点を充足するうえで適切である。

　最後に生活の場所の決定であるが，妊婦や上の子の精神的な安定，父親の兄への愛着などの観点から，自宅や夫婦の実家で家族全員が出産まで過ごすことが望ましい。しかし，里帰り分娩では，多くの場合，一時的に別居せざるを得ないことが多い。このような場合にも，夫婦の連絡が頻回に取り合えるよう考慮する必要がある。産褥期をいかに過ごすか，家族で納得，安心できる方法を検討し合うことが大切である。

## f 入院中の上の子どもの過ごし方

　クラウスとケネルは著書「親と子のきずな」のなかで，母親の入院中の養育に関して以下のような考えを述べている。

　「理想的には，よく気心の知れた，信頼できる親戚の人（父親か祖父母）あるいは友人が，子どもたち自身の家で子どもたちの面倒をみるのがよい。第2番目の選択としては，よく気心の知れた信頼できる親戚の人，あるいは友人がそれぞれの家で面倒をみるのがよい」と述べ，してはならない方法として，「見知らぬ所で他人に預けてしまうこと」[5]だといっている。

　母親の不在だけでも，上の子どもにかかるストレスは相当のものである。生活環境や養育者の変化など，混乱の原因となるようなできごとをなるべく少なくするようにといっている。特に幼児期の子どもには，「母親がいなくなった」ではなく，「今は入院しているけど帰ってくる」ということを，子どもの発達の段階に合わせて理解させる。たとえば，妊婦健診時に母親が入院する施設をみせたり，カレンダーに印をつけて日付けを消していく，病院の電話番号を電話の側に貼って，養育者と電話をかけるような方法もある。養育者にとって，最も困惑することは，子どもが母親を慕って泣くことと，なかなか寝つかないことだとされる。

　また，幼児期は生活習慣の確立を目指す時期でもある。しかし，母親が入院中であると，上の子が可哀相に思え，これまでの生活習慣，食事に関するしつけが崩れたりする傾向があるが，この点には留意する。睡眠に関しても，妊娠期より，入眠までのスケジュールを決めて，さまざまな工夫を試みつつ同じように行ってもらう準備をしておく。

　最後に，母親の不在時の父親の存在は，子どもにとって普段以上に重要であることを認識する必要がある。幼い子どもは，自分が抱えたさまざまな感情を言葉にすることが難しい。父親が，そのような視点で子どもとかかわることは，新しい家族形成の準備となる。

（濱田伸子）

## g 入院の時期と手続き

一般に分娩が近づくと，妊婦にはその前徴がみられる。子宮底の降下感，心窩部の空虚感，そ径部・下腹部の緊張牽引感，腹部の発作性の軽い子宮収縮，頻尿・残尿感，胎動減少，白色の頸管粘液の分泌，少量の血性帯下などである。

妊娠中・後期においては入院の時期について以下の点をしっかり理解させる。

### 1）入院の時期

①陣痛：子宮の収縮が規則的に起こり，初産婦は10分間欠，経産婦は15分間欠になった場合を目安にするが，発作時間・疼痛の強さも考慮する。経産婦の場合，前回の分娩経過と分娩所要時間により，早めの入院が必要なこともある。また，家から施設までの所要時間と交通機関も考慮し入院の時期を決める。規則的に陣痛がある場合でも急いで入院する状況でなければ，軽い家事・入浴などをすませ，リラックスした気持ちで入院できるように指導することも，産婦の緊張をほぐす意味で有効である。また，陣痛発来後自宅で経過観察中，急激に分娩が進行した場合，救急車を依頼するなどの対応も指導しておく。

②破水：陣痛の有無に関係なく，破水した場合はすぐに入院となる。産婦は破水時，尿をもらしたような感じ，生温かい水が流れる感じ，プチンと音がしたなどの症状を訴えることが多い。破水時間・量・色・性状を確認する。感染防止のために入浴・シャワーは禁止し，大きめの清潔なナプキンを当てる。また，臍帯脱出防止のために車中では後部座席に横になる。時には破水かどうか判断に躊躇するような主訴もあるが，来院を促し診察を受けることを勧める。

③出血：陣痛の有無にかかわらず，薄いピンク色，チョコレート色の出血が下着に付着する程度にある場合は産徴と考える。分娩が近づいてはいるが，産徴のみでは入院とはならない。しかし，色が鮮血で流れ出る場合，下着がかなり汚れるくらいの出血，子宮体が硬く持続的な疼痛を伴う場合は入院管理が必要となるため来院を勧める。

④墜落産の既往のある経産婦：妊婦外来健診時の子宮頸管の成熟度や産徴の有無，腹部緊満の回数の増加などの情報を得ながら早めの入院を勧める。

⑤自宅あるいは車中で出産となった場合：救急車を要請する。臍帯を切る必要はないこと，清潔なタオルか衣類で素早く新生児を包み暖かくしておくことを指導しておく。

### 2）入院の手続き

分娩は，いつ始まるか予定が立たないため，1人のときでもあわてないように病院の電話番号・夫の仕事先・実家の電話番号など連絡先を目につく所に貼っておくようアドバイスする。また，外出時，緊急連絡先などのメモは必ず携帯しているよう説明する。病院までの交通手段の確保を確認しておくことは大事である。自家用車・タクシー・隣人に依頼するのか，特に夜間の交通手段を確実なものにしておく。また陣痛は夜間に始まることが多く，入院分娩に必要な物品の準備は前もって行い，整理しておくことを説明する。

入院時は多くの場合，電話での対応となる。あらかじめ予測していてもいざその時になると慌てて，何をどう伝えたらよいのかととまどいながら電話をしてくる産婦も多い。看護者は産婦の言葉に注意を払うのはもちろんであるが，その不安・緊張を受けとめつつ応対にあたる。特に気をつけなければならないのは，産婦の息づかいや声の調子である。分娩が切迫している人の場合，電話の様子だけで分娩のアセスメントをし応対にあたらなければならないことを十分に理解しておかなければならない。

（牛ノ濱幸代）

### ●引用文献

1) 国民衛生の動向：社団法人厚生統計協会，p.64，2002年．
2) 服部祥子：生涯人間発達論—人間への深い理解と愛情を育むために，pp.97-98，医学書院，2000．
3) 前掲書1），p.43．
4) 寺口純子，他：妊娠中の妻と夫の認識の差異—夫の妻への期待度とその満足度について．母性衛生38(2)：159-66，1997．
5) クラウスMH，ケネルJH著，竹内徹，他訳：親と子のきずな，p.157，医学書院，1985．

# V 地域生活との関連

## 1 生活環境

### a 住居の条件

　居住環境を考えるとき，われわれの視線は，その地域の環境条件，家屋の立地条件や家の構造に向いてしまうことが多い。しかし，本人が，自分が生活している場所をどのように捉えているのか，という視点を抜きにして住宅・地域環境について考えても無意味であろう。

　ここでは，①住居の条件，②居住環境が妊婦・母子に与える影響について考えていきたい。

　厚生省生活衛生局快適居住環境研究会監修による「快適で健康的な住宅に関するガイドライン」では，住宅に求められる基本機能として以下の5点をあげている[1]。

　①火災，地震，洪水，交通災害，家庭内事故など，災害から居住者を守るシェルターとしての災害に対する安全性

　②食事，睡眠など，居住者の生存を維持するための生理的条件の満足

　③居住者が家族として相互に精神的充足を得ることができる精神的満足

　④居住者がそのプライバシーを守ることができるとともに家族や友人と付き合える空間を有し，通勤や医療機関，学校，商店など，生活に必要な社会的機能との連係が良く保たれている生活的欲求の満足

　⑤家賃や住居の維持管理費などが適切な水準で保たれる経済的条件の満足

　人間にとって住居とは，食事，睡眠，排泄などの基本的欲求を満たしながら，社会生活の疲れを癒していく場所である。ガイドラインにあがっている項目は基本的な条件である。そしてさらに，「何か」が居心地の良い環境としての住居には求められ，その「何か」は，人によって同じではないことを認識する必要がある。

　また，清家らは人が住居を選ぶときを，喫茶店で人が席を選ぶときに例えて，「ただ，便利だからといって選ぶわけではあるまい。その場所が持っている気持ちよい何かを見い出してそこに座るのに違いない。つまりその場所に，自分としっくりする何らかの意味を読みとったからなのだ」と述べている[2]。

### b 居住環境が妊婦・母子に与える影響

　妊婦・母子の居住環境を考えるとき，まず地域との関連を考える必要がある。近年，地域における関係の希薄化は社会問題となっている。母子は住居という閉鎖された空間で過ごすことが多い。その結果，住居が妊婦や母子に与える影響はますます大きくなる。

　構造上の問題としては，エレベーターのない低層建築の公共住宅や，いわゆるマンションの階段昇降が妊婦の流早産の原因になりやすいということは以前よりいわれていることである。また，建築時に使用される資材に含まれる有害物質によって引き起こされるシックハウス症候群なども問題である。

　近年，問題視されているのは，高層住宅が母子に与える影響である。

　織田は，一戸建て・低層住宅と高層住宅の違いを以下の4点をあげて検証している。

　①物理化学的環境としての高さ
　②住居の高過密化
　③高さによる行動生態学的変化
　④高さに由来する居住者の行動心理

　高層住宅居住の母子の外出回数の減少や，母親

の心理的隔絶感・疎外感，母子間の心理的過剰密着と，それによる幼児の生活習慣の自立の遅れ，乳幼児の高所感覚，自然感覚の低下などの傾向がみられると述べている[3]。

上記の結果からも，人間の行動や発達がいかに環境に左右されるかを知ることができる。このような点から，新エンゼルプランにおいては，住まいづくりや街づくりによる子育ての支援を目的に，ゆとりある住宅の取得の支援や職住近接型住宅の供給，安全な生活環境や遊び場の確保などをあげている。

また，地域における家庭教育を支援する子育て支援ネットワークの整備などの取組みもされている。しかし，現時点において，それらの施策が十分な成果を示しているとはいい難い。

援助者は，環境が持つ意味を理解し，母親のストレスの軽減に対する援助とともに妊娠中の生活指導にあたる必要がある。また，母子が家庭のなかに閉じこもり，他者とのかかわりが希薄にならないように，子育てサークルや趣味を同じくする集まりなどの新しいコミュニティ＝居場所の確保を呼び掛けるなど，時代背景に沿った地域環境の考え方を深めたいものである。

（濱田伸子）

### c 交通の便と利用の仕方

現代は車社会であり，車は運転者の都合・事情に合わせて目的地まで移動することができ，時間の融通性や荷物の移送も手軽にできるという利点がある。

妊婦の車の運転について中嶋ら[4]の報告によると，妊娠中も運転をしている女性の比率は公共機関の発達していない地域ほど高く，妊娠してから運転を中断したものは1割にも満たない。多数の妊婦が日常的に車の運転を行っているという現状である。

混雑している道路や悪天候のときは避ける，体調に留意し無理をしないこと，安全運転に心がけるなど妊婦が運転する場合の注意事項と正しいシートベルトの着用方法の指導・励行が大切となる。

以前より懸念されていた切迫早産と運転の関連性は否定されているが，事故が発生すれば子宮破裂や常位胎盤早期剝離を起こすことがあげられる。

自転車・バイクは振動が激しく転倒の危険性が高いので避けたほうがよい。軌道のついている電車やバス・車は比較的振動は少ない。しかし，電車やバスを利用するときも，なるべく混雑する時間帯を避け，時間的な余裕をもってゆっくり行動するように心がける。有職者は事情が許せば労働基準法の時差出勤制度を利用することも大切である。

## 2 里帰り出産

### a 里帰り出産の特徴と問題点

里帰り出産の定義は明確にされていないが，妊婦が実家ないしそれに準ずるところに生活の場を移し，近くの施設で出産し，夫や家族と一定期間離れて暮らすものといってよいと考える。里帰り出産の頻度は調査により差があるが，大村[5]は15±5％と述べており，最近の樋口[6]の報告では11.7％であり，大きな変化はみられない。家族機能の変化がいわれる現代においても減少していない。

里帰り出産は，かつて自宅分娩が主流を占めていた頃，妊婦が嫁ぎ先より慣れ親しんだ自分の実家に帰って出産をしていた頃に始まる，わが国の出産の習俗の1つである。しかし，近代においては出産の場が自宅から施設へ移行し，里帰り出産の持つ意味は大きく変化してきている。以前は家から家の移動であったものが，それまで健康管理を受けていた施設から実家周辺にある施設に移動して，分娩時は入院管理を受けるというのが現代の里帰りである。近年の里帰り出産は核家族の増加，転勤族の増加，住宅事情や通婚圏の拡大により地理的距離も増大している。

里帰り出産のメリットとして，特に初産婦の場合，子育ての経験者である実母に手伝ってもらえるということは，実母がドゥーラーの役割を果たすので，安心して甘えることができ，妊婦にとって守られた環境であるということがいえる。親子の相互依存という考え方もあるが，妊婦が実家で過ごすということは，母親・主婦の役割から解放されて，リラックスできる場所で娘に戻りほっと

できる場である。

実母が妊婦の所に出向いて援助を行うという方法もあるが，日本の住宅事情では難しく，また援助者である家族が慣れない環境で緊張を強いられることになる。里帰りしてもらったほうが母親・家族も安心して妊婦を支えることができ，入院中上の子の養育もしてもらえ，夫にとっても安心することができる。また，実家周辺には友人・知人も多く，育児の不安を聞いてもらったり，子育ての知恵を授かる機会ともなる。

里帰り出産のデメリットとして，妊娠中健診を受けていた施設と分娩する施設が異なることにより一貫した保健指導を受けにくく，産科的異常が発生しやすいということが指摘されていた。この点に関しては，近年では施設の保健指導の徹底により非里帰り群との差は特にないとされている。しかし，里帰り先の施設で短期間の間に妊婦の身体的・心理的・社会的特性を把握し，妊婦と医療者との信頼関係を築いていくにはかなりの努力を要する。

また，里帰り出産の弊害としてあげられるその他の現象として，以下のようなことが考えられる。

①誕生した児と父親の早期の接触が少ないことにより父親役割のスタートが遅れること。

②自宅と実家が遠距離の場合も多く，妊娠後期と産褥期の2回の移動の負担が大きいこと。

③実家で日常家事一般を依存してしまい妊娠後期に急激な体重増加を起こし，難産や妊娠高血圧症候群の引き金となること。

④里帰り先から自宅へ戻ったとき，育児・家事全般を行っていくのに，夫は自分の役割への自覚が薄く，協力を得にくい。

### b 里帰り出産の留意点

里帰り出産は妊婦が安心して分娩・子育てを迎えることができるという半面，依然としてリスクも存在し，それらのリスクを軽減するための注意点を以下に述べる。

#### 1）帰省の時期

帰省のための移動は，妊娠32～35週の間に行う。この時期であれば分娩予定日まで妊婦健診を4回ぐらい受けられ，分娩施設の医療者と顔馴染みになり妊娠の経過をみながら信頼関係を築いていくことができる。お盆や正月など帰省ラッシュと重なるようなときは時期をずらして早めの帰省を促す必要がある。

#### 2）送り出す施設の留意点

①早めに分娩する施設を決めてもらい，妊娠中期に一度里帰りして受診し，病院の体制・入院の必要物品の確認を勧める。

②里帰り前は必ず内診の診察まで行い，妊娠経過・既往歴・検査結果を記入した紹介状や診断書を渡す。特に受け入れ側が困惑する点は，胎児情報としての分娩予定日が正確かどうかであるので，予定日の算出法まで情報提供する。

③健診で異常があった場合（妊娠高血圧症候群，切迫早産，前置胎盤，胎児発育遅延などのハイリスク妊娠）は，その異常の程度により帰省を控えさせる。

④緊急に備えて，自宅に残っている夫との連絡方法を確実なものにしておく。

⑤分娩を終えて自宅に戻ってきたとき，孤立しないように施設や地域における子育て支援のサービスを紹介しておく。

#### 3）受け入れ施設の留意点

①紹介状・母子手帳を確認。不足した情報・疑問点があれば前施設に連絡をとり確認をする。

②妊婦と医療従事者にとって妊娠後期の短期間での関係作りとなるため，産前教室への参加を促したり，バースプランを提出してもらうことも有効である。

③異なる生活環境で過ごしている妊婦に対して食生活・運動など生活リズムの変化についての情報を得，実母に依存的になっていないかなど，これまでの順調な経過が妨げられないような援助を行っていく。

④離れている夫との連絡方法や夫の育児休暇の利用希望を確認し，可能ならば分娩期・産褥期に帰省してもらい妊婦のサポートや父親役割を獲得する機会とする。

⑤産褥期に実母が母親に対して，自分のやり方を押し付けかえって産婦のストレスとなることがある。実母の面会時などに，場面をとらえて実母の育児経験を引き出しながら産婦の育児に対する姿勢を確認し共有していくことが必要である。

⑥退院後は分娩経過・1か月検診の結果を前医

の医療従事者に報告し，引き続き必要な健康管理や育児相談を受けやすいようにする。

⑦分娩後は自宅に帰る時期・移動方法・同伴者についての具体的な指導を行う。

### 4）移動の方法

移動方法は，電車，車，飛行機の順に振動が少ないといわれている。いずれにしても体調に何らかの変化があった場合，すぐ病院を受診できるような時間帯に到着することが望ましい。また，必ず誰かが付き添うことが必要である。電車は混雑する時間帯を避け，あらかじめ指定席や禁煙席を確保する。

車での移動は長時間の同一体位は避け，1時間に1回は車外で休憩をとり，軽く体を動かしたり，十分に水分補給をすることが大切である。

飛行機の場合，次のような制約があることを知っておく必要がある。

国内線では妊娠35週までは特に制約はない。妊娠36週以降では専門医の診断書と本人の誓約書が必要である。生後7日以内の乳児は搭乗できないが，それ以降は保護者がついていれば問題はない。会社により規約の違い，変更などもあり得るので予約の際確認を勧める。国際線は会社により32週以降診断書が必要な所もあるので条件を調べておく。

今後も核家族化，少子化による母子の密着，母親となる女性の生活体験の少なさ，日本の住宅事情という背景により，里帰り分娩が減少するとは考えにくい。だからこそ妊婦のニーズや妊娠経過，家族の形態などを視野に入れた継続的な指導が今後ますます望まれる。

（牛ノ濱幸代）

## 3 妊娠届出と母子健康手帳

### a 妊娠届出

昭和40(1965)年，母子保健法が公布され，わが国の母子保健施策はこれが基本となって推進されるようになった。

女性が妊娠したときは，母子保健法第15条に基づき市町村に届ける。「妊娠した者は，厚生労働省令で定める事項につき，速やかに，保健所を設置する市又は特別区においては保健所長を経て市長又は区長に，その他の市町村においては市町村長に妊娠の届出をするようにしなければならない」とされている。届け出る内容は，①届出年月日，②氏名，年齢及び職業，③居住地，④妊娠月数，⑤医師又は助産師の診断又は保健指導を受けたときは，その氏名，⑥性病，及び結核に関する健康診断の有無，である。

### b 母子健康手帳

市町村は，母子保健法第16条に基づき，妊娠を届け出た者に対して母子健康手帳を交付する（交付を受けた者が2人以上の子を出生したときは，その子の数に応じた母子健康手帳が交付される）。また，妊娠中に妊娠届をしなかったために，母子健康手帳の交付を受けなかった場合には，出生後に母子健康手帳が交付される。

母子健康手帳は，妊娠，出産および育児に関する一貫した健康記録であり，乳幼児の保護者に対する育児の指導書である。また，日常生活上の注意，健康診査の勧奨，育児上の注意，疾病予防，栄養の摂取方法など新生児の養育にあたり必要な情報，母子保健の向上に資する情報など，市町村などの情報やサービスも盛り込まれている。また，予防接種法施行規則の規定より「予防接種済証」に代わるものである。

母子健康手帳は少なくとも10年ごとに改正が行われ，最近では平成14年に改正された。乳幼児身体発育調査が10年ごとに行われ，その結果から乳幼児身体発育曲線を中心とした改正と，時代の変化に応じた必要な情報を盛り込むためである。

今回の母子健康手帳の改正の特徴は次のようである。

①母子健康手帳の大きさの指定が削除され，市町村や地域の実情に応じて母子健康手帳が作成しやすくなった。

②乳幼児身体発育曲線における10および90パーセンタイル曲線の削除。

③父親への育児などの参加の促進に関する記述が増えた。

④児童虐待予防の視点に基づき，子育て支援の

記述が増えた。
⑤事故に対する予防啓発について，揺さぶられっ子症候群や，チャイルドシートの記述などが追加された。
⑥働く女性・男性のための出産・育児に関する制度の記載に関する記述の充実。

## 4 妊婦の保護規定と福祉

女性の社会進出が進み，妊娠，出産後も働き続ける女性が増加してきた。職場において女性が尊重され，働きながら安心して子どもを産むことができる条件を整備することは，少子化がいっそう進むなかで重要な課題となってきている。

妊婦の保護規定は，「労働基準法」のなかの母性保護規定と，「雇用の分野における男女の均等な機会及び待遇の確保等女性労働者の福祉の増進に関する法律（男女雇用機会均等法）」の母性健康管理規定に代表される。

また，育児休業，介護休業等育児または家族介護を行う労働者の福祉に関する法律には，男女労働者に対する育児休業などに関することが定められている。ここでは，これらの法律の概略と，窓口などの紹介を行う。

### ■ 妊娠・出産にかかわる母性保護の法律一覧

妊娠・生産にかかわる母性保護の法律は以下の通りである。

#### 1) 生理日就業が著しく困難な女性の休暇（労働基準法第68条）
女性が休暇を請求したとき，その者を生理日に就業させてはいけない。

#### 2) 健康診査等の時間確保，勤務の軽減措置（男女雇用機会均等法第22, 23条）
妊産婦が保健指導などを受けるために必要な時間を確保しなりればならない。また，主治医などの指導事項を守るため，勤務時間の変更，業務の軽減などの措置を行わなければならない。

一人ひとりの女性労働者の状況に応じた的確な母性健康管理の推進のためには，事業主，女性労働者，医師や助産師などの連携が欠かせないことから，指導内容が事業主に的確に伝達され，必要な措置の内容が明確にされるために，「母性健康管理指導事項連絡カード」の活用が望まれる。平成14年からはその連絡カードの様式が母子健康手帳に記載されるようになった（表4-15, 81頁参照）。

#### 3) 簡易な業務への転換（労働基準法65条）
妊娠中の女性が請求した場合には，簡易な業務に転換させねばならない。

#### 4) 産前産後の休業（労基法65条）
①6週間以内（多胎妊娠の場合は14週以内）に出産する予定の女性が休業を請求した場合，就業させてはならない。
②産後8週間を経過しない女性を就業させてはならない。ただし，産後6週間を経過した女性が請求し，医師が支障ないと認めた場合，業務に就かせることができる。

#### 5) 結婚，妊娠，出産等を理由とした解雇の禁止（男女雇用機会均等法第8条）
女性労働者の婚姻および妊娠・出産などを理由に解雇してはならない。

各法律を担当する窓口は以下の通りである。
・労働基準法については，各都道府県労働局労働基準部，育児・介護休業法と均等法に関しては，各都道府県労働局雇用均等室が担当する。
・育児休業中の雇用保険の育児休業給付金についてはハローワークが担当する。
・育児休業中の健康保険・厚生年金保険の免除については，勤務先，社会保険事務所，健康保険組合が担当する。
・育児休業期間中の住民税の徴収猶予については市町村が担当する。

平成15(2003)年7月に次世代育成支援推進法が制定され，平成27(2015)年3月31日までの時限付きの立法ではあるが，国および地方公共団体の責務として次世代育成支援対策を総合的・効果的に推進することが義務づけられた。さらに，事業主の責務として雇用する労働者の労働条件の整備，労働者の職業生活と家庭生活との両立が図れるよう必要な雇用整備を行い，国や地方公共団体が推進する次世代育成対策に協力しなければならないことが義務づけられた。

市町村は5年ごとに職業生活と家庭生活との両

立の推進，地域における子育ての支援，母性ならびに幼児の健康の確保および増進，など次世代育成支援対策の実施に関する行動計画を策定することとしている。

（新野由子）

●引用文献

1) 快適で健康的な住宅に関する検討会議編，厚生省生活衛生局快適居住環境研究会監修：快適で健康的な住宅に関するガイドライン―快適で健康的な居住環境を実現するために，p.4, ぎょうせい，1999.
2) 清家清，他：新しい時代の豊かな住まい方―家族・家庭・地域・環境を考えた住生活，p.20, 同文書院，1991.
3) 織田正昭：高層集合住宅居住の妊婦に対する周産期母子保健指導．周産期医学 30(2)：218-22, 2000.
4) 中嶋有加里，他：妊娠中の自動車運転．周産期医学 32 増刊号：66, 2002.
5) 大村清：里帰り分娩―社会的事項を中心に．周産期医学 20 増刊号：504, 1990.
6) 樋口正俊：里帰り分娩(出産)はリスクファクターか．周産期医学 31(6)：786, 2001.

●参考文献(V-2)

・荒木勤：最新産科学―正常編，文光堂，2002.
・神奈川県予防医学協会健康教育センター編：気づき，学び，育てる保健活動，ライフ・サイエンス・センター，1996.
・鎌田久子，他編著：日本人の子産み・子育て，勁草書房，1990.
・佐藤喜根子，佐藤祥子，他：マタニティードライビングが母親とその胎児に及ぼす悪影響．東北大医短部紀要 9(2)：181-86, 2000.
・島田三恵子：助産婦に何が求められているか．助産婦雑誌 55(10)：14-19, 2001.
・田中太平，戸苅創：新生児にとっての胎内環境と胎外環境．周産期医学 30(7)：825-29, 2000.
・長谷川トシエ：家族形成に課題をもつ場合の保健指導．ペリネイタルケア増刊号：114-21, 1998.
・村山郁子：里帰り分娩の保健指導．ペリネイタルケア 9(1)：27-36, 1990.
・吉村正：私のお産哲学―40 年間に感じたお産のケア．ペリネイタルケア増刊号：24-34, 2002.

# ⑨ 産婦のアセスメントと健康支援

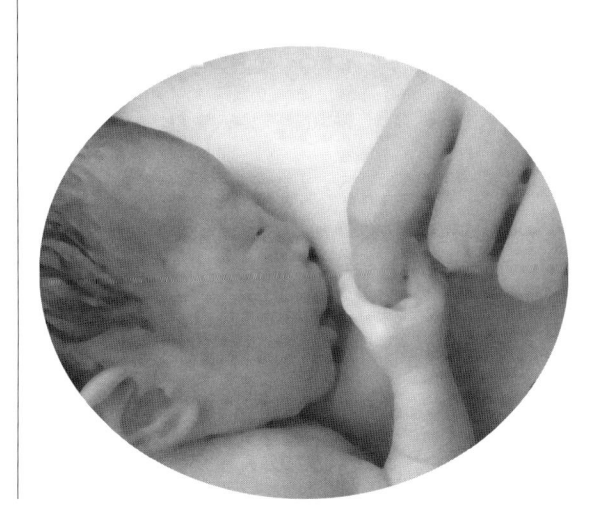

# I 産婦のフィジカルアセスメントと各種診断法

　分娩は生理的現象ではあるが，常に異常に移行しやすい危険性を孕んでいるとして，医療的管理（医学モデル）が進み，分娩が家庭から切り離されてしまった。このような反省から，分娩の領域においては特に family centered care が叫ばれるようになり，数々の社会的・文化的モデルへの転換がなされるようになった。そこでは特に助産師の専門的技能と心のケアがいっそう重要性を増してきている。

　本章では，助産師が産婦と胎児の分娩経過や健康状態の診断や予測を正確に行うための専門的知識・技能として，産婦のフィジカルおよびメンタルアセスメント法や胎児（新生児）のフィジカルアセスメント法を概説する。また，産婦の主体性を生かし，産婦や家族の満足度を高めるために工夫に富んだ多様な出産法・出産環境・助産術のさまざまな取組みを概説し，助産師としてなすべき助産術や，家族を含めた産婦および児のケアの方向性を探る。

## 1 分娩の3要素

　分娩は，「産道」，「娩出力」，「胎児および付属物」の分娩の3要素の相互関係によって成就する。この3要素が分娩の難易を決定する。

### a 産道

　産道は骨盤からなる骨産道と，内側の軟部組織からなる軟産道で構成される。

#### 1）骨産道（骨盤）
❶骨盤の区分

　骨盤は骨盤分界線より，大骨盤と小骨盤に区分される。大骨盤の両側は腸骨翼，後方は脊柱，前方は腹壁筋層に囲まれ，その形状から小骨盤の大きさや異常が推定できる。小骨盤は大骨盤のすぐ下に連なる部分で，仙骨，尾骨，寛骨（腸骨，恥骨，坐骨）に囲まれた骨管（小骨盤腔）をなしている（図9-1）。

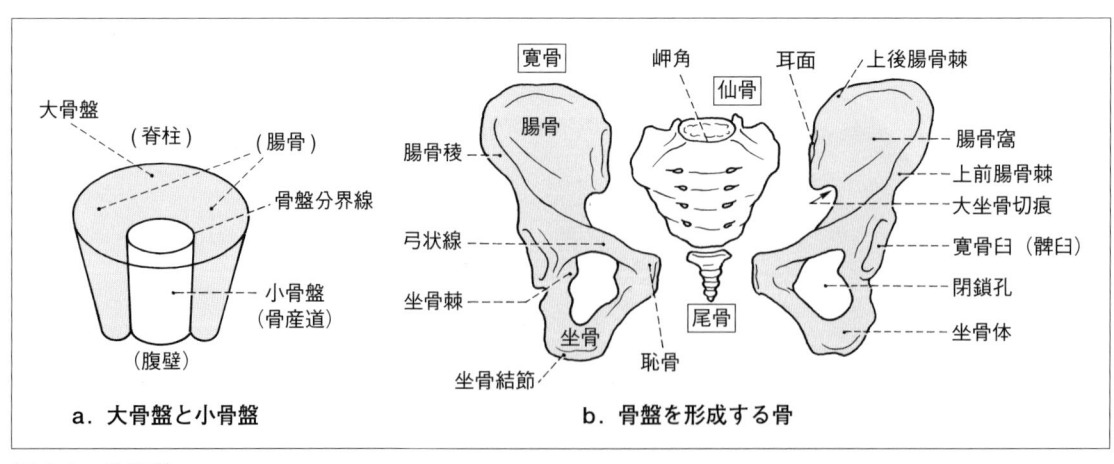

図9-1　骨産道

小骨盤腔は骨盤入口部，骨盤濶部，骨盤峡部，骨盤出口部に分れる（図 9-2）。小骨盤腔のなかで最も広い部分は骨盤濶部で，最も狭い部分は骨盤峡部である。各部の形状が後述する児頭の回旋と密接な関連がある（図 9-3）。

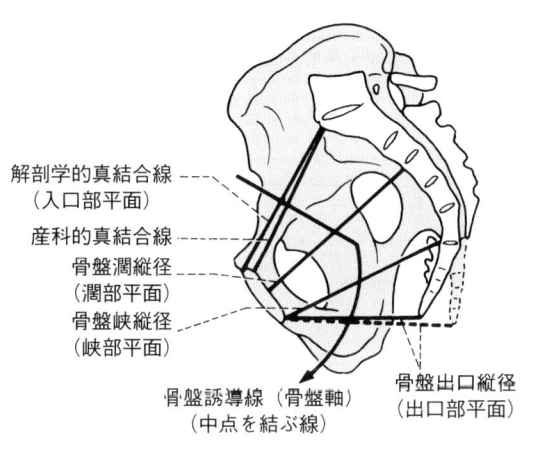

図 9-2　骨盤腔の断面

■**解剖学的真結合線と産科的真結合線**　骨盤入口部はほぼ横楕円形であるが，この部位には 2 種類の前後径（縦径）がある。すなわち，解剖学的真結合線（仙骨岬の中央から恥骨結合上縁までの最短距離，平均 11.0 cm）と，産科的真結合線（仙骨岬中央から恥骨結合後面までの最短距離，平均 10.7 cm）である。産科的真結合線は胎児の先進部，ことに児頭が大骨盤腔から小骨盤腔に下降するときに，骨盤入口部およびその付近で最も狭い部分であるから，この部位の長さは重要である。一般に児頭骨盤不均衡（CPD）の発生頻度は全分娩の 4〜5％で，骨盤入口部の CPD が最も多く，峡部，出口部がこれに次ぐ（表 9-1）。

### ❷骨盤外計測

骨盤外計測は骨盤の外側の大きさを軟部組織の厚みを含めて計測し，その値から内腔の広さを推定する方法である。骨盤 X 線測定値と比べると不正確であるが，CPD 判断のスクリーニングとして行う。

| | 形状 | 各径の長さ | 各部の最長部と最短部 | 第 1 前方後頭位の児頭の回旋 | |
|---|---|---|---|---|---|
| 入口部 | 横楕円形 | 前後径 11.0／横径 11.5〜13.0／斜径 12.5 | 最長：横径　最短：前後径（縦径）（産科的真結合線） | | 分娩時の抵抗を少なくするために，児頭の長軸を骨盤の最長径線に合わせるように回旋しながら通過してくる |
| 濶部 | ※小骨盤腔のなかで最も広い部分 | 12.5／13.5 | 最長：斜径　最短：前後径 | | |
| 峡部 | 縦長の楕円形　※小骨盤腔のなかで最も狭い部分 | 11.5／10.5 | 最長：前後径　最短：横径 | | |
| 出口部 | 円形 | 11.0／9.5〜11.5 | 最長：前後径（尾骨は後方に押し広げられて，約 2〜3 cm 延長）　最短：斜径 | | |

注）数値は荒木による

図 9-3　骨盤腔の区分と児頭の回旋との関係

表 9-1 狭骨盤の定義

|  | 正常骨盤 | 比較的狭骨盤 | 狭骨盤 |
| --- | --- | --- | --- |
| 産科的真結合線 | 10.5 cm 以上 | 10.5 cm 未満～9.5 cm | 9.5 cm 未満 |
| 入口横径 | 11.5 cm 以上 | 11.5 cm 未満～10.5 cm | 10.5 cm 未満 |
| 外結合線（参考） | 20～18 cm |  | 18.0 cm 未満 |
| ザイツ法 | （−） | （±） | （＋） |
| 児頭の位置 | 固定 | 固定 ⟷ 浮動<br>dipping, floating | 浮動<br>floating |

（日本産科婦人科学会産科婦人科用語問題委員会）

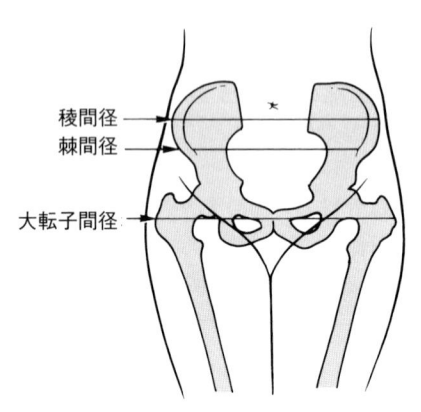

図 9-4　棘間，稜間，大転子間各径線

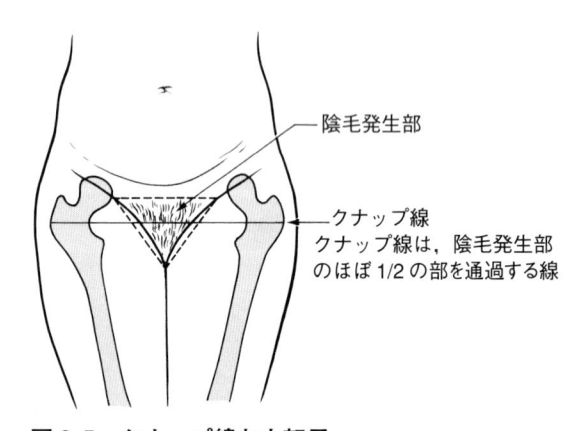

図 9-5　クナップ線と大転子

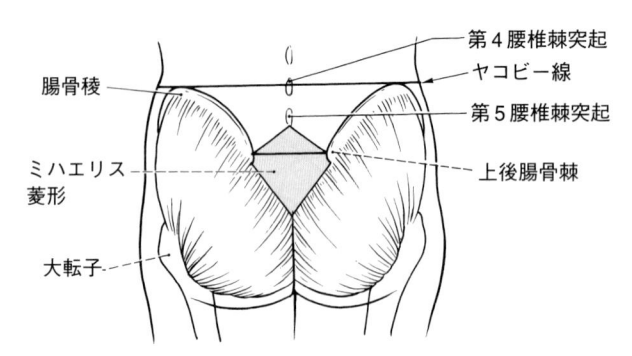

図 9-6　ミハエリス菱形，第 5 腰椎棘突起，上後腸骨棘の位置　第 5 腰椎棘突起を見つける方法：

a．ミハエリス菱形の上角が第 5 腰椎棘突起の位置に一致する。この菱形は姿勢を正しくした直立位で明瞭に認められる。

b．ヤコビー線と脊椎の交叉点は第 4 腰椎棘突起に一致するので，その下方にある突起が第 5 腰椎棘突起である。

c．左右の上後腸骨棘を結ぶ線は中仙骨稜の上縁を通過するから，これが正中線と交叉する点の少し上方に第 5 腰椎棘突起がある。

表 9-2　骨盤外計測の測定部位

| 径線 | 平均値 | 測定部位 |
| --- | --- | --- |
| 棘間径 | 23 cm | 左右の上前腸骨棘の外側間の距離 |
| 稜間径 | 26 cm | 左右の腸骨稜外縁間の最大距離 |
| 大転子間径 | 28～30 cm | 左右の大転子間の最大距離 |
| 外結合線 | 19 cm | 第 5 腰椎棘突起先端下縁と恥骨結合上縁中央との最短距離 |
| 外斜径 | 21 cm | 一側の上後腸骨棘と他側の上前腸骨棘との間の距離 |
| 側結合線 | 15 cm | 一側の上前腸骨棘と同側の上後腸骨棘との間の距離 |

骨盤外計測で測定する部位と平均値は，図 9-4～6，表 9-2 の通りである。

■ザイツ（Seitz）法　ザイツ法も，経腟分娩が可能かどうかのスクリーニングとして行う（図 9-7）。

①膀胱を空虚にして，仰臥位になり下肢を伸展させる。

②一方の手掌を恥骨結合上に密着させて置き，他手を胎児の頭部に平らに置く。

③両手背平面の高低を比較して判断する。

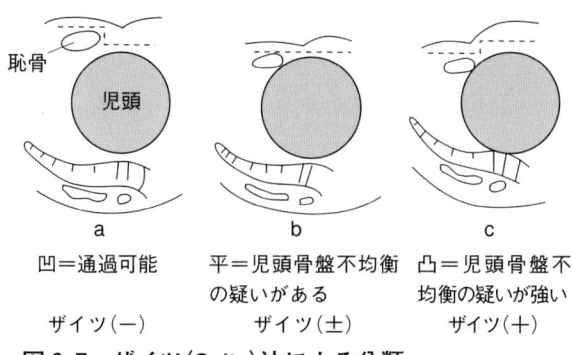

図9-7 ザイツ(Seitz)法による分類

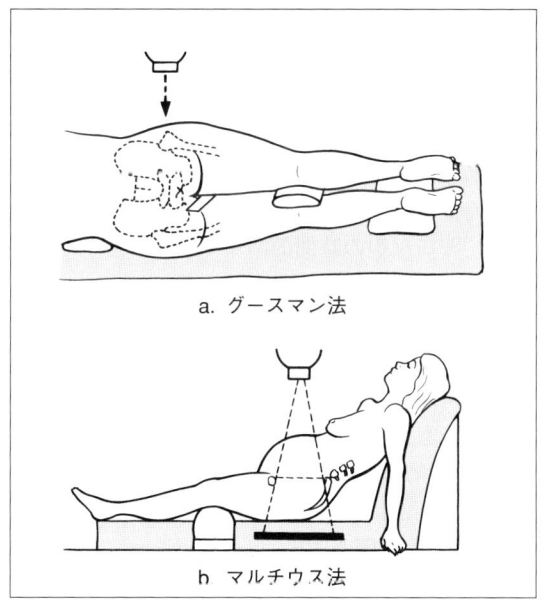

a 凹＝通過可能　ザイツ(−)
b 平＝児頭骨盤不均衡の疑いがある　ザイツ(±)
c 凸＝児頭骨盤不均衡の疑いが強い　ザイツ(＋)

図9-8 X線骨盤計測
a. グースマン法
b. マルチウス法

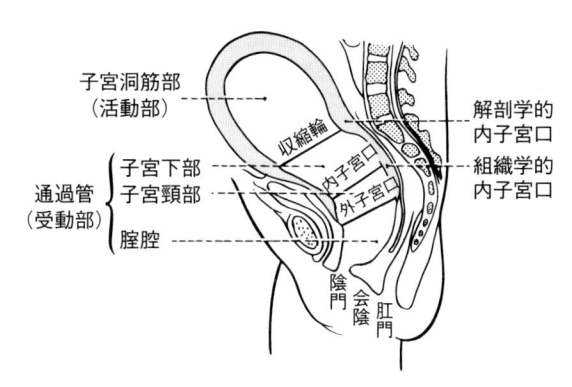

図9-9 軟産道

ザイツ陽性の場合はCPDを疑い，骨盤X線撮影の適応である。

**❸X線骨盤計測**(図9-8)

①骨盤の側面撮影法(グースマン法)：児頭大横径，産科的真結合線と仙骨の彎曲程度を知ることができる。

②骨盤の入口撮影法(マルチウス法)：骨盤入口部の形，諸径線の長さ，坐骨棘間距離および児頭と骨盤の適合状態を推定できる。

**2) 軟産道**

軟産道は骨産道の内側にある軟部組織からできている管腔で，子宮下部(峡部)，子宮頸管，腟および陰門(腟入口)などからなる(図9-9)。

①子宮下部：子宮体部と頸管の中間に位置し，非妊時には子宮峡部と呼ばれる。上端を解剖学的内子宮口，下端を組織学的内子宮口という。非妊時の長さは7～10 mmで，内面は子宮体部内膜と同じ構造をしているが，月経時にも剝離せず，受精卵も着床しにくい。妊娠第3か月頃から伸展し始め妊娠末期には7～10 cmに引き延ばされる。

②子宮頸管：内子宮口と外子宮口の間をいう。子宮下部は妊娠末期にはすでに開大している場合があり，分娩時の内子宮口は，組織学的内子宮口をいう。

③腟および陰門：下端の腟入口はやや伸展しにくいが，軟産道のなかでは拡張性は最も大きく，抵抗は最も少ない。

④会陰および骨盤底：胎児の産道通過に最も強い抵抗を与えるのは，肛門挙筋である。

⑤軟産道の抵抗性：肥満，性器の発育不全および老化(高年初産婦)の場合は，一般に抵抗が大きい。軟産道は内診によって，広狭・軟硬・伸展性などを調べる。

■**頸管の成熟度**　子宮頸管の成熟度は，分娩準備状態を判断するのに重要である。頸管の成熟は胎児先進部の下降，圧迫，子宮収縮およびエストロゲンの増加によって起こる。頸管成熟度はビショップ・スコアによって判断される。この方法では9点以上が成熟と判定され，分娩の半ばすぎでフルスコアの13点となる。ビショップ・スコアの構成要素は，次の5つの指標である(表9-3)。

①子宮腟部の硬さ：硬度の判定部位は子宮口唇で行い，硬さの程度は，硬(鼻翼状)，中(弛緩し

表 9-3 ビショップの pelvic score
　　　　（内診所見採点基準）

| 因子＼点数 | 0 | 1 | 2 | 3 |
|---|---|---|---|---|
| 頸管開大度(cm) | 0 | 1〜2 | 3〜4 | 5〜6 |
| 展退(%) | 0〜30 | 40〜50 | 60〜70 | 80〜 |
| 児頭位置 | −3 | −2 | −1〜0 | +1〜 |
| 頸部の硬さ | 硬 | 中 | 軟 | |
| 子宮口位置 | 後 | 中 | 前 | |

注 1) 9 点以上を成熟とする。
　2) 分娩誘発を行う場合, 8〜10 点は 24 時間以内に 90% が成功する。
　3) 0〜4 点は容易には分娩に至らない。

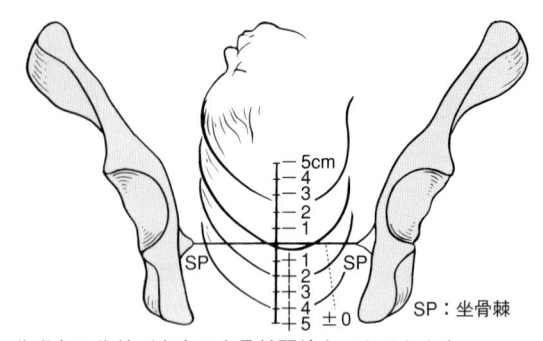

先進部の先端が左右の坐骨棘間線上にあるときを station (st)±0 とする。
図 9-10　De Lee の station

た唇状), 軟(マシュマロ状)と表現する。

②頸管の展退度(effacement)：腟内に突出する子宮腟部の短縮度を%で表現するが, 子宮腟部の形, 大きさが異なるため, やや表現に客観性を欠く。一般に, 内子宮口と外子宮口間の距離は 2.5〜3 cm ぐらい(初妊婦では約 3 cm)であり, これを展退度 0% とする。分娩が進行すると, 内子宮口から外子宮口間距離は消失し, 紙のように薄くなり, これを展退度 100% とする。内子宮口と外子宮口の距離が 1 cm 程度になったものを, 展退 40〜50% と表現する。

③頸管開大度：頸管内の最狭部の直径(cm)で表す。すなわち, 頸管が左右・前後に不平等に開大する場合には, 狭いほうの直径で表現する。

④子宮腟部の位置：腟部が直腸に向くものを「後」とし, 骨盤誘導線の方向を「中」とし, 膀胱に向くものを「前」として表現する。

⑤児頭の位置：胎児先進部の先端と左右の坐骨棘を結ぶ線の高さで表現する。胎児先進部の先端が坐骨棘にあるものをステーション(station)±0 とし, それから 1, 2, 3 cm 上方にあるものを station−1, −2, −3, 下方にあるものを station+1, +2, +3 と表現する。station+5 は児頭排臨を示す。ただし, 先進部は産瘤の先端ではなく, 胎児頭蓋の先端である(図 9-10)。

### b 娩出力

娩出力とは胎児を娩出させる力で, 陣痛と腹圧からなる。

### 1) 陣痛

陣痛とは不随意に, 周期的に反復して起こる子宮体筋の収縮である。すなわち, 陣痛は持続的ではなく, 収縮と弛緩を交互に反復する(図 9-11)。また, 陣痛反復の時間的関係や発作の強さは, 分娩の時期によって異なる。

❶陣痛の強さの表現

子宮内圧(羊水圧)をもって表現するが, 臨床的には子宮内圧の代わりに, 陣痛周期と陣痛発作持続時間をもって表現することも認められている。

❷陣痛測定法

陣痛の測定には触診法, 外測法, 内測法の 3 種の方法がある(図 9-12)。

①触診法：手を子宮底部に置き, 収縮の硬さの程度を調べ, その時間を計る。

②外測法：外測法によって検出する陣痛は, mmHg 目盛で表してはいるが, 陣痛強度の増加または減少の相対的なガイドとしてのみ使用し, 定量的に換算することは難しい。外測法は非侵襲性であり, 破膜の必要がないので, 妊娠・分娩のどの時期でも用いることができる。しかし, 母体の動きや外部からの振動が伝わりやすく評価しにくい面もある。外測法の測定点は内測法と対応させるため, 振幅の 1/5 点とされている(図 9-13)。

③内測法：羊水圧測定用のポリエチレン製カテーテル(オープンエンドカテーテル)または内圧測定用センサーを, 子宮口から後羊水腔内に挿入して子宮内圧を測定する。

子宮収縮のない状態でも, 実際上分娩中はある

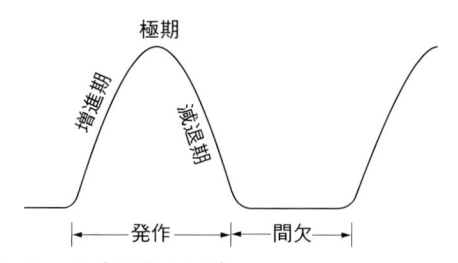

**図9-11 陣痛発作と間欠**
（日本産科婦人科学会産科婦人科用語問題委員会）

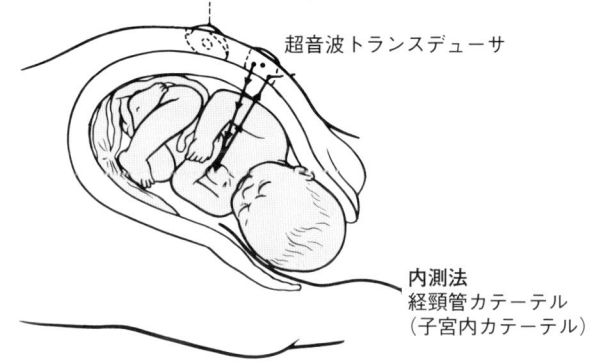

**図9-12 陣痛測定法の種類**

外測法
陣痛計（陣痛トランスデューサ）
超音波トランスデューサ
内測法
経頸管カテーテル（子宮内カテーテル）

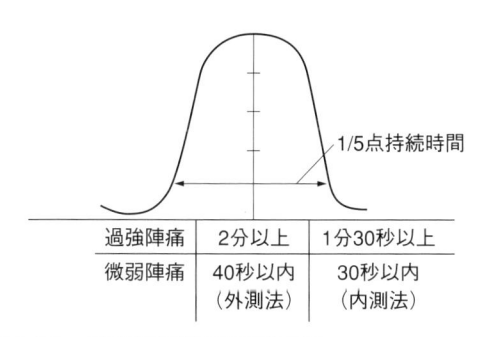

**図9-13 陣痛持続時間の測定法**
（日本産科婦人科学会産科婦人科用語問題委員会）

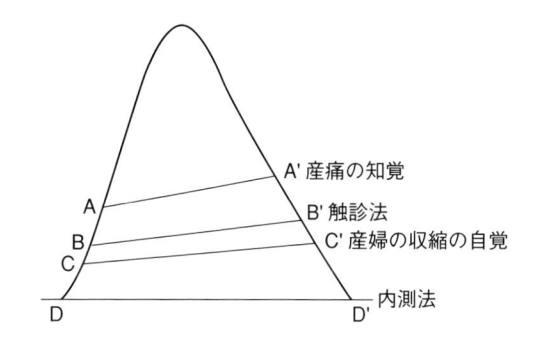

| | | |
|---|---|---|
| 過強陣痛 | 2分以上 | 1分30秒以上 |
| 微弱陣痛 | 40秒以内（外測法） | 30秒以内（内測法） |

**図9-14 測定方法による陣痛発作時間の相違**
A-A'：産婦が痛みを感じる収縮時間
B-B'：触診できた収縮時間
C-C'：産婦の自覚による収縮時間
D-D'：羊水内圧測定による収縮時間

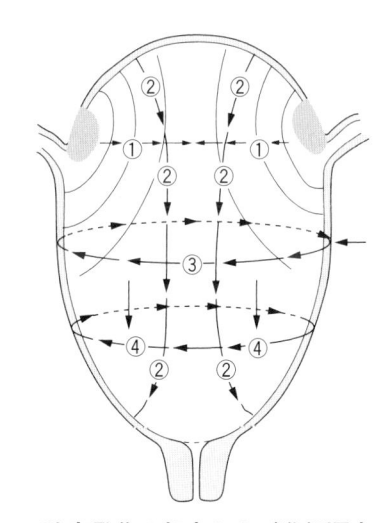

A' 産痛の知覚
B' 触診法
C' 産婦の収縮の自覚
内測法

**図9-15 陣痛発作の起点および進行順序**
①子宮底の両側から楕円形状に中央に向かって収縮
②縦方向に収縮
③輪状に収縮
④下方に向かって輪状に収縮（伝播速度：2 cm/秒）
（Ivyから改変）

程度子宮の緊張が存在するので，子宮収縮のない間欠期でも10 mmHgぐらいまでなら正常とされており，この値を基本圧という。したがって，持続時間は基本圧10 mmHgの点での曲線の距離で時間が表現される。圧が20 mmHgを超えた時点で，はじめて腹壁上からも触診で他覚的に収縮と察知される。25 mmHgを超えると産婦自身の自覚的な疼痛として感ずるようになる。収縮圧の強度は，内測法＜用手触診法＜産婦の疼痛知覚の順である（図9-14）。

### ❸陣痛発作の機転と特徴

陣痛発作は，ほぼ両側卵管の子宮付着部に一致する左右の2点が起始部になって同時に起こり始め，図9-15のように進行する。

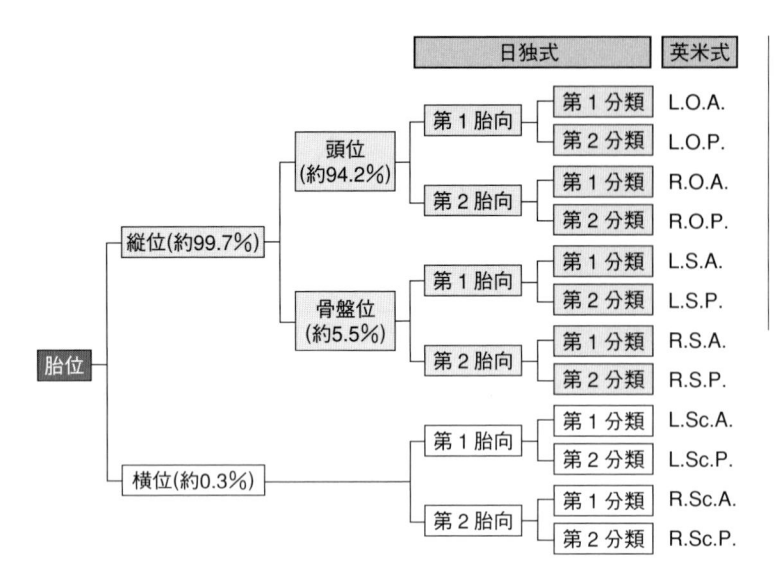

## 図9-16 分娩時の胎位の表現

```
胎位 ─┬─ 縦位(約99.7%) ─┬─ 頭位(約94.2%) ─┬─ 第1胎向 ─┬─ 第1分類  L.O.A.
      │                  │                  │           └─ 第2分類  L.O.P.
      │                  │                  └─ 第2胎向 ─┬─ 第1分類  R.O.A.
      │                  │                              └─ 第2分類  R.O.P.
      │                  └─ 骨盤位(約5.5%) ─┬─ 第1胎向 ─┬─ 第1分類  L.S.A.
      │                                     │           └─ 第2分類  L.S.P.
      │                                     └─ 第2胎向 ─┬─ 第1分類  R.S.A.
      │                                                 └─ 第2分類  R.S.P.
      └─ 横位(約0.3%) ─┬─ 第1胎向 ─┬─ 第1分類  L.Sc.A.
                       │           └─ 第2分類  L.Sc.P.
                       └─ 第2胎向 ─┬─ 第1分類  R.Sc.A.
                                   └─ 第2分類  R.Sc.P.
```

（日独式／英米式）

（注）英米式表現法：胎児の下向部のなかの方位点と母体骨盤方向の組合せで表現
- 方位点：O（後頭），F（額），M（頤），S（仙骨），Sc（肩甲骨）
- 骨盤の区分：A（前），P（後），T（横），R（右），L（左）を組み合わせて，LA（左前），LT（左横）などを表す。

（頻度は小畑による）

陣痛の有効性の条件として，カルディロ・バルシア（Caldeyro-Barcia）らは，以下の4点をあげている。

①収縮が強力で，収縮期内圧は25 mmHg以上であること。

②収縮は子宮底が最も強く，下方に向かって左右対称的に伝導し，それに従って収縮の強さが弱まり，持続時間も短くなること。

③子宮各所の収縮は左右対称的で，同時性で，間欠時の羊水内圧が10 mmHg以下であること。

④もし胎児の下降に障害が起これば，これに打ち勝つために収縮力や収縮の頻度が増えること。

このような条件を備えた陣痛を子宮底優位の子宮収縮という。陣痛は不随意性を有し，自分の意志によって強くしたり，弱くしたり，停止したりはできない。

### 2）腹圧

胎児の娩出は，陣痛と腹圧との共同によって行われる。活動期では陣痛のみが作用するが，娩出期には腹圧との協力が大きな役割を果たす。すなわち，腹圧は横紋筋の収縮なので随意的であるが，分娩末期になって胎児の下向部が陰門を通過する時期になると，腹圧はほとんど不随意に起こって抑制できなくなる（共圧陣痛）。特に胎児娩出直前では，陣痛と腹圧は合併し，戦慄陣痛といわれる激烈な疼痛を伴う強力な娩出力となる。

### c 胎児および付属物

#### 分娩時の胎児の位置と先進部

先述のように，骨産道は前方に屈曲した管であり各断面によって形状が異なるので，胎児はこの産道のなかを位置を変えながら娩出してくる。分娩時の胎児の先進部が何であるかによって，図9-16のように分類されている。また，後頭位分娩は，児頭が最小周囲径で産道を通過するように屈曲胎勢をとるが，全分娩数の2％ぐらいは反屈位をとるものもある（図9-17）。

## 2 分娩の徴候

### a 分娩の前兆

分娩開始前2〜3週間くらいの間に，分娩が近いことを知るのに役立つ変化が生じる。分娩の前兆には，自覚的徴候と他覚的徴候がある。

#### 1）自覚的徴候（図9-18）

①胎児下降感：分娩の2〜3週間くらい前になると，子宮の沈下が起こる。これは恥骨結合が広くなり，柔軟性を増して弛緩した骨盤底が下がるために，子宮がさらに小骨盤内に下降することによって起こる。子宮下部は伸展し，胎児も子宮内でさらに深く沈下するため，子宮の位置はより低

図 9-17 頭位の屈曲胎勢と反屈胎勢

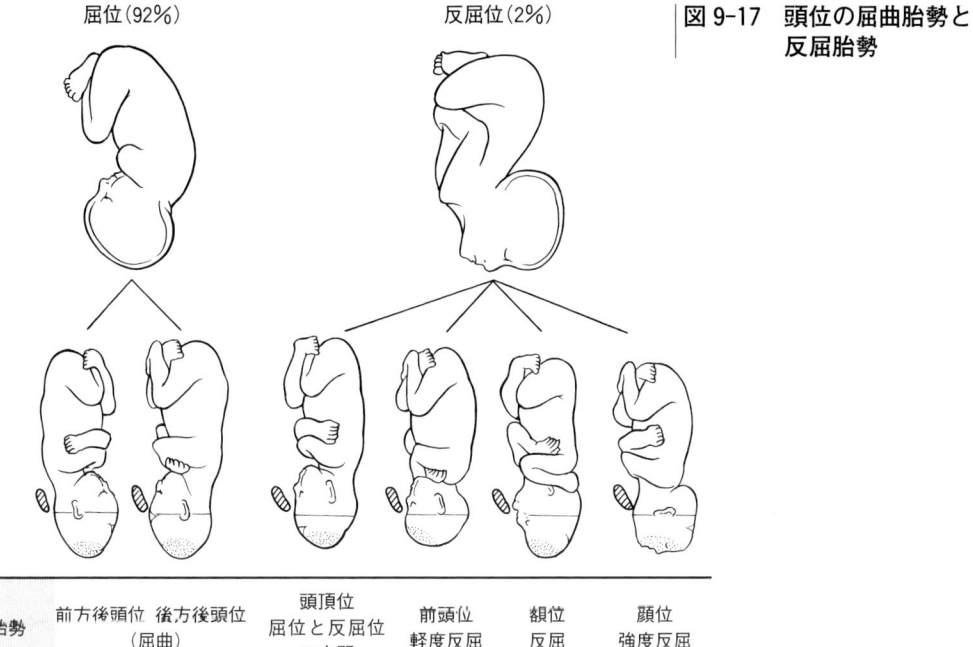

屈位（92%）　　反屈位（2%）

| 胎勢 | 前方後頭位　後方後頭位<br>（屈曲） | 頭頂位<br>屈位と反屈位<br>の中間 | 前頭位<br>軽度反屈 | 額位<br>反屈 | 顔位<br>強度反屈 |
|---|---|---|---|---|---|
| 先進部 | 後頭あるいは後方頭頂 | 頭頂 | 前頭 | 額 | 顔 |
| 方位点 | 0 | 0 | F | F | M |

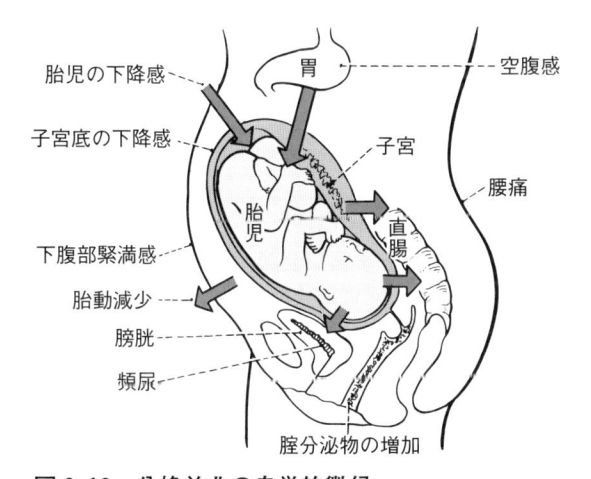

図 9-18 分娩前兆の自覚的徴候

くなり，子宮は突出した形となる。初妊婦の場合は腹筋が適度な緊張を保っているため，児頭骨盤不均衡が存在しなければ，児頭は骨盤入口に進入して嵌入の状態になり，この時期の歩行はいっそう困難になる。

また，子宮底は下降し，胃や肺を圧迫しなくなるので，胸やけ症状が消失し，呼吸が楽になり，心臓や胃もよく機能するようになる。

②尿意頻数：下降した児頭が膀胱を圧迫し，その容量が制限されるために起こる。時に軽度の失禁や尿道括約筋の調節不良などが生じることがあるが，これはこの時期に骨盤底が柔軟性を増して弛緩した状態になることと関連がある。

③前（駆）陣痛：分娩の数日または十数日前になると，子宮が間隔不整の収縮と弛緩を繰り返す。前陣痛は突発的，不規則的に起こることが多く，まれには1分間以上持続することもあり，しばしば夜間に煩わされるが，通常疼痛は感じない。前陣痛によってしばしば子宮頸が短縮し，頸管が開大することがある。

④胎動の減少
⑤腟および頸管の分泌物の増加
⑥腰痛

2）他覚的徴候
①児頭の固定
②頸部の展退：子宮頸部が上方に引き上げられ，子宮下部に組み入れられることによって，頸部の

表 9-4　前(駆)陣痛と分娩陣痛の違い

| 項目 | 前(駆)陣痛 | 真の陣痛(分娩陣痛) |
|---|---|---|
| 子宮収縮 | ・不規則で突発的<br>・ときに消失<br>・軽い子宮収縮が3～4分続くことがある<br>・必ずしも疼痛を伴わない<br>・腰痛を伴うことはない | ・規則的<br>・消失せず次第に強くなる<br>・陣痛発作が60秒を超えない<br>・疼痛, 腹部不快感を伴う<br>・しばしば腰痛を伴う |
| 頸管<br>子宮口<br>卵膜<br>産徴 | ・短縮していない<br>・開大していない<br>・膨満感はない<br>・ない | ・短縮している<br>・漸次開大する<br>・陣痛発作時には膨満感がある<br>・多くの場合はある |

展退が起こる。
　③腟壁, 子宮腟部, 外子宮口の軟化
　④オキシトシンに対する子宮筋の感受性増大

## b 分娩開始徴候

　日本産科婦人科学会では臨床的分娩開始時期を,「周期的かつ次第に増強して分娩(胎児娩出)まで持続する陣痛が開始した場合に, 周期が約 10 分以内(頻度が1時間に6回以上)になった時点を分娩開始時期とする」と定義している。しかし, 前陣痛の間隔が狭まり, やがて分娩陣痛となることも多く, その移行は連続的で, 分娩開始時期の判断はやや困難なことも多い。
　一般に, 次の3症状は入院時期の判断となるので, 分娩開始徴候として非常に重要である。
### 1) 陣痛
　分娩が本格的に始まるまでにかなりの時間を要することがあり, はじめのうちは, 前陣痛の状態にあるのか, それとも真の陣痛がすでに微弱な状態で起こっているのかを見分けるのは必ずしも容易ではない。表 9-4 は前陣痛と分娩陣痛の見分け方である。分娩陣痛は開口期(第1期)陣痛, 娩出期(第2期)陣痛, 後産期(第3期)陣痛に分類される。
### 2) 産徴(血性分泌)
　分娩開始前後の数時間に, 頸管の開大にしたがって, 卵膜の下極が子宮壁から剥離し, 脱落膜血管が破れ, 血液が混入した粘液性の帯下がみられる。この血液は絨毛膜が剥がれて破れた真脱落膜の毛細血管からの出血, および拡張した頸管からの出血である。粘液は濃厚で粘稠性に富み, 妊娠中は頸管粘液栓という弁蓋を形成していたものである。
### 3) 破水
　破水は時に分娩開始の2～3日前に起こることがあり, また時には分娩第2期の終わりまで起こらないこともあるので, 真の分娩徴候とみなせないとする説もある。

# 3 分娩経過

## a 分娩時期と分娩経過

　分娩経過は, 次の3期に分けられる。以下, 前方後頭位分娩における各期の臨床経過について述べる。
### 1) 分娩第1期(開口期)
**[陣痛開始から子宮口全開大までの期間]**
　分娩第1期の陣痛は次第にその強さを増し, その周期は次第に短縮する(表 9-5)。発作時には子宮上部は硬くなり, 子宮底は上昇し, 子宮体は腹面に隆起する。
　子宮上部の収縮によって, 子宮峡は受動的に伸びるが, この伸展によって子宮峡筋層とこれに付着していた卵膜との間にずれが生じて, 卵膜が剥離する。この剥離した卵膜は, 発作によって子宮内圧が上昇するたびに, 抵抗の弱い頸管内に膨隆進入し, 頸管を上方から徐々に開大する。頸管内に胞状に進入した卵膜の部分を胎胞といい, 胎胞内の羊水を前羊水, 子宮内の羊水を後羊水という(図 9-19)。胎胞は陣痛発作時には緊張するが, 間欠時には弛緩する。子宮口が開大し, 児頭の下

表 9-5 陣痛の強さの判定基準（子宮内圧による）

| 子宮口 | 4～6 cm | 7～8 cm | 9 cm～2期 |
| --- | --- | --- | --- |
| 平均陣痛 | 40 mmHg | 45 mmHg | 50 mmHg |
| 過強陣痛 | 70 mmHg 以上 | 80 mmHg 以上 | 55 mmHg 以上 |
| 微弱陣痛 | 10 mmHg 以下 | 10 mmHg 以下 | 40 mmHg 以下 |

（日本産科婦人科学会）

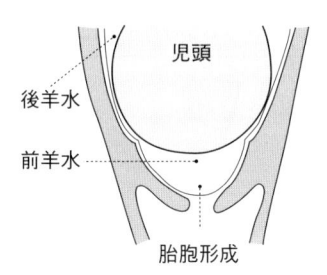

図 9-19 胎胞

降が進み，産道壁に強く圧定されると，前羊水と後羊水の交通は閉ざされ胎胞は常に緊張する（胎胞形成）。外子宮口はますます開大し，子宮腟部は消失し，頸管と腟はほとんど共通の管腔となり，外子宮口は完全に消失し，その直径は 10 cm となる。

子宮口が全開大に近いときに強い陣痛が起こると，緊張の極に達した胎胞は破れて前羊水が漏出する（破水）。破水はおおよそ分娩第 1 期と第 2 期の境くらいに起こるが（適時破水），ときに著しく早期に起こることもあるし（前期破水や早期破水），子宮口全開大後も胎胞が破れないで遅滞破水となることもある。

❶子宮頸部の変化
①頸管の変化：陣痛によって子宮上部は収縮し，受動的に子宮下部と頸部が上方に牽引され，内子宮口より子宮口が開大し始める。これに伴い子宮頸管は次第に薄くなり，子宮頸の長さは短縮する。これを頸部の展退という。このため，子宮腟部は展退が完了した段階では消失したようになる。

②初産婦と経産婦の相違：子宮頸管の開大の状況は，初産婦と経産婦では異なる。初産婦では内子宮口から下方に向かって漏斗状に開大し，展退が完了してから外子宮口が開大し始める。一方，経産婦では展退が完了する前に，内子宮口・外子宮口ともにほぼ同時に開大し始め，展退は遅れる（図 9-20）。

❷軟産道の開大機転
子宮体部（子宮洞筋）の筋線維の走行は規則性に乏しいが，ほぼ縦走筋と網の目状に交錯した筋線維からなり，伸展管（子宮下部や頸管）は筋線維が少なく，斜めまたは輪状に配列している。このように子宮体部と伸展管とは，筋線維の走行が異なるが，両者はつながっているので，陣痛が開始し，子宮体部の筋線維が収縮すると，子宮下部や頸管は引き延ばされて上方に牽引される。洞筋部の筋線維は陣痛間欠時には弛緩するが完全に収縮前の状態に戻らず，陣痛が反復するにつれて洞筋部は次第に厚さを増し，容積が縮小されていく（退縮）。

このようにして厚くなった洞筋部と薄くなった子宮下部との境界である解剖学的内子宮口の部分は，内腔に向かって堤防状に膨隆し外面に輪状の溝ができる（収縮輪または生理的収縮輪）。洞筋部の収縮につれて伸展管はますます薄く，上方に展退するので，収縮輪が恥骨結合上 4 横指径くらい（約 6 cm）に達する頃に子宮口は全開大する。このようにして形成された子宮下部から頸管・腟を通して，全く隔壁なくほとんど一様の広さを持つ管腔を通過管という。

2）分娩第 2 期（娩出期）
［子宮口全開大から胎児娩出までの期間］

分娩第 2 期は比較的短いが，異常に長引くと母児に危険を及ぼすので，その長さはきわめて重要である。分娩第 2 期の長さの限界は，初産婦では 2 時間，経産婦では 1 時間とされている。分娩第 2 期は次の 2 つの時期に分けることができる。

❶腟の通過期（下降期）［頸管が全開大してから排臨までの期間］

娩出期になると，陣痛は著しく強くなり，発作は 1～2 分に延長し，間欠は 1～2 分以下に短縮して，いわゆる娩出陣痛となる。児頭は陣痛のたびに頸管を通過して徐々に腟内を出て，ついに骨盤底に達する。児頭の下降によって子宮頸神経節は刺激され，陣痛はますます強くなって，腹圧はほとんど反射的に起こって陣痛発作に協力し，共圧陣痛となる。

児頭は次第に下降し，後会陰部は伸展し，陰門

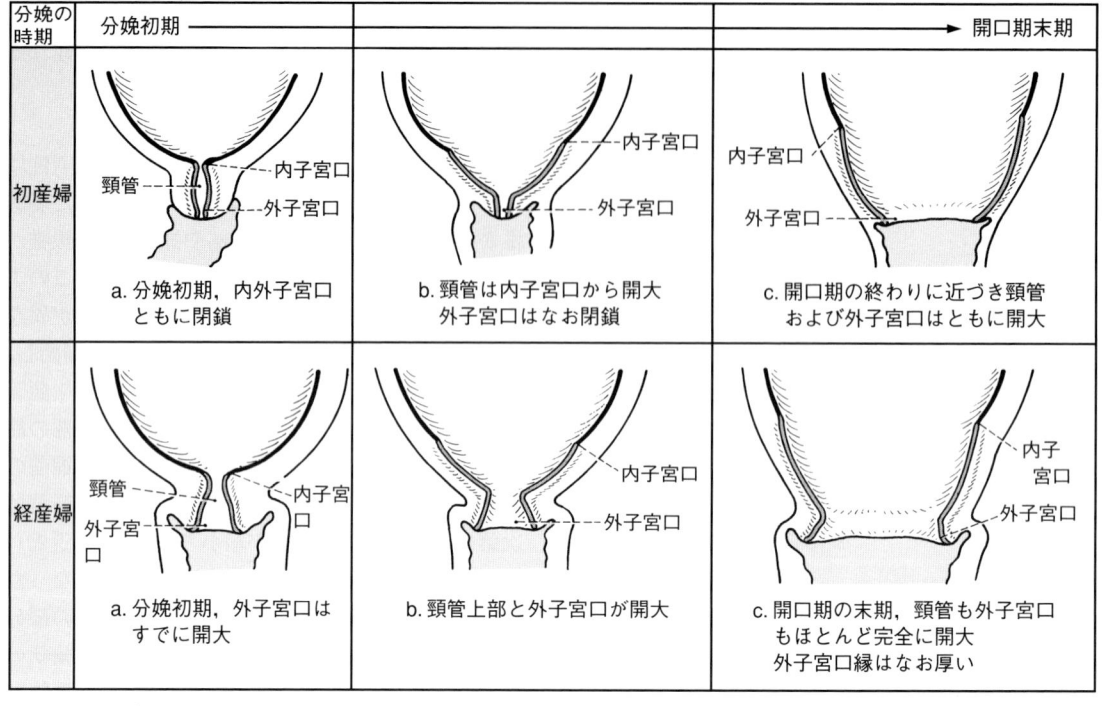

| 分娩の時期 | 分娩初期 → | | 開口期末期 |
|---|---|---|---|
| 初産婦 | a. 分娩初期，内外子宮口ともに閉鎖 | b. 頸管は内子宮口から開大 外子宮口はなお閉鎖 | c. 開口期の終わりに近づき頸管および外子宮口はともに開大 |
| 経産婦 | a. 分娩初期，外子宮口はすでに開大 | b. 頸管上部と外子宮口が開大 | c. 開口期の末期，頸管も外子宮口もほとんど完全に開大 外子宮口縁はなお厚い |

図 9-20　初産婦と経産婦における子宮頸管開大状態の差異
(荒木勤：最新産科学，正常編，改訂第 21 版，p.234，文光堂，2001)

は開き，児頭が直腸を圧迫し便意をもよおす。ついで前会陰部が次第に強く膨隆伸展し，陣痛発作時に陰裂が少し開いて，児頭の一部が現れるようになる。間欠時には再び児頭は後退し，陰裂も閉じる(排臨，図 9-21)。

**❷会陰の通過期(会陰期)[児頭の排臨から娩出までの期間]**

さらに児頭は下降し，肛門は開いて直腸前壁を現し，陰門周囲はますます延長伸展し，緊張のために光沢を呈する。そして児頭の一部(前方後頭位では後頭結節)は陰裂間に常時現れて，間欠時にも後退しなくなる(発露，図 9-22)。その後何度かの陣痛によって，児頭は娩出し，肩甲が娩出し，続いて全身が娩出する(図 9-23)。胎児が娩出すると同時に，子宮内に残っていた後羊水は少量の血液とともに流出する。

**3) 分娩第 3 期(後産期)**
**[胎児娩出直後から後産娩出までの期間]**

胎児娩出後，いったん停止した陣痛は 5〜15 分後に再び発来する。これは後産陣痛といい，4〜5 分で反復する弱い陣痛で，産婦は感じないこともある。胎児娩出後，子宮は収縮して子宮底はおよそ臍高にまで下降し，軽度弛緩しているが，後産陣痛のたびに縮小して硬くなる。

**❶胎盤剝離機転**

胎児娩出後は急激に内圧が低下し，かつ子宮壁が著しく縮小して胎盤付着面も縮小するが，胎盤にはこれに応ずるほどの収縮性がないため，両者の間に面のずれができ，胎盤はその海綿層から剝離する。胎盤後血腫の形成増大も剝離を助長する。

**❷胎盤剝離徴候**

①シュレーダー・コーン徴候：胎盤剝離前の子宮は，球状で下腹部の中央にあり，子宮底の高さは臍高であるが，胎盤が下降すれば子宮体はやや扁平化し稜角状となって硬く，多くは右方に傾き，子宮底は 1 ないし 2 横指上昇する。また子宮下部に下降した胎盤のため，恥骨結合上縁には柔軟な膨隆を認める。

②キュストネル徴候：恥骨結合直上を強く圧入したとき，腟外にある臍帯が腟内に引き戻される場合は，胎盤はまだ剝離しておらず，逆に少し圧出される場合は剝離が完了したしるしである。

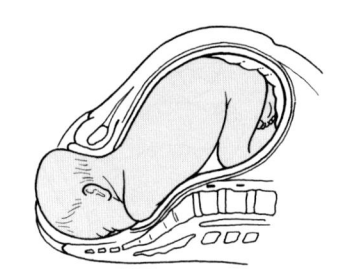

図9-21 児頭の排臨 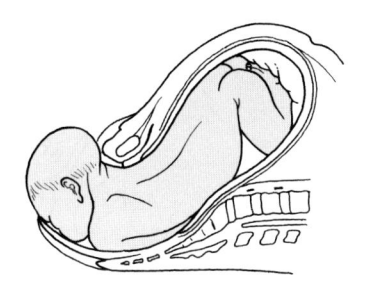　　　図9-22 児頭の発露 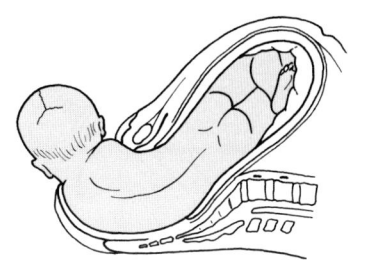　　　図9-23 児頭および肩甲の娩出

③アールフェルド徴候：胎児娩出直後には，胎児に連結して臍帯の一定の長さが腟外にあるが，胎盤が剥離するとさらに12〜16 cmくらい延長して腟外に出てくる．陰門近くの臍帯に装着してあった鉗子が下降するのでわかりやすい．

④ストラスマン徴候：子宮底部を軽くたたくように刺激したとき，その振動が腟外に娩出している臍帯に伝わる場合は剥離前であり，剥離後は臍帯は全く振動しない．

⑤ミクリッツ・ラデッキー徴候：胎盤が剥離して腟内に下降すれば，産婦は便意をもよおす．

⑥クライン徴候：産婦が腹圧を加えたとき，臍帯が下降し，腹圧を止めても臍帯が下降したままの位置にとどまれば，胎盤は完全に剥離しているが，腹圧の中止によって下降した臍帯が上昇するときは，胎盤は剥離していない．

⑦ハンス・ヘゲワルド徴候：子宮を圧迫したとき，胎盤がまだ剥離していなければ，臍帯血管が緊張するが，剥離していれば緊張しない．

⑧小林徴候：胎盤が剥離して洞筋腔から排出されると，子宮の丸さが稜角を生じた感じになる．シュレーダー徴候より早く生じるといわれている．

❸胎盤娩出機転

①シュルツェ様式（胎児面）：胎盤の剥離が中央で起きた場合には，子宮胎盤血管の断裂によって，子宮壁と胎盤との間に血腫ができる．これを胎盤後血腫という．このようにして剥離された胎盤は，胎児面の中央を先に，胎盤後血腫を包むような形で排出される．このような様式による剥離をシュルツェ式剥離といい，また胎児面からの胎盤娩出という．この様式の娩出が最も多く，70〜80％にみられる．

②ダンカン様式（母体面）：胎盤の下縁から剥離が始まり，剥離による出血は胎盤と子宮壁の間を通って流出する．したがってこの場合には，大きな血腫は形成されず，剥離はもっぱら子宮収縮だけによって上方に波及する．胎盤の娩出は，その辺縁，母体面を先頭に現れてくる．この様式によるものをダンカン式剥離，または母体面からの胎盤娩出という．

③混合様式（半母体面）：最初に現れる部分は，胎児面でもその中心ではなく，前二者の中間的様式のもので，最も少ない．

### b 分娩の機転（胎児の回旋と下降）

分娩に際して，胎児は回旋を行いつつ，産道を通過する．分娩の機転とは，産道を通過する際の胎児の一連の受動的な動きを指し，胎児の回旋運動と下降運動の仕組みをいう．

正常骨盤の最大径は，入口部では横径，濶部では斜径，出口部では前後径である．分娩機転の原則は次の2点である．

①胎児下向部通過面の最大径が，骨盤断面の最大径に一致するように回旋する．

②胎児下向部のなかで，恥骨結合側に位置した部分が最も先進する．これは産道の恥骨結合側は，仙骨側に比べ抵抗が少ないためである．

［頭位の分娩機転］以下に，後頭位分娩における児頭の分娩機転を述べる．

1）児頭の屈曲（第1回旋）

骨盤入口部において，児頭の矢状縫合は骨盤入口の横径またはそれに近い斜径に一致し，その中央が先進している．この状態に娩出力が作用すると，脊柱に続く後頭が強く押し下げられ，その結果，児頭が前屈し，頤部が胸部に接近し，小泉門が最も先進するようになる．これは横軸回旋すな

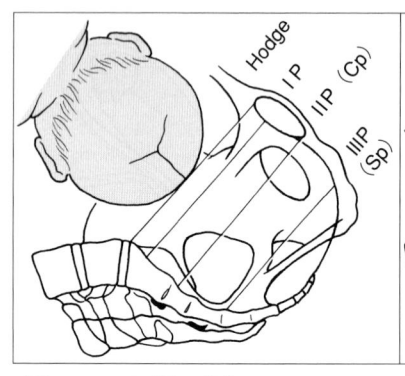

**図 9-24 児頭が骨盤入口より上にある場合**
先進部がホッジ(Hodge)の第Ⅰ平行平面にある(図 9-38 参照)。

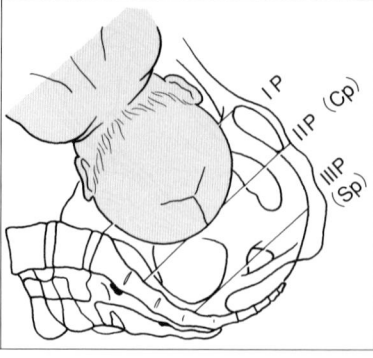

**図 9-25 児頭が骨盤入口にある場合**
先進部がホッジの第Ⅱ平行平面にある。de Lee の station −2。

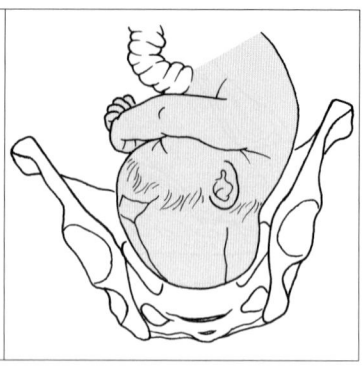

**図 9-26 第 1 回旋の終わり**
胎勢回旋：児頭が前屈し，頤部が胸部に接近し，小泉門が先進

わち胎勢回旋であって，進入機転である。胎児は子宮内ですでに屈曲姿勢をとっており，子宮収縮はその胎勢を増強させるのに役立つ。児頭は普通，分娩開始時には屈曲し，骨盤入口面に入るが，屈曲が増すにつれて後頭部が先進し，小斜径で嵌入する。この屈曲運動は，児頭が骨盤底に達するまで行われる(図 9-24～26)。

### 2) 児頭の内回旋(第 2 回旋)

娩出力がさらに加わって，児頭が産道内に圧入されると，児頭は産道内を下降しながら，胎児の縦軸を軸として，小泉門が母体の前方に，大泉門が後方に向かうように回旋する。その結果，骨盤入口部でその横径に一致していた矢状縫合は，濶部では斜径に，峡部および出口部では前後径に一致する。これを第 2 回旋といい，胎向回旋である(図 9-27～30)。以上の機転は主に初産婦にみられ，経産婦は児頭が峡部または出口部に達してから第 2 回旋をすることもある。

### 3) 児頭の伸展(第 3 回旋)

このようにして児頭が骨盤底に達すると，まず頭頂骨が排臨し，後頭結節が恥骨弓下に現れる。次いで項部が恥骨に支持されて，第 1 回旋とは逆に頤部が胸部から遠ざかるような反屈運動をするから，最初に前頭，ついで前額・顔面の順序で会陰を通過し，最後に後頭部が恥骨弓下を離れて，児頭は完全に娩出し，児の顔面は肛門側を向いている。これを第 3 回旋(第 2 胎勢回旋)といい，横軸回旋である(図 9-31, 32)。

### 4) 肩甲の回旋(第 4 回旋)

娩出した児頭は，まだ子宮に残っている体幹の方向に応じて，ねじれを戻すように第 2 回旋以前の方向に回旋し，側方の大腿側を向くようになる。この回旋は肩甲の回旋に伴って起こる胎向回旋である。これは第 2 回旋とは反対方向の縦軸回旋である(図 9-33)。

### 5) 肩甲の娩出機転

分娩開始時側方にあった背部は，後頭部が前方に回旋するのに伴って次第に回旋し，児頭が排臨する頃には，肩甲は両肩を結ぶ線，すなわち肩幅が入口横径と一致する。娩出力によって圧入されると，もともと母体の前方にあった側の肩甲が前方に回旋しながら先進し，濶部では斜径に，峡部と出口部では前後径に一致し，次いで前方の肩甲が恥骨弓下に現れる。

このようにして恥骨結合下に現れた前在の肩甲は，そこに支持されて体幹が強く側彎し，まず前在の肩甲が会陰を通過して，それから後在の肩甲が娩出される。

## C 分娩所要時間

分娩に要する時間は，分娩の 3 要素である娩出力の強弱，胎児の大きさ，および産道の抵抗の大小に左右される。わが国の女性の平均所要時間は，初産婦 12～15.5 時間，経産婦 5～8 時間である(表 9-6)。分娩所要時間の生理的限界(分娩第 1 期と第 2 期を合わせた時間)は，初産婦 30 時間，

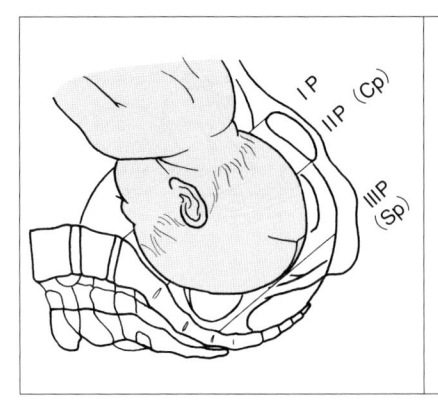

Ⅰ 産婦のフィジカルアセスメントと各種診断法　233

**図 9-27　児頭が骨盤濶部にある場合**
先進部がホッジの第Ⅲ平行平面にある。de Lee の sation 0

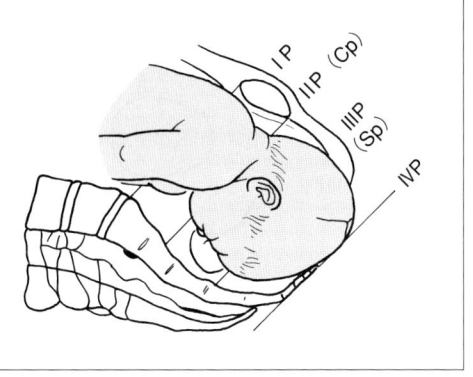

**図 9-28　児頭が骨盤峡部にある場合**
先進部がホッジの第Ⅳ平行平面にある。

ホッジの平行平面
IP：第1平行平面
IIP：第2平行平面
IIIP：第3平行平面
IVP：第4平行平面

Cp：chief plane of pelvis
Sp：interspinal line
　　（坐骨棘間線）

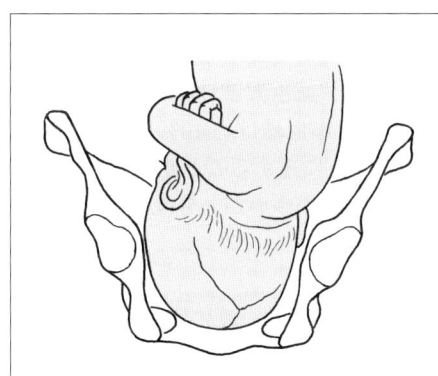

**図 9-29　第2回旋の途中**
**図 9-30　第2回旋の終わり**

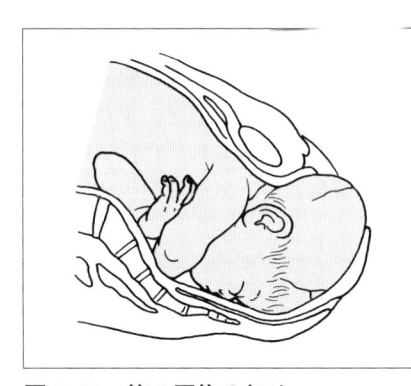

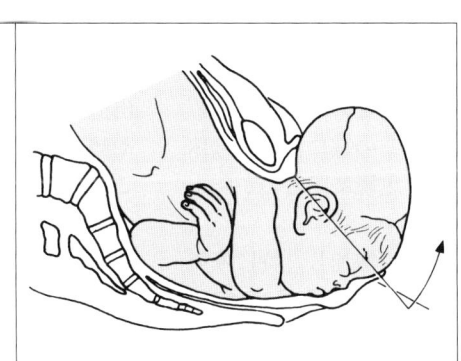

**図 9-31　第3回旋の初め**
**図 9-32　第3回旋の終わり**

（図 9-24〜32の文献―荒木勤：最新産科学，正常編，改訂第21版，pp.244-47，文光堂，2001）

経産婦15時間とされ，それ以上になっても児娩出に至らないものは遷延分娩である。

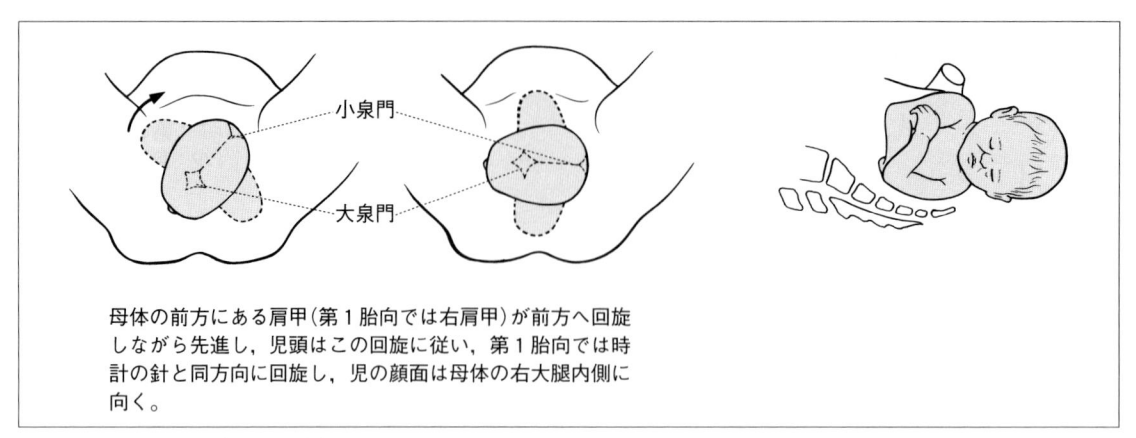

図中の説明：
母体の前方にある肩甲（第1胎向では右肩甲）が前方へ回旋しながら先進し、児頭はこの回旋に従い、第1胎向では時計の針と同方向に回旋し、児の顔面は母体の右大腿内側に向く。

**図 9-33　第4回旋（肩甲回旋）**

**表 9-6　わが国の女性の平均分娩所要時間**

|  | 初産婦 | 経産婦 |
|---|---|---|
| 第1期 | 10〜12時間 | 4〜6時間 |
| 第2期 | 1.5〜2時間 | 0.5〜1時間 |
| 第3期 | 15〜30分 | 10〜20分 |
| 合計 | 12〜15.5時間 | 5〜8時間 |

## 4　分娩によって母体が受ける変化

### 1）循環器および血液

心臓は分娩時には機能亢進がみられ、特に陣痛発作時に著しい。胎児娩出直後は、腹腔内圧の急激な下降と出血による循環血液量の減少が起こるが、胎盤血行の遮断によってその部にあった母体血液が全身に送られるので、虚脱に陥るのが防止される。

脈拍数は分娩時には必然的に増加し、特に陣痛発作時の増加が著しく、娩出期の終わりには100〜120回/分に達することもある。

血圧も分娩進行とともに上昇し、陣痛発作時の上昇が著明で、分娩第1期後半には収縮期血圧が10〜20 mmHg、娩出期では20〜40 mmHgぐらいそれぞれ間欠期より上昇するが、正常では150 mmHgを超えることはない。また胎児娩出とともに一過性に20〜30 mmHg程度下降することもあるが、まもなく正常値に戻るのが普通である。

血液は、分娩時の激しい労働による発汗などによる水分の喪失のため濃縮する。したがって、赤血球数・白血球数・血色素量および比重が増加する。具体的には、赤血球は約10％増加し、白血球も1万/mm³以上に達することがある。血糖値は一時増加することが多いが、分娩が長引くと低下することがある。

### 2）呼吸器

分娩中の産婦の呼吸は一般に増加し、21〜26/分を数えるが、脈拍数と違って陣痛発作時になると減少し間欠時には増加する。ことに不安感の強い産婦では著しく増加して過呼吸の状態になり、過換気症候群＊を起こすことがある。この傾向は分娩進行とともに顕著になり、娩出期の共圧陣痛の際には、強い努責のために、まれに眼球結膜下出血が起こったり、顔面の皮下溢血、または気道や肺に損傷をきたして空気がもれ、自然気胸を起こしたり、胸部や首部に皮下気腫を発生することがある。

---

＊ 過換気症候群（hyperventilation syndrome）：意識的に速く、かつ深い呼吸を繰り返すと、血中の$CO_2$が排泄されて血中のpHが高まり、いわゆる過換気症候群と呼ばれる呼吸性アルカローシスを呈する。症状としては、めまい、感覚異常（四肢冷感、しびれ感、こわばり感）、痙攣、動悸、疲労感、全身倦怠感、脱力感、不整脈、呼吸困難が観察される。対策としては、紙バッグ再呼吸法（紙またはビニール袋を顔にかぶせ、自分の呼気を再吸入させ呼吸中枢を抑制する方法）や低濃度$CO_2$の吸入法などを行い、$PaCO_2$を正常域に戻す。

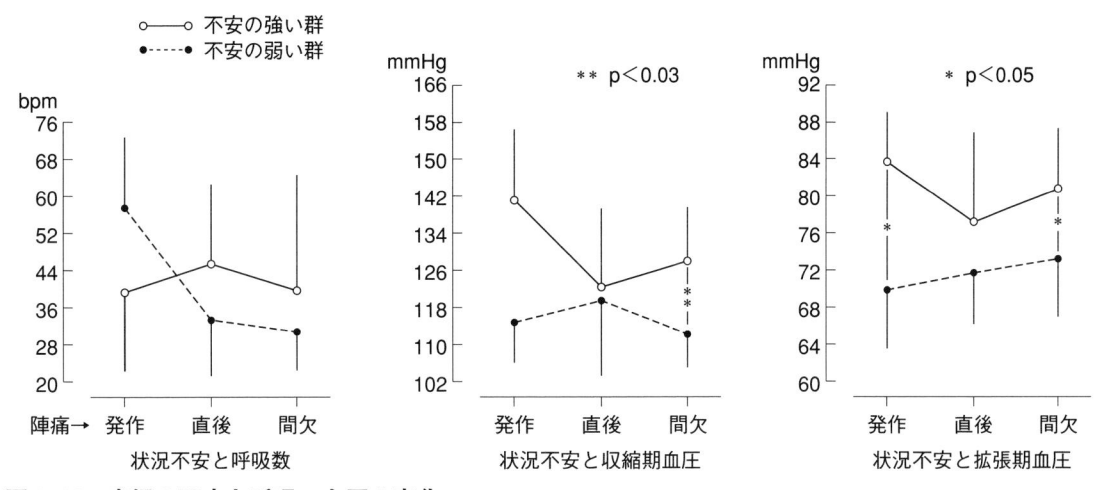

図9-34 産婦の不安と呼吸・血圧の変化
(江守陽子:産婦の不安と呼吸・循環状態.ペリネイタルケア春季増刊,分娩介助と周産期管理,66-67,1993)

### 3) 泌尿器

分娩時の労作に伴う水分の発散により,尿量は減少し,尿は濃縮して一過性の蛋白尿や糖尿をみることがある。分娩が進行して,児頭が深く骨盤腔内に進入すると,恥骨と児頭との間で尿道が圧迫されて排尿障害をきたすことがある。また,胎児娩出後に急激に腹圧が下降するために排尿困難をきたし,膀胱内に尿が充満して子宮の収縮不全を招来することがある。

### 4) 消化器

一般に分娩時には食欲が減退し,人によっては悪心・嘔吐をきたすことがある。また,娩出期になると,胎児部分が直腸を圧迫して頻回に便意をもよおし,陣痛発作時には少量の便が排出されることがある。

### 5) 物質代謝および体温

分娩時の代謝は亢進し,エネルギーの消費が大きい。尿中の窒素量も増加する。体温は妊娠中に比べてわずかに上昇し,時に胎児娩出後37.5℃前後の発熱をみることがあるが,普通は一過性で,これが38.0℃を超える場合は病的である。ときには極度の疲労から分娩直後失神したり,悪寒戦慄をきたす人もある。これは分娩時の熱量の損失によるものと考えられている。

### 6) 体重

分娩によって約4〜5kgの体重減少をきたす。これは胎児・胎盤・羊水・出血などの排出によるが,この他,発汗,肺からの水分蒸散や食物摂取の不足なども関係する。

### 7) 出血量

分娩時出血の主なものは,異常がない限り後産期と分娩後に起こる。出血量は個人差が大きく,平均は200〜300ml程度が生理的であり,500mlを超えると異常出血とみてよい。

### 8) 軟産道の損傷

分娩時には,胎児の通過によって頸管・子宮口・腟・会陰などの軟産道の軽微な損傷は免れることができず,また胎盤および卵膜の剥離により子宮体内面に創傷面ができる。程度の差はあるが,生理的範囲のものでも,これらの損傷が出血・疼痛・感染などの原因となりうるので,局所の消毒・清潔保持が大切である。

### 9) 眼球結膜下溢血

分娩時に何度も努責をさせた場合に生じることがある。努責によって産婦が呼吸を止めることにより,肺循環の停止から右心臓に溢血を生じ,頸部静脈にうっ血が起こり,眼球結膜に出血を生じるもので,数日で徐々に軽快する。

### 10) 精神状態

妊娠中から精神状態は不安定なものであるが,分娩時には不安の気持ちが強く,これに疼痛が加わると恐怖感すら抱くようになって,分娩が進行するに従って興奮状態になる。また,精神状態は産婦の呼吸や循環などの生理的側面にも影響する。

すなわち不安が強い産婦は，不安が弱い産婦に比べて，呼吸コントロールができないため，発作時よりもむしろ発作直後に呼吸数の増加が認められ，間欠時にも呼吸数が多くなり，収縮期・拡張期血圧も一般に高い傾向が認められる（図9-34）。

## 5 分娩期の診断

分娩期の診断は，分娩目的で入院してきた初診時の産婦診察および分娩経過中におけるその後の産婦診察を基に行う。産婦診察の方法は妊婦診察法とほぼ等しい。表9-7は，産婦診察に特に必要な項目を示したものである。産婦診察においては，迅速性と正確性がきわめて重要である。

以下は，分娩期に重要な診断である。

### a 破水の診断

破水の診断は，羊水の流出を確認できた場合や，内診指に直接，頭髪または胎児皮膚を触れた場合に可能である。また高位破水の場合には，表9-8のような検査法を用いて破水の診断を行う。

### b 陣痛の程度の診断

陣痛の程度は分娩進行に大きく影響するので，その強弱の診断は非常に重要である。表9-9は正常・微弱・過強陣痛の基準値を示したものである。子宮口開大度が遅延するようであれば，陣痛の強度の程度を診断する必要がある。

### c 先進部下降度の診断

分娩進行度の正確な診断は非常に重要であり，次のようなことで行う。

#### 1）胎児心音最良聴取部位の移動（図9-35）

頭位では，分娩開始の初め，児心音は臍棘線（臍と上前腸骨棘を結ぶ線）のほぼ中央で明瞭に聞こえるが，産道内への下降に伴って児心音の聴取部位も母体の前下方に移動する。恥骨結合の直上で聴取される頃は，児頭は骨盤峡部あたりに下降していると判断できる。

#### 2）レオポルド触診法による児頭の触知

レオポルド第4段法によって触れる児頭面積の大小から下降度を判断する（図9-36）。児頭の大

表9-7 産婦診察の項目

| 診察の種類 | 項目 |
|---|---|
| 問診 | ・陣痛：開始の時期，発作と間欠の時間，強弱や疼痛，痛みの部位<br>・破水の有無，時期<br>・血性分泌物の有無，性状，量<br>・全身状態：疲労度，昨日の睡眠時間，昨日の排便状態など<br>・精神状態：分娩への取組みや希望，不安度・恐怖など<br>・その他の異常症状：出血，頭痛，腹痛，眼華閃発 |
| 計測診 | ・母体：脈拍，体温，血圧 |
| 視診 | ・貧血の有無<br>・静脈瘤の有無（外陰部など）<br>・表情，リラックスの程度など |
| 触診 | ・陣痛：周期，強弱<br>・子宮底長や腹囲の大きさ，圧痛の有無，胎位・胎向，先進部の下降度<br>・浮腫（腹部・下肢） |
| 聴診 | ・児心音の数（発作時と間欠時），性状，強弱<br>・その他の音：臍帯雑音など |
| 内診 | ・頸管成熟度，先進部の下降度など詳しくは内診項目参照 |
| 骨盤外計測 | ・棘間径，稜間径，大転子間径，外斜径，外結合線 |
| 臨床検査 | ・尿蛋白，尿糖<br>・破水の場合は破水検査と血液検査（白血球数・CRP） |

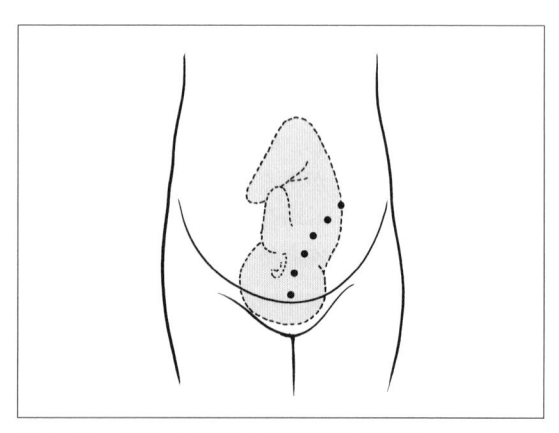

図9-35 胎児心音最良聴取部位の移動

表 9-8 破水の診断法

| 種類 | 特徴 |
|---|---|
| 1. pH 測定法<br>　BTB(brom-thymol-blue)法 | ・pH 7.5～8.4 の場合は破水, 妊婦の腟内容液(pH 4.6～6.4)<br>・BTB 試験紙を腟内容液に浸し, 緑変ないし青変すれば破水<br>　(出血があるとき, 腟炎による頸管分泌物の増加, アルカリ尿の腟内混入, 消毒薬の影響で未破水にもかかわらず pH が変化することがある) |
| 2. シダ状結晶証明法 | ・腟内容液を滅菌ピンセットでとり, ガラス板上に塗布し, 自然乾燥させて顕微鏡検査をする。羊水であれば細いシダ状結晶を示す。頸管粘液のときにみられるものよりは, 小さく細かなシダ状結晶が認められる。<br>　(胎便・血液・胎脂の混入, 破水後長時間経過したものでは陰性になることがある) |
| 3. 胎児毳毛証明法 | ・腟内容液をとって顕微鏡で検査し, 胎児の毳毛を証明すれば破水<br>　(羊水量が少ないときは発見率は低い) |
| 4. 胎脂証明法 | ・胎児に付着している脂肪が羊水中に脂肪球として存在するのを証明する方法。腟内容液をガラス板上に塗布乾燥後, Sudan III 染色液で染色, 水洗後鏡検し, オレンジ赤色に染まった脂肪球を証明する。 |
| 5. 胎児細胞の証明法<br>　・Nile blue 染色法 | ・ナイルブルー染色液をガラス板上で腟内容液と混和し, カバーグラスで覆い鏡検し, 胎児表皮細胞がオレンジないし赤色に染まり, 腟上皮細胞は青～藍色に染まる。 |
| 　・Papanicolaou 染色法<br>　・methylene blue 染色法(Langreder 分別鱗屑テスト)<br>　・acridine-orange 染色法(蛍光顕微鏡法)<br>　・Sudan III 染色法<br>　・単純比較法 | |
| 6. 羊水内色素注入法 | |

表 9-9 陣痛の基準値

| 分類 | 周期・持続時間・回数 | | 子宮口 (cm) | | | |
|---|---|---|---|---|---|---|
| | | | 4～6 | 7～8 | 9～10 | 第2期 |
| 正常陣痛 | 陣痛周期 | | 3分 | 2分30秒 | 2分 | |
| | 陣痛持続時間 | 外側〈1/5 点〉 | 20 秒 | | 60 秒 | |
| | 収縮回数 | 鈴村ら | 3～5 回 | | | |
| | | Barcia ら | 3～5 回 | | | |
| 微弱陣痛 | 陣痛周期 | | 6分 30 秒以上 | 6分以上 | 4分以上 | 初:4分以上<br>経:3分30秒以上 |
| | 陣痛持続時間 | 外側〈1/5 点〉 | 40 秒以下 | | 30 秒以下 | |
| | 収縮回数 | 鈴村ら | 10 分間に 1 回以下 | | 2 回以下 | |
| | | Barcia ら | 10 分間に 2 回以下 | | | |
| 過強陣痛 | 陣痛周期 | | 1分 30 秒以内 | | 1分以内 | |
| | 陣痛持続時間 | 外側〈1/5 点〉 | 2分以上 | | 1分 30 秒以上 | |
| | 収縮回数 | 鈴村ら | 10 分間に 6 回以上 | | | |
| | | Barcia ら | 10 分間に 5 回以上 | | | |

部分を触れれば先進部は入口部, 頤部が容易に触れている間は骨盤濶部の下半程度, 児頭を触れることができないときは児頭最大横径周囲はほぼ出口部にあると判断できる。

### 3) ガウスの頤部触診法

腹壁を弛緩させ, 児頭に沿って上方になで上げていくと, 一方の手指は比較的なだらかな曲線で, 後頭から児背に移行する彎曲した窪みを触れ, そ

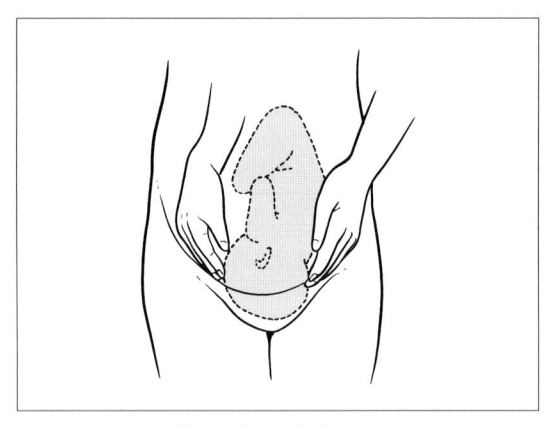

図9-36　レオポルド触診法（第4段）

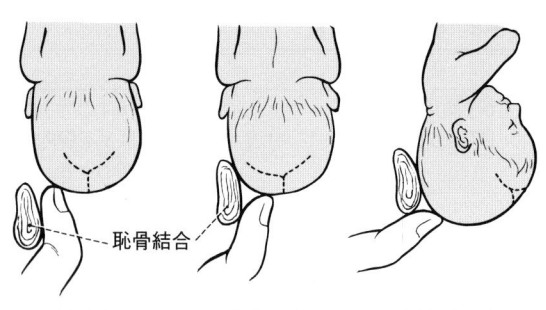

図9-37　骨盤内面壁の触知可能範囲
a. 骨盤入口より上にある　b. 骨盤濶部にある　c. 骨盤出口部にある

の反対側に後頭結節より鋭角でしかも頤部を触れたらその高さ，位置を調べる。頤部と後頭結節の鑑別は表9-10の通りである。また，頤部の高さと骨盤内における先進部および児頭最大横径面の高さとの関係は，おおよそ表9-11の通りである。

#### 4）骨盤内面の触知可能部位からの診断

児頭最大横径周囲が骨盤壁と接している部から上は，内診によって触れることができない。そこで，骨盤内面壁の触知可能な部位から胎児の下降度を診断する（図9-37）。一般に仙骨岬は触れることはないので，恥骨結合後面と坐骨棘を基準とする。表9-12は，胎児下向部（最大径周囲面）と骨盤内面壁から判断した下降度を示したものである。

#### 5）ホッジの平行平面を基にした診断（図9-38）

骨盤内面の触知可能部位からの診断は，児頭が骨盤腔を通過する際の最大横径周囲の位置で示すことが多かったが，最近では先進部の先端の位置で表現するようになった。その1つが，ホッジの平行平面である。

ホッジの平行平面は，骨盤入口面に平行な4つの平行平面を想定したものである。骨盤軸は骨盤膝（濶部と峡部の境）で前方に強く彎曲するが，ホッジの平行平面は，骨産道の彎曲を考えていないので，この分類は骨盤入口から骨盤膝までの胎児の下降度を表すのに適している。

#### 6）デリー（de Lee）のステーション（station）法

児頭が前方に屈曲進行してからの下降度は，先

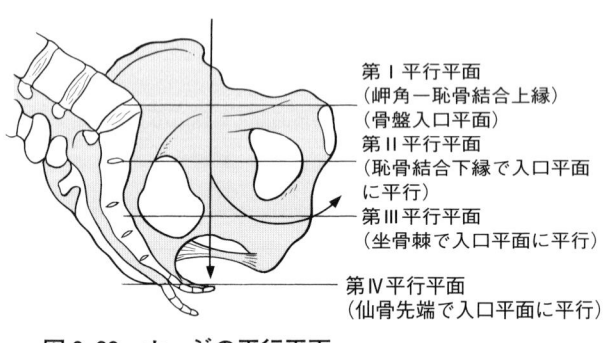

図9-38　ホッジの平行平面
第Ⅰ平行平面（岬角―恥骨結合上縁）（骨盤入口平面）
第Ⅱ平行平面（恥骨結合下縁で入口平面に平行）
第Ⅲ平行平面（坐骨棘で入口平面に平行）
第Ⅳ平行平面（仙骨先端で入口平面に平行）

表9-10　ガウスの頤部触診法における頤部と後頭結節の鑑別

|  | 頤部 | 後頭結節 |
|---|---|---|
| 高さ | 後頭結節よりも高い | 頤部よりも低い |
| 形状 | やや鋭い角度を有する突起として触れる | 鈍角を有する隆起として触れる |

表9-11　ガウスの頤部触診法による児頭下降度の判定目標

| 頤部の高さ（恥骨結合上縁から） | 先進部先端の位置（坐骨棘を結ぶ線から） | 児頭最大横径面（骨盤腔の高さ） |
|---|---|---|
| 4横指径 | −3（3 cm上） | 入口面 |
| 3横指径 | −1.5 cm（1.5 cm上） | 濶部上腔 |
| 2横指径 | ±0（坐骨棘線上） | 濶部平面 |
| 1横指径 | +1（1 cm下） | 濶部下腔 |
| 恥骨結合上縁と同高 | +2（2 cm下） | 峡部 |

（ガウスの原案を一部改変）

I 産婦のフィジカルアセスメントと各種診断法　239

表 9-12　内診による児頭下降度の判定目標

| 胎児下向部(頭位では最大径周囲面)の位置 | 骨盤内面壁の触知可能部位 | | |
|---|---|---|---|
| | 恥骨結合後面 | 坐骨棘 | 仙骨岬 |
| 骨盤入口より上 | 全部 | 可能 | 困難 |
| 骨盤入口面 | 2/3 | 可能 | 不可能 |
| 骨盤潤部 | 1/2 | 可能 | 不可能 |
| 骨盤峡部 | 下縁 | 不可能 | 不可能 |
| 骨盤出口部 | 骨盤壁を全く触れない | | |

進部先端と坐骨棘間線からの距離で表すほうがより適している。先進部先端が左右の坐骨棘を結ぶ高さにあるときを station 0 と定め，その高低により先進部の高さを表現する(図 9-10 参照)。

**7) 陰裂または肛門からの距離を測定する方法**

内診では陰裂，直腸診では肛門輪からの距離を測定する(図 9-39)。10 cm 以上では未固定，6〜8 cm では児頭最大横径周囲が入口部と推定する。

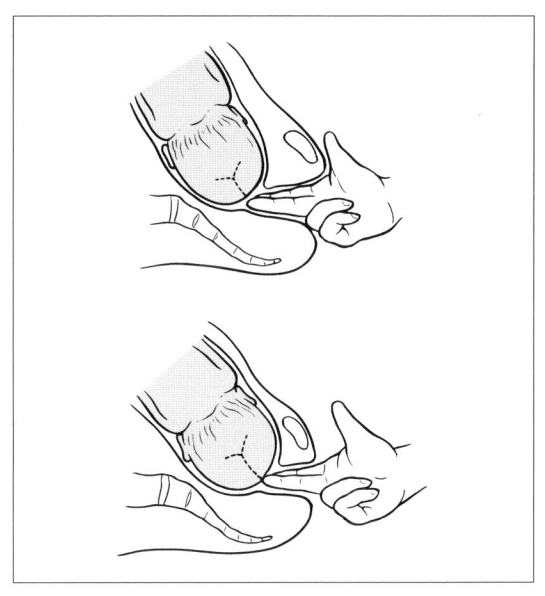

図 9-39　陰裂から児頭先端部までの距離の測定

### d 分娩経過(進行度)

子宮口開大度曲線と児頭下降度曲線は，図 9-40のように進行する。潜伏期の子宮口開大度は2.0〜2.5 cm で，この時期の頸管開大と児頭下降は緩徐で，この時期の長短が全分娩所要時間を左右する。潜伏期の遷延は，初産婦では 20 時間以上，経産婦では 14 時間以上をいう。

活動期は，加速期・極期・減速期の3期に分けられる。加速期では頸管開大速度の促進が認められ，極期では頸管が急速かつ直線的に開大し，児頭の下降が始まり，減速期では児頭先進部が急速かつ直線的に下降する(表 9-13)。

機能的区分による開口期の子宮口開大速度が，初産婦では 1.2 cm/時間以下，経産婦では 1.5 cm/

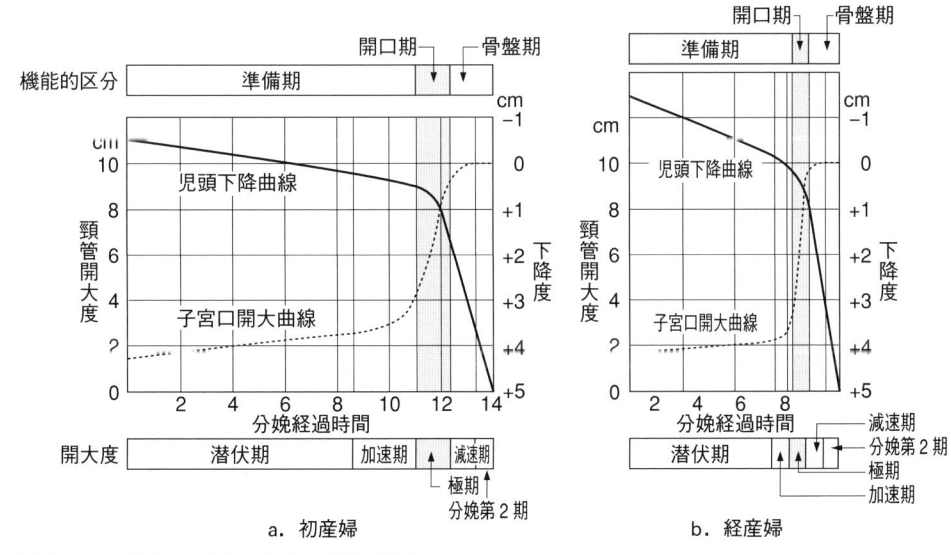

図 9-40　子宮口開大曲線と児頭下降曲線

表 9-13 分娩各期における子宮口開大および児頭下降

|  |  | 分娩第1期 | | | | 分娩第2期 |
|---|---|---|---|---|---|---|
|  |  | 潜伏期 | 活動期 | | | |
|  |  |  | 加速期 | 極期 | 減速期 | |
| 子宮口開大度 | | 2～2.5 cm | 2～3.4 cm | 急速に9 cmまで開大 | 9～10 cm | 10 cm |
| 平均所要時間 | 初産 | 8.5(<20)時間 | 2時間以内 | 2時間 | 2時間 | 1.5～2時間 |
| | 経産 | 5.0(<14)時間 | 1時間以内 | 1時間 | 数分 | 0.5～1時間 |
| 備考 | | 子宮筋収縮の方向づけと協調性が確立され，主に頸管の軟化と展退が起こる。頸管開大と児頭下降は緩徐。 | 頸管開大速度の促進 | 頸管が急速かつ直線的に開大する。児頭の下降が始まる。 | 児頭先進部が急速かつ直線的に下降する。 | |

表 9-14 フリードマン開大曲線からみた分娩遷延の診断基準とその処置

| | 種類 | 診断基準 | 処置 |
|---|---|---|---|
| 1. 準備期の異常 | 潜伏期遷延<br>　初産婦<br>　経産婦 | <br>潜伏期　20時間以上<br>潜伏期　14時間以上 | 十分な睡眠と休息 |
| 2. 開口期の異常 | 開大遅延<br>　初産婦<br>　経産婦<br>下降遅延<br>　初産婦<br>　経産婦 | 開大度<br>最大傾斜期　1.2 cm/時間以下<br>最大傾斜期　1.5 cm/時間以下<br>下降度<br>最大傾斜期　1.0 cm/時間以下<br>最大傾斜期　2.0 cm/時間以下 | 待機処置をとるが，CPDと診断すれば帝王切開 |
| 3. 骨盤期の異常 | 減速期遷延<br>　初産婦<br>　経産婦<br>続発性開大停止<br>下降停止<br>下降障害 | <br>減速期　3時間以上<br>減速期　1時間以上<br>活動期進行停止　2時間以上<br>下降進行停止　1時間以上<br>減速期もしくは分娩第2期で児頭が下降しない状態 | CPDがなければ陣痛促進，もし母体に疲労があれば休息・様子観察<br><br>CPDあれば帝王切開，緊急を要すればCPDがなくても帝王切開 |
| 4. 急速分娩の異常 | 急速開大<br>　初産婦<br>　経産婦<br>急速下降<br>　初産婦<br>　経産婦 | 開大度<br>最大傾斜期　5 cm/時間以上<br>最大傾斜期　10 cm/時間以上<br>下降度<br>最大傾斜期　5 cm/時間以上<br>最大傾斜期　10 cm/時間以上 | |

(Friedmanに一部加筆)

時間以下の場合は開大遅延，開口期の児頭下降速度が，初産婦では 1.0 cm/時間以下，経産婦では 2.0 cm/時間以下のときは，下降遅延と判断できる。また，骨盤期の開大停止は2時間以上同じ状態である場合をいい，下降停止は1時間以上同じ位置でとどまっている場合をいう(図 9-41)。

子宮口開大速度と児頭下降速度を適宜診断し，遷延分娩の徴候が認められたときは，早期に原因を診断し，その原因を排除することが必要である。表 9-14 は，分娩経過の判断の手がかりを示した

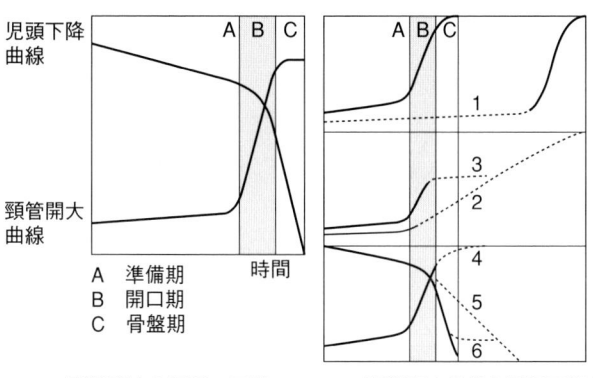

図 9-41　分娩遷延の種類 (Friedman)

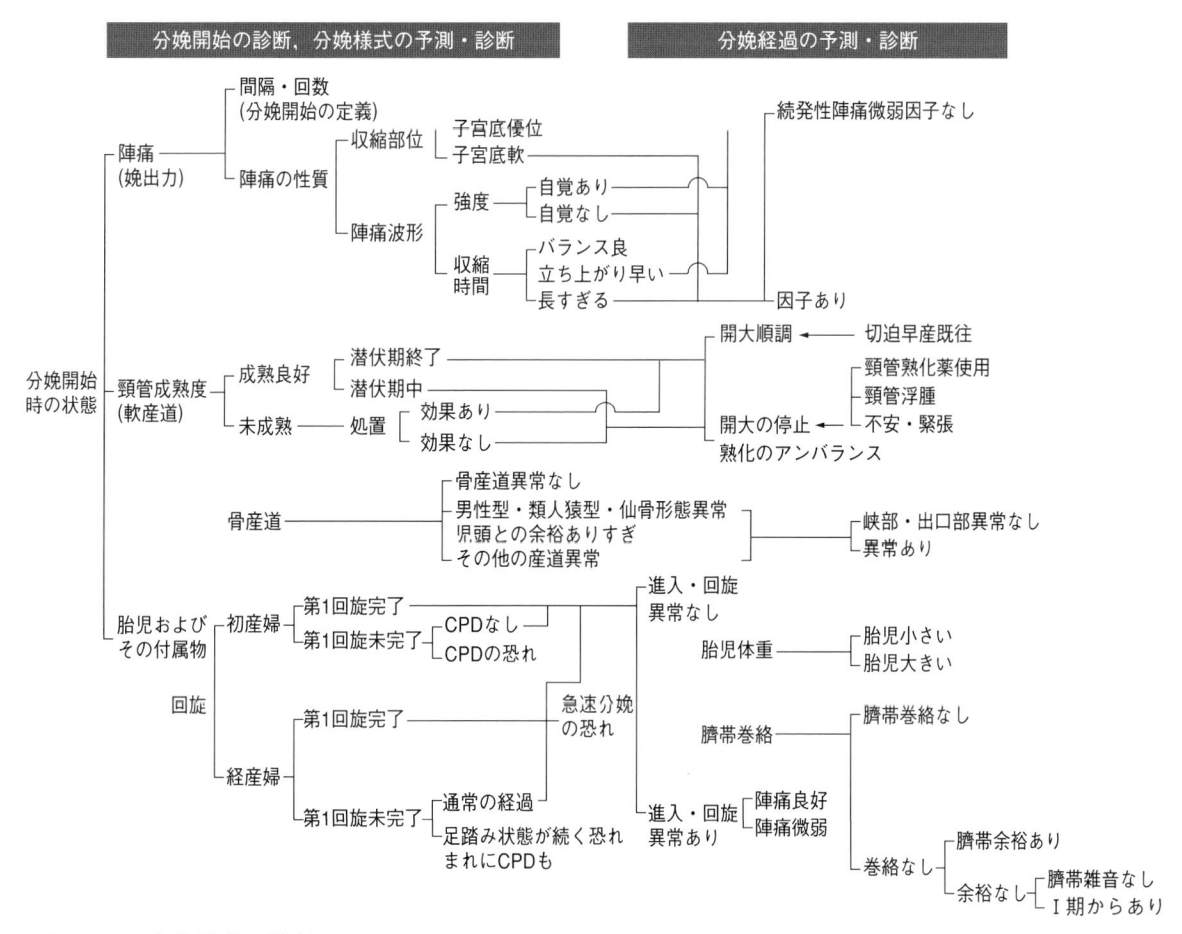

a．頸管開大と児頭の下降（機能的区分）
A　準備期
B　開口期
C　骨盤期

b．頸管開大曲線と児頭下降曲線よりみた分娩遷延の種類
1　潜伏期遷延
2　活動期開大遷延
3　続発性開大停止
4　減速期遷延
5　遷延下降
6　下降停止

図 9-42　分娩経過の診断マニュアル

ものである。各診断法を正確に実施し，分娩経過を予測する。図 9-42 は，分娩経過の診断マニュアルを示したものである。分娩の3要素である娩出力，産道（軟産道と骨産道），胎児およびその付属物を，それぞれマニュアルや前述した基準に照らして診断し，分娩開始の診断，分娩様式の予測

と診断，分娩経過の予測と診断を行う。

### e 胎児回旋の診断

内診指が容易に2指以上挿入可能で，かつ破水後であれば，回旋の診断はしやすくなる。

#### 1）小泉門，大泉門，矢状縫合の関係からの診断

胎児下向部の回旋状態を判断するには，先進部の特徴を知ることが大切である。

①小泉門：矢状縫合と後頭縫合の3縫合が合する部位で，矢状縫合の反対側に後頭結節を触れる。

②大泉門：矢状・冠状・前頭縫合が合する場所にできる菱形の骨間隙である。骨重積が著明になると間隙はなくなるので4縫合から判断する。

③矢状縫合：左右頭頂骨間の隙間であり，両端に小泉門と大泉門を触れる。分娩時には骨重積ができるため，両頭頂骨縁の重なりとして触れるが，この部に産瘤ができると，触れにくくなり診断が困難となる。

④前頭縫合：一端に大泉門を，他端に鼻梁を触れる。

⑤冠状縫合：一端に大泉門を，他端に耳の前部を触れる。

⑥後頭縫合（人字縫合）：一端に小泉門を，他端に耳の後部をおのおの触れる。

回旋の表現法としては，矢状縫合は縦・斜・横と表す。泉門については，その位置を時計の目盛りで表現し，小泉門1時・大泉門7時などのように表す（図9-43）。

#### 2）方位点を用いる表現法

先進部が左右のどちらにあり，母体の前方あるいは後方に回旋しているかを判断して表現する方法である。下記に示す骨盤内方向と方位点（胎児の先進部）の両方で表す。

①骨盤内方向：A：anterior（前方），P：posterior（後方），R：right（右），L：left（左），T：transverse（横）（図9-44）。

②方位点：O：occiput（後頭），F：front（額），M：mento（頤），S：sacro（仙骨），Sc：scapulo（肩甲骨）を組み合わせて表現する。

したがって，後頭位で矢状縫合が第2斜径に一致している場合は，ROA（RO45度）となる（図9-45）。

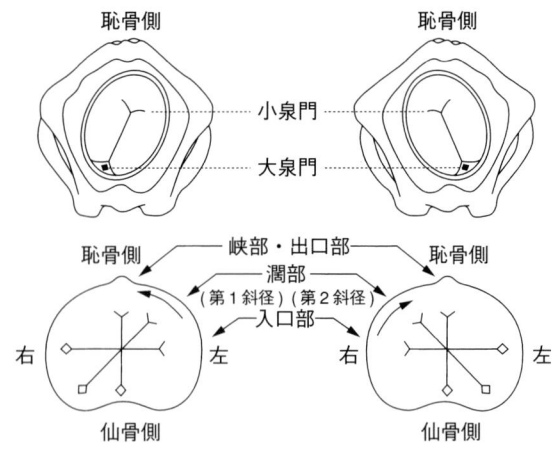

a. 第1前方後頭位の児頭回旋　　b. 第2前方後頭位の児頭回旋

図9-43　児頭回旋の表現法

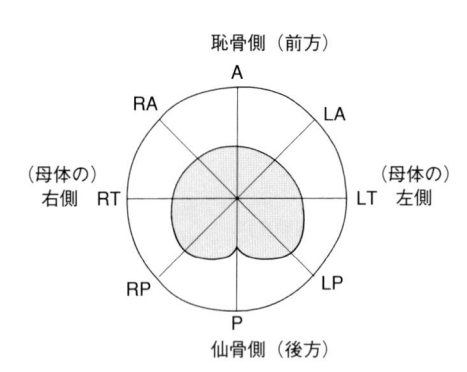

図9-44　骨盤内の表現法
RA：右前方　right anterior　　LA：左前方　left anterior
RT：右横　right transverse　　LT：左横　left transverse
RP：右後方　right posterior　　LP：左後方　left posterior

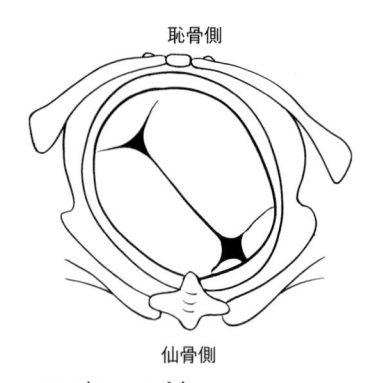

図9-45　ROA（RO 45度）

### f 胎児の健康状態の診断

#### 1）胎児心音からの診断

分娩中に分娩監視装置を用いて，子宮収縮の状態と胎児心拍数を同時に記録し，胎児の状態を観察する。特に分娩時には頻発する子宮収縮が子宮と胎盤の血液循環を減少させ，胎児への酸素供給を減少させるので，注意深い観察が必要である。

##### ❶胎児心拍数基線

胎児心拍数は，正常では110～160 bpm（beats per minute）で変動する。心拍数160 bpm以上のときには「頻脈」，110 bpm以下のときには「徐脈」といい，どちらも胎児の低酸素症の徴候であり，注意を要する。

##### ❷リアクティブパターン

胎児心拍数パターンが，リアクティブ（一過性頻脈：15 bpm以上，15秒以上の持続が20分間に2回以上）かどうかを判断する。一過性頻脈が消失した場合は，触診による胎児刺激や，胎児振動音響刺激器を児頭の真上の腹壁上に当てて，65 dB，144 bpmで5秒間の音刺激を加えて，一過性頻脈の出現があるか否かを観察する。

##### ❸胎児心拍数変動の型

分娩時の胎児心拍数変動の型は図9-46のようである。早発性一過性徐脈を除いて，胎児ジストレスの診断基準となる。

①早発性一過性徐脈：早発性一過性徐脈は，陣痛発作時，児頭が産道内で圧迫を受け，迷走神経が刺激されて生じるものである。心拍数の低下は，

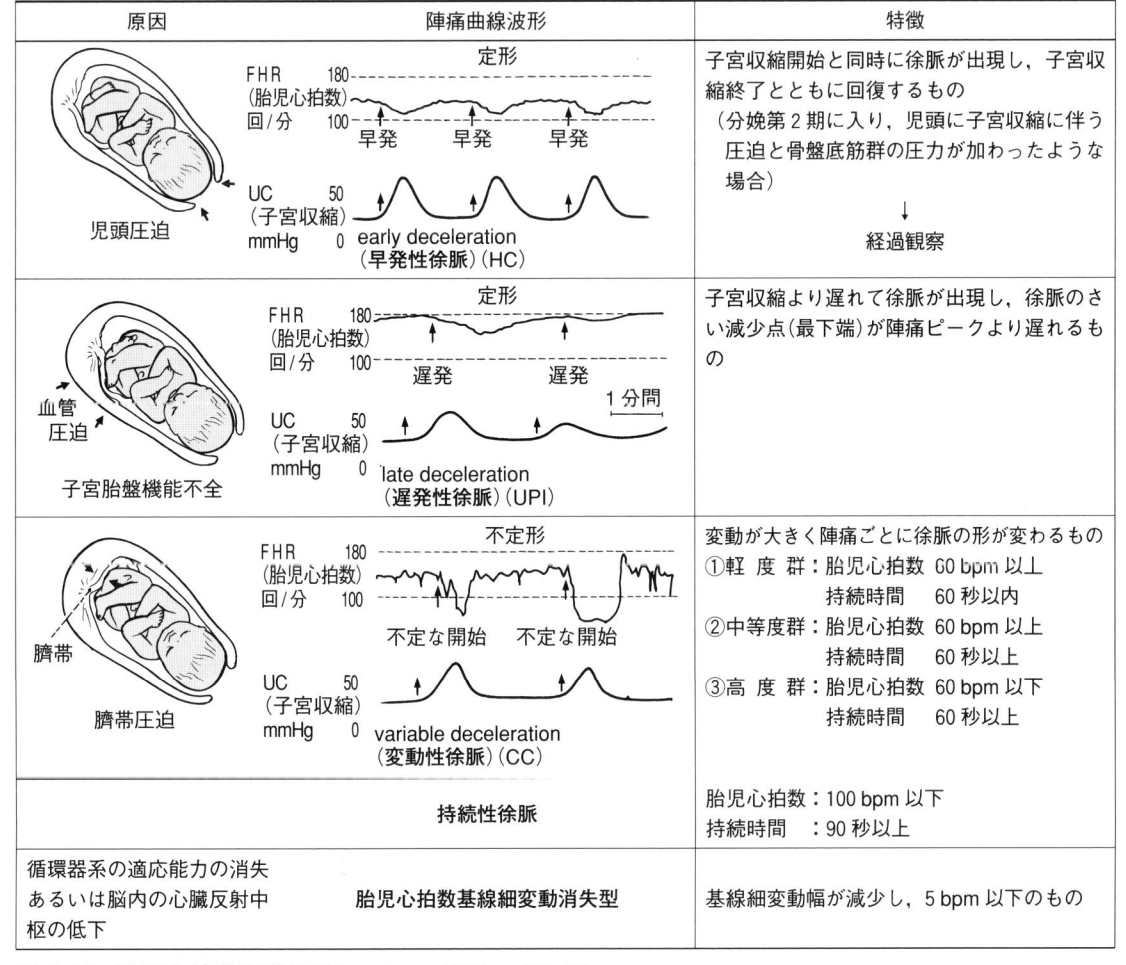

| 原因 | 陣痛曲線波形 | 特徴 |
|---|---|---|
| 児頭圧迫 | 定形<br>early deceleration（早発性徐脈）（HC） | 子宮収縮開始と同時に徐脈が出現し，子宮収縮終了とともに回復するもの<br>（分娩第2期に入り，児頭に子宮収縮に伴う圧迫と骨盤底筋群の圧力が加わったような場合）<br>↓<br>経過観察 |
| 血管圧迫<br>子宮胎盤機能不全 | 定形<br>late deceleration（遅発性徐脈）（UPI） | 子宮収縮より遅れて徐脈が出現し，徐脈のさい減少点（最下端）が陣痛ピークより遅れるもの |
| 臍帯<br>臍帯圧迫 | 不定形<br>variable deceleration（変動性徐脈）（CC） | 変動が大きく陣痛ごとに徐脈の形が変わるもの<br>①軽度群：胎児心拍数 60 bpm以上　持続時間 60秒以内<br>②中等度群：胎児心拍数 60 bpm以上　持続時間 60秒以上<br>③高度群：胎児心拍数 60 bpm以下　持続時間 60秒以上 |
| | 持続性徐脈 | 胎児心拍数：100 bpm以下<br>持続時間：90秒以上 |
| 循環器系の適応能力の消失あるいは脳内の心臓反射中枢の低下 | 胎児心拍数基線細変動消失型 | 基線細変動幅が減少し，5 bpm以下のもの |

図9-46　胎児心拍数変動の型（EH Honの分類に一部加筆）

子宮収縮の開始と同時に出現し，子宮収縮の終了とともに基線に復帰する．心拍数の低下は緩徐で，一過性徐脈の最低点と子宮収縮の最高点は一致する．分娩のある時期より出現した場合は，児頭に子宮収縮に伴う圧迫と骨盤底筋群の圧力が加わったと判断する．

②遅発性一過性徐脈：遅発性一過性徐脈は，胎児ジストレスを示す所見として重要である．判読上のポイントは，子宮収縮の最高点よりも胎児心拍数の最低点が遅れて出現することで，カルディロ・バルシアは，この遅延時間を最低 18 秒以上としているが，20 秒以上とするものもある．心拍数低下の深さは 10 bpm 程度から，80 bpm 以上のものまで多様である．このパターンが出現したら胎児ジストレスが疑われる．

③変動性一過性徐脈：臍帯が胎児と子宮壁・軟産道などとの間に挟まれているときに子宮収縮が起こると，臍帯血管が圧迫されて臍帯循環障害が起こる．判定基準としては，心拍数の急激な低下が子宮収縮とほぼ同期して出現し，子宮収縮の終了とともに急速に基線に復帰する．このパターンは子宮収縮ごとに変化する．

表 9-15 は一過性徐脈の分類の基準である．

④混合型：早発・遅発・変動のいずれとも決定しにくく，かつ各型の特徴を合わせ持つ一過性徐脈をいう（日本産科婦人科学会）．

⑤持続性徐脈：これは胎児心拍数が 100 bpm 以下の状態で，90 秒以上持続する徐脈をいう．

⑥胎児心拍数基線細変動消失型：胎児心拍数は 2～6 bpm の微細な変動がある．基線細変動幅が消失し，5 bpm 以下の状態が長く続くと，重症の胎児ジストレスが疑われる．

### 2）羊水の混濁度の診断

胎児の生命に危険な状態が進行すると，胎児の腸の蠕動運動が亢進し，肛門括約筋の緊張が失われて胎便が排泄され，羊水が着色する．羊水混濁は胎児の酸素欠乏を意味することが多い．色は無色→黄色→緑色のように変化するが，色が濃くなり性状が泥状になるほど胎児の状態は悪くなる．

### 3）胎児末梢血の分析による診断

破水後，胎児先進部から採血して，pH 値，酸素・炭酸ガス分圧・乳酸量などを測定して，胎児の健康度を診断する．低酸素状態になると，胎児の酸塩基平衡はアシドーシスに傾き，pH が 7.20 以下を示すと，危険が大きい（表 9-16）．

### 4）産瘤の大きさによる診断

産道の抵抗が大きいと産瘤の形成も大きくなる

**表 9-15 胎児心拍数図における用語の定義**
**（変更点）**（周産期委員会報告，2003 年）

心拍数基線―正常脈
　110～160 bpm
一過性徐脈―分類の基準
■持続時間 2 分未満
　心拍数減少の開始から最下点までの時間
　・30 秒以上
　　早発一過性徐脈：一過性徐脈の最下点と子宮収縮の最強点が一致
　　遅発一過性徐脈：一過性徐脈の最下点が子宮収縮の最強点より遅れる
　・30 秒未満
　　変動一過性徐脈：15 bpm 以上の心拍数低下，15 秒～2 分持続
■持続時間 2 分以上
　遷延一過性徐脈：15 bpm 以上の心拍数低下，2 分から 10 分持続

**表 9-16 胎児末梢血の pH 値**

| | |
|---|---|
| 通常 | ：pH 7.30～7.40 |
| 安全 | ：pH 7.25 以上 |
| 要注意 | ：pH 7.20～7.25 以下 |
| 軽症胎児ジストレス | ：pH 7.15～7.20 |
| 重症胎児ジストレス | ：pH 7.15 以下 |

**表 9-17 胎児死亡後の変化**

| 分類 | 特徴 | 時期 |
|---|---|---|
| 融解・吸収 | 酵素などの作用によって自己融解を起こし，吸収・消失する | 妊娠 8 週以前の胎芽死亡 |
| 浸軟第 1 度 | 表皮の水疱形成，ないしはそれが崩壊剥離し，暗赤色の真皮を露呈したもの | 死後約 3 日以内 |
| 浸軟第 2 度 | 深部組織ならびに胎内臓器の弛緩軟変，ないしは半ば流動性となったもの | 死後 4～5 日以上 |
| ミイラ化 | 身体の水分を失い乾燥萎縮したもの．双胎のうちの 1 児が死亡した場合に起こることが多い（紙様児） | |

ので，産瘤の形成によっても胎児の健康状態を判断できる。分娩経過中に産瘤が急激に増大すれば，胎児に危険が迫っていると判断できる。産瘤は死産児には発生しないので，分娩中胎児が死亡すると産瘤は小さくなる。

■**胎児ジストレス（胎児仮死）の場合の処置** 胎児心音が前述のように変動した場合には，体位の変換（左側臥位）を促し，酸素吸入をし，子宮収縮薬を使用しているような場合には中止する。また，陣痛発作時には努責を中止し，間欠時にはリラックスを図り，深呼吸を促し，酸素を体内に十分取り入れるようにする。また，緊急事態に備えて医師に報告し，血管確保や急速遂娩術および新生児仮死蘇生術などの準備を行う。

### g 子宮内胎児死亡の診断

#### 1）胎児の生死の診断

胎児心拍の有無の確認には，トラウベ聴診器，胎児心電計および超音波ドップラー装置による心音の確認，胎児血液分析などがある。胎児血液分析による胎児生死の限界値はpH 6.70とされ，子宮内胎児死亡の児頭血の実際値はpH 6.25以下である。

#### 2）胎児死亡の診断

生まれた時点で，呼吸・心拍動（臍帯拍動を含む）・随意筋の運動のいずれも示さない場合に，死産と判断する。子宮内で死亡した胎児が，自家融解や羊水や体液の浸潤を受けて軟変した場合を浸軟児といい，胎児死後の変化は**表9-17**のように分類できる。

# II 産婦のメンタルアセスメント

産婦の心理に最も影響を与えるのは産痛であり，それは妊娠後期からの最も大きな関心事でもある（後述の図9-55参照）。

## 1 産痛の原理と概念

産痛とは，分娩時に産婦が感じる疼痛の総称である。陣痛は子宮筋の収縮であり，子宮筋の生理的な収縮は疼痛を伴うものではない。

分娩時においては，分娩や産痛に対する恐怖は現実のものとなる。すなわち，恐怖と緊張は交感神経を刺激し，血管収縮から局所の貧血を導き，筋の緊張を生じると同時に，上脊髄の下方抑制機構の効果を抑制し，その結果として痛みの知覚を生じる。また，痛みの恐怖は病態学的緊張の媒体を通して真の痛みを生み出し，この痛みはさらに次の不安や恐怖を呼び起こす（図9-47）。

### a 分娩各期の産痛の成因と部位
（図9-48, 49）

#### 1）分娩第1期

分娩第1期の産痛は，①頸管の開大，②子宮下部の伸展，③子宮体部の収縮の3つが主因と考えられているが，このなかでも頸管開大に伴う痛みが主体をなしている。分娩第1期の産痛は子宮の

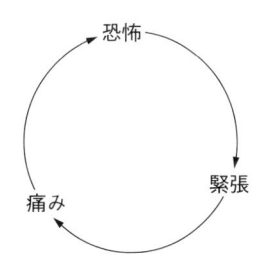

恐怖心があると緊張が生まれ，痛みを生ずる。

**図9-47** ディック・リードの「恐怖－緊張－痛み」の理論

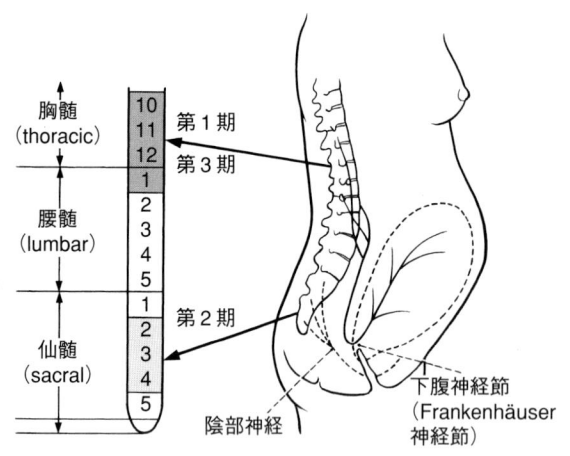

**図9-48　分娩各期の産痛の神経支配**
(安部直利：産痛の神経支配．産科と婦人科 48(8)：1355，1981)

知覚神経支配，すなわち第10〜12胸神経および第1腰神経の神経支配領域に伝達され，産痛の部位は下腹部，下部腰部，上部仙骨部に認められる。

陣痛は子宮の生理的収縮であり，ある程度以下では疼痛は伴わないが，子宮内圧が25 mmHg以上に高まると，子宮下部や子宮口が伸展，拡張して痛みを感じ，収縮が長く続いたり，十分に弛緩しないと子宮筋の虚血による疼痛が加わると考えられている。

疼痛の部位は，そのほとんどが産道部(胎児の先進部およびその周囲の組織)に限局されるが，母体の体格が小さいときや，胎児が大きいときにはその範囲が広がる。身体を緊張させ，腰部に力を入れると，子宮頸部付近の組織がいたずらに緊張し，神経に対する圧迫を強めるので疼痛が増す。また全身的疲労は，耐性閾値を下げ，痛みを増強させる。したがってこれを防ぐには，陣痛の際には，身体を十分に弛緩させ，楽に呼吸してできるだけ腹部の緊張をゆるめることが必要である。分娩第1期は，疼痛に加えてしばしば全身不快感や吐き気などを伴う。

#### 2) 分娩第2期

分娩第2期は子宮収縮に伴う痛みよりも，胎児が下降して骨盤底や外陰部，会陰部などを圧迫するために，腟，会陰部，外陰部の伸展圧迫に伴う痛みが主体をなす。分娩第2期の神経支配は，陰部神経から第2〜4仙骨神経へと伝達される。

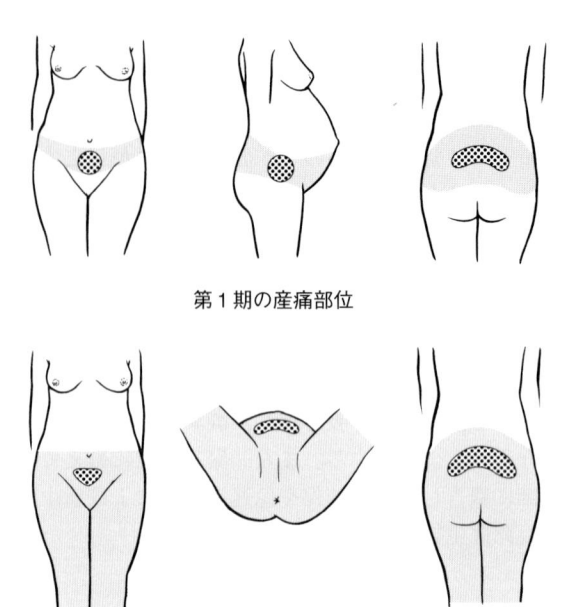

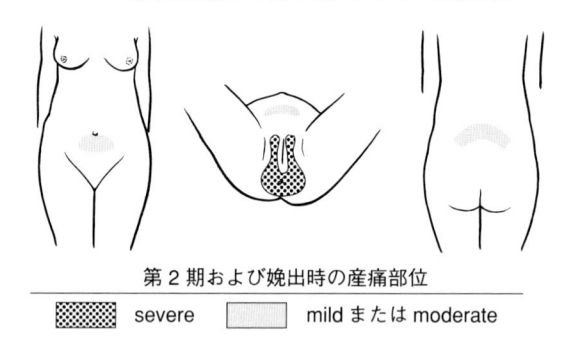

**図9-49　分娩進行に伴う産痛部位**
(Bonica JJ：Principles and Practice of Obstetric Analgesia & Aneathesia, FA Davis, Philadelphia, 1972)

疼痛の性質は第1期と違い，全身的不快感や嘔気などを伴うことなく局所的であるため，痛みは強くても産婦は第1期よりも楽に感じることが多い。また，第2期では陣痛に際し，いきみを加え，腹部に力を入れるほうが疼痛を感じにくくなる。

#### 3) 分娩第3期

分娩第3期の痛みは，子宮収縮による痛みと胎盤通過による頸管開大のための痛みからなる。産痛の刺激は第11, 12胸神経を経て脊髄に入るので，痛みの部位は分娩第1期と同じ部位に感じる。

#### 4) 後陣痛

主に子宮収縮によるもので，第10〜12胸神経の領域に痛みを生じる。

### b 産痛の強度

図9-50は，出産回数別疼痛得点の推移を示したものである。分娩第1期の3時期のすべてで出産1回目の疼痛得点が最も高く，次いで2回目が高く，3回目が最も低くなっている。分娩第2期と分娩第3期には反対に，出産回数が増すにしたがって疼痛得点は高くなっており，出産回数によって，きれいな疼痛得点の分布が認められる。

出産回数が増すにしたがって分娩第1期に疼痛得点が減少する理由は，出産回数を重ねるにしたがって組織が伸展しやすくなることや，また一度経験しているために分娩進行の予測ができることによる精神的ゆとりも考えられる。分娩第2期では出産回数が増すに伴い，短時間で急速な組織伸展が生じることによる痛み，分娩第3期では出産回数が増すに伴って強くかつ長くなる後陣痛の影響など，機能的および器質的原因が考えられる。

図9-51は，産痛が最も強いと答えた時期を，分娩から遡及的にみたものである。初産婦では分娩の2時間以上前からが最も多く，次いで分娩の2時間以内が多く，両者を合わせると65.8%に及んでいる。経産婦では分娩の1時間以内が最も多く，次いで多いのは分娩時のみで，両者を合わせると8割強も占める。

このように，初産婦では最も強いと訴えた時期は，分娩からやや離れた時期で，経産婦では分娩の時期に限局している。

図9-52は，分娩時における最も強い疼痛の持続時間を示したものである。初産婦では30分以上1時間以内が最も多く，次いで2時間以内が多くなっている。経産婦では30分以内と答えた人が最も多く，次いで30分以上1時間以内が多く，両方を合わせるとほぼ9割にも及んでいる。

### c 産痛の性質

#### 1) 分娩開始時の産痛の性質

一般に，陣痛の発来は家庭で迎えることから，陣痛の開始が判断できるかどうかは，分娩間近の

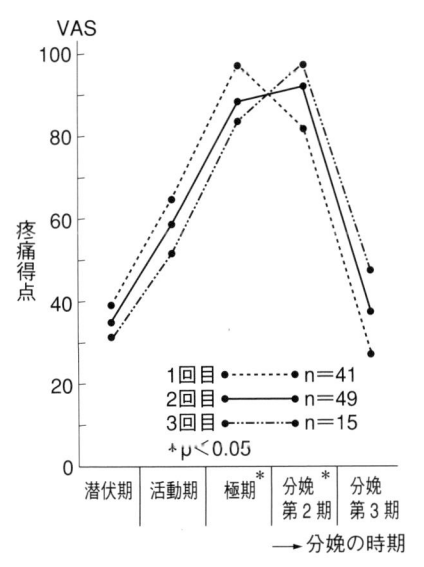

**図9-50 出産回数別疼痛得点の推移**
(我部山キヨ子：分娩進行に伴う産痛の強度．日本助産学会誌6(1):27, 1992)

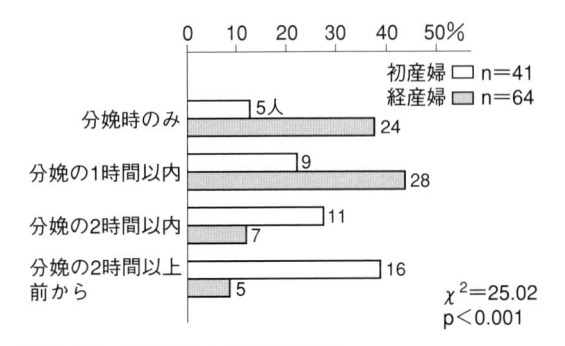

**図9-51 産痛の最も強い時期**
(我部山キヨ子：分娩進行に伴う産痛の強度．日本助産学会誌6(1):27, 1992)

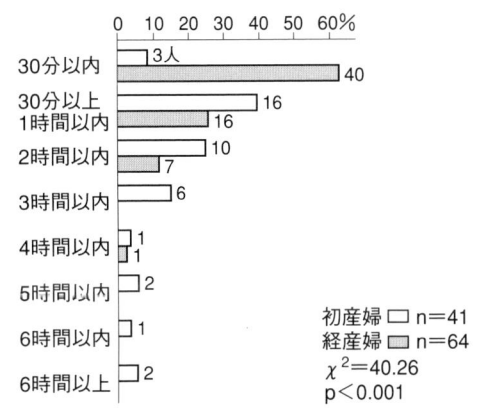

**図9-52 分娩中の最も強い疼痛の持続時間**
(我部山キヨ子：分娩進行に伴う産痛の強度．日本助産学会誌6(1):27, 1992)

産婦にとって大きな関心事であり，また不安でもある。陣痛の感じ方を正しく指導することは，産婦の不安を解消するのに役立つ。陣痛開始時の感覚は，**表9-18**のように大別して6種類に分類することができる。この感覚は単独のときもあるが，2種類以上の感覚が複合していることも多い。

### 2) 分娩の時期別産痛の性質

分娩の時期別の産痛の性質は，**表9-19**のように3時期に分類できる。すなわち，潜伏期と活動期では「締めつけるような」，「重苦しい」，「ジーンとする」，「ズキズキ」，「ピーンと痛みが走る」というような感覚的性質の言語が多く選択されている。活動期は潜伏期と痛みの性質は同じであるが，その強度が増している。この時期にこれらの言語が選択されたのは，潜伏期は小骨盤腔の最上部である入口部に嵌入する時期で，児頭が大骨盤腔から小骨盤腔に下降するときに，骨盤入口およびその付近で最も狭い部分である産科的真結合線を通過するので，その周辺部を圧迫するためと考えられる。活動期には，児頭は小骨盤腔のなかでは最も広い部分である骨盤濶部を通過するために，性質としては変わらないが，子宮収縮の強さや回数が増加するために，強度の強い言語が選択されたと考えられる。

極期では，「割れるような」，「押しつぶされるような」，「もだえるような」，「突き刺すような」という分娩第1期の中期までとは異なる言語が選択されている。極期は子宮口が全開大する前で，児頭が下降して，通常骨盤濶部から骨盤腔で最も狭い部分である峡部に移り始めるときであり，児頭による骨盤への圧迫が最も強くなり始めるときである。したがって，腰が「割れるような」，腰が「押しつぶされるような」などが選択されたと推測できる。

分娩第2期では，感覚的性質で対象の30%以上に選択された言語はなく，それ以外の「引き裂かれるような」や，30%には満たないが「引きちぎられるような」，「熱い」，「切り裂くような」が，この時期に特有な言語として抽出されている。分娩第2期には，下向部である児頭は陣痛のたびに，すでに全開大した頸管を通過して徐々に腟内に出て，ついに骨盤底に達する。児頭の下降によって子宮頸神経節は刺激され，陣痛はますます強くなり，腹圧はほとんど反射的に起こってくる。また，腟内を児頭が下降するときには，腟内の粘膜を強力に圧迫・伸展するため，擦過傷を生じることや，児頭娩出時には陰裂部の皮膚は最大限に引き延ばされて，皮膚の断裂が生じたり，会陰部が熱感を持つためと考えられる。

### 3) 分娩の全時期に共通した産痛の性質

分娩第1期を通して，対象の30%以上が選択した言語は「締めつけるような」で，この言語は，子宮収縮に基づく知覚であると考えられる。類似語と考えられる「引き締められるような」や「締めつぶされるような」も，活動期と極期には増えていることからも，子宮収縮の強度と回数の増加に起因する産痛の性質であると推測できる(**表9-20**)。

## d 産痛の強度に影響する因子と産痛の緩和

産痛の強度の訴えは，個人によって異なる。産痛の強度に影響する因子は**表9-21**のようにまとめることができる。

### 1) 精神的援助

分娩が精神的障害を伴う恐怖の体験とならないようにするために，産婦の精神的ニーズを満たすことが大切である。

①適切な時期に付き添って援助すること：孤独は恐怖を生じる。長時間放置されれば産婦の信頼感は失われてしまう。訴えに耳を傾け，説明し，勇気づけ，安心させ，また必要に応じて沈黙するというように，助産師が適切な時期に付き添うことは，この時期の援助としては最も重要である。

②適切な経過の説明：分娩の進行状態についてたえず知らせることは，産婦の心配を除去し，安心を得させるために非常に重要である。産婦は賞賛の言葉をかけられると非常に励みに思うし，行われる処置や現在の経過についてよく説明されると，非常に協力的で，信頼関係も確立でき，指示にも協力的になる。分娩中に産婦がパニックに陥るのは，苦痛のためであるよりは，恐怖のためであることが多いので，助産師は産婦と十分にコミュニケーションを図ることが大切である。

またこの時期には，「何時頃生まれますか」という質問は非常によく聞かれるが，この分娩時期の判断も助産師としては非常に重要で，分娩時期

表 9-18 陣痛開始感覚の分類

| 疼痛の種類 | 内容 | 疼痛の種類 | 内容 |
|---|---|---|---|
| 子宮収縮様疼痛 | ・キューとつかまれるみたいな感じがして，目がさめた。腰から周囲がいっぺんに締まる感じ。<br>・ギューと締めつけられるような感じ，定期的にお腹が丸くなるような感じ。<br>・10分おきに張る感じが先で，その後下腹部が痛くなってきた。下腹部が締めつけられる感じ。<br>・グーと張ってきて，痛みを伴っていた。鈍くて重苦しい。<br>・じっとしていないといけないぐらい，お腹がカチンコチンになっていた。<br>・キューと収縮するような締まるような感じで，痛みはなかった（10〜15分おきのとき）。 | | ・規則的に張ってきて，腰にズーンと重みがきた。児頭の浮遊感があって，恥骨のほうがときどき痛くって，浮遊感がなくなると腰のほうが痛くなった。 |
| | | 排泄様疼痛<br>・便秘様 | ・便意をもよおすような。<br>・便秘のときお腹が痛くなる感じで陣痛のたびにそんな感じがして，終わると治まる。<br>・便を出すときにお腹が痛くなるような痛み |
| | | ・下痢様 | ・下痢のときにお腹がくだるような痛みがして，それが間欠時には消える。何回に1回はそんな感じがした。<br>・痛みがくるときに，下痢のときに便意をもよおすような感じで痛くなって，痛みが治まるとそういう感じも治まった。<br>・下痢するときのくだるような感じでチクチクする。<br>・下痢のときの腹痛のような感じ。 |
| 下腹痛（生理痛）様疼痛<br>・下腹痛様 | ・お腹が定期的に痛くなってきた。<br>・お腹の張りというよりも下腹部が重かった。定期的にその重い感じがした。<br>・下腹部がジーンと痛くて，横になって様子をみていると周期的にくるので，陣痛かなと思った。 | 胎児移動感<br>・下降感 | ・下にグーと押し下げられるような痛み。<br>・15分おきに痛みを伴う張り，下のほうにグーと引っ張られるみたいにキリキリした感じ。<br>・下に引っ張られている感じ（得体の知れない大きな動物に食らいつかれる，下方に引きずられる）。 |
| ・生理痛様 | ・生理痛のような感じ，チクチクという感じ，だんだん生理痛の痛みが長くなったような感じで，これが本当に陣痛かな。<br>・生理痛の1〜2日目ぐらいの痛みよりは強い。<br>・生理痛の1〜2日目頃の痛み。<br>・生理痛のような痛み，それが周期的にくる。<br>・生理的のようなお腹が痛い感じ。生理痛の始めの頃の痛みが10分おきに繰り返してくる。 | ・上昇感 | ・下から突き上げるような感じで痛みがきた。<br>・キューと絞られる感じで，下から上に持ち上げられる感じ。 |
| 腰痛様疼痛 | ・痛くて目がさめた。腰が痛くて下腹部はあまり痛くなかった。10分おきぐらいになったとき，腰が地面について，引きずって歩いているような感じがした。張りはほとんど感じなかった。<br>・腰が重たい感じになって気がついた。グーという感じで，下腹部も張ってきた。<br>・腰が痛くなって，後ろからお腹のほうに回ってきて，お腹が突っ張ったようになった。 | 感覚的疼痛 | ・刺すような，ツーンとする痛み。針で刺したみたいにチクチクする。<br>・ズキンズキン<br>・ジーンと痛い，ジワーとする痛み，ジワジワーとする痛み。<br>・キューンという感じ。<br>・モアッと重いような感じ。 |

（我部山キヨ子：陣痛開始時の産痛の性質―分娩開始徴候に関する自己判断指標．Mie Nursing Journal 1：135-42, 1999）

の予測があまりに外れると，信頼感を失う原因となる。

### 2）産痛の緩和援助

①ゲート・コントロール説：Melzack と Wall は，一般の疼痛が末梢から入って大脳に達して感受される中間に脊髄後角の膠様質のなかに疼痛の門として働く神経的なメカニズムがあって，痛みの量を管理するというゲート・コントロール説を唱えた（図9-53）。これは，痛み刺激はゲートが開くと脳に伝わり痛みを認知するが，ゲートが閉

表 9-19 産痛の性質別選択言語（分娩の時期別）（対象の30%以上が選択した言語）

| 時期\性質 | 分娩第1期 潜伏期 n=29 n（%） | 分娩第1期 活動期 n=87 n（%） | 分娩第1期 極期（子宮口開大8〜10cm） n=87 n（%） | 分娩第2期 n=105 n（%） |
|---|---|---|---|---|
| 感覚的性質 | ジーンとする 13（44.8）<br>締めつけるような 13（44.8）<br>ピンと張ったような 13（44.8）<br>ズキズキ 10（34.5）<br>チクチク 9（31.0）<br>重苦しい 9（31.0） | 締めつけるような 49（56.3）<br>重苦しい 37（42.5）<br>ジーンとする 36（41.4）<br>ズキズキ 29（33.3）<br>ピーンと痛みが走る 27（31.0） | 締めつけるような 48（55.2）<br>ズキンズキン 36（41.4）<br>重苦しい 36（41.4）<br>割れるような 34（39.1）<br>ピーンと痛みが走る 31（35.6）<br>押しつぶされるような 28（32.2） | |
| 感情的性質 | | | 息苦しいような 45（51.7）<br>疲れはてる 27（31.0） | 息苦しいような 36（34.3）<br>疲れはてる 33（31.4）<br>疲れる 32（30.5） |
| 評価的性質 | | 強烈な 28（32.2） | 耐えがたい 52（59.8）<br>強烈な 44（50.6） | 耐えがたい 44（41.9）<br>強烈な 39（37.1） |
| その他の性質 | じわっとにじむような 9（31.0） | 引き締められるような 28（32.2） | もだえるような 37（42.5）<br>突き刺すような 29（33.3） | 引き裂かれるような 59（56.2） |

（我部山キヨ子：分娩進行に伴う産痛の性質．日本助産学会誌7(1)：25，1993）（複数回答）

表 9-20 分娩各期の痛みの特徴

| 時期\性質 | 分娩第1期 潜伏期 | 分娩第1期 活動期 | 分娩第1期 極期（子宮口開大8〜10cm） | 分娩第2期 |
|---|---|---|---|---|
| 共通の性質 | ・締めつけるような，引き締められるような → 子宮収縮に起因<br>・締めつぶされるような<br>・重苦しい，鈍く持続的な → 鈍痛的性質<br>・ズキズキ＝ズキンズキン<br>・息苦しいような → 呼吸法や子宮収縮に起因 | | | |
| 特徴的性質 | 感覚的性質（痛みの感覚の表現）<br>・ジーンとする<br>・ピーンと痛みが走る → 痛みの程度の強化 | | 感覚的性質<br>・（腰が）割れるような<br>・（腰が）押しつぶされるような<br>感情的性質<br>・疲れはてる<br>評価的性質<br>・強烈な<br>・耐えがたい<br>その他の性質<br>・もだえるような<br>・突き刺すような | 感覚的性質<br>・引きちぎられるような<br>・切り裂かれるような<br>・引っぱられるような<br>・（会陰部の皮膚が）熱い<br>その他の性質<br>・引き裂かれるような<br>・窮屈な |

（我部山キヨ子：分娩進行に伴う産痛の性質．日本助産学会誌7(1)：25，1993）

表 9-21 産痛の強度に影響する因子

| | 項目 | （産痛を強く感じる）内容 |
|---|---|---|
| 生理的因子 | 母親の身長 | ・身長が小さい。 |
| | 初産 | ・はじめての体験であるため不安を抱きやすい。 |
| | 月経痛の強度 | ・月経痛が強い。 |
| | 妊娠異常 | ・合併症（合併症のある者は，困難で痛みの強い分娩を予期しているが，分娩が普通に進行すると痛みを弱く受けとる）。 |
| | | ・妊娠期に腹緊がある人は，産痛が弱い。 |
| | 分娩異常 | ・破水，羊水混濁，胎児ジストレスが出現した者。 |
| | 分娩時の処置 | ・処置を受けた者。 |
| | 分娩所要時間 | ・分娩所要時間が長い。 |
| | 児体重 | ・児体重が重い。頭囲が大きい。 |
| 心理的因子 | 分娩をうまく処理する自信 | ・うまく処理する自信がない。 |
| | 前回の産痛の強度の認識 | ・前回の産痛の強度の認識が強い。 |
| | 過去の痛みの強度 | ・過去に強い疼痛経験を持つ（過去の疼痛経験は痛みに対する防御を形成し，痛みに対する鋭敏な感受性を形作る）。 |
| | 自尊感情 | ・自尊感情が低い。 |
| | 入院時の不安 | ・入院時の不安が強い。 |
| | health locus of control (HLC) | ・内部統制が強い。 |
| 社会的因子 | 社会参加への志向性 | ・妊娠や分娩を社会参加遂行の妨げとして認識する。 |
| | 実母との親密度 | ・親密度が強い（実母との親密度が強いほど，産痛を意味のあるものと受け取り，産痛を強く認識する） |

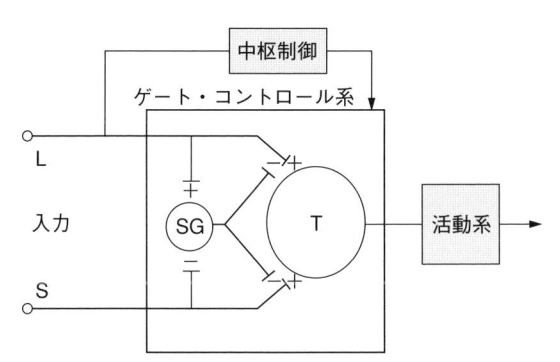

図 9-53 **痛み機構のゲート・コントロール説の図解** L：太い直径の線維，S：細い直径の線維，その線維は，膠様質（SG）と最初の中枢伝達（T）細胞に投射する。SG によって求心性線維終末に対して及ぼされる抑制的効果は，L 線維の活動によって増加させられ，S 線維の活動によって減少させられる。中枢制御的引き金は，太い線維系から中枢制御機構へ走る1本の線によって表されている。これらの機構が，今度は，ゲート・コントロール系に逆に投射する。T 細胞は活動系の入口の細胞に投射する。
＋：興奮，−：抑制。
（橋口英俊，大西文行訳編：痛みのパズル，pp.154-55，誠信書房，1983）

じれば痛みは伝わらないとする説である。ゲートの開閉に関与するのは，太い神経と細い神経，心理的要因などであるとされ，細い神経で伝えられる刺激はゲートを開き，太い神経で伝えらえる刺激はゲートを閉める。

すなわち，門の管理は上位にあるセントラル・コントロールの部分でなされ，その部が新しく入ってくる痛みの予備知識があって，その痛みの本体や程度を心得ていて，安心して弛緩している状態であれば，太い神経によってコントロールシステムに作用して，ゲートを閉じる方向に作用し，痛みが緩和される。しかし予備知識を欠き不安な状態になると，細い神経線維によってコントロールシステムに作用し，ゲートを閉じずに痛みのインプットを大脳に達せしめてしまう。

ゲート・コントロール説を根拠にした産痛の緩和法が，圧迫法や摩擦法などである。つまり，痛い部位を手で圧迫する，摩擦するというような産

痛時のケアは，太い神経を刺激してゲートを閉じさせ，産痛を軽減するとされる。

②呼吸法・リラックス法と補助動作：産痛の恐怖を取り除き，痛みの軽減を図るためには，分娩準備教育が必要である。内容としては正常分娩の生理的経過を教え，恐怖や不安を解消させ，分娩にかかわる医師や助産師と妊婦との信頼関係を作り，呼吸法・リラックス法および補助動作（腹式深呼吸，腹部摩擦法，圧迫動作，努責腹圧動作，短促呼吸動作）などを教え，分娩を積極的に迎えようとする姿勢を育成するものである。

## 2 産婦の心理

陣痛の開始とともに，いよいよ長い待機の期間が終わり，自分の子どもとの対面の時期が近づいた喜びと期待で，早く産みたい気持ちと同時に（図 9-54），一方では，分娩の痛みは昔から語り継がれているように，分娩の経過や痛みを恐れる気持ちも強い（図 9-55）。

分娩期にはこの 2 つの感情が複雑に混在しているが，分娩進行とともに産痛や身体的不快が増大し，その不安や恐怖は強くなる。Deutsch（ドイツの心理学者）[1]は，「妊産婦には，大なり小なり胎児や新生児に対する敵意が潜在している」と述べているが，分娩第 1 期の終わりにもなると，児のことはほとんど考えられず，自分自身の状態のことがその考えのほとんどを占める。特に産痛の対応に精一杯で，早く分娩を終了したいという感情に支配される。

### a 分娩各期の心理

分娩期は初産婦で 12～15 時間，経産婦で 5～8 時間であるが，産婦の心理はそのなかで分娩の進行状態や産痛の強度によって大きく変化する。

まず，入院直後の分娩第 1 期の初めの頃は，ついにお産が始まったという不安と高揚した緊張が支配する。陣痛が 5～6 分で規則的な頃は，お産が本格的になってきたと感じ，子宮収縮にも慣れてきて落ち着きを取り戻し，呼吸法などにも集中できる時期である。

活動期では，分娩の進行とともに，次第にどうにも自分の意のままにならない陣痛に対して，不安感，心配が増してきて，誰かに付き添って欲しくなる。妊娠中に学んだ呼吸法やリラックス法，圧迫法などを使いながら，なんとか陣痛を乗り切ろうと努力し，精神状態もまだ自己コントロールできる段階にある。

分娩第 1 期の終わりである極期以降になると，自然の努責感が生じてきて，呼吸法のコントロールが自分だけではできなくなり混乱し，自分を見失ってしまうような感覚に陥る。理性や思考力が減退し，1 人になることの恐怖感が強くなり，依存心が強くなり，助けを求めるようになる。

分娩室に入室してからは，出生が近く，もう少しでこの苦しい時期が終わることを予期し，しっかり頑張ろうと心が引き締まってくる。処置にも積極的に協力する姿勢が認められ，呼吸法や努責の指導にも積極的に応じるようになる。

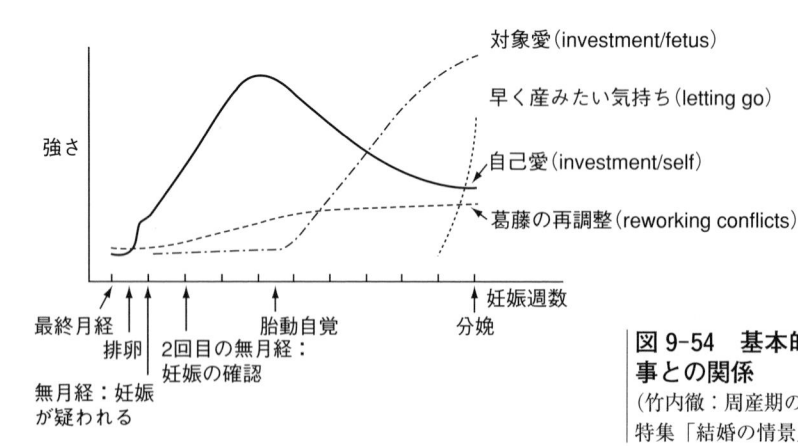

**図 9-54　基本的な心理的過程と妊娠中の出来事との関係**
（竹内徹：周産期の母性・父性，現代のエスプリ 234 号，特集「結婚の情景」，p.131，至文堂）

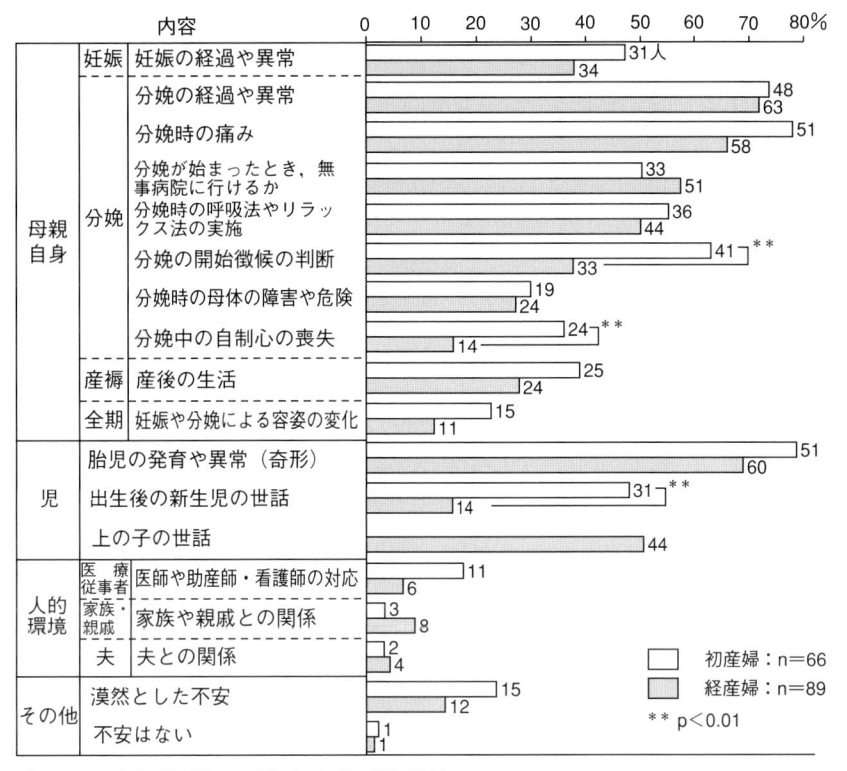

図 9-55 妊娠後期の不安内容(複数回答)
(我部山キヨ子：妊婦の意識の変化. ペリネイタルケア 13(1)：36, 1994)

娩出期になると，児の挟まったような不快感と心配が自制を失わせ，ほとんど無我夢中の状態であるが，児の誕生とともに完全に自分を取り戻す。

分娩後は成し遂げたという満足感と誇りが支配し，幸せな気持ちでいっぱいで，気分が高揚する。その詳細については，表 9-22 に示した。

### b 産婦の不安・恐怖を増強する因子

産婦の心理は分娩経過中に前述のように推移するが，産婦の背景や分娩経過あるいは物的・人的環境など多くの因子によって影響される。産婦の不安や恐怖を増強する因子として，次のようなものがあげられる。

#### 1) 産歴

初産婦は経産婦に比べて不安や恐怖が強い。これは未知の経験であるため，知らないということが不安や恐怖を引き起こし，増強させるためである。また経産婦においても，過去に異常分娩を経験した産婦や，特に苦しく嫌な体験をした産婦は，逆に初産婦よりも不安が強いこともある。

#### 2) 今回および既往妊娠・分娩歴や合併症

今回の妊娠中および既往の妊娠・分娩経過中に異常があった産婦は，非常に不安や恐怖が強くなる。また，合併症を持つ産婦も不安や恐怖が強い。これは子どもの状態に対してよりも，自分が経験する苦痛，特に自己の生命に対する現実的な不安のためである。

また，既往分娩経過中に受けた強い疼痛を伴った処置の経験も不安を増強する。経産婦においては，分娩そのものよりも，分娩後の会陰切開時の苦痛を強く印象として持っている者もある。

#### 3) 新生児の異常

胎児や新生児の異常に対する不安は，産痛と同じくらいに強いものである(図 9-55 参照)。そのため，妊娠中に胎児の異常を知らされたり，今回の妊娠期に入院したり，薬物やタバコなどの嗜好品の長期かつ過度の使用者，および過去に異常な児を出産した経験を持つ産婦は，特に強い不安や

### 表 9-22　分娩各期の産婦の心理

| 時期 | 分娩経過 | 気持ちの変化（産婦の心理） |
|---|---|---|
| 分娩第1期 | ・胃のつかえがとれる<br>・帯下が増える<br>・トイレが近い<br>・前駆陣痛<br>・産徴（出血を混じた粘稠なおりもの）<br><br>・陣痛7～10分おき　・生理痛様の痛み<br>　　　　　　　　　・腰部痛<br>　　　　　　　　　・下腹部が張る<br>〔・破水した場合（動静に関係なく羊水が流出）〕<br>・陣痛5～6分で規則的，収縮30～40秒<br>・粘稠，血性おりものの増加<br><br>・嘔気，こむら返りが起こることがある。<br><br>・第1期の半ば以降（陣痛2～4分おき，収縮40秒）<br>　（陣痛の間欠時は，眠くなることもある）<br>・発汗<br><br><br>・いきみたい感じが出てくる。<br><br>・極期（陣痛1～2分おき，収縮50秒，子宮口<br>　8～10cm）<br><br><br><br>・破水<br>・強い腰痛 | ・分娩が近づいた喜びと不安や恐怖が錯綜<br>・いろいろと片づけがしたくなる。<br><br><br>・「お産が始まったのかしら」<br>・「入院したほうがいいのかしら」<br>　　　　　　　　入院<br>・心細がる（助けを求める）<br>・不安・心配<br><br>・おもらししたのかと間違う。<br>・「お産が本格的になってきた」と感じる。<br>・子宮収縮に慣れてきて落ち着き，集中する。<br>・「お産をする」という実感，覚悟<br>・真剣になる<br>・「異常になったのでは」と疑う。<br>・陣痛に耐えられるかと心配になる。<br>・誰かに付き添ってほしくなる。<br>・不安感，心配，気遣いが増してくる。<br>・「どうにかしてほしい」と思う。<br>・おこりっぽく，敏感になる。<br>　（短気になり，喋らなくなる，余裕がなくなる）<br>・呼吸法のコントロールができにくくなる。<br>・1人になることの恐怖心<br>・当惑したり，くじけそうになる。<br>・お産が自分を混乱させ，みさかいがつかなくさせてしまうように感じる。<br>・「どうにかしてほしい」と感じ，言葉に出る，自制困難，欲求不満<br>・びっくりする（一瞬戸惑う）。<br>・周囲に対する知覚の減退，落胆 |
| 分娩第2期 | ・娩出期陣痛<br><br>・子宮口全開大<br>・とてもいきみたい感じがする。<br><br>・肛門のほうに圧迫された感じがある。<br>・肛門部に熱感<br><br><br>・児頭排臨<br>・児頭発露<br><br><br>・児頭娩出<br><br><br>・児の誕生 | ・今までになかった感覚が出てきて，信じられないほどの力が出てくる（興奮して積極的に協力する意欲）。<br>　　　　　　　　分娩室に移室<br>・しっかり頑張ろうと心が引き締まってくる。<br>・いきむとほっとした満足感があり，痛みも和らぐ。<br>・苦痛に我慢できない，欲求不満（特に努責禁止時）<br>・排便感がある<br><br>・新しい力が湧いてくる。<br>・自分自身のことに夢中になる。<br>［挟まった感じがする］<br>・いよいよ生まれる，頑張ろうと思う。<br>［強くいきみたくてたまらない］<br>［会陰部に焼けるような感じがある］<br>・不快と心配が自制を失わせる。<br>・救われた気持ち<br>・何か出た感じがして，急に楽になる。<br>［ヌルッとした感じ］<br>・完全に自分を取り戻す。 |

（次頁につづく）

| 時期 | 分娩経過 | 気持ちの変化（産婦の心理） |
|---|---|---|
| 分娩第3期 | ・児の産声<br><br><br><br><br>・胎盤娩出<br><br>・体に悪寒を感じることがある<br>・下腹部が固くなる | ・ほっとする<br>・赤ちゃんを見たい。<br>・幸せ，喜びの感情，周りの人に感謝する，満足感を持つ。<br>・緊張感が次第にとれる。<br>・非常に幸せな気分になる。<br>［排便感］<br>・胎盤娩出と同時に爽快感<br>・「やりとげた」という満足感，誇り<br>・「よく産むことができた」という不思議さ，驚嘆 |
| 分娩第4期 | ・産道の状態を調べ，裂傷や切開創があるときは縫合<br>・処置終了後，分娩室で休んでいる。<br>・肛門〜腟に熱感があり，時に痛みがある。<br>・部屋に戻る。 | ［触れられて痛い］<br>・幸せな気持ちでいっぱい，気分が高揚して眠れない。<br><br>［後陣痛を感じる］ |
| | | ［　］は産婦の感覚 |

恐怖を持つ。

### 4）性格特性

産婦の性格によって，分娩時の不安や苦痛の表現は非常に異なる。一般に自主性がなく，依頼心が強く，責任感のない未熟な産婦は，不安を強く表現する。反対に，忍耐強く，我慢強く，気分転換が上手な性格の産婦は不安の表出は少なく，冷静な態度で分娩期を過ごすといわれている[2]。

### 5）対人関係

産婦と医療従事者がはじめて分娩時に出会うようなシステムにおいては，人間関係が成立しておらず不安を強める。また，医療従事者の次のような言動は，不安を招くといわれている。
①産婦の周囲での不必要な会話
②医療従事者の不安そうな言動や強圧的な態度
③大声や笑い声，器械準備などの大きな音
④他の産婦の叫び声
⑤診察や処置時の不快感，冷感，粗暴な技術
⑥説明抜きの処置の施行と施行後の説明の欠如
⑦放置による孤独
⑧適切な処置やアドバイスの欠如

また，夫や親類との関係も，産婦の心理に大きく影響する。夫や家族との関係（特に夫との関係性）が良好な場合は，心の拠り所を有することから，産婦は非常に落ち着いて分娩に臨むことができる。したがって，分娩時に夫や家族が来院せず（特に夫が）1人で分娩に臨むような場合には産婦の不安はきわめて強いので，特に心理的サポートを要する。

## c 産婦の心理面への配慮

産婦の心理の特徴および心理に影響する因子を踏まえて，次のような心理面への配慮が必要である。

### 1）不安を強くする因子について，的確な情報を得て援助する

産婦の経産回数，既往妊娠・分娩歴，今回妊娠経過，性格特性，家族背景，生育歴などから，産婦の持つ不安をアセスメントし予測しなければならない。

### 2）分娩準備教育

分娩に対する知識と安楽の技術を学び，産婦が主体性を持って分娩に臨む姿勢を教育することにより，分娩時の不安を少しでも解消し，緊張を解くことができる。

### 3）家庭的で温かい静かな雰囲気

家庭環境とは大きく異なる殺風景な部屋に家族と隔離して置かれ，多くの金属的な機器類に囲まれ，異常の対策を最優先にされ，画一的に扱われるとしたら，安全は確保されても，産婦に安楽と満足をもたらすことは不可能である。陣痛室や分娩室の環境を少しでも家庭的な雰囲気にし，産婦の気分を和らげるように配慮する。

### 4）産婦と医療従事者との人間関係

医療従事者は，産婦や家族に常に親切で，産婦のために全力を尽くしているという印象を与えると，産婦は心理的に非常に落ち着き，分娩に専念できる。

良い人間関係を作りあげるには，産婦が何を助産師に望んでいるか，一人ひとりの産婦の立場に立って考えていかなければならない。産婦が嬉しいと感じる助産師の言動は，
　①分娩時，傍らについての激励
　②呼吸法の指導
　③安楽へのケア（圧迫法や飲食物の補給など）
　④子どもが生まれたときの喜びの共有
　⑤呼吸法や努責法を誉められたり，支持されたりしたこと
などであるとする調査がある。

要するに産婦は，正確な観察で産婦個々の分娩経過とそれに伴う心理状態を的確に把握し，優れた技術で苦痛を和らげるケアの提供と，そのうえに温かい思いやりのある言葉と態度で産婦の苦痛を理解し，産婦の心の支えになれるような援助を求めている。

### d 分娩と母性の発達

一般に，妊娠中の身体的不快感，妊娠末期の分娩への不安や恐怖および分娩時の苦痛に耐えられたことは，母親に心理的強さをもたらし，その後に経験する育児の困難さを厭わない強さを形成するといわれている。

しかし一方では，産婦によっては分娩中に経験する産痛や不安などの苦痛に耐えられず，胎児の存在を拒否し，産声に関心を示すことができない人や，分娩によって胎児との身体融合が切れることを胎児を失うことと認識し，その悲しみのために新生児の産声に関心を示すことができない人もいることが指摘されている[2]。

## 3 夫の心理

病院での管理された分娩への批判から，わが国でも1970年代の後半から，ラマーズ法や自然分娩の導入に伴い，夫立ち会い分娩が行われるようになり，最近では多くの施設で夫立ち会い分娩や家族立ち会い分娩が行われるようになっている。

### a 夫立ち会い分娩の意義

夫が立ち会い分娩を希望する理由は，報告によると，
　①妻が安心する
　②生命誕生を2人で迎えたい
　③父親の自覚，親子の絆が深まる
　④妻への協力
が主なものである。

夫立ち会い後の感想としては，
　①生命誕生のすばらしさに感動
　②お産の苦しみや大変さの理解
　③妻子へのいたわりと愛情の増加，父親としての自覚
　④夫婦の絆，親子の絆が深くなる
　⑤女性の強さ，母親としての偉大さを確信
　⑥貴重な体験
といった声が聞かれる。

以上は分娩に参加した夫の肯定的感情であるが，何もできないいら立ちや男の無力さの実感，会社を休んでまで立ち会う必要性に疑問を持つなど，わずかに否定的感情を持つもの（堀口[3]によれば，6.5%）もある。

### b 夫の役割

立ち会い分娩における夫の役割は，以下のようにまとめることができる。
　①産婦の側にいて，産婦の要求に応える。
　②産婦の精神的慰安や精神的支えとなる。
　③産婦を励まし，誉め，精神を鼓舞する。
　④タッチングやマッサージなどを行い，産痛の緩和支援を行う。
　⑤呼吸法や補助動作などコーチ役を果たす。
　⑥産婦の代弁者となる。

### c 分娩室での夫の心理

森[4]は，分娩室での夫の心理を，次の3段階に分けている。

#### 1）第1段階（環境への適応）

夫は当事者ではないので産婦に比べて，分娩室の環境に圧倒されやすく，陣痛室で行えていた援助が分娩室に入るとできなくなる。したがって，夫は自分の役割を見失いやすく，傍観者となってしまうことがある。

#### 2）第2段階（わが子に対する不安）

自分の予測や期待のわりに，また妻の努責のわ

# トピックス

## 家族立ち会い出産の教育プログラム（聖母病院，日赤医療センター）

### 1．聖母病院のプログラム

家族立ち会い出産といっても，夫のみの立ち会いや子どもも立ち会う場合，他の家族も立ち会うケースなどさまざまである。自宅出産や助産院での立ち会い出産ではほとんど制約はないようだが，病院・産院では，分娩室のスペース，立ち会う人への対応などから，各施設によって方針は異なっている。

また，立ち会うために特別な教育を義務づけている施設とそうでない施設とあるが，家族形成に良好な影響を与えるためにも教育することが望ましいと考えている。

以下に教育プログラムの一部を紹介する。

#### 1）両親学級

夫立ち会い分娩を希望したペアには両親学級の受講を義務づけている。詳細は下表の通りである。

| | |
|---|---|
| 対象 | 妊娠30～36週 |
| 人数 | 10～12組 |
| 開催 | 2時間　1回コース |
| 実施回数 | 月6回実施 |
| 担当 | 助産師　2名担当 |
| 料金 | 3,000円 |

両親学級の目標は次の3つである。
①妊娠後期・分娩に関して，身体のメカニズム，変化が理解できる。
②援助の方法や役割を知り，ペアで協力できる。
③それぞれのペアが自分たちのお産をより具体的にイメージできる。

クラスの内容は以下のようである。
①ビデオや模型・図で分娩経過を説明
②リラックスの方法や体位の工夫
③マッサージ方法などの分娩第1期の過ごし方
④夫の役割について
⑤施設で可能なケアについて
⑥妊婦ジャケットを着用し，妊婦の理解を促している。
⑦分娩室・産褥病棟・新生児室の見学。

年々，夫立ち会い分娩の希望者が増加しているので，クラスを増やしている。また，夫立ち会い希望のペアが帝王切開術になることもあり，帝王切開術出産の立ち会い時のプログラムを検討したいと考えている。

#### 2）子ども立ち会い

上の子どもの出産立ち会いの希望もある。希望者は妊娠中に申し込んでもらい，面接を個別に実施している。個別に行っている理由は，子どもの年齢によって，対応が多少異なるためである。

希望するペアには，①子どもの年齢，性別，②子ども立ち会いを希望する理由，③質問事項を記入してもらい，助産師が面接を行っている。

面接時には，子ども立ち会いの理由を聞いたうえで，子どもにどのように伝えるのか皆で話し合う。必要時，絵本の貸し出しを行う。また，分娩中の注意事項（子どもの健康状態・身だしなみ・持ち物・立ち会い中断について）を説明する。面接は，個別に2回以上行う。

〈山本智美〉

### 2．日赤医療センターの考え方と実践

家族が出産に立ち会って新しい家族を迎え入れる時間と体験を共有することは，わが国でも珍しいことではなくなり，ニーズに対応できる病院も増えてきている。立ち会う家族にはどんな準備が必要かについて以下に述べる。

#### 1）家族への出産準備教育は必要か

従来，妊婦を対象とした出産準備教育では，陣痛をいかに乗り越えるかの方法論を重視してきた。そのため，「『痛み→不安→緊張』の悪循環から女性を解放するためには，知識提供が必須である」という考え方で教育してきた経緯がある。

近年になると，痛みからの解放重視というよりは，「女性を中心としたケア」という視点を重視することが主流になりつつある。「産婦が立ち会ってほしいと願う人は極力立ち会うべきだ」という考え方である。産婦との信頼感が持てるのは医療者より家族のほうがはるかに強い。たとえ知識は不十分でも，家族なら現状を受け入れ，産婦の精神的な支えになれる。立ち会った家族が「産婦は頑張った。自分もよくやった」と思えるような達

成感でわが子を迎えられれば、その後の育児にも自然に取り組めるだろう。それは、産婦が理想的な育児支援環境を手に入れることである。

陣痛の対処法を教える教師としてではなく、共に産婦を応援する立場のコーディネーターとして家族と知恵を分かち合うほうが助産師らしい活動といえよう。そのためには必ずしもクラスという形態をとって教える必要はないだろう。

#### 2）パートナー（夫）の立ち会い準備

現代の夫婦関係は多様化している。私たちはまず、そのカップルがどのように出産を迎えようとしているのかを知り、希望を尊重することが出発点である。産婦にとって夫はそのまま心理的な中心人物であり、マイペースを保つために重要な存在である。したがって、産婦が夫と過ごしていることで居心地よく、心強く感じているのであれば、夫の役割としては十分である。

しかし、夫が出産に対して不安を持っている場合は、私たちが知識を提供することは効果的である。そのとき、たとえば骨盤からどうやって胎児が出てくるのか、どうやって乳腺が機能するようになるのか、生物学な事象として解説したほうが多くの夫は理解しやすいようである。読み物として楽しめる書籍を紹介するのもよい。

一方で、夫婦で参加するクラスでは出産のメカニズムを学ぶというより、夫婦で行うストレッチ体操やマッサージ、イメージトレーニングなど、書籍を読んだだけではわからない感覚を体験できるプログラムが効果的である。また、妻だけ、夫だけのグループにして話す機会を設けると、夫たちも自分だけが緊張しているのではないことがわかって安心するようである。

実際に分娩が開始したときには、マッサージ、水を飲ませる、うちわであおぐなど、助産師が一緒にやってみせて、夫と交代し、産婦には感じの表現を促したりして2人の世界を築くのをサポートする。産婦に余裕がなくなって言葉が少ないときには、「○○さん（夫）がいてくれて良かったね」「心強いね」、「ラクでしょ」などと声をかければ、産婦が頷くだけでも夫は自分の存在が肯定されたと感じる。

#### 3）子どもの立ち会い準備

子どもは、自分の生まれたときのエピソードを繰り返し聞くのが好きである。自分が十分愛され、両親が愛し合っていることを確認できると、赤ちゃんにも関心が向き、家族が増えることを受け入れやすくなる。子どもが出産に立ち会うかどうかは、妊娠中のやりとりのなかで共に考えつつ、最終的にはその子の個性などを考えて両親が決めればよい。

子どもも立ち会うことにした場合には、助産師は健診への同行を勧め、分娩室を一緒に下見したりして「家族ぐるみで楽しみにしている」という雰囲気を盛りたて支持していく。

■1～3歳までの子どもの立ち会い　1～3歳の子どもが立ち会う場合は、妊娠中から親子で、胎児の存在や誕生の楽しみについて話をしておくとよい。分娩については「お母さんのお腹が痛くなる」こと、「みんなで頑張って応援すること」といったことを話すが、理解させようとしなくてもよい。話をするためにモデル人形を活用することもできるが、年少の子どもは体内のイメージがつきにくいので、立体を抽象化しても理解できずモデル人形とおもちゃの区別はつかない。平面の教材、絵本やビデオのほうが効果的なこともある。むしろ、お風呂で母の体に触れたり、両親が抱っこしながら語って聞かせるほうが効果的である。上の子の赤ちゃん返り、やきもち焼きなどは正常な心理発達によるものであり、それを回避する目的で立ち会わせることは意味がない。

経産婦は、日常的に上の子どもとの生活を送っているので、子どもが少々暴れたり騒いだりしていたとしても、楽しそうな自然な振る舞いによってかえってリラックスができるようだ。

夫の場合は産婦と子ども両方が気がかりになるので、子どもの面倒をみる人が別にいると助かる。この年齢では我慢がきかないときもあるので、嫌がったら無理せず部屋から出る選択も考えておく。

■3歳～学齢の子ども　3歳前後では、赤ちゃんの出てくるところを積極的にのぞき込んだりすることも多いが、本人にとってはおもしろいものを発見したときと同じことで、性的な関心とは無関係である。立ち会ったあとには、赤ちゃんやお母さんの絵を描いたり、ままごとでお産を演じたりすることもあって、よく観察していたことがわかる。

4～5歳では、「おしり」からの連想が「ウンチ！おもしろい！」という反応が多い。「男女差？恥ずかしい？」という反応に変わるのが学齢前後である。最初の性教育につながる年代でもあるが、助産師はおおらかに明るく振る舞ってリードして

いく。子どもの範囲で手伝えることを仕向けると，いきいきと参加できる。

子どもが飽きずに過ごせるように，お気に入りの絵本や小さな玩具，おやつなどを準備する。立ち会う子どもたちは，赤ちゃんのために自分の欲求を我慢していることが多いので，「○○ちゃん頑張ってるね」，「偉いね」，「待っててくれてありがとう」など声をかけつつ，両親にも子どもを十分にねぎらうような声かけを促していくと効果的である。

#### 4）親・姉妹・友人

夫，子どもばかりでなく，分娩に立ち会うことを産婦が希望し，その人も望むということもある。ただし，誰がどのようなタイミングで立ち会い，どのような支援をする予定なのか，本人にバースプランを書いてもらい，個別につめておくと双方が安心である。

実母が立ち会う場合，産婦とのそれまでの心理的な関係が強く出る。気長に，あるがまま見守ってくれる母親は問題ないが，依存関係があると強い支援者になる一方で，自らの経験との違いなどが出てきた場合に，本人よりも強く不安を訴えることがある。

姉妹の場合は，出産経験の有無によってサポート力が異なるが，産婦の体験をよく分かち合える関係を築いていることが多い。

義母の場合，分娩時の産婦にとって心理的に難しく思うことが多い。面会にも注意が必要である。

#### 5）立ち会っている人が不安に陥ったとき

産婦と生活している家族は前駆陣痛や産徴に一喜一憂して，医療者が認識する分娩時間よりも経過を長く感じることが多い。睡眠不足や空腹などで身体が疲れてくると，いくら張り切っていても心理的に不安定になるため，立ち会い者に休憩や食事などを適宜促して気分転換を図っていく。

夫は自分の知識で対応できない展開になると，不安になりやすいので，分娩進行や症状は定期的に状況説明する。分娩経過が長い場合など，ほかの家族が説明を求めたりすることもあるが，いったんは「ご心配ですよね」と産婦への配慮にねぎらいを示しつつ解説する。場合によっては夫に場を任せるよう促していくことも必要である。夜間にわたる出産に子どもが立ち会う場合には，生活時間が優先されるように配慮していく。

（中根直子）

りに分娩が進行しないことに，不安やいら立ちを感じ，子どもの生命に対する心配をする。

#### 3）第3段階（児出生の感動と喜び）

分娩の大変な時期を2人で乗り越えて，児の誕生を迎えたことに，夫婦で感動と喜びを分かち合う。

### d 夫の心理面への援助

夫立ち会い分娩には，何もできないいら立ちからくる夫の無力体験やその後の性生活の妨げなども指摘されている。そのために，分娩に立ち会う夫への精神的援助として，

①夫婦がそれぞれ自立しているか
②配偶者を支え，それぞれに思いやる気持ちがあるか
③配偶者からの援助を受け入れる寛容性，受容性があるか
④性機能と生殖機能に対する思考が成熟しているか
⑤家族の役割を引き受ける準備性があるか

などについて，夫婦関係を十分にアセスメントする。そして，夫立ち会い分娩が産婦および夫のいずれの心理にも良好な影響を及ぼすように，夫に十分な分娩前教育を行い，妻の心理的・身体的サポートの具体的方法を指導することが重要である。

# III 産婦への健康支援

## 1 産婦管理の原則と分娩環境

### a 産婦管理の特徴

産婦管理には，次のような特徴がある。

①分娩は妊娠という長い準備期間を経た後に到達する現象であり，妊娠中に起こる種々の異常はすべて分娩に影響し，分娩経過の善し悪しはその後の母子の健康を左右する。すなわち，妊娠中の管理が分娩経過に影響し，分娩中の管理が産褥期や新生児期に影響する。

②分娩は生理的現象であり，産婦自身が持つ産む力によって進められるものである。

③安全で満足な分娩体験は，その後の望ましい親子関係を形成する。

### b 産婦管理の目的

助産の究極の目的は，母子共に安全に，より安楽に分娩を終えるように援助することである。従来は安全面が強調されていたが，それがほぼ確立された現在，産婦の QOL や自己決定権を尊重する管理のあり方に変化している。具体的には，次のようである。

①異常の予防と悪化の防止に努め，母子の生命を守る。

②産婦の生理的要求の充足，体力の保持に努める。

③不必要な処置を避け，娩出力を正常に保ち，産痛の軽減に努める。

④産婦の意志を尊重し，心理的安定を図る。

⑤産婦個々のバースプランを尊重する。

産婦のなかには，分娩体験の過ごし方に対する産婦自身のバースプランを持って分娩に臨む者もある。産婦と胎児の生命に危険を及ぼさない限り，産婦の希望を尊重し，それぞれのプランが実現するように，また自己のバースプランを持っていない産婦に対しては妊娠中から予期的指導を行い，産婦自身が自己の分娩を選択し，創造できるように援助を行うべきである。

### c 分娩環境

#### 1）陣痛室

かつての陣痛室は，産婦は入院したらすぐに仰臥位にされ，分娩監視装置を早期から装着され，行動範囲の制限を受け，病人扱いをされていた。しかし，最近，主体性を持った出産を願う産婦が増加し，病院内においても家族的な雰囲気を備えた施設・設備に変換しつつある。

このような状況のなかで，望ましい陣痛室の条件は次のようである。

①家庭にいるように居心地が良く，安心感が得られること

②行動や体位が自由に取れるように配慮されていること

③夫や家族が一緒にいられること

④安全のため分娩室が近いこと

⑤医療従事者が必要以上に介入しないこと

⑥医療従事者と産婦（ならびに夫や家族）間に良い人間関係ができていること

以上のような条件を備えるために，次のような配慮をすることが望ましい。

産婦が自由な体位を取れるように，畳，フローリングおよびカーペットなどを敷いた部屋を工夫する。また，アクティブチェア，ビーズマット，バースボウルなどの備品を備える。

音楽には和痛効果があるので，産婦の好みにあわせた BGM が選択できるようにしておく。わが国の産婦の好みは，ムードミュージック風な音楽，

歌のない歌謡曲などであるとの報告がある。テレビやラジオなども使用できるようにするとよい。弱い音で背景音楽を流すと，部屋の雰囲気を落ち着いたものとする効果がある。

陣痛室の色彩としては，カーテンや壁は，黄（クリーム）色ないしピンク色が望ましい。黄色系は雰囲気がきわめて明るく，リラックスさせて疲労度も少なく，痛覚の閾値を上げることができ，またこれらの色は，和やかな親しみやすい感じを与える。シーツやシーツカバーも白ではなく，明るい色彩の模様入りなどを使用するとよい。

### 2）分娩室

分娩室は1台，1分娩室が原則である。広さは夫の立ち会い希望があるときにはそれに沿うことができるように，また諸種の機器が具備できるように，分娩台1台につき最低20 m² は必要である。分娩台は，産婦にゆったりした気分を持たせられるような，動きを制限しない程度の広さの台が必要である。

分娩室の適温は夏季25〜26℃，冬季24〜25℃で，照明は500〜1,000ルクスで，産婦の眼を直接刺激しないように間接照明を行う。分娩室の壁の色彩も，黄ないしピンクが望ましい。

このように，産む環境も機能性だけでなく，アメニティも考えられるようになってきている。

### 3）LDR（Labor, Delivery, Recovery）システム

LDRは，アメリカにおいて1980年代になって，帝王切開以外ならばどのような分娩でも行える機能を持ったシステムとして登場した。

このシステムの設備上の特徴は，

①陣痛期，分娩期，回復期の3時期に対応できるように機能的に作られている，

②多くの設備（分娩監視装置，酸素，吸引など）を産婦や家族の目に触れないように，キャビネットなどの家具のなかに収容し，あたかも家庭の居間と寝室を兼ね備えた雰囲気を持つ，

③予期せぬ救急事態への対応もできるような設備を備える，

ことである。これらに加えて，

④プライバシーが保てる，

⑤分娩台が広く，自由な体位が取れる，

⑥家族立ち会い分娩ができる，

⑦医療従事者とのコミュニケーションが取りやすい，

⑧陣痛室，分娩室，回復室，産褥室と移動しなくてもすむため，ケアの時間的余裕ができる，

などの長所もある。最近では多くの施設でLDRルームを備えるようになってきている。

## 2 分娩第1期のアセスメントと健康支援

分娩は生理的現象であるが，常に異常に移行する危険性を孕んでいる。また産婦は陣痛および数々の苦痛や不安のなかにいる。異常の発症を予防し，産婦の安楽を図るために，この時期の支援はきわめて重要である。

### a 分娩第1期の助産の目標

分娩第1期から第4期を通した助産の目標として，次のことが大切である。

①母児の安全に努める。

②異常の早期発見・予防に努め，正常な分娩経過を促す。

③産婦の安楽を図るために，産痛や不快感の緩和に努める。

④母体の基本的ニーズの充足に努める。

⑤感染の防止に努める。

⑥緊急事態への対応ができる。

⑦分娩に対して主体的で積極的な姿勢を持たせ，産婦個人が主体的で，満足できる出産体験ができるように援助する。

⑧産婦と産婦を取り巻く家族にとって，出産が人生の喜びの体験となるように援助する。

### b 入院時の支援

#### 1）入院時の受け入れ

分娩の前兆はふつう，分娩開始の2〜3週間ぐらい前に出現するが，何の前触れもなく突然開始することもある。分娩開始のサインはさまざまであり，入院の時期を決めることは助産師にとって難しい判断の1つである。

電話で聞く項目は，名前，分娩予定日，初産か経産か，規則的な子宮収縮はいつからか，痛みを伴っているか，破水の有無，異常出血の有無，そ

### 表 9-23　入院時の電話

**入院前の電話メモ～前もってこの用紙に記入しておきましょう～**

病院分娩部 Tel 番号：03-123-4567

| 氏名： | | 予定日：　　月　　日 | 初産・経産（　）回目 |
|---|---|---|---|
| 診療番号：　　－　　－ | | 頭位・骨盤位（さかご）・双胎（ふたご） | |
| 生年月日：S／H　　年　　月　　日　　才 | | 今いる所の Tel 番号： | |

所要時間：（場所）＿＿＿＿＿から，（交通手段）＿＿＿＿＿で＿＿＿分で行ける

陣痛：＿＿＿日の＿＿＿時頃から＿＿＿分おきに＿＿＿秒間くらい
お腹の張り方や痛み方：

赤ちゃんの動き方：　今までどおりによく動く・少なくなった・動かない

出血：＿＿＿日の＿＿＿時頃＿＿＿色の出血が＿＿＿＿＿くらい

破水（お水おり）：＿＿＿日の＿＿＿時＿＿＿分にあった
　色　―　透明・黄色・　　　色
　量　―　たくさん・普通・少し
　出方―　どんどん・時々・一度だけ，お水が降りるときの状況（動作・体位など）

今回の妊娠経過
　早産しかかったことは：　ない・ある（　　　　　　　　　　　）
　血圧が高かったことは：　ない・ある（どれくらい　　　　　　）
　尿に蛋白がでたことは：　ない・ある
　尿に糖がでたことは：　ない・ある
　最後に外来で診察を受けたのは：＿＿月＿＿日（＿＿）そのとき医師よりいわれた事

　次に外来で診察を受けるのは：＿＿月＿＿日（＿＿）

今までの妊娠：お産―異常は，なかった・あった（内容　　　　　　　　　　　）
　　　　　　　前回のお産は―　早かった・時間がかかった（約　　　時間）

ぜひ尋ねたいこと・言いたいこと：

確認しましょう！□分娩部への道順は？　□何時ころ分娩部に着けるか？
　　　　　　　　□荷物はまとまっているか？　□入院からお産後2時間付添ってもらえる方は？

---

の他の異常症状などを聞き，妊娠中の異常，最終受診日の子宮口開大度などを加味して，入院の有無を決定する（表 9-23, 24）。

#### 2）産婦の診察

##### ❶目的
診察の目的は下記の通りである。
①分娩が開始しているか否か
②分娩が開始していれば，分娩のどの時期か
③分娩が正常に経過しているか否か
④正常に経過している場合には，今後とも正常経過が予測されるか否か
⑤分娩経過が異常な状態であれば，それはどのような異常なのか，またその異常は今後どのように経過していくことが予測されるか
⑥産婦の分娩に対する心身の適応状態はどうか

##### ❷産婦診察の特殊性
診察は，原則として陣痛間欠時に行う。場合によっては，陣痛発作時と間欠時の両方で行うことも大切であるが，産婦は陣痛を伴っているので，順序正しく短時間で行い，苦痛を与えないように配慮する。また，プライバシーに配慮し，インフォームドコンセントを十分に行う。

##### ❸産婦診察の方法と内容
各診察法は妊婦診察法と同様なので，産婦に特有なことのみを記述する。
①問診（表 9-25）
②外診（図 9-56）
　・視診

表9-24 入院のタイミングを決める判断項目

| No | 判断項目 | 助産師経験年数 | | | | |
|---|---|---|---|---|---|---|
| | | 0〜5 | 6〜15 | 16〜20 | 21〜30 | 計 |
| 1 | 産徴(しるし),出血の有無・量 | 20 | 25 | 5 | 5 | 55 |
| 2 | 破水の有無・量 | 25 | 16 | 3 | 3 | 47 |
| 3 | 病院までの所要時間,距離,交通手段 | 25 | 15 | 3 | 2 | 45 |
| 4 | 経産婦の既往分娩の所要時間,特徴 | 19 | 12 | 3 | 2 | 36 |
| 5 | 陣痛の有無・強さ,陣痛の発作時に声が出るか | 19 | 10 | 2 | 4 | 35 |
| 6 | 前回の内診所見より,子宮口開大度・硬度・展退度 | 18 | 12 | 1 | | 31 |
| 7 | 初産・経産の有無 | 13 | 11 | 3 | 2 | 29 |
| 8 | 産婦の声の状態から精神状態,不安の程度を推測(夜間の電話は特に) | 16 | 8 | | 4 | 28 |
| 9 | 外来カルテからの情報,リスクの高い妊婦は内容確認 | 12 | 7 | | 1 | 20 |
| 10 | 胎児の大きさ・胎位(頭位,骨盤位) | 6 | 7 | | | 13 |
| 11 | 産科的リスク | 2 | 7 | 3 | | 12 |
| 12 | 最近の妊婦健診での注意事項(陣発したらすぐ入院といわれている) | 4 | 2 | 1 | 2 | 9 |
| 13 | 規則的陣痛になって時間はどのくらい経過したか | 3 | 4 | | | 7 |
| 14 | 胎動の確認 | 5 | 1 | | | 6 |
| 15 | 陣痛が持続,強い下腹痛 | 6 | | | | 6 |
| 16 | 妊娠の週数 | 4 | 1 | | | 5 |
| 17 | 電話では必ず本人に出てもらい,声の調子や訴えを考慮しながら判断 | 4 | 1 | | | 5 |
| 18 | 側に誰かいるか,上の子はどうするか,家族の背景を照らし合わせる | 2 | 1 | 2 | | 5 |
| 19 | 年齢 | 3 | | | 1 | 4 |
| 20 | 経産婦は腰痛,15分の腹緊でも早めに入院 | 1 | 1 | 1 | | 3 |
| 21 | 経産婦で陣発であれば,ほぼ全例入院 | 1 | 1 | | | 2 |
| 22 | 初産婦でも中期中絶している場合 | 2 | | | | 2 |
| 23 | 本人が診察希望 | 1 | | | 1 | 2 |
| 24 | 便意の有無 | 1 | 1 | | | 2 |
| 25 | まず来院を促す | 1 | | | | 1 |
| | 合計 | 212 | 143 | 29 | 26 | 410 |

(清野喜久美,他:入院のタイミングと指導.ペリネイタルケア春季増刊,分娩介助と周産期管理,11,1993)

表9-25 問診項目

◇背景:氏名,年齢,住所,職業
◇結婚歴,家族歴
◇既往歴,合併症(心疾患,腎疾患,呼吸器疾患,高血圧,婦人科疾患,脊椎や股関節の病気,感染症,Rh(−),輸血の有無など)
◇月経歴,既往妊娠 分娩 産褥歴,児の予後
◇今回の妊娠経過,母親学級受講の有無
◇実母・姉妹の妊娠・分娩歴
◆破水の有無:時期,性状,量,その後の羊水漏出の状況
◆陣痛:陣痛開始の時期,発作と間欠,強度,産痛の有無,程度,部位
◆分泌物:血性分泌の有無,時期,量,性状
◆胎動の有無,胎児下降感
◆基本的なニーズ:食事,排泄,睡眠,清潔など
◆分娩に対する気持:不安,緊張,分娩への取組み・希望,バースプランの有無と内容
◆分娩準備教育:呼吸法やリラックス法の訓練の有無

◇カルテより収集 ◆問診にて収集

・触診:レオポルド触診法,ガウス頤部触診法,ザイツ法
・聴診
・測診:母体の体格,骨盤外計測,陣痛計測

③内診(直腸診):分娩進行状態の把握をするためには,内診は非常に重要である。分娩時の内診項目は,子宮腟部の位置,児頭の下降度,児頭の固定,子宮口の開大,胎胞,子宮腟部・頸管の展退度,子宮腟部の硬度,矢状縫合の確認,産瘤の有無,破水の有無,破水の場合は羊水の状態,分泌物の状態である(図9-57)。

3)記録

❶パルトグラム

分娩進行に伴う母児の変化を表に連続記入したもので,分娩進行の良否が判読でき,分娩経過の

## 図 9-56　外診の診察項目

**顔面**

| | |
|---|---|
| 視診 | 浮腫の有無<br>表情<br>血色<br>眼瞼結膜の色<br>顔貌 |
| 触診 | 浮腫の有無<br>浮腫の程度 |

**胸部**

| | |
|---|---|
| 視診 | 乳房の大きさ<br>乳頭の形・大きさ<br>妊娠線の有無 |
| 触診 | 乳腺の発育状態<br>初乳分泌の有無 |
| 聴診 | 心臓音<br>呼吸音 |

**外陰**

| | |
|---|---|
| 視診 | 浮腫・瘢痕の有無<br>着色の程度<br>静脈瘤の有無・程度<br>○産徴・破水の有無<br>○陣痛発作時の抵抗,<br>　および腟口・肛門の<br>　哆開の程度 |

**上肢・下肢**

| | |
|---|---|
| 視診 | 浮腫<br>静脈瘤の有無と疼痛の程度 |
| 触診 | 浮腫の有無とその程度 |

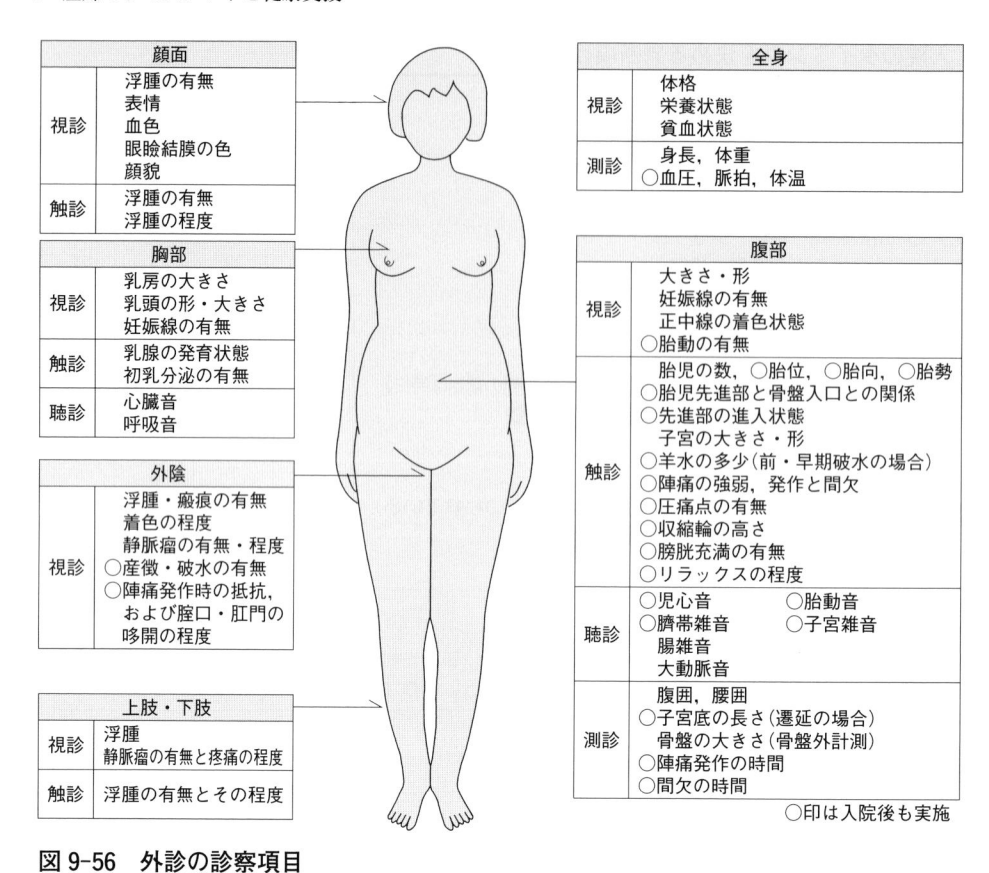

**全身**

| | |
|---|---|
| 視診 | 体格<br>栄養状態<br>貧血状態 |
| 測診 | 身長、体重<br>○血圧、脈拍、体温 |

**腹部**

| | |
|---|---|
| 視診 | 大きさ・形<br>妊娠線の有無<br>正中線の着色状態<br>○胎動の有無 |
| 触診 | 胎児の数, ○胎位, ○胎向, ○胎勢<br>胎児先進部と骨盤入口との関係<br>○先進部の進入状態<br>子宮の大きさ・形<br>○羊水の多少（前・早期破水の場合）<br>○陣痛の強弱、発作と間欠<br>○圧痛点の有無<br>○収縮輪の高さ<br>○膀胱充満の有無<br>○リラックスの程度 |
| 聴診 | ○児心音　　○胎動音<br>○臍帯雑音　○子宮雑音<br>腸雑音<br>大動脈音 |
| 測診 | 腹囲、腰囲<br>○子宮底の長さ（遷延の場合）<br>骨盤の大きさ（骨盤外計測）<br>○陣痛発作の時間<br>○間欠の時間 |

○印は入院後も実施

## 図 9-57　分娩時の内診項目

| 月　日　時　分 | | | | サイン |
|---|---|---|---|---|
| 適応 | | | | |

| | | | |
|---|---|---|---|
| 腟・会陰の伸展性<br>　良・中等・不良<br>子宮腟部<br>　存在<br>　ほとんど消失<br>　消失<br>口唇の厚さ<br>　厚・中等・薄<br>口唇の硬さ<br>　硬・中等・軟<br>子宮口開大<br>　閉鎖<br>　＿＿cm 開大<br>頸管の展退度　　％ | 卵膜　＋　－<br>　　普通　強靱<br>胎胞　＋　－<br>　　緊張　弛緩<br>羊水<br>　漏出　＋　－<br>　混濁　＋＋　＋　－<br>　　　均等<br>　　　不均等<br>　色　無　緑<br>　　　黄　白<br>　顆粒　＋　－<br>　悪臭　＋＋　＋　－ | 下向部　頭部<br>　　　　殿部<br>　　　　その他<br>矢状縫合<br>　　　　時〜　時<br>大泉門　　　　時<br>小泉門　　　　時<br>先進部<br>産瘤　＋＋　＋　－<br>骨重積　＋＋　＋　－ | 下向部の高さ　St　cm<br>恥骨結合後面　全触, 2/3, 1/2, 下縁, 不触<br>坐骨棘　　　触, 不触<br>仙骨岬　　　触, 不触<br>尾骨可動性　良　不良<br>恥骨弓　広　中　狭<br>坐骨結節間距離<br>　　　　十分　不十分<br>分泌物　正常<br>　　　　血性粘液<br>　　　　羊水<br>　　　　異常出血<br>　　　　pH |

内診診断

推定や産科処置の適応が決定できる。記入事項は次の通りである。
①体温，脈拍，呼吸，血圧
②陣痛発作・間欠時間
③児頭下降度
④子宮口開大度
⑤胎児心拍数
⑥児頭回旋所見
⑦産科処置および診断の記入
などである。

### ❷助産録

助産録には次のことを記載しなければならない。
①妊産婦の住所，氏名，年齢および職業
②分娩回数および生死産別
③妊産婦の既往疾患の有無およびその経過
④今回妊娠の経過，所見および保健指導の要領
⑤妊娠中，医師による健康診断受診の有無（結核，性病に関する検査を含む）
⑥分娩の場所および年月日時分
⑦分娩の経過および処置
⑧分娩異常の有無，経過および処置
⑨児の数および性別，生死別
⑩児および胎児付属物の所見
⑪産褥の経過および褥婦，新生児の保健指導の要領
⑫産後の医師による健康診断の有無

### 4）入院時の処置

入院時の処置は，外陰・会陰部の剃毛，浣腸および導尿がある（表9-26）。これらは従来，ルーチン業務としてなされてきたが，現在は感染などに十分に配慮がなされていることから，ルーチン業務からはずす施設もある。産婦の安全や分娩の進行上問題がなければ，産婦の意向を尊重することも大切である。

### c 分娩進行に伴う観察

陣痛開始および破水後の産婦の観察は，1時間ごとに行う。陣痛が弱く，腹緊程度のものや夜間傾眠状態の産婦は，3時間おきに観察を行い，パルトグラムに記録する。

#### 1）陣痛

分娩第1期の陣痛は，不規則な前陣痛に続いて規則的になり，時間の経過とともにその強さも増

**表9-26　入院時の処置の目的**

外陰・会陰の剃毛
・分娩時に会陰部の清潔を保ち，会陰部創傷の感染を予防する。
・分娩中，局所の観察を容易にする。
・会陰部創傷の縫合を容易にする。
・分娩後局所の清潔を保ち，治癒を促進する。

浣腸
・直腸の刺激により子宮収縮を促し，分娩を促進する。
・排便によって産道を広くし，胎児の下降を助ける。
・陣痛発作時に起こる不随意な排便による汚染を防ぐ。

導尿
・膀胱の充満を排除して，胎児の下降を助ける。
・膀胱充満による子宮の弛緩を防ぎ，子宮収縮を促進する。

してくる。陣痛の始め頃は陣痛発作20〜25秒，間欠8〜10分，終わり頃になると陣痛発作40〜50秒，間欠2〜3分となる。陣痛の強さは母体の体位によっても変化する。

陣痛の測定は，子宮底部に手掌を置いて，子宮筋の収縮状態を触知し，陣痛の頻度，長さ，強さを観察する。産婦によっては非常な痛みを訴えているが，陣痛自体は長くも強くもなく，ほとんど分娩が進行していないような場合もあれば，陣痛は比較的弱いのに，進行が順調な場合があるので十分に観察を行う。陣痛が長く続く，また非常に強い場合には，胎児低酸素症を招くことがあるので，陣痛間欠時には子宮の緊張がとれているかをよく観察し，産婦のリラックスを促す。

■**分娩監視装置による陣痛計測**　分娩監視装置を用いる場合は，産婦の行動の自由の束縛とベルトによる苦痛や不快があるので，テレメトリーの機能を備えた機器を用いることが望ましい。また，入院時に1時間程度持続的に装着し，異常なパターンが出現しなければ装着を解き，分娩第1期の後半または分娩第2期から再度分娩監視装置による観察を行うような使用方法も考慮する。なお分娩監視装置は，陣痛計の位置，ベルトの強弱，産婦の体位，胎児の位置によって波形は大きく異なるので，装着中も必ず，触診法と併用して計測することが重要である。

#### 2）分泌物

血性分泌物は卵膜が子宮壁から剥離するときに出た血液が，頸管粘液と混じって排出される。分

娩が進行するにしたがって分泌物が多くなってくるが，血性分泌物がないからといって分娩が停止しているとはいえない。分泌物による分娩進行の確定的な基準はないが，特に初産婦の場合は，量，性状および粘稠度の変化はある程度参考になる。

### 3）破水

破水の時期は，子宮口 8 cm から全開大の周辺で起きるといわれている。分娩開始以降の破水は，広い意味で適時破水である。

破水時には羊水の量，性状，破水時間のチェック，児心音の測定を行い，滅菌済みの当て綿（パッド）などを使用し，感染を防止する。

なお，羊水が乳状を呈したり，白色の微小片を含んでいたりする場合は，胎児に起因するもので問題はないが，羊水中に胎便が混入する場合には，骨盤位の分娩第 2 期でなければ胎児ジストレスが考えられるので注意する。

### 4）児心音

分娩進行に伴い，児心音の聴取部位も変化し，頭位では臍棘線の中央から正中線上に徐々に移動する。

### 5）全身状態

体温，脈拍，呼吸，血圧は 3〜4 時間ごとに測定し，変動に注意する。母体の意識や反射，自発運動の有無にも注意する。母体の尿中の蛋白とケトン体も，産婦の状況により検査する。

## d 基本的欲求に対する支援

### 1）体位と動静

分娩第 1 期に産婦の取るべき体位，姿勢の原則はないので，産婦が最も安楽と感じる体位に任せるのがよい。疲れている産婦には休息を，休んでいた産婦（疲労が少なく，陣痛間欠の長い産婦）には歩行などを勧め，分娩進行の促進に努める。概して，陣痛が始まるとすぐベッドで横になって休むような産婦は，分娩を長く感じるし，痛みの感じ方も強い。

分娩第 1 期の産婦の体位は，側臥位かシムス位が望ましく，またはゆったりとした座位，前屈の姿勢も安楽な姿勢である。直立位では，胎児は子宮の下極に沈下するので，頸部の神経末端を圧迫して良好な子宮収縮が起こり，子宮口の開大を容易にする（図 9-58）。また，仙腸関節がある程度

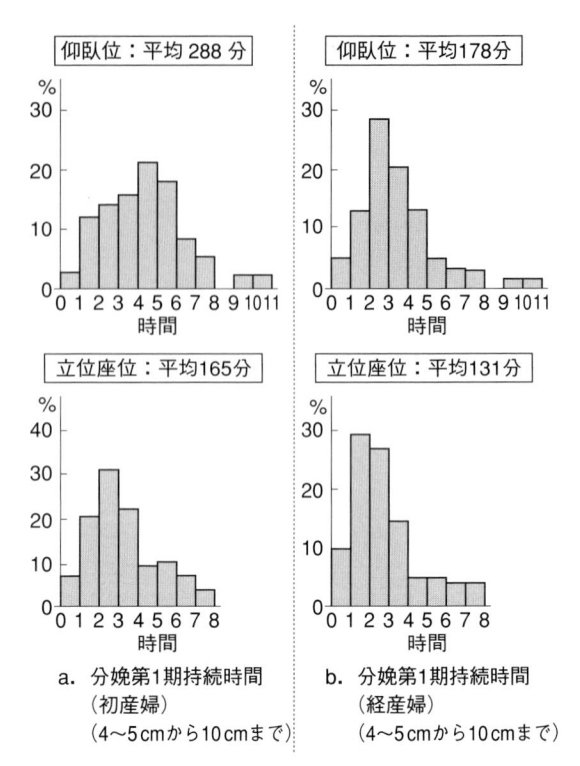

図 9-58 仰臥位と立位座位における初産婦・経産婦別の分娩第 1 期の持続時間の比較
（坂田寿衛：大学病院における正常分娩の管理の実際．周産期医学 20(2)：200，1990 を一部改変）

動くことによって，骨盤の前後径が拡大する。子宮収縮時に低い椅子かベッドに掛けて前かがみになるような姿勢や，座位およびセミファウラーによる姿勢は，腹筋が緊張し直接に胎児を骨盤内に進入させるのに役立つ。これは背中を前にかがめて腹筋を引っ込めると，児頭の嵌入が容易になるためである（図 9-59）。

一般に，初産婦は分娩開始後子宮口が 4〜5 cm 開大する頃までは自由にさせ，その後分娩が進行するに伴い臥床させる。一方，以前に急遂分娩を経験した経産婦，難産あるいは双胎や羊水過多で子宮壁が過度に伸展している産婦，妊娠中に異常のあった産婦，胎位異常や前期破水の産婦は分娩開始後臥床させ，十分に観察することが必要である。

なお，長時間仰臥位を取らせていると，仰臥位低血圧症候群を起こすことがある。これは大きい子宮が下大静脈を圧迫し，下肢からの血液の還流

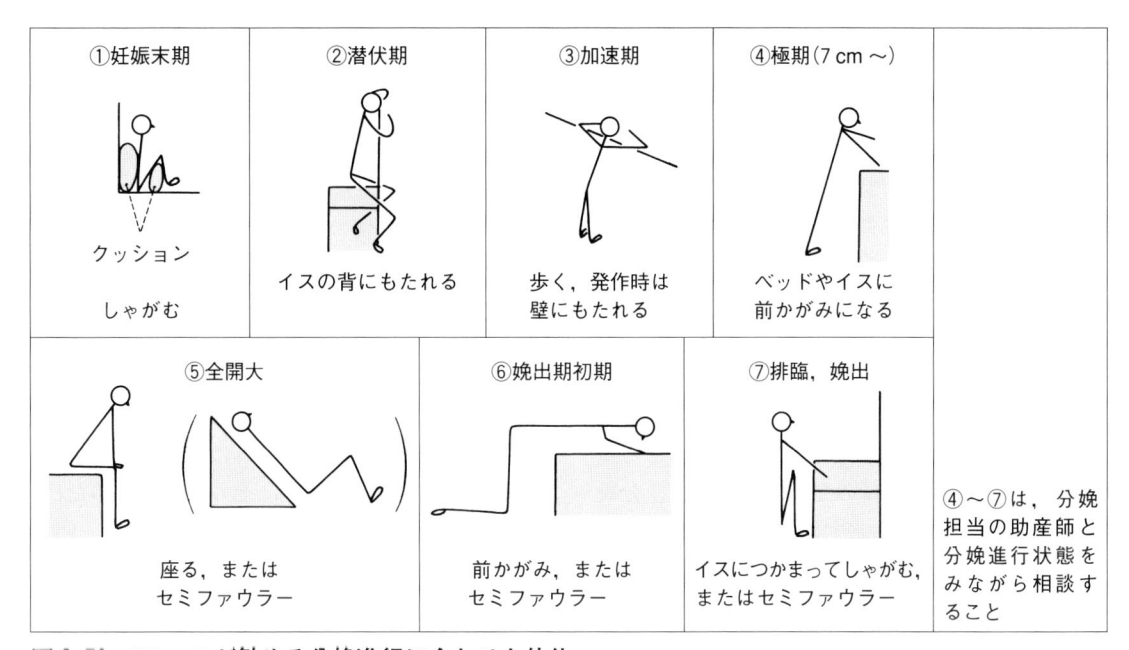

### 図9-59 Miss Pが勧める分娩進行に合わせた体位

| | | | |
|---|---|---|---|
| ①妊娠末期<br>クッション<br>しゃがむ | ②潜伏期<br>イスの背にもたれる | ③加速期<br>歩く、発作時は壁にもたれる | ④極期(7cm〜)<br>ベッドやイスに前かがみになる |
| ⑤全開大<br>座る、または<br>セミファウラー | ⑥娩出期初期<br>前かがみ、または<br>セミファウラー | ⑦排臨、娩出<br>イスにつかまってしゃがむ、またはセミファウラー | ④〜⑦は、分娩担当の助産師と分娩進行状態をみながら相談すること |

(大関信子：英国におけるわが出産体験記. 助産婦雑誌42(11)：41, 1988を一部改変)

が妨げられ、心拍出量が減少することによって起こるもので、症状は顔色が蒼白になり、気が遠くなるように感じるもので、軽度の頻脈に続いて深い徐脈が起こる(図9-60)。対策としては、分娩第1期では原則として産婦に安楽で自由な体位を取らせ、臥床させるときには、左右どちらかに横臥すると腎機能が促進するので、側臥位を取るように指導する。なお、分娩第2期になれば、この症候群はあまり起こらなくなる。

#### 2) 食事

食物や水分摂取の不足からくる危険は多く、分娩中の食物の補給はきわめて重要である。グルコースが十分に供給されなければ、子宮筋は収縮が弱くなり、心筋に適切な供給が行われなければ全身が衰弱し、いずれも分娩経過が妨げられ、分娩は遷延する。24時間におよそ2,000kcalは必要である。グルコースの不足はケトン症(ケトン体が血中および尿中に異常に蓄積した状態)を招き、嘔吐や極度の疲労、ショックに陥りやすくなる。

食物を摂取する時期は、分娩第1期の早期に十分な栄養が与えられていれば、分娩第2期までは貯えられているもので補うことができる。しかし、陣痛が非常に強くなってきたときには、陣痛刺激

a. 仰臥位低血圧症候群の発生機序(1)

b. 仰臥位低血圧症候群の発生機序(2)

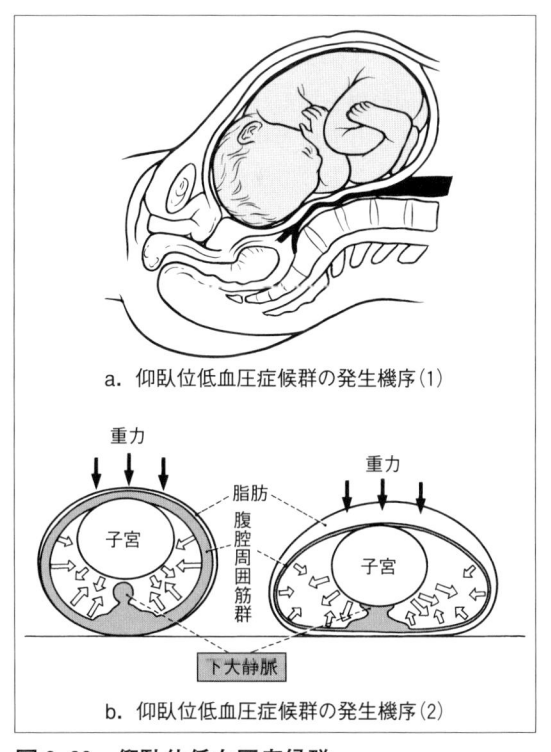

図9-60 仰臥位低血圧症候群

や神経の緊張が食欲を抑え、また食物の吸収を遅らせるので、食物は与えないほうが良い。また、夜間に入院して、夜中に起きている場合にも、何か適切な食事を与える必要がある。

産婦は陣痛や精神的緊張のため食欲がなく、食物の消化や吸収にも障害を受けるので、第1期に与える食物としては、消化の良い、細かく刻んだり、潰したりした食物が良い。適切な食物は、牛乳、スープ、プリン、ヨーグルト、果物、チーズ、パン、おにぎり、果物ゼリーなどを少量ずつ、2時間ごとに摂取する。

また、飲物も十分に与えて、脱水を防ぐことが大切である。産婦は多量の発汗を伴うので、分娩後に出血が起こった場合、十分な食物と水分を摂っていない産婦は、ショックを起こしやすいからである。与えると良い飲物は、紅茶やジュースである。ただし、甘味の強いものや炭酸入りジュースなどを多量に与えると、悪心や嘔吐を起こし、脱水症を起こす原因となったり、胃腸内ガス膨満で苦しくなったりすることもあるので注意する。1時間に約75mlの水分摂取は必要である。

一般に、嘔吐は分娩第1期の終わり頃に起こる。嘔吐は軽い固形物を与えたときのほうが、流動物を与えたときよりも起こりにくいので、嘔気がある場合には与えるものに注意する。一方、嘔吐が起こった場合には、産婦は飲食をせず、その結果脱水しケトン症が起こって、さらに嘔吐を誘発することになるので、輸液の補給にも十分配慮する。また、嘔吐後はうがいを促し、口腔内の清潔を保ち、爽快感が得られるように援助することも大切である。

### 3）排泄

膀胱や直腸の充満は分娩の進行を妨げ、また不必要に疼痛を増加させたり、分娩時には便尿の漏出により汚染を招き感染の原因となるので、排泄の管理は重要である。原則として3～4時間ごとに自然排尿を促すが、輸液量や食事・水分摂取量などによっても尿量は影響されるので、それらに合わせて排尿の時間を配慮する。

自然排尿がなく、膀胱が充満している場合（恥骨結合の上方に丸いふくらみを帯びており、触れると波動が感じられる）は導尿を行う。分娩第1期の終わりに排尿ができなくなるのは、児頭が膀胱頸部を圧迫するために起こる現象であり、この場合には導尿を行う。なお、尿量は分娩中、特に陣痛の強い時期には減少する。分娩中の乏尿は分娩後まもなく回復し、分娩後2～5時間後には著増する。

また、自然排便の時間を確認し、分娩第1期の初めに浣腸を行う。その後排便がなく、24時間経っても、分娩が終了しない場合には再度施行する。分娩第1期の終わり頃に浣腸すると、産婦の苦痛を増すと同時に、分娩野の汚染を招くことになる。これは浣腸液が排出されるときに、多くは子宮の収縮が強められ、さらに児頭が下降して浣腸液の完全な排出を妨げ、その結果陣痛のたびに水様便が噴出するようになるためである。

### 4）休息と睡眠

疲労すると子宮収縮は弱まり、分娩は長引き、数々の異常が起こってくる。また、疼痛閾は低下し、分娩第2期に十分な腹圧を加えることができないので、陣痛間欠時はできるだけ休息が取れるようにする。陣痛が弱く遷延している場合や夜間は（分娩がすでに終わりが近づいている場合を除く）、十分な睡眠を取らせる。

睡眠を助けるための援助として、膀胱を空虚にすること、栄養のある飲食物を与えること、ベッドを気持ち良くして保温に努めたり、適度な室温に保つこと、部屋を暗くすること、静けさを保つことなどに留意する。

一方、分娩後期には過半数以上の産婦が眠気を感じ（図9-61a）、その眠気は児娩出前90分前頃から出現し、その持続時間は60分以内が多いという報告もある（図9-61b,c）。この眠気は痛みに対する感受性を鈍らせ、この時期を乗り越えるのに役立つと考えられる。

### 5）清潔

産婦は発汗が多く、また分泌物も多くなってくるため、全身の清潔、外陰部の清潔に留意し、分娩異常の発症を予防する。

分娩まで時間があり、破水していなければ、入浴やシャワー浴を勧め、破水していたり、産婦のリスクが高いときは、全身清拭や部分清拭（下半身）を行う。外陰部には常に清潔なパッドを当て、分泌物で汚染することがないように注意する。また、口腔内の清潔の保持や口臭などの予防のため

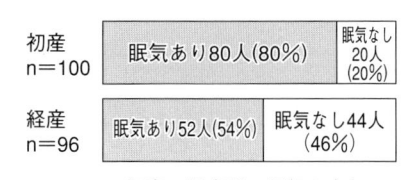

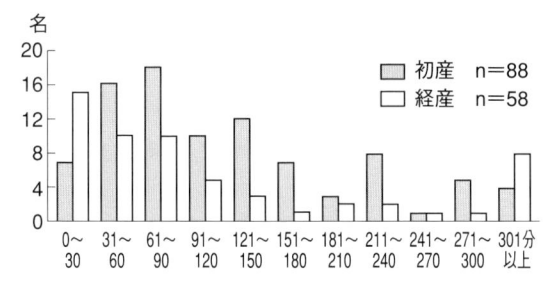

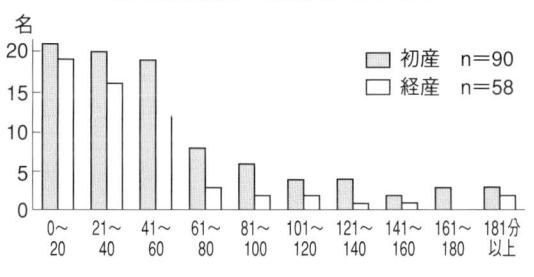

**図9-61 分娩後期に出現する産婦の眠気**
(山田弥恵子,他:分娩後期に出現する産婦のねむけ実態調査.日本助産学会誌 4(1):15-19,1990)

に,含嗽(うがい)や歯磨きなどを適宜行う。清潔な衣類は最も気分を爽快にするので,汚れた寝具や衣服はすぐに交換する。

### 6)精神的慰安
#### ❶妊娠中からの援助
産婦は分娩の苦痛や不安に加えて,分娩する場所および医師や助産師などの医療従事者に対しても緊張を余儀なくされる。産婦の不安や緊張をできるだけ軽減するために,妊娠中から分娩施設をみせたり,受持ち制の導入や外来と病棟の連携を深めて,医療従事者との人間関係を形成するなどの配慮が必要である。

#### ❷分娩時の援助
分娩が開始すると産婦の精神状態は分娩に対する不安が強くなり,恐怖に変わってくる。精神的な援助法としては以下のようなことに留意する。
①側に付き添い,疼痛部位を聞き,圧迫,さするなどのケアを行い,安心感をもたせる。
②分娩を積極的に受け入れるよう勇気づける。
③分娩経過の説明を診察のたびに丁寧に行う。
④環境の整備を行う(家庭的な落ち着いた雰囲気の部屋,音楽)。
⑤産婦と医療従事者との人間関係を良くするように努める。
⑥不安を与えるような言動は行わない(**表9-27**)。
⑦処置および診察を行うときは,よく説明してから施行する。

このように助産師は,常に産婦の支援者となり,産婦が自立し,勇気をもって分娩に臨むように方向づけていかなくてはならない。

分娩第1期が長くかかるような場合には,産婦は精神的に疲れてきて,種々の訴えをすることがある。これは疲労よりも気落ちによるもので,身体的母体疲労と区別する必要がある。すなわち,身体的母体疲労の徴候は脈拍数の増加,体温上昇,苦しそうな顔貌,著明な不安(陣痛間欠時にも全く弛緩しない),脱水症状(口唇や舌の乾燥,尿の濃縮),発汗,嘔吐などが起こるが,精神的に疲労した産婦では,脈拍や体温の上昇といった疲労の具体的徴候はみられない。

産婦は分娩が長くかかり,全然進んでいないように感じられ,先がみえないことに落胆しているのであって,この状態にある産婦は「もう我慢できない」,「とても産めない」,「帝王切開をして欲しい」などの訴えが聞かれる。この時期を乗り越えるためには,分娩進行を早めるための数々の援助,分娩時期の正確な判断,適切な時期に傍らに付き添って温かい激励を行うなどのケアが重要である。

#### ❸家族を含めた援助
分娩は産婦のみならず,家族にとっても重要な出来事であり,試練であるから,産婦を取り巻く家族に対しても十分な配慮をする必要がある。産婦は親しい人びとの慰安を必要としており,特に夫は妻と共にいられるように配慮すべきで,このことは夫婦ともに満足感を与え,夫婦の結びつきをより深くする。夫や家族に産婦の援助方法を妊娠中から指導し,分娩時には一緒に行いながら,産婦の気力を支えていくことが重要である。

表 9-27　陣痛室，分娩室での有効な言葉と嫌いな言葉

| 〔陣痛室で〕有効な言葉 10 位 | 〔陣痛室で〕「がっかりさせられた」言葉 10 位 | 〔分娩室で〕有効な言葉 10 位 | 〔分娩室で〕「がっかりさせられた」言葉 10 位 |
|---|---|---|---|
| 1. 赤ちゃん元気ですよ | 1. もう少し時間がかかります | 1. いきみ方が上手ですね | 1. おしもを少し縫います |
| 2. 上手ですね | 2. さっきとあまりかわらないですよ | 2. 元気ですよ | 2. 腰を動かさないで |
| 3. あと一息ですよ | 3. 席をはずしますから何かあったら呼んで下さい | 3. 上手ですね | 3. 声を出さないで |
| 4. その呼吸法でいいですよ | 4. 頭は降りてきているんですけど，開きが悪いんですよ | 4. おめでとうございます | 4. 顔でいきまないで |
| 5. 頑張りましょう | 5. 陣痛が弱いですね | 5. はい，お母さん，赤ちゃんですよ | 5. ちょっと小さめかな |
| 6. もう少しですよ | 6. 子宮口が硬いんですよ | 6. さあ，頑張って | 6. しっかりいきんで |
| 7. 赤ちゃんも今が一番苦しいときなんですよ | 7. 今，3 cm ですよ | 7. そうそう | 7. いきみ方がヘタね |
| 8. こんなふうに呼吸してみて下さい | 8. 今からいきんではダメですよ | 8. 女の子ですよ。男の子ですよ | 8. 声を出しても，赤ちゃんは出ませんよ |
| 9. 赤ちゃんに酸素をたくさんあげましょう | 9. 痛みが弱いので痛みをつけましょう | 9. 痛みのないときは，大きく深呼吸して酸素をたくさん赤ちゃんにあげましょう | 9. 落ちついて |
| 10. しっかり目をあけて | 10. そんな声を出さないの | 10. しっかりいきんで | 10. 目をあけて |

(昇眞寿夫：当院における妊婦管理の実際．周産期医学　臨時増刊号 20：225，1990 を一部改変)

夫や家族が側にいないような場合で，家族から問い合わせがあったような場合には，必ずそれを産婦に知らせることが必要である。夫や家族が自分のことを気にかけてくれていることを知ることは，産婦の気力の鼓舞に役立つ。また，家族に対しても，経過をきちんと説明し，安心させるような言葉をつけ加えるべきである。

### 7) その他

分娩第 1 期も後半期に入ると，身体の各部に苦痛を訴えることがある。下肢の痙攣に対しては，下肢を伸ばして下肢の足指を膝のほうへ曲げるように指導する。腰痛に対しては，陣痛発作時に腰部マッサージを行い，仙骨のほうへ圧迫すると楽になる。

また，分娩第 1 期に腹圧をかけると，
①いたずらに疲労を増す，
②子宮が下降し，頸部が児頭と恥骨との間で圧迫されて，子宮腟部の前唇が浮腫状となって硬くなり，そのため疼痛が増し，分娩が遷延する，
③子宮内圧の上昇で，早期破水や胎児の危険も招く，
ので，腹圧をかけない指導と，自然に腹圧がかかるようになる場合には，いきみを逃がす呼吸を指導する。

## 3 分娩第 2 期のアセスメントと健康支援

### a 分娩第 2 期の助産の目標

分娩第 2 期は比較的短い時間であるが，この時期には母体も胎児も，外傷その他の分娩第 1 期では起こらない危険にさらされるので，たえず観察が必要である。特に分娩第 1 期の後半期以降は（特に子宮口 6 cm 開大以降），産婦を 1 人にしてはならない。分娩第 2 期の助産の目標は，以下の通りである。

①分娩によって生ずる母体の損傷を最小限にとどめ，胎児娩出に伴う母体の生理的変化を助長する。

②胎児の自然回旋を助け，出生時に生じやすい障害の予防と防止に努める。

③新生児の呼吸の確立に必要なケアを行い，子宮内生活から母体外生活への移行が円滑に行えるように援助する。

### b 観察のポイント

#### 1）陣痛

陣痛の強さと回数，間欠時に子宮が弛緩しているかを観察する。分娩第2期に入ると，陣痛発作時には産婦は自然にいきみが入る。

#### 2）児心音

この時期は産道に児頭があり，低酸素症と頭蓋内損傷の危険が大きい。児心音の数，リズム，緊張性を聴取し，異常の早期発見に努める。児心音は分娩監視装置によって持続的に測定する。トラウベで聴取する場合は，陣痛間欠時に行う。特に胎児ジストレスを疑う場合には，陣痛発作時，陣痛開始前後にも聴取し，変動の様子を観察する。

#### 3）破水

破水の場合には，次のことに留意する。
①破水時間を記録する。
②破水時は膿盆に羊水を受け，羊水の量，色，臭気，混濁の有無を観察する。
③破水後は児心音を聴取し，異常のないことを確認する。
④内診を行い，子宮口開大度，子宮頸の状態，臍帯または胎児の四肢脱出の有無，先進部の状態，骨盤内下降度，産瘤の状態を診る。
⑤分娩第2期に入っても破水しない場合には，分娩進行が遅延したり，児頭が羊膜に覆われて娩出しないように人工破膜を行う。

#### 4）全身状態

原則として体温，脈拍，呼吸，血圧は陣痛間欠時に1時間おきに測定するが，産婦の身体的状態により，測定時間を短縮する。頭痛や胸内苦悶を訴えるときは，血圧との関連も考慮する。

### c 基本的欲求に対する支援

#### 1）水分補給

発汗が著明なので，水分をごく少量ずつ補給する。出血や救急への対応のため，血管確保を行う施設もある。この際に用いられる補液は，胎児の低酸素症に対する耐性の増加を兼ねて，グルコースの補給が選ばれることも多い。この時期には嘔吐することもあるので，膿盆を準備する。

#### 2）排泄

膀胱の充満に気をつけて，分娩第2期の初めには必ず膀胱を空虚にしておく。産婦が自然排尿できないのは，児頭が尿道か膀胱頸部を圧迫しているためであるので，内診指で児頭を軽く押し上げながら行うとよい。

#### 3）清潔

産婦は腹圧を加えることにより，しばしば発汗するので部分清拭をし，気分の爽快を図る。外陰部は血性分泌物や羊水の漏出などで汚染されやすいので，頻回に新しいパッドに交換し，感染の防止に努める。産婦は口呼吸を盛んに行うので，口腔内が不潔になりやすく，口臭を発することが多いので，含嗽（うがい）をしばしば行い，口腔内に湿潤を与え清潔を保つ。

#### 4）精神的慰安

苦痛を聞き，常に傍らに付き添って励ます。この時期には努責などの産婦の積極的・能動的活動が必要なので，励ましながら積極的にこの時期を乗り切る心の準備をさせる。

### d 腹圧の指導

#### 1）努責法の種類（図9-62,63）

努責法は4型に分類できる。努責法のメリットは，
①共圧陣痛となって胎児の下降を促す，
②不随意的な努責感を我慢する必要がない，
ことで，デメリットは，
①胎児血行を抑制して胎児心音を悪化させやすい，
②胎児が徐々に陰門を通過するのを妨げ，胎児への侵襲や産道の裂傷の原因となる，
ことである。努責法の種類によって圧力が異なるので，陣痛の強弱や分娩進行に合わせて努責法を

| 型 | 特徴 | 努責の形態 |
|---|---|---|
| バルシア式自然努責型 | S型：自然努責法。Barcia（バルシア）氏による1陣痛発作中4（5）回現れる努責発作にのみ自然にいきむ。声門は閉めず，発作の間には呼吸を入れ，陣痛発作が終わったら，全深呼吸（バルシア氏によればS型のみによると，娩出時間は20％のびる）。 | |
| ビング型 | B型：手をみぞおちに顎は胸につけ，努責発作がきそうになったら，息を吸い込んだあと，ちょっと吐き，そのまま10秒近く，腟の方向にいきむ。次の努責発作までに間があれば短い呼吸を入れ，すぐに努責発作になりそうなら，同様に努責をくり返す。陣痛発作が終われば全深呼吸。 | 息を吸いこみ短く吐いたら息を止めていきむ |
| 九島型 | K型：手と顎はビング式に同じ。努責発作の直前に吸ってから，ローソクの炎を消さぬ気持ちで腹壁に力を入れながら，フゥーと吹いてウンと結び，ただちにまた吸う。努責発作がきそうだったら，フゥーウンを反復。間がありそうだったら短い呼吸を挿入する。陣痛発作が終わったら全深呼吸を反復。 | 息をフゥーと吐きながら次第に強くいきむ |
| 旧来の型 | O型：努責発作に無関係に，（①陣痛発作中1，2回呼吸を挿入する程度で）あとはなるべく下腹方向に努責を続ける。Oはotherまたはold typeのO。（酸素）不足の恐れからなるべく避けたい型。旧来のいきみ方。 | |

**図9-62 努責法の分類**
（尾島信夫：ラマーズ法—10年間の進歩と現状．産婦人科治療61(5)：1014，1990を一部改変）

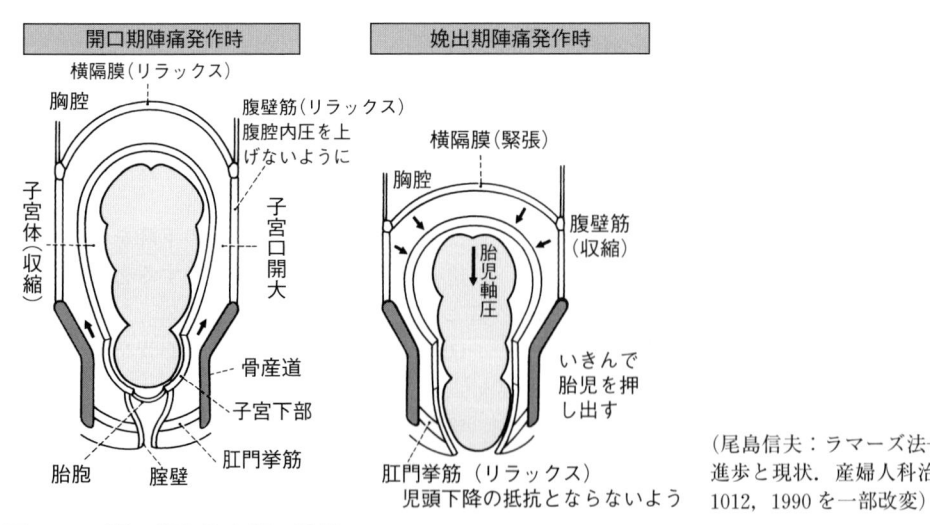

**図9-63 開口期と娩出期の比較**

（尾島信夫：ラマーズ法—10年間の進歩と現状．産婦人科治療61(5)：1012，1990を一部改変）

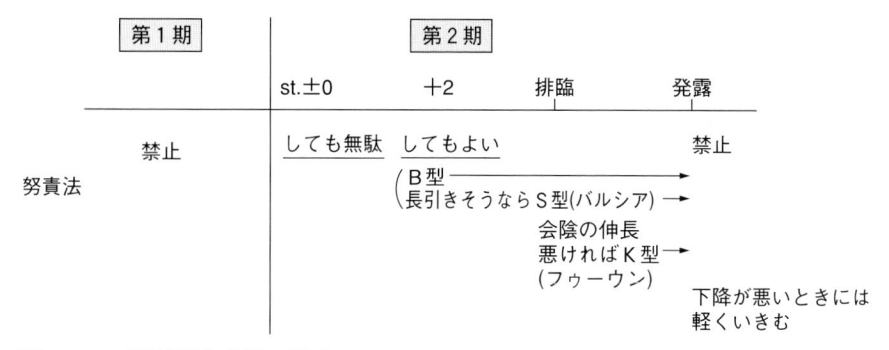

```
          第1期           第2期
                   st.±0   +2      排臨      発露
          禁止    しても無駄 してもよい           禁止
    努責法                  ┌B型
                          └長引きそうならS型(バルシア)→
                              会陰の伸長
                              悪ければK型→
                              (フゥーウン)
                                     下降が悪いときには
                                     軽くいきむ
```

**図 9-64　努責開始時期の目安**

選択し，指導する。

### 2) いきむ時期 (図9-64)

先進部が骨盤底に達すると，産婦は自然にいきみたい衝動にかられるので，このときにいきむように指導することが大切である。児頭が骨盤底に達していないのに，頸管が全開大した時点でただちにいきむように指導すると，産婦はエネルギーを浪費し，会陰の抵抗に打ち勝たねばならないときには，もういきむ力が残っていないということになりかねないので注意する。

### 3) いきみ方

①陣痛発作時に深く息を吸い，口(および声門)を閉ざしていきむ。

②短く何度もいきむよりは，一度に長くいきむほうが効果がある。

③いきむ姿勢は，陣痛発作開始時に脚を挙上させ，広く開いて曲げた膝の下で大腿部を支え持たせる。

④いきんでいる間は，腹壁筋を収縮させ，骨盤底筋をリラックスさせ，胎児を娩出しやすいように弛緩させて行うように指導する。

⑤娩出力を浪費させることになるので，叫んだり声を出したりしてはならない。

⑥褒めるのは努力を続けさせるうえでよい動機づけとなるので，いきみ終えるたびに一言褒めるのがよい。

⑦陣痛間欠時には楽に休息がとれるように，リラックスさせる。

### 4) 努責の方向

①排臨まで：骨盤の入口軸に沿って肛門の方向
②排臨以後：出口軸に沿って腟口の方向

## e 分娩第2期の徴候

分娩第1期から第2期への移行は，臨床的には必ずしも明らかではない。

### 1) 確徴

分娩の確徴はただ1つしかなく，内診で頸部を触れないことである。しかし，この目的のために内診を繰り返すことは不必要なことである。

### 2) 疑徴

臨床上，分娩の近づいた徴候のことで，普通にみられるのは以下の徴候である。疑徴は数多くあって，それらが集合して認められれば，分娩第2期の開始はかなり確実である。

①外陰部(会陰)の膨隆(シュヴァルツェンバッハ後会陰触診法陽性)：会陰部の皮膚は引き延ばされて，光沢をもってくる。

②制止できない努責感：児頭が深く嵌入してくると，腹圧は不随意に陣痛発作に加わり，制止できない努責感が出てくる(共圧陣痛の開始)。

③粘稠血性分泌物の増量

④自然破水：分娩開始前および分娩開始以後どの時期においても起こる可能性があり，最も不確実な徴候である。

⑤肛門の突出と哆開：児頭が骨盤底に達したときに起こる。肛門が開き便が排出されることもある。陣痛発作時の産婦は排便感を訴え，トイレに行きたがるので，まず外陰を診なければならない。

⑥陰裂哆開：経産婦は，早期にいきんでも外陰は哆開するので，この徴候は初産婦のほうが確実である。

⑦先進部の排臨：排臨は普通の場合，ほぼ確徴

表 9-28 分娩室移室の時期

| 初産婦 | 経産婦 |
|---|---|
| ・陣痛間欠 1〜2 分，発作 50 秒以上でやや強度の収縮があるとき<br>・骨盤に強く嵌入し，頭部が恥骨結合上に触れず，努責時軽く会陰に抵抗を感じるようになるとき<br>・子宮口全開大<br>・制止しにくい努責感<br>・肛門の哆開<br>・陰裂の哆開<br>・先進部または胎胞の排臨<br>・粘血栓の排出<br>・排便感または扁平に変形した便の排出<br>・促迫した呼吸，顔面発汗，苦悶状表情 | ・陣痛間欠 2〜3 分，発作 50 秒くらいで，やや強度の収縮があるとき<br>・骨盤に嵌入し，頭部が恥骨結合上 2 指ぐらいに触れ，軽く努責感を訴えるとき<br>・子宮口開大 6〜8 cm<br>・破水<br>・胎児下降感，排便感 |

とみなしてよいが，骨盤位の足位の場合は一足が外陰に現れても，頸管が全開大していない場合がある。またまれに過度の応形機能がみられる場合に，頸管が全開していないのに，陣痛発作時に児頭が腟の内側にみえることがある。

⑧小出血：頸管がほぼ全開した時点や児頭が腟内に下降した時点で，頸管や腟粘膜に裂傷ができ，軽い出血が起こることもある。

### f 分娩室への入室時期

初産婦と経産婦では子宮口全開大から児娩出までの時間に差があるので，推定児娩出時間の約 30 分前に分娩室に移室する。施設の事情や産婦のリスクおよび他の産婦の進行状況などの数々の状況により，もっと早く移室することも必要となる。

推定娩出時間の 30 分前を判断することは，必ずしも容易なことではないが，表 9-28 に示す徴候を目安として判断するとよい。初産・経産別，過去の分娩経過，陣痛開始からの分娩進行速度，児の大きさや産婦の体格，精神の安定度や異常の有無などを総合的に判断し，遅れないように入室の時期を判断する。最近の LDR システムにおいては，このように胎児娩出間近での危険な，しかも産婦の負担の大きい時期に移室をする必要はない。

## 4 分娩第 3 期のアセスメントと健康支援

### a 分娩第 3 期の助産の目標

分娩第 3 期の目標は分娩第 4 期にも共通するもので，以下の通りである。
①子宮収縮の促進を図り，出血を予防する。
②母体の安静を図る。
③分娩直後からの母子および親子の早期接触を促す。
④出産後の母子相互作用・親子相互作用が円滑に行えるように援助する。

### b 観察のポイント

分娩第 3 期では，娩出した児の呼吸の確立やケアに気を取られて，産婦の観察がおろそかになりやすい。産婦の子宮収縮状態に常に気を配り，出血量を最小限にとどめることが重要である。
観察要点は次の通りである。
①産婦の一般状態（バイタルサイン）
②子宮収縮状態，子宮底の高さ，位置
③出血の有無，量，色，出血様式
④後産期陣痛の有無，程度
⑤胎盤剝離徴候（分娩経過参照）

### c 基本的要求に対する支援

この時期の産婦は激しい肉体労働を行うのと同じくらい疲労する。発汗が著しく，かつ胎児および羊水の排出とともに多量の熱が身体から失われるので，悪寒を感じることがある。十分な保温を図ることが重要である。対策としては，部屋を十分温かくして，腕，腰，足の周りなどを布で包んで，身体の露出を最小限にする。

また分娩第 2 期までの呼吸法や努責法の実施によって，口渇が激しいので，水分補給などの産婦のニーズや安楽にも留意する。

### d 家族への支援

#### 1）家族立ち会い分娩時の支援
Sosa ら[5]は，夫立ち会い分娩群では分娩時処

理が少なかったことを報告しているが，これは立ち会い人の存在が医療介入のより厳格な適用を促すためと推測される。反対に，立ち会い分娩には陣痛促進[6]や麻酔薬[7]の使用，およびクリステル胎児圧出法[8]が有意に多かったことも報告されている。家族立ち会い分娩の場合においては，たとえば，分娩進行に異常が認められないときでも，家族に焦りがみられたり，上の子の緊張感が途切れたりして，産婦のみならず家族構成員に疲労感・不安・焦燥感などが生じることがある。分娩進行がきわめてゆっくりで分娩所要時間が長くなるようなとき，産婦が強度の痛みを訴えたとき，分娩第2期において産婦が頻回の努責を繰り返してもなかなか生まれないようなときなどである。このようなときには「大丈夫でしょうか」，「何とかしてください」などの産婦や家族の求めから，何らかの医療の処置をせざるをえないような状況が生じるためと考えられる。

したがって，医療者側が分娩進行を正確に把握して産婦や家族に適時の説明を十分に行うこと，何らかの医療処置の実施に対しては厳格な適用と十分なインフォームドコンセントを行うことが重要である。図9-65は，立ち会い分娩を行った際に受けて良かったと思う医療者からの援助を示している。いずれも，医療者が産婦や家族を中心にして正面から向かい合った援助が求められている。

分娩終了後は，産婦の身体の清拭や出血予防を行った後に，分娩室での早期授乳やカンガルーケアなどを行えるように，夫や新生児とともに家族だけで過ごせる時間(約1時間程度)をとり，親子の相互作用を促進する(V-2：胎外生活の適応と健康支援，306頁参照)。また，助産師が産婦の側を離れるときには，新生児の保温や抱き方，ナースコールの使用方法などを指導し，必要なときにはすぐに戻ることを告げておく。

### 2) 家族が立ち会わなかった場合の支援

夫や家族が分娩に立ち会わなかった場合には，分娩終了後に，出生時間，児の体重や性別，母児の状態などを夫や家族に連絡する。できるだけ産婦本人が直接家族に連絡し，重要な人々と喜びを直接に分かち合えるように配慮する。家族が来院できないときには，喜びや感動を分かち合う対象がいないことから，産婦は失望や寂しさおよび分娩への不満足感を抱くことがあるので，分娩の労をねぎらい，共に新生児の誕生を祝うなどの心理的支援がきわめて重要である。

## 5 分娩第4期のアセスメントと健康支援

### a 分娩第4期の助産の目標

胎盤娩出後から2時間以内は，出血などに備えて十分な観察が必要であり，この時期を分娩第4期という。産婦は無事に出産を終えた安堵感と幸福感，成就感に満たされるときである。助産師は産婦の労苦をねぎらい，産婦が新しい生命の誕生の喜びを家族とともに分かち合うことができるように支援する。

### b 観察のポイント

胎盤娩出後の観察には次のものがある。
①産婦の一般状態(バイタルサイン)
②子宮収縮状態，子宮底の高さ，位置
③出血の有無，量，色，凝血や混入物の有無
④軟産道の検査
⑤脱肛の有無と還納
⑥後陣痛・会陰部痛・腰痛の有無
⑦腹直筋離開，恥骨結合離開の有無，顔面皮膚出血・眼球結膜出血の有無
⑧その他：疲労感や寒気などの訴え

| 立ち会い分娩を行った際に受けて良かった医療者からの援助 | % |
|---|---|
| その他 | 8.7 |
| 夫や子ども(達)に対しく，出産準備教育をしてもらえた | 19.3 |
| 立ち会う人の居場所，休憩場所を用意してもらえた | 41.3 |
| 妊婦健診で夫や子ども(達)への声掛け，説明を十分に行ってもらえた | 52.7 |
| 立ち会う人がリラックスできる雰囲気にしてもらえた | 64.0 |
| 出産後に生まれた子と家族の時間を確保してもらえた | 71.3 |
| 夫や子ども(達)がいても助産師は常に側にいてくれた | 73.3 |

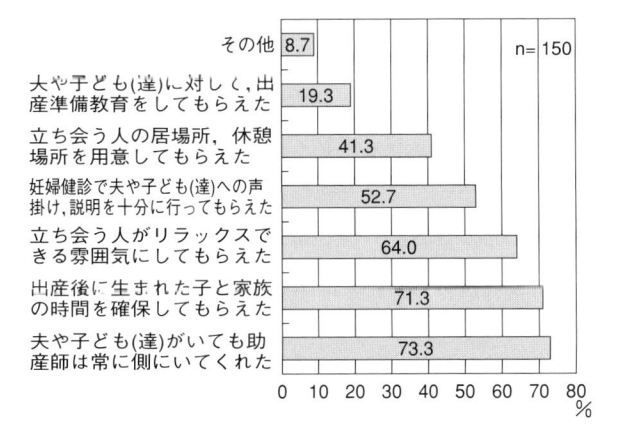

n=150

図9-65 立ち会い分娩を行った際に受けて良かった医療者からの援助[8]

### トピックス

## MEによる総合的出生前胎児評価（胎児バイオフィジカル・プロファイルスコア：BPS）とは何か──超音波診断法は胎児にとって安全か

超音波診断装置，超音波ドップラー血流計，分娩監視装置などのMEの利用によって，現在では胎児の生物物理的行動が観察・評価できるようになった。生物物理的プロフィールとは，生化学的要素と区別した胎児の活動を指す。これにはマニングの評価が広く用いられている。

### 1. マニングのスコア

マニングのスコアは，低酸素状態による胎児ジストレスを診断するために考案されたものである。急性胎児ジストレスの指標としては，胎児の反応性（NST），胎児呼吸様運動，胎動，胎児トーヌスの4項目を，慢性胎児ジストレスの指標としては，この4項目に羊水量を加えて5項目として，各項目につき異常を0点，正常を2点として10点満点で評価するものである（表1）。これを基にした胎児管理指針を表2に示した。CSTに比べると母児にとって非侵襲的な検査であり，広く用いられている。

### 2. 妊娠中の超音波使用の安全性

妊婦への超音波使用に対して，日本産科婦人科学会は「医学的適応に基づく超音波診断，すなわち妊産婦，胎児あるいは新生児の異常が疑われて行われる超音波診断には何らの制約をも設ける必要はない。その適応のなかには，胎児や妊婦の健康を確保するために行われる医学的なスクリーニング，あるいは診断を兼ねて行われる医学教育が含まれる」としている。

しかし，妊娠中の超音波診断法の影響については，動物の胎児で奇形が生じたり，培養細胞にダメージが観察されたとする報告がみられる（Lancet, p.202, 1984）。人間に対する研究はきわめて少なく，妊娠中のルーチンの超音波検査を行う2つの比較試験に参加した母親の子に対して，8〜9歳のときに追跡調査を行い，ルーチンの超音波検査を受けた母親から神経学的異常の可能性のある左利きの子が多く生まれたとの注目すべき研究[1]があるのみである。

今後，超音波の安全性については検証されるべき問題であり，助産師はこのようなことも認識して実務にあたる必要がある。

**引用文献**

1) Salvesen KA, e al.: Routine ultrasonography in utero and subsequent handedness and neurological development. BMJ 307：159-64, 1993.

---

観察は，分娩後1時間と2時間に行うが，出血が多い場合や子宮収縮が不良な場合には，30分ごとに行う。観察項目はバイタルサイン，子宮収縮，出血量，会陰部の状態を観察し，疲労感などの訴えを確認する。分娩終了後2時間が異常なく経過した場合には，産婦を病室に移送する。

### c 身体の清潔と安静，出血防止

分娩後は多量に発汗しているので，全身の清拭を行い，清潔で保湿性に優れた寝衣に交換する。会陰部には滅菌されたパッドを当て，出血が漏れて寝衣を汚染しないように，防水シーツを殿部に当てておく。また，子宮収縮を促し，出血量を最小限に抑えるために，腹帯を装着して子宮底部の昇を抑え，子宮底部・体部にアイスノンなどの冷庵法を行う。さらに，筋肉疲労による悪寒を訴える産婦に対しては，温かい飲み物の摂取を勧め，寝具や毛布で保温を行う。

### d 分娩の想起

分娩体験は産婦に幸福感や成就感をもたらすが，一方で分娩があまりに長引いたり，陣痛が強すぎたり，自分の思うような分娩体験ができなかった場合には自尊心が傷つけられたり，喪失体験を味わうこともある。また，一般的に出産直後の産婦は生まれたわが子に対して愛情を示し，肯定的な

**表1 BPSの判定**

| 検査項目 | 正常(スコア=2) | 異常(スコア=0) |
|---|---|---|
| 呼吸様運動 | 30分間に30秒以上の呼吸様運動が1回以上 | 30分間に30秒以上の呼吸様運動がみられない |
| 胎動 | 30分間に体幹や四肢の動きが3回以上, 連続運動は1回と数える。 | 30分間に体幹や四肢の動きが2回以下 |
| 筋緊張 | 30分間に四肢や体幹が伸展して屈曲位に戻る運動が1回以上<br>手の開閉も正常と考える。 | 四肢や体幹が伸展して屈曲位に戻る運動が弱いか, 四肢を伸展させたままの状態<br>手の開閉がないか部分的にあるいは完全に手を開いた状態 |
| NST | 胎動に伴う15秒以上, 15 bpm以上の一過性頻脈が20分間に2回以上 | 胎動に伴う15秒以上, 15 bpm以上の一過性頻脈が20分間に1回以下 |
| 羊水量 | 2つの垂直断面像で2 cm以上の羊水ポケットが1つ以上 | 2つの垂直断面像で羊水ポケットがないか, 2 cm未満 |

(Manning FA, et al.: Antepartum fetal evaluation ; development of a fetal biophysical profile score. Am J Obstet Gynecol 136 : 787, 1980)

**表2 BPSの管理指針**

| スコア | 解釈 | 管理 |
|---|---|---|
| 10 | 正常 | ・1週ごとに再検<br>・糖尿病合併や過期産では1週間に2回の検査 |
| 8 | 正常 | ・1週ごとに再検<br>・糖尿病合併や過期産では1週間に2回の検査<br>・羊水過少ならば誘発 |
| 6 | 慢性胎児ジストレスの疑い | ・36週未満, 未熟児なら24時間以内に再検<br>・羊水過少, スコア6点以下が持続すれば誘発 |
| 4 | 慢性胎児ジストレスの疑い | ・36週以上, 頸管成熟であれば誘発<br>・36週未満, 肺成熟がなければ(羊水L/S比が2.0以下), 24時間以内に再検<br>・羊水過少, スコア6点以下が持続すれば誘発 |
| 0〜2 | 重症の慢性胎児ジストレス | ・検査を120分に延長して再検<br>・スコア4点以下が持続する場合は妊娠週数にかかわりなく誘発 |

(我部山キヨ子)

態度や言葉を発するが, なかには喜びの感情を表出せず, 否定的な感情を抱く産婦もいる。

否定的な分娩体験や新生児への感情は母子関係に障害をもたらすことがあるので, 分娩介助を行った助産師は分娩後早期に出産体験の想起を行い, 分娩体験に対する不良な産婦の認識やこだわり, 処置への誤解を取り去ることが重要である。

分娩想起をするときの留意点は以下の通りである。

①想起をする前に, 分娩経過を整理しその後の産褥経過を把握する。

②想起は否定的体験が抑制される前の産褥3日以内に行う。

③「傾聴する」ことを基本的姿勢とする。

④満足な体験には共感し保証する。

⑤否定的感情については, その感情を十分表出できるように心がける。また, レビュー実施者の受止めが対象と異なる場合は, その旨を率直に伝える。

⑥分娩経過のなかで誤って受け止めているときは是正する。

⑦分娩体験を思い出したくない, または話したくない対象には話すことを強要しない。

## トピックス

### 癒しの出産環境－LSS や BSS とは何か

最近,病院環境がもたらすストレスをできるだけ緩和し,人間の5感にやさしく訴えて癒す療法が考案され,出産現場にも取り入れられてきている。

#### 1. ストレスフルな出産環境－出産はやや暗めの部屋で

動物は暗い部屋の隅で出産を行うことが普通であるが,人間は逆に部屋の電灯に無影燈や処置灯などをプラスし,通常よりも明るい部屋のなかで出産する。このように病院の環境は,明るすぎる照明をはじめとして,医療者の会話や行動,医療器械が出す金属音などの騒音,無味乾燥な色彩の部屋など,陣痛に苦しんでいる産婦にとってはきわめてストレスフルな環境である(図)。このためパニックに陥る産婦も見受けられる。このような状況への反省から,出産にはリラックスして産める環境が大切として,金属音などの騒音を出さないように留意し,分娩時の不必要な会話やアナウンスを廃止して BGM を流し,無影燈を消してやや暗い照明にするなど,産婦と介助者が分娩に集中できる環境を創り出す工夫がされるようになってきた。

#### 2. LSS(labor support system)や BSS(birth support system)の導入

LSSは音と光と香りの3つのセラピー効果によるリラクゼーション作用によって陣痛時の痛みを快適にサポートする陣痛支援システムである。「音」は出産を迎える産婦の気持ちをリラックスさせるために作られたゆったりとしたテンポの専用音楽によって気分を鎮静させ不安感を取り除く。好きな音楽を聴きたいときは付属の外付け CDプレーヤーで聞くこともできる。「色」は音楽の流れによる周波数や音量に合わせて光の色がゆっくりと変化する。「香り」ではアロマセラピーによるリラックス効果が産婦をより深い安心感へと誘導するとされる。

BSSは分娩監視装置のデータを受けたコンピュータが,分娩の進行に合わせて適切な音楽やビジュアルを自動で選択することにより,快適な分娩を支援するシステムである。分娩のときに感じる産婦の不安や緊張を「音と光」のリラクゼーション機能によってスムーズに和らげる。陣痛間欠時には高度なリラクゼーション効果のある音楽と照明,陣痛発作時には弛緩を支援する音(陣痛が始まっ

# IV 分娩の準備と助産術

## 1 分娩介助の準備

### a 分娩室の準備

分娩室の設備および器具は,緊急時に備えていつでも使用できるように整備しておく(表 9-29)。産婦を分娩室に移す時期が近づいたら,再度分娩室の温度・湿度・照明などを点検・調整する。

### b 必要物品の準備

産衣一式(分娩時と分娩終了後使用のもの),外陰消毒用品,手指洗浄用具,分娩セット,縫合セッ

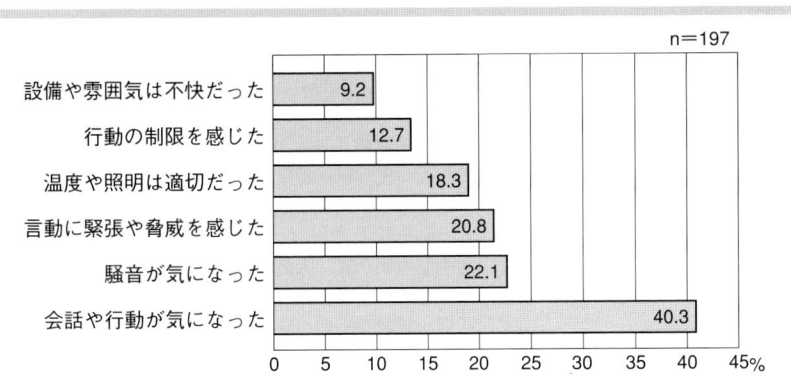

**図 出産環境の否定的評価** 「そう」と「ややそう」の回答を合わせたもの，調査は産後24時間以内。(我部山キヨ子：出産体験の評価に対する縦断的研究. 母性衛生 39(1)：138, 1998 を一部改変)

| 項目 | % |
|---|---|
| 設備や雰囲気は不快だった | 9.2 |
| 行動の制限を感じた | 12.7 |
| 温度や照明は適切だった | 18.3 |
| 言動に緊張や脅威を感じた | 20.8 |
| 騒音が気になった | 22.1 |
| 会話や行動が気になった | 40.3 |

n＝197

たばかりのときはゆったりとしたテンポで，分娩が迫ってくると明るく力づけるような曲調）と照明，娩出時には祝福の音楽と照明，娩出後には心身を優しく癒す音楽と照明というふうに，分娩進行に伴い音楽と照明が自動的に変化するものである。頭上のモニターには，イルカや赤ちゃんの映像も映し出される。

### 3. 不妊治療にも癒しの音楽と環境

このような癒しの音楽と環境は，不妊治療領域にも広まりつつある。体外受精や顕微受精の治療後，女性はゆったりとした椅子に座り，照明を落とし，光ファイバーで描いたプラネタリウムが点滅するヒーリングルームで過ごす。そして，ヘッドホンからは波の音や生ギターを用いた柔らかな音楽が流れる（不妊治療専用音楽療法CD）。このようにして，治療にストレスを抱えている不妊女性の緊張や不安を和らげる。

これらは，音楽を中心とした癒し（ヒーリング・ミュージック）を医療現場に取り入れたもので，音楽療法の一種である。出産時や治療時の表情が柔らかくなり，リラックスが得られているとの報告もあるが，今後，光・色・音・香りが女性の心身に与える効果を科学的に実証することが重要である。

（我部山キヨ子）

**表9-29 分娩室の設備と器具**

| 設備 | 器械・器具 |
|---|---|
| 分娩台<br>無影燈<br>処置・診断用照明器具<br>酸素・笑気・吸引の中央配管<br>手洗い設備<br>沐浴設備<br>新生児用体重計・身長計<br>新生児処置設備<br>汚物処理設備 | 診察用器具（体温計，聴診器，血圧計，超音波ドップラー，骨盤計，メジャー）<br>分娩監視装置<br>麻酔器・吸引器<br>救急蘇生用具一式<br>インファントウォーマー<br>輸液スタンド<br>出血量測定用具<br>胎盤測定用具<br>産科手術器具（吸引・鉗子・骨盤位分娩用器具）<br>記録設備（記録ボード・時計） |

ト，介助者用品などを準備し，洗面器に滅菌水または消毒液を入れて，準備を整える。

ラジアントウォーマーの点灯，吸引器の準備，沐浴の準備，新生児用品，救急用品ならびに酸素の確保，その他，必要物品を点検・確認する（表9-30）。

### C 産婦の準備

#### 1）精神的準備

分娩第2期の経過や現在の状態，これからの処置などについて説明し，励ましながら積極的にこの時期を乗り切る心の準備をさせる。

#### 2）身体的準備

産衣に着替えさせた後，ベッドに休ませ，膀胱充満のある場合は，導尿により膀胱を空虚にして

表 9-30　各種用品

| 産婦用品 | 新生児用品 | 分娩用品 |
|---|---|---|
| 産衣（分娩衣）<br>足袋<br>タオル<br>T字帯<br>腹帯<br>産褥パッド<br>吸い飲み<br>膿盆, ガーグルベース<br>清拭用品 | 衣類一式<br>タオル・バスタオル<br>識別用具<br>臍処置用品一式<br>点眼用薬品 | 消毒セット一式：消毒用ベースン, イルリガートル, 消毒液, 大膿盆, 手洗いブラシおよび消毒薬<br>介助者服装一式：専用のユニフォーム, 手袋, キャップ, マスク他<br>分娩セット一式<br>児の吸引セット一式：入院カテーテル他<br>輸液セット一式：各種輸液類, 輸液セット<br>子宮収縮・救急薬品他一式：子宮収縮薬, 鎮痛・麻酔薬, 救急薬品, その他<br>採血セット一式<br>総合セット一式<br>滅菌済み衛生材料<br>冷罨法セット一式：アイスノン他 |

■**分娩セット**　リネン類（介助者用ガウン, 全身覆布, 腰敷布または防水布, ベビー受け布）, ベースン, 会陰保護綿, 胎盤受けガーゼ, ガーゼ, 膿盆, 気管カテーテル, 長鑷子, 布鉗子, コッヘル止血鉗子, 臍帯剪刀, 臍帯クリップ, 産科用腟鏡
■**縫合セット**　有鉤ピンセット, 子宮剪刀, 止血鉗子, 角・丸針, 持針器, 絹糸, カットグット

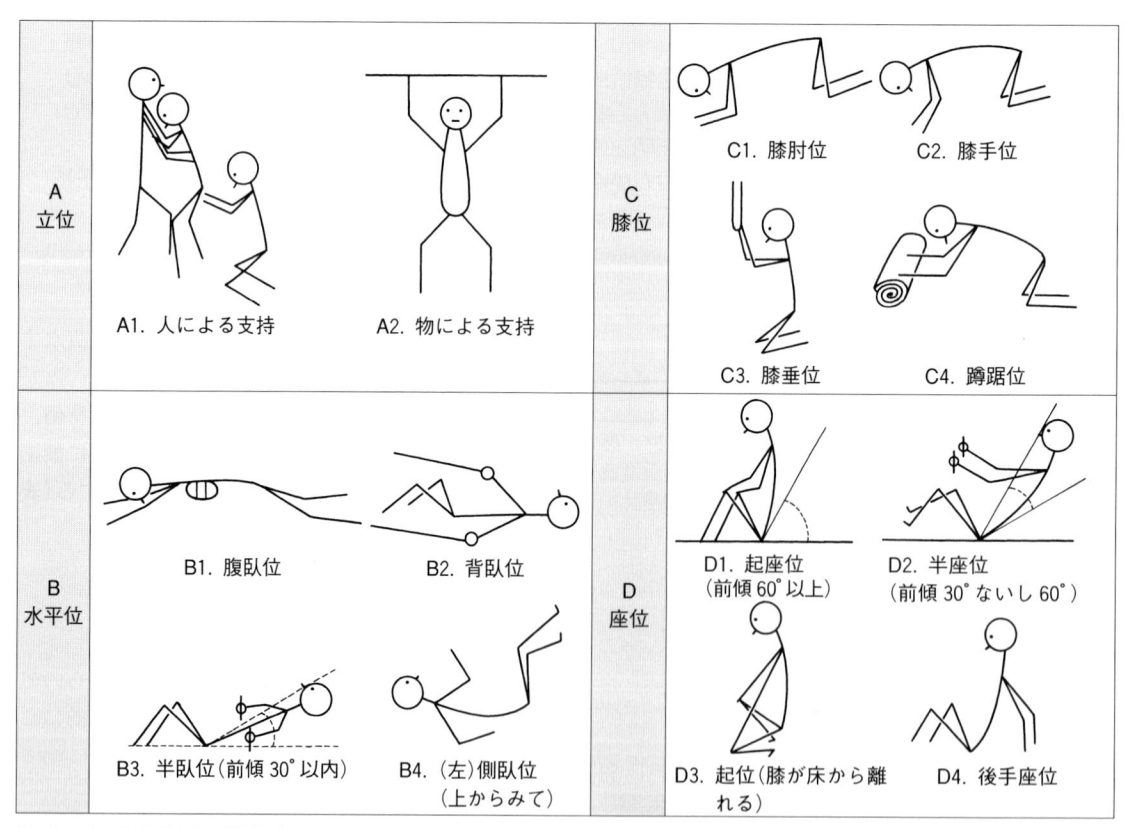

図 9-66　産婦体位分類図
　　　　　（尾島信夫：産婦体位の自由化と体位分類方式試案. 助産婦雑誌 42(5)：21, 1988 を一部改変）

おく．分娩室に移動後は分娩監視装置を装着して児心音を聴取し，診察により先進部の進行状態を観察し記録する．

### 3）分娩時の体位

分娩台の高さや傾斜を，産婦および介助者に合わせて，適切に調節する．分娩時の体位は大別すると，立位，水平位，膝位，座位の4種に分けられ（図9-66），従来は水平位に含まれる仰臥位や側臥位が主にとられていた．

仰臥位分娩の長所は，胎児心拍聴取が容易で，出産状況がコントロールしやすく，産科的処置が最も容易で，無菌法がとりやすく，介助姿勢においても背部の負担が少ないことがあげられる．短所は産婦の娩出力を減少させ分娩遷延を招き，周囲から見下ろされる体位であるために，介助者との相互作用も少なく無防備な状態となり，吐物の誤飲の可能性も出てくる．また産婦に有害な血液動態であるために，胎児ジストレス・新生児仮死を生じ，出産直後子どもをみたり，抱くことは難しくなることもある．このように，仰臥位は介助者には有利であるが，産婦に不利なことが多い．

一方，側臥位分娩の長所は，仰臥位で有害な血液動態を避けることができ，会陰の緊張が少ないために会陰裂傷を防ぐことが可能である．また，回旋異常を防ぎ，肩甲娩出困難を軽減し，多くの産婦にとっては快適で，収縮回数も少なくなり，収縮の間に休むこともでき，子宮への血液量は多く，胎児への酸素供給も促進される．しかし，娩出の労作は最も非能率的で，胎児心音の聴取はやや困難で，介助者も産婦の表情などの観察が難しく，産科的処置も容易ではないなどの欠点がある．

そこで現在は，産婦の希望も取り入れていろいろな体位が試されるようになってきている．**表9-31，32**は，各分娩体位の特徴を示したものである．どの方法にも長所と短所があるが，体位に対する幅広い産婦の選択権と，選択が適切に行えるための妊娠中の予期的指導，しかも分娩の途中でも自在に変更できる柔軟な管理と分娩室の設計が必要である．

## d 介助者の準備

### 1）精神的準備

分娩に臨む介助者は，産婦に信頼感と安心感を与えることができるように，不断の修養を重ねておかなければならない．心身ともに健康で，円満で思いやりがあり，冷静沈着であるとともに，鋭い観察と機敏な行動がとれることや，分娩室に働く人びとと良いチームワークのとれる人柄が要求される．

### 2）身体的準備

どんな救急にも対処できるように，健康と身支度には日頃より気をつけることが大切である．特に風邪や手指の傷などにより母体への感染源とならないように，また感染を受けないように個人衛生には十分に注意する．分娩室専用の靴（サンダル），ユニフォーム，帽子，マスクなどを着用する．また，爪は短く切り，ゴム手袋を破らないように先はヤスリをかけて滑らかにしておく．

産婦の状態，必要物品の確保，介助チームとの連携を確認したうえで，手指の消毒，産婦の外陰部消毒ならびに導尿を行う．

**❶手指の消毒の時期**
①初産婦：排臨になったとき
②経産婦：分娩第1期の終わり頃

個人差が大きいので，陣痛の強弱，努責の巧拙，会陰の伸展性の程度，児頭の下降の速度や回旋を総合的に判断し，実施時期を決定する．

**❷手洗いの仕方**
①フュールブリンガー法，薬液による消毒法：流水で，両手，両前腕を軽く洗う．石けんと滅菌ブラシで手指，前腕を5分間摩擦，洗浄する．肘関節上5cmぐらいまでブラシを用いてよく洗い（約3分間），流水でよく洗い流す．ヒビテン液またはイソジン液で再度，約3分間ブラッシングする．滅菌ガーゼで，手指から肘関節に向けて清拭し，滅菌ゴム手袋を着用する．

②超音波手洗い装置による消毒法：超音波の洗浄力と消毒剤による殺菌作用を利用する方法である．方法は，石けん，逆性石けん，クロルヘキシジン液などで，上記のように手指を消毒し，流水で洗い流した後，超音波手洗い装置のなかに前腕部まで入れて，超音波を1〜2分間発振させる．液槽中，両手を互いに擦ったり，手掌手背に返したりするなどして，超音波の作用が均等にいきわたるような動作を行う．

③クロルヘキシジン液（ヒビスクラブ）による消

表 9-31 分娩体位の長所と短所

|  | 長所 | | | 短所 | | |
|---|---|---|---|---|---|---|
|  | 産婦 | 胎児 | 介助者 | 産婦 | 胎児 | 介助者 |
| 仰臥位 |  | ・胎児心拍の聴取が容易 | ・出産状況がコントロールしやすい<br>・産科的介入が容易：鉗子，麻酔，会陰切開，裂傷の縫合<br>・無菌法の確保が容易<br>・介助姿勢に負担が少ない | ・娩出力の減少<br>・分娩遷延<br>・児や介助者との相互作用が少ない<br>・無防備，傷つきやすさ<br>・吐物の吸入<br>・仰臥位低血圧症候群を招きやすい<br>・長時間の場合は腰痛の原因となる | ・胎児ジストレス　新生児仮死<br>・出産後，母親が子どもをみたり，抱くことが難しい | ・産婦との相互作用が少ない |
| 座位 | ・分娩第2期短縮<br>・良好な娩出力<br>・骨盤の直径の増加<br>・児や介助者との相互作用が容易 | ・仰臥位よりも血流力学的効果がよく，胎児ジストレスが少ない<br>・胎児心拍の聴取が容易 | ・会陰に接近容易<br>・産科的介入が容易<br>・分娩のコントロールが容易 | ・外陰や頸部の浮腫<br>・時に背部の支持が必要 |  | ・やや介助しにくい |
| 蹲踞 | ・強度の娩出力<br>・骨盤の前後径・横径の増加<br>・仰臥位の有害な血液動態の影響がない<br>・児や介助者との相互作用の促進 | ・胎児の下降と回旋の促進 |  | ・下肢の疲労<br>・子宮脱になりやすい<br>・会陰と頸部の浮腫の促進<br>・腟壁裂傷・会陰裂傷を伴いやすい<br>・出血の増加 | ・未熟児の脳内出血の可能性 | ・会陰がみえにくい<br>・産科的介入は容易ではない |
| 立位 | ・重力の助けの増加<br>・分娩第1期の子宮収縮の増加（第2期は不明）<br>・出産をみることができる | ・不明 | ・相互作用が容易 | ・疲労<br>・支持者が必要<br>・出血の増加<br>・子宮脱<br>・外陰と頸部の浮腫 | ・落下の危険性 | ・児頭の回旋や会陰の状態をみることが困難<br>・介助が困難 |
| 側臥位（横位） | ・仰臥位の有害な血液動態を避ける<br>・会陰裂傷の防止<br>・回旋異常を防ぐ<br>・肩甲娩出困難を防ぐ<br>・快適・休息ができる | ・子宮への血流量が最大限<br>・胎児への酸素供給を促進 | ・会陰が視野に入りやすい | ・娩出力が弱い（頻産婦に望ましい）<br>・足の保持者が必要 | ・胎児心拍の聴取が困難 | ・相互作用が困難<br>・産科的介入が容易でない |
| 膝位 | ・下大動脈に体重がかからないので胎児ジストレスが少ない<br>・臍帯巻絡・下垂の場合，臍帯の圧迫を減少 | ・回旋異常の防止<br>・肩甲娩出を助長 | ・会陰が観察しやすい<br>・骨盤位分娩の管理によい | ・多大な疲労　腕と肢の痙攣<br>・児や介助者との相互作用が困難 | ・胎児モニターは児頭誘導でのみ可能 | ・胎盤の娩出時には仰臥位とすることが多い |

表 9-32 分娩体位の比較

| 分類 | 産婦 | 胎児 | 介助者 |
|---|---|---|---|
| 仰臥位 | △× | × | ◎ |
| 座位 | ○ | ○ | △ |
| 蹲踞 | △ | △ | × |
| 立位 | △ | × | △× |
| 横位 | ◎○ | ○ | △ |
| 膝位 | △ | ○△ | △ |

注) ◎非常によい　○よい　△普通　×悪い
　　2つ併記してあるものは，両者の中間

毒法：毒性も皮膚刺激もほとんどないことから，使用されることが多い。この方法はヒビスクラブを5ml滅菌ブラシに取り，3分間ブラッシング，洗浄を2回繰り返した後，滅菌ガーゼで清拭し，滅菌ゴム手袋を着用する。

#### ❸ 手指消毒上の留意点
①手順は一定とし，急変に備えて，利き腕のほうから先に洗う習慣をつける。
②指間や前腕内側などの洗いにくい部位は，特に入念に洗う。
③手洗いや拭き取りの操作中は，指先に洗浄液が流れないように，手先は常に肘関節よりも高く保持する。
④拭き取る操作で，手首から肘関節に移動させた手拭きは，決して逆戻しをしない。
⑤手指には傷を作らず，産婦および自分を感染から守るように心がける。

#### ❹ ガウンテクニック
助手の介助で分娩セットを開き，ガウンを取り出す。ガウンテクニックを守り不潔にならないように着用し，消毒済みゴム手袋をつける。

### e 分娩野の準備

#### 1) 外陰部消毒の目的
胎児通過時における母児に対する細菌感染を予防する。

#### 2) 必要物品
施設により異なるが，以下のものが必要である。
①洗浄器（2,000 ml入りのイリゲーター）と洗浄液（0.5％逆性石けん液，0.1％ヒビテン液，0.5％クレゾール液，滅菌水など）
②受水盆または大膿盆

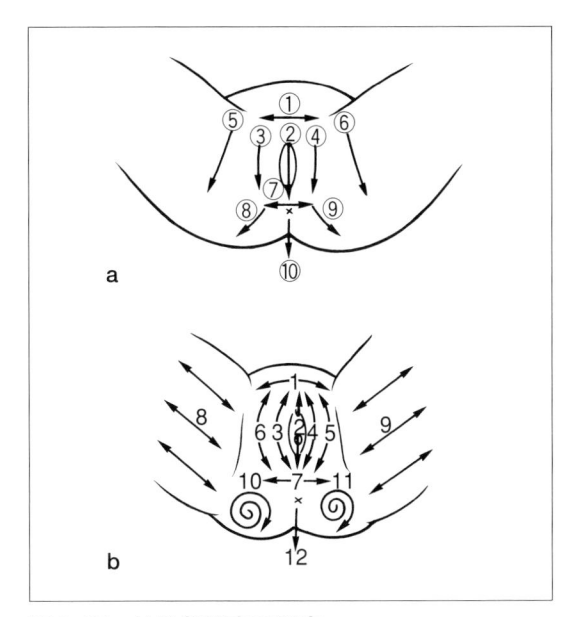

図 9-67　外陰部消毒の順序

③ヒビテンクリーム

#### 3) 消毒の準備
産婦に消毒の必要性を説明し，仰臥位を取らせる。足袋をはかせ，足を曲げて固定する。産衣は腰まで十分にあげて濡れないようにし，股間を十分に開くように指導し，消毒分野を露出する。介助者は必要物品を使用しやすいように整えて，手指の消毒をしてから行う。

#### 4) 方法
そ径部に滅菌ガーゼを置き，洗浄液が腹部側に流れるのを防ぐ。滅菌ガーゼを4指に巻いて，指背で軽く摩擦しながら洗浄する。

洗浄の順序は図 9-67（aまたはb）のようで，原則は，
①内側から外側へ
②上から下へ（前から後ろへ）
を基本に，外陰→大腿→会陰→殿部→肛門へと洗浄および消毒を行う。留意点としては，手の動きはできるだけ筋肉の走行に沿って動かすことと，陰唇（大陰唇と小陰唇の接する面や窪み）は，他方の手で十分に開くなどして注意して洗浄することである。

洗浄が終了したら，そ径部のガーゼを除去する。乾燥した消毒ガーゼ（または消毒綿）で水分を拭き

取る場合は，内側から外側へ，上から下へ拭き降ろす．

#### 5) 分娩野の清潔維持
外陰部消毒後，滅菌シーツを用いて，外陰部および介助部位の清潔維持を図る．産婦に腰を上げてもらい，殿部の下に素早くリネンを敷く．腰の下に，羊水受け用の膿盆を置く．リネンを大腿，腹部にかけ，布鉗子などで固定する．鉗子は児に当たらないようにするため，分娩野の表面には出ないように固定する．

#### 6) 器具類の配置
介助者は産婦の右側または足元に立ち，分娩セットを使いやすいように分娩台の上に並べる．分娩台の高さおよび傾斜を再度調節する．このとき，常に産婦から目を離さないように注意する．

## 2 会陰保護

### a 目的
会陰保護の目的は次の2点である．
①児頭および肩甲が陰門を通過する際に生じやすい，会陰や骨盤底筋の損傷を最小限に防ぎ，二次感染を予防する．
②児頭が急激に娩出されて，頭蓋内出血を起こすのを予防したり，反対に骨盤底や会陰部で長時間娩出されずに，ハイポキシアやアノキシアを起こすのを防止し，児の安全な娩出を助ける．

### b 開始時期
初産では先進部が鶏卵大に露出した頃，経産では排臨になったら，いつでも肛門保護から会陰保護に切り替えられるようにしておく．陣痛の強弱，努責の巧拙，会陰の伸展状態などを考慮して，実施時期を決定する．

### c 会陰保護の要点
①児頭の最小周囲径で，陰門をゆっくり通過させる．
②後頭結節が恥骨弓下を滑脱するまでは，第3回旋は抑制し，その後は積極的に骨盤誘導線の延長方向に向け援助する．

③急速遂娩による障害を防ぐために，腹圧を除き，陣痛の極期を避けて，減退期にゆっくりと陰門通過を促す．
④肩甲は自然の回旋を助け，片方ずつの通過により，最小周囲径で娩出させる．

## 3 助産術の実際

### a 仰臥位分娩の側面介助法

#### 1) 肛門保護（会陰保護開始まで）
❶目的
肛門保護の目的は，次の2点である．
①直腸粘膜の外反脱出を防止し，粘膜の保護を図る．
②排便による分娩野の汚染を防止し，産婦や胎児への感染を防止する．
❷方法
陣痛発作時で努責をしているときに，綿花またはガーゼの上から4指を揃えて肛門に当て，脱肛を予防するとともに努責の誘導をする．4指はガーゼ類からはみ出さないようにし，手指の汚染に注意する．綿花やガーゼが汚染したら，その度に交換する．大腸菌が通過しないように，ガーゼ類の厚さに留意する（下痢便のときは特に厚くする）．産婦は，分娩中の排便に対して，強い羞恥心を抱くので，わからないように適切に処理をする．なお，肛門を押さえる圧は，娩出力よりも弱くし，自然回旋を妨げないようにする．

#### 2) 排臨から児頭娩出まで
❶目的
児頭の自然回旋を助けながら，
①児頭の最小周囲径である小斜径周囲で陰門通過が行われるようにするため，後頭結節が恥骨弓下を滑脱するまで屈位を保たせ，第3回旋による前頭部の娩出を抑制する，
②通過速度を調節することにより，急速遂娩を防止し，母児の安全を図る，
ことである．
❷方法
会陰保護開始の前に胎児先進部の確認，特に児頭の回旋の確認（小泉門先進と矢状縫合が縦であ

表 9-33　会陰切開の適応

| 胎児側適応 | 母体側適応 |
|---|---|
| ①早産児，低出生体重児<br>②胎児ジストレス<br>③巨大児，回旋異常，肩甲難産<br>④異常分娩（吸引・鉗子・骨盤位） | ①会陰部伸展不良<br>　・前回の創部が瘢痕化<br>　・会陰が白く退色<br>　・会陰に浮腫がある<br>　・表皮に亀裂が入り始める<br>　・腟壁や小陰唇内側などが切れ始める<br>②分娩第 2 期遷延<br>③分娩第 2 期短縮の必要性があるとき<br>　・母体合併症（心疾患・喘息など）<br>④母体疲労 |

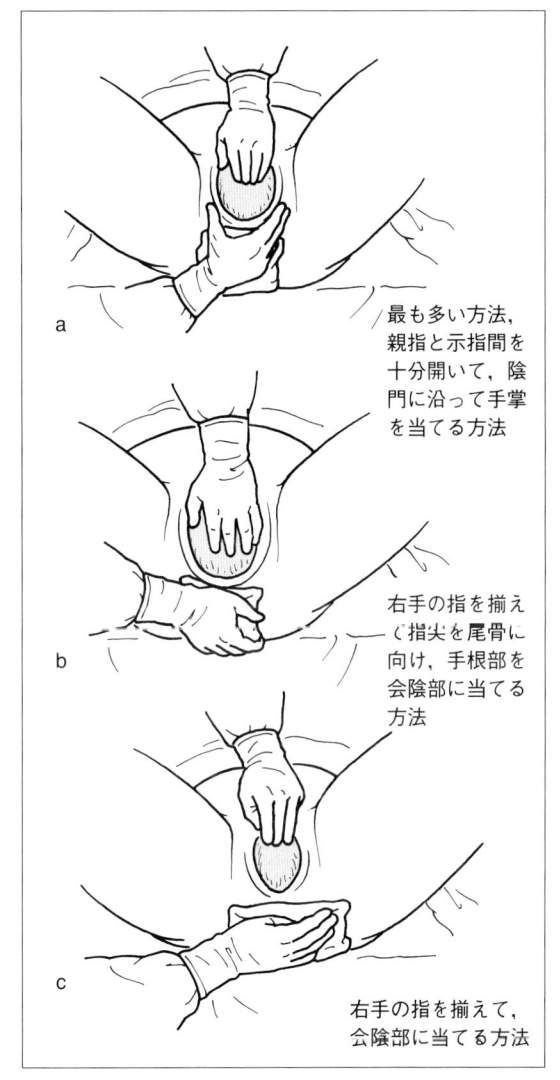

図 9-68　仰臥位での会陰保護法：右手の手技の 3 方法

a　最も多い方法，親指と示指間を十分開いて，陰門に沿って手掌を当てる方法

b　右手の指を揃えて指尖を尾骨に向け，手根部を会陰部に当てる方法

c　右手の指を揃えて，会陰部に当てる方法

ること）と，腟・会陰の伸展性の確認を再度行う。

伸展性の確認は，示指・中指を揃えて腟に挿入し，静かに下方に押し下げ，軟度や抵抗感を調べ，会陰切開の必要性の有無を判断する（表 9-33）。血管・組織損傷による出血や浮腫を防ぐために，無理に伸ばしたり左右への圧迫は避ける。

■左手（図 9-68）

①指先を会陰側に向けて児頭に当て，後頭部を会陰の方向に軽く圧しながら児頭の反屈を防ぐ。

②児の娩出に応じ，左手掌で児頭を覆い，後頭部に手（掌）根部を当て，屈曲位を助長させ，前下方（母体の背尾方向）に押す。

③他の 4 指で，前頭部を会陰の後下方（母体の頭背方向）に軽く押し，左手掌中央に後頭部を移動させる動作を交互に行う。

④児頭の 1 か所に強い圧力を加えないように，児頭の娩出に応じ，指を開いて児頭全体に力を分散する。

■右手（図 9-68）

①会陰保護を要する時期になったら，保護ガーゼを会陰がみえるように陰唇小帯から 1～2 cm 下の所に置き，その上から右手の親指と示指間を十分に開いて，陰門に沿って手掌を当てる。

②保護綿は肛門を覆うように会陰部にしっかり当て，手根部に窪みを作らないようにする。

③保護ガーゼは，手掌の窪みをうめるくらいのものを作り，全体に平均して力が入れられるように工夫する。

④手の圧は，児の前進圧よりも常に小さくする。

■左手（図 9-69）

①後頭結節が恥骨弓から外れたら，そのまま大泉門が後交連近くまで進むのを待ち，もう一度後頭結節を下方に圧し，項部が恥骨弓下に現れた所で左右の頭頂結節を片方ずつ陰唇から外すようにする。

②このとき，左右の指先を使って，静かに操作し，陰唇を傷つけないようにする。

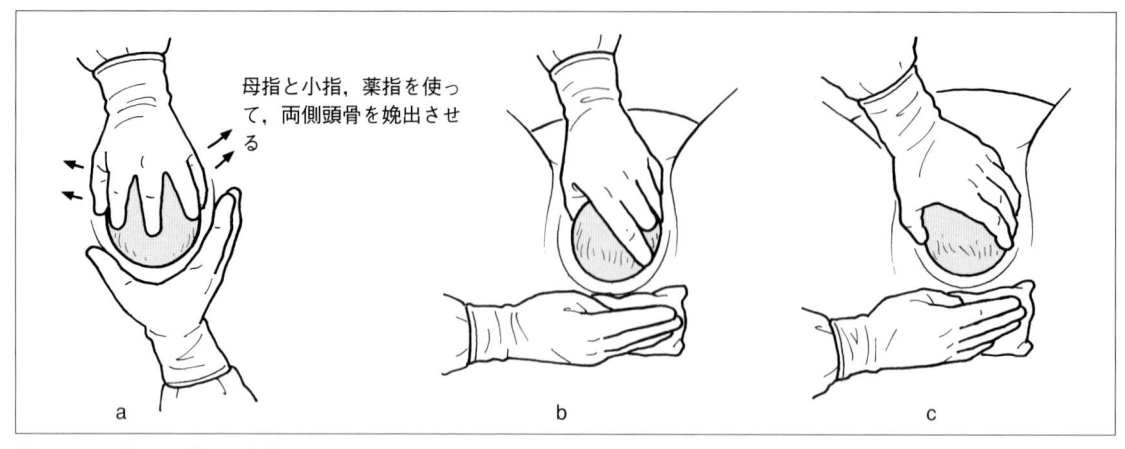

図 9-69 第 3 回旋の助長

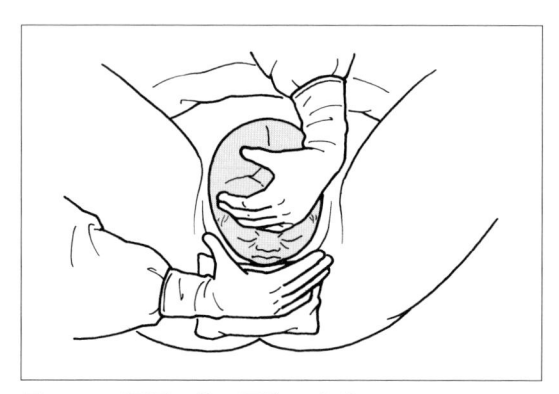

図 9-70 児頭の第 3 回旋の介助

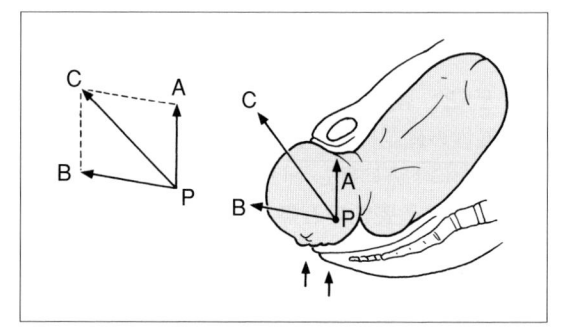

図 9-71 力の平行四辺形の原理と第 3 回旋

❸第 3 回旋のさせ方
■左手(図 9-70)
①ここで産婦に努責を禁じ，短息呼吸(またはファーファー呼吸)とし，児頭の第 3 回旋に移る。左の手は指を揃えて，小指側を下方に児の前頭に横に当てる。
②前頭，前額，顔面の順に恥骨結合方向になで上げ，徐々に娩出させる(特に娩出力の弱いとき)。頤部まで完全に娩出させる。
③陣痛の強い場合は，発作の極期を避けて間欠時か，減退期に合わせて通過させると，会陰への抵抗は少なくなる。こうすると力の平行四辺形の原理により，図 9-71 の C 方向，すなわち骨盤誘導線の延長方向へと児を進ませる援助ができる。
④右手は薄く緊張した会陰を無理に圧迫することがないようにし，手掌で肛門部を恥骨結合方向に圧上して(特に小指丘に力を入れて恥骨方向へ圧迫)，会陰下方より児頭の前頭部を押し上げて反屈を進め，左手の操作に呼応する。
⑤このとき指先は，左手に協力して陰唇を側方へ排除したり，会陰の緊張を少なくするために，中央に寄せるなどの援助をする。

3) 児頭娩出から第 4 回旋まで
❶目的
この時期の目標は，①産道通過時に，肺より絞り出されて口・鼻腔へ圧出された羊水を速やかに除去する，
②自然な第 4 回旋を助長し，体幹(特に肩甲部)の最小周囲径で娩出を促す，ことである。
❷方法
■左手
①児頭娩出直後は，まず児の顔色を確認した後，

ただちに第1呼吸に備えて，清拭ガーゼを額から顎へ拭き下ろし，鼻腔を両側から軽く圧するように拭く（外鼻腔がつぶれ，羊水が鼻腔より排出する）。

②次に示指と中指を恥骨弓下に挿入し，頸部の臍帯巻絡の有無を点検する。
■右手
　保護の手は会陰部に置いた状態を維持し，第4回旋に伴う会陰の抵抗を確認するとともに，左手と協力して会陰保護を行う。
■臍帯巻絡時の処置
　①巻絡のゆるやかな場合
・挿入した左手の示指と中指で臍帯を引き上げ，児頭をくぐらせて解除するか，臍帯が短くてそれほど余裕がない場合は肩から体幹側にずらし，児体を通過させ解除する。
・右手はそのままで，肩から体幹側にずらす場合は，臍帯を圧迫しないように気をつけながら，押し下げる。
　②巻絡のきつい場合
・臍帯が短いとか何回も巻いている場合は，解除が困難なので切断法を行う。挿入した左手の示指と中指で臍帯を引き上げ，2～3cmの間をおいて2本のコッヘル鉗子で止め，その中間を切断する。このとき周囲の損傷を防ぐため，ガーゼで保護するとともに，恥骨弓下から示指と中指の指先を手前に向けて挿入し，臍帯を固定する。母児への損傷を予防するために，臍帯剪刀の刀先は左手掌で保護する形で切断する。
・右手は保護綿を外し，臍帯剪刀を把持し，剪刀の先による児体の損傷に注意して，臍帯を挫滅しながら切断する。
・断端を止めるコッヘル鉗子も危険なので，コッヘルを持ち，会陰側へ回して巻絡を解除する。

❸第4回旋のさせ方
■左手
　①第4回旋のきざしがみえたら，側頭部に左手掌を当て，回旋方向に従いながら会陰の後下方に向かって，軽く圧し，無理に回旋させない（側頭部に当てることによって，胎児の急激な飛び出しを防止できる）。
　②急速な遂娩が必要な場合や，または巨大児などで自然に回旋しない場合は，産瘤のある側を恥骨結合のほうに，他側を仙骨側に向かうように回旋させる。
■右手
　保護綿を再度，会陰部に当てる（臍帯巻絡がきつくて，切断した場合）。

4）肩甲娩出介助
　肩甲娩出介助に移る時期：肩甲の横径が骨盤出口の前後径に一致し，児頭が外回旋の第4回旋を終了したとき（股間にある児の顔が母体の大腿内側に向かったことを確認したとき）。
❶目的
　肩甲の片方ずつの娩出を図り，最小周囲径での陰門通過を図り，軟産道の損傷を防止する。
❷方法
■左手
　①左手掌を児の前在側頭部に当て，ゆっくりと肛門の方向に押し下げ，恥骨弓下から前在肩峰を滑脱させる（図9-72a，73a）。
　②次いで，前在上腕を支点として，後在肩甲の娩出を図る。左手は，児の後在側頭部を支え，ゆっくりと恥骨の方向へ押し上げて娩出させる（図9-72a，73b）。児の鎖骨骨折および斜頸を予防するために，できるだけ過度の頸部伸展を避けて胎内姿勢の屈位を保つように，前在・後在肩甲娩出共に力の方向性に注意する。
■右手
　①前在肩甲を娩出させるとき，保護の手の力を弱め，抵抗を少なくする。
　②後在肩甲を出すときは，児頭の第3回旋の援助と同様，恥骨の方向に向かって，小指丘に力を入れ保護する。
　③両側とも上腕の1/2～1/3ぐらいまで出たら，左手でしっかりと児を固定する（恥骨の方向へ押すようにする）。
　④保護ガーゼを後方へずらせ，肛門をぬぐうようにして，手早く捨てる。

5）体幹娩出介助
❶目的
　①児への侵襲を最小にして，安全な体幹娩出を図る。
　②産婦に胎児娩出を知らせ，努力をねぎらい，感動を受け止め母性意識の高揚を図る。

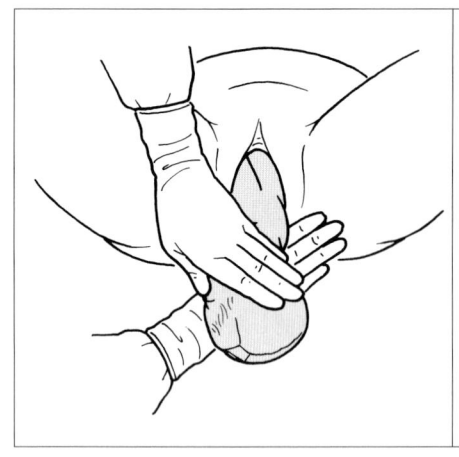

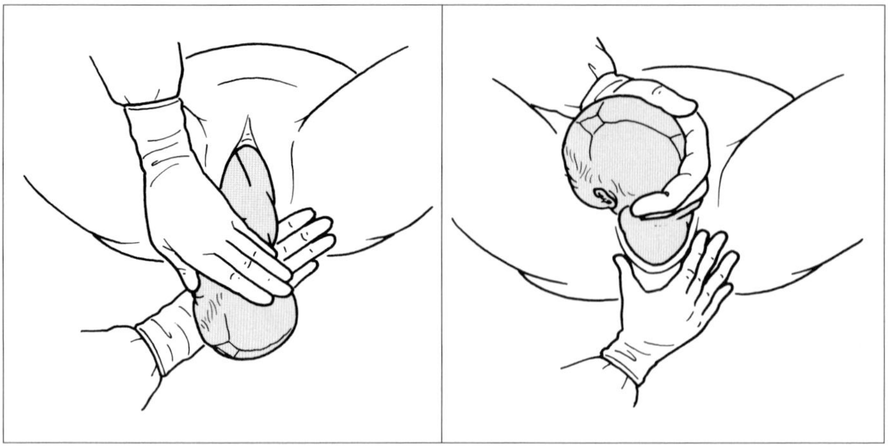

### 図 9-72 肩甲娩出(1)

肩甲娩出時にも会陰保護を行うもので、通常の方法である。

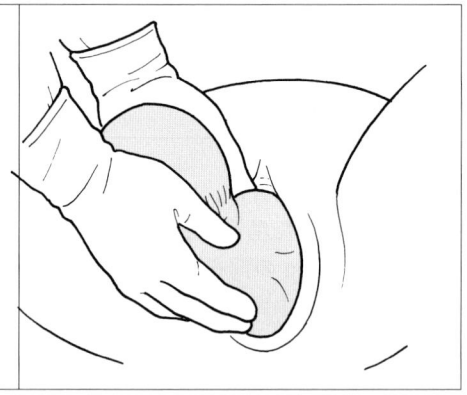

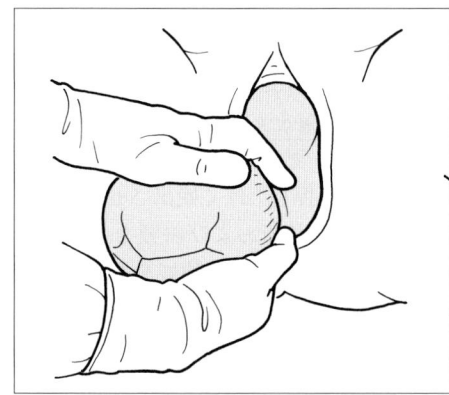

a．前在肩甲娩出時の介助
b．後在肩甲娩出時の介助

### 図 9-73 肩甲娩出(2)

肩甲娩出時に会陰保護をしない方法である。

a．前在肩甲娩出時の介助
左右の手掌を児の側頭部に当て、親指を児の後頭部、示指と中指を肩甲に、他の2指を児の頤部〜頸部に沿わせて(第1頭位の場合)、後下方に牽引する。

b．後在肩甲娩出時の介助
同様に児頭、肩甲を把持して、前上方に牽引する。

❷方法

①左右の示指と親指を、児の両腋窩に手前より右手、左手の順に挿入し、他の3指を揃えて背部または胸部に当て、手掌で上腕を大きく包むようにする。手や腕による会陰の損傷を避けるために、それらを内側に寄せてなるべく最小周囲径になるように把持し、骨盤誘導線に沿ってゆっくりと会陰から母体の腹部に向かって丸く弧を描くようにして娩出させる(図 9-74)。

②腋窩に手を挿入することにより、腕が外に張り出して、会陰の抵抗を大きくすることがあるので、児が大きい場合や挿入が困難な場合は、腕を体幹に沿って持ち、娩出させるとよい。

③分娩台(またはベビー受け台)に児を置き、児の娩出を終了する。

④臍帯を引っ張らないように、産婦の殿部が正しい位置にあるように気をつける。

■体幹の保持方法の種類

①左右の示指と中指を腋窩に入れ、体幹を保持する方法。

②左右の親指と示指で上腕を握り、他の3指で肩背部と胸部を把持する方法。

③腋窩から親指以外の他の4指を差し入れて胸背部を握る方法。

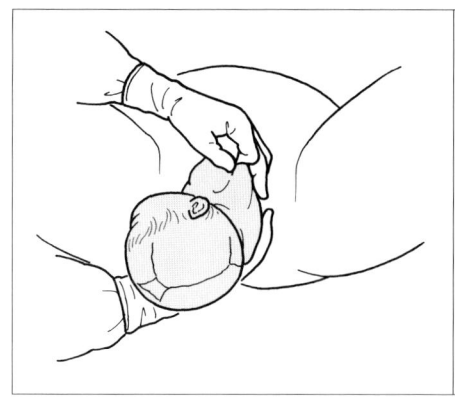

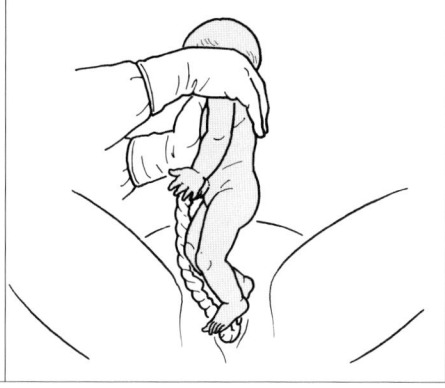

図 9-74 体幹娩出

a. 腋窩に示指または中指を挿入し，上腕を体幹に沿わせるようにして児を把持する。

b. 体幹をゆっくりと会陰を通過させながら母体の腹部に向かって弧を描くようにする。

## b 仰臥位分娩の正面介助法

### 1) 正面介助法の特徴

①介助者は，産婦の陰部の正面に位置するので，会陰部が観察しやすい。

②介助者の姿勢に無理がないので，母体や胎児の変化に対応して処置を行いやすく，母児の安全性を高める。

③介助者は産婦の足元で椅子にかけるので，自然な姿勢であるため疲労が少ない。

④右手で児頭娩出の誘導ができるため，後頭結節などが確認しやすい(右手指先で確認可能)。

### 2) 正面介助法の方法

#### ❶位置

会陰部と介助者の肩の線が同じ高さになるように，椅子の高さを調節する。

#### ❷児頭娩出の介助

右手は児頭娩出の誘導と速度調節を行い，会陰保護は左手で行う(図 9-75)。

#### ❸肩甲娩出の介助

①児頭が娩出したら，第 4 回旋を待って，左手は会陰保護を続けながら，右手は児の側頭および頸部に置いて後下方に引き下げると，前在肩甲が現れる。

②右手で児頭を支えて前上方に引き上げ，後在肩甲を娩出させる(図 9-76)。

③体幹娩出の介助：児の側頭部・頸部および肩甲を両手で把持して，立ち上がりながら骨盤誘導線の方向に娩出させる(図 9-77)。

## c 側臥位分娩の介助法

側臥位分娩は，イギリスなどでは広く取り入れ

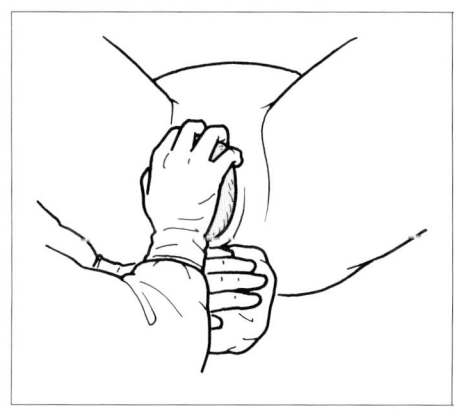

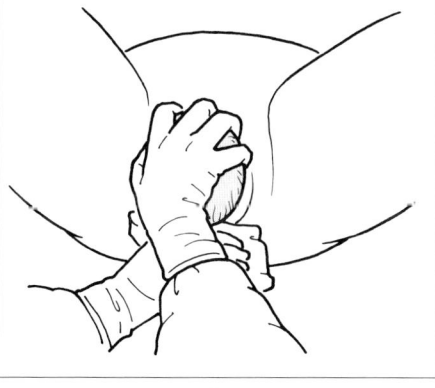

図 9-75 児頭の娩出

a　　　b

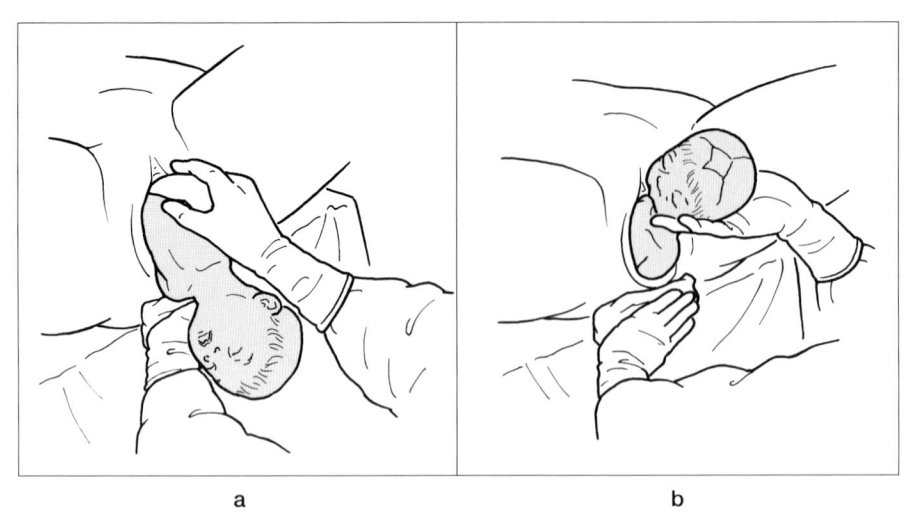

図 9-76 肩甲の娩出

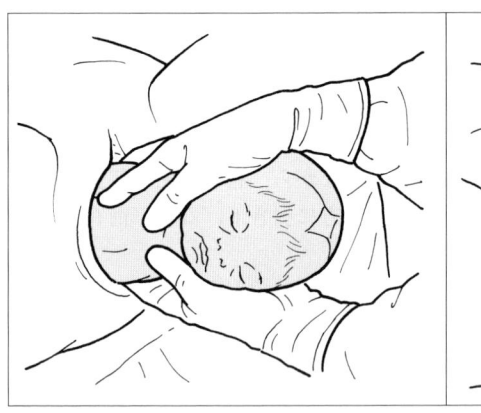

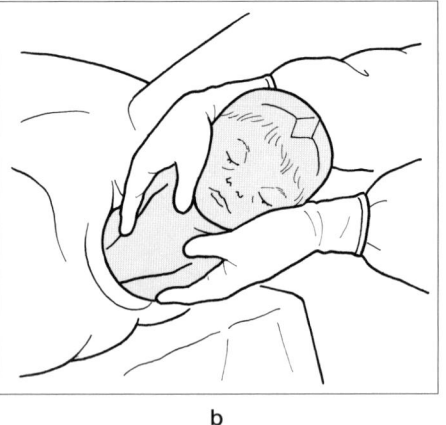

図 9-77 体幹の娩出

られている分娩体位である。わが国でも助産所を中心に，近年取り入れられてきている。

### 1）側臥位分娩の体位

左側臥位か児背を下にした側臥位を取り，上半身を軽く丸め，殿部をベッドの端に寄せて，下側の脚を曲げ，上側の脚は産婦自身が大腿部を抱え込むか低い台に乗せた体位を取る。介助者は産婦の殿部側に立ち，殿部をできるだけ自分の近くに寄せてもらう。介助者は産婦の顔がみえないので，声掛けを十分に行い，背後からでも産婦の緊張や状況が判断できるように気を配ることが大切である。助手は産婦の正面に立ち，産婦の表情をみながら，呼吸法やリラックス法の指導を行うことが重要である（図 9-78）。

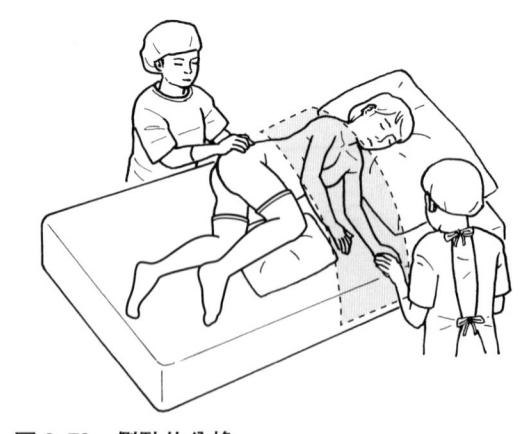

図 9-78 側臥位分娩

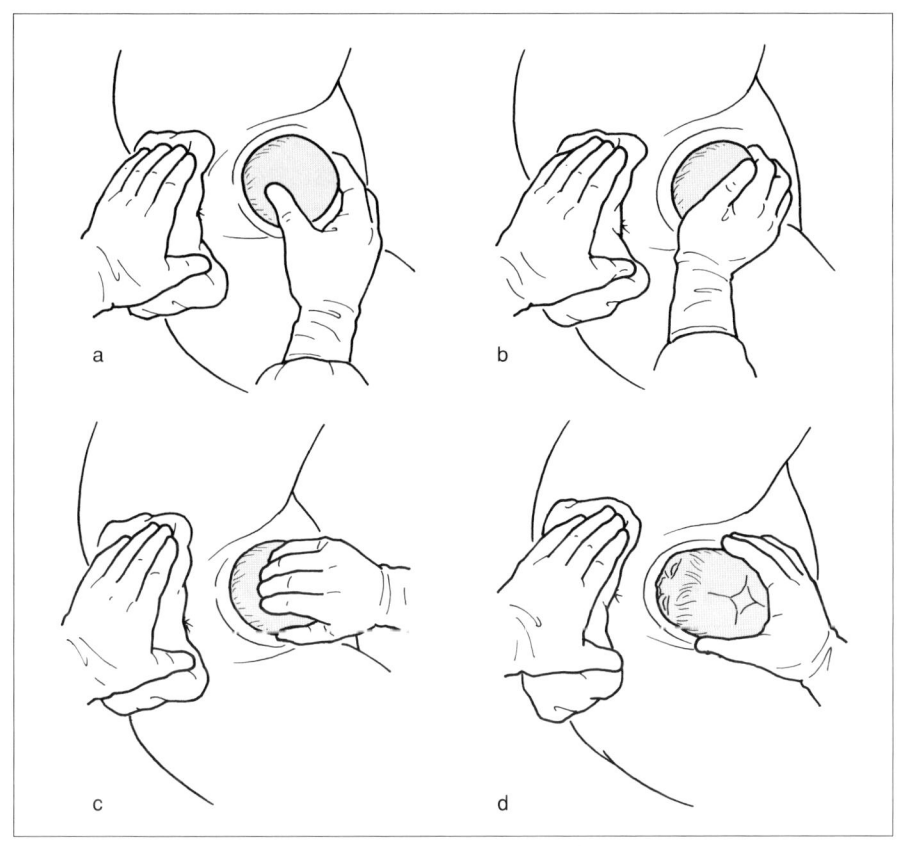

**図9-79 側臥位分娩における会陰保護法（その1）** 左手で会陰保護を行い，右手で児頭娩出を調節する。

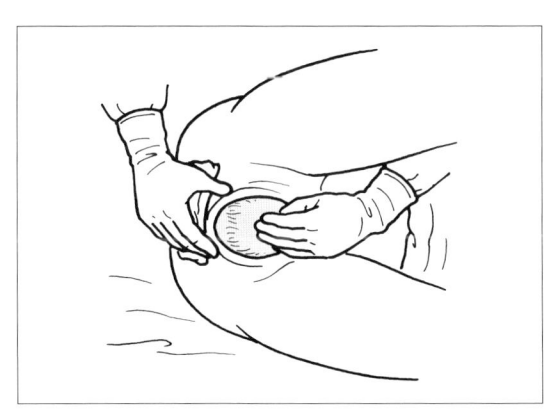

**図9-80 側臥位分娩における会陰保護法（その2）**
右手で会陰保護を行い，左手は産婦の腹壁上から児頭娩出を調節する。

比べ，胎児重力が無効となり，しかも娩出力の効率が悪いため，ゆっくり児の娩出を図りたいような場合や，経産婦（特に頻産婦）の場合に適している。会陰保護の方法は，原則として仰臥位分娩に準じる（図9-79, 80）。

## 4 会陰裂傷の予防

### a 会陰裂傷の原因

会陰裂傷は，次の場合に起こりやすい。
① 巨大児
② 後方頭頂位
③ 顔位
④ 骨盤位の後続児頭
⑤ 会陰の伸展不全，特に前回の会陰切開の瘢痕

### 2）側臥位分娩の特徴

側臥位分娩は陣痛間隔が伸びるので，産婦が疲れているときは休息を取りやすい。立位や座位に

### b 会陰裂傷の徴候

会陰裂傷が起こりそうな徴候は，次のような場合である。

①会陰が下降する児頭の圧力に比例して伸展しない場合
②会陰が浮腫状になっている場合
③児頭が会陰にさしかかっているときに腟から血液がしたたり落ちる場合（概して腟粘膜は会陰の皮膚よりも先に裂ける）
④会陰や陰唇部が，白く輝いて透き通るようになる場合

### c 会陰裂傷の予防

#### 1）産婦の協力を得て，適切な時期まで努責を控えること

児頭が会陰を通過するときに起こる自然ないきみの衝動は，きわめて強いものである。これを抑えることが会陰裂傷を避けるためには重要である。そのために，分娩前あるいは陣痛開始時にあらかじめ産婦には，指示されたときだけいきむように十分に説明する。努責を抑えるためには，短息呼吸あるいはファーファー呼吸をさせる。

#### 2）下降する児頭を押さえて，急速な娩出を避ける

産婦は急にいきんだり，夢中で周囲のいうことが聞けなくなることがあるので，介助者はあらかじめそのような可能性に備えて，左手をたえず児頭の上か側方に置き，産婦のいきみに備えて，すぐに児頭を押さえられるようにしておく。

#### 3）最小周囲径で陰門を通過させること

後頭結節と頭頂結節が娩出するまでは，前頭が会陰を通過しないようにする。また，第3回旋においても，児頭の屈位を保ち，反屈が急速に起こらないようにして，最小周囲径で通過させる。第4回旋においても完全に回旋が終了するまで待ち，最小周囲径で通過させる。

#### 4）陣痛の減退期または陣痛間欠時に児頭を娩出させること

陣痛発作中に娩出すると努責を誘発し，強い力がかかり，会陰の緊張が強くなることがあるので，陣痛間欠期または減退期に娩出させる。

#### 5）肩甲と体幹の娩出に留意すること

会陰裂傷は，児頭娩出時に起こるとは限らない。肩甲が内回旋をする前に，それを牽引したり腹圧をかけたりすると，陰門を通過しながら回旋するため，会陰に緊張が加わって裂傷が起こりやすい。また，前在肩甲および後在肩甲ともに牽引することなく，母体に沿って引き下げ，あるいは引き上げると，会陰に負担がかかりにくい。体幹の娩出時は，腕が外に張り出して会陰に緊張がかからないように胎児の腕を体幹に沿わせてつかむ。

## 5 後産娩出介助と後産検査

児娩出後，子宮収縮薬の静脈内注射の施行や，腹壁上にアイスノンを貼付し，子宮体部を冷やすことは，子宮収縮の促進，出血の予防と胎盤排出促進を促す。

分娩第3期の時間を短縮しようとして，いたずらに胎盤の剥離や圧出を促すことは，かえって大出血を招来する場合があるので注意する。

### a 後産娩出介助の実際

①胎盤剥離徴候を2つ以上確認してから，介助を開始する。
②産婦に胎盤娩出を告げ，軽く努責させる。
③右手で臍帯を把持して，産婦の努責に合わせてゆっくりと骨盤誘導線の方向に静かに引き出す。胎盤実質の3分の1ぐらい娩出したら努責は中止させる。このとき，左手掌にガーゼを広げてのせ，肛門部付近で排出胎盤を受ける。
④母体面あるいは半母体面で娩出してきたときには，胎児面に直す。
⑤両手で胎盤を把持し，少し手元を下げて，後血腫を卵膜のなかに包むようにし，胎盤を同一方向に回転させながら，卵膜を残さないようにゆっくりと娩出させる。
⑥卵膜が細長く索状となって娩出するときは，断裂，遺残することもあるので，コッヘル止血鉗子を使って，切れないように娩出させる。コッヘルは卵膜を腟口付近でコッヘルの先から卵膜が出ないように幅広く（ほぼ直角に交わるように）挟み，コッヘルに巻き付けながら引き出すと，卵膜が遺

残しにくい。

⑦出血が多いときは，胎盤剝離徴候がなくても娩出させる。

⑧娩出が困難なときは，胎盤圧出法や用手剝離法を行う。

⑨児娩出後30分経過しても，剝離徴候がみられないときは，癒着胎盤を疑い，用手剝離法を用いて娩出させる。

### b 剝離胎盤の排出促進法

胎盤は，胎児娩出後およそ10〜20分以内に自然に排出されるが，時に出血多量，剝離困難や排出困難を起こすことがある。胎盤が剝離している場合は胎盤圧出法を，剝離困難な場合は胎盤用手剝離法により排出を促進し，できるだけ出血量を少なくする努力が必要である。

### c 剝離や娩出を阻害する因子

①後産陣痛の微弱：子宮収縮力が弱いために，胎盤の剝離が遅れる。

②子宮内膜の欠損，癒着：過度の子宮内膜搔爬，薬液による傷害，手術瘢痕，炎症などにより内膜が欠損していたり，薄くなっていると，絨毛が内膜の深部にまで，時には筋層内にまで侵入し，胎盤が剝離しにくくなることがある。

③胎盤の卵管角や子宮側壁付着：卵管角や側壁は内膜や子宮壁が元来薄いため，絨毛が深部にまで侵入したり，子宮筋の収縮不全をきたし，剝離困難を起こす。

④胎盤の異常：膜様胎盤，副胎盤，重複胎盤，周郭胎盤，前置胎盤などは，剝離困難を起こす。

⑤膀胱・直腸の充満：膀胱・直腸の充満は，子宮下部・頸管を機械的に圧迫し，胎盤嵌頓の原因となる。

⑥内子宮口の痙攣性収縮(胎盤嵌頓)：子宮収縮薬の乱用，粗暴な子宮マッサージなどは，子宮に異常刺激を与え，胎盤の排出を困難にする。

### d 胎盤圧出法

#### 1) クレーデ胎盤圧出法(図9-81 a,b)

胎盤が剝離していることを確認した後に実施する。まず，膀胱を空虚にした後，子宮底の輪状マッサージにより子宮の収縮を促し，子宮体部を中央部に持ってくる。術者は親指を子宮体前面に，他の4指は子宮体後面に当て，中央部をつかんで骨盤誘導線の方向に向かって圧迫する。1回で成功しない場合は，2〜3回繰り返すこともあるが，子宮筋の損傷を考慮し無理な手技は避ける。

#### 2) ブラント・アンドリュース胎盤圧出法(図9-82)

右手で腟入口付近の臍帯を持ち，左手の指を揃えて伸ばし，その指尖を腹壁から子宮体と子宮下部との境の部位に当て，静かに子宮体を後上方に圧する。

#### 3) ベール胎盤圧出法(図9-83)

子宮体の上部で腹直筋を両手でつかんで緊張さ

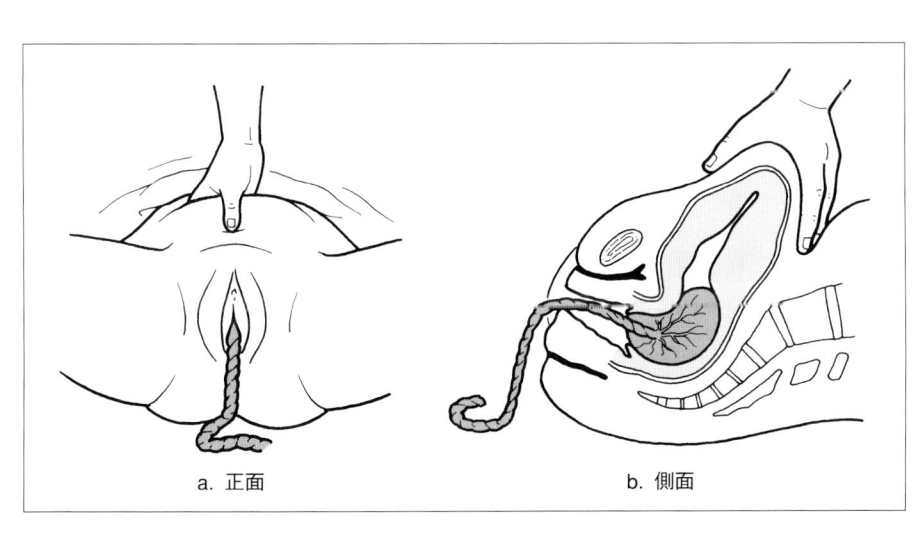

図9-81 クレーデ胎盤圧出法

a. 正面　　b. 側面

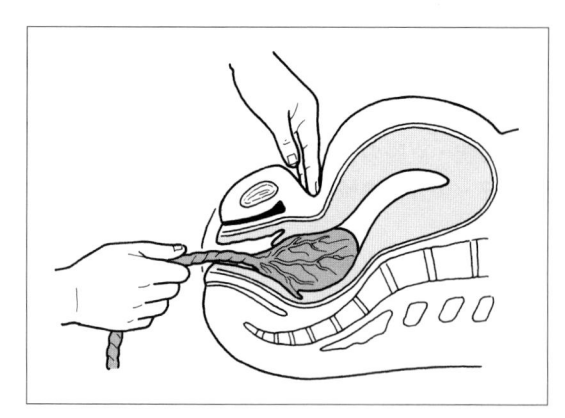

図9-82　ブラント・アンドリュース胎盤圧出法

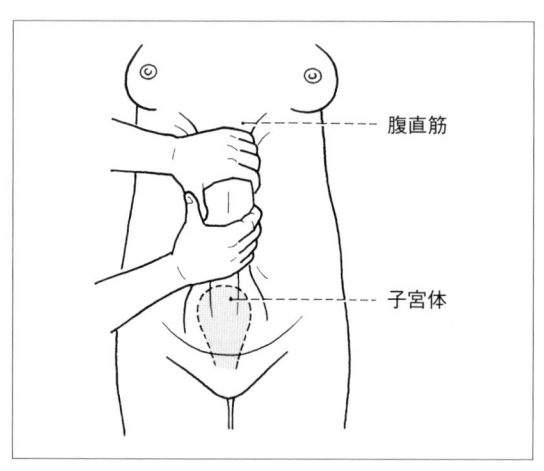

図9-83　ベール胎盤圧出法

せ，間接的に子宮に圧を加え，胎盤を娩出させる。
　**4）胎盤用手剝離法**
　臍帯に沿って胎盤に達し，指を揃えて伸ばし，手背を子宮壁に向け，小指側を子宮壁と胎盤の間に静かに進め，両者を剝離させる。

### e 後産検査

　①第一次検査として，娩出直後に胎盤および卵膜が完全に排出されたか否かを検査し（分葉の欠損と卵膜の欠損の確認），欠損のある場合は，引き続いて処置が行えるようにする。
　②第二次検査としては，分娩終了後に精査と計測を行う。

## 6 胎盤検査

### a 目的

　胎盤の第二次検査の主な目的は，以下の3点である。
　①胎盤および卵膜の欠損の有無を確認する。
　②胎盤・卵膜・臍帯の所見から，胎内環境を推定する。
　③胎盤・卵膜・臍帯の異常所見から，新生児の異常や死産児の死因を推定する証拠を得る。

### b 器具その他

　通常，必要な器具は以下の5点である。
　①秤（1～2 kgの重さが測定可能なもの）
　②巻尺（2 m）
　③直線定規（片方が尖っているもの）
　④鑷子
　⑤剪刀（直剪刀）
　その他，必要に応じて，ゾンデ，胎盤を載せて処理する台としての板（約50 cm），双胎胎盤では血管吻合を確認するための注射器（10 cm）を用意する。

### c 検査時期および保存法

　①胎盤は娩出後なるべく短時間内に観察することが望ましい。
　②ビニール袋に名前を記述してそのなかに胎盤を入れ，－4℃の冷蔵庫に保存しておき，後で検査してもよい。
　③病理検査に出す場合は，ホルマリン固定を行う。
　④検査前には，決して冷凍庫に入れて凍結してはならない。

### d 検査法

　胎盤の観察項目は**表9-34**の通りである。胎盤は子宮内の胎児の状態を反映するので，正確に，また観察漏れがないように行うことが必要である。

表 9-34　胎盤の検査

| 観察項目 | | 特徴・その他 | 観察項目 | | 特徴・その他 |
|---|---|---|---|---|---|
| 胎盤の観察 | 大きさ | 縦×横×厚さ，厚さは中央付近で測定：平均 20～22 cm×20～22 cm×約 2.0 cm | | 臍帯の色調 | 卵膜付着(0.05%)<br>通常白色，メコニウム汚染時には黄染する。 |
| | 形 | 通常は円形，時に楕円形，腎臓形 | | 太さ | 通常 1～1.5 cm ぐらいの厚さ<br>厚さ 0.5 cm ほどの薄い臍帯：低体重児，死産児の臍帯 |
| | 胎児面の観察<br>血管の走行<br>梗塞<br>色 | 胎盤辺縁にみられることが多く，週数が進むほど硬度を増す。<br>通常は灰白色でつやがある，メコニウムで汚染されているか，感染のために不透明色を呈しているか | | 捻転<br>結節<br>浮腫 | 血管の発育に伴ってでき，左捻転が多い。<br>偽結節，真結節<br>胎児赤芽球症や糖尿病などの代謝異常胎盤に多い。 |
| | 母体面の観察<br>白色梗塞 | その部分が白い固い塊として触れる。大きいものでは直径を測り，小さいものでは類似のもので表現(たとえば拇指頭大など)。 | | 狭窄<br>臍帯血管数 | 死産児の臍帯など<br>静脈：1本，薄くて口径が大きい<br>動脈：2本，壁が厚い<br>単一臍帯動脈：0.6～1%，消化器系や泌尿器系の奇形を合併していることもある。 |
| | 欠損 | 部分的に陥没があり，隣接の分葉と合わせても一致しなかったり，表面も滑らかではない。 | 卵膜の観察 | 付着部位 | 通常は胎盤辺縁から始まる。<br>周郭胎盤：卵膜が胎盤辺縁で二重に折り重なっているため，胎児面が狭くなっている。 |
| | 分葉の裂溝状態<br>石灰化の程度(石灰沈着) | 粒状に硬いザラつきを触れる。 | | 欠損の有無<br>裂口部位 | 胎児面を底部にして引っ張り上げ観察<br>裂口部と胎盤との間の最短距離を測定，通常は 5～10 cm<br>距離が 0 cm の場合は，前置胎盤や低位胎盤の可能性<br>裂口部中央：胎盤付着部位は子宮底部，偏在していれば側腹部<br>裂口部辺縁：低位または辺縁前置胎盤<br>裂口部が 2 つ以上ある場合：破水に疑問がある場合と副胎盤による遺残の可能性がある。 |
| | 凝血・血腫の有無<br>色<br>重さ<br>柔軟性 | 常位胎盤早期剝離の場合などに胎盤後面に凝血塊や血腫がみられる。<br>暗赤色<br>児体重の約 6 分の 1，500～600 g<br>実質を軽く圧すと，普通は柔らかく弾力性があるが，妊娠高血圧症候群などの場合は硬くて弾力性がない。 | | 質 | |
| | 副胎盤<br>大きさ | 縦×横×厚さを測定，副胎盤と主葉胎盤との血管連絡があれば，それについて記録 | 羊水 | 前羊水<br>後羊水<br>性状<br>量 | 破水の際に性状と量を観察し記録<br>受水盆にまとめて受けるよう工夫し，その性状と量を観察<br>普通透明か白濁で胎脂や毛を混入することが多い。<br>普通 200～300 ml で，500 ml 以内を正常範囲とする。<br>妊娠末期の正常量は 50～500 ml で，800 ml 以上を羊水過多，100 ml 以下を羊水過少 |
| 臍帯の観察 | 長さ | 測定値には残部臍帯長を加える，約 50 cm<br>臍帯過長：100 cm 以上で，臍帯巻絡や真結節が起こりやすい。<br>臍帯巻絡は全分娩例の約 20% で，全巻絡例の 96% が頸部巻絡である。<br>臍帯過短：25 cm 以下で，胎盤早期剝離の障害や児異常の合併を伴うことがある。 | | | |
| | 臍帯付着部位 | 臍帯付着部と胎盤の辺縁までの最短距離を測定する。<br>中央付着(20%)，側方付着(75%)<br>辺縁付着：臍帯付着と胎盤の辺縁の距離 0 cm(5%) | | | |

## 7 現代の出産法と出産時ケアの将来

### a 現代の出産法(ソフロロジー式・リーブ法など)の特徴

　分娩痛は女性の一生で最も苦しい疼痛といわれる。妊産婦の不安として最も多いものが産痛への不安・恐怖である。産婦の不安や恐怖を克服し，「自分の力で陣痛を乗り越え，お産を成し遂げるという心構えを作ること」を目的に，精神的準備と身体的準備の両方を統合した分娩準備教育が始められるようになった。まず，1933 年にイギリスの産科医 Dick Read が自然分娩を提唱したことに始まり，1950 年にはソ連の Velvovski による精神予防性無痛分娩が，そして最も馴染みが深いのは，1952 年にフランスの産科医 Lamase によって考案されたラマーズ法がある。

　表 9-35 に分娩準備教育の精神的・身体的準備の内容を，表 9-36 にラマーズ法以降の分娩準備教育を示した。この他に，マタニティスイミング，アクティブダンス，マタニティコーラス，アロマセラピー，フィトセラピー(薬草)，アキュポンクチュア(針)なども分娩準備教育の1つである。

　以下に，現在広く行われるようになったソフロロジー式およびリーブ法による分娩を示す。

#### 1) ソフロロジー式分娩

　ソフロロジー式分娩はフランス，スペイン，コロンビアなどで盛んである。日本では 1987 年に導入された陣痛抑制法である。ソフロロジー式分娩は陣痛抑制のため，Jacobson の Progressive Relax 法に，Schulz の自律訓練法，東洋的技法としてヨーガや禅の瞑想，さらにはイメージトレーニングなどを取り入れた複合的な方法である。お産は母親と赤ちゃんがはじめて行う共同作業であり，母親がリラックスすればするほど十分な酸素が胎児に送られるということを繰り返しイメージトレーニングする。「お腹の赤ちゃんを思う心」によって母性の醸成を目指し，陣痛の痛みを切り替えるスイッチを作り上げ，分娩痛を乗り切ることを意図している。

#### 2) リーブ法(気功式出産)

　リーブ法は中国伝統医学の1つである気功法を応用した安産教育である。従来の分娩準備教育では弛緩法・呼吸法・妊婦体操がそれぞれ独立して指導されていたが，リーブ法では気功法でいう三調(調心・調息・調身)が一つひとつのエクササイズに求められている。図 9-84 はリーブ法による分娩各期の呼吸法を示している。分娩時のリーブ法は，産婦が胎児が降りてくる様子や子宮収縮などの分娩のメカニズムがイメージできるようにし，呼吸とソーン(リラックス)の仕方，会陰押さえの仕方などを教育する。

### b 産婦の選択権の尊重(バースプラン)

　近年，欧米諸国では，主体的な出産を実現するために，医療現場での意思決定に参加することを望む妊婦が増加し，出産の希望を伝える手段として「バースプラン」が使用されるようになってき

---

ソーン(松)：中国語の発音でソーン(song)と読み，密なものがまばらになるという意味がある。リーブ法のソーンのエクササイズにおいては，リラックスすること，力を抜いて筋肉を緩めることを意味している。

小周点を回す：体の正中線に沿って，呼吸に合わせて意識を集中させる場所を移動すること。吸うときは会陰から背中を上って口まで，吐くときは口からおなかに降りて会陰までで一周する。気の流れの滞りが健康を損なうと考える気功法では基本的な鍛錬方法で，リーブ法では呼吸を整え気持ちを落ち着かせるためのエクササイズと捉えている。

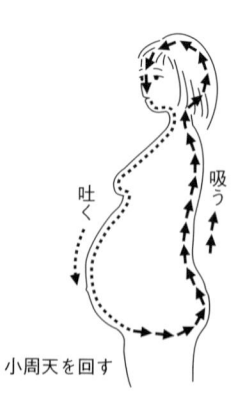

図 9-84　リーブ法による呼吸法の説明
(高橋光弘：リーブ法のエクササイズ．助産婦雑誌 46(10)：17，1992 を一部改変)

表 9-35 産痛緩和ケアの種類

| | | 種類 | 特徴 |
|---|---|---|---|
| 産婦が中心になって行う産痛緩和法 | 主に精神的準備 | 音楽 | ・静かに心を落ちつかせる音楽によって，心の安定を図る。<br>・人の生体リズムは，4：4ビートに調和する。<br>・lowピッチはリラックス作用を持つ（唱歌・賛美歌・フォーク・子守歌など） |
| | | 歌うお産 | ・呼吸法の代わりに歌いながら出産するもので，特に胎児が生まれるときに歌い上げる。<br>・歌は横隔膜を上下させる腹式呼吸と同じ効果があり，リラックスできる。 |
| | | 瞑想 | ・心地よい体位の静かな雰囲気のなかで，あらゆる考えと邪魔するものを締め出し，無になる。<br>・例：マインドミュージック（静かに心を落ち着かせる音楽）を使用し，清澄な羊水に浮かぶ胎児が，自分を温かく包んでくれる自然な母なるものに身をゆだねるイメージをする（生命誕生・胎児のイメージ）。<br>・例：音楽を止め，生まれ出たベビーが次第に成長していくイメージをする（発育する乳児のイメージ）。 |
| | | イメジェリー（心に描く映像） | ・ヨーガの瞑想の影響を受けたもの（心が分娩に果たす役割を尊重し，より良い精神状態を目指す）<br>・多くの産婦によいヒントとなるイメージは，例：①子宮口，産道が弛んでいて柔らかい，それが広がっていく。そこを赤ちゃんの頭が降りていく。②花が開く様子を想像する，十分に膨らんだ蕾が朝日に照らされて，1枚1枚とのびやかに花びらを開いていくなど |
| | 主に身体的準備 | バイオフィードバック | ・筋電図は神経筋肉の緊張を測定<br>・サーモメーターは末端の皮膚温を測定<br>・電気皮膚反射は電気伝導率の変化を測定<br>・脳波は脳の$\alpha$，$\beta$，$\theta$波を区別する。 |
| | | 自律訓練法 | ・公式化された語句に受動的注意集中しながら反復暗唱，それに関連した身体部位に心的留意を保つことによって，段階的に生体機能の変換を図る。<br>・"私の右腕は重い"や"私の左腕は温かい"などの示唆を通して訓練する。前額を冷やすことと同時に心臓（鼓動）と呼吸をゆっくりすることを含む。 |
| | | 漸進性リラクゼーション（筋弛緩法） | ・随意筋を系統的に緊張させ，弛緩させることから出発して，心理的弛緩を得る。Jacobsonによって開発され，Wolpeによって自宅での6週間の実践に変化<br>・最初はおのおのの筋肉を緊張させ，弛緩させる感覚を参加者が気づくことに焦点を当てる。 |
| | | 神経と筋肉の分離 | ・漸進性リラクゼーションに続くもので，ある筋肉を緊張させ，同時に他の筋肉を弛緩させるようにするもの<br>・コーチが弛緩と緊張をチェックすることによってフィードバックする。 |
| | | 呼吸法 | ・呼吸のコントロールによって大脳皮質を興奮させ，皮質下を抑制し，情緒がコントロールされ，冷静・沈着に分娩を乗り切る。<br>・産痛への注意を呼吸に集中させることにより，産痛をあまり強く感じないことを利用 |
| ケア提供者が中心に行う緩和法 | | （治療的）タッチ・マッサージ・圧迫・指圧（はり・灸） | ・これらはすべて感覚刺激であり，ゲート・コントロール説の応用である。<br>・分娩時の和痛に用いる主な使用部位は次髎，関元，三陰交，百会，前項，耳（交感，神門），大衝など，娩出直前には手指の会陰点の刺激も行う。 |
| | | 麻酔薬 | ・産痛の神経伝達経路を遮断する。 |

（我部山キヨ子：産痛の解明とケアの重要性．助産婦雑誌51(9)：15, 1997を一部改変）

表 9-36 各種分娩法の特徴

| 項目 | 年代 | 提唱者 | 理念 | 特徴・利点 |
|---|---|---|---|---|
| ラマーズ法 | 1952年 | Fernand Lamaze（フランス） | ・自然分娩への回帰<br>・主体的なお産 | リラックス法，呼吸法，補助動作の練習を行う。<br>・分娩の経過や原理を理解し，不安や心配を除去する。<br>・精神的集中を養い，筋肉の弛緩と呼吸法を練習し，分娩時の無痛を条件づける。<br>・主体的に分娩に取り組み，自分で自然分娩を行う自覚を持つ。<br>・麻酔を使わないメリット<br>・夫も分娩の知識を勉強し，補助動作や呼吸法などのコーチ役<br>・夫婦で分娩の感動を味わえる。 |
| ソフロロジー法 | 1976年 | Jeanne Creff（フランス）<br>sos：調和，平穏，平安，安定<br>phren：心気，霊魂，精神，意識<br>logos：研究，論議，学術<br>の3語からなる。 | ・母性の醸成と確立<br>・陣痛は児を生み出すための大切なエネルギーであり，出産は児と母の最初の共同作業である。 | ・イメージトレーニングや自律訓練法と自己暗示・自己催眠・瞑想，漸進的弛緩法，ヨーガや禅など東洋的考え方や技法が取り入れられている。<br>・妊娠中からヨーガや瞑想を練習して，体の感覚を養う。<br>・イメージトレーニングをして，自分に起こることをあるがまま，前向きに受け入れる心の準備を行う。<br>・陣痛開始後は座禅のスタイルで腹式呼吸を行い，リラックスしながら，瞑想を行う。 |
| アクティブ・バース | 1983年 | Janet Balaskas（イギリス） | ・自分で産むお産 | 自由体位<br>・横型体位（側臥位，膝肘位，腹肘位，腹臥位，半臥位，仰臥位，屈膝位，垂れ足位）<br>・縦型体位（立位，蹲踞位，膝位，座位）<br>・自由な呼吸法　　・疼痛が少ない。<br>・自由に動ける。　・努責しやすい。<br>・分娩所要時間が短い。 |
| リーブ法（気功式出産） | 1990年 | 橋本明：<br>鮫島浩二（日本）<br>RIEB：Relaxation, Imagination, Exercise, Breathing | ・胎児に思いを向け，胎児と一体となってのお産 | 気功の概念：<br>　放松―リラクゼーション<br>　調心（育念の鍛錬）―イマジネーション<br>　調身（姿勢の鍛錬）―エクササイズ<br>　調息（呼吸の鍛錬）―ブリージング<br>・気功法に準じ，ゆっくりとした腹式呼吸を行うことにより，身体・精神のリラクゼーションを得る（一貫した腹式呼吸）<br>・イメジェリーによって胎児に回旋を促したり，子宮口を開いたりと常に胎児を意識しながら母子の共同作業で分娩を進行させるとする。 |
| 水中出産 | | ミッシェル・オダン（フランス） | ・水が持つ浮力・無重力の状態が胎児の脳に好影響を与える。<br>・アクティブ・バースの一種 | ・お湯に入ることで痛みが和らぐ。<br>・浮力で体が軽くなり，自由に体を動かすことができる。<br>・お湯で会陰が柔らかくなり，よく伸展し裂傷ができにくい。<br>・分娩第1期を温水のなかで過ごし，陣痛の鎮痛効果を図る。<br>・夫婦が一体となった出産<br>・水中で産婦は自由な体位を取れる。<br>・鎮痛効果，鎮静効果がある。 |

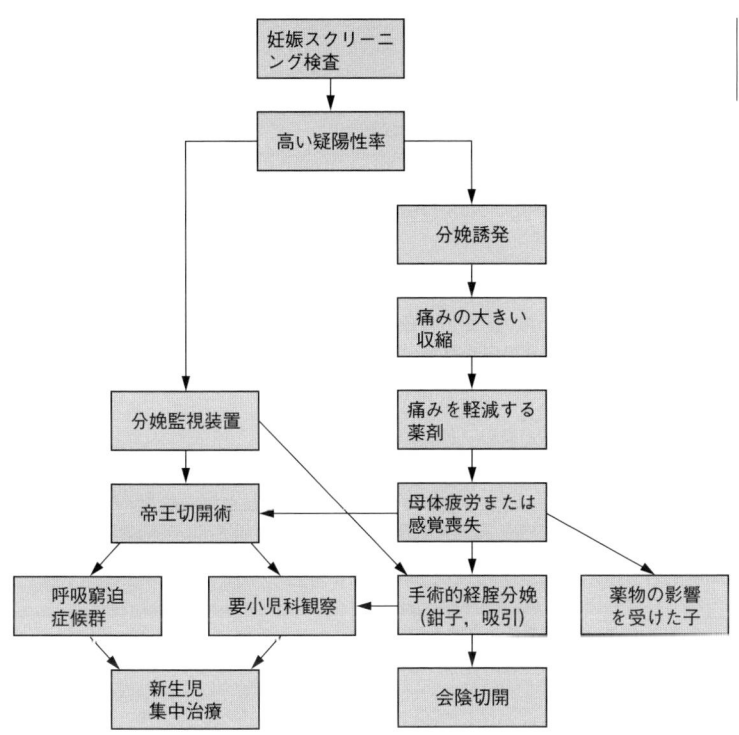

図 9-85 周産期医療における診断的・治療的介入の連鎖（WHO）

た。文書によるバースプランはイギリスではじめて作られ，1980年にアメリカに紹介された。現在では欧米諸国を中心に使用されている。日本でも数年前より使用されるようになってきている。

### 1）バースプランが生まれた背景

出産ケアが大きく変わる最初の兆しは，百年ほど前からあった。特に超音波診断と分娩監視装置の導入は，ヘルスケアシステムに大きな影響を与え，これによって出産する女性はすべて病院に行く必要性があることを正当化する原因となった[9]。世界中で"バースマシン"（産前・出産・産後に使用される一連の医療介入のこと）状態が異常なまでに進み，地域によっては全分娩の80〜90％が帝王切開という事態にまで及ぶに至っている（ブラジル，1981）。

「医療化された出産」では，女性を慣れ親しんだ環境から引き離し，見慣れない器械や見慣れない医療従事者たちのなかに置くことによって，出産経過に悪影響を与える結果を招いた。図 9-85 は，周産期医療における介入が異常を生み出し，さらに次の介入につながるというように，異常と介入の連鎖を示したものである。また，心理的にも「医療化された出産」は女性が自分で出産する能力を奪うことで，自分が劣っており不十分であるという感覚を植えつける。

一方，「医療化されていない出産」では女性を重要で価値ある人間として尊重し，出産中に経験することが，女性に達成感をもたらし，力を与え，精神的に強くする。このような背景のなかで，WHOは「女性は自分の出産に関わる意思決定に参与すべきである」という勧告（1985）[9]を出したが，「出産に関するあらゆる決定を下せるのは産科医以外にない」とする意見は強力で，国際的な対立のなかにある。

WHO勧告の意義は，①個々の女性は適切な産前ケアを受ける基本的な権利を持つこと，②女性は計画・実行および評価への参加を含めた産前ケアのすべての局面において中心的な役割を果たすこと，そして，③適切な産前ケアの理解と遂行においては社会的・情緒的・心理的な要因が決定的であることとするもので，バースプランはこの流れのなかで生まれてきたものである。

## 表 9-37 バースプランの例

このバースプランは，私どもが正常分娩の場合に希望していることです。
なお，経過中に何らかの問題が生じた場合には，この限りではありません。

| 時期 | 内容 | 希望 |
|---|---|---|
| 分娩第1期 | 1. 付き添い | ・夫と上の子に付き添ってもらいたい |
| | 2. 夫の立ち会い | ・入院時から分娩中を通していてもらいたい |
| | 3. 浣腸・剃毛・導尿 | ・どうしても必要なときのみ |
| | 4. トイレ | ・自分で歩いて行きたい |
| | 5. 陣痛中の過ごし方 | ・好きに歩行や体位変換をしたい　・畳の部屋で過ごしたい |
| | 6. 分娩誘発・促進 | ・誘発はしないでほしい，促進も必要なときのみ |
| | 7. 点滴 | ・必要なときのみ，水分摂取や軽食の摂取を適宜いたい |
| | 8. 食事・水分 | ・好きなときに，軽食（おにぎり）や水分を摂りたい |
| | 9. 破膜 | ・自然の破水を待ちたい |
| | 10. 分娩監視装置 | ・なるべく自由に動けるよう，断続的使用のみ |
| | 11. 内診 | ・母親が要求したときや分娩経過が変化したときのみ |
| | 12. 鎮痛薬 | ・リラックス法・呼吸法・マッサージなどを行い，薬は希望時のみとしたい |
| 分娩第2期 | 1. 分娩体位 | ・分娩椅子やビーズクッションを利用したい |
| | 2. 環境 | ・照度を落として，BGM を流して欲しい |
| | 3. 娩出のテクニック | ・自然の努責感に合わせていきみたい |
| | 4. 臍帯切断 | ・分娩直後にクリップで止めて切断する |
| | 5. 胎盤娩出 | ・用手的に行わないで自然に任せたい |
| | 6. 会陰切開 | ・必要なときのみ |
| | 7. 鉗子・吸引分娩 | ・できるだけ，自分の力で出産したい，必要なときのみ |
| | 8. 帝王切開 | ・夫の立ち会いは継続させて欲しい |
| 分娩直後 | 1. 出産直後 | ・清拭後すぐに赤ちゃんを抱かせて欲しい |
| | 2. 薬剤の使用 | ・子宮収縮薬の使用はかまいません |
| | 3. 気道の確保 | ・陰圧吸引器で吸引して欲しい |
| | 4. 赤ちゃんの手当 | ・両親や上の子のみえるところで手当てや計測をして欲しい |
| | 5. 赤ちゃんとの接触 | ・約1時間は両親・上の子と児の接触をさせて欲しい |
| | 6. 早期授乳 | ・分娩台の上で行いたい |
| 児の世話 | 1. 授乳 | ・糖水は与えないで欲しい<br>・自律授乳（泣いたら母親が呼ばれる）を希望 |
| | 2. 割礼 | ・自然に任せたい |
| | 3. 母児同室 | ・母児の状態により，観察がすみ次第母児同室にして欲しい |
| | 4. ビタミンK | ・ビタミンKの使用はかまいません |
| | 5. 特殊なケア | ・赤ちゃんが NICU や他の施設に移送されるときには，父親が付き添いたい |

（我部山キヨ子：新看護学，pp.29-30，医学書院，2001 を改変）

### 2）バースプランの目的

バースプランは夫婦と医療者との協力や信頼関係を深め，夫婦の期待に添ったケアを行う目的で利用されるものである。夫婦にとっては正常分娩および正常から逸脱した場合に，どのような医療介入がなされるかを前もって知る手がかりとなり，医療者にとっては事前に夫婦が出産や産後のケアに何を希望しているか，その希望が実現可能であるか否かを確認する手段となる。

### 3）バースプランの具体例

妊娠期の夫婦は，マタニティ・育児雑誌や出産準備教室，経験者の話，マスメディアなどから出産に関するさまざまな情報を得て，自分の出産に対する希望を形成し，その希望に添った出産場所を選ぶ。バースプランには，①医療機関で通常行われる処置の他にどのような代替処置を希望するか，②出産時に望まないルーチン処置はあるか，などが含まれる（表 9-37）。

バースプランは夫婦と医療者側の合意で作成さ

## 表 9-38 医学的に正しいお産を保証する 59 カ条 (WHO, 1996)

A. 明らかに有効で役に立つ, 推奨されるべきこと
  1. どこで, 誰の立ち会いで出産するのかについて, 妊婦が個人的に立てる計画を一緒に作り, 夫/パートナーと, 適切な場合には家族にも知らせること
  2. 妊娠のリスクの査定を, 産前健診のたびごとに, そして陣痛が始まってはじめて介助者と接触してから出産が終わるまで, 再評価を重ねながら行うこと
  3. 出産の全過程の間, そして終了時に産婦の心身の健康状態を監視すること
  4. 産婦に飲み物を勧めること
  5. 出産する場所について, 女性のインフォームド・チョイスを尊重すること
  6. 出産ができそうな安全な場で, しかも安心して自信が持てる場であれば, (医療提供できる場のなかでも) 最も末端に位置する場で出産のケアを提供すること
     ＊日本では「末端」とは自宅や助産院を指す。
  7. 出産する場所で, 産婦がプライバシーを保つ権利を尊重すること
  8. 出産中, ケアの提供者が温かく, (産婦を) サポートすること
  9. 出産中に, 産婦に付き添う人 (の存在) を, 産婦の選択として尊重すること
  10. 女性が求めるかぎりの情報と説明を提供すること
  11. マッサージやリラックスの技法などの, からだを侵したり薬剤を使ったりしない方法で出産の痛みを軽減すること
  12. 断続的な聴診によって, 胎児の監視を行うこと
  13. 出産に使われる使い捨ての器具は 1 回に限って使用することにし, 再利用できる器具は適切な方法で汚染のないようにすること
  14. 内診, 赤ちゃんの娩出の介助, そして胎盤を扱うときには手袋を着用すること
  15. 出産の始めから終わりまで, (産婦の) 姿勢と動きを自由にすること
  16. 出産中, 仰向け以外の姿勢を勧めること
  17. WHO のパルトグラムを使うなどして分娩の進行を注意深く監視すること
  18. 分娩後出血のリスクがある女性, または少量の出血でも危険が及ぶと思われる女性に対して, 分娩第 3 期に予防的にオキシトシンを投与すること
  19. 臍帯を切断するときに無菌状態にすること
  20. 赤ちゃんが低体温に陥ることを防ぐこと
  21. 母親と赤ちゃんが早期に肌と肌を触れ合って接触し, WHO の母乳育児のためのガイドラインに添って, 産後 1 時間以内に授乳を開始できるようにサポートをすること
  22. 慣例的に (娩出された) 胎盤と卵膜の検査を行うこと

B. 明らかに害があったり効果がないので, やめるべきこと
  1. 慣例的に浣腸を行うこと
  2. 慣例的に剃毛を行うこと
  3. 出産中, 慣例的に静脈点滴を行うこと
  4. 慣例的に静脈に予防的にカテーテルを差し込んでおくこと
  5. 産婦を慣例的に仰向けの姿勢にすること
  6. 肛門から内診をすること
  7. X 線を使って骨盤計測を行うこと
  8. 赤ちゃんが誕生する前まで, 薬理効果を制御できないかたちで, 子宮収縮薬を投与すること
  9. 出産中, 足を足台に乗せる乗せないにかかわらず, 慣例的に砕石位をとること
  10. 分娩第 2 期に (産後に) 指示をして, 息を止めて長くいきませる (バルサルバ法) こと
  11. 分娩第 2 期に, 会陰を伸ばしたりマッサージをすること
  12. 分娩第 3 期に, 出血の予防, または止血のためにエルゴメトリンの経口薬を投与すること
  13. 分娩第 3 期に, 慣例的に非経口的にエルゴメトリンを投与すること
  14. 慣例的に, 赤ちゃんの娩出後に子宮の洗浄をすること
  15. 慣例的に, 赤ちゃんの娩出後に子宮を (手探りで) 検査すること

C. 十分な確証がないので, まだはっきりと勧めることができないこと
  1. 出産の痛みを軽減するために, ハーブを使ったり, 水につかったり, 神経を刺激すること
  2. 分娩第 1 期に, 慣例的に人工破膜をすること
  3. 出産中に, 子宮底を圧迫すること
  4. 娩出のときに児頭を操作したり, 会陰保護操作を行うこと
  5. 娩出のときに胎児を積極的に操作すること
  6. 分娩第 3 期に慣例的に, オキシトシン投与, 臍帯牽引のどちらかまたは両方を行うこと

(次頁につづく)

　　　　7　臍の緒を早期に結紮すること
　　　　8　分娩第3期に，子宮収縮を促すために乳首を刺激すること
　　D．しばしば不適切に使われたり，不適切に実施されること
　　　　1　出産中に食べ物と水分摂取を制限すること
　　　　2　産痛の緩和のために，全身性の鎮痛薬を投与すること
　　　　3　産痛の緩和のために，硬膜外麻酔を使用すること
　　　　4　分娩監視装置
　　　　5　出産に立ち会うときに，マスクと滅菌服を着けること
　　　　6　特に複数の介助者によって，繰り返し，または頻繁に内診を行うこと
　　　　7　オキシトシンを使って分娩促進を行うこと
　　　　8　分娩第2期の始まりに，慣例的に産婦を別の部屋に移動させること
　　　　9　導尿
　　　　10　子宮口が全開大か全開大に近いと診断されてから，産婦自身がいきみたいと感じる前にいきませること
　　　　11　母児の状態が良く，分娩が進行しているときに，たとえば1時間といった規定された分娩第2期の制限時間に固執すること
　　　　12　手術的な娩出
　　　　13　会陰切開を多用する，または慣例的に行うこと
　　　　14　娩出後，子宮を手探りで検査すること

（戸田律子訳：WHOの59カ条お産のケア実践ガイド，農山漁村文化協会，1997）

れるものであるから，医学的視点から実行不可能なことや，勧められない要望についてはその理由を明確かつ平易に示し，正確に伝えることが重要である。もし，バースプランの実行が不可能な場合は，①夫婦は計画を変更するか，②医療者と再度話し合って調整するか，③他の出産場所を探すか，のいずれかの道を選択することになる。

#### 4）運用上の留意点
**❶柔軟性のあるプラン**

バースプランは夫婦の理想や主体性を尊重し，それらに対する夫婦と医療者の相互理解を文章化したものであるが，出産は常に異常へ移行する危険性を孕んでおり，予測のつかないことも起こりうる。可能なかぎり夫婦の希望を優先させるが，母子の安全がすべてに優先することもよく話し合っておくことが重要である。

**❷正確な情報の提供**

夫婦が妊婦の身体的条件を把握せずにバースプランを希望しているときには，医療者は正確な医学的情報を提供し，正しい結論に導くよう援助することが必要である。

**❸希望に添えない場合の対応**

分娩経過から夫婦のバースプランの希望に添えない場合には，その理由を十分に説明し，夫婦が不必要に落胆することがないように配慮する。また，夫婦の希望が医学的側面から無理と判断される場合には，事前に話し合い，実現可能なものに変更するよう支援する。

**❹バースプランの作成と再確認の時期**

バースプランの作成は，妊婦の心身が安定期に入る妊娠中期に行う。希望が明確でない点については情報を提供し，夫婦で時間をかけて話し合ってもらう必要がある。そして，妊娠経過によっては希望に添えない内容があるので，妊娠末期にプランの再確認と修正を行う。

わが国では，人々は自分の意志・希望を明確に表出しないため，妊婦がバースプランを提出することはまだまれであるが，ほとんどの夫婦は妊娠中に出産に対する希望を話し合い，出産に大きな期待を抱いている。妊娠・分娩経過がそうした期待に添ったものであると，夫婦の出産への満足度は高まり，親子関係の第一歩をうまく踏み出すことができる。また，医療者側からも夫婦の期待を事前に知り，援助しやすいことから，バースプランの活用は双方にとって非常に有用である。

### ◉ 正常なお産のケア「WHOの59カ条」

表9-38は，WHOの家族と性に関する保健部門である「安全に母親になる Safe Motherfood」チームによって作成された報告書である。報告書は，妊娠から出産，出生直後の新生児のケアに至るまで，正常で健康な妊産婦のケアの指針を提示

## トピックス

# 「お母さんにやさしい出産施設」と「赤ちゃんにやさしい病院」

少子化が進行し，合計特殊出生率が1.29(2004年)ときわめて低い状況のなかで，自分の出産にこだわりを求める人が増えてきている。近年，そのなかでは「お母さんにやさしい出産施設」，「赤ちゃんにやさしい病院」として，妊産婦に産院や病院が選ばれるようになってきた。これらは，数少ない機会の出産を自分の手に取り戻し，産婦および夫婦が主体的で満足の得られる出産や育児をしようとする動きから生じたものである。この背景には，あまりにも出産が家庭から遠ざかり，医療的になりすぎたことも一因と推察される。

### 1. お母さんにやさしい出産施設

#### 1) 施設のハード面のアメニティ

お母さんにやさしい出産施設としては，数年前より産婦や家族のリラックスが図れるように，家庭の雰囲気を分娩室に取り入れようと，医療機器をみせない工夫，木目調や豊かな色彩・模様入りの家具・寝具・カーテン・器機，病院の持つ冷たさを和らげる色彩の部屋などを取り入れたLDRの導入，また，家族が一緒に過ごすことができる畳の部屋を設置し，そのなかで自在に動き回り・自由な体位ができる椅子・クッションおよびバースボールなどを装備するなど，多くの工夫がなされている。さらに，外との交信が自由にできるように，部屋にはテレビ，電話，インターネットやe-mailができるコンピュータも備えられている。

#### 2) 施設のソフト面のアメニティ

現在の夫婦は，夫婦一緒に自分たちに合った出産や子育てを行うために，陣痛促進薬の使用や帝王切開率，立ち会い出産や薬を使わない出産の割合，無痛分娩の可否，会陰切開率，母乳ケアの方法などのお産情報から，自分の希望する出産施設選びを行うようになってきた。出産時のケアや処置がどのようなものであるかにもこだわる。

さらに最近では，これら出産ケアの他に産婦の五感を活用して和痛を図るための工夫もされるようになってきた(278頁，癒しの出産環境を参照)。

### 2. 赤ちゃんにやさしい病院

新生児にとって母乳が重要なことはいうまでもない。「赤ちゃんにやさしい病院」(BFHI : baby friendly hospital initiative)とは，WHOとUNICEFによって共同勧告された「母乳哺育成功のための10カ条」(1989)を長期にわたって守っている病院に対してUNICEFが認定を行っているもので，日本でも認定を受けた病院が増えてきている(2004年現在で34施設)。どのような条件を満たせばBFHIに認定されるかを示したのが，「赤ちゃんにやさしい病院認定のための世界共通規準」(global criteria for the baby friendly hospital initiative)である(表1)。

南部は母乳哺育実践のための知識と指導として，「不安のない，楽しい生活を維持するための10項目」をあげている(表2)。母乳の確立は母親としての自信を増すが，母乳の必要性を強調しすぎると乳頭に問題があったり，乳汁分泌が不十分な母親は劣等感を抱き，自信を喪失することがあるので，母乳哺育が困難な場合には母親がこだわらない，また母親にこだわりを押し付けないケアも重要である。

しており，妊産婦に対するケアを，①明らかに有効で役に立つ，推奨されるべきこと，②明らかに害があったり効果がないので，やめるべきこと，③十分な確証がないので，まだはっきりと勧めることができないこと，④しばしば不適切に使われたり，不適切に実施されること，の4つに分類している。

この指針は今までルーチンに行われてきたケアの見直しに気づかせてくれるもので，妊産婦や助産施設の個別の状況に合わせて，適切に実施されることが望ましい。

### 表1　赤ちゃんにやさしい病院認定のための世界共通規準（グローバルクライテリア）

1. 母乳育児について基本方針を文書にし，関係するすべての保健医療スタッフに周知徹底する。
2. この方針を実践するために必要な技能を，すべての関係する保健医療スタッフに訓練する。
3. 妊娠した女性すべてに母乳育児の利点と管理法に関する情報を提供する。
4. 産後30分以内に母乳育児が開始できるよう母親を援助する。
5. 母親に母乳育児の方法を教え，母と子が離れることが避けられない場合でも母乳分泌を維持できるような方法を教える。
6. 医学的に必要でない限り，新生児には母乳以外の栄養や水分を与えない。
7. 母親と新生児が一緒にいられるように，24時間母子同室を実施する。
8. 新生児が欲しがるときに欲しがるだけの授乳を勧める。
9. 母乳で育てられている新生児に人工乳首やおしゃぶりを与えない。
10. 母乳育児を支援するグループ作りを後援し，産科施設の退院時に母親に紹介する。

付記　母乳以外のものを補充する際の適切な医学的理由について

・母乳に加えて，あるいは母乳の代わりに食物や液体（母乳代替品や治療用の流動食など）を与える医学的適応がある場合は，それぞれの必要栄養量や消化吸収機能によって授乳計画が決定されるが，可能なときにはいつでも母乳（搾母乳）が推奨される。

☆出生体重1,500g未満の極低出生体重児，もしくは在胎32週未満の早産児
☆重篤な低血糖を起こす可能性のある高度の子宮内発育不全児，あるいは低血糖の治療を必要としていて，直接授乳の回数を増やすか搾母乳を与えても低血糖が改善しない児

### 表2　母乳哺育実践のための知識と指導（不安のない，楽しい生活を維持するための10項目）

1. 初乳には感染防止物質が豊富に含まれている（早期頻回授乳，30分以内）。
2. 生後2週間は不規則でも強く泣く度に授乳する（糖水は与えない）。
3. 覚醒後30分は気軽に遊ぶ（オムツを取り替え，抱いて，目をみて，話しかけ，手をつないでうつぶせ遊び，その後に授乳する）。
4. 生後2週頃は2〜3時間間隔の授乳が普通（1日8〜12回欲しがる）
5. 乳房の張りと分泌量とは関係ない（子どもの啼泣・吸啜で張る）。
6. 生後2週まで完全母乳のみで80％以上の確立が期待できる（不安があれば，電話相談か外来受診して理解・納得する，考えない）。
7. 母乳授乳後の排気（ゲップ）は少ない（寝ている子どもを起こさない）。
8. 母親は三度の食事がおいしいか否か（牛乳は0〜2本で十分）。
9. 断乳に関する考え方
   1) 栄養学的断乳：6〜9か月（母親の皮下脂肪は枯渇し妊娠前の体重に戻る）
   2) 心理学的乳離れ：2〜3か年（母乳をなめたり，いじったりして子どもは不安を解消）
10. 哺育行動は優しく・目をみて・ゆっくり（よそ見はしない，上の子どもにも寛大に）。
    母乳の利点である①感染防御的，②栄養学的，③心理学的利点を理解し実践する。

（南部春生：正期産児の栄養法．小川雄之亮，他編，新生児学，第2版，p.376，メディカ出版，2000）

（我部山キヨ子）

# V 出生前後の児のアセスメントと診断法

## 1 分娩によって胎児が受ける影響

### a 胎動

妊娠中活発であった胎動は，分娩間近になると次第に減少し，分娩が開始されると激減する。

### b 胎児心音の変化

胎児心音は，胎児の状態を知るうえで最も有力な指標となる。したがって常に胎児心拍の監視を怠ってはならないが，その際注意すべきことは，心拍数・緊張度および規則性である。

陣痛発作時には胎児心拍はその数が減少し，間欠時には回復する。その生理的変動範囲は120～160拍/分である。早発・遅発・変動一過性徐脈や，胎児心拍数基線細変動消失の出現に注意する。

### c 血液性状，特にその酸塩基平衡

胎児はもともと妊娠中から低酸素状態にあるが，分娩時には子宮収縮による子宮・胎盤の血行障害や臍帯血管の圧迫などが原因して，その程度が強まる。さらに胎児心臓機能の低下も加わって母児間のガス交換が妨げられるので，胎児血は高度の低酸素症となり，また炭酸ガスおよび乳酸蓄積をきたし，その結果，酸塩基平衡（pH）は酸性側（アシドーシス）に近づく。しかし，血液中にはこのような変化を防止しようとする機構が備わっているから，正常分娩では胎児先進部から採取した血液でpH 7.30以上が確保されているが，これが7.20を下回ると胎児はきわめて危険な状態になると推定される。

### d 児頭の変形

児頭の応形機能および頭蓋骨の骨重積は，頭位分娩のほとんどにみられる現象である。変形の程度は頭蓋を構成する骨の硬さと各骨の連結の強弱に左右される。この頭部の変形は，分娩時の胎位・胎勢によってそれぞれ独特で，娩出した児頭の変形の仕方から逆に分娩時の胎位や胎勢が判断できる。

後頭位では，後頭が先進し，その方向に児頭が伸びるために，小斜径が短縮し大斜径が延長して，後上方に長い頭になる。これを長頭蓋という。

骨重積はまず左右の頭頂骨が互いに重なり合い，さらに前頭骨と後頭骨がその下に重なる。この骨重積の起こる場所は骨盤入口部であって，児頭が進入する際に後在の頭頂骨が岬角に圧迫されて少し扁平となり，その辺縁が前在頭頂骨の下に重なるようになる。したがって，この骨重積は胎位・胎向によって一定しており，第1後頭位では右頭頂骨が左頭頂骨の上に重なり，第2後頭位では逆になる（図9-86）。児頭の変形は，分娩後数日，

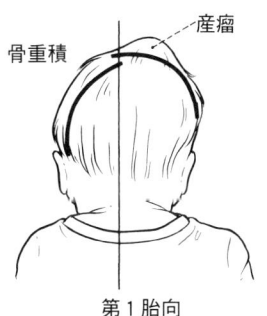

第1胎向
産瘤は右頭頂骨の後部を中心にできる

第2胎向
産瘤は左頭頂骨の後部を中心にできる

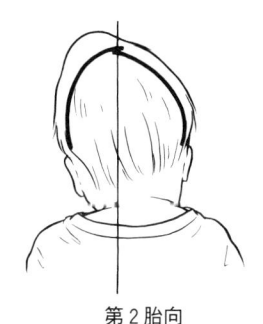

**図9-86 後頭部における骨重積と産瘤の部位**

### e 産瘤と頭血腫

産道内に進入した児頭先進部は，産道により直接圧迫されるが，ことに子宮口縁付近およびそれ以下の産道壁と密接する部分はたえず輪状に強く圧迫され，その部分の血行が障害される。その結果，その接触帯のなかの圧迫の少ない先進部は強いうっ血を生じ，毛細管は拡張して血漿が染み出し，その部の皮下結織内に血性漿液性浸潤による柔らかい腫瘤を形成する。これを産瘤といい，頭部に生じたものを頭瘤，顔面を面瘤，殿部を殿瘤という。

産瘤の大きさは，産道の抵抗の程度を示すもので，初産婦では大きく，経産婦ではほとんど認めない。また，分娩経過中に産瘤が急激に増大することは，胎児に危険が迫っている徴候とされる。産瘤は分娩後速やかに吸収されて，通常1〜2日の間に消失する（図9-87）。

その他に，分娩時の侵襲によって頭血腫や帽状腱膜下出血なども起こることがあり，これらの鑑別は表9-39に示した。

## 2 胎外生活の適応と健康支援：出生直後の新生児の生理

### a 目標

できるだけ早期に気道を確保し，呼吸の確立を図り，新生児の体外生活への適応を促すことが重要である。新生児が呼吸運動を開始するのは，次のような理由による。

①胎児が娩出されると，臍帯を切断する前に，子宮収縮や胎盤の一部剝離などで胎盤血行障害が起こり，新生児の血液内には炭酸ガスが増加する。この炭酸ガスが新生児の延髄呼吸中枢を刺激して，肺呼吸運動を起こす。

②胎児が産道を通過するとき，胸部が圧迫され，気道と肺のなかの液体は鼻から流れ出る。産道外に出ると肺が弾性で膨らみ，空気が肺胞内に入り，第1呼吸を開始する。

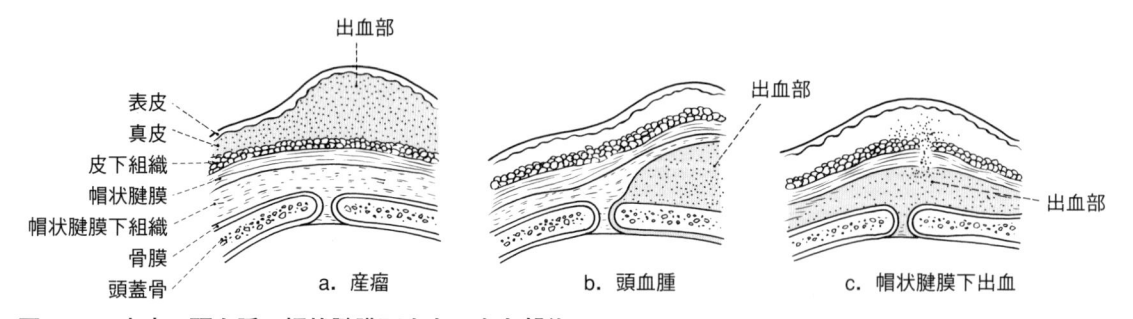

図9-87 産瘤，頭血腫，帽状腱膜下出血の出血部位

表9-39 頭部腫脹の鑑別

| 産瘤 | 頭血腫 | 帽状腱膜下出血 |
|---|---|---|
| ・産道通過の際の先進部に生じる。浮腫性腫脹 | ・頭蓋骨と骨膜との間に生じた血腫 | ・帽状腱膜と骨膜との間の出血 |
| ・分娩直後に最も明瞭に出現する。 | ・分娩直後は不明瞭であるが，生後数時間を経て気づき，2〜3日で著明となる。 | ・生後12〜24時間後に出現，24時間前後で最大となる。 |
| ・24〜36時間後には消失 | ・数週間消失しない。 | |
| ・先進部に一致し，縫合をまたがることがある。 | ・縫合や泉門をまたがることはない。 | ・腫脹の範囲が広く，有髪部全体に及ぶことがある。 |
| ・1つ | ・数個できる場合もある。 | |
| ・波動はない。 | ・波動がある。 | ・眼窩上縁，耳介後部に青色着色をみる。 |
| | ・鉗子や吸引分娩に多い。 | ・吸引分娩に多い。 |

③分娩後に受ける寒冷刺激が呼吸中枢を刺激して，呼吸運動が起こる。

### b 気道の確保

#### 1）顔を拭く

新生児は鼻骨の化骨化が不十分なので，出生直後に顔をガーゼで拭きおろすと，外鼻腔内にある羊水は外に押し出されてしまう。児頭娩出直後，すなわち第4回旋が終わった頃，ガーゼで顔を拭いた後，吸引カテーテルで鼻腔を吸引することができればもっとよい。

#### 2）鼻腔の羊水吸引

新生児は顔を拭いてしまうと，鼻腔内にはごくわずかな羊水しか残っていないので，鼻腔内の吸引は一側1秒ぐらいの短時間で十分である。また，吸引カテーテルは鼻孔から1cm挿入して，すぐ引き上げる。

#### 3）口腔および咽頭の羊水吸引

鼻腔が終わったら，すぐに示指で新生児の舌を押さえ，少し顔を横に向けるようにして，羊水のある部位を自分の眼で確認して，口腔内の羊水を吸引する。気道内の羊水の排出には側臥位が有効で，吸引時間は2〜3秒間あれば十分である。

#### 4）呼吸誘発のための刺激

呼吸誘発のための刺激として，新生児の足蹠を持ち上げて足を伸ばし叩打する方法や，脊柱を上へすりあげる方法が行われる。この2つの方法の原理は同じで，脊柱を上へ刺激が走ると，新生児では吸気中枢が刺激され，吸気が起こるという神経反射を利用したものである。この神経反射は吸気のみを刺激するので，続けて何回も行わないように注意する。

①足蹠を叩打する方法（図9-88）：新生児の足を持ち，上へ持ち上げて足を伸ばし，足蹠を叩打する。この刺激は足から脊柱に伝わって上行し，吸気中枢が刺激されるので，新生児に吸気が出現する。しかし仮死新生児は，吸気が起こってもそれが呼気中枢への反応としてなかなか届かず，呼気が起こるのに少し時間がかかる。したがって，1回目の吸気が弱いので，もう1回刺激したいときは，少し間をおいて呼気が起こった後に叩く必要がある。その理由は，2回続けてこの刺激を行うと，新生児には2回続けて吸気が起こり，肺気腫の状態になり，チアノーゼがいっそう強くなることがあるからである。

②脊柱をこすり上げる方法（図9-89）：新生児を横に向けて，示指と中指で脊柱をゆっくりと上へこすり上げる。この手技は1回目の呼吸が出現したのに，その後がうまく続かないようなときに行うとよい。

これらの呼吸誘発のための刺激は，続けて行うことは意味がないので少し間をあけて行い，それで効果がないようならば，別の方法を施行する。

#### 5）胃内容の吸引

新生児は胎内で羊水を嚥下しており，このため膨隆する胃は隣接する肺を圧迫して，その拡張を妨げる原因となる。そのため，胃内に貯留している羊水を吸引除去する。この操作は食道の確認にもなり，内容除去は吐物誤嚥の危険を減らす。また，初期嘔吐を防止し，粘液性胃炎の発生率も減

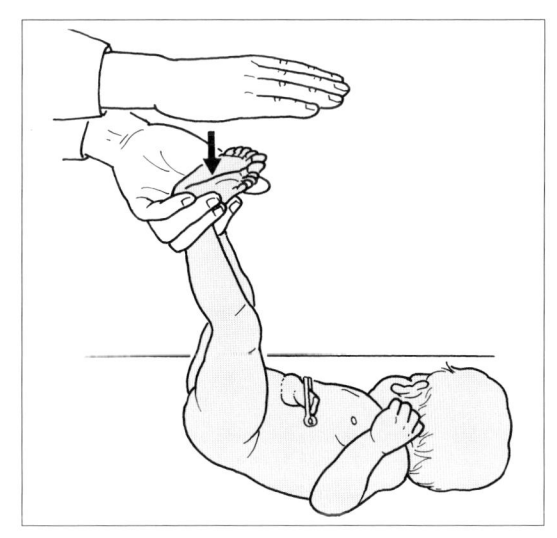

図9-88 足蹠を叩打する方法

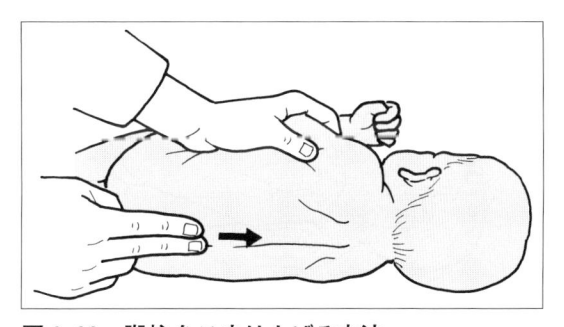

図9-89 脊柱をこすり上げる方法

少する。透明なカテーテルなら，胃内容の逆流がみえて操作しやすい。吸引カテーテルは，弾力性のある柔らかいカテーテルを選ぶ。陰圧の調節（−20 cm/H₂O）に留意し，吸引中は呼吸ができないので手早く行う。また，吸引内容がカテーテルに詰まりやすいので，滅菌水や重曹水で洗浄しながら行う。胃までのカテーテルの長さは，図9-90のようにして測るとわかりやすい。

吸引に際し，鼻咽頭深く強く吸引すると，咽喉頭痙攣や迷走神経の刺激による無呼吸を起こすことがあるので注意する。吸引時の体位は，気道を効果的に確保するために，図9-91のように，仰臥位にて頭を後方にそらし，頸部をやや水平の状態にする。または肩甲をやや挙上して頸部を伸展させてもよい。

#### 6) 新生児の呼吸状態の評価

新生児の呼吸障害を点数化したのが，シルバーマン・スコアである。表9-40のように，5つの徴候よりなり，それぞれ0〜2点の得点を与え，合計点によって呼吸障害の程度を評価する。点数が多くなるほど呼吸障害の程度が高い。

### c アプガール・スコア

新生児の状態を出生後1分と，その後正常になるまで測定する。

#### 1) 評価（表9-41）

1分後は新生児の最も状態の悪いときと一致し，かつ臍帯の処置，吸引，全身の簡単なチェックなどに要する時間を考慮して，実用的な時間である1分後を選んでいる。

- 8〜10　正常
- 5〜 7　軽症仮死 ┐
- 3〜 4　中等度仮死 ├ 新生児仮死
- 0〜 2　重症仮死 ┘

#### 2) 採点の低い場合

5分後の評価および10点になるまで改善状況を観察し，記録する。出生5分後のアプガール・スコアの値が，出生後1分値より新生児の予後を

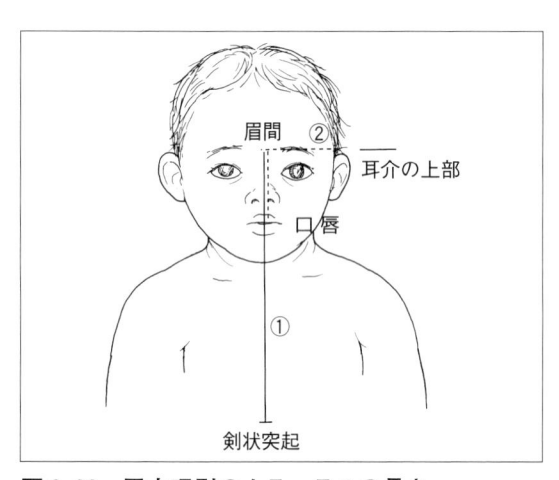

**図9-90　胃内吸引のカテーテルの長さ**

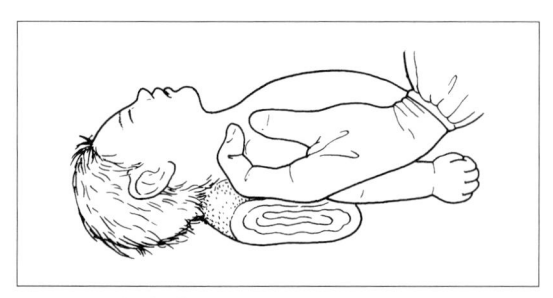

**図9-91　気道確保のための体位**

**表9-40　シルバーマン・スコア**

| 徴候 | 0 | 1 | 2 |
|---|---|---|---|
| 胸と腹の運動の協調 | 同時 | 時間的にずれる | 上下運動（シーソー呼吸） |
| 肋間腔の陥没 | 欠如 | 軽度 | 吸気時著明 |
| 剣状突起の陥没 | 欠如 | 軽度 | 著明 |
| 下顎の沈下 | 動かない | 下顎が下がり口唇を閉じる | 下顎が下がり口唇を開く |
| 呼気のうなり声 | 欠如 | 聴診器で認める | 著明 |

**表9-41　アプガール・スコア**

| 出生1分後　アプガール・スコア | | | 点 |
|---|---|---|---|
| 出生5分後　アプガール・スコア | | | 点 |

| 点数＼項目 | 0点 | 1点 | 2点 |
|---|---|---|---|
| 心拍数 | 無 | 100以下 | 100以上 |
| 呼吸 | 無 | 不規則 | 強く啼泣 |
| 筋緊張 | 弛緩しだらり | 四肢軽度屈曲 | 四肢運動活発 |
| 反射 | 無 | 顔をしかめる | 咳またはくしゃみをする |
| 皮膚色 | 全身蒼色全身チアノーゼ | 四肢チアノーゼ | 全身紅色 |

大きく反映する。

### d 臍帯結紮および切断

吸引が終わり，第1呼吸がみられたら臍帯を切断する。早期に保温性のある所に保護することが，児の体外生活適応を促すのに重要である。また，新生児仮死蘇生術を施行するような場合には，第1呼吸開始よりもっと早期の臍帯切断も必要になることがある。

#### 1) 臍帯結紮の時期

臍帯結紮の時期は，従来は胎盤から児への血液の移行を考え，臍帯拍動停止後であった。拍動停止まで結紮を行わないと，新生児は胎盤から40〜60 mlの余分な血液の供給を受けることになるとされているが，もともと新生児は娩出後20秒以内に，胎盤血液の全量を受容すると考える人もいる。

すなわち晩期結紮群（出生後5分以上）では，
①多量の胎盤輸血が行われる，
②左室機能が悪化する，呼吸器系は晩期結紮群では肺循環血液量の増大による肺動脈圧の上昇が$PO_2$の低下と$PCO_2$の上昇をきたしやすい，
③児の呻吟を起こしやすい，
ことが報告されている。

したがって，近年は新生児の生理的呼吸・循環機能の面から早期結紮が行われている。

#### 2) 臍帯結紮と切断の方法

臍帯結紮には次の方法がある。いずれも結紮の2時間後，臍出血の有無を観察しなければならない。新生児の30 mlの出血は成人の600 mlの出血に該当するので，特に臍帯結紮糸を使用した場合は，臍帯の切断面からの出血の有無を十分に観察することが必要である。

##### ❶臍帯クリップを用いる方法

①臍帯は拍動停止を待たず，臍輪部から7〜10 cmぐらいの所を，コッヘル止血鉗子で挟み止血する。

②臍輪部から1.5〜2 cmの部位を，別のコッヘル止血鉗子で軽く圧挫し，この部分を臍帯クリップで止める。臍帯に浮腫がある場合には，その部位を避けて装着する。臍帯が正しくクリップの中央部に挟まれているかを確認し，クリップの先端を押さえてしっかりと装着する。

③左手の親指，示指，中指との間に臍帯を挟み，児体を傷つけないように湿綿を当て，その上から装着部より母体側に1 cmの部位を圧挫するように切断する。

④切断面を湿綿で包み，左右の親指，示指で圧挫して，結紮部から断端部間に残存する血液を排除し，臍帯血管の数を確認する。

⑤切断面をイソジン液などで消毒する。

##### ❷絹糸を用いる方法

①臍帯クリップによる結紮と同様に，臍輪部から7〜10 cmぐらいの所をコッヘル止血鉗子で止血する。

②結紮部をあらかじめ圧挫し，その部位の下に絹糸（8〜10号絹糸）をくぐらし，術者の示指上で交差させ，上側に重ねたひもの端を術者の左親指で，下側にくぐらせて向こうに押しやり，もう一度手前より重ねて外科結びを行う。

③両示指に絹糸を巻き付け，結び目から1〜2 cmのところを両親指で押さえて，力のかげんを調節しながらしっかりと締める。あまりに大きな力で締めると，臍帯断裂を起こすことがあるので注意する。

④臍帯を裏返して，もう一度，同様の手順で結紮を行う（第1結紮）。

⑤第1結紮より0.5 cm母体側を同様に行う（第2結紮）。

⑥結び残りの2つの絹糸をまとめて処理する。

⑦臍帯切断は児を損傷することがないように，前述のように切断部を左手掌のなかにおさめ，さらにガーゼまたは湿綿で保護して行う。

##### ❸真田ひもを用いる方法

手技は絹糸の場合と同じである。ただし，第2結紮は行わないことも多い。絹糸や真田ひもを用いた場合は，臍帯の水分が減少してくると，臍帯結紮部がゆるんで出血することがあるので，特に24時間までは臍出血に注意する。真田ひもは沐浴時の湯やオムツの水分を容易に吸収して乾燥しにくいため，臍帯の乾燥を遅らせ，臍脱を遅延させることもある。

この他に，臍帯結紮用のゴムバンドも使用されている。いずれも，臍輪部から約3 cmの部位を切断する。一方，Rh不適合妊娠や間接クームスが上昇している産婦などで交換輸血が必要な場合

は，臍帯を 7～10 cm ぐらい残し，生理食塩水に浸したガーゼなどで覆い乾燥を防ぐこともある。

### e 新生児識別法

母児標識とは，母体と新生児を同時に識別できるような標識をいい，新生児の取り違え防止や災害時での母子識別のために用いられる。標識は，第一次標識と第二次標識の 2 種類以上を付ける。

#### 1）分類

①第一次標識は，母と新生児が分離する前に行われる。簡単な番号札のようなものが多い。

②第二次標識は，新生児の計測終了後に行う。これはネームバンド形式のものが多く，これには母の名前，出生年月日と時間，性別などが記入されている。新生児の識別標識と性は，分娩室で母親に必ず確認させなければならない。

#### 2）識別方法

①ネームバンドを手首または足首に付ける。
②プラスチックのカードなどに姓名を記入し，手首か足首に付ける。
③大山氏液で，足底，下肢の一部または産着に姓名を書く。
④産着に名札を付ける。
⑤足紋をとる。

#### 3）母児標識装着上の注意

①第一次標識は，胎児娩出前に母体用・新生児用の 2 つを母体に装着しておき，胎児娩出直後で臍帯切断前に新生児の標識を母体からはずして新生児に装着するのを原則とする。

②第二次標識は，出生後の新生児処置後，できるだけ早く装着し，記入した内容を再確認する。

③分娩後，必ず母親と助産師は同時に，装着している母児標識を確認する。母親の確認が不可能なときは，夫などの家族の確認を取ることが必要である。

④1 つは取りはずし不可能な標識を装着し，入院中にはずしたりすることがないように指導する。

⑤退院のときは，母親，新生児標識ともにすべて装着したままで自宅まで帰る。はずし方は，退院時に指導する。

⑥母児標識は簡単にはずれないものが良いが，新生児の皮膚に損傷を与えないように注意する。

### f 沐浴

近年，出生直後の沐浴は新生児の体温下降を招き，一般状態を悪化させるということで清拭だけですませる施設もある。出生体重や出生時の一般状態により，沐浴にするか，清拭だけにするかを判断する。一般に未熟児や仮死出産で状態の悪い場合には沐浴はしない。出生直後の沐浴は，羊水や血液を流すことを目的とし，時間をかけないことが重要である。

### g 保温

出生前，胎児は母体の深部温度に相当する高温環境におかれているため，正常な状態では胎児体温は母体体温よりも 0.3～0.5℃ 高い（図 9-92）。しかし，出生直後に児が分娩室の温度環境にさらされると，羊水に濡れた体表から急速に気化熱が奪われ児の熱産生機能が不十分なことなどから，児の体温は急速に低下する。

出生直後はできるだけ低体温を防止し，体温の安定を図ることが大切である。蒸発・輻射・対流による熱喪失を防ぐため，まず乾いた暖かい布で手早く羊水を除去し，観察や諸計測は手早く丁寧に行い，新生児への侵襲を最小限にし，かつ露出を最小限にして保温に留意し，胎外生活への適応を図る（図 9-93）。

①分娩室の室温は 25℃ 以上にする。
②出生直後や新生児の着衣などが濡れた場合はすぐに交換し，あらかじめ乾燥した温めたものに

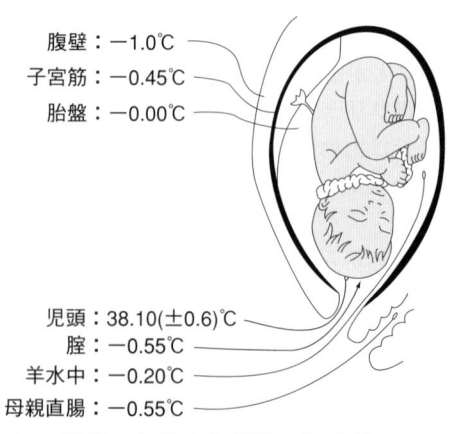

腹壁：-1.0℃
子宮筋：-0.45℃
胎盤：-0.00℃

児頭：38.10(±0.6)℃
腟：-0.55℃
羊水中：-0.20℃
母親直腸：-0.55℃

図 9-92　胎児と母親の各部位の温度差（Walker ら）

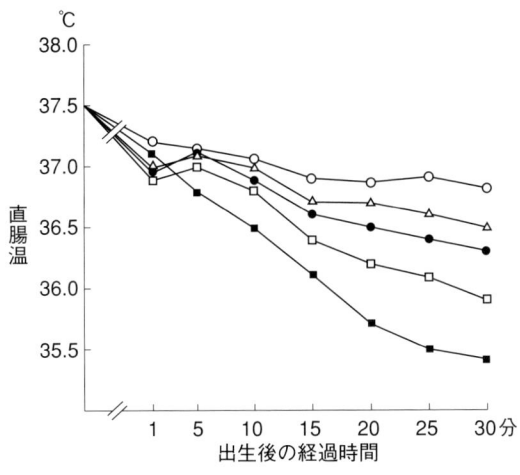

図 9-93　生後 30 分間における新生児の直腸温の変化(Dahm LS, James LS : Newborn temperature. Pediatrics 49 : 504, 1972)

- ■ 室温で身体は濡れたまま
- □ 室温で身体の水分を拭き取り，乾いている
- △ 身体の水分は拭き取り，おくるみでつつむ
- ● ラジアント・ウォーマー下で身体は濡れている
- ○ ラジアント・ウォーマー下で身体は乾いている

交換する。

## h 身体各部の観察および計測

新生児の計測や処置は，ラジアント・ウォーマーの下で行う。

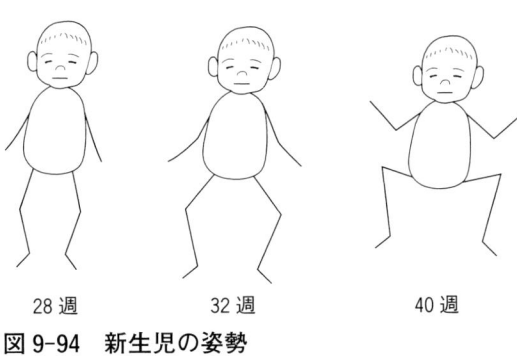

図 9-94　新生児の姿勢

### 1）観察

頭部から足先まで細かく観察し，外表奇形や異常の有無を点検する。

① 姿勢（図 9-94）
② 皮膚：色，紅斑，血管腫
③ 頭部：産瘤，骨重積，血腫の有無
④ 顔面：奇形，麻痺の有無，特に眼球や口腔内，耳孔などみえにくい場所に注意する。
⑤ 頸部：鎖骨骨折
⑥ 胸部：胸郭異常
⑦ 腹部
⑧ 上肢：骨折，麻痺，指の奇形
⑨ 下肢：骨折，脱臼，奇形など
⑩ 外陰部：性器異常，鎖肛

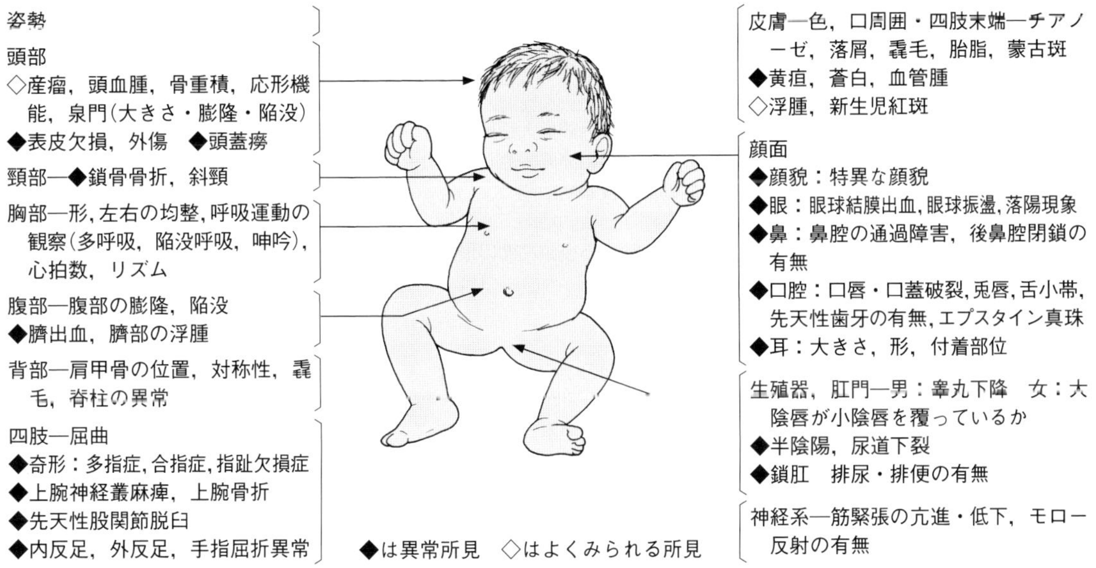

---

姿勢
頭部
　◇産瘤，頭血腫，骨重積，応形機能，泉門（大きさ・膨隆・陥没）
　◆表皮欠損，外傷　◆頭蓋癆
頸部—◆鎖骨骨折，斜頸
胸部—形，左右の均整，呼吸運動の観察（多呼吸，陥没呼吸，呻吟），心拍数，リズム
腹部—腹部の膨隆，陥没
　◆臍出血，臍部の浮腫
背部—肩甲骨の位置，対称性，毳毛，脊柱の異常
四肢—屈曲
　◆奇形：多指症，合指症，指趾欠損症
　◆上腕神経叢麻痺，上腕骨折
　◆先天性股関節脱臼
　◆内反足，外反足，手指屈折異常

皮膚—色，口周囲・四肢末端—チアノーゼ，落屑，毳毛，胎脂，蒙古斑
　◆黄疸，蒼白，血管腫
　◇浮腫，新生児紅斑
顔面
　◆顔貌：特異な顔貌
　◆眼：眼球結膜出血，眼球振盪，落陽現象
　◆鼻：鼻腔の通過障害，後鼻腔閉鎖の有無
　◆口腔：口唇・口蓋破裂，兎唇，舌小帯，先天性歯牙の有無，エプスタイン真珠
　◆耳：大きさ，形，付着部位
生殖器，肛門—男：睾丸下降　女：大陰唇が小陰唇を覆っているか
　◆半陰陽，尿道下裂
　◆鎖肛　排尿・排便の有無
神経系—筋緊張の亢進・低下，モロー反射の有無

◆は異常所見　◇はよくみられる所見

図 9-95　全身の観察

⑪背部
⑫神経系：筋緊張の有無，反射

以上の部位を順序よく観察する。異常を認めた場合は，医師に報告し精査を受けるとともに，母親に悟られない配慮も必要である。図 9-95 に観察部位と観察内容を示した。

### 2) 計測

観察もれがなく，手早くしかも正確であるためには，一定の手順を決めて実施する。原則として，新生児の体温下降を防ぐために，できるだけ露出を防ぎ，裸にしている時間を少なくする。

①体温，脈拍，呼吸の測定
②体重，身長の測定
③胸囲，肩幅，肩周囲，腰囲の測定
④児頭計測（図 9-96, 97）

それぞれの測定部位は表 9-42 の通りである。

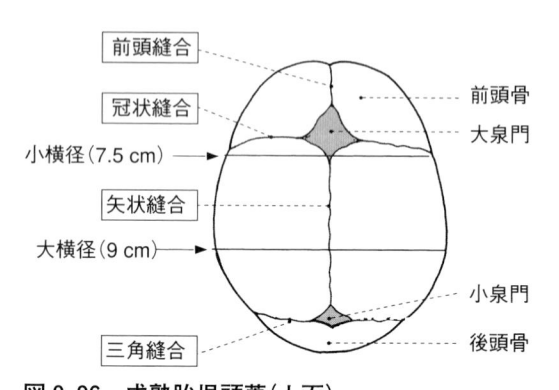

図 9-96 成熟胎児頭蓋（上面）

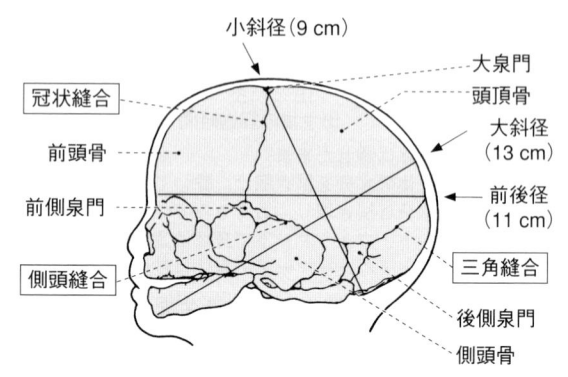

図 9-97 成熟胎児頭蓋（側面）

表 9-42 児の身体諸計測

| 項目 | 平均値 | 測定部位・方法 | 留意点 |
|---|---|---|---|
| 体重 | 男：3.2 kg<br>女：3.1 kg | ・児の羊水・血液を拭い，児を布にくるんで，静かに秤にのせる。 | ・秤に清潔な布を敷き目盛りを0に合わせておく。<br>・秤の動きがおさまった時期に，正確に測定する。 |
| 身長 | 50 cm | ・児の顎を引き頭部を固定し，首および両足を伸ばして，かかとを身長計に直角に正しくつけて測定 | ・膝関節を伸ばして固定する。<br>・股関節脱臼を予防するために，短時間で行う。 |
| 小横径 | 7.5 cm | ・左右冠状縫合間最大距離 | ・仰臥位にて測定 |
| 大横径 | 9 | ・左右頭頂骨結節間距離 | 〃 |
| 前後径 | 10.5〜11 | ・眉間から後頭結節間 | ・側臥位にて測定 |
| 小斜径 | 9 | ・大泉門から後頭結節下方の項 | 〃 |
| 大斜径 | 13〜14 | ・頤部先端から後頭結節の最大距離 | 〃 |
| 前後径周囲 | 33〜34 | | 〃 |
| 小斜径周囲 | 32 | | 〃 |
| 大斜径周囲 | 35〜36 | | 〃 |
| 大泉門 | 2.2 | ・菱形の対面の中心点を結ぶ線 | ・仰臥位にて測定 |
| 頭髪の長さ | 2〜3 | | 〃 |
| 肩幅 | 11〜12 | ・左右大結節間距離 | 〃 |
| 肩囲 | 35 | ・肩甲周囲 | 〃 |
| 胸囲 | 34 | ・乳頭直上部の周囲 | 〃 |
| 腹囲 | | ・臍輪を入れた距離 | 〃 |
| 殿幅 | 9 | ・左右大転子間距離 | 〃 |
| 腰囲 | 27 | | 〃 |

V 出生前後の児のアセスメントと診断法　313

### 3）着衣

出生直後の処置や計測が終了すると，衣服を着せる。衣類は温めておき，新生児の手足の運動を妨げないように，股オムツは股関節脱臼の予防のために，自然の姿勢を維持して当てる。

### i 点眼

産道を通過する間に淋菌の感染を受け，淋菌性膿漏眼から失明することがある。それを防止するために1％硝酸銀を点眼する。これは軽い化学的火傷を起こし，それが結膜の細菌に対する抵抗力を低下させ，新生児結膜炎を誘発することがあるので，最近は抗生物質の軟膏の点眼を行う施設も多い。また，点眼は生後30分以内に行わなければならない。点眼は刺激になるので，母親との対面後にすることが望ましいが，その場合には点眼時間に注意する。

### j 親子の相互作用

母親に対面させる時期は一定していないが，異常がなければできるだけ早く対面させることが望ましい。分娩が同時刻に2人以上だった場合には，児の取り違いのないように，必ず母子分離の前に標識をつけ，母親に確認させることが重要である。母親との対面では出生時間，性別，体重，身長などを知らせ，名札を確認させる。また，新生児室への預かり，授乳開始時期や面会時間についても知らせておく。母親の分娩後の処置が終了後，新生児をしっかりと抱かせ，直接授乳を試み，母性意識の高揚を図る。

一方，出産経験のない母親は，まだ洗っていない自分の子どもをはじめてみるときには失望感を

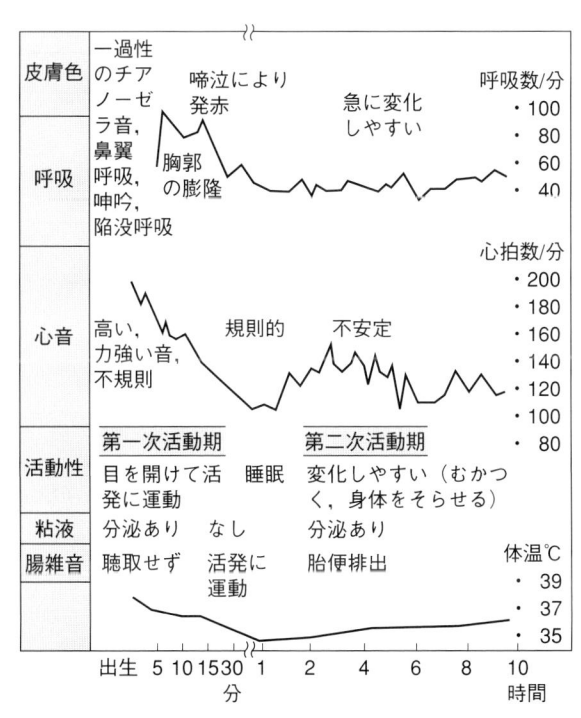

図 9-98　正常新生児にみられる生後10時間の生理学的諸変化（Desmond）

表 9-43　分娩第4期における母親の反応の観察

母親名　　　　　　　　　　　
　　　該当する反応に○印をつけて下さい。

**言語性反応**
1. ベビーを名前で呼ぶ。
2. 情愛のこもった単語でベビーを呼ぶ。
3. ベビーの美しさと現実的な欠点について意見をいう。
4. ベビーの性別についての不満を口にする。
5. ベビーを"それ"と呼ぶ。
6. 不幸せな，あるいはしかるような口調をする。
7. ベビーが完全かどうかを夫や看護師に質問する。
8. ベビーについて語る。
9. そっけなく答える。
10. 難産についてこぼす。
11. ベビーについて語らない。
12. ベビーを新生児室へ連れて行くように頼む。
13. 自分自身の不快について，かなりの助けを求める。

**非言語性反応**
1. ベビーの方を向き，手をさし伸べる。
2. ベビーを抱きしめて触れる。
3. ベビーに向かって笑う。
4. ベビーにキスをする。
5. ベビーの衣服を脱がせる。
6. ベビーに触れない。
7. ベビーをみない。
8. ベビーを押しやる。
9. 顔と腕を緊張させる。
10. 薬のためでなく眠たがる。
11. ベビーから顔をそむける。
12. 夫・看護師・訪問客から顔をそむける。
13. 積極的に夫と視線を交わし，積極的な感情を抱く。
14. 夫・看護師・訪問客への無反心。
15. 不幸げに泣く。
16. 夫の手を握る。
17. ベビーに母乳を与える。

分娩室においてベビーについてなされた母親の最初の言葉

（尾島信夫監訳：新臨床看護学体系，母性看護学，p.303，医学書院，1984）

覚えることがあるので，沐浴前にみせるときも，血液などは布で拭き取ってみせたり，抱かせたりすることが重要である。**表 9-43** は，分娩第 4 期における母親の新生児に対する反応を示したものである。

新生児は出生後 1 時間以内は覚醒期にあるので（**図 9-98**），この時期に早期の親子対面を図り，母親・父親であることの喜びと誕生の神聖さをじっくりと実感できるように配慮することが重要である。したがって，父親が来院しているような場合は，夫立ち会い分娩でなくとも，父親も分娩室に入室させ，分娩後 30 分前後は，新生児と両親を一緒にしておくことが望ましい。出生早期から接触が開始されることは，新生児と両親の愛着の発達に効果的であり，親子関係・夫婦関係を円滑にする。

## 3 新生児の成熟度診断

新生児の成熟度診断の目的は，在胎期間に見合った身体的発育か否かを客観的に評価し，臨床的問題を査定することにある。診断方法には，次のようなものがある。1995 年からわが国でも，国際疾病分類/第 10 版(ICD-10)が採用されているので，それに基づいて記述する。

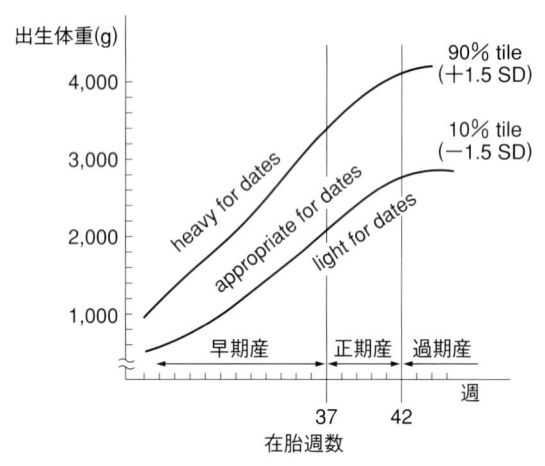

**図 9-99　胎児発育線上からの新生児の分類**

**表 9-44　新生児の分類**

| 分類法 | 名称 | 基準・特徴 |
|---|---|---|
| 在胎期間による分類 | ・超早(期)産児<br>・早(期)産児<br>・正規産児<br>・過期産児 | ・妊娠満 22 週以上～妊娠満 28 週未満で出生した児<br>・妊娠満 28 週以上～妊娠満 37 週未満で出生した児<br>・妊娠満 37 週以上～妊娠満 42 週未満で出生した児<br>・妊娠満 42 週以上で出生した児 |
| 出生体重による分類 | ・超低出生体重児<br>・極低出生体重児<br>・低出生体重児<br>・正常出生体重児<br>・巨大児<br>・超巨大児 | ・出生体重 1,000 g 未満の児<br>・出生体重 1,500 g 未満の児<br>・出生体重 2,500 g 未満の児<br>・出生体重 2,500 g 以上～4,000 g 未満の児<br>・出生体重 4,000 g 以上の児<br>・出生体重 4,500 g 以上の児 |
| 臨床所見による分類 | ・未熟児<br>・成熟児<br>・ジスマチュア児 | ・胎外生活に適応するのに十分な成熟度に達していない未熟徴候を備えた児<br>・胎外生活に適応しうる成熟徴候を備えた児<br>・胎内発育遅延児のうち，胎盤機能不全症候群の臨床所見を伴う児，皮膚が乾燥し，ひび割れて，しわも多く，痩せている胎内栄養不全型の児 |
| 胎児発育曲線による分類(図 9-99) | ・LFD(light for dates)<br>・SFD(small for dates)<br>・AFD(appropriate for dates)<br>・HFD(heavy for dates) | ・在胎週数に比して出生体重が軽い児で，出生体重のみが 10%tile 未満で身長は 10%tile 以上の児<br>・出生体重のみならず身長も 10%tile 未満の児，proportional IUGR を意味する。<br>・在胎週数相応の児で，出生体重が 10%tile から 90%tile の間に含まれる児<br>・在胎週数に比して出生体重が重い児，一般的には 90%tile 以上の児 |

V 出生前後の児のアセスメントと診断法　315

| 項目 | | 0点 | 1点 | 2点 | 3点 | 4点 | 5点 |
|---|---|---|---|---|---|---|---|
| 神経学的検査 | 姿勢 | 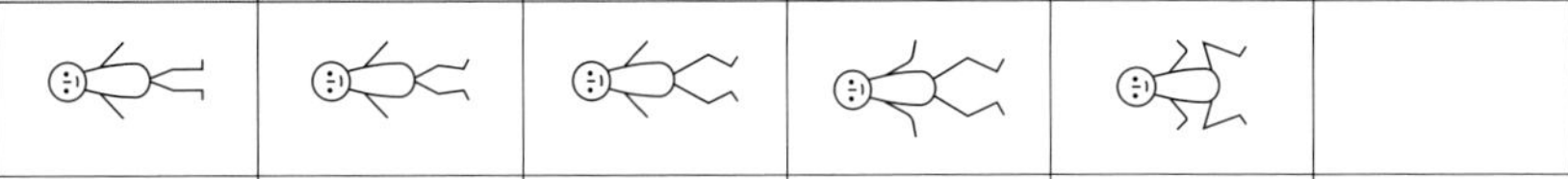 | | | | | |
| | 手の前屈 | 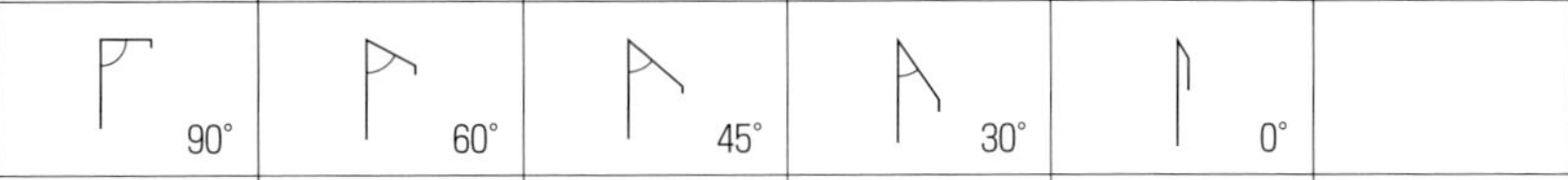 90° | 60° | 45° | 30° | 0° | |
| | 腕の反跳 | 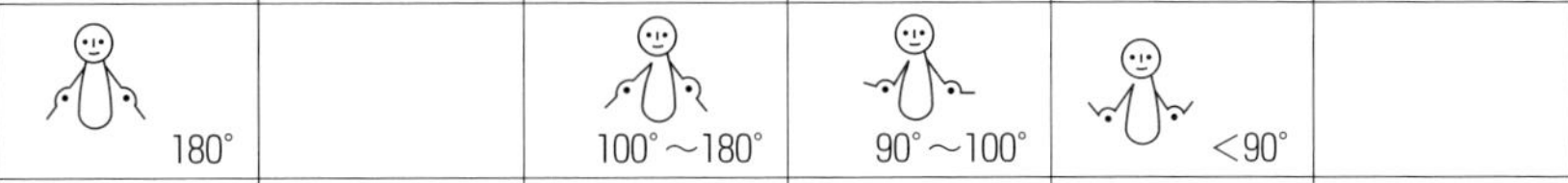 180° | | 100°～180° | 90°～100° | <90° | |
| | 膝窩角 | 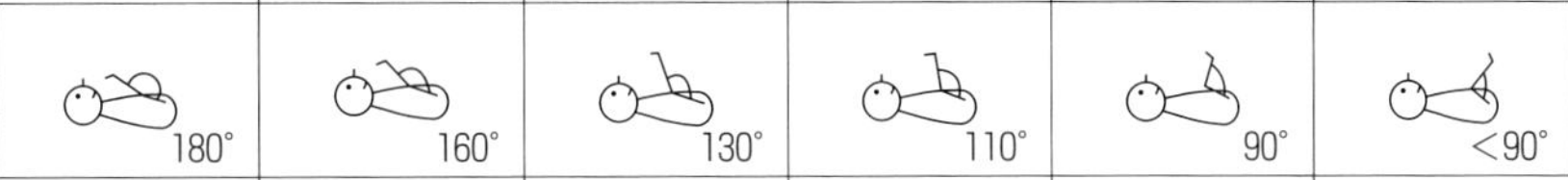 180° | 160° | 130° | 110° | 90° | <90° |
| | スカーフ徴候 | 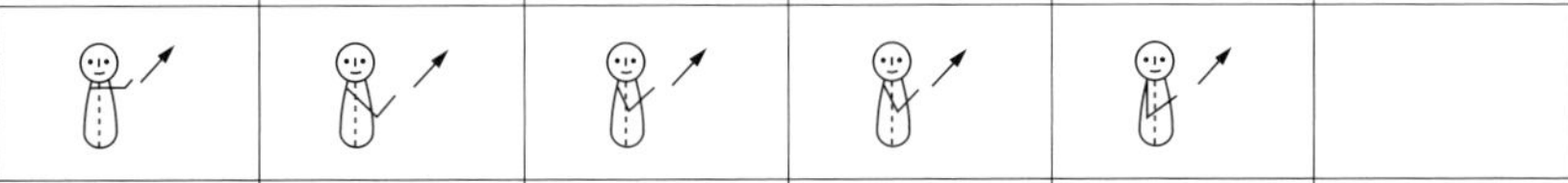 | | | | | |
| | かかと→耳 | 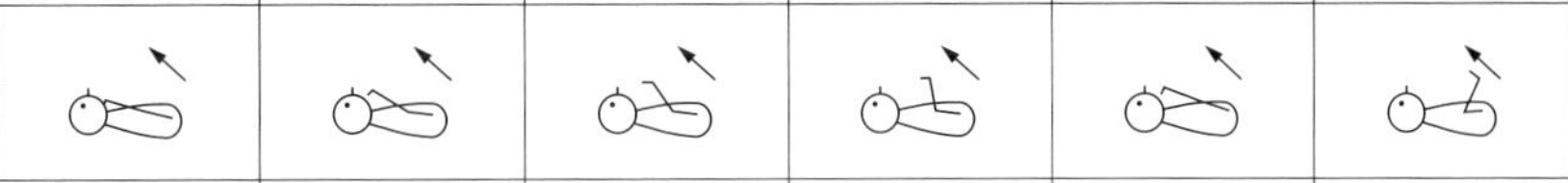 | | | | | |
| 身体外表所見 | 皮膚 | 膠様で暗赤色，透明 | 一様にピンク，静脈がよくみえる | 表皮の剝脱または発疹。静脈はわずかにみえる | 表皮の亀裂。体の一部は蒼く，静脈はほとんどみえない | 羊皮紙様。深い亀裂。血管はみえない | なめし皮様。亀裂としわが多い |
| | 毳毛（背部） | なし | 背中全体に多数密生 | まばら | 少ない　毳毛のない部分あり | ほとんどなし | |
| | 足底のしわ | なし | かすかな赤い線 | 前1/3より，狭い領域にはっきりした陥凹線 | 前2/3の領域に陥凹線 | 足底全体にしわ | |
| | 乳房 | ほとんど認めない | 乳輪は平坦乳腺組織を触れない | 乳輪は点刻状乳腺組織は1～2mm | 乳輪の辺縁隆起し，乳腺組織は3～4mm | 乳輪の辺縁はよく隆起し，乳腺組織は5～10mm | |
| | 耳 | 耳介は平坦で軟らかい。反跳的に元の形に戻らない | 耳介は少し内屈し軟らかい。ゆっくり元の形に戻る | 耳介はよく内屈，しかし軟らかい。反跳的に元の形に戻る | 耳介は十分に内屈し，硬い。瞬間的に元の形に戻る | 耳介軟骨は厚く，硬い | |
| | 性器（男児） | 睾丸下降なし陰嚢のしわを認めない | | 睾丸は下降陰嚢のしわはわずか | 睾丸は完全に下降陰嚢のしわは多い | 睾丸は完全に下降陰嚢のしわは深い | |
| | 性器（女児） | 陰核，小陰唇が突出 | | 大陰唇と小陰唇が同程度に出ている | 大陰唇が小陰唇より大きい | 大陰唇が陰核と小陰唇を完全に覆う | |

合計点数からの推定在胎週数

| 合計点数 | 週数 |
|---|---|
| 5 | 26 |
| 10 | 28 |
| 15 | 30 |
| 20 | 32 |
| 25 | 34 |
| 30 | 36 |
| 35 | 38 |
| 40 | 40 |
| 45 | 42 |
| 50 | 44 |

図 9-100　Ballard 法

## トピックス

# 分娩進行の促進

## 1. 分娩進行を正常に促進するためのケア

分娩進行は数々の要素で遅延する。分娩進行を正常に保つために，次のようなことを行う。

① 排尿を3時間おきに促す。
② 睡眠・休息を十分に取らせる。
③ 飲食を十分に摂らせる．特に一定の間隔で少量ずつ与えると良い。
④ 仰臥位ではなく，座位など自由な体位を取らせ，室内歩行などを促し，児が胎盤内に嵌入しやすくする。
⑤ 心身の安楽に努め筋肉のリラックスを促す。
⑥ 少なくとも24時間に一度は排便を促し，直腸を空虚にする。
⑦ 保温に努め，全身の血液循環を良くする。足部や腰部の温罨法も有効である。

これらについてはすでに詳述したが，微弱陣痛に陥った場合は，次のようなケアを行う。

## 2. 微弱陣痛時のケア

### 1) 分娩第1期の微弱陣痛

① 破水していない場合：母児双方に危険がない場合は，積極的な分娩促進法は行わず，上記のようなケアに努める。ただし，分娩第1期の末期で，かつ頭位でCPDのない場合は，児頭を骨盤入口内に陥入させるために，人工破膜による促進も考慮する。

② 破水している場合：感染を予防するために，抗生物質を与薬し，下記の陣痛促進法を行う。

### 2) 分娩第2期の微弱陣痛

陣痛促進薬を投与する。

## 3. 陣痛促進法

### 1) 陣痛促進の適応

陣痛が通常よりも弱い場合，必要ならば陣痛促進が行われる。微弱陣痛には原発性と続発性がある。陣痛促進を行う場合は以下のことを確認する。

① 子宮口が3cm以上開大している。
② CPDがなく，経腟分娩が可能である。
③ 胎児ジストレスの徴候がない。
④ 十分な羊水量がある。

### 2) 子宮収縮薬の種類

子宮収縮薬に対する子宮筋の感受性には個人差があるので，薬液量の調節が的確に行える持続静脈内点滴が経口薬投与よりも望ましい。陣痛促進に用いられる子宮収縮薬には，下垂体後葉ホルモン(オキシトシン)とプロスタグランディンがある。

① プロスタグランディン：妊娠末期における陣痛誘発，陣痛促進，分娩促進に用いる。子宮頸管

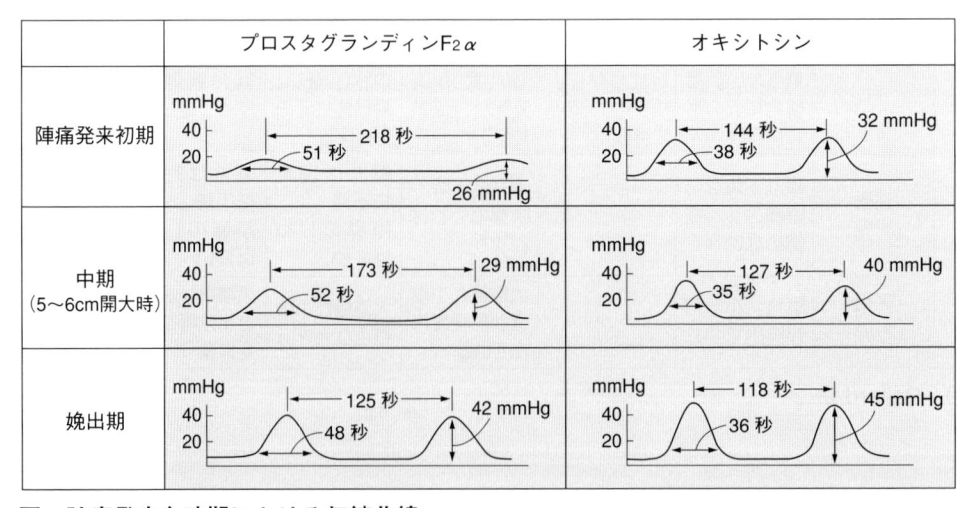

| | プロスタグランディン$F_2\alpha$ | オキシトシン |
|---|---|---|
| 陣痛発来初期 | mmHg 40/20, 218秒, 51秒, 26 mmHg | mmHg 40/20, 144秒, 38秒, 32 mmHg |
| 中期 (5〜6cm開大時) | mmHg 40/20, 173秒, 52秒, 29 mmHg | mmHg 40/20, 127秒, 35秒, 40 mmHg |
| 娩出期 | mmHg 40/20, 125秒, 48秒, 42 mmHg | mmHg 40/20, 118秒, 36秒, 45 mmHg |

**図　陣痛発来各時期における収縮曲線**
(坂田寿衛, 他：陣痛の促進法. ペリネイタルケア春季増刊, 分娩介助と周産期管理, 75, 1993)

の熟化作用があるので，頸管が熟化していない場合に用いる。自然陣痛に類似した子宮収縮が得られるが，半減期がオキシトシンよりも長いので，オキシトシンに比べて調節しにくい。経静脈投与ができるプロスタグランディン$F_{2\alpha}$が使用されるが，プロスタグランディン$F_{2\alpha}$の場合，点滴当初

### 表1　分娩異常の出現率と種類

| 異常の種類 | ①誘発群 n=16 人 | ①誘発群 n=16 % | ②促進群 n=34 人 | ②促進群 n=34 % | ③非使用群 n=105 人 | ③非使用群 n=105 % | p |
|---|---|---|---|---|---|---|---|
| 臍帯巻絡 | 7 | 43.8 | 6 | 17.6 | 30 | 28.6 | *（①vs②） |
| 前・早期破水 | 7 | 43.8 | 10 | 29.4 | 27 | 25.7 | |
| 羊水混濁 | 5 | 31.3 | 7 | 20.6 | 17 | 16.2 | |
| 胎児ジストレス | 5 | 31.3 | 15 | 44.1 | 27 | 25.7 | *（②vs③） |
| 出血多量 | 3 | 18.8 | 4 | 11.8 | 5 | 4.8 | |
| 会陰・腟壁・頸管裂傷 | 2 | 12.6 | 5 | 14.7 | 20 | 19.0 | |
| 分娩遷延 | 1 | 6.3 | 4 | 11.8 | | | |
| 過期産 | 1 | 6.3 | | | | | |
| 微弱陣痛 | 1 | 6.3 | 34 | 100 | | | |

注）重複あり　Fisherの直接確率検定　＊：$p<0.05$

（我部山キヨ子：陣痛誘発剤使用時の産痛の強度．日本助産学会誌 11(1)：17-24，1997）

### 表2　子宮収縮薬の留意点と副作用

| | プロスタグランディン$F_{2\alpha}$ | オキシトシン |
|---|---|---|
| 投与禁忌 | ・本剤に対して過敏症の既往のある患者<br>・気管支喘息またはその既往のある患者<br>・緑内障またはその既往のある患者<br>・骨盤狭窄，CPD，骨盤位あるいは横位などの胎位異常のある患者<br>・胎児ジストレス徴候のある患者<br>・帝王切開または子宮切開の既往のある患者<br>・骨盤腔内感染症の既往のある患者<br>・高血圧のある患者<br>・多胎妊娠，頻産婦の患者 | ・本剤に対し過敏症の既往のある患者<br>・CPD，全前置胎盤，常位胎盤早期剝離，過強陣痛，子宮切迫剝離または胎児ジストレスの場合 |
| 慎重投与 | ・心疾患のある患者 | ・胎児ジストレスの疑いのある患者<br>・妊娠高血圧症候群，心・腎・血管障害患者<br>・CPDの疑い，帝王切開および子宮手術の既往，前置胎盤，胎位・胎勢異常による難産<br>・軟産道強靭症<br>・多産婦 |
| 副作用 | ・過強陣痛：母体に過強陣痛，胎児に仮死徴候をきたすことがある。<br>・胃腸：悪心・嘔吐，下痢，胸部不快感，腹痛が現れることがある。<br>　循環器：時に血圧上昇および血圧下降，過性徐脈などの心拍異常，顔面紅潮などが現れる。<br>・呼吸器：喘鳴，呼吸困難，胸内苦悶など<br>・過敏症<br>・その他：頭痛・頭重，熱感 | ・ショック<br>・子宮：過強陣痛，弛緩出血<br>・胎児・新生児：胎児ジストレス徴候をきたすことがある。新生児黄疸の頻度が高くなるとの報告がある。<br>・循環器：不整脈，静注後一過性の血圧下降<br>・血圧上昇が現れることがある。<br>・消化器：悪心・嘔吐など<br>・過敏症<br>・その他：浮腫，意識障害，痙攣 |

には周期性が不鮮明な内圧 20 mmHg, 持続 1 分近くに及ぶゆるやかな収縮が認められるのが特徴である(図)。子宮収縮の間隔は次第に短くなるが,内圧が 30 mmHg 前後で依然として低いままでも分娩は進行するので,オキシトシンのような陣痛曲線を得ようとして,滴数を上げると過剰投与になるので十分注意する。

* 経口投与:PGE₂ 錠は 1 回 1 錠で,1 時間ごとに計 4〜6 錠を与薬する。経口投与は調節性に乏しいので,毎回投与前に陣痛の状態や分娩進行状態を観察し,過強陣痛に陥らないように注意する。

②オキシトシン:子宮収縮の誘発,促進ならびに子宮出血の治療の目的で用いる。生理的な陣痛に近い収縮が得られる。オキシトシンによる収縮は,点滴開始初期から内圧も大きく,規則的収縮が得られるのが特徴である。

### 4. 子宮収縮薬使用中の留意点

①分娩異常の発生率は子宮収縮薬使用者(誘発群と促進群)で高くなり,異常の種類では胎児の hypoxia が多い(表1)。特に過剰投与により過強陣痛になり,胎児ジストレスを招くことがあるので,子宮収縮状態や胎児心拍の十分な観察を行う。

②点滴が 8〜10 時間を超えると,母体疲労が激しく,子宮筋の感受性も減弱し,滴数を増量しても子宮収縮が強くならないこともある。そのような場合はいったん中止し,翌日に再度試みたり,自然陣痛の発来を待つ。

③いったん中止した場合,母体内残留の薬液の効果により分娩が進行する場合があるので,観察を継続して行う。

④投与基準を守り,安全限界を超えないように留意し,生体内の半減期を考慮して増量間隔を決定する。

⑤プロスタグランディンからオキシトシンに交代するときには,即時に切り替えるのではなく,半減期を考慮する。

⑥プロスタグランディンとオキシトシンの同時併用は,過強陣痛を起こしやすいので禁忌である。

⑦表2のような副作用の出現に十分気をつける。

(我部山キヨ子)

## a 在胎期間と出生体重の関係から判定する方法

この判定は,在胎期間による分類,出生体重による分類,臨床所見による分類,胎児発育曲線による分類の 4 つに分けられ,それぞれの名称・基準・特徴については表 9-44,図 9-99 に示した。

## b 外表的特徴と神経学的成熟度の両面から判定する方法

Ballard 法は,神経学的所見 6 項目と身体的な外表上の特徴 6 項目を判定し,総点数を算出して在胎週数を推定するものである(図 9-100)。

この他に両面を備えた評価法として Dubowitz 法もある(366 頁,表 11-1 参照)。

### ●引用文献

1) Deutsch H : Psychology of Women, vol 2, 1945. 懸田克躬,原百代訳:生命の誕生,母性の心理 2,日本教文社,1964.
2) Hertz DG, Molinski H 著,石川中,赤池陽訳:ライフサイクルからみた女性の心とからだ,医学書院,1994.
2) 堀口貞夫:分娩第 2 期の産婦と家族.周産期医学 17(12):87-91,1987.
4) 森恵美:「夫立ち会い分娩」とその援助.助産婦雑誌 40(8):679-85,1986.
5) Sosa R, et al.: The effect of support on perinatal problems. New Engl J Med 303 : 597-600, 1982.
6) Henneborn WJ, Cogan R : The effect of husband participation on reported pain and probability of medication during labor and birth. J Psychosom Res 19(3) : 215-22, 1975.
7) Sipinski A, et al. : Delivery with husband. Ginekol Pol 71(4) : 213-17, 2000.
8) 我部山キヨ子,他:家族立ち会い出産に参加した子どもの同胞誕生前後の行動特徴に関する調査研究—出産参加群非参加群の母親への分娩期の調査.平成 16 年度科学研究費研究成果報告書,2005.
9) マースデン・ワーグナー著,井上裕美,河合蘭監訳:WHO 勧告に見る望ましい周産期ケアとその根拠,pp.143-48,メディカ出版,2002.

(我部山キヨ子)

# VI 出産をめぐる法律

## 1 出産と法的問題

出産・出生にかかわる法律について解説する。子どもが誕生したときの法的な届出には，①出生証明書，②出生届，③死産届，④低出生体重児（2,500グラム未満）の届出の4種類がある。

### a 出生証明書

出生証明書は戸籍法第49条第3項の規定に基づき，様式などが定められている。内容は次のようである。

（戸籍法）

第一条　医師，助産師又はその他の出産立会者が戸籍法（昭和二十二年法律第二百二十四号）第四十九条第三項の規定により作成する出生証明書には，次の事項を記載し，記名押印又は署名をしなければならない。

一　子の氏名及び性別
二　出生の年月日時分
三　出生の場所及びその種別（病院，診療所又は助産所で出生したときは，その名称を含む。）
四　体重及び身長
五　単胎か多胎かの別及び多胎の場合には，その出産順位
六　母の氏名及び妊娠週数
七　母の出産した子の数
八　出生証明書作成の年月日
九　出生証明書を作成した医師，助産師又はその他の立会者の住所

第二条　出生証明書の記載は，別記様式によらなければならない。

受理された出生証明書は図9-101のような流れで処理される。

### b 出生届

子どもが誕生したとき，戸籍法第49条によって出生の届出をすることが規定されている。

「出生の届出は，14日以内（国外で出生があったときは3か月以内）に行わねばならない。届書には，以下の事項を記載しなければならない」。

①子の男女の別及び嫡出子又は嫡出でない子の別
②出生の年月日時分及び場所
③父母の氏名及び本籍，父又は母が外国人であるときは，その氏名及び国籍
④その他法務省令で定める事項

また，医師，助産師又はその他の者が出産に立ち会った場合には，医師，助産師，その他の順序に従って作成する出生証明書を届書に添付する，とされている。

出生届出の場所は戸籍法51条において，「出生の届出は，出生地でこれをすることができる。また，汽車その他の交通機関（船舶を除く）の中で出生があったときは，母がその交通機関から降りた地で，航海日誌を備えない船舶の中で，出生があったときはその船舶が最初に入港した地で出生の届出をすることができる」とされている。

出生届出の義務者は戸籍法52条によれば，次のようになっている。

「嫡出子出生の届出は，父又は母がこれをし，子の出生前に父母が離婚をした場合には，母がこれをしなければならない。届出をすべき者が届出をすることができない場合には，以下の順序で届出をしなければならない。同居者，出産に立ち会った医師，助産師またはその他の者，その他以外の法定代理人」となっている。

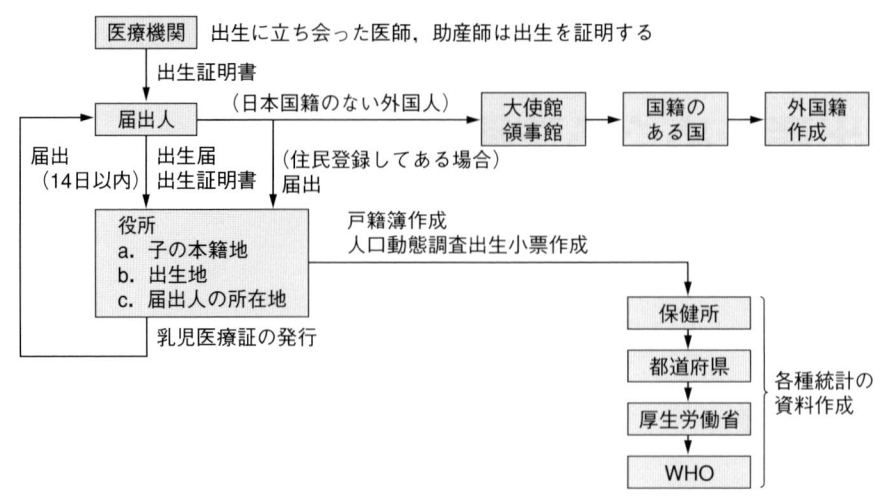

**図 9-101　出生証明書の処理過程**

### c 死産届（死産届書，死産証書及び死胎検案書に関する省令）

　出産した子どもが死産だったときは「死産の届出に関する規程（厚生省令第 42 号）」「死産届書，死産証明書及び死胎検案書に関する省令（厚生省令第 12 号）」によって，届出ることが定められている。

　死産とは妊娠 12 週以降，呼吸や心臓拍動・随意筋の運動その他いっさいの生命の徴候のない死児の出産のことで，この場合は医師や助産師が作成する死産証（明）書（死胎検案書）が必要で，死産後 7 日以内に届け人の所在地あるいは死産があった場所の市長村長に届出ることとなっている。出産後に死亡してしまったときには出生届と死産届の両方が必要になる。

　次のような場合は，死亡証書（死胎検案書）を作成する必要はない。
①子宮内容物が胎児の形をしていない場合及び胎児と認めない場合。
②妊婦が死亡し，胎児の死亡も確実な場合。

　受理された死産証明書は図 9-102 に示した流れで処理される。

### d 低出生体重児の届出

　体重が 2,500 グラム未満の乳児が出生したときは，その保護者は，その旨をその乳児の現在地の都道府県，保健所を設置する市または特別区に届出なければならない（母子保健法 18 条：法律第 141 号）。

　この届出により地域の低出生体重児の把握ができ，早期に適切な養育を行うことができる。

## 2　出産と社会保障

　現代の日本では，出産と育児にかかわる給付・手当制度がさまざまに整備されている。

### a 健康保険法，社会保険，各種共済組合などによる給付，出産育児一時金受領委任制度など

#### 1）健康保険法による給付

　本人（退職 6 か月以内含む）または被扶養者が出産したときは，**出産育児一時金**または**家族出産育児一時金**が支給され，本人が出産のために労務に服することができなかった一定の期間は**出産手当金**が支給される。

　出産手当金は妊娠，出産で仕事を休み，給料がもらえなかった場合にその期間の生活を保障するものである。基本は，（出産以前 42 日＋出産後 56 日＋出産予定日より遅れた日数）×1 日当たりの給料（標準報酬日額）の 6 割となっている。

　一時金は 1 子につき 30 万円支払われ，健康保険組合によっては上乗せ給付がある。

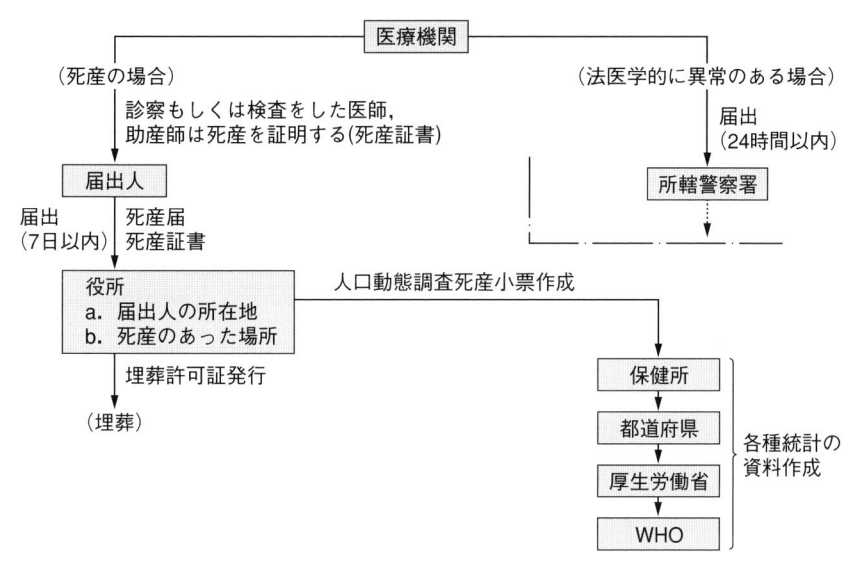

図 9-102 死産証明書の処理過程

### 2）国民健康保険による給付

国民健康保険は，市町村（および特別区）を単位とし，被用者以外の一般国民を対象とする医療保険である。健康保険と同じように出産育児一時金の給付がある。

## b 生活保護法による給付

生活扶助を受けている世帯，あるいは低収入で分娩費用が出せない世帯は，出産扶助として地域により一定額の範囲内の給付が受けられる。

## c 児童福祉法などによる給付

児童福祉法第 22 条により入院助産をサポートする制度がある。具体的には，保健上必要であるにもかかわらず，経済的理由により入院助産を受けることができない妊産婦が入所し，助産を受けることをいう。平成 11 年からこの制度は利用方式が措置制度から利用方式となり，利用者に対して各施設の設備，運営状況などの情報提供などが行われるようになった。

なお，入院助産施設には，病院や助産所が含まれる。

### 1）乳児医療

各市町村によって乳児医療の給付が異なる。零から 3 歳まで 10 割給付を行っている所もあれば，対象年齢や所得制限を設けている所もある。

### 2）育成医療制度

児童福祉法第 20 条による育成医療の制度は，身体に障害のある児童に対し，生活能力を得るために必要な医療給付を指定医療機関で行う制度である。対象は，肢体不自由，視覚障害，聴覚・平衡機能障害などがある。

いずれの制度も，世帯の収入額により自己負担が徴収される。生活保護世帯は一定額の範囲内で給付を受けられる。

## d 母子保健法などによる給付

妊婦健康診査などの母子保健事業は，平成 9 年から原則として市町村に委譲された。

### 1）妊婦健康診査

妊婦健康診査は母子保健法第 13 条に基づき行われる。

全妊婦が対象で，市町村と契約している医療機関において，一般健康診査を 2 回と必要時は精密健康診査を無料で受けられる。

### 2）乳幼児健康診査

乳幼児健康診査も第 13 条に基づき行われる。

全乳児が対象で，一般健康診査を 2 回，必要時は精密健康診査を無料で受けられる。

### 3）栄養の摂取に関する援助

市町村は，妊産婦または乳児もしくは幼児に対して，母子健康法第 14 条に基づき，栄養の摂取

につき必要な援助をするように努めるものとする。

### 4）妊産婦の訪問指導等と医療の援護

第13条の規定による健康診査に基づき，第17条において，必要に応じて訪問指導を行う。妊娠，出産に重大が支障を及ぼす疾患にかかっている疑いのある者については，医師または歯科医師の診察を受けることを勧奨することを規定している。

### 5）未熟児の訪問指導と養育医療の給付

保健所における未熟児の訪問指導は，未熟児の体重，症状，家庭環境などを考慮し，必要な訪問指導を行う。特に，長期にNICUに入院していて，親子の愛着形成確立への支援などの視点からも，施設と地域の連携が重要とされている（第19条）。

また，養育医療に関しては，低出生体重児など，出生直後におけるNICUなどでの治療にかかわる場合が多く，早期に適切な治療を受けるため，必要な書類手続などの対応を行うことが重要である（第20条）。

（新野由子）

# ⑩ 褥婦のアセスメントと健康支援

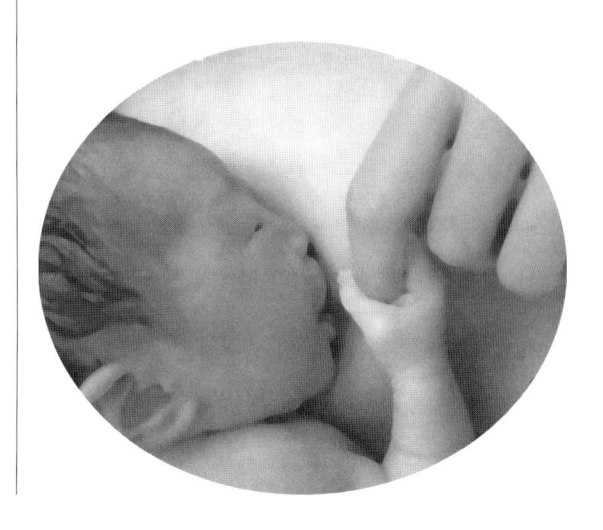

産褥とは，妊娠，分娩によって生じた母体の解剖学的・機能的変化が非妊時の状態に復古・回復する過程をいう。

産褥期間は一般に，胎盤娩出直後から6～8週間とされている。しかし，それは主に乳房以外の生殖器の復古を基準に考えられたものであり，全身的な回復や生活適応の過程を含め，助産学領域では6～12か月と長期にとらえている（図10-1）。褥婦とは産褥期間中の女性をいう。

分娩直後の褥婦では胎盤娩出直後2～3時間は異常出血などが起こりやすく，産褥期間中でも最も生命の危険が大きいため，実際には分娩第4期と考え，分娩中と同様の管理をすることが多い。

産褥期には身体的・精神的変化が短期間のうちに顕著に現れるだけでなく，新生児の世話や家族関係の再統合といった生活面の課題が加わる。そのため，それまでかろうじてバランスを保っていた潜在性の疾患や，種々の問題が表面化しやすくなる時期でもある。したがって，助産師は，褥婦の心身のアセスメントを適切に行い，健康支援はもちろん，新しい家族が社会生活に適応できるための多面的かつ長期的な支援を提供する必要がある。

# I 褥婦のフィジカルアセスメントと各種診断法

産褥期には身体的な現象として「退行性変化」と「進行性変化」が認められる。

褥婦のフィジカルアセスメントは，これら2方向からの視点が必要である。

## 1 産褥経過

### a 退行性変化

退行性変化は，①生殖器の妊娠前の状態への復古，②分娩時に産道にできた損傷の治癒，③体重，体力，あるいはホルモンバランスなど全身の解剖的・機能的な妊娠前の状態への回復，の3点に大別される。

#### 1）子宮

分娩後，子宮は急速に縮小するが，これは主として筋細胞の萎縮により起こるもので，細胞数自身の縮小は少ない。子宮収縮はまた，子宮壁血管内の血流を減少させ，血管そのものを圧迫，絞扼し閉塞させる。

子宮底は分娩直後，小児頭大の球形で硬く収縮して臍下2～4横指径（恥骨結合上縁12cm）になり，やや右に傾く。その後，時間とともに上昇して5～12時間で臍高に達する。産褥1日目には子宮底は再び下降し，産褥4日で臍と恥骨結合上縁との中央，産褥10日以降は腹壁上からは触知できないほどになる。さらに，産褥5～6週間後には，妊娠以前の正常子宮の大きさに戻り，3か月以降では子宮内の脱落膜剝離面に新しい内膜ができ始める。

子宮腔の長さは分娩直後から急速に収縮し始め，6週間後には非妊時と同じ7cmとなる。一般に，母乳分泌のよい授乳婦と経産婦は初産婦より復古が早い。巨大児，多胎分娩などで子宮壁の過伸展が認められたものでは復古が遅れる傾向にある。

分娩直後の子宮重量は約1,000gあるが，6週間後には60gまで急激に減少していき，産褥8週間でほぼ非妊時の重量に戻る。子宮内膜の再生は胎盤・卵膜が脱落膜海綿層・緻密層より剝離した直後から開始される。脱落膜内の絨毛組織は産褥3週頃には消失する。胎盤付着部以外の内膜は産褥3～4週で再生されるが，胎盤付着部の内膜は産褥6～8週が必要である。

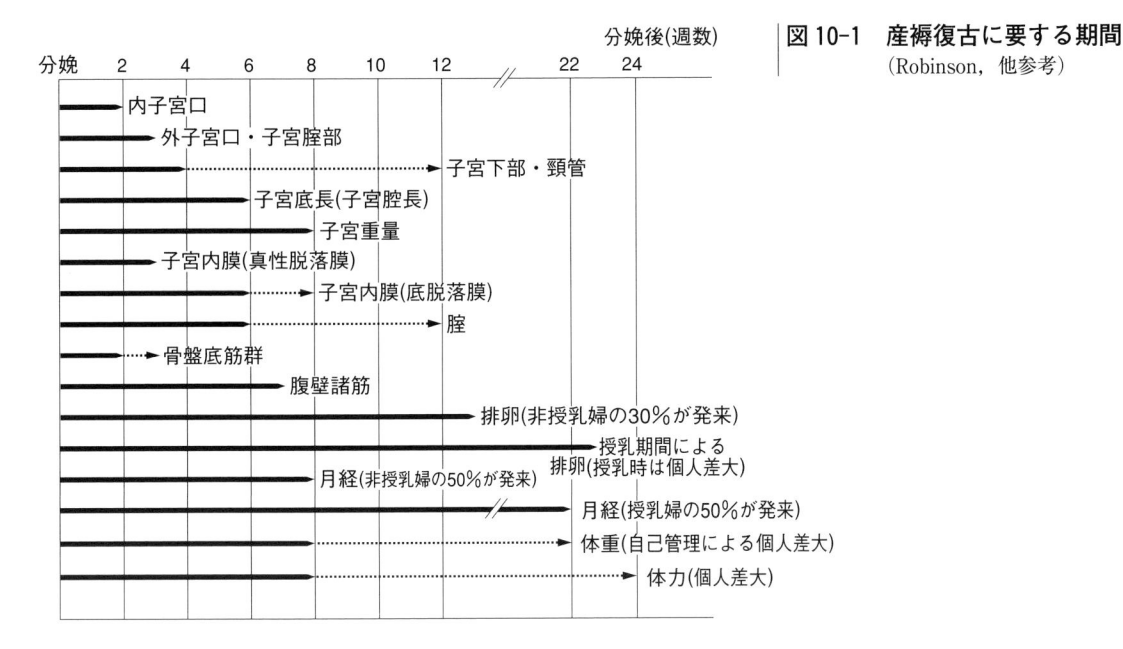

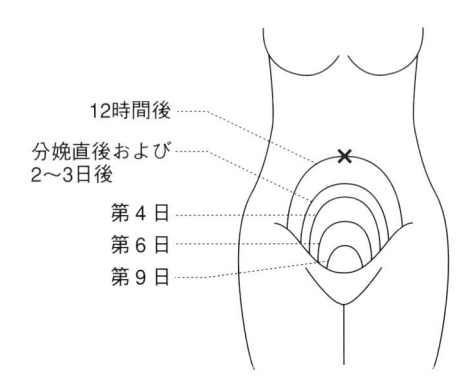

図10-1 産褥復古に要する期間
（Robinson，他参考）

図10-2 分娩後の子宮底の高さの変化

子宮頸部は急速に縮小し，分娩後24時間以内にすでに原形を回復するとはいうものの，内子宮口は産褥3日で2指，産褥10日では1指程度の開口が認められる。外子宮口は産褥3〜4週，内子宮口は産褥4〜6週でほぼ閉鎖するが，完全に非妊時の形態に戻ることはない（**図10-2**，**表10-1**）。

#### 2）腟・外陰

腟壁は分娩直後には強く腫脹し，種々の裂傷，挫傷，皮下溢血などの損傷を受けている。しかし，腟壁損傷の回復は早く，分娩後1週間で消退する。非妊時の状態になるのは産褥6週以降であるが，腟入口部，陰裂は多少開いたままで完全に非妊時の状態に戻ることはない。処女膜も断裂したままで痕跡のみとなる。

外陰部，会陰部は分娩時の圧迫，伸展のため損傷を受けやすい。外陰部や会陰部は妊娠によって組織が軟化し，血流の増加がみられるなど非妊時と違った状態であったが，これらは分娩後1〜2日のうちに回復する。また，分娩中の損傷，擦過傷，裂傷，開口された腟口なども数日のうちに治癒，または閉鎖する。

骨盤底筋や靱帯は大きな損傷がない限り，分娩直後より速やかに緊張を回復し，産褥3週頃にはおおよそ非妊時の状態に回復する。

#### 3）卵巣・卵管

卵巣や卵管の充血・腫脹は数日で消退する。妊娠黄体は分娩後速やかに萎縮し，白体となって瘢痕化する。妊娠中は緩徐であった卵管の蠕動は次第に回復する。卵巣や卵管の位置は子宮の縮小と骨盤底筋の復古に伴って，非妊時の位置に戻る。

#### 4）悪露

子宮内膜から剝離した組織には血液，リンパ液，粘液，創傷分泌物，残存脱落膜組織片などが含まれており，これらが悪露の成分となって排泄される。これに頸管，腟などの分泌物も混入する。悪露の性状や量は分娩とその後の経過によって成分や色，においなどが変化する（**表10-2**）。

表10-1 子宮の復古

| 分娩後日数 | 子宮底の高さ | 子宮底の長さ(恥骨結合上)(cm) | 子宮の幅(cm) | 子宮腔の長さ(消息子による長さ)(cm) | 硬度 | 重量(g) |
|---|---|---|---|---|---|---|
| 胎盤娩出直後 | 臍下2〜3横指 | 11〜12 | 11〜14 | 14〜18 | 硬く,こりこりしている | 1,000 |
| 分娩後12時間 | 臍高〜臍上1〜2指 | 15 | 11〜15 | | 少し柔らかくなる | |
| 1〜2日 | 臍下1〜2横指 | 11〜17 | 10〜15 | 15〜16 | 硬い | 750 |
| 3日 | 分娩直後と同高 | 9〜13 | 9〜12 | 14 | ↓ | |
| 4日 | 臍高と恥骨結合上縁の中央 | 9〜10 | 9〜11 | 13 | | |
| 5日 | 恥骨結合上縁上3横指 | 8〜11 | 8〜10 | 12 | | |
| 6日 | 恥骨結合上縁上2横指 | 7.5〜8 | 8〜9 | | | 500 |
| 7〜10日 | わずかに触れる | 6〜9 | 7〜8 | 11 | | |
| 11〜14日 | 全く触れない | ― | | | | 250 |
| 15日 | 全く触れない | ― | | 10 | | |

表10-2 悪露の変化

| 分娩後日数 | 名称 | 色調 | 性状 | におい | 酸度 | 量(g) | 備考 |
|---|---|---|---|---|---|---|---|
| 0日〜3日 | 赤色(血性)悪露 | 純血性 暗赤色 | ・血液が主 ・流動性 ・凝血はない | ・特有のにおい ・甘臭 | アルカリ性〜中性 | (分娩後2時間を含む) 100〜200 30〜100 | 後陣痛(＋) (特に経産婦に強く現れる) |
| 3日〜4日〜8日〜14日 | 褐色(漿液性)悪露 黄色悪露 | 肉汁様色 赤褐色 ↓ 暗褐色 ↓ 黄褐色 黄色 〜 クリーム色 | ・血液成分減少 ・ヘモグロビンが変色 ・白血球混入 ・酵素の作用で褐色となる ・膿球,剥離上皮が主 ・漿液性創傷液 ・白血球 | 酵素による分解で軽い臭気あり | 中性 〜 弱酸性 | 20〜30 〜 10 | |
| 14日〜35日 | 白色悪露 | 白色 透明分泌液 | ・子宮腺分泌物が主 | | | 少量 | 血液の少量混在がある←不完全な治癒状態のとき |
| 28日〜42日 | | | ・消失 | | | ― (総計200〜400) | 創面の完全治癒 |

## b 進行性変化

進行性変化は,退行性変化と反比例するかのように乳腺に起こる変化で,乳汁分泌活動という新しい変化である。

### 1) 乳房

成人女性の乳房は,脂肪組織で取り囲まれた15〜20個の乳腺葉からなる複合外分泌腺で,各乳腺葉は樹枝状の乳管と数個の小葉で構成されている。小葉は多数の腺房を有し,乳汁が貯留する。また,乳輪にはモントゴメリー腺と呼ばれる脂腺が存在する他,乳腺や汗腺も存在する。妊娠するとエストロゲン,プロゲステロン,プロラクチン,ヒト胎盤性ラクトゲン,インスリン,成長ホルモン,甲状腺ホルモンなどの内分泌ホルモンの作用により乳腺の分化・増殖が盛んとなり,分娩後に乳汁の分泌が始まる。

## 2) 乳汁分泌のメカニズム

分娩により胎盤が娩出されると，性ステロイドホルモンとプロラクチン濃度はともに低下するが，胎盤由来のエストロゲンとプロゲステロン濃度の減少がはるかに大きいため，相対的にプロラクチンが顕著となり，乳汁が産生されるようになる。

乳汁は乳腺の腺房を形成する上皮細胞から分泌されるが，乳腺自体は他の外分泌腺と異なり，自力で乳汁を排出する機能を持たない。そのため，腺房に貯留した乳汁は乳管内から乳管洞を経て，乳頭にある15～20個の乳管口から新生児の吸啜や搾乳などによる乳頭や乳輪の皮膚刺激によって排出される（図10-3）。

乳頭の刺激は，求心神経を経て脊髄の後根に至り，間脳，視床下部へと伝わり，プロラクチン放出抑制因子であるドーパミンを低下させ，さらにプロラクチン放出促進因子である血管作動性腸管ポリペプチドVIP（vasoactive intestinal polypeptide）を分泌させる。これにより脳下垂体前葉からプロラクチンを放出させて乳汁産生を促し，後葉からはオキシトシンを放出し，乳腺や乳管の周囲の筋上皮細胞を収縮させて射乳を起こす。オキシトシンは子宮平滑筋の収縮にも作用するので，産後の子宮復古を促進する（図10-4）。

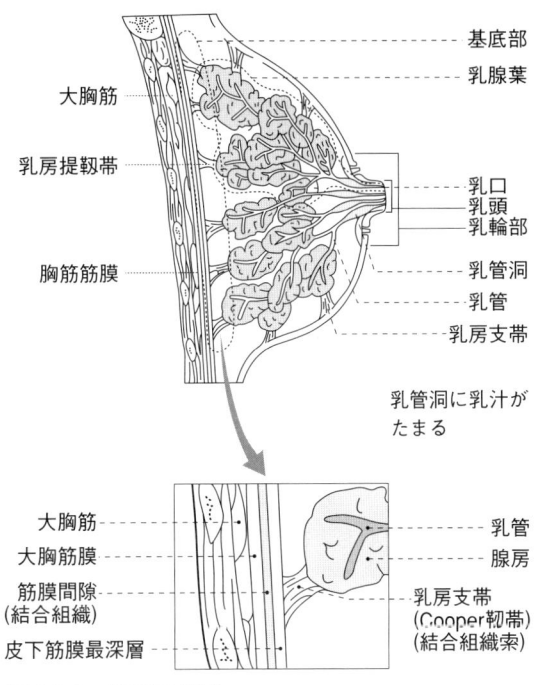

**図10-3 乳房の構造**
（前原澄子編：看護観察のキーポイントシリーズ，改訂版，母性II，p.46，中央法規出版，2000）

血中プロラクチン値は分娩後速やかに下降し，非授乳女性では授乳していても，1～2週間で

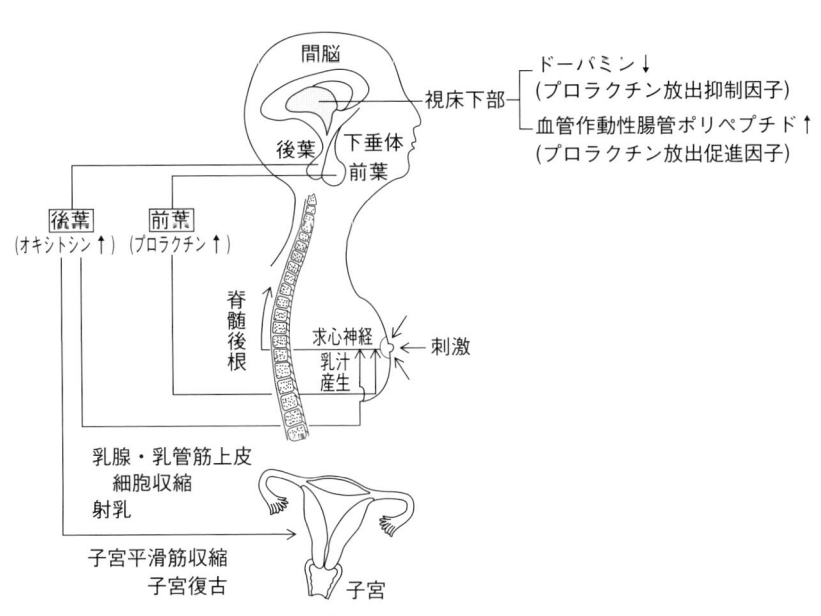

**図10-4 乳汁分泌のメカニズム**

① エストロゲン・プロゲステロン：分娩後 24 時間以内にエストロゲンは妊娠末期の 25％以下の濃度に低下する。プロゲステロンはほぼ非妊時の黄体期レベルに下降する。どちらも産褥 1 週間程度で非妊時の値に戻る。

② ヒト胎盤性ラクトゲン：胎盤娩出後，急速に減少し，分娩 4 時間後には測定不能になる。

③ ヒト絨毛性ゴナドトロピン（hCG）：分娩後 24 時間以内に急速に減少し，産褥 2 週間で免疫学的妊娠反応が陰性となる。

④ 卵胞刺激ホルモン（FSH），黄体化ホルモン（LH）：卵胞刺激ホルモンは産褥 3 週間で正常な性周期の卵胞期レベルに戻る。黄体化ホルモンは 5 週間頃には非妊時の値になる。

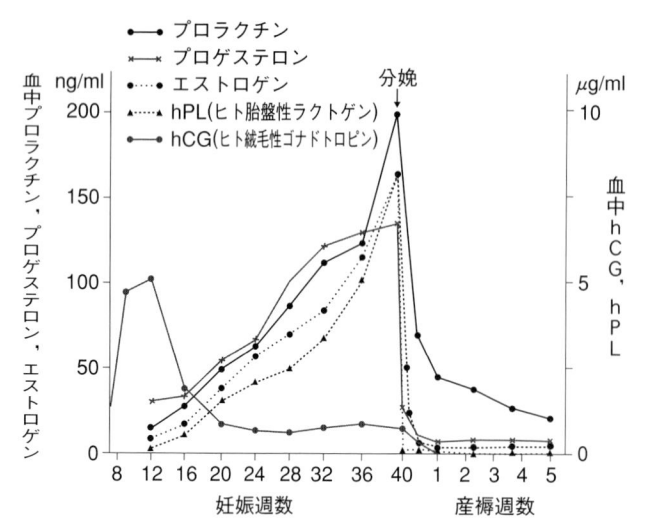

**図 10-5** 妊娠期および産褥期における血中 hCG, hPL, プロラクチン, プロゲステロン, エストロゲンの推移
（岡村州博編：看護のための最新医学講座 15, 産科疾患, p.294, 中山書店, 2002）

**表 10-3 初乳と成乳の比較**

|  | 初乳 | 成乳 |
| --- | --- | --- |
| 水分 | 87% | 87% |
| カロリー（100 ml 当たり） | 58〜62.5 kcal | 65.0〜71 kcal |
| 蛋白質 | 2.05〜2.7%<br>（ラクトアルブミン<br>ラクトグロブリン） | 1.2%<br>（カゼイン） |
| 糖分 | 3.6〜5.3% | 7.0% |
| 脂肪（100 ml 当たり） | 2.9 g | 3.8 g |
| 灰分（100 ml 当たり） | 0.33 g | 0.21 g |
| 電解質・ミネラル | 多い |  |
| 免疫物質 | 多い |  |
| 塩類 | 0.31% | 0.17% |
| 比重 | 1.030 | 1.026〜1.036 |
| pH | 中性 | 中性か弱アルカリ性 |
| 性状・色 | やや黄色・半透明 | 白色・不透明 |
| 煮沸による沈殿 | （＋） | （−） |
| 胃液による沈殿 | （＋） | （−） |
| 顆粒 | 大小の脂肪球と初乳球 | 小さい均等な脂肪球 |

（松本清一，他：母性看護学 2, p.326, 医学書院, 1996 をベースに多文献参照し合成）

12〜16 週間で非妊時のレベルに下がり，吸啜刺激時のみに反射性の分泌亢進が起こる。しかし，乳汁分泌はその後律動的となり，軽度のプロラクチンの上昇のみで維持されるようになる（図 10-5）。

**3）初乳と成乳**

分娩後 0〜3 日目の乳汁は「初乳」と呼ばれる。水様性の透明な乳汁であるが，次第にねばり気のある黄色を帯びた乳汁に変わり，数日授乳し続けると白色・不透明の「成乳」に変化する。初産婦に比べて経産婦のほうが乳汁分泌開始の時期がやや早い傾向にある（表 10-3, 図 10-6）。

初乳は塩類（Na, K）や蛋白質の含有が高く，胎便の排泄を促す緩下作用を持ち，免疫グロブリ

| 産褥日数 | 乳汁量<br>（1日総量） | 呼称 | 色 | 性状 | 味 | におい | 乳房緊満 | 看護 | |
|---|---|---|---|---|---|---|---|---|---|
| 0～1日 | 5～20 ml | 初乳 | 透明水様<br>〜<br>帯黄色 | 蜜のように<br>やや粘稠<br><br>粘稠性強 | 甘味薄<br>砂糖の少ない<br>ミルクセーキ様 | 独特の<br>強いかおり | (−) | 乳頭点検 | |
| 2 | 50～70 | | | | | | (±) | 乳管開通 | 1日8～10回授乳 |
| 3 | 140～250 | | | | | | (+) | 乳房マッサージ<br>(緊満緩和) | 児の要求量に満たない場合は糖水追加<br>(5～10%濃度) |
| 4 | 230～310 | | | | | | (+) | | |
| 5 | 270～400 | 移行乳 | クリーム色 | 粘稠性やや弱 | 甘味やや薄 | | (±) | | 児の要求量に合ってくる |
| 6 | 290～450 | | 〜 | | | | (±) | 自己管理 | |
| 7 | 320～ | | うすクリーム色<br>〜<br>乳白色<br>〜<br>帯青白色 | 不透明<br><br>さらさら<br>している | 甘味少しあり | 母乳様のか<br>すかに甘い<br>かおり | (−) | 可能<br>(授乳後<br>に残乳<br>あれば<br>搾乳す<br>る) | |
| 8～14 | 500～ | 成乳 | | | | | | | 分泌不良の場合，人工乳を追加する |
| 15～28 | 700～ | | | | | | | | 1日7～10回授乳 |
| 29～ | 900～ | | | | | | | | 1日7～10回授乳 |

**図10-6 乳汁の変化**
(江守陽子：前原澄子編，看護観察のキーポイントシリーズ，
改訂版，母性Ⅱ，p.46，中央法規出版，2000)

ンA・G・M・E，制菌作用のあるラクトフェリンも多く含まれている。顕微鏡下では脂肪球，白血球，リンパ球を認める。初乳から成乳に移行する過渡期の乳汁を移行乳と呼ぶ。初乳ほど粘稠度は高くなく，甘味の少ないミルクセーキのような味がする。

成乳は免疫効果や抗アレルギー効果に優れている。中性または弱アルカリ性で，乳球と乳清からなる。蛋白質はカゼインが主で，ラクトアルブミンやラクトグロブリンは減少する。授乳期間中の乳組成は比較的安定しているが，母親の食事内容により甘味，脂肪量などの乳成分に影響を受ける。

### c 性機能の変化

分娩後急速に卵巣の妊娠黄体は萎縮して白体となり，卵胞は成熟を再開する。しかし，授乳中は下垂体前葉のゴナドトロピン分泌が低下するため，卵巣機能は抑制されて排卵は起こらない。しかし，プロラクチン分泌よりもゴナドトロピン分泌が優位になると，間脳および下垂体-卵巣系の機能が回復し，月経が再来する。したがって，分娩後の月経は非授乳女性では産褥6～8週で再来する。母乳の分泌量に関係なく1日5回以上，1回10分以上の授乳を続けていれば卵胞の成熟が阻止され，3～12か月以上無排卵，無月経となることがある。多くは分娩後約6週間で20%，3か月で30～60%，6か月で80%が月経の再来を経験する。

分娩後に再開した月経は初期には消退性月経であることが多く，必ずしも排卵が先行するとは限らないが，産後30～59日に月経が再開した例では52%に排卵が先行し，60日以降に月経があった例では84%に排卵がある。また，産褥4～6週間には下垂体・性腺の回復はまだ不十分なために，時に無排卵性子宮出血を起こし，悪露の増量や延長として自覚されることがある（図10-7）。

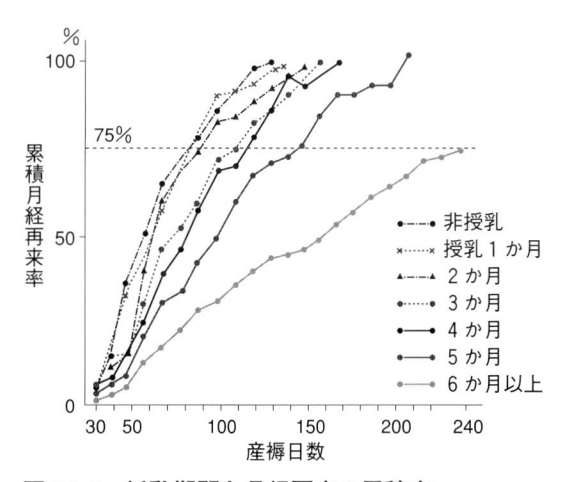

**図10-7 授乳期間と月経再来の累積率**
(岡村州博編：看護のための最新医学講座15，
産科疾患，p.300，中山書店，2002)

## d 全身の変化

分娩直後から産褥数日は全身の変化がめざましく，異常に移行しやすい時期にあり，全身状態のアセスメントは異常の予防と早期発見のために重要である．

### 1）バイタルサインズ

産褥期は内分泌環境が大きく変化するため，非妊時に比べてバイタルサインズは不安定で容易に変動しやすく，正常域値が非妊時とはややずれるものがある．

#### ❶体温

分娩直後は分娩による著しい筋肉労作，体温消失，水分不足，疲労や興奮による一過性の軽度の発熱をみることがある．通常，水分を摂って安静にしていれば24時間以内に元に戻る．また，産褥0日には胎盤の剝離面，産道損傷からの分泌物の分解，吸収などの影響により，産褥3～5日には乳房緊満による影響で微熱をみることがある．

#### ❷脈拍

分娩直後は妊娠子宮による下大静脈の圧迫がとれ，心拍出量が増加する．産褥早期の一過性の徐脈（40～50/分）は，母体循環機能の変化，あるいは腹腔内圧の急激な降下により，副交感神経が刺激されるために生じると考えられるが，放置しても自然に回復することが多い．産褥期の脈拍では徐脈よりは，難産，分娩時多量出血，感染，興奮，疲労などによってもたらされる頻脈に注意する．

#### ❸呼吸

分娩後は横隔膜運動が自由になるため，吸気が楽に深くなる傾向にあるが，非妊時と大きな変化はない．

#### ❹血圧

分娩時の努責や興奮によって一時的に上昇するが，その後は徐々に下降して非妊時と同じになる．産褥4日頃に軽度の上昇をきたすことがあるが，授乳による疲労，あるいは細動脈拡張の回復過程における一過性の血管緊張が考えられる．

### 2）泌尿器

産褥早期の水分代謝は，妊娠による水分貯留傾向から正常へと戻る時期にある．産褥2～5日に発汗や尿量増加が認められ，1,000～2,500 ml の尿量をみる．産褥6週間の間に非妊時の水分代謝に戻る．

### 3）体重

分娩直後の体重は子宮内容物の娩出により，4～6 kg（平均 5.8 kg）減少する．その後も尿量，発汗，悪露の排出などでさらに減少し続ける．しかし，産褥2～4日間は分娩によって失われた水分の補給，および副腎皮質機能の亢進が原因と考えられる水分貯留のために，分娩直後よりも体重の増加をみる場合もある．食事摂取量や水分摂取量，代謝機能，動静の違いなどが体重増減に影響する．体重はその後も減少するが，産褥7週では非妊時の体重に戻らない者が多く，3～6か月を要することがある．産褥0～1週間で5～7 kg 減，その後1か月に1～2 kg 程度の減少が体にも無理がかからず理想といえる．

### 4）皮膚

全身の皮膚をみてみると，腹壁は弛緩してしわができ，正中線の着色は徐々に薄くなる．妊娠線は数か月を経て光沢のある白色に退色していく．妊娠中にできた腹直筋の離開はわずかであれば分娩後に結合組織の増殖によってやがて閉じるが，離開したままのこともある．

腹壁の回復は体質や肥満度によって個人差が大きく，産褥期の摂生によっても大きく影響される．しかも，その回復は緩慢で長期間を要し，非妊時に比べても皮膚の緊張が弱まり，全体にたるむことが多い．

顔面や頸部にできた妊娠性の肝斑やしみ，乳頭，乳輪，外陰部，肛門周囲，腋窩などの色素沈着は分娩終了とともにメラニン細胞刺激ホルモンが減少するため，産褥早期は強く残っているが，数か月かけて次第に薄くなり，やがて非妊時の色調に回復する．授乳中は乳輪部の退色が遅れるが，授乳を中止すれば自然に元の色調に戻る．

頭髪や手足の体毛は授乳期には軽度の脱毛が生じるものの，半年～1年で元に戻る．毛質は傷みやすくなることが多い．皮膚機能の亢進により特に産褥数日は発汗が多いが，自然に軽快する．

### 5）浮腫

過剰な水分摂取や疲労などで浮腫が出現することがある．妊娠高血圧症候群の後遺症の人も浮腫がみられる．分娩時に多量出血すると貧血により浮腫が生じやすい．

### 6）血液

血液量も妊娠により増加するが，分娩終了後約1週間で非妊時の状態に戻る。ヘモグロビンは産褥1日には急速に減少し，その後徐々に上昇して産褥7〜8日に分娩前の値になる。産褥1か月で非妊時の正常値に近づく。産褥時の急激な減少は，水分貯留による組織から血管への水分移動の現象によると考えられている。白血球は分娩中から増加し，産褥0〜1日で最高値を示すが，産褥7〜8日には非妊時の正常値となる。

## 2 分娩2時間後の健康診査

分娩終了後は子宮復古不全，出血，循環不全，性器・泌尿器の炎症や感染を早期に発見するために，少なくとも1時間ごとに子宮収縮，悪露，切開創や裂創部の出血，腫脹，膀胱の充満，疲労の程度，疼痛をはじめ種々の不快症状などについての観察が必要になる。診査項目については表10-4に掲げた。分娩後2時間が経過して，子宮硬度と子宮収縮が良好で持続的な出血が認められず，外陰周囲とバイタルサインズに異常がなく，意識がはっきりしているものについては診査をいったん終了する。分娩後6〜8時間経過した時点で自然排尿が可能か否かを確認する。

## 3 産褥早期の健康診査

### a 子宮復古の診査

分娩後24時間までは2〜3時間ごと，それ以後は1日1回，一定の時間に診査する。子宮復古を妨げる要因は表10-5の通りである。

#### 1）子宮底長，子宮底高，硬度

子宮底の長さは恥骨結合上縁からの長さで，主として巻き尺で計測する。子宮底の高さは，臍あるいは恥骨結合上縁から横指数で表す。硬度は触診により腹壁上からみる。

#### 2）会陰部周囲

会陰または外陰切開のある場合は特に，創周囲の発赤，内出血，浮腫，癒合状態，疼痛の程度を

**表10-4 分娩2時間後の健康診査**

局部
　①子宮収縮（硬度，子宮底の高さ）
　②出血・悪露（量，性状，持続性の血液流出の有無）
　③外陰部の切開創・裂創（出血，発赤，血腫，縫合部の癒合，疼痛）
　④肛門部（脱肛，痔）
全身
　⑤意識状態（清明，混濁）
　⑥血圧
　⑦脈拍（頻脈，徐脈）
　⑧体温（発熱，悪寒）
　⑨浮腫（部位，程度）
　⑩自覚症状（疼痛，気分不快，尿意，口渇・食欲）
　⑪その他

**表10-5 子宮復古を妨げる因子**

・子宮筋の過度伸展
・筋疲労，筋線維未熟があったもの（早産，遷延分娩）
・膀胱，直腸の充満
・分娩後の動静（過度の安静，授乳，急激な運動量の拡大）
・子宮筋腫，全身性の合併症，産科的合併症（巨大児，多胎，羊水過多，早産，微弱陣痛，出血多量，頻産婦，帝王切開術施行）
・胎盤剝離面が大きい場合，卵膜や胎盤の遺残
・産褥期の性器感染や炎症

診査する。切開後の縫合は合成糸によるものでは抜糸しないことが多く，3〜5日で癒合する。

#### 3）悪露（量，性状，色，におい）

悪露の産褥経過による変化を診査する。

#### 4）後陣痛の有無

後陣痛が産褥1〜4日頃に出現することがある。初産婦よりも経産婦に多く，強く現れる。産褥1〜2日は我慢できないほど痛い場合もある。卵膜，胎盤片などの子宮内遺残があると，排出しようとする作用により痛みが増強する。

### b 乳房の診査

授乳は母親と子どもの共同の行為であり，栄養だけでなく，双方の愛着関係を緊密にする重要な機会でもある。乳房の診査においてはその形態・機能が正常かどうかだけにとどまらず，授乳行為が順調であるか否かを診査する。

#### 1）乳房の機能についての診査

乳房・乳頭の乳汁産生や授乳に適しているかど

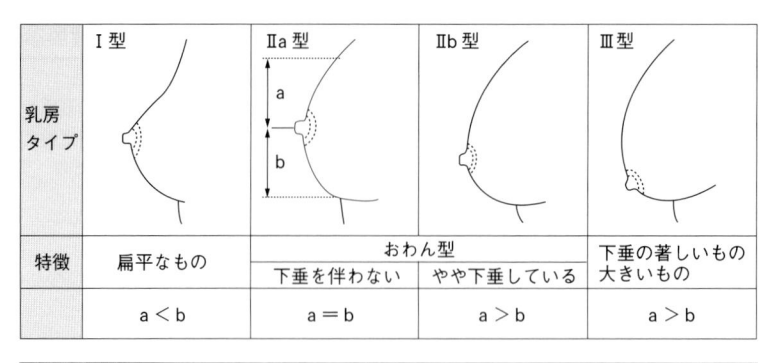

| 乳房タイプ | I型 | IIa型 | IIb型 | III型 |
|---|---|---|---|---|
| 特徴 | 扁平なもの | おわん型 下垂を伴わない | おわん型 やや下垂している | 下垂の著しいもの 大きいもの |
|  | a＜b | a＝b | a＞b | a＞b |

| | |
|---|---|
| 乳房の形態 | 大：垂乳と称しているもの，下垂が著しい（III型，全体の3〜4％）<br>中：さし乳と称しているもの，おわん型（II型，全体の75〜85％）<br>小：乳房の発育が悪いと思われる扁平（I型，全体の10〜15％） |
| 乳房の感触 | 柔軟：つきたてのお餅（乳汁うっ滞がなく分泌良好状態）<br>硬い：硬い飾り餅（乳汁うっ滞による緊満症状がある。疼痛を伴う） |
| 乳輪の直径 | 広い：5〜7cm<br>中　：3〜5cm<br>狭い：3cm以下 |
| 乳頭の直径 | 巨大：3.1cm以上（新生児の口腔に入らないことがある）<br>大　：1.2〜3.0cm<br>中　：0.8〜1.1cm<br>小　：0.7〜0.5cm |
| 乳頭の感触 | 柔らかい：厚めの耳たぶ，口唇様<br>中　　　：指小球様<br>硬い　　：硬い煮豆様，鼻翼様 |
| 乳輪，乳頭の伸び | 良：つきたての餅のように柔らかく，弾力があり順応している。<br>中：つきたての餅のようだが伸びが悪い。<br>不良：伸びない。 |
| 乳頭部の長さ | 長い：1〜2cm以上　正常乳頭<br>中　：1〜0.5cm　乳頭短小<br>短い：0.5〜0.1cm　扁平乳頭<br>陥没：刺激により突出する（仮性）<br>　　　深くつまんで引っ張っても突出しない（真性） |
| 乳腺の発育 | 良：血管が怒張し，何本も皮膚上から認められる（乳汁分泌良好の可能性が高い）<br>中：静脈が数本認められる。<br>不良：非妊時と変わりがない（乳汁分泌不良の可能性が高い）。 |

図10-8　乳房の形態

うかの見地からの診査項目を図10-8にまとめた。

**❶乳房緊満**

急激な乳汁産生による乳房のうっ滞状態をいう。産褥2〜4日頃に発生しやすい。強い痛みを伴うが，マッサージにより軽減するものが多い。マッサージ実施前後の変化を診査する（表10-6）。

**❷副乳**

胚発生時の異常で，副乳ができることがある。乳頭だけのものを多乳頭症，腺組織を持つものを副乳房という。腋窩にある副乳は産褥時に腫脹しやすい。疼痛があってもマッサージなどはしないで，冷湿布にとどめる。腋窩以外の副乳は乳腺組織を持たないことが多いのでほとんど問題とならない（図10-9）。

**❸乳頭，乳輪の異常**

乳頭は乳輪より突出しているのが正常であるが，

## 表10-6 乳房・乳汁の診査

乳房
①発赤の有無：軽度の炎症症状と，搾乳などの人為的刺激により生ずる場合がある。
②腫脹・硬結・緊満の有無とその程度，マッサージ前後の変化
③熱感・圧痛の有無
④自覚症状（緊満痛，疼痛）
⑤乳頭亀裂：部位，亀裂・炎症の程度，膿・出血の有無，疼痛
⑥副乳：部位，乳腺組織の発達の程度，腫脹・硬結・疼痛の有無

乳汁
①性状：色，におい，混入物（血性，膿様）
②分泌量：子どもの必要量との関係

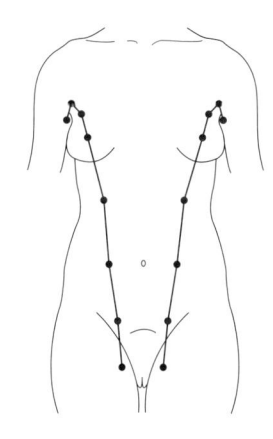

図10-9 副乳房の位置

## 表10-7 乳汁分泌に関与する要因

合併症
①全身性疾患：妊娠高血圧症候群，循環器疾患，呼吸器疾患など
②感染症：ATL（adult T-cell leukemia），感染，HIV感染，B型肝炎など
③授乳禁忌の薬剤使用：一般に薬剤は投与量の0.5～5%が母乳へ移行する。
④死産：ほとんどの場合，乳汁分泌を人工的に抑制する。

妊娠・分娩経過
①出血多量
②異常分娩：帝王切開，腟・会陰裂傷，遷延分娩など

産褥経過
①一般状態：不眠，疲労，倦怠感，激しい疼痛，精神不安定
②食事摂取：栄養状態，食事内容，水分摂取量

乳汁分泌に関する過去の情報
①遺伝：直系の祖母，母の姉妹，本人の姉妹
②前回出産の授乳状況：経産婦の場合

児の状況
①口腔の異常や消化器の異常がある児：仮死，口蓋・口唇裂，消化器系の異常など
②吸啜力不良：未熟児，低体重児，嗜眠傾向の児など

母乳授乳に対する褥婦の姿勢
①育児に対する意欲
②授乳法の希望
③授乳知識・技術
④乳房管理状態

授乳環境
①授乳のアメニティ：プライバシーの保持，オムツ交換の場所，給湯設備などが完備，落ち着いた場所

---

そうでないケースもある。扁平乳頭（乳輪部，乳頭，乳頭頂がほぼ平面に並ぶ），陥没乳頭（真性陥没：乳頭，乳輪平滑筋の形成不全，乳頭が陥没していて，どのようにしても反屈しない，仮性陥没：乳輪部周辺を圧すると乳頭が反屈して突出する），裂状乳頭（乳頭頂の著明な分葉化）などでは授乳の際に工夫が必要となる。また，陥没乳頭や裂状乳頭は，常に湿潤しているため乳頭自体の抵抗力が弱く，細菌・真菌感染を起こしやすい。扁平乳頭は乳輪部が柔らかければ直接授乳が可能である。裂状乳頭は，溝の部分に亀裂・水疱・炎症などを生じやすい。

### ❹乳頭亀裂

乳頭は強い刺激に慣れていないため，吸啜刺激や強い圧迫により乳口の開口部，乳頭周囲，乳頭側壁に亀裂を生じやすい。長時間の授乳，陥没乳頭，または初産婦などに生じやすい。まだ乳汁分泌の少ない産褥1～2日にできやすく，3～4日間で軽快する。亀裂の大きさ・深さ，膿・出血の有無，炎症の有無，疼痛の程度を診査する。

### 2）乳汁分泌量

乳汁分泌量の多少や授乳行為には種々の要因が関与する（**表10-7**）。授乳が開始されてからは，日々（あるいは時間）の経過による乳房および乳汁分泌量の変化と授乳行動との関連を診査する。

## C 全身状態

### 1）運動と休息

分娩時の疲労を早期に除去し，産褥生活を異常なく過ごすためには十分な休息が必要となる。休息の必要量は運動（日常の体を動かすことすべて

と含む）と密接な関係にあり，合併症の有無，分娩の難易，分娩の侵襲の程度，それらの回復状況，産褥経過，個人差などにも影響を受けるので総合的に診査する。

#### ❶休息と睡眠

分娩直後は心身の疲労が残っているため，十分な休息が必要である。精神的には分娩を乗り切ったという達成感と子どもを得た喜びで興奮状態にあるため，疲れていても眠れないことがある。また，慣れない入院生活で環境や寝具が変わったために寝つかれないことがある。その後は，2〜3時間おきの授乳のために十分な睡眠が確保できなくなるので，育児による疲労が認められる。睡眠の量と質を評価する。

#### ❷疲労症状

分娩後の褥婦の過半数に，眠い，横になりたい，あくびが出るなどの訴えがある。このうち，分娩所要時間の長い者，初産婦，分娩時出血量の多い者，睡眠時間の短い者，年齢の高い者は特に強い疲労感を持ちやすい。顔付きや日常行動から心身の消耗の程度を推測する。

#### ❸疼痛の有無

産褥早期の疼痛の要因は外陰部の裂傷や切開による痛み，子宮収縮による後陣痛，乳汁分泌に伴う乳房緊満痛が主であり，日々の変化が激しいが7〜10日で軽快する（図10-10）。強い痛みは生活に大きく影響する。子宮や外陰部痛では褥婦は排尿，排便を我慢する傾向が強い。

#### ❹排泄

分娩直後の褥婦では，胎児部分による膀胱，尿管圧迫による一時的末梢神経麻痺，尿道括約筋麻痺，腹壁や膀胱括約筋の弛緩，外陰部の腫脹や損傷に由来する疼痛などで排尿困難が生じやすいため，分娩後初回の自然排尿を特に注意する必要がある。難産，分娩所要時間の長いものに出現しやすい。また，産褥2日以内では褥婦の40%に尿蛋白をみることがあるが，自然に消失する。産褥2日以後も続くようであれば，妊娠高血圧症候群の後遺症，尿路感染症を考える。

一方，尿意頻数は膀胱炎との鑑別が必要となる。まれに，重度の産道裂傷などによって，膀胱腟瘻ができることがある。また，外陰部の疼痛，腹直筋や骨盤底筋群の弛緩，分娩前の浣腸，食事摂取

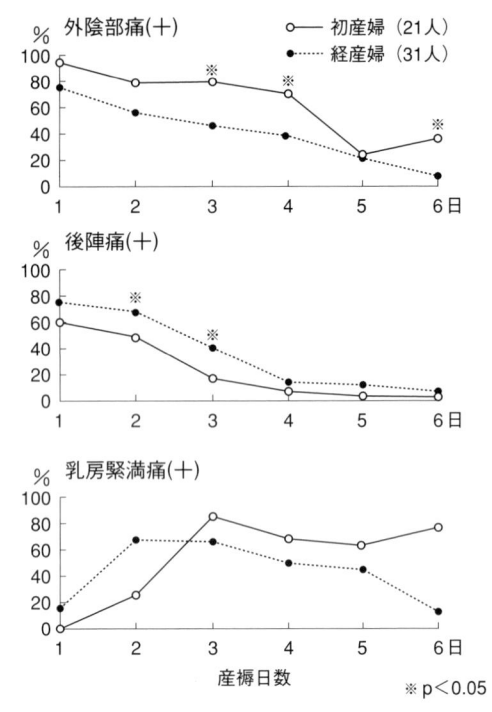

**図10-10　産褥期の疼痛の変化**
（江守調べ）

量の減少，便意消失などは便秘を引き起こしやすい。分娩時の努責や胎児による肛門部の圧迫のためにできた脱肛や痔は，大きさ，数，整復の可否をアセスメントする。まれに，分娩時損傷により直腸腟瘻が起こる。排便時の違和感や下着類への付着の有無に注意する。

### 2）栄養

産褥1〜2日は，分娩後の疲労や興奮で食欲は減退することが多いが，産褥3〜4日頃から回復し，増進する。反面，この時期は著しい利尿や発汗，悪露の排出などによる大量の水分消失があり，口渇感が増進する。産褥1〜2週頃から母乳分泌量が次第に増加し，それに伴い乳汁産生と授乳に必要なエネルギー量が増大する。授乳期間は非妊時に比べてその分食事の摂取基準が多く設定されているが，乳汁分泌量が十分でない時期（産褥早期）や母乳授乳を行わない場合は付加する必要はない。食事は摂取量だけでなく，その内容が大切である。日本人の食事摂取基準（2005年度版）を表10-8に掲げた。

I 褥婦のフィジカルアセスメントと各種診断法

表10-8 日本人の食事摂取基準(2005年版)

| 年齢 | 基準体位 | | エネルギー(kcal/日) | | | 脂肪エネルギー比(%) | 炭水化物エネルギー比(%) | 蛋白質(g) | 電解質 | | ミネラル | | | 食塩相当量(g) |
| --- | --- | --- | --- | --- | --- | --- | --- | --- | --- | --- | --- | --- | --- | --- |
| | 身長(cm) | 体重(kg) | Ⅰ・低い | Ⅱ・普通 | Ⅲ・高い | | | | ナトリウム(mg) | カリウム(mg)※1 | カルシウム(μg)※2 | マグネシウム(mg) | リン(mg) | |
| 18~29歳 | 157.7 | 50.0 | 1,750 | 2,050 | 2,350 | 20以上30未満 | 50以上70未満 | 50 | (8 未満) | 2,700 | 600 | 270 | 900 | 8 未満 |
| 授乳婦(付加量) | | | +450 | +450 | +450 | 20以上30未満 | | +20 | | +370 | +0 | +0 | +0 | |

| 年齢 | 基準体位 | | 水溶性ビタミン | | | | | 脂肪酸 | | | 食物繊維(g)※4 |
| --- | --- | --- | --- | --- | --- | --- | --- | --- | --- | --- | --- |
| | 身長(cm) | 体重(kg) | ビタミンB₆(mg) | ビタミンB₁₂(μg) | 葉酸(μg) | パントテン酸(mg) | ビタミンC(mg) | 飽和脂肪酸(%エネルギー) | n-6系脂肪酸(g) | n-3系脂肪酸(g)※3 | |
| 18~29歳 | 157.7 | 50.0 | 1.2 | 2.4 | 240 | 5 | 100 | 4.5以上7.0未満 | 10 | 2.2 | 17 |
| 授乳婦(付加量) | | | +0.3 | +0.4 | +100 | +4 | +50 | 4.5以上7.0未満 | 10 | 2.4 | |

| 年齢 | 基準体位 | | 微量元素 | | | | | 脂溶性ビタミン | | | | 水溶性ビタミン | | |
| --- | --- | --- | --- | --- | --- | --- | --- | --- | --- | --- | --- | --- | --- | --- |
| | 身長(cm) | 体重(kg) | 鉄(mg) 月経なし | 鉄(mg) 月経あり | 亜鉛(mg) | 銅(mg) | マンガン(mg) | ビタミンA(μgRE) | ビタミンD(μg) | ビタミンE(mg) | ビタミンK(μg) | ビタミンB₁(mg) | ビタミンB₂(mg) | ナイアシン(mgNE) |
| 18~29歳 | 157.7 | 50.0 | 6.5 | 10.5 | 7 | 0.7 | 3.5 | 600 | 5 | 8 | 60 | 1.1 | 1.2 | 12 |
| 授乳婦(付加量) | | | +2.5 | +2.5 | +3 | +0.6 | +0 | +420 | +2.5 | +3 | +0 | +0.1 | +0.4 | +2 |

主に参考にした数値:推奨量,目安量,目標量
目標量を優先的に使用

■ 増やすべき栄養素
□ 減らすべき栄養素

※1 18歳以上は目標量
※2 目標量を考慮したため50~100の付加量が必要
※3 18~70歳は目標量を考慮
※4 目標量を考慮

# II 褥婦のメンタルアセスメント

女性にとって，ことにはじめての妊娠・分娩・育児は人生において喜びに満ちたものであるとともに，ストレスフルな危機状態の連続である。また，神経系ホルモンの変化は直接感情の変化に関係することが知られている。

産褥期では自律神経系の支配に関係深いエストロゲンやプロゲステロンなどの内分泌系が急激に低下するため，心身ともにバランスを崩し，自律神経機能の変調をきたしやすい。さらに，妊娠，分娩のストレスはそれ自体が神経症的症状を呼び起こすともいわれ，これに産褥期の身体のストレス（外陰部の創痛，痔痛，乳房痛，その他合併症など）が加わると，ますます精神的不安定状態になりやすい。ことに，産褥早期は涙もろさと抑うつ症状に代表されるマタニティブルーズを褥婦の多くが経験するといわれ，分娩が引き金となって悪化，出現する精神障害もよく知られている。

一方，分娩を無事に終了した褥婦は心身の消耗にもかかわらず，この上ない幸福感と安堵感に満たされ，家庭や家族（夫）に対する親密さや愛情を最も意識する時期でもある。

## 1 産褥期の心理の特徴

### a 分娩の完了と達成感

分娩直後の褥婦は長時間の陣痛や努責による虚脱感と痛みからの解放感，無事に胎児を娩出し終えた安堵感によって一時的な放心状態となるが，自分の身体のことよりもまず生まれた子どもの性や異常の有無について周囲の医療者に尋ねる。新生児とのはじめての対面は，喜びや幸福感に満ちている。対面時には子どもの指に触ったり頬をつついたりして，「ママですよ，こんにちは」，「はじめまして」，「待っていたのよ」などと挨拶する。

分娩終了後1～2時間の間は部屋を暗くして安静を保つようにされても，軽度の興奮と気分の高揚状態が続く。その後，時間の経過とともに心地よいまどろみに至る。

分娩という危機を脱した後には，褥婦は1つのことを成し遂げたという充実感や満足感に浸っている場合がほとんどであるが，分娩時に異常や緊急手術を経験し，思いどおりの分娩ができなかった褥婦では，屈辱感や失望感に陥ることがある。障害を持った児の出生や，性別などあらかじめ抱いていたイメージや願望と違った場合も褥婦の失望や混乱が生じる。

一般に，次々と迫る難題や課題をやっとの思いで解決し，その状態を脱した人はその体験を誰かに聞いてもらいたい，自分の体験を話したいという欲求があるため，褥婦は分娩後に自分の体験を熱心に話すことが多い。通常は，夫，家族，見舞いの友人，褥婦同士がその相手役となるが，否定的体験であった場合は分娩に立ち会った助産師がその感情を引き出し，違った視点からの意味づけや修正を加えることも重要である。

産褥1～2日たって授乳や児の世話が次々と開始されると，母性意識は飛躍的に促進されるが，母親としての役割や責任に対する不安，緊張は精神的ストレスを高めることにもなる。

### b 役割移行に伴う危機

分娩終了と同時に今度は育児という新しい課題が出現し，母としての役割を担わなければならなくなる。子どもが生まれたことによって家庭内環境が一変し，新たに家族間の関係調整や再統合が求められ，こうした調整や育児，家事などの負担により，褥婦は心理的な重圧感や心労から神経過敏に陥りやすい。

通常，母親は新生児に対し一番多く接し，育児の主たる責任者となる。新生児はそれぞれ個性があり，日々の変化がめざましいだけでなく生理的にも不安定である。そのため，育児経験の全くない褥婦や何らかの障害を持つ児を育てることになった褥婦の心身の負担は大きい。

育児能力は文化として学習し，身近な体験として伝承されるもので，本来自然に行えるはずのものであり，親にとって楽しく，喜びであるはずが，現代では子ども数の減少や核家族化，離婚，近隣との結びつきの弱さなどにより，継承されるべき育児知識・技術などが母親たちに伝達されにくい社会状況にあり，母親の不安や負担感は増強される一方である。さらに，マスメディアによる一方的な情報過多が親の情緒不安定を招き，その混乱により拍車をかける傾向も見受けられる。

## トピックス

# 父親の育児

1980年代後半に入って，女性からの「男性も育児に参加すべき」との訴えに耳を傾け，育児休業制度などを利用して母親の代わりに育児をする父親たちが現れ始めた。この男性たちは，愛する妻からの熱烈な要求に押し切られるような形で，あるいはいくらかでも母親の負担軽減に役立とうと，家族のリーダーとしての義務感や責任感から，母親の代わりにやむなく育児を引き受けるというものであった。

ところが，男性のなかには最初こそ消極的であったものの，育児を体験するうちに育児には職業的な満足感や充実感に勝るとも劣らない喜びや，やりがいが内在していることを見い出すものが増えていった。さらに，母親とは違うもう一人の親としての自分が主体的に行う育児について，母親とどこがどう違うかを意識し，育児のなかで見い出した具体的な自分の行動や心の動き，感じ方や反応を通し，（父）親としての自分自身のアイデンティティを探っていった。

## 1. 育児における母親と父親の違い

育児を体験した男性たちは，一人の人間として育児や家事を行いながら，そのなかで感じた母親との差を「相補性」として肯定的に受け止め，それを「母性」に対比する「父性」あるいは「男の子育て」と呼ぶようになった。それは，家族のリーダーとしての父親とも，日常の煩雑な家事や育児を女性に押しつけ，普段はたまに遊んでやるだけの，居ても居なくてもよい父親とも，女性から要求された「手伝い」を受身的にこなす「母親の代理としてのやさしい父親」とも異なり，育児そのものに価値や意義を見い出し，育児を楽しみ，育児が生きがいであり，母親と変わらない愛情と母親役割を受け持つことができるもう一人の男性の親としての自覚の始まりともいえる。

## 2. これからの父親

保守的な考えに固執する男性たちが，家族の司令塔として機能する「父親」を強調するなか，多くの女性は共同して育児を行うもう一人の親を「父親」として望んでいる。一方，親に必要な性質として「親性」という語を用い，母性や父性を「親和性」，「対峙性」というジェンダーに拘束されない語でいい換えようという提案も起きている。

家事や育児などの再生産労働は，男性であろうが女性であろうが，人間という種が自立して生きるために必要なものであり，本来どちらの性にも不可欠な生活者としての機能であって，分業によって能率や効率を競う類のものではないはずである。

今後は，家族のリーダーでも母親の部下でもなく，子どものもう一人の親としての父親が母親と協同して行う育児のなかから，母親とは異なる（父）親の違いを自ら明らかにすることになるだろう。

**参考文献**

・柏木惠子：発達の理論的背景．柏木惠子編著，父親の発達心理学；父性の現在とその周辺，川島書店，1993．
・小此木啓吾：父性の役割．アディクションと家族17(2)：143-48, 2000．

（江守陽子）

近年では，育児を分担する父親が増加傾向にあるとはいえ，子どもとの関係を持ちたくても仕事が忙しく，生計を支えるのに精一杯である家族も少なくない状況にある。

### C 母子関係と家族関係

母親は生まれた子どもに授乳し，オムツを換え，抱き，あやし，話しかけ，微笑んだり，叱ったりする。また，子どもは泣いて注意を引き，乳房を吸い，母親にしがみつき，後を追ったり，微笑んだりする。母子間のこの関係は単に世話をする，されるという生理的欲求を満たすための関係ではなく，母親と子どもに生まれつき備わった行動形式である。

人はだれも関心を持つ人に好かれたい，愛されたい，接触を持ちたいという基本的欲求を持っている。人の一生では，生まれてから最初にこのような対象となるのが母親に対するものである。子どもは自分の欲求が満たされると自己の存在に対する肯定感を抱き，やがてこれらは自信や高い自己評価に結びついていく。母と子の間の豊かな交流のある環境で育った子どもは，人を愛する能力とともに自らの能力を発達させることができるのである。

しかし，子どもの側にも愛着形成を阻害する要因が認められる。すなわち，運動が活発かおとなしいか（活動性），排泄，睡眠，覚醒などのリズムが規則的か不規則か（周期性），はじめてのこと，または新しいことに平気か尻込みしやすいか，あるいは慣れやすいか否か（接近性，順応性），感情が激しいか穏やかか（反応の強さ）などの気質，奇形や疾患を持つ児，未熟児，障害児などのために授乳や育児に手がかかる，などである。このような特徴は子どもからの信号が複雑でわかりにくいために，母親がそれらを負担に感じたり，親としての自信をなくすきっかけとなっていることが考えられる。母子の愛着形成のために望ましい母親の育児行動には，次の4点が考えられる。

①抱くことによって，子どもの不安や苦痛を和らげる。
②子どもの要求に適切に対応する。
③母親の一貫した態度
④喜びを持って子どもに接する。

こうした母親の育児行動は，母親の情緒の安定が基礎になる。母親の情緒の安定にはその夫との関係，家族・近親者から与えられる物的・心的支援，また，母親のそれまでの育児経験，母親が育ってきた養育環境・体験，健康状態などが関係する。反対に，母親が自分の夫や周囲の人々からの支援がなく，ストレスや不安を抱いていれば，適切な母子関係を結ぶことができにくい。

子どもの誕生は単に母と子の間の関係だけではなく，家族全員に影響を及ぼす出来事である。また，家族はお互いにバランスを取り合っているので，家族全員が自らを新しい子どもの誕生という出来事にうまく適応し，生活を変化させることが大切である。年長の同胞にとっては新しい同胞の出現は一種の危機的状況である。出産後は，母親は授乳などで新しい子と常に密着していることが多くなることから，上の子は母親の関心を引くために，あるいは心理的フラストレーションからいわゆる「赤ちゃん返り」と呼ばれる注目行動（退行現象）が表れることがある。

子どもの時期の母子関係に歪みが生じると，子どもが長じた後に自分の子どもとの「愛着」が形成されにくいことがある。これは，「母－子－その子（孫）」という世代にとどまらず，一族の因襲や家風となって連綿と繰り返される可能性がある。しかしながら，人の全体的な感情の発達は母親による子どもへの愛情から生まれるとはいえ，これに同世代の仲間，友人，異性との付き合いが加わり，発達段階を経過しながら修正・変更され，自分自身の母性が養われるという複雑な体系でもあるのである。

## 2 心理過程のアセスメント

「人間は本能の壊れた動物である」といわれている。「本能」とは生誕前にプログラムされた種に固有の行動を意味し，動物の性はそのほとんどが種ごとにプログラミングされた必然性のなかで行われ，調節ホルモンや神経系の反射により交尾，受胎，授乳などの行動が決定される。

これに対し，人は人間であるというプログラムに支配はされるが，大脳の発達により，思考し，

感情をコントロールし，状況を自ら変化させ，価値を見い出し，意味づけを行う。もちろん，人間においても異性との出会い，受胎，出産，授乳へと続くすべての過程に性ホルモンが関連しているが，それによって性行動や育児が決定されているわけではない。人間では，「私」が「本能」に対して決定的な影響を与え得る。

　すなわち，人間の母親にとって育児は「必然的」なものとは限らないのである。女性はさまざまな理由で子どもを産み，あるいは産まざるを得ない事情があり，生まれた子どもにもさまざまな思いを抱く。ときには，育児以外の自分を想像することもあり，育児以外の自己実現を望む母親にとっては，育児は彼女の時間や自由を束縛するマイナス面を否定できない。さらに，育児は母親の当然の任務とする社会や家族（夫）からの有形，無形の圧力も課せられる。

　このような状況に置かれている女性の存在も理解し，共感することが重要であり，支援の糸口を見い出す必要がある。どのように折り合いをつけていくか，どの部分を支援すれば，妥協することができるかを探り，家族で支え合っていくことができるように支援しなければならない。

　褥婦の精神状態のアセスメントでは，子どもを得た喜びと児に対する母性感情が顕著になり，周囲の祝福に包まれているにもかかわらず，気分，感情は不安定で傷つきやすく，抑うつ的になりやすいという構造にあることをよく理解し，精神状態に直接，間接に影響する種々の要因をアセスメントすることが大切である。その際，母親としての意識の変化，精神的異常徴候の出現の有無と程度，さらにその消退の時期などを産褥の経過に添って，褥婦の言動や態度を注意深く観察する。褥婦の精神の安定に影響する要因を**表10-9**に掲げた。

**表10-9　褥婦の精神の安定に影響する要因**

1) 性格傾向，成熟度
　几帳面，生真面目，献身的，神経質，内向的，責任感が強い，完全欲が高い，罪悪感を持ちやすい，他人に左右されやすいなどの性格傾向，あるいは性格的，年齢的未熟，現実理解が弱い，依存的などの，人間としての未成熟な部分があるときは課題達成がうまく遂行できない場合に問題を生じやすい。

2) 既往の精神疾患
　精神疾患の遺伝的素因，既往，過去の妊娠，分娩，産褥経過での精神的異常徴候が認められる場合は高頻度で発症（再発）しやすい。

3) 分娩経験
　初産婦は経産婦と比較すると不安や負担感が大きい。

4) 妊娠，分娩体験，新生児に対する受容状況
　希望した妊娠でなかったり，妊娠，分娩体験が予想よりつらかったり受け入れができていなかった場合には，自己評価が否定的になりやすい。

5) 褥婦の健康状態
　疼痛，発熱，疲労，睡眠不足など。

6) 新生児の健康状態
　体重減少や黄疸，湿疹など軽度の症状であってもくよくよすることがある。児の外表奇形や，障害児，生死にかかわる重症例では，母親の不安や心配が強い。

7) 育児状況
　授乳がうまくいかない，乳汁分泌が不十分，児の吸啜力不足など。よく泣く児，手のかかる児は精神的負担がより大きい。

8) サポートシステム
　家庭内人間関係，夫の態度，相談相手の存在，実務的な援助者の存在，医療関係者への信頼などに問題があるとき。

# III　産褥期の生活適応のアセスメント

　正常な経過をたどった褥婦であれば分娩施設からの退院はおよそ産褥5〜7日であり，母児ともに異常の有無をチェックされ，その結果で決定される。

　母児が分娩施設を離れると必要に応じて地域の医師，助産師，保健師による訪問指導が行われる

## トピックス

# マタニティブルーズ

### 1. マタニティブルーズ
#### 1) 定義
マタニティブルーズ (maternity blues) とは，分娩後に一過性に生じる軽い抑うつ症候群をいうが，明確な定義はされていない。臨床症状は抑うつ感，涙もろさ，不安，不眠，落ち着きのなさ，疲労感，食欲不振，集中困難などが認められる。

#### 2) 出現頻度と発病時期
出現頻度は，欧米では褥婦の 50〜80％にみられるとされているが，イギリスと同じ評価尺度を用いたわが国の研究では 25.8％であったとしている。また，日本版尺度（厚生省研究班マタニティブルーズ・産後うつ病評価尺度）を用いたものでは，マタニティブルーズの発症は 33.8％であろうと推察している。

しかしながら，マタニティブルーズ症候群についての定義や診断基準は確立されていないために，その基準をどこに設定するかによって出現頻度は大きく異なってくる。どちらにしても日本における出現頻度は欧米よりは低く，その理由としては日本人独特の忍耐強い性格や，感情をあまり外に出さず本音を隠してしまうこと，里帰り出産のように褥婦が保護的に処遇されることが関与しているといわれる。発病時期は分娩後 3〜4 日から 5 日頃をピークとして 7〜14 日頃までに自然に消失する（図）。産後うつ病や産後精神病の前駆症状とも類似するため，経過を追い観察する。産褥期うつ病か否かのスクリーニングテストとして，エジンバラ産後うつ病調査表の使用が有用である（表）。

#### 3) 成因
原因はいまだ解明されていないが，分娩後の急激な内分泌的変化が精神機能に強く影響を与えるのではないかといわれている。この身体的要因に心理社会的要因が加わり発症に影響を及ぼすとされる。心理社会的要因としては，神経質性格，夫との関係，葛藤，周囲のサポートの程度などがあげられる。

#### 4) マタニティブルーズの対処法
①睡眠：睡眠をとることが効果的である。十分な睡眠は心身の回復を促進する。2〜3 時間ごとの授乳によって褥婦は十分な睡眠をとることができず，それに後陣痛，外陰部の創痛，乳房緊満痛などが加われば，ますます良質な睡眠をとることはできない。不眠が続き，精神の不安定状態が強い場合には，夜間だけでも授乳を中止し，連続した睡眠時間を確保するのもよい。

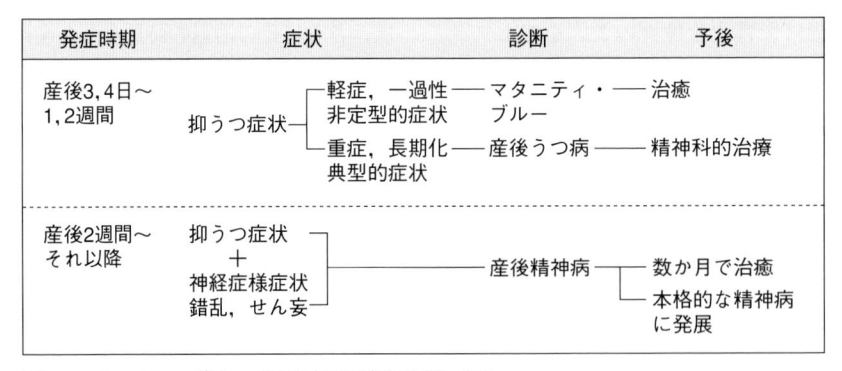

| 発症時期 | 症状 | | 診断 | 予後 |
| --- | --- | --- | --- | --- |
| 産後 3, 4 日〜1, 2 週間 | 抑うつ症状 | 軽症，一過性 非定型的症状 | マタニティ・ブルー | 治癒 |
| | | 重症，長期化 典型的症状 | 産後うつ病 | 精神科的治療 |
| 産後 2 週間〜それ以降 | 抑うつ症状 ＋ 神経症様症状 錯乱，せん妄 | | 産後精神病 | 数か月で治癒 本格的な精神病に発展 |

図 マタニティブルーの臨床診断的位置づけ
(内山喜久雄，他監修，郷久鉞二編：メンタルヘルス・シリーズ；マタニティ・ブルー，同朋舎出版，1989)

**表2 エジンバラ産後うつ病調査表**

1. 笑うことができるし，物事のおもしろい面もわかる．
   - (0) いつもと同様にできる
   - (1) あまりできない
   - (2) 明らかにできない
   - (3) 全くできない
2. 物事を楽しみにして待つことができる
   - (0) いつもと同様にできる
   - (1) あまりできない
   - (2) 明らかにできない
   - (3) 全くできない
3. 物事がうまくいかないとき自分を不必要に責める
   - (3) 常に責める
   - (2) ときどき責める
   - (1) あまり責めることはない
   - (0) 全く責めない
4. 理由もないのに不安になったり，心配する
   - (0) 全くない
   - (1) ほとんどない
   - (2) ときどきある
   - (3) しょっちゅうある
5. 理由もないのに恐怖に襲われる
   - (3) しょっちゅうある
   - (2) ときどきある
   - (1) めったにない
   - (0) 全くない
6. することがたくさんあるときに，
   - (3) ほとんど対処できない
   - (2) いつものようにうまく対処できない
   - (1) たいていうまく対処できる
   - (0) うまく対処できる
7. 不幸せで，眠りにくい
   - (3) ほとんどいつもそうである
   - (2) ときどきそうである
   - (1) たまにそうである
   - (0) 全くない
8. 悲しくなったり，惨めになる
   - (3) ほとんどいつもある
   - (2) かなりしばしばある
   - (1) たまにある
   - (0) 全くない
9. 不幸せで，泣けてくる
   - (3) ほとんどいつもある
   - (2) かなりしばしばある
   - (1) たまにある
   - (0) 全くない
10. 自分自身を傷つけるのではないかという考えが浮かんでくる
    - (3) しばしばある
    - (2) ときたまある
    - (1) めったにない
    - (0) 全くない

（ ）内は点数を示し，合計得点が9点以上は産後うつ病が疑われる．
（注意点）過去7日間に感じたことを回答する．1人で考える．すべての項目に解答する．

(Cox JL, Holden JM, Sagovsky R : Detection of postnatal depression. Development of the 10-item Edinburgh Postnatal Depression Scale. Brit J Psychiat 150 : 782-86, 1987)

②疼痛除去：疼痛に対しては，鎮痛薬などの薬物療法が有効であるが，それ以外には痛みを軽減する対処法も有効である．すなわち，後陣痛には，リラックスして神経の緊張を弱めるための腹式呼吸やシムスの体位を試みる．外陰部の創痛には，アイスノンやリバノールなどを用いた冷湿布，乳房はマッサージや搾乳によりうっ滞を予防する．強いうっ滞が起きてしまった場合には冷湿布を施し，疼痛を少しでも軽減するよう努める．

③サポート：情動不安定なときには信頼のおける家族や看護職が付き添い，緊張や不安を軽減する．態度や行動を評価されるのではなく，気持ちを素直に表現でき，それが受け入れられる場を作るように心がける．

**参考文献**

- 岡野禎治，他：Maternity Blues と産後うつ病の比較文化的研究．精神医学 33(10)：1051-58，1991．
- 中野仁雄：妊産婦を取り巻く諸要因と母子の健康に関する研究，厚生省心身障害研究，平成6年度研究報告書，pp.1-5，1995．
- Pitt B : "A typical" depression following childbirth. Brit J Psychiat 114 : 1325-35, 1968.

（江守陽子）

が，基本的には生活の全般を当人と家族に任されることになる。したがって，母児に対して家庭に帰ってからの日常生活にうまく適応していけるように，退院後の生活上の問題を評価し，適切な保健指導を行っておく必要がある。退院後の生活環境は個別性が強く，種々の要因が関連しあって母児に影響を与えるので多面的な観察が要求される。

褥婦の適応段階には次の 5 つの過程がある。
①分娩直後から始まる自分自身の心身の変化に対する適応
②産褥早期から始まる新生児に対する適応
③家族との新しい生活への適応
④近隣社会への適応
⑤一般社会への適応

これらの過程は専門家あるいは周囲からの支援があると，スムーズに適応していく。

## 1 産褥期の生活適応の経過

分娩終了後の生活適応は，新しい家族とともに日常生活に復帰することが第 1 の目標である。妊娠・分娩による身体的変化の回復と新たな親役割の遂行を果たしながら，心身ともに健康に，楽しく暮らせるようにスムーズな移行が望まれる。

### a 産褥 0〜1 週

産褥 1 週間までは，多くの褥婦は医療施設に入院している。この期間の褥婦は妊娠・分娩の侵襲や影響を強く受けているが，妊娠前の身体的状態へ回復するための全身の変化が著明に現れる。同時に新生児との最初の対面があり，育児が開始される。この間は分娩の疲労回復と授乳や子どもの世話に慣れるために，世話をしてくれる人がいるので，家事をはじめほとんどのことを自分でしないですむ。

### b 産褥 2〜3 週

母児は特に異常がなければ，産褥 2〜3 週には医療施設から家庭へと生活の場が移り，自然の回復力と自己管理に委ねられることとなる。身体的変化は産褥 0〜1 週と比較すると緩徐で苦痛も少なく，異常発生の危険性はきわめて少なくなる。

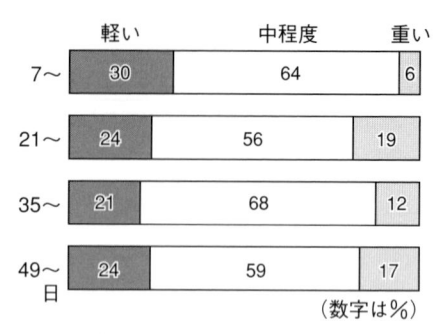

図 10-11 産褥期間別主観的疲労感の違い
（江守調査）

| 日 | 軽い | 中程度 | 重い |
|---|---|---|---|
| 7〜 | 30 | 64 | 6 |
| 21〜 | 24 | 56 | 19 |
| 35〜 | 21 | 68 | 12 |
| 49〜 | 24 | 59 | 17 |

（数字は％）

母子ともに新しい生活に慣れていないために褥婦はまだ余裕を持って育児に取り組めず，子どもは生活のリズムができていないことから育児に時間がかかり，褥婦の疲労も激しい（図 10-11）。育児や生活上の不安が最も増大する時期である。したがって，この時期は夫や周囲の家族が家事のほとんどを分担し，褥婦は育児に専念できる環境にいることが望ましい。こうして家族や社会による世話や支援に支えられれば，褥婦は自立の度合いを増していく。

### c 産褥 4〜6 週

昔から産後 21 日で床上げといわれてきたが，産褥 4 週間以降は新しい家族メンバーを加えた生

表 10-10 産褥 1 か月の健康診査項目

健康診査
　①検尿（糖・蛋白）
　②血圧測定
　③浮腫（部位・程度）
　④触診による子宮復古の状態および悪露の状態
　⑤乳房および乳汁分泌状態
　⑥全身状態
　⑦自覚症状
　⑧その他
指導事項
　①出産後の母体回復の機序
　②運動と休息に関する生活指導
　③異常徴候に対する指導および受診勧奨
　④食事および栄養指導
　⑤乳房の手当ておよび授乳指導
　⑥育児指導
　⑦心配・悩み相談
　⑧その他

活のリズムを作るために、家族全員がお互いの役割を再調整していく時期である。この頃には褥婦は、異常がなければ外出も可能であるし、疲れない程度の家事もすることができる。しかし、授乳は昼夜を問わず2〜3時間おきに行うので、休息も、家事も、外出も短時間にすませられるように計画的に行う。

褥婦の産褥健康診査はだいたいこの期間に行われる。心身に異常がなければ妊娠前の生活に戻り、仕事の再開に向けて育児と家事の分担や、主たる担当者の調整に入ることもある。しかし、家族メンバーが増えたこととその世話が加算されたうえでの生活は、種々の問題を生じやすい。

## 2 産褥1か月時の健康診査

産褥4〜6週後には、褥婦と新生児に対して分娩以降の健康状態を診査する。褥婦の健康診査の主な項目を**表10-10**に示す。

# IV 褥婦への健康支援と保健指導

入院中から日常生活に適応するための健康支援と保健指導を計画的に行い、解決できなかった健康問題や課題に対しては地域の看護職や他の職種と連携をとるなどして、継続して支援していく方法を考える。

## 1 日常生活の支援

### a 運動と休息

#### 1）産褥0週

正常分娩では分娩終了後の異常出血のないことを確認すれば、2時間程度経過した後はトイレまで歩行し、自然排尿を試みることができる。しかし、分娩直後は急激な循環動態の変化や長時間の陣痛や努責によって、起立歩行時にバランスを失ったり、めまい、ふらつきを起こすことがあるので必ず付き添う。早期離床は血栓症を予防し、筋肉痛や腰痛の訴えを軽減することができるだけでなく、いち早く健康感を取り戻し、精神的な自立を促すことにつながる。しかし、分娩による疲労感や疼痛が強いので必要最小限の行動とし、0〜1日は十分な安静・休養を心がけ、疲労の程度を考慮しながら授乳を開始する。疼痛は睡眠を妨げるので、できるだけ軽減の方法を考える。

#### 2）産褥1〜2週

産褥1〜2週間は子どもの覚醒と睡眠の生活リズムが不規則でしかも短いことと、乳汁の分泌が十分でなく、授乳などの世話に時間がかかるため、多くの褥婦は十分な睡眠がとれない状況にある（**図10-12,13**）。したがって、疲れたらいつでも横になれるような環境を整えておく。育児中心の生活に慣れ、生活リズムがある程度整ったら徐々に家事を開始する。

#### 3）産褥3週〜

近所の買い物など、体力の回復に従って短時間にすませられるものから行動範囲を拡大する。育児中ではあっても少しずつ普通の生活をするように心がける。この時期に褥婦の自覚症状として多くあげられるものには、眠い、横になりたい、肩がこるなどの慢性的な疲労症状が顕著となることからも、育児の代替者を見つけておくことも重要なことである（**表10-11**）。

### b 産褥体操

運動は休養との関連でどの程度行うかを考えなければならないが、分娩後のできるだけ早い時期

表 10-11 産褥期の主な自覚症状

| 7〜日 | % | 21〜日 | % | 35〜日 | % | 49〜日 | % |
|---|---|---|---|---|---|---|---|
| 眠い | 86 | 眠い | 85 | 眠い | 86 | 眠い | 71 |
| 横になりたい | 70 | 横になりたい | 72 | 横になりたい | 69 | 横になりたい | 62 |
| あくびが出る | 61 | あくびが出る | 61 | 肩がこる | 60 | 肩がこる | 56 |
| 口が乾く | 57 | 肩がこる | 52 | 腰が痛い | 53 | あくびが出る | 54 |
| 肩がこる | 46 | 口が乾く | 50 | あくびが出る | 52 | 足がだるい | 51 |
| 目が疲れる | 45 | 目が疲れる | 50 | 目が疲れる | 49 | 目が疲れる | 49 |

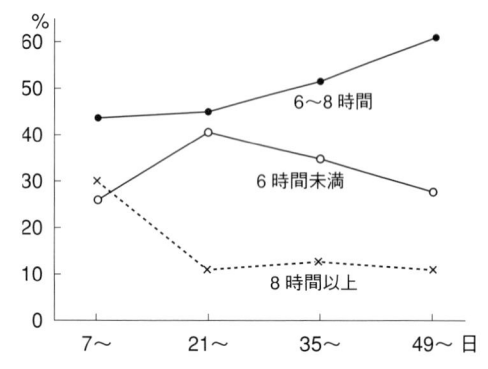

図 10-12 産褥期間別の1日の総睡眠時間

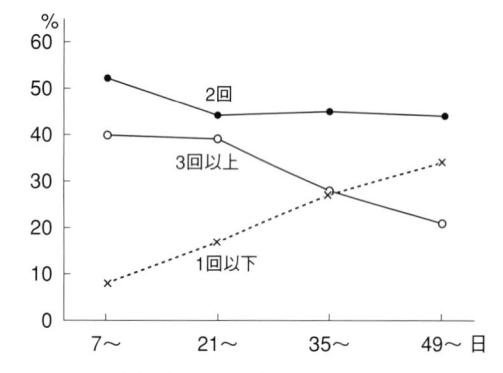

図 10-13 産褥期間別の夜間目覚める頻度

から積極的に生活に取り入れて実行する。産褥期に行う体操には、①血行促進（血栓予防，乳汁分泌促進），②引き締め・筋力アップ，③リラックス，④姿勢矯正の4つの効果が期待できる。

産褥の経過日数により外陰部の状態，疼痛の有無，疲労の程度を考慮して運動の種類と組合わせ，時間などを計画し実行する。効果の期待できる部位と運動の種類を図 10-14 に示した。引き締めや筋力アップの運動を挟んで，最初と最後にストレッチと深呼吸を行う方法が一般的である。1日1〜3回，10〜30分行う。

### c 身体の清潔

分娩終了後，著しく発汗した場合には全身清拭をして更衣する。分娩当日であっても全身状態が良好で希望がある場合にはシャワーや洗髪が可能であるが，疲労が残らないように短時間ですませる。

産褥期は新陳代謝が活発で発汗が多く，乳汁の分泌も活発になるので常に清潔を心がける。下着は頻繁に取り替え，洗面や整髪などの身だしなみにも注意を払う。入浴（浴槽内につかる）はきれいな一番湯であれば禁止する必要はないが，エチケットとして悪露があるうちは控える。産褥4週間ほどして悪露がほとんどなくなれば全く問題はない。

### d 外陰部の清潔

産褥熱，尿路感染などの予防のために外陰部は常に清潔を心がける。排尿・排便のたびに洗浄ビンやシャワートイレでの洗浄を行う。産褥パッドは排尿ごとに取り替える。悪露が少なくなってきたら，通常の月経時の手当てに準ずる。

### e 排泄の調整

分娩後6〜8時間たっても排尿がない場合は200〜400 cc の飲水の後，1時間たって再度排尿を試みる。トイレに座ったら流水音を聞かせたり，下腹部を手で圧迫するなど試みて心理的あるいは機械的に尿意を起こさせる。12時間以上排尿がないようなら導尿する。

便秘は腹満感や食欲減退に結びつき，排便時の無理な努責や硬い便は肛門部を傷つけ，縫合離開を招くことがある。腹部マッサージ，指圧，繊維性食物の摂取，水分の補給などの工夫によっても

## 1. 足首の運動

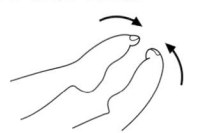

①足の裏を向かい合わせ、つま先を内側に曲げる。 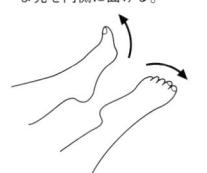
②そのままつま先をそらせる。

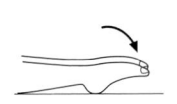

①両足をそろえて、つま先を伸ばす。 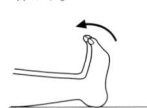
②ももの筋肉をひきしめながら、足首を曲げる。2呼吸して足の力を抜く。

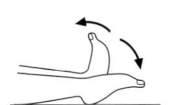

①右足のつま先を伸ばし、左足の足首を曲げる。
②左右を替えて行う。 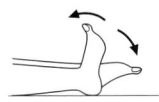

## 図10-14 産褥体操

会陰裂傷のある人は、呼吸法、足の筋肉運動、腹部の運動を行って他の運動は抜糸後に加える。会陰裂傷のない人は、出産後できるだけ早くから積極的に骨盤底筋群の運動(肛門ひきしめ運動)をすることが、尿失禁予防に大切である。

## 2. 首の運動

### (1) 首回し
①首を前に下げる。
②首を後ろに倒す。
③首をゆっくり回す。次は逆に回す。

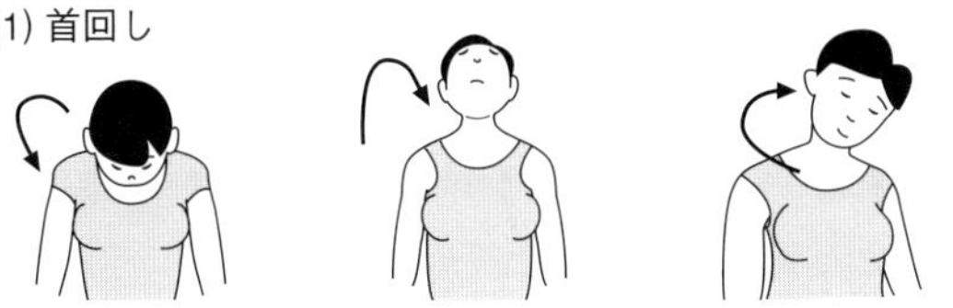

### (2) 首のアイソメトリック
指を組んで後頭部にあてる。頭と手で押し合う。同じように、指を組んだ手のひらを額にあて、額と手を押し合う。

## 3. 肩関節と胸筋の運動

### (1) 肩回し
あぐらを組んだり、椅子に座ったりして行う。指先を肩につくよう曲げて肘を外側に回す。リラックスしてから、次に内側に回す。

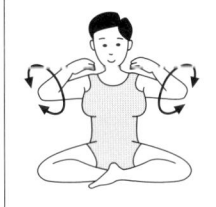

### (2) 腕組みのポーズ
背すじを伸ばして座り、両腕を肩の高さまで上げて、矢印の方向へ押す。押すときは肩の力を抜く。

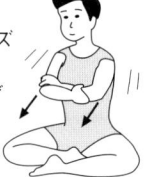

### (3) 合掌のポーズ
(1)の姿勢で両掌を合わせ、息を吐きながら押し合う。押すときは胸を張り、5秒ぐらいで力を抜く。

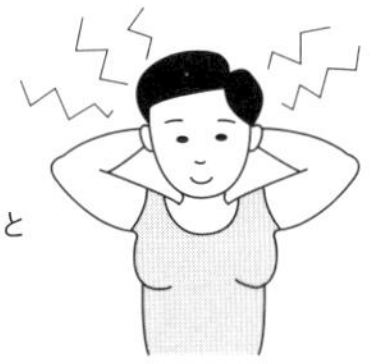

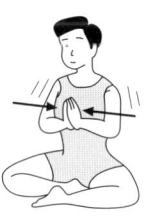

## 4. 腹筋と背筋の強化

### (1) 腹筋のひきしめ
①仰向きの姿勢で膝を曲げ、両手を背中の下に入れ、からだとふとんの間に隙間を作る。
②呼吸を止めないように気をつけながら、からだとふとんの隙間を狭めるように、ゆっくりおなかの筋肉をひきしめて力を入れる。次に、ゆっくりおなかの力を抜く。

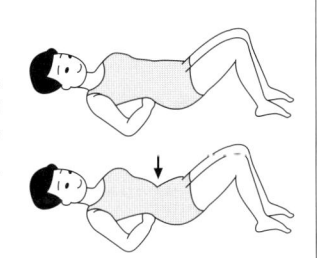

### (2) 上体ねじり
①床に両手・両膝をついて四つばいになる。
②片腕を上にゆっくり上げて、上体をねじる。
③上げた腕をゆっくり下ろし、からだの下を通す。手の動きに合わせて首も動かす。1呼吸したら反対側をねじるを繰り返す。

### (3) 猫の背中
①床に両手、両膝をつき息を吐きながら腹筋をしめ、背中を丸くして十分伸ばす。(頭を下げて、おヘソをみるように)
②一度息を吸って、次に息を吐きながら腹筋をゆるめ、顔を上げ胸を張って、重心を前に移す。1呼吸して、繰り返す。

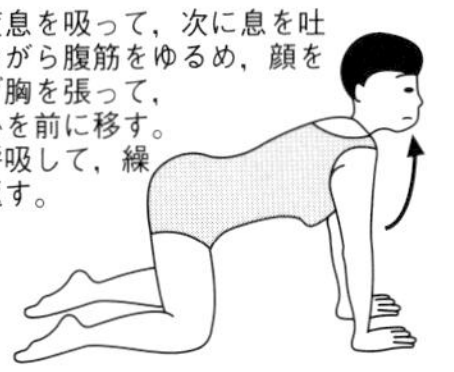

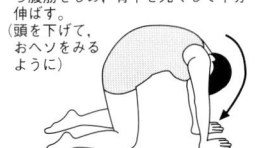

## 5. 骨盤底筋群の強化

### (1) 腰の上げ下ろし(エレベーター体操)
①仰向きに寝て、背中をピッタリ床につける。両膝は軽く立て、足の裏を床につけ、両手は手の平を下にして、両脇に置く。
②腰を床につけたまま肛門をひきしめ、息を吸い、次にゆっくりと吐きながら腰を上げ、一息入れて、息を吐きながら腰を下ろす。1呼吸して全身をリラックスさせる。

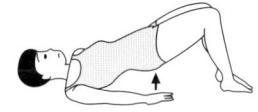

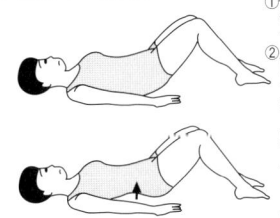

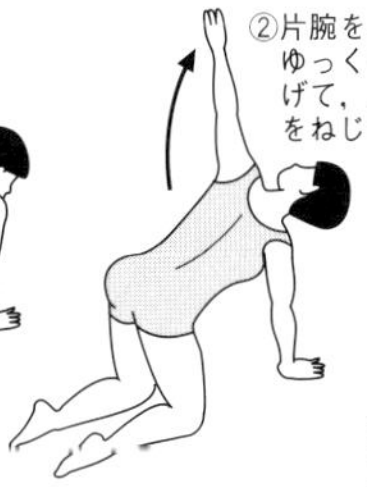

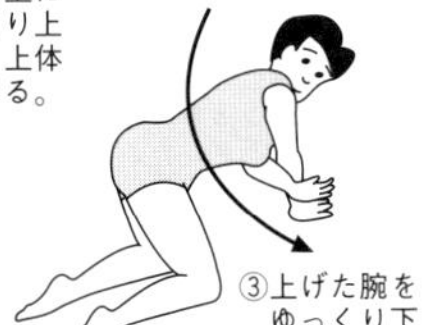

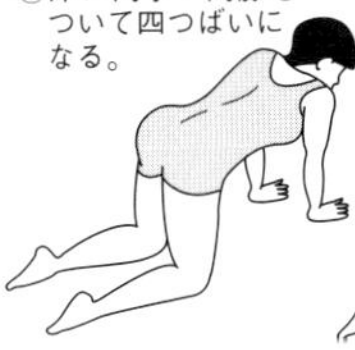

### (2) 肛門のひきしめ
仰向きに寝て膝をつけて軽く曲げる。お尻の筋肉と肛門をギュッとしめる。リラックス、しめるを繰り返す。立ったり、座ったりの姿勢でもよい。

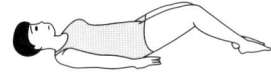

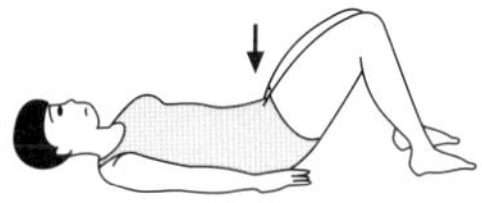

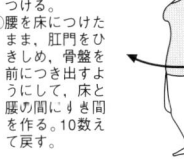

### (3) 骨盤のつき出し
①仰向きに寝て、背中を床に押しつける。
②腰を床につけたまま、肛門をひきしめ、骨盤を前につき出すようにして、床と腰の間にすき間を作る。10数えて戻す。
③左記の運動を立ってやることもできる。骨盤を静かに前後に傾斜させる。 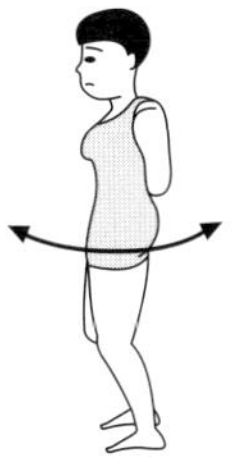

### (4) 膝を左右に
①両膝をぴったりつけて立てる。
②両膝をつけたまま左右にゆっくりとできるだけ床まで倒す。リズミカルに半円を描く。両肩は常に床から離さないように。

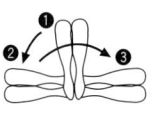

## 6. 下肢の運動（ひきしめ）

### (1) 足のひきしめ
①足を組み、上の足で下の足を2～3度軽くたたく。
②次に、腰の筋肉をひきしめるような感じで、太ももを緊張させ、両足を内側に寄せるようにしながらつま先をピンと伸ばす。一呼吸してから、ゆっくり力を抜いてもとに戻し、上下の足を入れ替えて交互に行う。

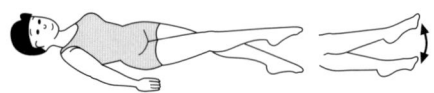

### (2) 足を上げる運動
①仰向きの姿勢で膝を曲げ、足の裏を床にぴったりつける。
②右足を床に直角になるように上げる。
③右足をまっすぐに伸ばし、一呼吸して足を下ろす。右左を交互に行う。

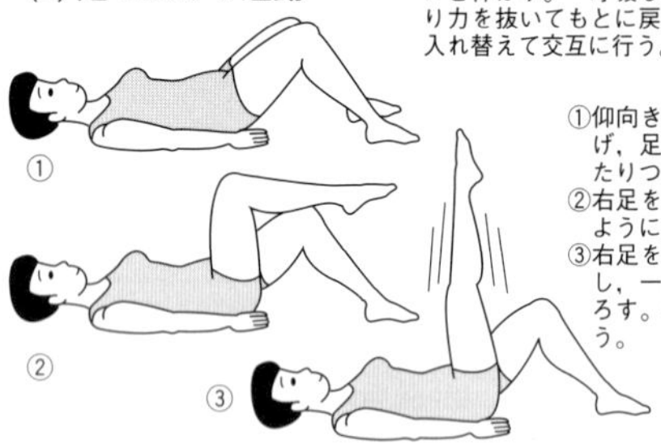

### (3) 足のストレッチ
椅子に座ってもできる。
片足を膝を曲げずに水平まで上げる。5秒したら下ろす。リラックスして、もう片方の足を上げる。

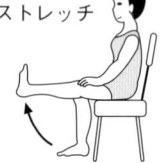

## 7. 背筋・側腹筋の運動（体型の回復，リラックス）

### (1) 背中・腕のストレッチ（背筋）
①両手を組んで水平に前に伸ばす。
②手を前のほうに、背中は丸くして、後ろに引っ張る。両肘が耳にくっつくくらい伸ばして両手の平を圧迫する。5秒ほど圧迫したら3秒ほどリラックス。
①指は組んだまま、手の平を外側に向け、前腕を内に回す。
②肘を伸ばして手の平を外へ押し出すように、5秒ほどしたら、リラックス。

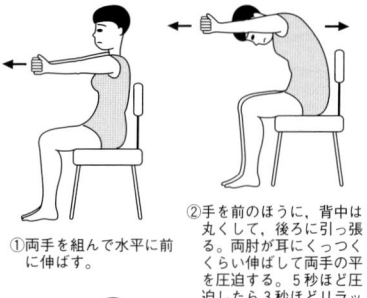

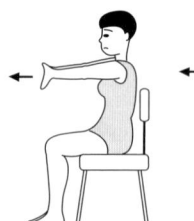

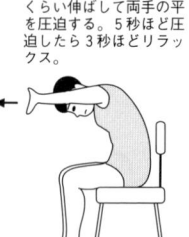

### (2) 側腹筋のストレッチ
①頭の後ろで指を組む。 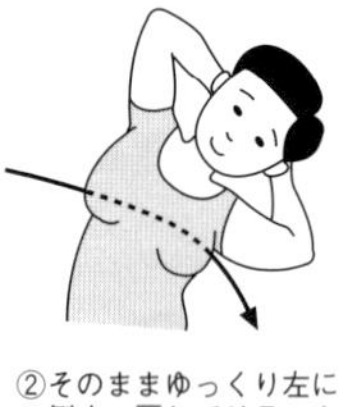
②そのままゆっくり左に倒す。戻してリラックスしたら、次は右に倒す。

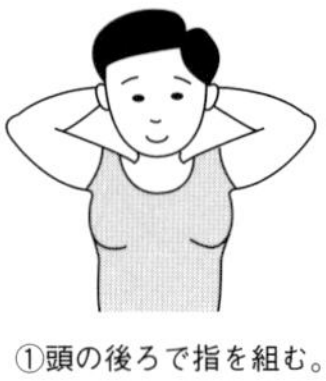

## 8. 腹筋・骨盤（ひきしめ）

### (1) ウエストのシェイプアップ
①仰向きの姿勢で軽く膝を曲げ、両手で頭を支えて首を持ち上げる。
②左の肘と右の膝をタッチさせ、①の姿勢に戻る（首を持ち上げたままでは無理なら床に頭をつける）。交互に繰り返す。

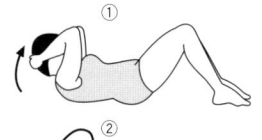

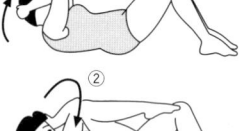

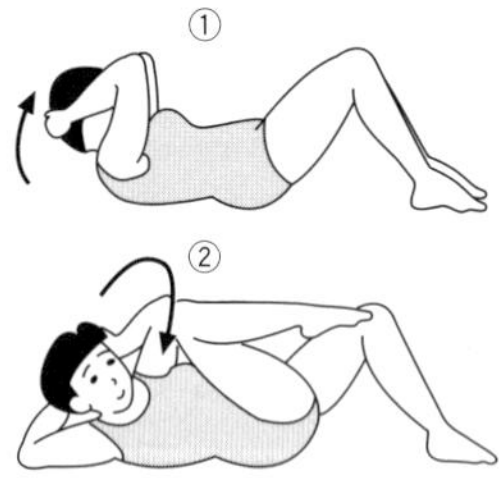

### (2) 側腹のストレッチ
足を腰幅より少し広めに開き、つま先を外に向けて立つ。右手を膝の上に置いて上体を支え、左の掌で天井を押すようにしながら首と右膝を曲げて、息を吐きながら、ゆっくり側腹を伸ばす。

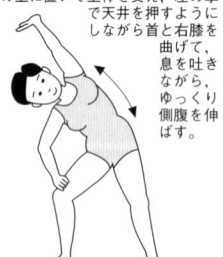

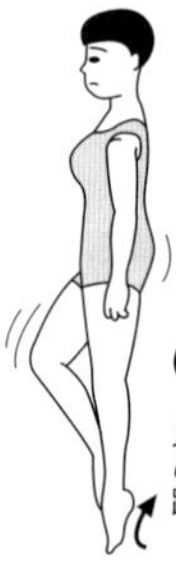

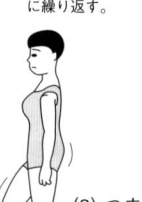

### (3) つま先で足踏み
良い姿勢をとり、おなかをしめてかかとを上げたままで足踏みをする。

### (4) フラフープ
足を腰幅に開いて立ち、両手を腰に当てて、オヘソを正面に向けたまま頭や肩を動かさないように右から2～3回腰を大きく回す。次は左回しに回す。前につき出すときは殿筋をしめ、後ろに回したときはおなかをしめる。

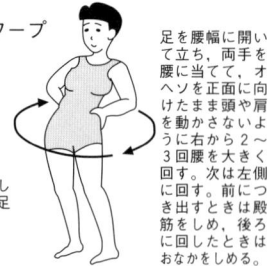

### (5) 足の後側のストレッチ
足を前後に開いて立ち、左の膝を曲げ、右のつま先を上げて、息を吐きながら両手で右膝を押し、右足の後側を伸ばす。次に左足をする。

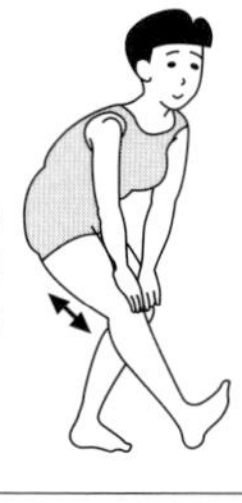

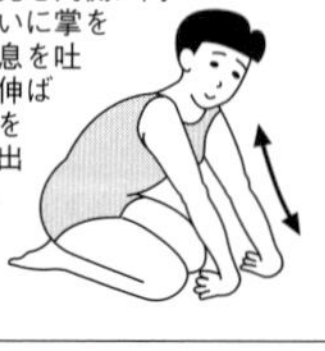

### (6) 腕の内側のストレッチ
正座して、指先を内側に向けて肩幅くらいに掌を床につける。息を吐きながら肘を伸ばす。手の位置を少しずつ前に出すと、より強いストレッチになる。

## 9. 姿勢の矯正

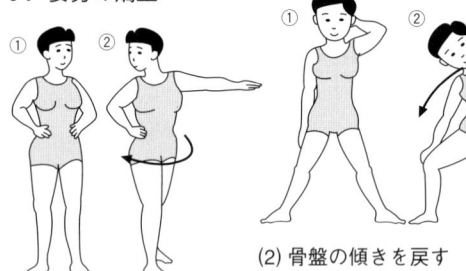

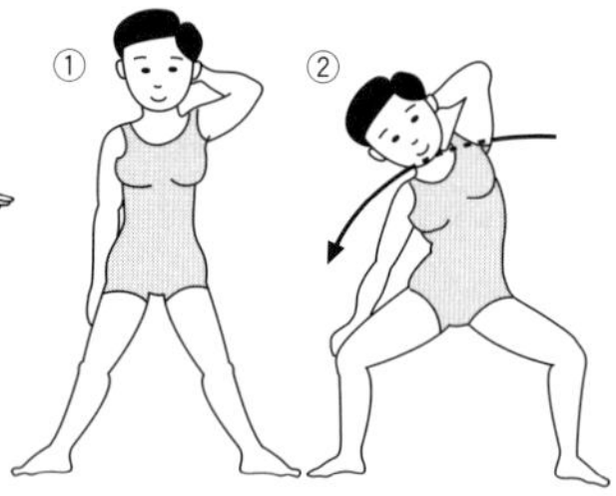

### (1) 姿勢を良くする
①両足を肩幅くらいに開き、両手を腰に当てる。
②左手を前に伸ばしながら、右肩をひき、上体をねじる。左右交互に繰り返す。

### (2) 骨盤の傾きを戻す
①両足を広めに開き、背中をまっすぐにして左手を耳の上くらいに当てる。
②手で頭を押すように右側にからだを曲げながら、両足の膝も曲げ、右手を床のほうに伸ばす。もとに戻って一呼吸し、逆側に曲げる。

### (3) 反り身を直す
①壁から20cmくらい離れて両足を開いて立ち、壁にもたれる。
②腰は壁につけたまま、膝をゆるめ、上体を前に曲げる。腹筋と殿筋をしめながら、背骨を下から順に起こして、頭を最後に戻す。

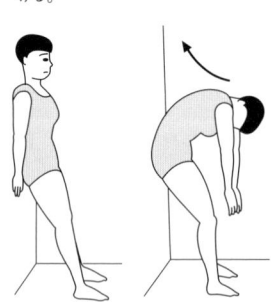

### (4) アキレス腱のストレッチ
片足を前に出し膝を曲げ、もう片方のふくらはぎを伸ばす。両足交互にする。

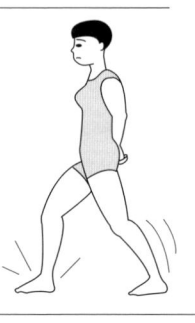

3日以上排便がなければ緩下剤や坐薬の使用を考える。一方、外陰部の汚染につながる下痢にも注意する。薬物投与後には排便の有無、量、性状を確認する。

### f 痔核, 脱肛の手入れ

妊娠中の便秘や分娩時の努責のため肛門周囲の括約筋が弛緩し、うっ血状態となるため、産褥期には20〜30％の褥婦に痔核や脱肛が認められる。排尿便の際は温水洗浄を行い、柔らかい紙で押さえるように拭いた後に還納を試みる。その後、肛門部に力を入れて締めるような運動を1日に何回も繰り返す。疼痛が強ければ痔用の坐薬を使用する。

### g 疼痛対策

切開創の痛みが強く、椅子に座るのがつらい場合はクッションや円座を使って創部への直接の圧迫を避ける。対症療法として温湿布が有効である場合もある。通常、抜糸後に速やかに軽快する。後陣痛は有意に経産婦が強く自覚する。痛みが強い場合はシムス体位を取り、腹式呼吸をする。子宮収縮薬が投与されていれば中止する。さらに我慢できなければ鎮痛薬を投与する。乳房の緊満痛に対しては、症状が軽ければマッサージと搾乳を施行して様子をみる。苦痛が強ければ局所(乳頭を除く)に冷庵法を行う。炎症に移行すれば化学療法を開始する。

### h 自覚症状と異常の早期発見

悪露量の増加、発熱、腹痛、外陰部痛、乳房痛、頻尿、頭痛、気分の落ち込み、強い疲労感、食欲不振などの自覚症状がみられる場合には速やかに専門医の診察を受ける。

## 2 生殖活動に対する支援

### a 性生活

性行為は男女の双方が納得し、満足感を得られれば性交の回数、時間、好みの体位の差異などは何の問題もないが、産褥初期には女性の関心は子どもに向き、夜中の授乳や育児で睡眠不足が続くなどして疲労が激しく、性欲が起こりにくい。また、身体面では悪露や乳汁分泌があり、腟粘膜は柔らかく弛緩していて性交によって腟壁を傷つけやすく、乳房への刺激は乳房の緊満と乳汁分泌を促し、性行為中に違和感や不快感が伴いやすい。特に、粗暴で不自然な体位での性交は女性の身体へのダメージが大きいので注意を要する。

一方、パートナーである男性にすれば、父親となる20〜30歳代頃は生殖活動が盛んな時期であり、妊娠から産褥早期にかけての長い禁欲を一気に解消したいとの欲求が強い。夫婦間の性関係は両者の愛情の表現形であり、産褥といえども両者に性欲がある場合には禁止する必要はない。しかし、産後の早期に女性の側に出血や性器の痛み、不快症状がある場合には性器結合以外の愛情交歓の方法を取り入れ、双方のニーズを満足させる工夫が必要である。

### b 家族計画

家族計画とは、生殖活動をその価値と意義を理解したうえで、本能のままに行うのではなく、意思を持って計画的に行うことである。具体的には夫婦の間で子どもをいつ、何人、どれくらいの間隔で産むかという見通しを、自分たちの健康や経済を中心としたライフスタイルを考えながら計画し、そのために必要に応じて確実な避妊をすることが基本となる。

家族計画の狙いは、健康で希望にあふれた家庭を作り、家族の皆が幸福であることであるから、本来、第1子を妊娠する前に人生設計に組み込んだ計画を立てるべきである。しかし、現実には第1子出産後に次子をいつ産むか、産まないかを考えることのほうが多い。家族計画を考えるうえでは、①母体の健康状態、②父母の年齢、③生まれた子どもの健康状態、④住宅・経済事情、⑤夫婦のライフ計画などを検討する。これらを検討するにはまず夫婦で十分相談し、自分たちに最もふさわしい結論に導くべきである。

出産後は、育児に多くの時間を要し、精神的ゆとりがないだけでなく、母乳授乳を続けていると月経の再来が遅れ、本来の意味で生殖機能を回復するのに1年以上を要することもある。また、生

まれた子どもの側から考えると，親密な親子関係を形成し，精神的に安定した乳幼児期を過ごすためには，少なくとも2〜4年以上の間隔が必要である。しかし，これらは先にあげた母体の健康や年齢，夫婦のライフ計画などから次子との間隔を縮めたり延ばしたりされる。

　家族計画は夫婦の問題であり，最終決定は夫婦の判断による。したがって，助産師はあくまでも夫婦の価値観を尊重し，その決定にあたって最も適切な情報と方法を教え，相談にのる姿勢で臨む。

### c 産後の避妊法

　出産後は乳汁分泌，昼夜にわたる授乳と起床時間が不規則なこと，無月経などの生殖機能の回復の遅れ，排卵の再開の予測が不可能なことから，荻野式避妊法，基礎体温法，リズム法などの定期的禁欲やピル（ホルモン剤）による避妊法を選択することは難しい。この時期に最も推奨される避妊法としては，①コンドームとゼリー，錠剤，フィルムなどの殺精子剤の併用，②ペッサリー，③子宮内避妊具（intrauterine contraceptive device：IUD）の使用である（図5-17，115頁参照）。IUDは悪露の排出が認められなくなり，子宮内膜がほぼ完全に復調する産褥6週以降に医療機関において挿入する（詳細については，115頁参照）。

## 3 母乳栄養確立のための支援

### a 分泌促進

　乳汁分泌は乳腺の発育状態や各種内分泌ホルモンが正常に機能していることの他に，①乳房の手入れ，マッサージ，②乳頭の手入れ，③児の吸啜力，④母親の母乳授乳への意欲・努力，⑤遺伝素因などの影響を受ける。また，乳汁産生が短期間のうちに急激に起こることによって，乳房内に血液・組織液・乳汁などがうっ滞すると乳汁の分泌が妨げられるので，乳房内のうっ滞を解消するために授乳前にマッサージを行う。授乳後にも緊満感があれば搾乳をする（図10-15〜17）。

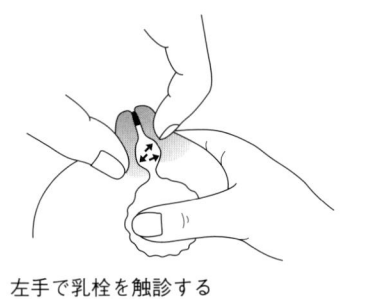

① 左手で乳栓を触診する
② 右手で乳腺のうっ乳部位を圧迫する

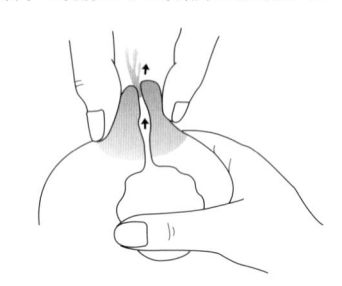

③ 乳管洞を圧迫し，乳汁とともに乳栓を圧出する
④ 搾乳する

**図10-15　搾乳法**

### b 乳汁分泌量の確認

　授乳前後に子どもの体重を計測し，その差から哺乳量を割り出すか，哺乳びんなどで計測して与えることが量の測定としては正確である。通常は，授乳の度にこれらを計測する必要はない。授乳後2時間以上，児が眠るかおとなしくしていれば足りていると判断できる。また，児の体重曲線から乳汁量のおおよその過不足が推定できる。出生後1か月以内では平均170〜280 g/週の体重増加が認められる。

### c 就業中の母乳育児の実際

　職場内に保育所がある場合には，1日2回の育児時間を利用することによって，直接授乳が可能となる。職場と保育施設が離れている場合は，仕事中に搾った母乳を冷凍しておき，それを翌日の授乳分として解凍して使用する方法がある。帰宅後は直接授乳する。また，搾乳した母乳の保存や保育施設での使用が不可能な場合には，仕事中は排乳処理（緊満を解消する程度の搾乳）ですませ，

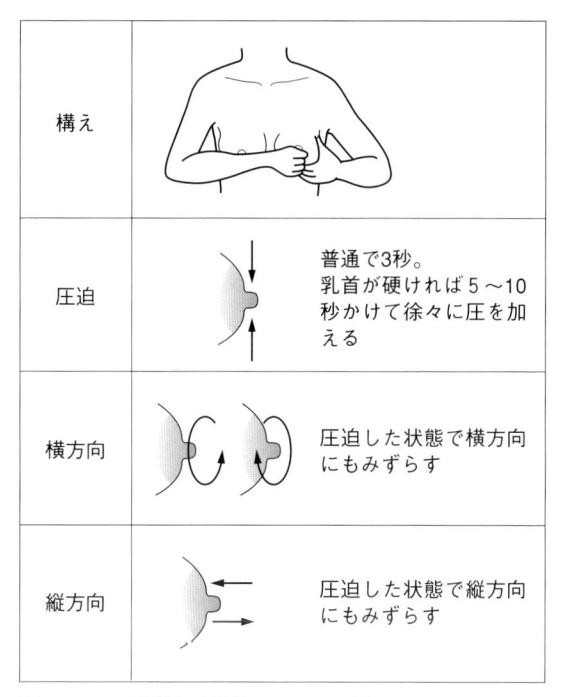

| | | |
|---|---|---|
| 構え | | |
| 圧迫 | | 普通で3秒。乳首が硬ければ5〜10秒かけて徐々に圧を加える |
| 横方向 | | 圧迫した状態で横方向にもみずらす |
| 縦方向 | | 圧迫した状態で縦方向にもみずらす |

図10-16 乳頭・乳輪マッサージ
・マッサージするほうの乳房と同時の手で乳房を持ち上げる。他方の手の1〜3指(親指，人差し指，中指)の腹で乳頭，乳輪部をつかむ。
・指の位置を替え，行う。
目的：乳頭，乳輪部の柔軟化を図り，皮膚を強化し，産後のトラブルを予防する。
(根津八紘：乳房管理学，諏訪メディカルサービス，1992)

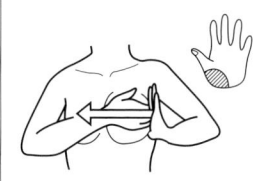

| | |
|---|---|
| 1 操作 (左の乳房の場合) | 右手：バスケットボールをつかむように指を広げ，手先を軽く曲げ，乳房の周辺部分に当てる。<br>左手：手首を反屈し，指先が顔のほうを向くようにし，母指球(図)を右手の外側に置き，真横に押す。 |
| 2 操作 | 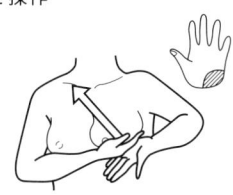 右手：指をそろえ，小指側を乳房の外側下方の周辺部分に当てる。<br>左手：手首を反屈し，指先が下に向くようにし，小指球(図)を右手の外側におき，右の肩に向かって押す。 |
| 3 操作 | 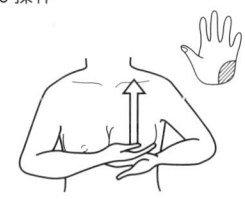 右手：指をそろえ，小指側を乳房の下の周辺部分に当てる。<br>左手：右手の下側に当て，乳房をすくい上げるように真上に持ち上げる。 |

図10-17 基底部マッサージ
・肩の力を抜き，リラックスして行う。
・マッサージをするほうの乳房と同時の手で，基底部を矢印の方向に動かし，他方の手で乳房を保護する。保護の手で乳房を圧迫しないように注意する。
・1つの操作を3度繰り返し，左右の乳房をマッサージする。…1クール
目的：乳房基底部の血液循環を良好にすることにより，妊娠中は乳腺組織の発達を促し，分娩後は乳汁の分泌を促進し，うっ滞を予防する。
(根津八紘：オッパイ体操，諏訪メディカルサービス，1992)

その間，子どもには人工乳を使用し，帰宅後に母乳を飲ませる。出生直後から母乳だけで保育された子どもは最初人工乳を嫌うことがあるので，その場合は2〜3日前から人工乳に慣れさせる必要がある。母乳を与える回数が減ると自然に乳汁の分泌量が減少する傾向にある。

(江守陽子)

## 4 母乳育児成功のための環境作り

助産師が母親の母乳育児成功に果たす役割は大きい。ドゥーラの影響を評価した研究では，母乳育児に関する特別な援助をしなくても，分娩中にドゥーラがあった母親は，なかった母親よりも母乳育児率が高い[1]。人工栄養が隆盛の時代を経たことで，母乳育児の知識や技術は，母親から娘という世代間伝達がなされなくなり，助産師は，ドゥーラとして，また母乳育児の知識技術を伝達する母乳育児支援専門家としての役割を負っている。

現在日本の産科施設では，WHOユニセフの「母乳育児成功のための10カ条」が実践されているBFH(baby friendly hospital，赤ちゃんにやさしい病院)では，90％以上の母子が完全母乳栄養である。しかし，適切な援助がなされていない病院ではほとんど母乳育児がされておらず，施設間で母乳率に格差がみられる。妊娠中，97％の母親は自分の子どもを母乳で育てたいと思っているが，

出産後1か月では母乳率は44.8%に低下している（平成12年度，厚生労働省）。

助産師は，出産後の母子が自然にスムーズに母乳育児を始められるように，母子を取り巻く環境に配慮するとともに，不必要な介入によって児の哺乳能力を低下させたり，母親の自信を喪失させることがないよう，母乳育児支援技術について学ぶ必要がある。

### a 出産後の援助：「母乳育児成功のための10カ条」の実行

#### 1）出産直後の母子の触れ合いの実行

助産師は，正常な新生児を生まれてすぐ（30分以内）に母親の胸部や腹部に抱かせ，肌と肌の触れ合いを行い，1時間以内には母乳育児を始められるように援助する。

この出産後の母子の肌と肌の触れ合いは，健康な母親の正常細菌叢を新生児に植えつける免疫上の利点がある他，新生児の低体温，低血糖を予防する。また早期接触を経験した母親は，経験しなかった場合よりも長く母乳育児をするという効果がある。

早期接触は，児を乳頭に吸いつかせることが第1の目的ではない。児が自然に哺乳行動を見せるまで，母子がゆったりと肌と肌を密着させることが大切である。新生児は出産直後から静かでしかも覚醒した状態（静覚醒 quiet alert state）にあり，さまざまな感覚器の能力を示すことができる。正常な新生児であれば，出生直後，最初の1時間以内に，静覚醒の状態は平均40分間にわたって続く。この間に母親や父親の顔や目を見つめたり，声に反応する[2]。

早期接触の援助を行う助産師は，分娩室内を薄暗くし室温に配慮する。児娩出後はただちに母親の腹部にうつぶせになるようにのせ，児の顔や体の羊水をガーゼやタオルでふき取り，暖かいタオルや毛布をかけて母子を保温する。このとき，児の手と前腕についている羊水はふき取らないで残しておく。羊水の匂いは，最初の哺乳行動を成立させるために重要な役割をするからである。

助産師は，母親がリラックスでき安楽な姿勢でいられるように配慮し，母親が自由に児に触れることができ，母子の最初のアタッチメントが楽しいものとなるような雰囲気を作る。このときの助産師の役割は，母子の安全を確認し見守ることであり，決して母親に指示したり，無理に児を吸いつかせることではない。出生直後の沐浴，計測，点眼などは，早期接触が十分に行われた後に行う。

児の自発的吸啜は，出産後30分以内に起こらないこともあるが，少なくとも出産後1時間は母子がゆったりと接触できるようにする。

このような早期接触は，帝王切開手術で出産した場合でも行うことできる。

#### 2）入院中の母子同室同床

母子同床は母乳育児を成功させる重要な環境である。母と児は特別な理由がない限り分離してはならず，処置や検査で一時的に分離しなければならない場合も，1時間を超えないようにする。出産直後の母親にとって母子同室同床は睡眠や休息の妨げにはならないので，夜間も母子は同室同床にする。新生児にとっては，母子分離し新生児室に収容されている児のほうが啼泣時間は有意に長い。入院中はいつも母子が一緒であった母親は育児に自信を持ち，児の欲求に応じた授乳行動をとることができ，母乳率も高い。

#### 3）授乳に制限を設けてはならない

児が欲しがるときに欲しがるだけの授乳を勧める。授乳時間や授乳回数，1回の哺乳量は児によって大きな幅があり，また1日のうちでも変動があるので3時間ごと，4時間ごとなどの制限は，児が母乳の消化に要する時間（1時間から1時間半）とは合致しない。また授乳回数と母乳分泌量，児の体重増加とは有意の相関があるので，1日何回，何分以内の授乳というような制限を設けないようにする。児が欲しがるときとは，「児が泣いたとき」では遅く，児が口を動かす，手を口に持っていく，音を立てる，すばやく目を動かす，むずがるなどである。これらの児の欲しがるサインを母親が気づき，応えて授乳することを学習するようにしていく。

また母乳は授乳時間が長くなるにしたがって脂肪濃度が高くなる。児がビタミンKなどの脂溶性ビタミンが十分摂取できるように，授乳時間は制限しない。授乳時間の長さ，頻回の授乳は，乳頭亀裂と関係がなく，乳頭痛の主な原因は，不適切な抱き方，吸着である。

夜間の授乳も重要である。出産直後より母子同室同床とし，母親がいつでも児の欲求に応じた授乳ができるような配慮が必要である。

#### 4）抱き方，飲ませ方を適切にする

適切な抱き方，飲ませ方によって乳頭痛を予防し，効果的な授乳を行う。母親がリラックスして無理のない姿勢を保つことができるような場所を作り，母親と児の体が密着した状態で抱くことができるようにする。常に児が大きく口を開いた状態で，乳頭だけでなく乳輪，乳房もできる限り深くくわえ，舌の蠕動運動によって十分乳汁を飲み取っているかを観察する。適切な抱き方，飲ませ方は，乳頭痛を予防し，母乳育児の確立と継続に大きく影響するので，助産師は効果的な抱き方，飲ませ方と，確実に飲んでいるかを評価できる技能が求められる。

#### 5）母乳以外のものの補充をしない

健康な児が適切な支援を得て母乳育児を行っている場合には，母乳以外のものの補足が必要となることはまれである。

「最良の発育・発達・健康のために，乳児は生後6か月間は，完全に母乳だけで育てられるべき」ことをWHOは勧告している[3]。人工乳や糖水を補足すると児の哺乳欲は減少し，授乳回数は減り，母乳産生が抑制され，児の体重減少は大きくなる。十分に吸啜されなかった乳房は緊満を引き起こし，児は乳房に適切に吸着しにくくなる。明確な適応がないのに人工乳を補充することは，母親に「あなたの母乳だけでは育てることはできない」というマイナスのメッセージを送ることになり，母親の自信を喪失させる。

医学的適応とは，ガラクトース血症，先天性代謝異常のある場合，極低出生体重や早産児，著しく子宮内発育不全児で重篤な低血糖を起こす可能性のある場合，授乳回数を増やしても，搾母乳を与えても低血糖が改善しない場合，急激な脱水を起こし授乳回数や搾母乳の量を増やしても改善できない場合，などである[4]。

#### 6）人工乳や搾母乳を補充しなければならない場合

人工乳などを補充したあとで児が母親の乳房を吸啜することが困難となる「乳頭混乱」を避けるために，スプーンやコップ，シリンジ，スポイトなどを使って与える。またおしゃぶりは母乳率の低下に関係するので使用しないようにする。

### b 特別な援助が必要な場合

病児や低出生体重児，母親の重篤な合併症によっては，母子が分離しなくてはならない場合がある。このような場合でも，できるだけ早く母親が搾乳を始められ，1日に7回以上の搾乳ができるように援助する。初乳は，病児や低出生体重児にとってその後の合併症を予防する大切なものであるが，母親にとっても子どもに対する罪悪感を癒し，母乳によって自分が子どもの治療にかかわっているという積極的な気持ちを持つことができる。NICUにおいては，頻回にカンガルー・マザー・ケアを行って，母子接触ができると，母乳育児への意欲が高まる[5]。

死産，新生児死亡の母親に対しては，薬剤によって乳汁分泌の停止を図ることが多いが，副作用が強く出る場合がある。授乳や搾乳など乳頭への刺激を行わないと，血中のプロラクチン値は急速に下降し，2週間で妊娠前のレベルに低下する。最初の乳房の緊満を，冷湿布で対処しながら順次搾乳回数を減らしていく自然抑制方法をとる。ゆっくりと搾乳をすることで母親は次第に現実を受け入れ，また助産師は搾乳の援助を通して母親の悲しみに寄り添うことができる。

### c 産褥期の乳房トラブルに対するケア

産褥期にみられる主な乳房トラブルは，病的な乳房緊満，乳頭痛，乳頭損傷・亀裂，母乳不足感，直接授乳困難などである。これらのトラブルは，初回授乳開始の遅れ，不適切な抱き方，飲ませ方，授乳時間，授乳回数の制限，早期から母乳以外のものを与えることが原因で起こってくるものである。乳房トラブルが高い頻度で起こるようであれば，医療者は不適切な対応や介入を行っていないかを見直す必要がある。

### d 退院後，地域で支援するためのネットワーク作り

母乳育児は6か月までは母乳のみで，それ以降は適切な栄養を含んだ補完食を与えながら継続し，2歳かそれ以上まで続けることが勧められてい

る[3]。長期にわたる母乳育児の期間中，母子によってはさまざまなトラブルが起こる場合があり，退院後の母子への継続的な支援は重要である。助産師が退院後の母子を支援する場は，母子訪問，施設の母乳外来，助産所などがある。またラ・レーチェ・リーグ*のような母親同士の支援グループは，母乳育児の経験を話し合い，情報交換しながら母乳育児を継続するために効果的に機能する。退院後の母親にはこれらについての情報を提示するとともに，地域に支援グループがない場合には，母親に働きかけて，このようなグループを作っていくことも助産師の母乳育児推進活動の1つである。

（武市洋美）

## 5 褥婦の精神的支援

産褥期は褥婦が精神的に不安定な状況にあり得ることを理解したうえで，精神的ストレスとなる要因をできるだけ除去するように努める。特に，褥婦自身の身体的異常や疲労は気分をよりいっそう滅入らせるので，早期発見・治療を心がけて母体に過重な負担をかけないように注意する。

精神面での異常徴候が少しでも観察されたら，まずは十分な休養と睡眠を保障することが肝心である。さらに，育児に対する知識や技術を教え，自分で対処していける能力や自信を持てるように指導する。

精神的危機状態にある人は，普段の状態であれば何でもない言葉や他人の態度に傷つき，過剰に反応しやすいので，周囲の人は細心の注意を払うべきであろう。このようなときは，論理的で正しい内容であることよりも，やさしい話し方，口調，雰囲気，態度，行動などに重点をおき，常に深い支持と理解を示す対応であることが大切である。

また，褥婦の精神安定には夫や家族の支えや協力が不可欠であるため，家族は産褥期の褥婦の精神状態をよく理解しておく必要がある。母と新生児の関係だけでなく，夫婦の関係，新生児の同胞との関係，さらには祖父母や親類などの家族との関係，地域社会との関係に安定感がなく，親密でなければ調整が必要である。

## 6 上の子へのかかわり

生まれた子の上に子どもがいる場合，家族にその子とのかかわり方をアドバイスしておきたいものである。その子の発達段階にもよるが，2～3歳頃になると自分を1つのまとまりとして考えられるようになって，他人を意識し，他人の心を感じることができるようになる。そこから他人を思いやる気持ちが芽生えると同時に，攻撃の感情も意識されるようになる。攻撃性は他人を打ち負かし，自分が優位に立とうとする感情であり，本能的なものでもある。このとき，攻撃性をコントロールするように導き，積極性に転じることでやる気のある子に育てることができる。

一方，思いやりの心は，感知する力と想像力で他人の心を汲み取り，好意的に行動できる能力で，人間としてのかかわりの基礎となるものである。

上の子が下の子に対して母親と共同で簡単な世話をし，母親と心の通い合う体験をすることは，思いやりの心を育むのに適している。思いやりの気持ちは攻撃性をコントロールする基盤にもなる。しかし，周囲は上の子にも年相応の愛情を向けることを忘れてはいけない。

年長の子の精神的な成長を引き出すような具体的なかかわり方としては，妊娠中から母親の腹部を触らせ，同胞の存在を意識づける，分娩に立ち会わせる，出産後は簡単な育児の手伝いをさせ，それをほめるなどしてやさしさを育むきっかけとする。

一方，下の子は上の子のまねをして学習する機会が多いために，おとなからはしっかりしているようにみえるが，母親と2人きりでゆっくり過ごす時間を持てないことが多いことから心理的に不安定になりやすい。父親と協力して，下の子の母親に対する愛着心をしっかり育てるような工夫が

---

*1956年にアメリカで誕生した「赤ちゃんを母乳で育てたいお母さんに必要な情報提供と個人的な手助け」をする母親たちのボランティア団体。日本においても全国に支部を持つ。

必要であろう。

（江守陽子）

●引用文献

1) WHO/CHD：Evidence for the ten steps to successful breast-feeding. WHO, 1998.
2) クラウス MH，ケネル JH，クラウス FH著，竹内徹訳：親と子のきずなはどうつくられるか，医学書院，2001.
3) UNICEF/WHO，JALC 訳：乳幼児の栄養に関する世界的な運動戦略，2003.
4) UNICEF/WHO，橋本武夫監訳：母乳育児支援ガイド，医学書院，2003.
5) WHO：カンガルー・マザー・ケアー実践ガイド．日本ラクテーション・コンサルタント協会，2004.

# V 地域生活に向けた支援

　分娩終了後に医療機関を離れた褥婦は 4～6 週間後の産褥健診までは医療者の直接の援助を得られにくい。この時期は，母親は育児にまだ慣れておらず，母乳育児も確立できていないために，育児に対する不安が最も強いときである。また，産後の精神障害はこの時期に多く発症することが知られている。したがって，この空白の時期こそ地域看護との連携によって褥婦を支援することが重要である。

## 1 医療機関と地域との連携

　分娩および早期産褥期間中に何らかの異常や問題があった褥婦，あるいは家庭に帰ってからそれらの発生が予測し得る褥婦には，医療機関と家庭とを結ぶ継続ケアが望まれる。継続ケアの方法としては，分娩した施設が直接その後も継続ケアをするか，褥婦に紹介状を渡し，地域の医療機関に引き継ぐ場合がある。生活指導が必要とされる場合には，褥婦の了解を得た後に褥婦が居住する管轄の市町村保健センターや開業助産師に直接依頼するか，褥婦自身が母子手帳の綴じ込みの出生連絡表を郵送して，訪問希望の意思表示をする方法がある(384 頁参照)。

　こうした連絡を受けた看護職は家庭訪問などにより，医師の指示事項の遵守，家庭生活において守るべき注意，受診確認などの指導を行う。これらの訪問の様子や記録は医療機関に報告し，継続ケアの確立に努める。

## 2 就労女性に対する支援

### a 仕事再開までに解決しておきたいこと

　女性は産後 6～8 週間の就労が禁止されている。その後は育児休業制度を利用するものが増える傾向にあるが，自営業や零細企業では十分な保障がされず，やむを得ず子どもを預けて仕事を再開する場合もある。産後の回復が順調であれば，仕事の再開は何の支障もないが，母乳授乳の場合には就業中の乳房の手当ての方法と場所の確保，搾乳の可否とその保存方法などについて確認しておく。

　また，出産以前の生活に比べ，帰宅してからは家事だけではなく育児に大きな時間を割かなければならないので，体調管理や家事・育児についての家族内での分担などについても家族でよく話し合い，調整する必要がある。

## トピックス

### 障害児・先天性異常児を出産した母親の心理過程とケア

　生まれた子に分娩時障害，先天異常，重篤な疾患があった場合には，治療のために産褥早期に母子分離を伴いやすい。十分な母子関係が形成される以前の母子分離は子どもにとってはいうに及ばず，母親自身も親となった実感を早期に味わう機会を失い，母子関係形成にあたって大きな障害となりやすい。また，障害によっては育児に特別な技術や時間を要したり，児の不機嫌や認知機能の障害などのために長期にわたっての育児の困難が予測される。このとき，母親に周囲からの十分なサポートがなければ，母親は疲れ果てて自分の体調を悪化させるかまたは児への愛情を示すことができず，虐待に移行するような悲劇も生ずる可能性がある。

#### 1. 母親の悲嘆過程

　障害を持つ子どもを生んだ母親は全員が強いショックを受け，それに続いて否認，悲哀，怒りなどの感情が強くなったり弱まったりして，次第に事実に適応し，受容するようになる。初期には子どもに対する罪責感や恥ずかしさの感情が強く，自分自身の喪失感を覆い隠してしまい，喪失に対する苦痛と向き合うことを回避しがちである。しかし，この悲嘆作業が進められなければ，母子関係は不必要に複雑化するばかりである。障害児を持って，共に生きていくための最初の目標は，悲嘆作業を経た後，障害児であっても生きていくことができるのだという認識を持つことである。

　親はこれから生涯にわたって，子どもの教育，就職，結婚等々，その子の人生の節目ごとに種々の悲嘆作業を通過しなければならないが，悲嘆過程の最終段階は，障害を持つ子どもに対して，子どもの置かれている状況を受け入れ，子どもに愛情を注ぐことであり，助産師にはそのための支援が求められる。母親や家族がまずは悲嘆感情を自由に表出することができるようになれば，それによって新しい，現実に即した希望を柔軟に獲得することができる。失望と悲嘆に満ちてはいるが，希望と喜びもある関係を子どもとの間に築くことができるように支援する。

#### 2. 医療スタッフの対応

　極度のショック状態や否認の情緒的段階では，児の障害について詳しい説明を受けても全部を理解し，冷静に判断することができないので，説明は求められれば許される限り何度でもその機会を設定する。治療方針や育児方法については，母親だけでなく父親と子どもの治療スタッフが揃って話し合う機会を設ける。医療者は希望的予測や悲観的結末についてではなく，現在の状況－健康障害の程度，その予後，治療の方法・時期・期間－について家族が納得できるまで説明する。

　また，母親や夫（家族）には情緒的反応の異なった段階があるので，母親や家族がどの段階にあるかを常に把握する必要がある。ショックのときには事実のみを提示し，歎き悲しむことのできる環

---

### b 就労女性に対する公的支援

　母親が就労中の子どもの世話は誰がするかについても早めに決めておく。出産をした女性が再就業するためには，子どもを預かる保育所などを確保する必要があるが，保育所の0歳児や1歳児の定員が少ない，年度（4月に始まる）途中の入所が難しい，などの問題が残されている。就労女性とその家族が利用可能な福祉制度は以下の通りである。

1）**産前産後休暇**（労働基準法：第65条）

　産後8週間未満は，使用者はその女子労働者を就業させてはならない。ただし，6週間を経過し，本人が医師の診断書を添えて就業希望の請求をした場合には認められる。

2）**育児時間**（労働基準法：第67条）

　生後1年未満の生児を育てる母親は，1日2回，それぞれ少なくとも30分の育児時間を請求することができる。

境を用意する。怒りや悲しみの感情に捉えられているときには，それを批判したり否定したりしないで受け止める。母親の落胆や悲哀の程度は児の健康障害の客観的・相対的な軽重ではなく，母親自身の情緒的な児の受容の段階に左右される。児の障害に対して，軽症だから大袈裟に考える必要はないとか，もっと他に可哀そうな子が大勢いるとか，ずっとましなほうだ，などというような慰めや励ましは見当違いであり，無神経にすぎない。助産師は児の日々変化する病状や状況を伝える際には児の健康で正常な部分，普通の児となんら変わらない部分などを強調して母親の受容を助ける。

### 3．ケアの実際

障害のある子どもを優先するあまり，母親が産褥期にある女性であるという視点を失わないように注意する。

#### 1）産褥経過

生まれてくる児の健康障害を最小限にとどめるために，分娩において早産，急速遂娩，あるいは帝王切開などの処置が取られることが多いので，復古過程に注意する。また，乳房ケアは早期に開始し，搾乳や直接授乳のための準備を整えておく。子どもの将来への心配や自責の念から睡眠不足や精神的不安定に陥っていないかを診査する。

#### 2）児の治療・養育方針

初期の養育の難易は，①無呼吸発作や徐脈発作の有無，②経口による栄養摂取が可能か否か，③体温調節が可能か否か，の3点で決まる。家庭保育が可能となるのは，体重がおよそ2,300g前後で自立授乳のできることが1つの目安となる。誤飲や感染症を発症するリスクの高い児やモニターの装着，酸素吸入，吸引器の使用などの医療行為が必要な子どもの場合では，母親や家族の教育が大切である。

#### 3）母親と父親（家族）の理解度

養育者が児の健康障害を受け入れ，現実を理解するためには児の状態を正しく知ることが必要である。育児の経験あるいは健康障害を持った児の育児経験はあるか，などの情報とともに児の特殊性に合わせた育児知識・技術を習得させる。

#### 4）母親と父親（家族）の子どもに対する感情

母親およびその家族の情緒的反応の段階や児の受入れ状態について個別にアセスメントする。家族のなかでお互いに児の受入れに対する心理過程が異なるときは，話し合いの場を設定する。

#### 5）活用可能なサポート資源

児が障害を抱えながら社会に適応するためだけではなく，障害のある児を持つ母親が心身ともに健康に生活するためのサポート体制の有無を診査する。治療施設，トレーニング施設，リハビリテーション施設，療育施設，養護施設などの有無，救急時に対応可能な施設，医療援護などの公的補助についての知識，利用予定などを確認する。

#### 6）人的資源の活用

情緒的なサポートとして看護職，ソーシャル・ワーカー，ケース・ワーカーなどによる継続した家庭訪問，医療・育児・療育相談，カウンセリングの活用を考える。家族・親族間での育児担当者とその代替の可能性，育児協力者の有無，同じ障害（疾患）児を持つサポート・グループ，ボランティア，地域の育児支援システム，育児サークルなどを活用する。

（江守陽子）

#### 3）危険有害業務，時間外労働，休日労働，深夜業の就労の制限（労働基準法：第64条）

子どもが満1年未満の間，本人の請求に応じて認められる。

#### 4）育児休暇（育児休業法）

1歳（場合によっては1歳6か月）に満たない子を養育するものは申請により，育児休業を取ることができる。終了後は休業前の身分を保証される。男性労働者にも育児休業の請求権が認められるため，父親もしくは母親のどちらでも休業することができるが，両親が同時に休むことはできない。また，一人の子どもについてはそれぞれ1回しか取ることができない。

#### 5）育児休業中の賃金（育児休業法）

休業期間中の賃金は保証されるわけではない。

#### 6）子の看護休暇

小学校就学前の子どもの病気・けがについては，1年間に5日まで休暇を取ることができる。

（江守陽子）

## トピックス

### 産褥早期に児を亡くした母親の心理的過程とケア

　健康で丈夫な児を家族の一員として迎える準備をしていた両親にとって，わが子の突然の死は容易には受け入れられるものではない。分娩1週間未満の新生児死亡は，わが国では今日でも全分娩数に対し約0.1%であるが，そのほとんどが分娩後24時間未満に死亡している。

　死亡原因は，先天奇形，染色体異常，呼吸・心血管障害，出血性障害などであり，ほとんどの母親は児の集中治療のために，わが子との十分な接触の時間が得られないままお別れせざるをえないのが実情である。児と共に過ごした時間がたとえどんなに短くとも，母親が深い悲しみから立ち直るには強い精神力と多くの時間が必要である。

　子どもを亡くした母親のケアは，育児がないことを除けば，その精神面においては基本的に健康に障害のある児を持つ母親に対するケアと変わるところはない（トピックス：障害児・先天性異常児を出産した母親の心理過程とケア参照，354頁）。

　人はつらさを認めたくないとき，感情を鈍化させてあたかも何も感じないように振舞うことがある。助産師は親の表面的な振舞いだけで心理状態を安易に判定するのではなく，わが子の死を告知された母親が，どのような心理過程にあるかを十分に把握し，母親のやり方に添って現実適応をすすめ，子どものいない産褥生活への適応を支援することが重要である。

#### 1. 死の告知

　子どもの死を母親に知らせることは医療者にとってもつらいことであるが，意味なく引き伸ばすことは益ではない。告知の際には誰が，誰に，いつ，どこで，どのように伝えたか，そしてそのときの母親，あるいは家族の反応はどのようなものであっ

## トピックス

### 乳幼児突然死症候群（SIDS）

　乳幼児突然死症候群（sudden infant death syndrome：SIDS）とは，「普段の健康状態やそれまでの既往歴からは予測することのできない健康な乳幼児に原因不明の突然の死をもたらした症候群」とされている。厳密には，解剖診断によってもその死因が不明なケースをSIDSと呼んでいる。わが国では乳幼児1万人に1人（年間約100人）程度と推定されるが，欧米ではその10～20倍の発生率との報告がある。アメリカではSIDSの88%が生後6か月未満に起きており，発症のピークは生後8～16週の間であることが確認されている。

　母親はじめ家族は，今まで健康な乳幼児が突然死亡するというショッキングな出来事に会い，深い悲しみと精神的ストレスに加え，驚愕，無念，猜疑，自責の念に駆られる。さらに，周囲からの精神的圧迫，好奇の目，非難を受けることにより，家族が互いにうまくいかなくなり，離婚や家庭崩壊に至ることも少なくない。家族が受ける精神的苦痛は何年も何十年にもわたって残り，父親より母親の悲しみがより深く長いことが知られている。

#### 1. SIDSの原因

　疫学調査と剖検により，①副腎機能不全，②アレルギーショック，③心筋機能・脈拍の異常，④睡眠の型と呼吸の異常との関係が原因と推測される。直接死因としては，呼吸中枢の発達が未熟で調節機能が十分でないか，あるいは覚醒反応が異常で，無呼吸発作が起きやすい，気道が炎症などにより狭くなる，咽頭の痙攣，舌沈下などによる窒息が考えられる。また，危険因子としては，①

たかを知っておくことは重要である。そのためにも助産師は，告知の場面にできるだけ立ち会う。

瀕死の状態にある児または死亡した児に母親を会わせることは，両親の健全な悲嘆作業を促進する効果のあることがわかってきた。対面の前には母親には心の準備をさせ，助産師はその児の分娩時の状態，新生児集中治療室での経過，身体の特徴，身体計測値などの情報を母親や父親（家族）に伝える。一方，遺体と対面することで悲しみの感情がはっきりと引き起こされるので，このとき，悲しんでいる者の涙や怒りや恐怖に対処できる親族その他の擁護者が必要である。児に会って触れたり抱いたりし，また，葬儀に参列することは，子どもの死の現実を受け入れる助けとなる。個人差はあるが数週間は母親の精神状態が不安定な状態であることが多い。家庭に帰ってからも長期に母親をサポートする体制が必要である。

### 2．母親の心理過程

出産時，あるいは1歳の誕生日を迎える前に子どもを亡くした親は，事あるごとに子どもの成長を夢想する。死産は亡くした子どもがどんな子どもに成長するかわからないからこそ，親の悲嘆はますます大きくなる。一方，子どもの死は夫婦関係にも強い緊張を生み出す。その悲嘆は夫婦を互いに近づかせるように働くこともあれば，夫婦間の距離を遠ざけることもあり，離婚に至る場合もある。

子どもを亡くした夫婦の問題の1つは，夫と妻の悲しみ方がしばしば異なる点にある。通常，夫は悲しむ妻を支えるために，自分は強くならなければならないと感じる。夫は自分の悲嘆を先延ばしにし，あるいは妻に隠れて自分の悲しみを処理しようとする。その結果，妻は夫が悲しんでいないと非難する。

助産師は2人が同じ出来事を同じように悲しんでいるのではなく，それぞれが死んだ子どもと別々の関係を結び，失ったものも別のものであること，したがって，2人が同時に同じ悲嘆作業をしているのではないということを知っておく必要がある。また，そういった事実を夫婦が相互に理解し，認めることができるような支援が必要である。

悲しみの感情があまりに強い場合には，抑うつ

若い母親（21歳未満），②貧困，未婚，③妊娠間隔が短い，④妊娠中の喫煙，⑤妊娠中の受診回数の減少，⑥低出生体重児，未熟児，⑦新生児期呼吸障害のある児，⑧低Apgar scoreなどがあげられる。

### 2．うつぶせ寝とSIDSの関係

SIDSの臨床報告例からは，①うつぶせ寝が普及している欧米では多く，仰向け寝の多い香港では少ない，②SIDSのグループと対照群を比較すると，前者は8割がうつぶせ寝で，後者は4割程度と有意に少ない，③うつぶせ寝の普及とその危険性が提起された後，オランダではうつぶせ寝をやめるキャンペーンを行った後はSIDSが減少した，などがあり，両者の因果関係が推測される。なぜ，うつぶせ寝でSIDSが発症するのかはよくわかっていない。

### 3．SIDSの予防

ニュージーランドの全出生の80％をカバーする調査からは，すでに明らかにされている周産期の因子に加え，出生後のうつぶせ寝，母親の喫煙，母乳栄養などの因子がSIDSと関連するとされた。したがって，特別な理由（呼吸困難を伴う未熟児，上気道疾患，逆流性の胃腸疾患など）がない限りは生後6か月まではうつぶせ寝を中止すると同時に，子どものそばでタバコを吸わないようにする。また，母乳授乳を推進し，着せすぎによる高体温に気をつけるなどの指導が重要である。

乳幼児のうつぶせ寝は，わが国では戦後アメリカの育児法が紹介されるなかで，一時，病・産院を起点として育児の専門家らによって推奨された部分も否めない。その利点としては，啼泣が減る，頭の形が良くなる，首の坐りや寝返りなどの運動機能の発達が早まるなどの理由があげられた。しかしこの場合，固い布団やマットレスを使用することと，事故予防のために常時監視する必要がある。

ところで，SIDSは子どものひとり寝に多くみられることから，母親の添い寝を見直すべきであるという提言もある。添い寝は，わが国の伝統的育児法の1つであったが，疲れた母親による圧死の危険性がある，子どもの自立心を育てにくいな

感情や悲嘆感情に支配され，通常の生活を送ることができないこともある。

### 3．子どもを亡くした親への支援

子どもを亡くした親や家族は悲嘆のなかにあって，子どもの死を現実の出来事として受け入れ，その子どもがいない生活環境に適応し，新たな生活を築いていかなければならない。この悲嘆過程は長期間続くため，家族や他領域の専門職者たちと連携を取り，継続してサポートできるように工夫していく。

介入計画では，妻あるいは夫が悲嘆作業のどの段階にいるかをアセスメントし，①喪失と向き合わせる，②さらに深い情緒に導く，③表現させる（気持ちをぶちまける，泣く，怒鳴るなど）などが有効とされる。精神療法（カウンセリング）や薬物療法（精神安定薬，睡眠薬）が必要な場合もある。

### 4．専門職としての態度

妊娠・分娩は，母子双方にとって時には命をかけたチャレンジであるにもかかわらず，多くの親は可愛いわが子は無事に生まれ，育ってくれることを信じて疑わない。しかし，それがかなわなかったときには，母親の絶望感は計り知れないものがある。悲しんでいるものにはその悲嘆を和らげ，その無力感を支えてくれる人がすぐ近くにいることが重要である。助産師は，こうした母親に対して同情心や悲しみをしっかりと態度や言葉で示す必要がある。医療現場においては，人の死は日常茶飯事であり，いちいち同情していられないなどというのはもってのほかであるが，時に医療者のなかにも哀悼の意をどのように表していいのかわからないために，感情を隠して事務的に対応したり，仕事が忙しいふりをして逃げてしまうことがある。

人の死に対して無情を感じ，相手の気持ちを察し，共に悲しむことのできる感性を持ち続けることが，専門職に求められる最も基本となる態度である。

（江守陽子）

---

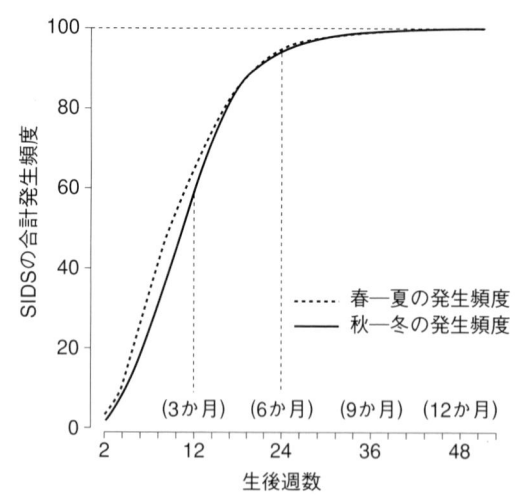

**図　出生後数週数（月齢）による SIDS の発生頻度**
（ワシントン州，1975〜1983年）

どの批判とともに廃れていった。しかし，SIDS の予防や，母親が子どもの異常にすぐに気づきやすいだけでなく，母子のスキンシップからも推奨しうる就寝スタイルであり，日頃の育児にうまく取り入れるのがよいであろう。

多くの母親には，SIDS についての正しい知識を教育されないまま，育児不安として関心が向けられていることから，助産師として正しい知識とその予防法を社会全体に向けて伝達することが重要である。

### 4．SIDS 発見時の救急処置

家庭において，乳幼児が突然，ニアデス状態（脈が触れない，無呼吸，チアノーゼなど）になったときの対処として，胸を押す，背中を叩くなどの刺激を与える，それでも呼吸が回復しなければ，口中の異物を確認した後に人工呼吸を行い，速やかに救急車を呼ぶように指導する。

**参考文献**

・仁志田博司：SIDS の手引き―厚生省心身障害研究報告のまとめと文献リスト，東京医学社，1993．

（江守陽子）

# 11 正常児のアセスメントと健康支援

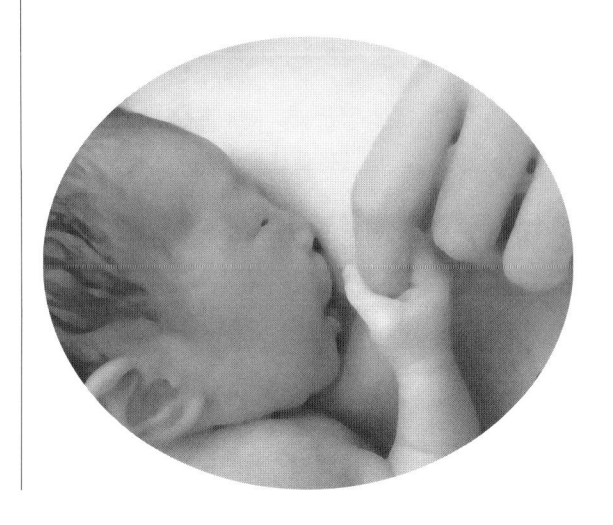

# A 新生児のアセスメントと健康支援

## I 新生児の成長発達と健康診査

### 1 新生児の成長発達のアセスメント

　新生児期とは，狭義には生後1〜2週間（日齢6までを新生児早期という）を指すが，一般にはWHOの「出生時より27生日であり，この期間にある乳児を新生児と呼ぶ」という定義がコンセンサスを得ている。新生児は，出生直後から子宮外生活への適応に向けた複雑な過程を開始する。新生児のアセスメントは，以下の目的で行われる[1]。

①健康状態に関する出生前の影響を確認し潜在的なリスクを明らかにする。
②新生児に関する基礎的な情報を得る。
③現在の健康問題または潜在的健康問題を明らかにする。
④新生児に対する適切なケアを計画するとともに家族の持つ教育的ニーズを明確にする。

#### a 経時的アセスメントの必要性

　新生児のアセスメントは，あらゆる場面を捉えて経時的に行うが，これにより，移行期の経過や潜在的な問題を発見することができる。また，その目的により，出生直後，生後数時間，それ以後の継続的なアセスメントに分けることができる。
　まず，出生直後に採点するアプガー・スコアは，子宮外生活への適応状態を評価する目的で行う。次の数時間は，発達に関連した問題を予測するために，在胎週数や体重などの身体計測，神経学的観察を含む全身をアセスメントする。それ以後はバイタルサインズ，睡眠覚醒状態，親子相互作用，退院後の生活に向けた準備状況などを継続的にアセスメントする。

#### b 系統的アセスメント

##### 1）全身の形態的特徴

　出生直後の正常新生児の皮膚は，青色を帯びたピンク色をしている。身体は，皮下脂肪によって丸みを帯び，胎脂やうぶ毛がみられる。手指の爪は指先を越えている。
　姿勢は[2,3]，仰臥位では，足関節，膝関節，股関節，肘関節で屈曲し，四肢は体幹に接するように保たれている。頭部はわずかに側方へ回旋している（図11-1）。一方，腹臥位では，頭部を右または左に回旋している。股関節は屈曲，わずかに外転，外旋し，膝関節は屈曲，足関節は背屈している。下肢の屈曲肢位により骨盤は挙上し，顔，肩，上肢，手へと体重は前方に移動する。
　胸部は前後径が大きく円形に近い。腹部は柔らかくわずかに膨満している。また，乳房は膨らみ乳腺組織が両側に触れる。外陰部は，女児では大陰唇が小陰唇を覆い，男児は精巣が陰囊内へ下降している。また，肛門は中心部に明瞭に認められる。

##### 2）生理的特徴
❶体温調節
■熱の産生　新生児は，母胎内の高温環境から外

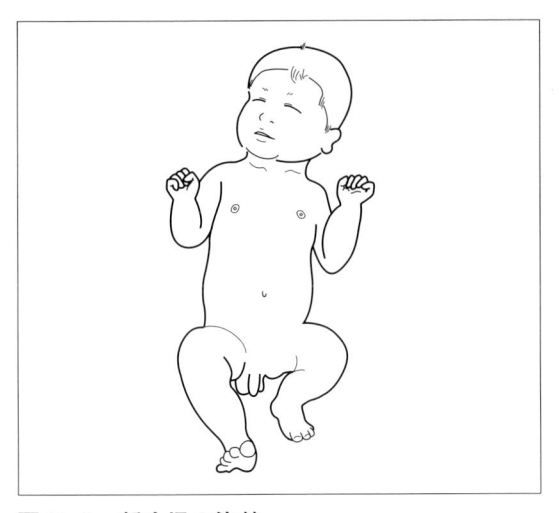

図11-1　新生児の姿勢

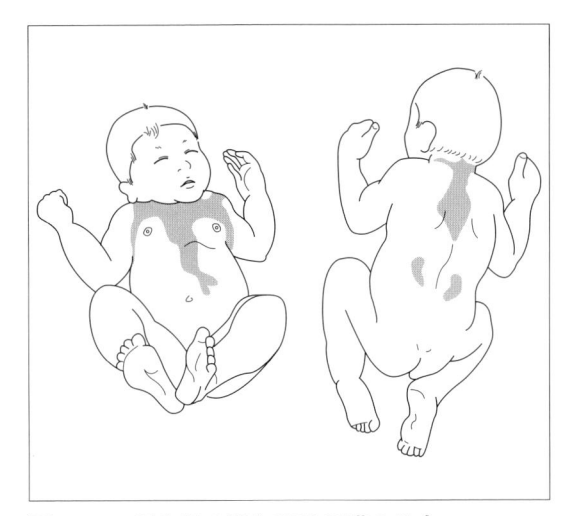

図11-2　新生児の褐色脂肪組織の分布

界の低温環境へと生まれてくる。10℃以上も低い環境に適応するためには熱産生を高める必要がある。熱産生には，2つの機構が関与しており，1つは，ふるえによる熱産生であり，もう1つはふるえによらない熱産生である。新生児は後者であり，褐色脂肪の分解による化学的熱産生が主となる。褐色脂肪組織は頸部や肩甲部，腎臓周辺と脊椎，肋間に分布している(図11-2)。

熱産生は，新生児に寒冷刺激が加わると，まずノルアドレナリンが分泌され，それが伝達物質となって褐色脂肪の血管を開き，血流が増し，脂質からグリコーゲンへの変化を増加させることによって起こる[4,5]。

■**熱の喪失**　新生児の熱は，多くは体表から失われる。それは，成人に比べ，体重当たりの体表面積が大きく，熱絶縁効果を持つ皮下脂肪が薄いからである。つまり，不適切な環境やケアによって体表から熱が放出され熱喪失が起こる。

熱喪失には，伝導，対流，蒸発，輻射の4つの経路がある(図11-3)。出生直後は，まず，蒸発による熱喪失を防止するためのケアを行う必要がある。実際には，乾いた温かいタオルで身体についた羊水を素早く拭き取ることである。特に，頭部からの熱喪失は重要であり，ウール製の帽子をかぶせることで熱喪失を少なくすることができる。伝導とは，皮膚が直接触れるリネンやスケールとの温度差による熱の喪失を指す。通常はほとんど問題にならないが，リネンなどは温めてから使用するとよい。また，羊水でぬれたタオルはすぐ乾燥したものに交換する。対流は皮膚から周りの空気への熱の喪失である。エアコンディショナーを使用している場合には，吹き出し口の近くの空気の流れの速い所に新生児ベッドを置くべきではない。輻射は皮膚と周囲の物体との温度差による熱の喪失である。保育器に収容されている低出生体重児の場合には考慮する必要がある。

❷**呼吸の確立**

呼吸器系は，循環器系とならび出生時に劇的な変化を起こす。新生児は，啼泣によって呼吸を開始するが，産声は，肺に空気が入ったことの証である。

呼吸の確立には，肺サーファクタント(肺表面活性物質)が重要な役割を果たしている[6]。サーファクタントは，肺胞細胞膜に薄い被膜として沈着し，表面張力を低下させて，肺胞の虚脱を防止している。サーファクタントの主成分はレシチンと呼ばれるリン脂質で，胎齢33～36週になるとⅡ型肺胞上皮細胞から分泌され，これにより肺呼吸が可能になる。ただし，サーファクタントの分泌量のピークは36週頃であり，それ以前の早産児では肺胞が虚脱し呼吸障害が問題となる。

出生前の胎児の肺は，肺サーファクタントを含む液体(肺液)で満たされている。その肺液は，胎児が狭い産道を通過する際，胸郭が圧迫されて鼻

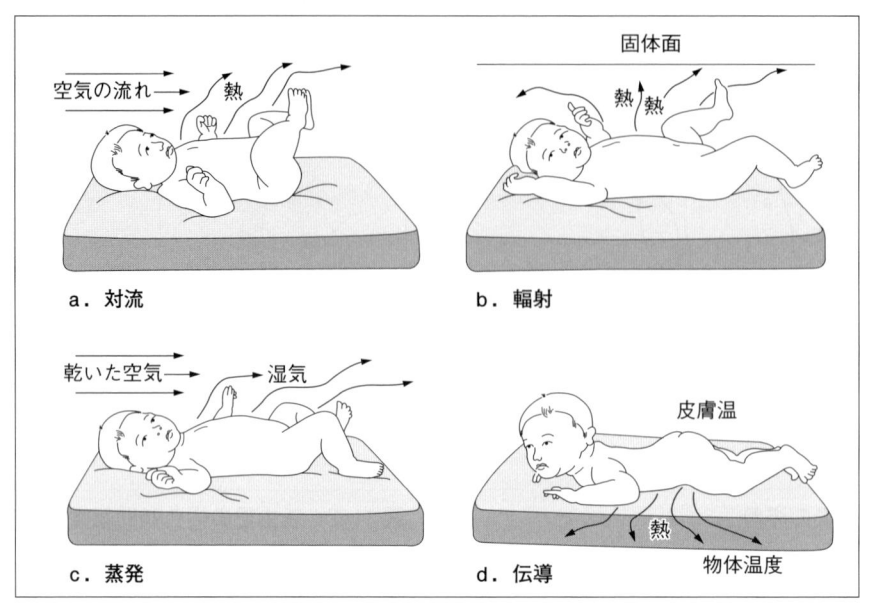

図11-3 熱喪失の経路

や口から肺液全体の1/3程度が排出される。出生後，圧迫から解放されると，弾性により肺胞に空気が入る。次いで起こる強い啼泣により肺胞が膨らみ，同時に肺液の吸収も行われる[7]。最初に肺胞が膨らむときには強い力が必要であるが，一度膨らみ始めた肺は，肺サーファクタントの働きにより低い圧でも換気できるようになる。

新生児の呼吸にはいくつかの特徴がある[8]。それは，呼吸数が多い，腹式呼吸，胸郭が柔らかい，鼻呼吸，呼吸調整の未熟性である。呼吸数が多い理由は，成人に比べて体重当たりの酸素消費量が多く，しかし，1回換気量は変わらないことから，呼吸数を増加させることで代償しているためである。また，鼻閉塞により換気障害を起こしやすく，呼吸調整の未熟性により生後数時間は呼吸が不規則で周期性呼吸となる。

### ❸循環系の変化[9,10]

先述したように，新生児にとって最も大きな変化は，肺呼吸の開始である。胎児期の肺循環の特徴は，高い肺血管抵抗である。しかし，呼吸が始まると，肺の血管抵抗は低下して，肺への血流が増加する。これにより，肺静脈を介して左心房への血液量が増加し，左心房圧は上昇する。一方，右心房への血流は，胎盤循環がなくなることで減少する。この圧差により，卵円孔は左心房から圧迫され閉じる。しかし，これは，機能性の閉鎖で可逆性であり，啼泣などで右房圧が高くなると，容易に開いて右-左短絡を生じる。

さらに，胎児期に重要な役割を果たしていた動脈管も閉鎖する。呼吸が開始すると，大動脈血の酸素分圧が60〜80 mmHgまで上昇する。これにより，酸素分圧の高い血液が動脈管内を流れ，動脈管の平滑筋が酸素により収縮し，生後15〜24時間で閉鎖する。動脈管の収縮には，胎盤由来のプロスタグランジンの減少も関与している。

このように，動脈管と卵円孔が閉鎖し，右房と右室が肺循環，左房と左室が体循環を受け持つようになる。臍帯血行は生後約1分で自然に停止する。

### ❹消化器系

新生児は，出生直後から経口的に栄養を摂取しなければならず，哺乳の確立は重要な課題である[11]。新生児の胃は縦型で，噴門部の括約筋が弱く，胃内容が食道に容易に逆流を起こす。また，腸管壁の筋層は薄く，蠕動運動も不規則であるため，腸管拡張や腹部膨満が起こりやすい。ほとんどの新生児は24時間以内に胎便を排泄する。胎便は，暗緑色，粘稠であるが，哺乳が始まると日齢4日頃から移行便となり，5〜6日には普通（乳児）便となる。

❺生理的体重減少

新生児は体水分量が多く，体重の 75〜80% を占めている。日齢 2〜3 日には約 5〜10% の体重減少がみられる。これは，経口摂取が不十分であること，不感蒸泄が多いこと，体重当たりの体表面積が大きいこと，皮膚の角質層が薄いこと，皮膚の血流が多いことなどによる。哺乳量の増加，不感蒸泄の減少により日齢 7〜10 日には出生体重に戻る。

❻生理的黄疸

新生児生理的黄疸とは，肝臓でのグルクロン酸抱合が未熟なために生じる間接ビリルビンの上昇である[12]。新生児のビリルビン産生量は成人の 2 倍であり，これは，新生児が生理的に多血症で赤血球寿命が短いこと，肝臓のビリルビン処理能力が低いこと，腸肝循環が盛んであることなどが理由である。90% 以上の新生児にみられ，通常，黄染は生後 2〜3 日に出現し，5〜7 日でピークに達し，約 2 週間で消退する。一方，生後 24 時間以内に出現する黄染は，早発黄疸であり治療が必要となる。

❼腎機能

胎児は，妊娠 12 週頃から尿の産生を始め，妊娠 20 週以後は，羊水の主成分は胎児尿となる[13]。新生児の膀胱容量は 50 ml であり，排尿は，分娩直後あるいは 24 時間以内に認められる。

❽免疫

新生児は，母体から胎盤を通じて獲得した免疫グロブリン (IgG) を有している。胎児への移行は在胎週数に比例し，正期産児では母体より 6〜10% 高値を示す。しかし，IgM や IgA は胎盤を通過しないためきわめて低値である。

母乳哺育の新生児は感染への抵抗力が高いとされているが[14]，これは母乳中に含まれるラクトフェリン，リゾチーム，分泌型 IgA などが病原菌やウイルスの増殖を抑制する働きをするからである。特に，分泌型 IgA は初乳中に含まれ，細菌やウイルスが腸管から体内へ侵入するのを防止している。

## c 精神・運動機能

### 1）神経系

中枢神経系は，脊髄，脳幹，間脳，大脳の順に発達し，脊髄，脳幹の神経細胞や髄鞘形成は妊娠後期に進行する。大脳は，出生後急速に発達するが，脳内の血管構築，脳血流の自動調節機構が未熟であることから，血圧の変化，低酸素により出血や虚血性の変化を起こしやすい。

### 2）反射（原始反射）

これまで，原始反射は，脳幹部の機能が胎齢とともに発達し，年齢とともに上位中枢によって抑制され消失すると解釈されてきた。しかし，近年は，ある特殊な刺激により引き起こされる自動運動の一部と考えられている[15]。

❶モロー反射

モロー反射は中枢神経系の状態を表す重要な指標となる。これは，大きな音やベッドの揺れなどさまざまな刺激によって誘発されるが，通常は，新生児を仰臥位にして頭と背中を支え，約 30 度持ち上げた後に急に頭部の手を離す方法が用いられている。これにより，児は，肘関節と指関節を軽く曲げて中空をつかむように上肢を開排し，その後，両腕を閉じて正中線に接近させるような動きを示す。上肢の動きが左右非対称のときには，分娩麻痺，鎖骨骨折，上腕骨骨折などの存在が示唆される。

❷手の把握反射

新生児には必ずみられるが，手掌の指のつけ根に近い部分を軽く圧迫すると，指を屈曲して握りしめる反射を示す。生後 2 か月頃から減弱し始め，3 か月以後になって手と手や手と目の協調運動が発達してくると消失する。

❸探索反射，口唇追いかけ反射

哺乳に関する反射には，追いかけ反射，吸啜反射，嚥下反射がある。追いかけ反射は，乳首や清潔な指で，口唇正中部や口角，頬など口の周りに触れると口を開き，触れた方向に顔を向けるというものである。生後 4 か月までには消失する。

❹吸啜反射

乳首や清潔な指を口腔内に入れると，口唇と舌で吸いつく反射をいう。この反射は生後 3〜4 か月までには消失するとされている。

## d 機能的特徴
（新生児の感覚的・知覚的能力）

新生児が外界と相互作用するためには，感覚系

の準備が大切である。どれくらい整っているかをわれわれが把握することは重要である。感覚系のアセスメントには2つの目的がある。1つは、顕在的または潜在的問題を明らかにすること、もう1つは、両親と家族が、子どもを理解し相互作用する能力を高める助けとなることである。感覚系は、行動状態(深い睡眠から目覚め、はっきりとした覚醒を経て、ぐずりだし泣くまでの範囲の生理的内的状態を指す[16])に依存しており、これと関連づけながらアセスメントする必要がある。

以下に、新生児が獲得している能力を示す。

①視覚：外部にある情報を最も多く取り込む働きをしているのが視覚である。日齢5以内の新生児においても、単純な刺激よりは複雑な刺激を、また、人の顔に似たものをより好むことが明らかにされている[17]。新生児は、境界に視線を固定する特徴があり、特に、コントラストが明瞭な(母親の)目を食い入るようにみる。

②聴覚：胎齢9か月で聴覚経路が完成する。母親の声に特異的に反応する。

③嗅覚、味覚：新生児は、母親の母乳パッドの臭いに敏感に反応する[18]。また、味覚反応も認められる。しかし、その反応は、生後3～5か月後減弱する。原始反射と同様に、反応は月齢とともに減弱し、離乳食を与えることによってだんだんと味覚の認識がついてくるといわれている。

④泣き声[19]：生後1か月未満の新生児の痛みと空腹の泣きとの間には相違が認められている。痛みの泣き声では、声の高さが高く、持続時間は長く、かつ甲高い声で始まり低い声で終わるのに対して、空腹の泣き声は低く、持続時間は短く、低い声で始まりいったん甲高い声に移行したあと再び声の調子が下がり、低い声に終わるといわれている。

⑤微笑み：新生児の自発的微笑みは生物学的反応である。視覚刺激に対する微笑は生後1か月半頃から始まる。特に人の顔のパターンを認知する生後半年頃までは、人の声であれば非選択的に誰に対しても無差別的によく微笑む。

⑥人からの話しかけに身体を微妙に動かして反応する(同期行動またはエントレインメント)。

## 2 心身の発達に影響する因子

子どもの発達は、個体と環境との相互作用で進む。したがって、素質的条件や出生時の状態、生後の環境条件を考えなければならない。発達過程に影響を与える要因としては、遺伝、性、周産期の異常、低出生体重児、栄養、社会経済的因子、文化的習慣、両親の健康と生活態度、生活における教育機会などがある[20]。また、発達を支援する環境条件としては、応答的で安心感があり、自己肯定感を持てる環境であることが望ましい[21]。

## 3 健康診査

新生児は、子宮外生活への適応の遅れや適応不全を起こしやすい。問題をなるべく早期に発見し適切にケアするためには、全身のアセスメントが欠かせない。健康問題を明らかにするためのフィジカルアセスメントのポイントを述べる[22～25]。

**フィジカルアセスメントによる影響を最小にするための配慮** 新生児の全身の健康診査にあたっては、侵襲を与えない配慮が必要である。具体的には、保温可能な環境を整え体温喪失を防ぐこと、手指を介して起こる水平感染を防止すること、診察用具を共有しないこと、さらに、観察者は、観察項目と正常値、観察順序(嫌でない項目から徐々に不快な項目へ、視診から聴診、触診へ)を十分に理解し、苦痛でない方法で短時間にすべての観察を終了させるよう心がけることである。また、観察中は、新生児を優しく扱い、落ち着いた状態を維持することも大切である。もし、むずかったり泣いたりするようであれば、なだめながら観察するようにする。

### a 諸計測と在胎週数の評価[26]

新生児のアセスメントにおいて、在胎週数を把握することは重要である。これは、出生前の成長発達に影響を及ぼす疾患の有無や成熟度の評価、在胎期間と出生体重に応じて起こりやすいリスクの検討や予後の予測に役立つからである。

体重，身長，頭囲を計測し，出生時体格基準曲線から，不当軽量児（light-for-dates infant），相当重量児（appropriate-for-dates infant），不当重量児（heavy-for-dates infant）を分類し，潜在的な問題を予測する[27]（図 11-4）。

さらに，予測されていた在胎週数が妥当なものであるかを判断する。一般的には，形態学的外表所見と神経学的検査項目を組み合わせたデュボビッツ（Dubowitz）の在胎週数評価法や新 Ballard 得点法が用いられる[28]（表 11-1）。評価は，生後 24～48 時間に行うのが望ましく，日齢 5 以後は正しい評価の対象とはならない。また，出生直後の分娩の影響が強く残っている時期や，低アプガール・スコアで出生した場合には得点が低くなる可能性がある。

## b バイタルサイン

正常な体温（腋窩温）は 36.5～37.5℃である。体温測定は，より非侵襲的で，かつ深部体温と良い相関があると考えられている部位の体温で評価されている。腋窩温は，安全に測定することが可能であり，十分な測定時間と皮膚の密着が得られれば，深部体温に近い値が得られるが，通常は深部温より 0.5～1℃ほど低い。

呼吸数は 35～45 回/分で規則的，呼吸音は清明，胸の動きは左右対称である。心拍数は 120～160/分で心雑音はなく規則的である。最大拍動点は鎖骨中線内側の第 3～4 肋間で，脈には上肢・下肢および左右差はない。生後 1 週の収縮期血圧は 80 mmHg である。覚醒時の血圧は睡眠時に比べ 10 mmHg 高い。

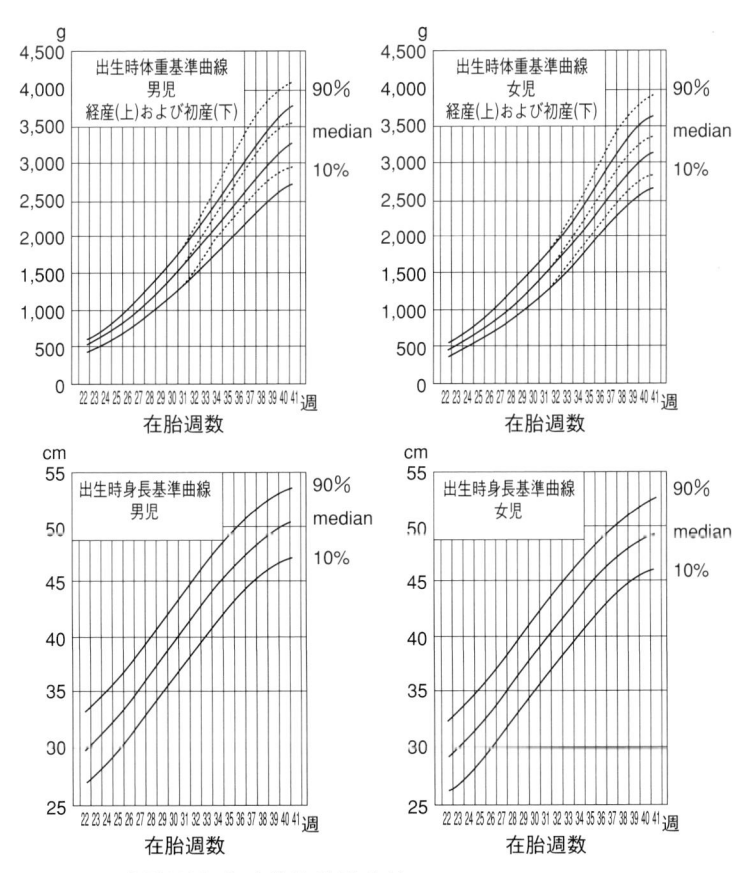

**図 11-4　在胎別出生時体格基準曲線**
（阿部敏明，他編：小児科学・新生児学テキスト，第 4 版，p.824，診断と治療社，2003）

## 表 11-1　Dubowitz の評価法

### a．神経学的所見による成熟度の採点基準

| 項目 | 0点 | 1点 | 2点 | 3点 | 4点 | 5点 |
|---|---|---|---|---|---|---|
| 1．姿勢　posture<br>仰臥位，安静 | 腕と脚を伸展 | 股関節，膝関節でわずかに屈曲，腕は伸展 | 脚が，より強く屈曲，腕は伸展 | 腕はわずかに屈曲，脚は屈曲外転 | 腕と脚が完全に屈曲 | |
| 2．角窓　square window<br>検者の母指と示指で，児の手を前腕の方向へ十分屈曲させるように圧力を加える。 | 90°<br>前腕と小指球の角度 90° | 60° | 45° | 30° | 0° | |
| 3．足首の背屈　ankle dorsiflexion<br>検者の母指を字の足蹠に，他の指を児の脚の背面におき，足を脚の前面に向けて屈曲させる。 | 90° | 75° | 45° | 20° | 0° | |
| 4．腕の戻り反応　arm recoil<br>仰臥位，児の腕を5秒間屈曲させたのち，手を引っ張って十分に伸展させ，それから手を離す。 | 180°<br>伸展，または無目的の運動 | 90～180°<br>屈曲不完全または反跳ゆっくり | <90°<br>迅速，完全に屈曲 | | | |
| 5．脚の戻り反応　leg recoil<br>仰臥位，股関節と膝関節を完全に屈曲（5秒間），ついで足を引っ張って脚を伸展したのち手を離す。 | 180°<br>屈曲（−），またはわずか | 90～180°<br>不完全な屈曲 | <90°<br>迅速，完全に屈曲 | | | |
| 6．膝窩角　popliteal angle<br>検者の左の母指と示指で，児の上腿を胸壁につけたのち（膝胸位），右の示指で足関節の後部を圧して，脚を伸展させる。 | 180°<br>膝窩角 180° | 160° | 130° | 110° | 90° | <90° |
| 7．踵-耳　heel to ear maneuver<br>児の足を持って頭部に近づける。足と頭の距離，膝の伸展の度合いを観察 | | | | | | |
| 8．スカーフ徴候　scarf sign<br>仰臥位，児の手を持って，頸部の前を通過して他側の肩へ，そして後方へ向けて，できるだけ引っ張る。 | 肘が他側の腋窩線に達する。 | 肘が正中線と腋窩線との間 | 肘が正中線の位置 | 肘が正中線に達しない。 | | |
| 9．頭部の遅れ　head lag<br>仰臥位，児の両手（小さな児では腕）を握り，ゆっくりと坐位に引き起こす。頭部と体幹の位置関係を観察 | 頭部が完全に後方に垂れる。 | 頭部が不完全ながら体幹の動きについてゆく。 | 頭部を体幹の線に保つことができる。 | 頭部を体幹より前に出す。 | | |
| 10．腹位水平宙づり　ventral suspension　腹臥位。検者の手を児の胸の下において児を持ち上げる。背部の伸展度，腕と足の屈曲，頭部と体幹の位置関係を観察 | | | | | | |

b. 身体外表所見による成熟度の採点基準

| 項目＼点数 | 0点 | 1点 | 2点 | 3点 | 4点 |
|---|---|---|---|---|---|
| 浮腫 | 手足に明らかな浮腫<br>脛骨部圧痕（＋） | 手足に明らかな浮腫<br>脛骨部圧痕（＋） | なし | | |
| 皮膚の構造 | 非常に薄くゼラチン様（gelatinous）の感じ | 薄くて滑らか | 滑らか，厚さは中等度，発疹または表皮剥脱 | わずかに厚い。表在性の亀裂と剥脱（特に手足） | 厚く羊皮紙様，表在性または深い亀裂 |
| 皮膚の色 | 暗赤色 | 一様にピンク | うすいピンク，体の部分により変化あり | 蒼白：耳，唇，手掌，足底のみピンク | |
| 皮膚の(不)透明度（体幹） | 多数の静脈，細静脈がはっきりとみえる（特に体幹で）。 | 静脈とその支流がみえる。 | 腹壁で，数本の大きい血管がはっきりとみえる。 | 腹壁で，数本の大きな血管が不明瞭にみえる。 | 血管がみえない。 |
| うぶ毛（背部） | なし | 多数：背中全体に多数，密生 | まばら（特に背面下部で） | 少ない。うぶ毛のない部分あり | 背中の少なくとも1/2は，うぶ毛なし |
| 足底のしわ（plantar crease） | なし | 足底の前半分にかすかな赤い線 | 前半分より広い領域にはっきりした赤い線，前1/3より狭い領域にはっきりした陥凹線 | 前1/3より広い領域に陥凹した線 | 前1/3より広い領域にはっきりと深く陥凹した線 |
| 乳頭の形成 | 乳頭がほとんどみえない。乳輪なし | 乳頭がはっきりとみえる。乳輪：平坦で滑らか<br>直径＜0.75 cm | 乳輪：点刻状（つぶつぶ），辺縁隆起せず<br>直径＜0.75 cm | 乳輪：点刻状（つぶつぶ），辺縁隆起<br>直径＜0.75 cm | |
| 乳房の大きさ | 乳腺組織を触れない。 | 一側または両側に乳腺組織を触れる<br>直径＜0.5 cm | 両側に乳腺組織<br>一側または両側の直径 0.5〜1.0 cm | 両側に乳腺組織<br>一側または両側の直径＞1.0 cm | |
| 耳の形 | 耳介が平坦で，形の形成不十分，辺縁の巻きこみ（内弯曲）は（−）またはわずか | 耳介辺縁の一部分巻きこみ | 耳介上部全体が不完全ながら巻きこみ | 耳介上部全体が十分に巻きこみ | |
| 耳の硬さ | 耳介は軟らかく，容易に折り曲げることができる。反跳的に元の形に戻ることができない。 | 耳介は軟らかく，容易に折り曲げることができる。ゆっくり反跳して元の形に戻る。 | 耳介の辺縁まで軟骨（＋），しかし軟らかい。反跳的に元の形に戻る。 | 耳介は硬く辺縁まで軟骨（＋），瞬間的，反跳的に元の形に戻る。 | |
| 性器　男児 | 両側とも，睾丸下降を認めず。 | 少なくとも1個の睾丸が陰嚢内にある（ただし高位） | 少なくとも1個の睾丸が完全に下降 | | |
| 女児（股関節で半分外転） | 大陰唇が広く離開小陰唇突出 | 大陰唇は小陰唇をほとんど覆う。 | 大陰唇が小陰唇を完全に覆う。 | | |

（小川雄之亮，他編：新生児学，pp.248, 249，メディカ出版，1995）

## c 全身のアセスメント[29, 30]

### 1）皮膚に現れる特徴

皮膚は，湿潤して温かく赤みを帯びたピンク色をしているが，生後24時間ぐらいまでは四肢末端にチアノーゼが認められる。また，寒さにさらされると一過性に紫色の網目状の模様が現れる。これを大理石様皮膚紋理といい，暖かい環境では

消失する。

出生直後には全身の紅潮や反対にチアノーゼが現れやすい。しかし、顔面紅潮が治まらなかったり、末梢チアノーゼが24時間以上続くときは、多血症や過粘度症候群、末梢循環不全などを疑う。

胎脂は白色チーズ様で24〜48時間で消える。生後2〜3日すると皮膚は乾燥し落屑がみられる。新生児中毒性紅斑は、体幹部に多く正期産児の50%に出現する。出生後24〜48時間の間に現れ、2週間以内に消失する。稗粒腫(milia)は、頰、鼻、前額部に好発する白い小丘疹であり数週間で消える。正中部母斑は、前額中央部、まぶた、眉間、上口唇に好発する境界不鮮明な淡紅色斑であり、サーモンパッチとも呼ばれる。後頭部から項部にみられるものはウンナ母斑と呼ばれ、生後1〜2年で消退するが、項部のものは残存することが多い。

皮下脂肪がほとんどなく、皮膚のたるみ(ツルゴールが乏しい)や筋肉の衰弱がみられる場合は、栄養不良もしくは先天異常が考えられる。ツルゴールとは、皮膚の弾力性がどれぐらいかを表すものであり、水分や栄養補給状態の指標となる。観察は、腹部の皮膚を示指と拇指でつまんで引っ張り、その後急に離す。弾力性に富んでいれば素早く元に戻り、後に形跡や皺を残さない。しかし、ツルゴールが乏しいときには、皮膚はテント状に突き出したままで元に戻る速度も遅くなる。

### 2) 全身の特徴

視診により成熟度、外表奇形、顔つき、姿勢、四肢の動き、皮膚の色、呼吸運動などを観察する。

#### ❶姿勢

正常児では、子宮内の姿勢を反映し、手は軽く握り、上腕はやや外転屈曲、股関節は外転、外旋、膝関節は屈曲しベッドから浮いた状態で保たれる。しかし、筋緊張が低下した状態では、四肢はだらんとして膝がベッドにつき、股関節は外転する。自発的な動きがないか、またはあったとしても非対称性で不規則な場合は、未熟性、分娩外傷などが考えられる。

#### ❷覚醒と啼泣

神経学的な問題に共通した徴候である。眠りがちな状態やいらいらした様子には注意を払う必要がある。大きな物音で目を覚ますか、揺らしたり授乳したり、抱いたりすると喜ぶか、深い眠りか、浅い眠りか、覚醒しているときに授乳すると満足するか、どんな刺激に反応するか、嫌がることをしたときどれくらい抵抗するかなどを観察する。

仮死または未熟性が強い場合、筋トーヌスは低下し、四肢はだらんとしており、手の握り反射も弱い。ほとんど眠っているか弱々しい啼泣、または対照的に甲高い泣き声は、中枢神経の問題が考えられるため継続して観察する。

#### ❸呼吸循環系

帝王切開で出生した新生児は、肺液吸収の遅れなどから呼吸困難または努力呼吸、無呼吸、チアノーゼ、多呼吸が認められることがある。呼吸障害、気胸または横隔膜ヘルニアなどの場合には、1日目以降も持続するラ音、呻吟、左右非対称の呼吸音が聴取される。上肢と下肢の脈に差があるときや血圧の下降がみられる場合は、循環血量の低下や心疾患の存在が考えられる。

まず、胸郭の観察から始める。

①呼吸循環状態は視診によって推測できることが多い。皮膚の色は、呼吸循環機能の指標となる。呼吸数や呼吸パターンを観察する。鼻翼呼吸、陥没呼吸、呻吟、無呼吸発作などの呼吸不全徴候を観察する。シルバーマンのリトラクション・スコアは、新生児の呼吸障害の重症度を判定する指標として用いられる。各項目を0〜2点で評価し、合計点数が多いほど重症と判断する(図11-5)。

②呼吸数は35〜45/分である。60/分以上の頻呼吸(多呼吸)は、肺疾患の指標となる。

③肺野の聴診と心臓の聴診:胸部の聴診は、落ち着いたときに行うほうがよく、新生児の衣類を脱がすときなど泣かせないようにする。

④聴診器は膜型を使い、心拍数は1分間数える。

#### ❹頭部

正常新生児の頭囲は33〜34cmで、骨縫合がわずかに開いているかまたは骨重積がある。大泉門が大きく開き、膨隆している場合は、頭蓋内圧が高いことを意味し、水頭症や脳浮腫が考えられる。産瘤、頭血腫がみられることもある。

#### ❺胸腹部

正常な新生児の胸郭は円柱状で胸囲は32〜33cm、腹部は丸みがあり左右対称的で柔らかい。乳腺の肥大や魔乳の圧出が認められることがある。

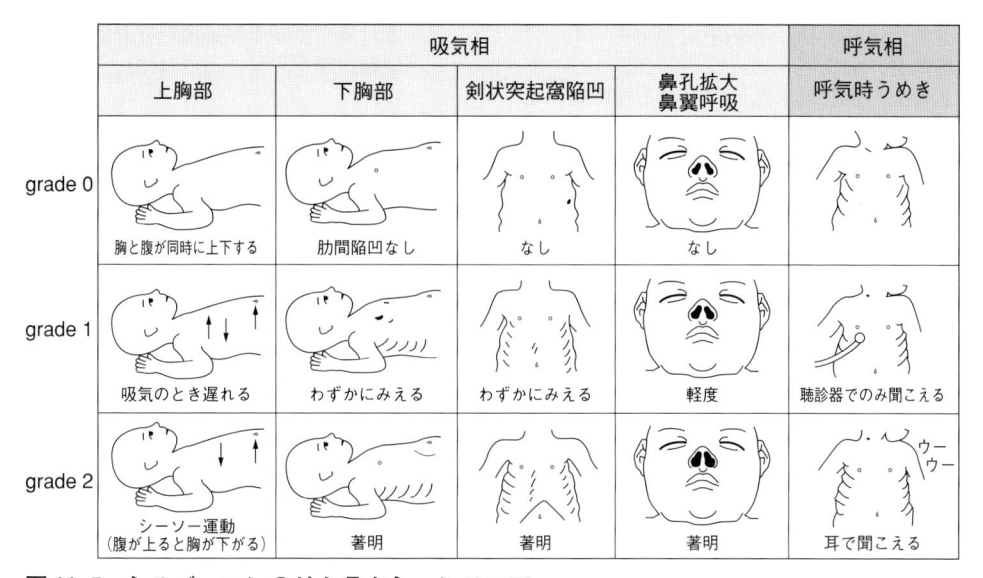

| | 吸気相 | | | | 呼気相 |
|---|---|---|---|---|---|
| | 上胸部 | 下胸部 | 剣状突起窩陥凹 | 鼻孔拡大 鼻翼呼吸 | 呼気時うめき |
| grade 0 | 胸と腹が同時に上下する | 肋間陥凹なし | なし | なし | なし |
| grade 1 | 吸気のとき遅れる | わずかにみえる | わずかにみえる | 軽度 | 聴診器でのみ聞こえる |
| grade 2 | シーソー運動（腹が上ると胸が下がる） | 著明 | 著明 | 著明 | 耳で聞こえる |

図 11-5　シルバーマンのリトラクションスコア
(青木康子，山崎サク編：産科看護手順，第 3 版，p.229，医学書院，1990)

臍帯には 2 動脈 1 静脈がある。聴診により腸蠕動音を認める。

### ❻泌尿器系

女児では大陰唇が小陰唇を覆い処女膜付端がみられる。卵胞ホルモンの影響により新生児月経や白色乳状腟分泌物を認めることがある。男児では，睾丸は下降している。尿道開口部の位置や陰囊水腫，停留精巣を観察する。

### ❼四肢

四肢は屈曲位で動きは対称的である。腕神経叢麻痺や中枢神経系の損傷や骨折に注意する。下肢では，殿部の皺が対称性であること，クリックサインや開排制限がないことを確認する。

### ❽背部

正常な新生児の脊柱は平らで，わずかに彎曲している。背部の異常は中枢神経系の問題を考える。うつぶせの状態にして，脊柱に異常な開口や塊がないかどうかを観察する。仙骨部に突出した大きなカーブがあれば脊椎破裂が疑われる。脊柱と交通している場合も，していない場合もある。小さな瘻は毛巣瘻で，これは，しばしば毛で覆われている。潜在性の脊椎破裂の存在や脊柱管への入口部になっている場合がある。

### ●引用文献

1) Francine H Nichols, Elaine Zweling eds. : Maternal-Newborn Nursing, Theory and Practice, pp.1081-110, W.B. Saunders, 1997.
2) Lois Bly : Motor Skills Acquisition in the First Year, 1994，木本孝子，中村勇訳：写真でみる乳児の運動発達，pp.2-10，協同医書出版社，1998.
3) 白木和夫，前川喜平監修：小児科学，pp.30, pp.367-68，医学書院，2002.
4) 仁志田博司：新生児学入門，第 3 版，pp.157-60，医学書院，2004.
5) 小泉武宣：保温．多田裕編，新生児ケアの実際，pp.142-49，診断と治療社，2000.
6) 前掲書 4)，pp.222-24.
7) 戸苅創：呼吸．小川雄之亮，他編，新生児学，pp.165-69，メディカ出版，1995.
8) 楠田聰編：イラストで学ぶ新生児呼吸管理, pp.2-23，メディカ出版，2002.
9) 門間和夫：循環．小川雄之亮，多田裕，中村肇，仁志田博司編，新生児学，pp.173-78，メディカ出版，1995.
10) 多田裕編著：新生児ケアの実際，pp.13-15，診断と治療社，2000.
11) 前掲書 4)，pp.168-71.
12) 前掲書 10)，pp.15-18.
13) 前掲書 10)，pp.23-25.
14) 奥山和男監修，板橋家頭夫編集：臨床新生児

栄養学, pp.139-43, 金原出版, 1996.
15) 前掲書4), p.35.
16) 白岩義夫：新生児未熟児における睡眠覚醒と行動状態. 和田義郎監修, 新生児学トピックス, pp.242-43, メディカ出版, 1990.
17) 高橋滋, 和田美夏：新生児の外部環境に対する反応と防御. 周産期医学 30(7)：853-57, 2000.
18) 石塚洋一：赤ちゃんはいつからどのようににおいを感じるの？周産期医学 31(7)：930-32, 2001.
19) 前掲論文17), pp.853-57.
20) 前掲書3), p.152.
21) 石原栄子, 庄司順一, 田川悦子, 他：乳児保育, pp.130-33, 南山堂, 2000.
22) 前掲書4), pp.48-61.
23) 前掲書10), pp.50-107.
24) Roberton NRC 著, 竹内徹訳：ロバートン正常新生児ケアマニュアル, pp.70-90, メディカ出版, 1997.
25) Endo AS, Nishioka E : Neonatal assessment, Comprehensive Neonatal Nursing, pp.280-92. Kenner RC, Brueggerweyer LG, eds., W. B. Saunders, 1993.
26) 志村浩二：新生児の成熟度評価. 小川雄之亮, 他編, 新生児学, pp.244-51, メディカ出版, 1995.
27) 千田勝一：低出生体重児. 阿部敏明, 他編, 小児科学・新生児学テキスト, 第4版, pp.814-25, 診断と治療社, 2003.
28) 前掲文献26), pp.245-50.
29) 前掲文献4), pp.50-63.
30) 前掲書1), pp.1123-29.

●参考文献

・Roberton NRC 著, 竹内徹訳：ロバートン正常新生児ケアマニュアル, p.182, メディカ出版, 1997.
・大藪泰：新生児心理学, pp.11-16, 川島書店, 1992.
・竹内徹：赤ちゃんの能力と育児. 周産期医学 26(1)：17-20, 1996.
・河合優年：新生児期の感覚・運動発達と胎外環境への適応. 小児科 43(8)：1069-75, 2002.
・和田義郎監修：新生児学トピックス, pp.240-46, メディカ出版, 1990.

# II 育児支援

## 1 栄養

### a 母乳栄養

母乳は生後3か月頃までの乳児にとって最適な栄養である。母乳には栄養学的に次のような特徴がある[1]。

①乳清蛋白質が多く, カゼインが少ない。
②胃酸や蛋白質分解酵素の作用によってカゼインの分解されたカードは, 凝固しにくく微細で消化されやすい。
③ラクトフェリン, 免疫グロブリン, リゾチーム, ビフィズス菌増殖因子など感染防御因子が含まれる。
④低出生体重児や新生児に必須なシスチンやタウリンの含量が多い。
⑤吸収性の良い不飽和脂肪酸が多い。
⑥各栄養素とも消化吸収率や利用率が高く, 代謝にかかる負担が少ない。

これまで母乳汚染, 特にダイオキシンの問題が議論されてきたが, 現状ではダイオキシンの影響は少ないため, 母乳育児を止める必要はないというのが一般的である。

### 1) 母乳育児推進の動き

施設で行われる標準的な授乳指導の多くが, 母乳育児の障壁になっているという事実が次第に明

らかにされ，1989年WHOとUNICEFは，母乳育児推進を目的に「母乳育児を成功させるための10ヵ条」を共同勧告した。また，母乳育児に積極的に取り組んでいる病院を「赤ちゃんにやさしい病院(BFH)」として認定する活動を進めている。日本では2005年現在，40施設が認定されている。

栄養方法の選択に関する影響要因について，Reiffら[2]は，母乳栄養に肯定的な看護スタッフが，母乳がどれほど優れているかを教育指導するよりも，施設で実際に行われている栄養方法の影響を，母親はより強く受けたことを報告している。ミルクを与えるというモデリングは，母親に人工栄養を選択させる強力な因子になっていた。また，母乳栄養を失敗に導く要因として母児異室の問題も報告されている。

一方，母乳栄養の確立に関して，初回の授乳時期の影響が問題にされるが，12週時点で母乳が確立している母親を対象にした研究からは[3]，授乳時期(臨界期)が関連するという証拠は明らかにならなかった。

### 2) 授乳の準備

授乳中はプライバシーが守られるよう，また，温かく静かで母親と子どもが生理的，情緒的に心地良いと感じられるように環境を整える必要がある[4]。加えて，母親が子どもとともに心地良いポジションを保てるよう援助することも重要である。枕は子どもの体重を支えたり，子どもを乳房の高さに保つのに役立つ。下肢を高くしたり，姿勢を整えたり，背中の緊張を防止するためにfoot supportを用いると有用である。

また，新しく親になった女性は，ぎこちなさや自信のなさ，傷つきやすさ，恐れや圧倒される感情を抱きやすく，さらに非言語的コミュニケーションに対する感受性が高まっていることを考慮してかかわる必要がある。

### 3) 子どもが示す空腹サイン[5]

子どもが覚醒しているならば，最初にみられる空腹サインは，乳房を吸うように追いかける，口を開ける，唇をなめる，口もとに手を置く，手または指を吸啜する，噛む，上肢を屈曲する，手を握り締める，活発に動くなどである。母親は子どもと一緒に過ごすことでそのサインに気づき，見分けることができるようになる。

母親は泣き声をきっかけにして授乳行動へ移行することが多いが，泣いたり，むずかっているときには，なだめてから授乳をするほうがよい。なだめる方法としては，次のような運動刺激，触覚刺激，聴覚刺激などが試みられる。

①抱きしめながら子宮内で経験したと同様の穏やかな揺れを与える。

②皮膚と皮膚の接触やリズミカルに叩く，なでる。

③安心感を与えるために，屈曲位にして包み込む。

④親の声を聞かせる，柔らかく，リズミカルな音楽やハミングを聞かせる，子宮内で聞いた動脈音のような慣れ親しんだ音を聞かせる。

⑤唇に乳汁を落とす，清潔な指を吸啜させる。

### 4) 授乳の方法[6,7]

授乳の効果的な方法は以下のようである。

①正しい姿勢をとる：枕を背中や肘の下，膝の上などに置き，楽な姿勢をとって座る，筋肉をリラックスさせる。

②児の胸と母親の胸が向き合うように抱く：児の頭を肘の内側に乗せ，同じ腕で殿部または大腿部を支える。児の耳，肩，殿部が一直線になるように支える。首をねじったり，頭を後に反らせた状態で乳首を吸うと乳首に負担がかかる。枕などを使い，無理な姿勢にならないよう工夫する(図11-6)。

③乳房を支える：親指を乳輪より上部にあて，他の4指は乳房の下部にあて，親指と人差し指がCの形になるようにする(図11-7)。

④児の吸啜を促し，吸着させる：児が口を大きく開けたとき，乳首を素早く口に入れ，腕で児を引き寄せる。このとき，母親が児を引き寄せるのであって，母親が前かがみになって児のほうへ移動することがないよう注意する。

上手に吸いつけるようにするには，吸啜反射を使い，口を大きく開けたときに乳頭だけでなく乳輪部まで深く口のなかに入れる。これは，児が，母乳を搾り出すとき，乳輪部にある乳管洞を圧迫する必要があるからである。乳首が正しく捕えられていないときには，乳首が痛むことがある。

⑤授乳を中断する：乳頭を離すときは，児の口

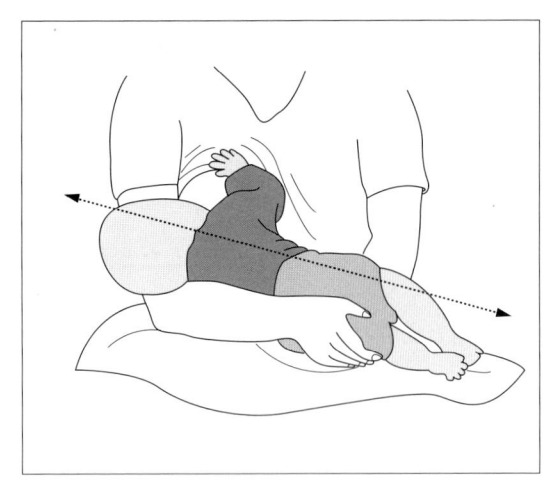

**図 11-6 赤ちゃんの正しい姿勢** 耳, 肩, おしりがまっすぐ一直線になる。

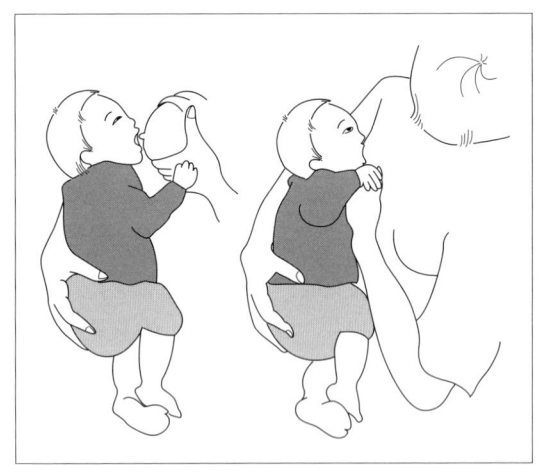

**図 11-7 乳房を支える方法** 親指と人差し指が C の形になるように乳房を支える。

の端に近い乳房の部分を押すか, 口の端に母親の指を入れると効果的である。無理やり離そうとすると乳首を傷めることがある。途中で乳房を替えたり, 授乳が終了したときには排気をさせる。

⑥1 回の授乳の時間は, 射乳反射が起こるのに 2〜3 分かかること, 児の吸い方を考慮して決めるのがよい。

### b 混合栄養

混合栄養は, 母乳不足や母親の就労などで継続して授乳できない場合に, その不足分を乳児用調整粉乳(人工乳)で補う方法である。1997 年に実施された乳幼児栄養調査(10 年ごとに調査)[8]では, 生後 1 か月の時点で母乳と人工乳を併用して子どもを育てる母親が, 前回(1987 年)の 41.4% から 45.9% と 4.5 ポイント増加している。また, 3 か月時でも前回より 2.8% 増えて 34.8% であった。就業の有無別栄養方法をみると, 母乳栄養は働いていない母親に多く, 混合栄養は働いている母親に多くなっている。また, 冷凍母乳の使用状況は, 働いていない母親が 18.4% であるのに対して働いている母親が 24.9% とやや多くなっている。

### c 人工栄養

国産の育児用粉乳(乳児用調整粉乳)の調整濃度は, 13% と 14% の 2 種類がある。調乳時の乳汁 100 ml 当たりの蛋白質は 1.6〜1.7 g, 脂肪は 3.5〜3.6 g, 糖質は 7〜8 g である。蛋白質は, カゼインを減らしてラクトアルブミンを増やし, 濃度は牛乳の約半分に減らされている。脂肪は大部分が植物性脂肪であり, 不飽和脂肪酸の含量が多い。カルシウムは牛乳の約半分であり各種ビタミンや鉄が添加されている。育児用粉乳はめざましい進歩を遂げ, 母乳代替品として用いることができるが, 乳児栄養の原則は母乳である。

使用の原則としては, 調乳は 1 回分ずつ行うこと, 哺乳びんを消毒し, 開缶後の粉乳は清潔に扱い冷暗所に保存すること, 乳児の成長に合わせて哺乳量と回数を変えることなどである。

## 2 睡眠

新生児の行動状態, つまり, 睡眠, 覚醒, 泣きまでの行動系列は, 新生児の観察において軽視することのできない重要な指標である。行動状態は Wolff によって明らかにされたが, Prechtl は生理学的指標を用いてさらに厳密に定義した。

行動状態は, 開眼, 規則的呼吸, 粗大運動, 発声の 4 つの項目からなり, state 1 から 5 に分類されている[9]。

① state 1(ノンレム睡眠):眼瞼をしっかり閉じて眠っている状態であり, 呼吸は規則的で, 運動活動がほとんどみられない。
② state 2(レム睡眠):目は閉じられているが,

表 11-2 新生児，乳児の睡眠時間

|  | 全日の睡眠時間 | 日中睡眠（平均） | 夜間睡眠（平均） | 日中/夜間比 |
|---|---|---|---|---|
| 1週 | 16.32 時間 | 7.75 時間 | 8.30 時間 | 0.93 時間 |
| 2 | 16.25 | 7.39 | 8.48 | 0.87 |
| 4 | 15.43 | 6.68 | 8.55 | 0.78 |
| 8 | 15.42 | 5.87 | 9.15 | 0.46 |
| 12 | 15.11 | 5.09 | 9.66 | 0.52 |
| 16 | 14.87 | 4.58 | 9.95 | 0.46 |

（馬場一雄監修：改訂小児生理学, p.102, へるす出版, 1994）

眼瞼を通して水平方向と垂直方向の眼球運動が間欠的に観察される。また，呼吸は不規則で，運動活動が四肢にみられる。
③state 3：静かなアラートであり，目を開きパッチリと輝くような表情をしている。時折，四肢と体幹に小さな運動が起こる。
④state 4：活発な覚醒状態であり，四肢，体幹，頭部の運動が頻繁に起こり，うめき声，うなり声，ぐずり声をあげる。
⑤state 5：泣きであり，ぐずり声から大きな声の叫喚まで多様である。

新生児は，ほとんどの時間を睡眠に費やしている（**表 11-2**）。動睡眠，静睡眠の周期が確立するのは，受胎後週齢 36 週以後である。レム-ノンレム（REM-NREM）睡眠周期は 40〜60 分とされている。また，発達に伴う昼夜の平均睡眠時間の長さは，生後 4 週目には約 64％に減少する。この頃には，成人と同じような夜間睡眠・昼間覚醒のリズムの芽生えがみられ始め，このリズムは生後 16 週頃には完成する。

■ 睡眠に及ぼす環境効果[10]

母乳哺育と哺乳びん哺育の児を対象に，授乳が睡眠に与える影響を検討した研究では，新生児期と生後 2 か月において，哺乳びん哺育のほうが総睡眠時間が短く，覚醒して敏活な状態が続くことが見い出された。しかし，1 回の睡眠時間を比較すると，哺乳びん哺育のほうが長い。これは，母乳哺育では，覚醒と啼泣が頻繁に起こるために 1 回当たりの睡眠時間が短くなるためである。

新生児の睡眠-覚醒サイクルの違いを生じさせる要因として，授乳回数の違いが考えられる。授乳頻度は，哺乳びん哺育に比べ母乳哺育のほうが 2〜3 倍多かった。夜間睡眠においても違いがみられ，母乳哺育の平均睡眠持続時間は 2.5〜3 時間であり，一方，哺乳びん哺育では，4.5〜7 時間持続して眠っていた。この違いは，母乳では，1 回に十分満足する哺乳量を得られないために頻繁に覚醒する可能性があることと，母親の養育に対する考え方が影響していることが推測される。しかし，授乳様式による睡眠パターンの違いは，生後 10 週頃までにはみられなくなる。

## 3 清潔と感染防止

### a 沐浴

従来から，沐浴は，血液循環を良くして新陳代謝を高める，睡眠を促し発育を促進する，皮膚の清潔を保つ，全身の観察や母子接触の機会となる，などの利点や目的を掲げ実施されてきた。しかし，子宮外生活移行期においてはむしろ行うべきでないとされている[11,12]。その理由として，多田は，沐浴によって末梢血管が拡張し，皮膚からの熱の発散が増加し，体温が低下すること，体温回復までには 8 時間以上を要すること，さらに体温低下に対して熱産生が亢進し，通常の新生児で認められる血糖値の低下は，体温が低下した児でより顕著にみられ，しかも長時間続くことを指摘している。したがって，出生時には全身浴は行わず，体温低下に注意しながら温水で母体血の汚染のみを除くことが勧められる（ドライテクニック）。いうまでもなく，低出生体重児や状態が安定しないハイリスク児の沐浴は行わない。ただし，B 型肝炎ウイルス，エイズウイルスの感染の危険性がある場合には，身体に付着した血液を取り除くことが必要である。

沐浴を実施すべきでない，または控えたほうがよい状態は以下のようである。
・機嫌が悪く哺乳力が低下している。
・ぐったりして元気がない。
・38℃ 以上の熱がある。
・嘔吐が頻回にみられる。
・下痢や血便など便に異常がある。

・全身に湿疹がある。
・臍出血がある。

また，授乳直後（授乳後1時間くらい）も避けたほうがよい。

1か月くらいまでは専用の沐浴槽を用いるほうがよい。実施するときには，日中の暖かい時間を選ぶ。もし，夜間に行う場合は室内を温かく（室温は 22～25℃）保つようにする。また，お湯の温度は，夏は 38℃，冬は 40℃前後とする。

### b 衣服・寝具

乳児は，成人に比べて体温が約 1℃高く，また，変動しやすい。その理由は，体温調節が未熟である，体表面積が大きく放熱が大きい，行動が活発で発汗しやすいことがあげられる。睡眠中でも発汗し，その量は成人の 1.6～2 倍に及ぶ。また，この時期には運動機能の著しい発達により，寝る生活から歩く生活へとその活動内容は大きく変化する。

以上から，乳児の衣類は，体温調節がしやすいこと，動きを妨げないことが必須となる。肌着・遊び着・寝巻きなどの材質は，通気性，吸湿性があり，洗濯に耐えるものがよい[13]。また，オムツは，下肢を屈曲位に保ち，かつ自由に動かせる形のものが望ましい。オムツの材質は，肌触り，通気性，吸湿性，経済性，環境問題の視点から，さらにはライフスタイルを考慮して，紙または布オムツが選ばれ用いられる。布オムツでは，洗濯の際に十分すすぐこと，日光にあててよく乾燥させることが大切である。漂白剤，蛍光増白剤，柔軟

---

## トピックス

## 育児用品や玩具の安全基準と選び方のポイント

### 1. 衣類[1)]

赤ちゃんの衣類[1)]は，成長発達や季節ならびに生活に合わせて，色，デザイン，素材，枚数などの調節が必要になる。素材としては，皮膚を刺激せず柔らかい肌触りで，しかも頻回の洗濯に耐えるものが望ましい。

肌着の素材には，伸縮性，通気性に優れ，通年使える綿のフライス，保湿性のよい綿メリヤス，夏向きの天竺，ガーゼなどがある。デザインは，ひも結びでゆったりした着物式とロンパース型，その中間型に分かれる。1～2 か月のまだ身体を自由に動かせない時期には，脱ぎ着をさせやすい，ある程度ゆとりのある衣服がよいであろう。しかし，3 か月を過ぎて，腹ばいで遊んだり，ハイハイをし始める頃には，運動しやすいよう，また体温調節能力を促すよう薄着にさせるとよい。この時期には，オーバーオール類が便利である。

オムツは，1 日中身に付けるものであるため，肌触りがよく，経済的，衛生的で環境への負担が少ないものが望ましい。また，月齢や季節，生活のありようなどさまざまな条件に合わせて選ぶことが必要になる。布オムツは，ドビー織り素材とさらしがある。前者は，吸水性，保湿性に優れ，肌あたりも柔らかい。後者は，乾きやすく夏涼しいのが特徴である。

オムツカバーは，ウール，綿，透湿素材がある。紙オムツは，パルプや合成樹脂の不織布などと，高分子吸収体を幾層にも重ね合わせて作られている。水分を素早く吸収して固め，逆戻りを起こさないので，お尻がぬれる不快感が少なく，通気性も保たれるよう工夫されている。しかし，洗濯の手間は省けるが，値段が高く，ごみが多くなることが欠点である。

### 2. チャイルドシート（412 頁，トピックス参照）

### 3. 良いおもちゃと選ぶ基準（表）

子どもの生活は遊びそのものである。障害児・健常児にかかわらず，遊具が子どもにとって発達

表　月齢別に望まれるおもちゃの例

| | |
|---|---|
| 1～2 か月： | 吊るしておいてみえるモビール，心地よい音を聞かせるオルゴールなど |
| 3～4 か月： | 物をつかんだり，しゃぶったりするのでガラガラやおしゃぶりなど。 |
| 6～10 か月： | 音楽に合わせて体を動かすようになるので，叩くと音が出るものや積み木など。 |

剤などは皮膚に対して刺激になることもあるため使用の際は注意が必要である。

衣類の安全性に関して，生後24か月以内の乳幼児の衣類には，ホルムアルデヒドを含まないことが規制されている（有害物質を含有する家庭用品に関する法律，24か月以上ではホルムアルデヒドは75 ppm以下とされている。同様に防菌・防臭材料の使用も禁じられている）。しかしながら，ホルムアルデヒドは衣類などに吸着しやすい性質（移染）があるため，包装されたものを購入するか，一度洗濯をしてから着せるようにするほうがよい。

ベッドは床より少し高いほうがほこりを避けられ，危険も少ない。柔らかい布団を避け，固めのマットレスに薄いカバーをしたものが安全である。

## 4 保育環境（保温）

最近では，徐々に母子同室が増えつつある。児のいる室と新生児室の環境は，室温は24〜25℃，湿度50％程度が望ましい。新生児室では，新生児はコットに収容し，1〜2枚の着衣と毛布をかける。体温が高くなる場合は着衣で調節し，低体温の傾向があれば，毛布を1枚加えるなど，こまめに調節する。保温のために湯たんぽを用いる場合は熱傷に注意する。また，熱喪失を防止するために，コットは冬期は窓側に置かないこと，夏季はエアコンディショナーの冷気噴出し口の近くに置かない配慮が必要である。

---

促進の役割を果たすことは周知の通りである。発達に応じた遊具が，手を伸ばせばいつも側に存在することは，子どもにとって刺激的な環境といえる。

子どもは年齢によって遊ぶものも遊び方も異なる。たとえば，乳児にとって優れた遊び道具といえば，自分の身体であり，おとなの手であり，顔，髪，衣服であろう。また，1〜2歳になると，指先からいろいろなことを学び始め，表面の手触りや素材の違いを感じるようになる。色や形，重さ，手触りの異なる素材に触れることで，自分の手と目から得た情報を整理し，想像を働かせながら経験をさらに広げるであろう。

**どのような玩具が望ましいか，どのような基準で選べばよいか** ドイツのシュピールグート（spiel gut「子供の遊びと玩具審議会」）は，おもちゃが備えるべき条件を次のように記している。

子どもの要求を満たすものであること，想像力を刺激するものであること，子どもが関心のあるテーマと向き合う助けになるものであること，自分自身で工夫できるよう，いろいろな遊び方ができるものであること，多様な遊び方と想像力の世界に影響を与えるデザインや形と色であること，年齢に適した大きさと重さであること，玩具が環境に優しいものであるかどうか，また子どもの健康を保護するものか，といった環境アセスメントの点からも考えるべきであるとしている。

安全性については，規定された安全基準に合致したものであること，その他，素材と加工や耐久性，価格などの条件がある。日本では，おもちゃの安全基準が制定されている（日本玩具協会のホームページ参照）。

この基準に合格したものには，「ST（Safety Toy＝安全玩具）マーク」がつけられるようになった。危険な個所がないこと，部品や付属品がとれにくく，飲み込むおそれがないこと，燃えにくいこと，有害なものを含んでいないことなどが規定されている。また，おもちゃのパッケージの裏面には，「注意表示」があり，安全に使用するために守ってほしいメッセージが記されている。

### 引用文献

1) 婦人の友社編集部：着せたい縫いたい赤ちゃん服，pp.6-15，婦人の友社，2002.
2) 側島久典：ワンポイントレクチャー．Neonatal Care 16(1)：71，2003.

### 参考文献

- 上手に選ぼうチャイルドシート，読売新聞，「すまいる育児」2003.2.17.
- 日本子ども家庭総合研究所編：日本子ども資料年鑑2003，p.146，KTC中央出版，2003.
- カーリン・ノイシュッツ著，寺田隆生訳：おもちゃが育てる空想の翼，シュタイナーの幼児教育，学陽書房，1999.
- 山岡テイ：世界の多文化子育てと教育，園で遊ぶ玩具・遊具の環境をめぐって．

（近藤好枝）

## 5 よくみられる不快症状と予防

新生児はしばしば嘔吐したり、皮膚症状を呈する。

### a 嘔吐

新生児にみられる嘔吐は、特別な処置を必要としない生理的嘔吐と治療を必要とする病的嘔吐に分けられる。嘔吐以外に症状がなく、哺乳力が良好で体重増加が順調であれば病的嘔吐の可能性は低い。一方、活動性低下、哺乳力減少、体温異常、脱水などが認められたりする場合には医師へ報告する。嘔吐がいつから始まったかを知ることは大切である。加えて、吐物の性状や回数、量、授乳との関係、吐き方などを観察する。

生理的嘔吐のなかでも初期嘔吐は、生後数時間から24時間以内に始まり、2～3日で消失する。また、授乳後には、排気や体動時に嘔吐や溢乳がみられることがあるため、排気をし、頭のほうを高くして顔を横に向けて寝かせる[14]。

### b オムツかぶれ

新生児の皮膚は、表皮、真皮ともに薄く、角層の構造は未発達である。感染を起こしやすく、物理的・化学的刺激に対して弱く、皮膚の外力に対する抵抗は成人の6分の1程度である。また、皮膚表面のpHは角層、皮脂、発汗の影響を受けるが、成人の皮膚のpH（4.3～5.5）に比べて、アルカリ性に傾いている。しかし、出生直後はpH6以上で日齢とともに酸性に傾いていく[15]。

オムツかぶれの原因は以下のように考えられている[16,17]。濡れたオムツによって皮膚がふやけ、角層の抵抗性が減弱する。その皮膚を硬くゴワゴワしたオムツが擦り、それによって皮膚の角層が傷つき、バリア機能が落ちる。さらに尿や便によってオムツ内環境がアルカリ性になると、便中の酵素作用が高まって皮膚が傷害される結果、かぶれを起こす。

洗濯を繰り返した布オムツは風合いが落ち、ふやけた角層を傷つけやすいといわれている。予防としては、こまめにオムツを替えお尻を清潔にする、また、お尻が汚れたら微温湯か水を浸した脱脂綿でそっと（強く拭かずやさしく）清拭をする、殿部浴をすることで軽減する。また、乾燥させることも重要である。布オムツであれば、オムツ表面の材質は、柔らかく平滑なものにしたり、オムツカバーは通気性の良いものにすることが大切である。

### c 臍肉芽腫

臍帯をめぐる症状では、臍脱後の炎症による肉芽形成がみられることがある。臍はじくじくと湿潤し出血もみられる。肉芽は米粒大から小豆大くらいの大きさの、赤いいぼのように認められる。硝酸銀棒を肉芽に数秒間あてて焼灼することにより治癒する。

### d 脂漏性湿疹（皮膚炎）

生後6か月までの乳児では皮脂の分泌が盛んで、頭部、顔面、胸骨部、肩甲間部といった脂漏部位を中心に湿疹が出現する。特に前頭部に多く、黄白色の厚い痂皮形成がみられる。石けんやシャンプーを用いて、こまめに洗い清潔な地肌を保つことが大切である[18]。

## 6 よくみられる疾患と予防

### a 新生児低血糖症

新生児はグリコーゲン貯蔵の減少やブドウ糖産生の減少などの理由により、低血糖の発症頻度が高い[19]。低血糖の定義は、正期産児は30 mg/dl、低出生体重児では20 mg/dlとされているが、実際には、出生体重、日齢にかかわらず40 mg/dl未満にならないことが重要とされている。血糖値は、出生後徐々に下降し、1時間後には最低となる。低酸素血症や低体温などのリスクがあれば血糖を測定し、低血糖に注意する必要がある。

症状としては、易刺激性（わずかな刺激で四肢の振戦がみられたりモロー反射が強く惹起されたりする状態）、無呼吸、哺乳力不良、不活発、チアノーゼ、痙攣などである。授乳が可能であれば、早期授乳が行われるが、授乳困難な場合や低血糖

が改善しない場合にはブドウ糖輸液が開始される。

### b 新生児黄疸

新生児の黄疸は[20]，産生された間接型ビリルビンを完全に抱合することができず出現してくる間接型ビリルビン血症である。皮膚色は明るい黄色で，蛍光灯の下では黄疸が強くみえる。明るい日光のもとで判定することが必要である。ほとんどの新生児では日齢3～5日頃から生理的黄疸（ピークは総ビリルビン 12 mg/dl 前後である）が出現する。

母乳栄養に伴って起こる黄疸には，日齢5日までの早期に生理的黄疸の増強として観察される黄疸と，生後1週間を過ぎた頃から6～8週にわたって遷延する黄疸とがある[21]。前者は体重減少が8～10%をこえる場合であり，授乳回数や哺乳量あるいは摂取エネルギーの不足が原因と考えられており，早期頻回授乳によって予防が可能である。後者は母乳の成分自体に何らかの要因が疑われるものである。

### c ビタミンK欠乏性新生児出血症

新生児期早期にはビタミンKの不足による出血がみられることがある。その多くは消化管出血であり，真性メレナ（新生児メレナ）と呼ばれている。日齢1～5日に血便，血性嘔吐で発症する。予防のために，日齢1と5に，さらに母乳栄養の場合には1か月時にもビタミンKシロップが経口投与される。

### d 乳幼児突然死症候群

平成8年の乳児突然死症候群（sudden infant death syndrome：SIDS）の発症頻度は，おおよそ出生4,000人に1人と推定され（SIDSに関するガイドライン，平成17年3月）乳児死因順位の第3位である。新生児期を除いた生後4週間以後1歳未満の死因順位では先天奇形に次いで第2位である。SIDSは生後3～4か月目にピークがあり，出生後の環境への適応が不十分な間に起こる疾患と考えられている[22]。疫学的検討によれば，男児，出生体重 2,500 g 未満，在胎週数 36 週未満，母親の年齢25歳未満に多いことが報告されている。育児環境との関連では，うつぶせ寝が仰向け寝に比べて高く，人工栄養が母乳栄養に比べて高い。さらに，両親ともに習慣的喫煙がある場合には，喫煙なしに比べて発症頻度が高くなる。新生児期は，仰臥位に寝かせ，児の様子が常に観察ができるようにすること，また，授乳後30分は上体を軽度挙上し頭部を高くすることなども必要である。

## 7 よくみられる事故と救急処置

2004年における乳児の全死因の死亡数は3,122名で，不慮の事故により149名が死亡している[23]。その内訳は，不慮の窒息が最も多く，次いで溺死・溺水，交通事故，転落・転倒である。子どもの事故は，年齢や発達の程度により発生頻度や事故の内容が異なることから，発達や行動パターンを理解したうえで起きやすい事故を把握し防止することが必要である。また，住居および周辺の環境整備とともに，製品の安全対策も考慮する必要がある[24]。

誕生から5か月までは，動きも少なく，ほとんどベッドのなかで生活するが，3～4か月になると首がすわり，手に触れるものを握ったりなめたりして遊ぶようになる。また，頭や足を動かし身体の移動がみられるようになる。窒息は，この時期に起こる死亡事故の7割を占めている。新生児では，柔らかい布団を避け，また，手の届く範囲に顔を覆ったり，首に巻きついて危険なものを置かないように注意することが必要である。さらに，5か月を過ぎた児では，誤飲による窒息を防止しなければならない[25]。床から1m以内の高さにはタバコや異物を放置しないこと，ジュースの缶などを灰皿代わりにしないことなどが大切である（図11-8）。（日本中毒情報センターホームページ，「たばこ専用相談電話」TEL 072-726-9922，事故防止支援サイト─子どもに安全をプレゼント・厚生労働省）

交通事故で最も多いのは，同乗中の事故である。年齢に合ったチャイルドシートを後部座席にしっかりと取り付け使用すること，車のなかに子どもを1人で残さないことなど注意が必要である。

転落の防止では，ベビーベッドの柵は必ず上げ，子どもから目を離さないようにすることである。

溺死の予防としては，高さ50 cm 未満の浴槽では転落の危険が高く，また水が入っている場合には溺れる可能性もあることから，浴槽の残り湯は捨てる習慣をつけること，バケツや洗面器に水をためておかないなどの注意が必要である。

また，熱傷は，ポットや炊飯器，熱い食べ物，熱いアイロンなどは，手の届かない所に置くこと，ストーブやヒーターは安全柵で囲むことなどで予防することが可能である。

喉頭異物の救急処置としては，子どもをおとなの前腕または大腿部にうつぶせにまたがらせ，頭部を胸部より低い位置にして一方の手で下顎を支え，背部を4～5回強く叩く逆位背部叩打法が有効である[26]（図11-9）。

**赤ちゃんは何でも口に入れます！**
生後5か月を過ぎると，誤飲が多発します。

その理由は，赤ちゃんの発達……
昨日，手が届かなかったところに，
今日は手が届くからです。

あわてる前に，予防が大切。
下のスケールを作って，小さなものは床から1m上に置きましょう。

もしもの時の問い合わせ先
つくば中毒110番：0990-5-29899（毎日9・17時，12月31日・1月3日除く）
大阪中毒110番：0990-5-02499（24時間，365日）
タバコ誤飲専用回線：06-875-5199（無料，テープ）

誤飲防止スケールを作ってチェックしてみましょう。点線に沿って切り取り，のりしろ部分を貼り付けます。
口径が32 mmになります。この筒のなかに入るものは，赤ちゃんの口にも入るので危険です。

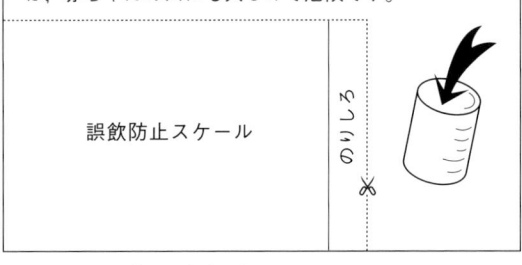

**図11-8 誤飲の防止パンフレット**
（山中龍宏：乳児の窒息. JOHNS 14(4)：542, 1998）

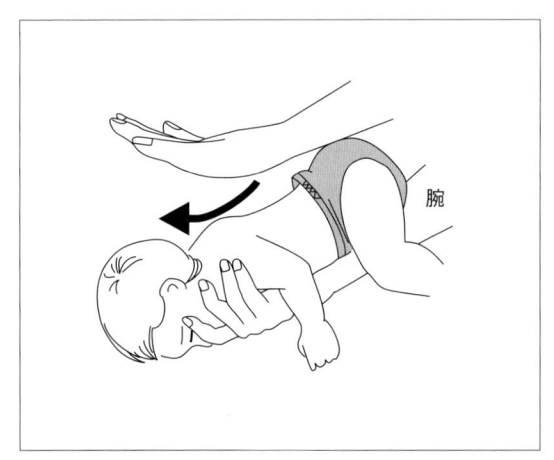

**図11-9 逆位背部叩打法**
（白木和夫, 前川喜平監修：小児科学, p.144, 医学書院, 2002）

### ●引用文献

1) 奥山和男監修，板橋家頭夫編集：臨床新生児栄養学, pp.132-47, 174-78, 金原出版, 1996.
2) Reiff M, Essock-Vitale SM：Hospital influences on early infant-feeding practices. Pediatrics 76(6)：872-79, 1985.
3) Dennis CL：Breastfeeding initiation and duration：A 1990-2000 literature review. J Obstet Gynecol Neonatal 31(1)：12-32, 2002.
4) Black RF, Leasa J, Simpson JB：The process of breastfeeding. pp.31-49, Jones and Bartlett Publishers, 1998.
5) 前掲論文4), p.32.
6) ラ・レーチェ・リーグ・インターナショナル：だれでもできる母乳育児, pp.43-51, メディカ出版, 2000.
7) 国際ラクテーションコンサルタント協会：生後14日間の母乳育児援助，エビデンスに基づくガイドライン, 1994.
8) 厚生省児童家庭局母子保健課：平成7年乳幼児栄養調査結果の概要.
9) 大藪泰：新生児心理学, pp.11-16, 川島書店, 1992.
10) 白岩義夫；新生児未熟児における睡眠覚醒と行動状態. 和田義郎監修，新生児学トピックス, pp.242-45, メディカ出版, 1990.
11) 多田裕：生後1週以内の児の扱い方—沐浴. 周産期医学 29(1)：29-33, 1999.
12) 茨聡：新生児の取り扱い，武谷雄二，他編，新女性医学大系25，正常分娩, pp.261-62, 中山書店, 1998.
13) 齋藤和雄監修，森田みゆき，齋藤洋子，他著：生活と健康—健康で快適な生活環境を求めて, pp.58-59, 三共出版, 2001.

## トピックス

# 母乳代用品の販売流通に関する国際規準（WHO コード）

本来人工乳は，母乳を得られない場合の非常手段として1800年代から開発されてきたものである。しかし1900年代では，乳業企業は市場を広げ，第二次大戦後欧米では人工乳育児が標準の栄養方法となり，母乳育児率は急速に低下していった。乳業企業は，アフリカ，南米など発展途上国の国々にもその市場を拡大したために，1950年代から1960年代にかけ，衛生状態の悪い地域の乳児死亡が上昇した。

1970年代に入り，乳児死亡と人工乳の関係に関心を持った医療者や消費者団体の活動により，行き過ぎた企業の販売流通を告発する運動が展開されるようになった。そして1980年，WHOは，世界的な母乳育児率の低下に歯止めをかけ，乳幼児死亡率を改善するために，「母乳代用品の販売流通に関する国際規準」（WHOコード）を採択した。この規準は，人工乳を否定し，販売を禁止するものではなく，母乳育児に悪影響を与える人工乳の行き過ぎた販売流通広告に規制をかけようというものである。そしてこれはその後に展開される世界的な母乳推進運動（赤ちゃんにやさしい病院運動：baby friendly hospital initiative：1991年）の土台となった[1,2]。

### ■母乳代用品の販売流通に関する国際規準（通称WHO コード）[3]

1. 消費者一般に対して，母乳代用品の宣伝広告をしてはいけない。
2. 母親に無料のサンプルを渡してはいけない。
3. 保健所や医療機関を通じて製品を売り込んだりしてはならない。これには無料，もしくは低価格の人工乳の販売も含まれる。
4. 企業はセールス員を通じて母親に直接売り込んだりしてはならない。
5. 保健・医療従事者は母親に対して製品を手渡ししてはならない。
6. 赤ちゃんの絵を含めて，製品のラベルには人工哺育を理想化するような言葉あるいは絵を使用してはならない。
7. 保健・医療従事者への情報は科学的で事実に基づくものであるべきである。
8. 人工栄養に関する情報を提供するときは，必ず母乳育児の利点を説明し，人工栄養のマイナス面，有害性を説明しなければならない。
9. 乳児用食品として不適切な製品，たとえば加糖練乳を乳児用として販売促進してはならない。
10. 母乳代用品の製造業者や流通業者は，その国が国際基準の国内法制を整備しないとしても，国際基準を遵守した行動をとるべきである。

日本は1994年に批准したにもかかわらず，国内法が整備されていないためにほとんど守られていない。企業は人工ミルクの缶に母親たちの購買欲をそそるような健康な乳児の絵や商品名をつけ，さらに景品や割引券をつけて売っている。多くの産科施設では，母親たちに一律に調乳指導が行われ，退院時のおみやげとして人工乳や果汁のサンプルと哺乳ビンが無料配布され，さらに乳児健診では企業派遣の栄養士による離乳相談が行われている。

助産師は母乳育児推進者として，これらが子どもから母乳を奪う行為であることを知り，臨床では乳業企業の行為を監視し，人工ミルク禍から母子を守ることが求められている。

### 参考文献

1) Palmer G 著，浜谷喜美子，他訳：母乳の政治経済学，技術と人間，1991．
2) Baumslag N, Michels DL, 橋本武夫監訳：母乳育児の文化と真実，メディカ出版，1999．
3) 母乳育児支援ネットワーク訳：IBFAN Protecting Infant Health：A Health Workers' Guide to the International Code of Marketing of Breast-milk Substitutes, 2002.

（武市洋美）

## トピックス

## 養育における適応行動・不適応行動

　親になるということは生活の大きな変化であり，危機に陥りやすい時期でもある。新しい家族を迎え入れるため，両親にはこれまでの生活様式と関係性を変え，それに適応していくことが求められる。しかし，母親は，新しい経験に対してストレスを感じており，身体的にも心理的にも変化をきたしやすい。このような状況のなかで女性は，身体的回復過程をたどりつつ，新たな役割である新生児の世話を引き受けることを通して子どもの反応に対応することを学んでいく。

　この時期にかかわる助産師の役割は，親子関係の発達に関連する問題を早期に発見し，解決し，ポジティブな相互作用が進むよう援助することである。いうまでもなく，相互作用がうまく進むためには，子どもの合図やニーズに対する母親の感受性や応答性の程度が重要となる。

**表　養育における適応行動・不適応行動**

| 時間/状況 | 適応 | 不適応 |
| --- | --- | --- |
| 分娩時 | ・母親は，出生と同時に，あるいは，子どもがラジアント・ウォーマー上で処置をされている間，頭の向きを変えて子どもをみようとする。<br>子どもをみると<br>・微笑む，眼をそらさず子どものすべてに注目する。<br>・指先で，顔や四肢に触れる。<br>・子どもを抱いてよいか尋ねる。<br>・しっかりみようと，子どもが包まれているブランケットを開く。<br>・子どもに話しかける。<br>・子どもについて質問をする。<br>・子どもが正常であることや，希望した性別であるという喜びから泣くかもしれない。<br>・子どもの性別に関して希望が叶った満足感を表現する。<br>・喜びの感情に支配される。 | ・母親は，子どもをみるために頭の向きを変えようとしない，ずっと天井をみつめている。<br>子どもをみると<br>・あくびをする。<br>・感情なく子どもをじっとみつめる。<br>・顔をそむける。<br>・子どもに触れない。<br>・子どもを抱いてよいか尋ねない。<br>・全くコメントをしないか，あるいはネガティブな発言をする。たとえば，"醜悪だ"，"ひどい"。<br>・不幸か，あるいは沈んでいるようにみえる。<br>・悲しいか，怒っているか，あるいは無表情 |
| 1週 | ・最初は，頭や四肢末梢に指先で触れる。<br>・次第に，体幹に掌全体で触れる。<br>・母親の胸と子どもの胸が向かい合うように抱き，自分のほうに引き寄せる。<br>・首や顔をすり寄せる。<br>・ケアのとき以外にも子どもを抱く。<br>・子どもに話しかける。<br>・子どもをみてにっこり笑う，感情を適切に変化させる。 | ・指先でのみ触れる。<br>・首や顔をすり寄せることはない。<br>・eye to eye コンタクトを試みることはない。<br>・授乳やオムツ交換など，必要なときのみ子どもの世話をする。<br>・子どもに話しかけない。 |

---

14) 多田裕編著：新生児ケアの実際，pp.55, 99, 診断と治療社, 2000.
15) 小川雄之亮，多田裕，中村肇，仁志田博司編著：新生児学, p.729, メディカ出版, 1995.
16) 佐々木りか子：おむつかぶれ. 小児科臨床 54 (12)：2156-57, 2001.
17) 山本一哉：おむつかぶれの本当の原因は？ チャイルドヘルス 4(3)：216, 2001.
18) 下条直樹：幼少児のためのスキンケア. Derma 50：72-75, 2001.
19) 仁志田博司：新生児学入門, 第3版, pp.211-15, 医学書院, 2004.
20) 白木和夫，前川喜平監修：小児科学, pp.160-64, pp.382, 423, 1594, 医学書院, 2002.
21) Roberton NRC 著，竹内徹訳：ロバートン正常新生児ケアマニュアル, p.189, メディカ出

Cropley[1]のアセスメントガイドは，出産後間もない親子の相互作用の質をアセスメントするものであり，母親が示す反応から養育における適応行動と不適応行動を明らかにしようとしている。適応行動とは，母と子のアタッチメントの指標であり，子どもと母親双方のニーズを満たすものである。一方，不適応行動とは，母と子のアタッチメントの不足であり，子どもと母親双方のニーズがいまだ満たされていない，あるいは，ニーズに応じられていない状況である。

**引用文献**

1) Cropley C : Assessment of mothering behaviors. In : Johnson SH, ed., Nursing Assessment and Strategies for the Family at Risk ; High-risk parenting, pp.22-24, Philadelphia, J.B. Lippincott, 1986.
2) Harrison LL : Parenting the healthy infant. In : Nichols, Francine H, ed., Maternal-Newborn Nursing, pp.1254-57, W.B. Saunders, 1997.

| | | | |
|---|---|---|---|
| 2〜3週 | | ・子どもの特徴をたくさん表現する。<br>　彼女の瞳は茶色になるかもしれない。<br>・家族に関連づけて子どもの特徴を表現する。<br><br>・肯定的な感情と愛情のこもった態度で，動物の特徴を用いて子どもを表現する。<br>　彼女はかわいい子猫のようだ，彼の髪は柔らかいダウン（羽毛）のようだ。<br>・退院後の生活について質問をする。<br>・退院までには，育児用品が揃っている。<br>母親が退院した後も，子どもが入院している場合には，<br>・1〜2日に1回は電話をする。<br>・最低でも2回/週は面会する。<br>・最低でも30分は面会している。<br>・子どもの状態について適切に質問をする。<br>・面会中は，子どものことを考えたり，抱いたりして時間を過ごす。<br><br>・スタッフの励ましやサポートを受けながらケアにかかわるようになる。<br>・頻回に，30分以上面会をする。<br>・家に子どもがいないのを寂しく思う，より頻回に，より長く面会したいと表現する。<br><br>・面会の終了を嫌がる。<br>・離れるまえ，子どもが眠るまで待つ，離れる直前まで触れたり話しかけたりする。<br>・新生児室を離れる前に，窓の外から子どもの様子をみる。 | ・観察をしようとしない。<br>・家族に関連づけて子どもの特徴を表現することはない。<br><br>・否定的で敵意のある態度で，動物の特徴を用いて子どもを表現する。<br>　彼女は，ちょうど溺れかけたネズミのようにおそろしい。<br>・退院後のケアについて質問をしない。<br>・育児用品の準備ができていない。<br><br>・電話の頻度は，1日おきか，それ以下か，全くない。<br>・面会は2回/週以下もしくは全くない。<br>・面会は，30分以下<br>・ほとんど質問をしないか不適切な質問をする。<br>・面会時は，ユニット内の活動や，他の子どもの観察に多くの時間を費やす（最初の1〜2回は正常であろう）。<br>・面会中，子どもとの交流がほとんどない。<br>・スタッフにケアへの参加を勧められると，辞退したり，面会を終了したり，あるいは最少のケアのみ行う。<br>・子どもがいないことについて何も表現しないか，あるいは，より多く面会に来たい，来ることができたら，という。しかし，そのことは，面会によって実証されない。<br>・ためらいなく新生児室を離れる。<br>・授乳を完全にやり遂げることについて，子どもの変化や子どもを落ち着かせることについて，看護師に頻回に質問をする。 |

（近藤好枝）

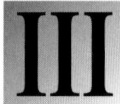

# III 家庭生活上の留意点

## 1 生活環境としての家庭[1〜3]

### a 気候（大気・気温・湿度）

　最近の住まいは，居住性と省エネルギーを重視した気密性，断熱性の高い造りになっている。これは保温には良いが換気という点で問題がある。室内の空気は，ホルムアルデヒド，カビ，燃焼器具からの窒素酸化物，一酸化炭素，タバコからの浮遊粉塵，絨毯からのハウスダストなどで汚れている。空気の汚れはみえにくく，したがって，室内環境を清浄に保つには1時間に1〜2回，5分くらいの換気が必要になる。特に，ニコチンや一酸化炭素など有害物質を含んでいるタバコの煙は，細かい粒子として空気中に漂い，呼吸器に入り込むと（受動喫煙），乳幼児の健康被害を引き起こす。乳幼児の環境からタバコを排除することが最もよいが，もし喫煙者がいる場合には，煙を直接室外へ排気するか，または空気清浄機能を使って煙やガスを除くなどの工夫が必要となる。

　冬期には結露の発生が問題となる。結露は，アレルギーに関連するカビの発生源ともなる。生後3〜6か月は感作に弱い時期でもあり，アレルゲンに対する露出を減らすことが重要である。そのためには，定期的な換気が最も効果的である。換気によって，酸素が供給され，室内で発生する汚染物質が薄められ汚れを除き，また室内で発生する湿度を逃がすことができる。

### b 冷暖房と留意点

　室温の目安は，暖房時は17〜22℃，冷房時は25〜28℃とされている。乳幼児が自由に活動できるためには，冬期暖房時は18℃くらい，一方，冷房時は26℃までとし，おとなよりも1℃高くするほうが良い。外気との温度差は，冷房時には7℃以内に，また暖房時室間温度差は5℃以内が適当とされている。湿度は，30〜60％を目安に加湿や除湿を行う。

　暖房の場合には，暖められた空気が上昇し足元との温度差を生じやすいため，温度ムラを少なくする工夫が必要になる。エアコンディショナーの噴出し口の角度を調節する，扇風機を利用して空気を攪拌するなど上下の温度差を3℃以内におさめるようにする。

　また，暖房器具として石油ストーブやファンヒーターなどの室内排気型の器具を使用する際には，燃焼に伴い一酸化炭素や二酸化窒素が発生することから，1時間に1回定期的に窓を開け換気を心がけることが大切である。

　空調装置としてエアコンディショナーが普及しているが，内部はホコリと水滴でカビの発生源となりやすい。手入れを怠ると，運転によりカビ胞子が室内に撒き散らされることになる。手入れの方法としては，フィルターの清掃をまめに行うこと，運転のはじめには窓をあけ10分程度送風運転をすること，止めるときにも送風運転をしてからスイッチを切ることなどである。

## 2 育児と父親の役割

　かつて子どもは，母親との一対一の密接な愛着関係を基盤として他者との関係を築き，人間関係を広げていくものと考えられてきた。そこでは，特別な存在である母親が育児の担い手であった。これに対して，子どもは，早くから複数の人々との間にそれぞれ違った絆を作ることができ，複数の愛着対象者を安心のよりどころとして活発に外

界を探索する力を持っているということが明らかにされた。父親や保育者などの複数のネットワークを持って育つほうが，母親だけが愛着の対象である場合に比べ，知的面についても人格的・情緒的・社会的面についても発達の促進が認められるということがわかってきた（父親の育児については，21頁，337頁など参照）。

● 引用文献

1) 入江建久：健康に住まう知恵，pp.16-31，38-62，晶文社，2002．
2) 齋藤和雄監修，森田みゆき，齋藤洋子，他著：生活と健康―健康で快適な生活環境を求めて，pp.15-26，三共出版，2001．
3) 今井榮一：現代育児学，pp.157-59，医歯薬出版，2001．

● 参考文献

・棚橋昌子，白石淑江編著：親と子のメンタルヘルス，中央法規出版，1997．
・吉永陽一郎：育児不安．渡辺久子，橋本洋子編，別冊発達24，pp.133-41，ミネルヴァ書房，2001．
・佐々木正美：こどもへのまなざし，福音館書店，1998．
・菊住彰：父親の家事・育児参加と心理的ストレス．慶應義塾大学大学院修士論文，1998．

（近藤好枝）

# IV 地域生活との関連

## 1 新生児訪問指導

市町村による新生児の訪問指導制度は1961年に開始された。母子保健法第11条の規定に基づき母子保健事業の1つとして行われている。訪問指導を行う職種は，医師・保健師・助産師その他の職種となっているが，ほとんどが地域で開業する助産師が行っているといえる。助産師が担うことは専門性から考えても望ましいことではあるが，開業助産師の減少や高齢化の問題が起きつつある。やむなく保健師や看護師が担当している所もある。

助産師が担当する場合には，市町村との契約を結び，委託の形で行われる。最近は病院に勤務している助産師に依託する市町村もある。この場合も市町村との間で契約を行う。そうすることで訪問時に記載する指導票は市町村が管理するので，その後の健診に生かされる。

新生児訪問は，産婦自身が出産後に訪問依頼書（図11-10）（名称・書式は市町村に任されている）を市町村に提出することにより（多くは母子健康手帳に添付されており郵送する）開始される。そのため，このサービスの存在や内容，手続き方法などについて，妊娠中の集団指導や病院での退院指導などを通し周知することが重要である。訪問対象については，市町村の判断に任されている。第1子のみに限定している所がほとんどであるが，第2子以降，また里帰り出産まで訪問を拡大し行う市町村も出てきている。これは，第2子出産以降の特徴的な問題（第1子との関係など）を考えても大変望ましいことである。

規定には「新生児の訪問」とあるが，市町村によっては「母子訪問」と名づけている所もある。新生児訪問の内容を考えると「母子訪問」という名称が望ましい。この点は今後，改正を望みたいところである。

### a 訪問の約束

助産師は，市町村から訪問依頼書が届いたら電話で訪問日時の約束をする。このときすでに対象者は不安を抱えていることが多いため，不安がな

出生後すみやかにお出しください(なるべく7日以内に出して下さい)

No.　　　　　出　生　通　知　書　　　　　年　月　日　報告

| | | | | | |
|---|---|---|---|---|---|
| 産婦 | 氏　名 | | | 出産場所 | |
| | 生年月日 | 年　月　日　歳 | | | |
| | 妊娠中の異常 | | 分娩中の異常 | | 妊娠週数 |
| | 無・有(　　) | | 無・有(　　) | | 満　　週 |
| 新生児 | ふりがな 氏　名 | | 性　別 男・女 | 数 単・多 | 年　月　日 午前・午後　時産まれ |
| | 出生時体重 g | 出生順位 第　子 | 出生時の異常 無・有(　　) | | 黄　疸 普通・強度 |
| 保護者 | 氏　名 | | | 児の退院(予定)日 | |
| | 生年月日 | 年　月　日　歳 | | 年　月　日 | |
| | 住　所 | 電話　(　) | | | |
| 生後28日までいるところ | 様方 電話　(　) | | | | |
| 相談したいこと | 赤ちゃんが泣いて心配・おっぱいがでない・湿疹・その他(　　) | | | | |
| 訪問指導 | 希　望 無・有(　　) | 備　考 | | | |

**図 11-10　新生児訪問依頼書**

いかを聞き，あれば丁寧に対応をする。また，緊急時のために，助産師自身の連絡先を告げておく。

訪問時には，母子健康手帳からも情報収集をするため母子健康手帳の準備をするよう伝えておく。

## b 観察・援助内容

### 1）産婦

妊娠・分娩・産褥期についての観察・援助は，産科学的なものにとどまらず下記の点について行う。

①妊娠期の取組み(健康についての自己管理)

②妊娠中の気持ち(妊娠の受け入れなど)

③有職者については，仕事に対する気持ち

④夫の育児参加の状況およびその状況に対する気持ち

⑤現在のサポート(実母など)の状況およびその状況に対する気持ち

⑥お産体験の想起(振り返り)

⑦母乳育児への意欲

母体の退行性変化や進行性変化が順調に進んでいるかどうかは，育児への意欲につながる。妊娠中から自己の健康管理を積極的に行い，分娩もスムーズであり，その後も母乳育児を行えていれば，ホルモンも十分に働き，退行性・進行性変化ともに順調に進み健康のレベルが高い。しかし，どこかでリズムが崩れていれば産婦は疲労感がある。

たとえば，“夜中の授乳はつらいから夜間はミルク”ということをよく聞くが，ホルモンは夜間働くことを考えると，これが母体のバランスを崩していることがわかる。

また，夫の育児参加や精神的サポートは，産婦には不可欠なものである。夫の育児参加が進むにはどうしたらよいかの情報提供も必要である。

また，妊娠・分娩期はDV(ドメスティック・バイオレンス)の発現が多いといわれる。なかには，妊娠中からの暴力により体調不良を訴える産婦もいる。さまざまな要因からDVは増えており，児童虐待への連鎖となるため，マタニティブルーや産後うつと混同したり見過ごさないようにしたい。

また，サポート役に対しての視点も必要である。特に，産婦の母親の出産・育児は，「一人で耐えるお産」の言葉に代表されたり，ミルク全盛期・スポック博士の育児書の影響を受けている。日本のお産・育児文化が伝承されていない。そのため，お産や育児にわだかまりを抱えていたり，母乳育児に反対したりする。このわだかまりや母乳育児への無理解は効果的サポートの弊害となるため，助産師の知見を加えた最新の情報提供を行い，わだかまりを解きほぐせるよう援助する。

助産師自身のお産体験の想起は，分娩後の産褥早期に行われ受け入れられていれば必要ないが，あまりみられない。分娩期での現象が，理解できなかったり，混乱した状態であったり，仕方がないと思い込もうとしていたりすると，それが大きなわだかまりとなり，育児に向き合えない状態が起きる（心的外傷体験）。今後の健康生活への課題となり，児に心から向き合えるために，お産体験の想起の援助を行う。

### 2）新生児

体重・湿疹・排泄などの一般的観察を行う。以下に質問の多い事項や注意の必要な事項を記載する。

#### ❶栄養が足りているか不安

母乳の場合には，「どれほど飲んだのかわからないから不安」という声がよく聞かれる。これは，入院中，授乳前後に体重計測をすることから，数値で判断することが先行してしまい，児の様子をみる習慣がないためである。なかには，体重計を購入したりレンタルするなどして，毎回体重測定をしている母親もいる。数字に捕われることなく，児の満足な表情などを観察できるよう援助する。

また，「飲んでいる途中で寝てしまうがどうしたらよいか」，「○分と時間を計って飲ませているが足りなさそう，その後ミルクを足している」ということもよく聞かれる。これらはいずれも，母児別室や時間授乳を入院中にしていた母親がほとんどである。入院中に母児同室や自律授乳をしていた母親ならば，子どものリズムがパターン化されていないことや，表情の観察は入院中に体験するが，そうでない場合は退院後にはじめて体験することになる。この点を踏まえて，数字や育児書に振り回されない観察方法を伝える。

不安な気持ちによりミルクを足している母親が多いが，ミルクは異種蛋白質であり消化時間が長く新生児にとっては多すぎるミルクは負担になることを説明する。多すぎるミルクにより，訪問時すでに便秘傾向の子どもも多い。少しずつ便が出ているために母親が気づかないことも多いが，腹部が張っているので判断できる。母親にとっても，乳房状態を悪化させ，全身状態の回復も遅くなることを丁寧に説明する。

#### ❷授乳姿勢

特に母乳保育の場合，児の抱き方・乳頭のくわえ方がスムーズでない場合が多い。なかには，乳頭にくわえさせるだけに1時間以上もかかり，ヘトヘトになっている母親もいる。ポジショニングな情報提供をしただけでも母親は授乳のしやすさを実感することが多い。

#### ❸よく泣き眠らない

産婦は"泣き"を空腹のためと感じていることが多い。体重測定や排泄状況・全身状態などを観察すれば空腹でないことはすぐにわかる。むしろ体重増加が過剰なことが多い。新生児のさまざまな身体状況を観察したうえで説明が必要である。しかし，産婦が不安なまま抱っこしたり，また新生児の抱っこしてほしい欲求に応えていなかったりすることも多いので，新生児の身体的な観察だけで終わらないようにしなければならない。

#### ❹湿疹・オムツかぶれ

顔の部分の湿疹は，沐浴時に石けんを使用せず行っていることが多いので確認をする。顔以外の場合は，着せすぎや加湿によるものが多い。オムツかぶれは，拭き残しや清浄綿でのかぶれなどが考えられる。

#### ❺臍部からの出血など

産褥10日以上でも臍が残っていたり，出血がみられたりするものがある。感染源となるので，せめて入院中に臍脱落するよう工夫が必要である。母親は，気にするあまり熱心に消毒をしていることが多く，かえって乾燥を妨げていることがあるので，適切な処置の方法を伝える。

## 2 低出生体重児訪問

新生児が低出生体重児だった場合，医療機関で継続管理されていることが多い。産婦自身が治療方針や医師の説明をどのように受けているかを確認し，理解度や受入れの程度を聞き理解のための情報が必要であれば提供する。低出生体重児訪問の場合は，児が帰宅する前に訪問をしてほしかったとの声が多いことから，希望を聞いて，市町村との連携をとり，訪問の時期を逃さないことも重要である。また，低出生体重児を産んだことによ

> トピックス

# 双子の育児指導のポイント

## 1. 双子の妊娠

妊娠診断時に双子と聞いて，たいていの妊婦はうれしさよりも驚き，とまどいのほうが大きい。これから先に待ち受ける妊娠・出産・育児についてのさまざまな心配事や不安が心をよぎるであろう。

●**指導のポイント** 助産師はそのような妊婦の気持ちを理解し，いつでも気軽に相談できる雰囲気づくりに努め，妊婦の話にじっくりと耳を傾けることが大切である。

## 2. 出産後の入院中

無事出産し，日夜，授乳などの育児技術を習得するために奮闘している母親に対しての指導のポイントは以下のようである。

●**指導のポイント**

①母体の体力の回復：妊娠中から長期にわたり，流早産予防のために安静にしていたことで，体力の低下をきたしている場合がある。また分娩時の異常に伴う疲労度は大きい。そのため，まず母体の体力回復を最優先させる。

②双子の授乳の仕方：

ⓐ一人ずつの授乳の場合

- 1対1のスキンシップの時間を持つことができ，それぞれの子のペースに合わせて授乳ができる。
- 母親の疲労度が大きい。

ⓑ同時授乳の場合：2児とも母乳の場合（図）と1児は母乳で，もう1児はミルクとし，次回の授乳時には反対にする方法がある（この場合は必ずどちらの授乳をしたかを覚えていないと，偏りが生じてしまう）。

- 授乳にかける時間が節約され，一人ずつの授乳より母親の疲労度が少ない。
- 技術的に難しいので，慣れるまでに援助を必要とする。また家のなかに授乳時にサポートしてくれる人がいたほうが助かる。

＊母親の疲労を考えると同時授乳のほうが，2児の生活リズムも同じになってきて休息がとれる。そうするとゆったりとした気持ちで児と接することができるようである。

## 3. 退院に向けて

母児の順調な経過に伴い，退院を迎えたときの指導のポイントは以下のようである。

●**指導のポイント**

双胎児の退院指導は，単胎児の指導と本質的には同じであるが，双胎特有の課題については，十分時間をかけて丁寧に指導する必要がある。

双子特有の問題にも心を配る必要がある。

①2児であること：双子を育てるにあたって，
- 2人を分けへだてなく平等に！
- 一人ひとりの個性を大切に！

が基本となる。

②2児が健康・成熟児でないことが多いこと：児の出生後の経過によっては，2児がそろって退院できる場合と，そうでない場合がある。どちらか一人が退院できない場合は，退院した児の育児で忙しい毎日であっても，時間の許す限り面会し，授乳やオムツ換えなどの世話をするように促す。

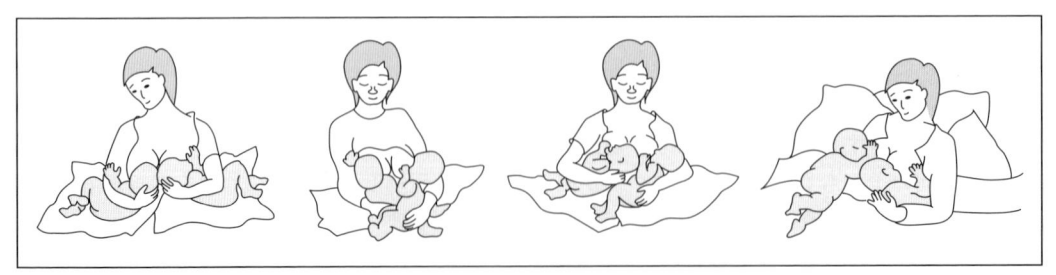

**図　同時授乳のしかた**
（レーネ・ロノウ著，福井信子訳，加藤則子監修：ふたごの妊娠・出産・育児，p.81，ビネバル出版，1991）

### 表1 母親の嫌がる言葉，受け入れやすい言葉

| 嫌がる言葉 | 受け入れやすい言葉 |
|---|---|
| ・「体重の増えが悪いです」 | ・「双子さんの場合は一人のお母さんが2人もおなかで育てるのだから，少し体重が少なく生まれてもあたりまえですよね」<br>・「一人ひとりがその子なりに，乳児身体発育曲線に沿って体重が増加していれば心配ありません」<br>・「双子の場合は2人の体重差をチェックして，今まで一定だった体重差が急に開くようだったら，体重増加の悪いほうが，風邪をひいたり体調を崩しかけていないかどうかよく観察し，スキンシップを多く持つように気をつけてあげてくださいね」 |
| ・「どちらがお兄さん（お姉さん）ですか」<br>・「どちらがお姉ちゃん？」<br>・「あら，やっぱりお姉ちゃんのほうが，身体も大きいわね」<br>・「そう思ったわ。やっぱりお姉ちゃんね，しっかりしているもの」 | ・「出生順位を教えてください」<br>・双生児を持つ親は，兄弟，姉妹の区別なく，双子は平等に育てたいと思っている。家庭では，「お兄ちゃん，お姉ちゃん」と呼ばないで，名前を呼んでいる家庭が多い。<br>・双生児は対等であり，序列のついた兄弟ではないという認識を社会の人々みんなが持つ必要がある。<br>・「左記のような一見無邪気な言葉は，母親や家庭にとって大変無責任な言葉であり，何よりも双生児自身を傷つける言葉である。 |
| ・「年子より双子を育てるほうが楽かもしれないわよ」 | ・育児で多忙な母親を慰めたつもりかもしれないが「あ〜あ，保健師さんも私のことを全くわかってくれないわ」と思われてしまう。<br>・年子と双生児の育児は本質的に異なり，比較していうべきことではない。 |

（早川和生編：双児の母子健康マニュアル，p.103，医学書院，1993）

### 表2 母親がうれしいと感じる言葉

・大変なのも2倍だけれど，うれしさも2倍よね。
・あなただったら育てられるわ。双子は双子を育てることのできるお家へ，生まれてくると思うわ。

（早川和生編：双児の母子健康マニュアル，p.103，医学書院，1993）

このことは，双胎児の一方だけをかわいがったり，虐待の予防につながる。

　③周囲の支援体制について：

　　ⓐ家族および地域の支援調整：とにかく2人の育児は何もかも2倍の時間と労力を要する。双子の母親にとって一番困難だったことは，2人が同時に泣くこと，外出時や入浴時に困難を感じるようなので，積極的に周りの援助が受けられるよう調整が必要である。

　　ⓑ仲間グループでの支援の紹介：双子の母親同士，共通の悩みや不安に対してお互いに情報を交換し合うことで，解決へのヒントを得たり，自分だけが大変なのではないということがわかり安心する。全国にたくさんの多胎育児サークルがある[1]。

### 4．双子の母親に対する言葉がけ

双子の育児で孤軍奮闘している母親の気持ちを支持することが大事である。がんばっている母親に対する言葉がけには十分配慮したいものである（表1，2）。

### 5．ストレス発散を！

双子の育児は理屈抜きで大変なものである。いらいらが募り大きなストレスを抱え込む前に，2児を預けて自分だけの時間を作るのもちょっとした心のリフレッシュになるかもしれない。いろいろな社会資源の活用法とともに，ストレス発散の方法や大らかな気持ちで子どもと接するようアドバイスし，母親の良き理解者となるよう努めたいものである。

#### 引用文献
1) 厚生労働省監修：ふたごの育児―ふたご，みつごの赤ちゃんを育てるために．第2版，母子保健事業団，2001.

#### 参考文献
・中村敬：低出生体重児出生率増加の背景．〈特集〉最近の子どもの発育・発達．母子保健情報 46，2002．
・大岸弘子：双子とその母親のケア，ビネバル出版，1993．

（田淵紀子）

る自責の念が強い産婦もいるので，共感的態度と今後の健康課題が見つかるための援助を行う。

## 3 ハイリスク新生児の訪問

何らかの障害を持つ新生児は，低出生体重児同様，医療機関で継続管理される。低出生体重児同様の援助となるが，ハイリスク児の場合，「急性の情緒的危機」の後に続く「持続的悲哀」が長いことを踏まえ援助する。むやみに励ましたりしない。

## 4 未婚(離婚)の母から生まれた児

児の身体的問題より養育環境の問題である。特に 10 代の出産については，母体年齢が下がるにしたがって非嫡出子の割合が高くなっている。10代の出産は増加しており，未婚(離婚)の母から生まれる児は今後も確実に増えていくことが予測される。未婚や離婚は，パートナーが不在であり，育児やさまざまな意思決定のすべてを一人で担わなければならない。その負担やリスクを本人が理解し解決の方法が見つかるような援助が必要である。

訪問指導は，ややもすると新生児の体重測定に代表されるようなことがある。しかし，この産後 1 か月という訪問期間には，次のような母親の課題がある。身体的には，退行性・進行性変化の助長，心理的には，親役割を積極的に受け入れること，社会的には，家族形成に向き合うということである。これらを訪問する助産師がいかに意識するかで効果は決まってしまうのではないだろうか。また，助産師は，褥婦・新生児・家族の声を行政に反映させることのできる専門職である。訪問の実施のみにとどまらず，そこで専門職として感じたことを積極的に他専門職や行政に伝え施策に反映できるように取り組み，母子や家族を取り巻く環境が温かなものになるよう努めなければならない。

(川島広江)

# B 乳児のアセスメントと健康支援

# I 乳児の成長発達と健康診査

## 1 乳児の成長発達のアセスメント

乳児とは出生から満1歳未満の小児をいう。

### a 身体的特徴

#### 1) 体重

乳児期は、一生のなかで体重増加の割合が最も大きい。特に月齢が小さいほど大きく、生後3～4か月には出生時体重の約2倍となり、1年時には約3倍となる（見返しの図表参照）。乳児期における1日の体重増加量の目安を表11-3に示した。

#### 2) 身長

生後半年の間の身長の増加率が最も多く、1年で出生時の約1.5倍となる（見返しの図表参照）。

#### 3) 頭部

頭囲の発育は乳児期に最も著しい。生後1か月では、出生時より約3cm増加する（見返しの図表参照）。

小泉門は生後間もなく閉鎖する。大泉門は生後数か月間は増大するが、その後縮小し1年半頃まで

表 11-3 乳児の月齢別1日の体重増加量（g）

| 月齢 | 1～3か月 | 3～6か月 | 6～9か月 | 9～12か月 |
|---|---|---|---|---|
| 1日の体重増加量 | 30～25 | 25～20 | 20～10 | 10～7 |

（馬場一雄, 吉武香代子編：系統看護学講座専門21 小児看護学Ⅰ, 第9版, p.37, 医学書院, 1999)

でに閉鎖する。

#### 4) 胸部

出生時の胸囲は頭囲より小さいが、乳児期においては頭囲以上に発達が著しく、生後2～3か月頃に胸囲は頭囲とほぼ同じ大きさになる（見返しの図表参照）。

#### 5) 歯

乳歯は生後6～7か月頃から生え始め、1年頃に上下4本ずつとなる。乳歯は下の乳中切歯、上の乳中切歯、上の乳側切歯、下の乳側切歯、第1乳臼歯、乳犬歯、第2臼歯の順に生えてくる（図11-11）。生歯の時期や順序には、個人差がみられる。

#### 6) 身体各部の割合

身長と頭長との割合は、新生児で4：1（4頭身）であるが、2歳で5：1（5頭身）となる。

乳幼児期の発育・栄養状態の評価にカウプ指数が用いられる。

カウプ指数＝体重(g)／身長(cm)$^2$×10

判定の基準を図11-12に示した。

### b 生理的特徴

#### 1) 呼吸

乳児は胸郭の形態の特徴から、主に腹式呼吸である。乳児は上気道が狭く、軽い感染やそれに伴う浮腫により通過障害を起こしやすく、容易に呼吸困難をきたしやすい[1]。呼吸数は30～40/分である。

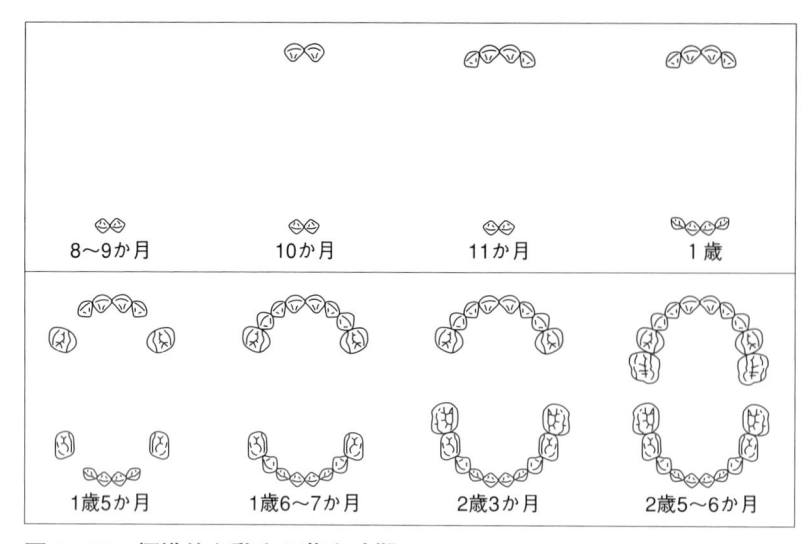

**図11-11　標準的な乳歯の萌出時期**(日本小児歯科学会1988に基づく)
（三輪全三：むし歯から赤ちゃんを守る．助産婦雑誌56(11)：43，2002）

**図11-12　カウプ指数による発育状況の判定**
（青木康子，加藤尚美，平澤美恵子編：助産学大系9，助産診断・技術学III，第3版，p.75，日本看護協会出版会，2003）

### 2) 循環

乳児の脈拍数は1分間120前後である．運動や啼泣，発熱などで脈拍数は増加する．

### 3) 体温

乳児は月齢が低いほど，体温調節機能が未熟であり，環境温度に左右されやすい．また，新陳代謝が盛んなため，体温は成人より高く36.5～37℃ぐらいである．体温は1日のなかでも変動し，一般に朝から昼，夕方になるにつれ上昇してくる．

### 4) 消化

乳児の胃の形は成人に比べ垂直であり，噴門部の機能が未熟なため胃内容を吐きやすい．胃の容積は年齢とともに大きくなる．

腸全体の長さは新生児期では4mであり，乳児は5m，その後成人で9mに達する．乳児の腸の長さは成人に比べて相対的に長く，吸収面積が大きいことを示している．乳児における小腸の通過時間は，平均3～4時間である[2]．

### 5) 排泄[3]

尿は生後2～3か月頃までは，神経の反射経路で伝達されるので，ある量が膀胱内に貯留すると反射的に排尿が起こる．したがって1日の排尿回数は多く，生後2か月頃までは15～20回，1年頃までは10～15回である．

便も排尿と同じく直腸からの神経回路によって，反射的に括約筋が弛緩するので，2～3か月頃までの乳児は排便回数が多い．しかし栄養方法や飲む量によって，直腸での刺激に差があるので個人差が大きく，時に便秘傾向のこともある．生後6か月頃になると，腹筋に力がついてくるので，便意を感じたときは腹圧によって，意識的に排泄するようになる．このようになった場合でも，食事内容や運動量，腹筋の力などによって便の回数には個人差がある．

### 6) 水分代謝[4]

体水分は細胞内液と細胞外液に分けられるが，全体水分量に占める割合は発育に伴って変化しており，乳児は成人に比べて細胞外液量が多い(図11-13)．1日に出入りする水分量(摂取量および排泄量)は体重当たりでみると，成人の3倍以上であり，細胞外液量の1/3が毎日出入りしている．

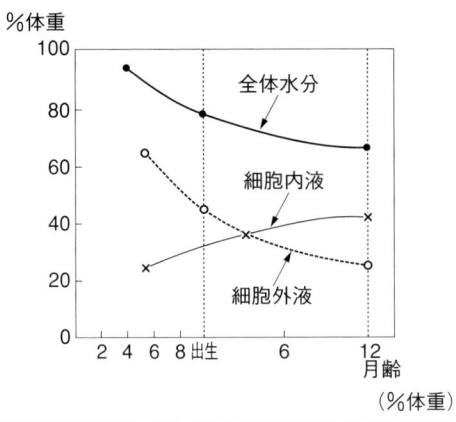

図 11-13 発育に伴う身体構成水分の変化
（馬場一雄監修：改訂小児生理学，へるす出版，p.168，1994）

|  | 未熟児 | 成熟児 | 小児 | 成人 | |
|---|---|---|---|---|---|
|  |  |  |  | 男 | 女 |
| 全体水分量 | 83〜70 | 83〜70 | 63〜53 | 68〜40 | 53〜30 |
| 細胞外液量 | 50〜40 | 35 | 30〜20 | 20〜15 | |
| 細胞内液量 | 30 | 45〜35 | 30 | 40〜35 | |

乳児は体液の恒常性を保つ調節機能が発達途上にあるため，容易に脱水症あるいは体液異常を起こしやすい特徴がある。

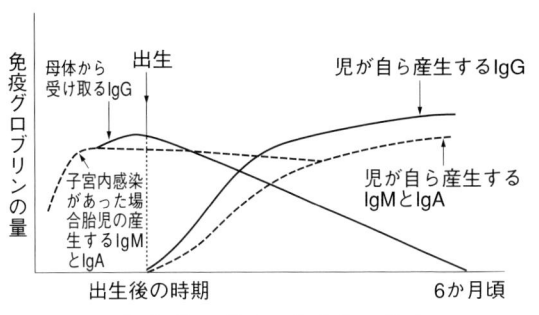

図 11-14 免疫グロブリン産生力の発達
（馬場一雄，吉武香代子編：系統看護学講座専門 21，小児看護学 I，第 9 版，p.62，医学書院，1999）

### 7）免疫

感染防御能力は，母体から胎盤を通じて受けた先天免疫（IgG）が 6 か月頃に消失する。IgG は生後まもなくから乳児自らが産生するが，十分ではなく，母親由来のものと，乳児自身の産生によるものとの谷間として，生後 3 か月頃が最も血液中の IgG 量が減少する（図 11-14）。

### 8）睡眠

新生児の睡眠周期は平均 4.4 時間といわれ，多層性で 24 時間のうち 18〜20 時間は眠っている[5]。個人差はあるが，生後 6 か月頃より夜の睡眠時間が長いという形になり，昼寝の時間が安定してく

表 11-4 一般調査による乳幼児の運動機能通過率（男女計，%）

| 年・月齢 | 首のすわり | 寝返り | ひとり座り | はいはい | つかまり立ち | ひとり歩き |
|---|---|---|---|---|---|---|
| 2〜3 月未満 | 13.1 | 2.5 | | | | |
| 3〜4 | 60.3 | 17.3 | | 0.4 | | |
| 4〜5 | 96.5 | 52.6 | 1.7 | 2.1 | | |
| 5〜6 | 99.6 | 85.2 | 11.2 | 10.1 | 0.7 | 0.4 |
| 6〜7 | 99.6 | 97.1 | 37.8 | 28.2 | 10.5 | 0.4 |
| 7〜8 | 99.7 | 98.3 | 73.4 | 62.9 | 35.4 | 0.3 |
| 8〜9 | | 99.3 | 90.7 | 82.9 | 67.3 | 1.1 |
| 9〜10 | | 99.6 | 98.7 | 94.8 | 81.5 | 6.1 |
| 10〜11 | | | 99.2 | 98.8 | 95.4 | 17.0 |
| 11〜12 | | | 99.6 | | 98.0 | 40.8 |
| 1 年 0〜1 月未満 | | | | | | 59.7 |
| 1〜2 | | | | | | 80.5 |
| 2〜3 | | | | | | 89.3 |
| 3〜4 | | | | | | 93.8 |
| 4〜5 | | | | | | 99.6 |

（資料）厚生労働省「平成 12 年度乳幼児身体発育調査報告書」2001

## トピックス

## 子どもの泣き声と育児

この世に生を受けた瞬間に発せられる産声には、児の"生"と"元気さ"が秘められており、母親をはじめその場にいたすべての人々が大きな安堵感と喜びを感じるだろう。

言葉を話すまでの乳児にとって泣き声は、その要求する事がらや身体の善し悪しまでも周囲に対して知らせる最も主要なコミュニケーションの手段となる。

泣き声は、母親を乳児の元に引き寄せる作用があり、母子のきずなの形成に深く関与するものである。一方、泣き方が頻繁であったり、何をしても泣きやまない状況が続くような場合には、母親は児に対して受容的な感情を抱きにくくなったり、育児不安感を増大させることになる。そのことがさらに母親の育児の自信を失わせる結果となったり、不適切な養育行動へとつながる危険性すら秘めている。

筆者らが 2001 年に 1 歳児の母親を対象にした調査[1]では、夜泣きは 6～8 か月頃が最も多く、その後は減少傾向にあった（図1）。

こどもの泣きの特徴について触れ、これまでの筆者らの調査結果を交え、母親へのサポートを考える。

### 1. 生後1週間～3か月頃

出生後1週間くらいまでの泣きは反射のような特性を持ち[2]、自然の呼吸に合わせた単調な泣き方である[3]。

生後1～2か月頃になると声の音色・高さ・リズムなどに変化の幅が出てくる。これは発声にかかわる喉頭や呼吸器官の機能が発達したためと考えられる[3]。

生後2～3か月頃より「アー」、「ウー」、「クゥン」などの喃語が聞かれるようになる。

新生児期の泣き声は声帯の解剖学的特徴から、いつも同じように聞こえ、何が原因で泣いているのか、なかなかわかりにくい（わからなくても当然なのである）。

筆者が出生後まもない児を持つ母親に面接調査を行ったところ、以下のことが明らかとなった。母親は児が泣く度にそのつど、児の泣きの意味を探り、抱く、オムツをみる、授乳などを行うが、空腹による泣きかどうかは、前回授乳時刻からの時間経過を判断材料にしていることが多かった。

新生児期においては2～3時間ごとの授乳であり、数多くの空腹による泣きに遭遇しながら、これまでの経験学習をもとに、次第に児の泣き声の特徴をつかんでいた。1か月時点で母親が受けとめた児の泣きの意味と泣きの特徴的要素を表に示した。

母親が捉えた児の"泣き"の意味は、「おっぱい」、「オムツ」、「眠い」、「甘え」などの基本的欲求が中心であるが、生後1か月時点ですでに、児が周囲の様子をうかがいながら泣いたり、甘えや怒りの感情を込めて泣いていると受け止めており[4]、従来の見解[3]よりかなり早い時期から、児の泣きの状況や泣きによる感情表出を読み取ることができるといえる。

### ●泣きに困難さを感じている母親への支援

そのような母親に助産師は、このような状態がいつまでも続くわけではないこと、児の成長とともに児が発するサインも読み取りやすくなること、泣き声だけではなく、児の表情やしぐさなどにも注目してみるとよいこと、そして何より母親自身のだっこなどの世話の技術が上達していることをほめ、見守る姿勢が重要と考える。

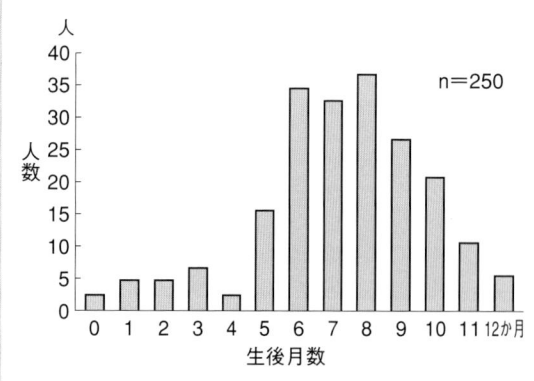

図1　1歳児を持つ母親の生後月数別にみた夜泣き経験
（2001年，田淵の調査より）

### 表 母親が受け止めた児の泣きの意味と児の泣きの特徴

| 児の泣きの意味 | 母親が受け止めた児の泣きの特徴 | |
|---|---|---|
| | 児の声質 | 児の様相 |
| おっぱいが欲しい | ・頑固*<br>・怒っているよう<br>・自己主張があるよう<br>・泣きちぎるよう<br>・フガフガフガフガと弱い<br>・グズグズグズグズ | ・口を動かす。<br>・手を口に持っていく。<br>・衣服を吸う。<br>・顔を無理に押し付けてくる（すり寄ってくるよう）。<br>・目がつり上がるみたい |
| オムツを替えてほしい | ・頑固ではない。<br>・おなかがすいたときより小さい<br>・グズグズグズグズ | ・きばっているような顔つき<br>・気持ち悪そう |
| 眠い | ・だんだん頑固になる。<br>・すごく怒る。 | ・顔をしかめる。 |
| 甘えたい | ・やさしい<br>・甘えた<br>・訴えているよう<br>・つかかい泣き | ・こちらの様子をみて泣いている。<br>・目をみて甘える。<br>・他の人が話しかけると泣きやむが，母が行くとまた泣く。 |

＊ 頑固とは，声が大きく，なかなか泣きやまない状態をいう。
（田淵紀子：新生児の泣き声に対する母親の反応．日本助産学会誌 12(2)：39, 1999）

### 2. 生後4～6か月頃

筆者らが先の対象の追跡調査をした結果，4～5か月時には，泣きの解釈とともに児の要求を満たすための行動が多様になっていた。母親は以前より泣きの意味がわかるようになってきたと自覚し，児が泣いてもあせることが少なくなっていた[5]。

### 3. 生後6か月～1歳頃

生後6か月以降は自我と人格の発達の過程で泣くことが多くなる[3]。泣きの原因となる刺激はかえって増すが，反対に泣く回数は以前よりも減ってくるといわれている。

夜泣き時にとる母親の行動は，だっこ，授乳，声かけ・あやすの順であった（図2）。

### 引用文献

1) 田淵紀子，島田啓子，他：児の泣きに対する母親の困難感—生後1歳時における泣きの実態から．日本助産学会誌 16(3)：188-89, 2003.
2) Pinyerd, Belinda J：Infant Cries；Physiology and Assessment, Neonatal Network, pp.15-20, June, 1994.
3) 大井照：泣き声と表情．馬場一雄監修：改訂小児生理学, pp.1-16, へるす出版, 1994.
4) 田淵紀子：新生児の泣き声に対する母親の反応．日本助産学会誌 12(2)：32-44, 1999.
5) 田淵紀子，島田啓子，他：生後4～5ヶ月児の泣きに対する母親の反応．金沢大学医学部保健学科紀要 24(2)：119-124, 2000.

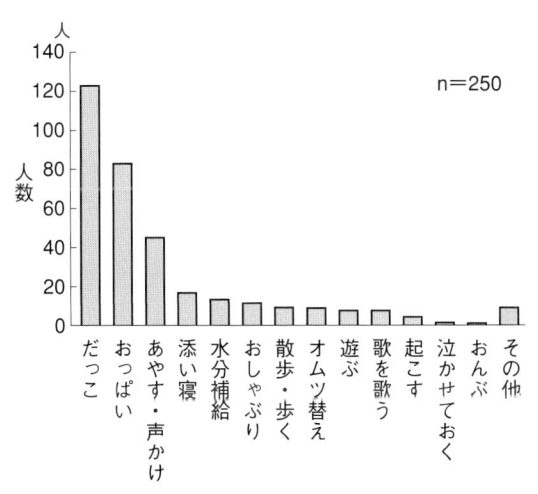

図2 夜泣き時の母親の対応
（2001年，田淵の調査より）

（田淵紀子）

## c 精神・運動機能の特徴

### 1）運動

乳幼児期の運動機能の発達を**表 11-4**に示した。

ほとんどの乳児は，生後 4 か月頃には首がすわる。寝返りは 5 か月頃，お座りは 8～9 か月頃，つかまり立ちは 9～10 か月頃，はいはいは 10 か月頃であるが，個人差がある。

### 2）情緒

視覚，聴覚，触覚，痛覚，温覚などの感覚に伴って，乳児はそれらの感じを，快，不快として受け取り反応する。乳児期前半の情緒は，ほとんどが身体内部の変化によるものである。不快の情緒は泣くことで表現し，やがて怒りや恐れが分化してくるといわれている。7～8 か月頃には人見知りをするようになる。

快の情緒の表れとして，新生児期より授乳後の満腹による満足な状態がみられる。生後 2 か月頃よりあやされると微笑し，3 か月頃よりはっきり笑うようになり，4 か月では声を立てて笑う。6～7 か月頃には手足をバタバタさせて大喜びをするようになる。

### 3）社会性[6]

生後 2～3 か月頃より，あやすと顔をみて笑ったり，泣いているときに人が来ると泣き止んだりする。4 か月頃には母親または毎日世話をする人の顔や声がわかるようになる。あやしたあとで乳

**表 11-5 言語発達尺度**

| 年齢 | 音声・言語（表出） | 語彙量（ ）内は一文中の語彙数 | 音声・言語（受容） | 年齢 | 音声・言語（表出） | 語彙量（ ）内は一文中の語彙数 | 音声・言語（受容） |
|---|---|---|---|---|---|---|---|
| 0歳0 1か月 | 叫び声 | | | 1歳 2か月 | 4語またはそれ以上話す | | 命令の理解 |
| 2か月 | しきりと声を出す（おかたり） | | 話声に注意 | 4か月 | 動詞の出現 | | （お立ち，お座り，おいでなど） |
| 3か月 | あやすと発声，声を出して笑う | | 「イナイ，イナイバー」に反応 | 6か月 | 2語文の出現，挨拶語の出現 | | |
| 4か月 | 他人に話しかけるような声を出す | | | 8か月 | 疑問詞「なに」，「だれ」 | 20 (1.1～1.3) | 身体各部位の指示 |
| 5か月 | 喃語の始まり | | 音源のほうに振り向く | 10か月 | 形容詞・関係詞の出現 | | 簡単な用事の理解（持ってくる，持っていく） |
| 6か月 | 音声の遊戯的使用（ひとり遊びと対人遊び） | | | 2歳0 | | 250～300 (1.4～2.1) | |
| 7か月 | 反復喃語活発 | | | 2歳 2か月 | 文の種類の増加，語形変化 | | |
| 8か月 | 音声種類・量が豊富（多種の子音様発声の出現） | | | 4か月 | 疑問詞「ドコ」「ドウシテ」 | | 比較の理解（円の大小） |
| 9か月 | 模倣音の始まり | | ジェスチャーを理解 | 6か月 | | 400～450 (2.4～3.2) | |
| 10か月 11か月 | 反復喃語の減少，最初の有意味単語の発声，バイバイの動作をする | | バイバイに反応，名前の理解，禁止に反応，「チョーダイ」に反応 | 8か月 10か月 3歳0 | 疑問詞「ナゼ」「イツ」 | 850～900 (2.5～4.2) | 比較の理解（線の長短） |
| 1歳0 | 2語またはそれ以上話す | | 2～3の単語の理解 | | | | |

（村井潤一：ことばの発達とおくれのみかた．こどもの発達のみかた，pp.318-19，ライフ・サイエンス・センター，1984 より一部改変）

児のそばを離れると，あとを眼で追う様子を示す。7～8か月頃には人見知りをするようになり，いつも自分の周りにいる人々の顔を覚え，見慣れない人の顔を区別するようになる。

#### 4）言語

生後2か月頃より，乳児の機嫌のよいときに「アー」，「ウー」，「クウン」などの喃語がみられるようになる。生後5～6か月頃には喃語が盛んとなり，7～8か月頃より，おとなの声を聞いて，それを模倣しようとする発声がみられるようになる。1年時には「マンマ」などの一語文を1つはいえるようになっている（表11-5）。

### 2 健康診査

乳児期の成長・発達は人間の一生のなかでも最もめざましい時期である。乳児の健康逸脱の有無を判断していくには，身体発育や生理学的機能，精神・運動機能の発達などを総合的にアセスメントし，異常の早期発見，早期治療につなげていかなければならない。

●引用文献

1) 馬場一雄，吉武香代子編：系統看護学講座専門21，小児看護学Ⅰ，第9版，pp.50-51，医学書院，1999.
2) 馬場一雄監修：改訂小児生理学，へるす出版，pp.65-83，1994.
3) 今村榮一，巷野悟郎編：新・小児保健，第6版，診断と治療社，pp.56-57，2002.
4) 前掲書2)，pp.167-78.
5) 前掲書2)，pp.97-103.
6) 前掲書1)，pp.70-71.

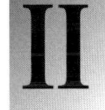

# Ⅱ 育児指導

## 1 栄養

### a 栄養の特性

母乳は乳児にとって最も自然で優れた栄養法である。しかし，母乳不足，あるいは母親の就労やその他の事情により育児用粉乳（人工乳）を補充するか，粉乳のみで育てられることもある。いずれにしても出生から生後5か月頃までの乳児期前半は，乳汁のみでエネルギーや栄養素が摂取されていく。

そして生後5～6か月頃から離乳が進められ，半年くらいかけて離乳が完了し，幼児食となる。乳児期後半においてはこのように，乳汁から固形食へと移行していく時期である。

子どもの正常な発育・発達を促すには，適切な栄養を与えることが必要である。特に発育・発達の盛んな乳児期には各種の栄養素が適切に与えられなければならない。特に脳の発育と栄養摂取状況とは密接な関係があるとされている。

ヒトの脳細胞は，子宮内の胎芽，胎児期において分裂，増殖が非常に活発に行われ，特に直線的に細胞数が増加するとされている。出生後6か月頃までは細胞数が徐々に増加するが，それ以後は増加しない。

一方，神経系の機能的発達と関係する髄鞘形成も，出生後，脳幹，小脳から中脳，大脳皮質の順に進行し，下位中枢から高位中枢に向かって行われ，幼児期にだいたい完成するといわれている[1]。乳児の発育に合わせて適切な栄養が与えられるよう指導することは重要である。

表 11-6　母乳・牛乳・育児用粉乳・離乳期幼児期用粉乳の成分比較
（100 ml 中）

|  |  | 母乳 | 牛乳 | 育児用粉乳 | 離乳期幼児期用粉乳 6か月〜 | 9か月〜 |
|---|---|---|---|---|---|---|
| 調乳濃度(%) |  | — | — | 12.7〜14 | 13.6 | 14 |
| エネルギー | (kcal) | 65 | 73 | 67〜70 | 66 | 65〜67 |
| 蛋白質 | (g) | 1.1 | 3.5 | 1.5〜1.6 | 2.2 | 2.2〜2.4 |
| 脂肪 | (g) | 3.5 | 4.2 | 3.5〜3.6 | 3.0 | 2.5〜3.0 |
| 糖質 | (g) | 7.2 | 5.2 | 7.1〜8.2 | 7.6 | 7.8〜8.4 |
| 灰分 | (g) | 0.2 | 0.8 | 0.3 | 0.5 | 0.5〜0.6 |
| カルシウム | (mg) | 27 | 110 | 45〜53 | 85 | 78〜100 |
| マグネシウム | (mg) | 3 | 13 | 4.7〜5.9 | 6.8 | 9.0〜10.0 |
| ナトリウム | (mg) | 15 | 55 | 15〜21 | 27 | 28〜32 |
| カリウム | (mg) | 48 | 170 | 57〜70 | 85 | 91〜111 |
| リン | (mg) | 14 | 100 | 26〜31 | 48 | 42〜53 |
| 鉄 | (mg) | Tr | 0.1 | 0.8〜0.9 | 1.1 | 1.0〜1.1 |
| 銅 | (μg) | 30 | Tr | 40〜50 |  |  |
| 亜鉛 | (mg) | 0.3 | 0.4 | 0.34〜0.39 |  |  |
| ビタミン A | (IU) | 47* | 37* | 195〜238 | 170 | 175〜196 |
| B$_1$ | (mg) | 0.01 | 0.03 | 0.04〜0.08 | 0.08 | 0.04〜0.07 |
| B$_2$ | (mg) | 0.03 | 0.17 | 0.08〜0.10 | 0.11 | 0.10〜0.14 |
| C | (mg) | 5 | Tr | 5.8〜6.5 | 10.1 | 7.0 |
| D | (IU) | Tr | Tr | 42.0〜51.8 | 45 | 42〜60 |
| E | (mg) | 0.4 | 0.1 | 0.52〜1.0 | 1.0 | 0.7〜0.8 |
| パントテン酸 | (mg) | 0.50 | 0.52 | 0.20〜0.39 | 0.27 | 0.28〜0.35 |
| ナイアシン | (mg) | 0.2 | 0.1 | 0.55〜0.84 | 0.58 | 0.70〜1.10 |
| 葉酸 | (μg) | Tr | Tr | 1.3〜14.0 | 5.7 | 7.0〜30.0 |

*μg RE の値
（山口規容子，水野清子：育児にかかわる人のための小児栄養学，第4版，p.96，診断と治療社，2002）

### 1) 母乳と育児用粉乳の成分比較

母乳の栄養学的意義については周知のようである。

育児用粉乳は，母乳に替わる栄養法として，牛乳の成分をできる限り母乳に近いものに改良され続けて今日に至っている。母乳，牛乳，育児用調製の成分を比較したものを表 11-6[2] に示した。母乳と牛乳の各栄養素の組成は著しく異なるが，育児用粉乳は母乳にかなり近いものになっている。

離乳期幼児期用粉乳（フォローアップミルク）は，牛乳に不足する鉄やビタミン類を補足し，牛乳の代替品として開発されたものである。現在，使用開始月齢が6か月と9か月のものが市販されているが，1歳までは母乳または育児用粉乳が基本となっており，特に，母乳または育児用粉乳から切り替える必要はない。

### 2) 母乳成分の経時的変化

図 11-15 に母乳成分の経日的変化を示した。経日的に蛋白質やミネラルが減少している。

### b 補完食（離乳食）

乳児は胎生末期の1〜2か月の間に，種々の栄養素を母体からもらって貯蔵しているが，この余剰蓄積はだいたい生後5〜6か月間に使い果たされる[3]。生後5〜6か月以降は，活動量も増え，鉄やエネルギー，蛋白質，ビタミンなどの栄養素が不足してくる。したがって，母乳，混合栄養，人工栄養いずれの場合においても，これらの乳汁栄養だけでは，貧血傾向になったり，体重の増え方が悪くなったり，筋肉の弾力が失われたりするので，乳汁以外の食物で栄養補給を行わなければならない。

WHO/UNICEF では，生後6か月間の完全母

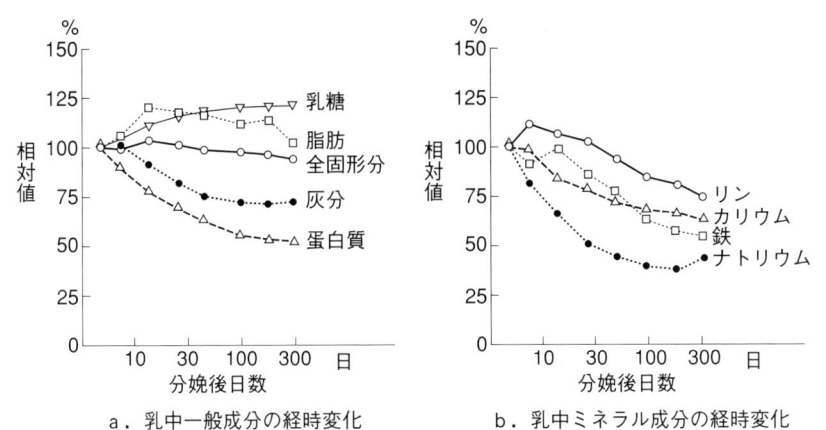

図11-15 乳中成分の経時的変化
(山口規容子，水野清子：育児にかかわる人のための小児栄養学，第4版，p.70，診断と治療社，2002)

a．乳中一般成分の経時変化
b．乳中ミネラル成分の経時変化
分娩後3〜5日の含量を100％とし，相対値で示した。

乳育児を推奨しており，その後の栄養方法についてガイドラインを出している。WHOはいわゆる日本語で従来勧められてきた「離乳食」という概念ではなく「補完食：complementary feeding」という表現を提唱している。これは，母乳育児期間に児が母乳以外に摂取する栄養は母乳と置き換えられるものではなく，補助・補完するものであるとの考えに基づいている。「Guiding Principles for Complementary Feeding of the Breastfeed Child」によれば，補完食とは，「母乳だけでは乳児の栄養所要量が満たされなくなり，母乳を飲ませつつ，母乳以外の固形物や液体によっても栄養を摂ることが必要になり始める過程」と定義されている。対象となる年齢は「一般的には生後6か月から2歳くらいまで」で，ほぼ日本の「離乳食」と重なっている[3]。

以下は，1995年に厚生省児童家庭局母子保健課長通達として出された「改訂・離乳の基本」をもとに述べる。

### 1）離乳の準備
果汁・スープの開始：生後2か月頃から果汁を，3か月頃からスープを与え，乳汁以外の食物の味や臭いに慣れさせる。

### 2）離乳初期：5〜6か月頃
発育が順調であれば，満5か月頃から離乳食を1日1回与える。食事時刻は昼前後の授乳時刻がよいが，母親の都合や乳児の食欲，機嫌などによって，他の時刻に落ち着いて与えてもよい。

最初はアレルギー性の低いかゆ類をどろどろ状に仕上げて1さじから始める。乳児の様子をみながら，2〜3日に1さじの割合で増やしていく。3・4さじになったら，野菜か果物類を1種類1さじを同時に与えていく。野菜や果物に慣れ，量も増えてきたら，豆腐，白身魚，固ゆでにした卵黄，牛乳・乳製品などを1種類1さじから始め，次第に量を増やしていく。

この時期は離乳食を飲み込むことと，その舌ざわりや味に慣れさせることが主な目的であり，離乳食から摂取される栄養素量は少なくてよい。

離乳食の後に，母乳または育児用ミルクを乳児が欲するだけ与える。

離乳を開始して1か月が過ぎた頃（通常は6か月頃）より，1日2回に進める。最初は2回目の離乳食は1回目より少なくし，次第に1回目の食事量に近づけていく。

この頃から1回の離乳食の栄養バランスに注意し，毎食，穀類，蛋白質性食品，野菜・果物類を組み合わせて栄養のバランスをとるようにする。

### 3）離乳中期：7〜8か月頃
これまで何らかの理由で1日1回食であった乳児は2回食に進める。この頃になると乳児の消化力が増し，また多くの乳児には生歯がみられ，噛むことに興味を示す。まだ本格的な咀嚼は無理であり，調理形態は舌でつぶせる固さへ進めていく。種々の食品を選ぶとともに家族の食事のなかから薄味のものを適宜取り入れ，献立に変化をつけたり，いろいろな風味に親しませていくようにする。

8か月頃から乳児は物を手に持って口に運ぶよ

表 11-7 離乳食の進め方の目安(改訂「離乳の基本」)

| 区分 | | | 離乳初期 | 離乳中期 | 離乳後期 | 離乳完了期 |
|---|---|---|---|---|---|---|
| | 月齢（か月） | | 5〜6 | 7〜8 | 9〜11 | 12〜15 |
| 回数 | 離乳食（回） | | 1→2 | 2 | 3 | 3 |
| | 母乳・育児用ミルク（回） | | 4→3 | 3 | 2 | ※ |
| | 調理形態 | | どろどろ状 | 舌でつぶせる固さ | 歯ぐきでつぶせる固さ | 歯ぐきでかめる固さ |
| 1回当たりの量 | I | 穀類（g） | つぶしがゆ 30→40 | 全がゆ 50→80 | 全がゆ（90→100）→軟飯 80 | 軟飯 90 →ご飯 80 |
| | II | 卵（個） | 卵黄 2/3 以下 | 卵黄→全卵 1→1/2 | 全卵 1/2 | 全卵 1/2→2/3 |
| | | または豆腐（g） | 25 | 40→50 | 50 | 50→55 |
| | | または乳製品（g） | 55 | 85→100 | 100 | 100→120 |
| | | または魚（g） | 5→10 | 13→15 | 15 | 15→18 |
| | | または肉（g） | | 10→15 | 18 | 18→20 |
| | III | 野菜・果物（g） | 15→20 | 25 | 30→40 | 40→50 |
| | 調理用油脂類・砂糖（g） | | 各 0→1 | 各 2→2.5 | 各 3 | 各 4 |

(山口規容子，水野清子：育児にかかわる人のための小児栄養学，第 4 版，p.108，診断と治療社，2002)

※ 牛乳やミルクを 1 日 300〜400 ml

うになるので，乳児が手に持って食べやすいような献立を取り入れ，楽しく食事ができる環境作りに心がけるようにする。食後には母乳または育児用ミルクを与える。

#### 4）離乳後期：9〜11 か月頃

1 日 3 回食にする。離乳食の固さは歯ぐきでつぶせる固さとし，家族の食事から薄味のものを積極的に利用するとよい。離乳後期は鉄が不足しやすいので，鉄の多い食品の使用を心がける。食後には母乳または育児用ミルクを与えるが，乳児の食欲に応じて漸次減量していく。

#### 5）離乳完了期：12〜15 か月頃

生活リズムを整え，1 日 3 回，朝・昼・夕に食事を摂取することを習慣化していく。食事は歯ぐきでかめる固さのものを用意する。1 歳頃の乳児は，自分でスプーンを持って食物を口に運ぼうとする。こぼすなどの失敗も多いが，見守りながら自分で食べることの喜びを共にしていくことも大切である。間食は食事に影響を及ぼさない範囲で，1 日 1 回程度与える。

改訂「離乳の基本」を表 11-6 に示した。

## 2 清潔

### a 外気浴

最近では，外気浴はいろいろな環境に適応するための第 1 段階として捉えられている[4]。

生後 1 か月過ぎから，最初は部屋の窓を開けて，外気を部屋に入れたり，庭やベランダに抱いて出てみるなどして，次第に外気に慣らしていく。その後，戸外を散歩し，外に慣れていくようにする。始めの頃は 2〜3 分くらいから始め，次第に時間を増やしていくようにする。

乳児の負担にならないように，病気のときや天気の悪いときはしない。また夏季の日中の外気浴は避ける。

### b 日光浴

日光中の紫外線は，皮膚中のプロビタミン D を活性型のビタミン D に合成し，これが腸管からのカルシウムの吸収を促して，骨の成熟に役立つということから，成長期の小児の日光浴が勧め

られてきた[5]。

かつてビタミンD欠乏によるくる病の多かった時代には積極的な日光浴が勧められていたが、現代では外気浴や外出の折に、適度に日光にあたる程度で十分であるとされるようになった。

### c スキンケア

#### 1) 入浴

乳児期は新陳代謝が盛んなので、毎日入浴し皮膚の清潔を保つようにする。入浴は清潔を保つ目的の他に、親子のスキンシップが図られる場となる。

生後1か月過ぎより、家庭内の浴槽におとなと一緒に入ってもよい。ただし、一番先の湯のきれいなときに入るようにする。乳児を抱いて入れるおとなは、乳児と一緒に浴槽に入る前に自分の身体をきれいに洗っておく。

#### 2) 清拭

入浴ができないときには、殿部や顔などを微温湯で清拭するとよい。

生後1〜2か月頃は毛髪部や顔面の脂肪分泌が多くなるので、顔も石けんを用いて洗うとよい。石けんをつけた場合は、石けんが皮膚に残らないよう、十分にふきとっておく。

＊公衆浴場や温泉などを利用するときは、生後3か月過ぎてから、混雑していない湯のきれいなうちに入る。

## 3 衣服

室内温度や季節によって衣服を調節する必要がある。

#### 1) 衣服の枚数の目安

一般的には、体温調節機能が未熟で保温が大切な生後2か月頃まではおとなより1枚多く、その後6か月ぐらいまではおとなと同じ、それ以降はおとなより1枚少なめとする。背中に手を入れてみて、汗ばんでいるようなら1枚脱がせ、手足が冷たい（末梢部分だけでなく上方まで触ってみる）ようなら1枚多くする。

寝返りやはいはいができるようになると運動量も増し、また体温調節機能も発達してくるため、薄着を心がける。いつまでも厚着のままでいると、皮膚表面の温度が高く副交感神経緊張型となり、運動量も少なく、気温の変化に対しての抵抗力が弱まる[6]。

#### 2) 衣服の形式

1〜2か月頃までは、手足の動きを妨げないように、ゆったりしたもので裾の広がったものでもよい。それ以後は、両足の動きも大きくなって運動も活発化してくるので、上下分かれたものか、ロンパース形式のものにする。デザインはシンプルなものがよい。

#### 3) 靴下・帽子

寒い季節の外出時以外は、基本的に室内では必要ない。

## 4 遊びと玩具

遊びは、乳児が成長・発達していくうえで欠くことのできない重要なものである。

乳児の遊びには、ひとり遊びと母親との触れ合いによる遊びがある。

### a 乳児期前半

見つめる、しゃぶる、つかむという運動発達に応じた欲求と動作があり、これに遊びが合致すると効果を増大させる[7]。

#### 1) 1か月頃

児の空腹が満たされ、眠りにつく前の静かな覚醒状態のときなどに、やさしく穏やかに話しかけたり、歌ったり、抱き上げたりする。おもちゃは快い音色のガラガラやオルゴールなどを聞かせたりする。モビールやオルゴールメリーのようなみたり聞かせたりする大きなものは、ベッドの足側の高い所に吊すようにする。

#### 2) 3〜4か月頃

手の平に触れた物を握るようになるので、手につかみやすい形のおもちゃを握らせる。すぐ落としたり、顔にぶつけたり、口に運んだりするので、軽くて安全で、清潔に保てるものを選ぶ。素材は柔らかいタオル地の人形や、プラスチック製の硬いものなどいろいろな触感のものを触れさせる。

### 3）5〜6か月頃

目と手の協応動作が発達してくるため、みたものが欲しいと手を伸ばして取り、口のなかに入れ確かめたりする。指を複数本、口に入れることもあり、手や指を使った遊びが盛んになる。手全体を使って動かしたり、音が出るようなおもちゃとして、大きめのゴムボールや、太鼓、起き上がり人形などがある。乳児が触れるものは、必ず口に入れると心得、安全と清潔に留意する。

父親にも参加してもらい、ダイナミックに体を動かしたり、体のバランス感覚を体験できるような遊びを取り入れると父と子のスキンシップも図られる。

### b 乳児期後半

自分の活動が引き起こす環境の変化に興味を持ち、その活動を繰り返すような遊びをする[7]。たとえば、9か月頃になると、手に持っていたものを放すことができ、物が下に落ちたのを目で追うことができるようになるので、手に持っていたおもちゃをベッドの下に落とし、おとなが拾って乳児に持たすと、わざと落として拾ってもらうことを繰り返すようなことである。

また、8〜9か月頃は、記憶力も発達してくるため、おもちゃをみせていて急に隠すと、探すという探索行動をとる。イナイイナイバァーなどを喜ぶのも記憶力が発達してくるためである。おもちゃをチョーダイ、ドーゾとやり取りするなどの応答遊びもできるようになってくる。

周囲のおとなや子ども同士の接触を多く持たせたり、戸外に出ることで、新しい興味を拡大させていくことも必要である。おもちゃは、ボールや縫いぐるみ、大きい積み木、絵本など、おとなとのやり取りができるものを利用するとよい。

ひとり遊びの発見や成果を親に伝えようとするので、声を出して呼ばれたら、そばに行って共感の言葉かけをして一緒に喜ぶことが大切である。

## 5 生活習慣

乳児期の生活習慣は周りのおとなからの影響が大きい。乳児期後半より生活リズムも整ってくるので、生活習慣の確立に向けた援助として、乳児の生活リズムに合わせて、なるべく規則正しい生活を送るよう心がける。

### 1）生活リズム

生後1か月頃までは昼夜の区別なく、3〜4時間ごとに授乳があるのが一般的である。その後次第に夜間の睡眠時間が長くなってくるが、個人差が大きい。就寝時刻や起床時刻には、周りのおとなの影響も大きいので、なるべくいつも同じ時刻に寝かせるようにする。

生後6か月頃より、午前と午後の2回の睡眠の形をとることが多くなる。

### 2）排泄

乳児の排泄は一連の反射によるものである[8]。したがって、授乳の前後や睡眠から目覚めたときなど、頻回にオムツを取り替える必要がある。乳児が成長してくると、乳児の様子から排泄を感じることができるようになる。乳児の排泄のサインを感じたら、おまるに座らせてもよいが、あせってトイレット・トレーニングをする必要はない。

## 6 乳児体操

乳児は自然に身体を動かして運動機能が発達していく。乳児の運動機能の発達に沿って、手を貸して自然の運動を助けてあげるのが乳児体操である。乳児の発達の段階を見極めて、その次の段階に向かっての運動の手助けをするのであって、段階を飛び越えたり、無理な力を加えるようなことはしない。

決まった方式はないが、首のすわりを助けるのにうつぶせにしたり、仰向けで手を持って引き起こすなどをする。寝返りを促すときは、腰を介助して回転させる。このとき、体の下になるほうの手を万歳させ、頭や上体が起き上がって体が回転してくるのをゆっくりと待つ。

乳児体操は、運動機能の発達を助けることを目的としているが、乳児は体を動かす楽しみ、養育者と触れあう楽しみが得られる。また、マッサージや軽いくすぐりへの反応は、養育者にもコミュニケーションの喜びを与えるもの[9]で、親子関係を深める良い機会となる。

# 7 よくみられる不快症状と予防

### 1）オムツかぶれ
オムツを使用することにより、オムツ使用部位に生じる接触性の皮膚の炎症である。オムツのあたる部位が赤くなり、表皮が剥がれて透明な滲出液が出てくる。
＊オムツのあたらない大腿部のしわのなかに、膿を持った赤い発疹があるときはカンジダが疑われるので要注意。

■**原因** 原因は皮膚に残った尿や便の成分が接触して刺激になることによる。

■**予防：清潔と乾燥がポイント**
①排泄物で汚染されたままに放置せず、こまめにオムツを替える。
②尿や便を拭き取るときは、微温湯に浸した柔らかい布を用いて清拭し、十分に乾かせた後にオムツをあてる。
③布オムツの洗濯には、洗剤が残らないようにすすぎを十分にし、天日でよく乾燥させる。
④殿部浴や排泄直後であれば、すぐにオムツをあてないで、日のあたる所で遊ばせておくのも良い。

### 2）あせも（汗疹）
額や首のまわり、胸、背中など汗の出やすいところが発赤し、かゆくなる。汗腺がふさがれて起こる皮膚の炎症である。

■**予防**
①入浴やシャワーにより汗を洗い流す。
②汗をかいたら、こまめに下着を替えて清潔を保つ。

### 3）便秘
3日以上排便がなく、腹部が膨満して、乳児がいきんで苦しそうにしているときは、以下の処置を試みる（2～3日排便がなくても、機嫌・哺乳力・食欲が良好であれば問題ない）。

■**対処**
①腹部マッサージ
②綿棒に潤滑油をつけて肛門より2cm挿入し、刺激する。
③果汁や糖水を与える。

### 4）下痢
大腸の運動亢進による水分吸収不全で、水分の多いかゆ状もしくは水様の便を排泄する[10]。乳児の下痢は離乳の進行過程において度たびみられ、食事の質や量が問題となる。
食欲があり、全身状態に問題がなければ、離乳は進めても良い。

■**対処**
①下痢による脱水を予防するために、水分を補給する。
②果汁や糖水は下痢を悪化させる[11]ので、湯ざましや番茶などを与える。
③保温に留意する。
④頻回の下痢により肛門周囲や殿部がただれることがあるので、清潔に留意する。

### 5）発熱
乳児の場合、37.5℃以上を発熱と考える。一時的なものと、体温調節中枢に変調をきたした病的な場合がある。

■**対処**
①厚着をしていないか、環境温度が高すぎないか、水分不足はないかをみる。
②同時に他の症状（機嫌、顔色、哺乳力、咳、鼻汁、下痢、嘔気・嘔吐、発疹、痙攣など）がないかも注意して観察する。
③環境を整え、安静を図る。
④発熱時は水分を多く与える。
⑤高熱であれば、氷枕などを用いて身体を冷やすと良いが、乳児が嫌がるときは無理にしなくても良い。
⑥高熱時の解熱に対し、医師より指示（薬物投与の方法）をもらっておく。

### 6）痙攣
痙攣とは、急激で不随意的な筋収縮の律動的な繰り返しをいう。手足を突っぱったり、震わせたりし、目を吊りあげ、歯をくいしばる。意識を失うことが多い。高熱を伴っているときは、熱性痙攣のことが多い。熱がなく、痙攣を起こして意識のないときはてんかんを疑う。

■**対処**
熱を伴った痙攣の場合は、数分で治まることが多いので、あわてず静かに寝かせ、揺り起こさないようにする。痙攣が10分以上続くときは、速

### 7) 斜頸

乳児の首の前側部の筋肉に固いしこりができ，首がその方向へ曲がる。自然に経過を観察する。6か月頃までに治る傾向がある。

### 8) 斜視

両眼の視線が一致しない，眼位の異常である。乳児では鼻根部が扁平で広いため，眼位が正常であっても，みかけ上内斜視にみえるものが多い（偽内斜視）。1歳を過ぎる頃まで様子をみる。真の斜視は自然に治らないので，手術と視能矯正訓練が行われる[12]。

### 9) O脚

O脚とは，乳児の両脚をそろえて伸ばしたとき，左右の足関節はつくが膝関節がつかない状態である。保護者はみた目を心配するが，歩行するようになるとO脚は自然と消えていく。

## 8 よくみられる疾患と予防

### 1) 脂漏性湿疹

生後1か月頃は，ホルモンの作用で顔や頭の皮膚の脂肪の分泌が多くなり脂漏ができやすい。放置しておくと，頬が赤くただれたり，眉や頭に脂漏が付着する。

石けんを用いて顔や頭をきれいに洗うのが予防となる。脂漏が厚く付着しているときは，オリーブ油などで軟化させてから，石けんで洗う。

### 2) アトピー性皮膚炎[13]

アレルギー状態を呈する遺伝的な素質をアトピーといい，アトピー体質を持っている乳幼児にできる湿疹のことである。本態や原因はいまだ不明の点が多い。かゆみが強いことが特徴である。乳児の頃は顔にジクジクした湿疹が出る。すべてに食物アレルギーが関係しているのではなく，厳密な検査をしないで安易に卵や牛乳などをやめてはいけない。

対処法は，皮膚の清潔を保つようにする，薬物塗布する場合は，必ず専門医の診断のもとで行うようにすることである。

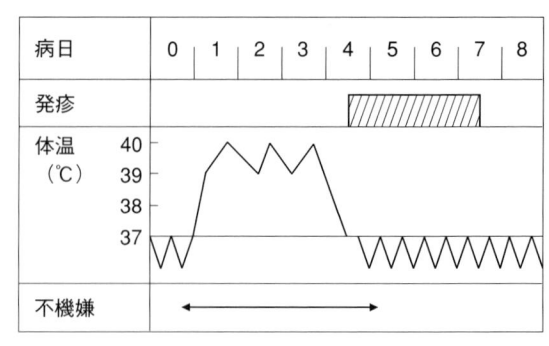

図11-16 突発性発疹の経過

### 3) 突発性発疹

ヒト6型ヘルペスウイルス（HHV-6）による感染症[14]で，生後6か月頃から1歳頃の乳児がかかりやすい。突然に40℃近い高熱が出るが，咳や鼻汁などはあまりなく，高熱のわりに一般状態が良いことが多い。3日ぐらい高熱が続いた後，解熱と同時に胸部・腹部・背部などの体幹に淡紅色の細かい発疹が出るのが特徴である（図11-16）。手足にも出るが少なく，発疹は2～3日で消える。リンパ節の腫脹や下痢をすることもある。

予防は特にできないが，予後は良好である。乳児が生後はじめて発熱したときは，本症であることが多い。高熱のあるときは，水分を十分に与えて安静にさせる。

### 4) 水痘（みずぼうそう）

水痘帯状疱疹ウイルスによる感染[15]で，感染力が強い。潜伏期間が2～3週と長い。熱はあまり高くならない。はじめに3～5mmの粟粒くらいの赤い発疹（小丘疹）が出現し，これが水疱となり，3～4日すると黒褐色の痂皮を形成し，2週間くらいでとれる。このような発疹が次々と出現する。

かゆみを伴う。爪で掻くと細菌感染を起こす危険がある。かゆみ止めの薬を塗るなどしてかかないように気をつける。予防には，予防接種（任意接種）がある。

このように，乳幼児では，発熱や発疹を伴った感染性疾患が多くみられる。発疹のみられる疾患の主なものには，麻疹，風疹，突発性発疹，伝染性紅斑，水痘，猩紅熱，伝染性膿痂疹，ブドウ球菌性熱傷様皮膚症候群（staphylococcal scalded skin syndrome：SSSS），中毒性ショック症候群，

髄膜炎菌性敗血症，手足口病，川崎病（急性熱性粘膜皮膚リンパ節症候群，MCLS），口唇ヘルペスなどがある。

予防接種により疾病予防が可能となるものもあるが，すべてではない。罹患したときは速やかに適切な医療を受けるように指導する。また，乳児期は抵抗力が弱く，真夏の日中の外出や人ごみの多い所へ連れて行くことは，体力の消耗，感染を受けやすくなるので避けるよう指導する。

## 9 よくみられる事故と救急処置

乳児期においては，生命の安全は養育者の手に委ねられている。事故の実態を把握して，起こりやすい事故についての予防に努める必要がある。

### a 事故の実態と予防

事故とは，予測せざる外的要因が短時間作用し，人体に障害を与えたり，正常な生理機能の維持に悪影響を及ぼすものをいう[16]。2000年の人口動態統計によると，0歳児の死因順位の第4位が不慮の事故となっており，全死因に占める割合が5.7％であった[17]（**表11-8**）。

不慮の事故には，誤飲・中毒，異物の侵入，火傷・熱傷，窒息，溺水，外傷，刺咬傷，熱中症，ガス中毒，感電などがあげられるが，0歳では窒息による死亡が160名と全体の73.7％を占め，最も多くなっていた[18]（**表11-9**）。

事故の発生頻度は氷山図として示され，乳児の死亡事故1に対して，入院を必要とする事故は35，外来受診を必要とする事故は1,200となっている[10]（**図11-17**）。その下には家庭で処置をする事故，無処置の事故，ひやっとした経験などその頻

**表11-8 死因順位** （平成12年）

| 年齢 | 第1位 死因 | 死亡数割合(%) | 第2位 死因 | 死亡数割合(%) | 第3位 死因 | 死亡数割合(%) | 第4位 死因 | 死亡数割合(%) |
|---|---|---|---|---|---|---|---|---|
| 0歳 | 先天奇形および染色体異常 | 1,385 (36.2) | 呼吸障害および血管障害 | 603 (15.7) | 乳幼児突然死症候群 | 317 (8.3) | 不慮の事故 | 217 (5.7) |
| 1～4歳 | 不慮の事故 | 308 (21.4) | 先天奇形および染色体異常 | 247 (17.2) | 悪性新生物 | 117 (8.1) | 肺炎 | 89 (6.2) |
| 5～9歳 | 不慮の事故 | 242 (32.8) | 悪性新生物 | 137 (18.6) | 先天奇形および染色体異常 | 60 (8.1) | その他の新生物 | 38 (5.1) |
| 10～14歳 | 不慮の事故 | 166 (22.3) | 悪性新生物 | 131 (17.6) | 自殺 | 74 (9.9) | 心疾患 | 57 (7.7) |

（田中哲郎：小児の事故．小児保健研究 61(2)：179，2002）

**表11-9 不慮の事故による年齢階級別死亡数** （平成12年）

| | 総数 | 0歳 | 1歳 | 2歳 | 3歳 | 4歳 | 1～4歳 | 5～9歳 | 10～14歳 |
|---|---|---|---|---|---|---|---|---|---|
| 不慮の事故 | 39,484 | 217 | 118 | 65 | 65 | 60 | 308 | 242 | 166 |
| 交通事故 | 12,857 | 16 | 29 | 22 | 25 | 28 | 104 | 119 | 86 |
| 転倒・転落 | 6,245 | 8 | 15 | 9 | 11 | 5 | 40 | 17 | 12 |
| 不慮の溺死および溺水 | 5,978 | 7 | 41 | 8 | 14 | 14 | 77 | 63 | 33 |
| 不慮の窒息 | 7,794 | 160 | 27 | 10 | 8 | 4 | 49 | 14 | 12 |
| 煙, 火・火災への曝露 | 1,416 | 6 | 3 | 10 | 5 | 7 | 25 | 22 | 16 |
| 有害物質による中毒 | 605 | — | — | — | — | — | — | 2 | 2 |
| その他の不慮の事故 | 4,589 | 20 | 3 | 6 | 2 | 2 | 13 | 5 | 5 |

（田中哲郎：小児の事故．小児保健研究 61(2)：180，2002）

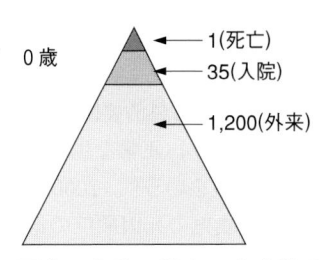

図11-17 死亡・入院・外来の患者数の割合
(田中哲郎：小児の事故. 小児保健研究61(2)：180, 2002より一部抜粋)

度は増大していることが考えられる．

子どもの事故は発達との関係が強いので，発達の特徴と合わせて起こりやすい事故および予防対策を以下に示す．

### 1) 乳児期前半の特徴

自分で移動することができないので，養育上の不注意で事故が起きることが多い．たとえば，うつぶせ寝による窒息，布団や掛け物などによる窒息，吐瀉物の誤嚥による窒息，棚からの落下物によるけが，湯たんぽや電気アンカによるやけど，幼い兄・姉から受ける被害，ペット動物による危害などがある．

■予防
①乳児を寝かせるときはうつぶせにしない．
②乳児のベッドの周りに，ハンカチなどを置いたままにして寝かせない．
③排気が不十分なときは顔を横に向けて寝かせる．
④乳児の寝ている部屋にタンスなどがある場合，その上には物を置かない．
⑤乳児が寝ている部屋では洗濯物を干さない．
⑥湯たんぽや電気アンカなどは，布団などの寝具を暖めることを目的とし，乳児が寝るときは取り外す．どうしても使用する場合は，必ずカバーをして，足元より20cm以上離しておく．
⑦幼い兄・姉が乳児と一緒にいるときは，目を離さないようにする．また兄・姉に対しても十分に愛情をもって接するようにする．
⑧ペット動物は，乳児のそばに近づけない．

### 2) 乳児期後半の特徴

運動機能が次第に発達し，寝返り，おすわり，はいはい，つかまり立ち，ひとり立ち，歩行と移動が可能になってくる．そのためベッドからの転落や縁側や階段からの落下，転倒によるけが，お風呂の残り湯に落下し溺水することなどが起こりうる．微細運動も発達し，小さな物もつまめるようになり，何でも口のなかに入れて確かめるため，異物の誤嚥や気道閉塞による窒息が起こりやすい．

■予防
①ベッド柵は必ず上げておく．
②角のあるテーブルや家具に対する補修．
③乳児の手の届くところに危険物(タバコ，ライター，ボタン，針，薬，お金，洗剤，ポット，アイロン，ストーブなど)を置かない．
④お風呂の残り湯は捨てる．

## b 救急処置

### 1) 気管の異物[20]

固形物が気管に入ると，急にせき込んで呼吸困難が起こる．乳児の場合は，逆さにつるして背中をたたくか，腕の上にうつぶせにさせ，頭を胸より低くして背中をたたく(図11-18)．急いで耳鼻咽喉科へ連れていく．

### 2) 異物の誤飲[21]

①殺虫剤や薬物など毒になるものの場合：ただちに指にハンカチを巻き，乳児ののどに突っ込み吐かせる．
②石油製品，強酸，強アルカリ，漂白剤などの場合：吐かせないで，医師の診察を受ける．
③洗剤，化粧水，シャンプーなどの場合：水を飲ませて吐かせる．
④タバコ：2cm以下のときは，水や牛乳を飲ませないで，口の中に指を入れて吐かせる．それ以上のときは，速やかに医師の診察を受け，胃洗浄をしてもらう．

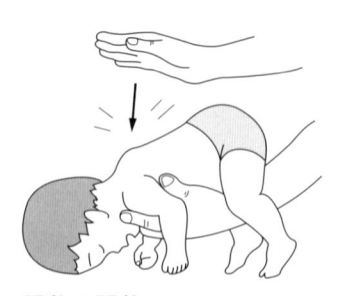

図11-18 異物の誤飲
(窪田英夫，他：小児保健I，家庭の小児保健—理論と実習第3版, p.245, 医歯薬出版, 2002)

### 3) やけど

やけどの部位を水道水を流しっぱなしにして20分ぐらい冷やす(このとき,乳児の身体が冷えるので,冷やしている部位以外の身体の保温に留意する)。水疱ができたときは,やぶらないようにそっと清潔なガーゼをあてておく。やけどの部位には薬など何もつけないでおく。

### 4) 頭部打撲

頭を打った後,泣いてもすぐに泣きやみ,顔色も悪くないときは,そのまま様子をみていてよいが,顔色不良,吐き気をもよおすときは,静かに寝かせて医師の診察を受ける。

### c 事故防止の安全教育

事故のない安全な環境を作るために,保護者に対する事故防止の啓蒙と安全教育を行っていくことが必要である。家の内外には多くの危険要因があること,思ってもみないことが事故につながることを具体的に教える。

● 引用文献

1) 山口規容子,水野清子：育児にかかわる人のための小児栄養学,第4版,pp.3-4,診断と治療社,2002.
2) 前掲書1),p.96.
3) 前掲書1),pp.102-16.
4) 青木康子,加藤尚美,平澤美恵子編：助産学大系,第2版,8助産診断・技術学II,p.200,日本看護協会出版会,1996.
5) 今村榮一,巷野悟郎編：新・小児保健,第8版,pp.143-44,診断と治療社,2004.
6) 前掲書5)：pp.123-25.
7) 前掲書5)：pp.131-32.
8) 馬場一雄監修：改訂小児生理学,pp.86-96,へるす出版,1994.
9) 金川克子,他編：乳幼児の健診と保健指導—事例で学ぶ育児支援,p.177,医歯薬出版,1997.
10) 馬場一雄,吉武香代子編：系統看護学講座,専門21,小児看護学I,pp.220-21,医学書院,1999.
11) 前掲書5)：p.177.
12) 前掲書5)：p.236.
13) 前掲書5)：p.231.
14) 高野陽,川井尚編：乳幼児保健指導の実際,第2版,p.239,医学書院,1990.
15) 武内可尚編：子供によく見られる病気—症状から診断へ,p.39,医薬ジャーナル社,2000.
16) 山中龍宏：我が国の子どもの事故の実態,pp.4-9,平成12年度乳幼児の事故予防セミナー,2000.
17) 厚生労働省雇用均等・児童家庭局母子保健課監修,財団法人母子保健衛生研究会編：母子保健の主なる統計,pp.60-61,母子保健事業団,2002.
18) 前掲書17)：p.75.
19) 田中哲郎：小児の事故.小児保健研究 61(2)：179-86,2002.
20) 前掲書5)：p.192.
21) 前掲書5)：pp.192-93.

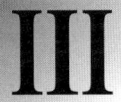

# III 家庭生活上の留意点

## 1 親の養育態度と子の性格

乳幼児期は人間の生涯発達の出発点であり,人格形成に最も重要な影響を与える時期である。特に乳児の生活は養育者に依存しており,親の養育態度が子どもの心身の発達に及ぼす影響は大きい。

乳児期においては十分なスキンシップと乳児のニーズに適切に対応することで,人間に対する基本的信頼を築けるように努めることが重要である。

### a 親の養育態度と子どもの行動

三宅によれば,子どもの発達にとって問題とな

> **トピックス**
>
> ## 冷凍母乳
>
> ### 1. 冷凍母乳の用途
> 　冷凍母乳とは，母乳を搾乳して冷凍保存させておいたもので，直接母乳を子どもに与えることができない場合に用いられる。たとえば次のような場合である。
> 　①母親が就労している場合：勤務先で搾乳して保存し，翌日保育者から授乳してもらう。
> 　②低出生体重児で NICU（新生児集中治療室）に収容されている場合：児が直接母親の乳房を吸うことができない間，必要時，必要な量を児に飲ますことができる。母親が退院してからも，自宅で搾乳冷凍して NICU に持参することによって，母親の母乳を児に与えることができる。母乳には免疫物質が含まれており，低出生体重児にとっても，母乳が最も優れた栄養方法である。
>
> ### 2. 母乳の保存の仕方
> 　①手，指，腕を石けんと流水でよく洗い，乳頭・乳房を清拭する。
> 　②消毒済みの哺乳びんまたは容器に搾乳する（なるべく用手的に行うほうが望ましい）。
> 　③搾乳した母乳は，専用の母乳バッグにただちに移し，バッグ内の空気を抜いて封をする。搾乳した日付，時刻，量などを記載しておく。
> 　④母乳バッグは，ラップで包むかビニール袋に入れ，他の食品と直接触れないようにして，−18℃以下の冷凍庫にて保存する。
>
> ### 3. 冷凍母乳の保存による影響と保存期間
> 　冷凍による乳汁成分の変化はほとんどないという結果が出ているが，長期になると，脂肪のエマルジョンの破壊と蛋白質の不安定化，変性とが起こり，融解時に脂肪の凝集や蛋白質の沈殿などが生ずることがある。また，搾乳乳にはかなりの数の細菌（1 ml 中に 103〜105 程度）が存在するが，主に表皮ブドウ球菌で，冷蔵，冷凍保存により減少傾向を示し（**表**），母乳の免疫体や抗菌性物質が損なわれない限りこの菌による実害はない[1]といわれている。
> 　人乳を 73℃・30 分間処理すると IgA，IgG，ラクトフェリン，リゾチーム，$C_3$ 補体は少ししか残らないが，−20℃で 3 か月間保存しても，それらの明らかな減少は認められていない[2]。
> 　したがって，免疫体のこともあわせて，冷凍保

る両親の養育態度には，次の 3 つのパターンがあるという[1]。
　①はっきりとした敵意と無視 ─ 拒否
　②過保護
　③完全主義：完全を求める親に育てられた場合，子どもの行動は，無条件降伏，退却・逃亡，反抗の 3 つのパターンをとる。

### b 親の行動と子どもの発育

　デベローは，「温かさ・支持」と「拒否・敵意」の軸と「統制」と「許容性」の軸によって，親の行動の 4 象限を示した[2]。親の規律，指導，自立性の尊重，処罰といった行動には，適正であるための限界があり，この限界内の一定の範囲の最適水準領域にあることが，子どもの健全な発育・自立につながると考えられる。

　現代は子育てが難しい時代だということは，大方の認識が一致していることであろう。社会がサポートシステムを作り，もっと，子育てに温かなまなざしをもっていきたいものである。

## 2 育児と父親の役割

　「少子化に関する世論調査」（内閣府，1999）によると，「3 歳までの子育てには父母が協力して携わるのがよい」という意識は 40 歳代未満の男性の半数以上が持っており，年代が若くなるほどその傾向が強かった。このように男性の子育て意識は高まっている。実際に子どものお風呂や世話をする父親は増えているが，子育て期にある 30 歳代の男性は最も就業時間が長く（総務省統計局「労

**表 一般細菌数に対するブドウ球菌の割合**(冷凍前後の比較, 30 検体)

| 施設 | A | | B | | C | | D | |
|---|---|---|---|---|---|---|---|---|
| 冷凍前後 | 前 | 後 | 前 | 後 | 前 | 後 | 前 | 後 |
| 一般細菌数 | $52×10^2$ | $39×10^2$ | $44×10^2$ | $21×10^2$ | $24×10^3$ | $17×10^3$ | $13×10^4$ | $12×10^3$ |
| ブドウ球菌数 | $34×10^2$ | $20×10^2$ | $26×10^2$ | $11×10^2$ | $53×10^2$ | $20×10^2$ | $12×10^4$ | $58×10^2$ |
| ブドウ球菌数/一般細菌数 | 65% | 51% | 59% | 52% | 22% | 12% | 92% | 48% |
| ブドウ球菌検出例 | 10 | | 10 | | 8 | | 2 | |

(今村栄一,他:小児科臨床 33(11):2200, 2202, 1980)

存の期限の限界は暫定的に-20℃で1か月,-80℃で1年とされている[1,2]。しかし,一般の家庭用冷凍冷蔵庫では,1〜2週以内が望ましい。

### 4. 冷凍母乳の与え方

①解凍方法:母乳成分を損なわないよう,流水で解凍する。熱湯や電子レンジでは解凍しない。

②解凍した母乳の温め方:解凍した母乳は母乳バッグ下端の隅を切り,哺乳びんに入れる。哺乳びんごと40℃前後のお湯で湯煎し温める(熱湯や電子レンジでの加温はしない)。

### 5. 解凍後の母乳はどうする

いったん解凍し,余った母乳は冷蔵して24時間以内に使用するか,捨てる。再冷凍や加温後の母乳の保存は絶対しない。

### 6. 冷凍母乳の運搬時の注意

冷凍母乳を運搬するときは,クールボックスまたは断熱保冷シートなどを用いる。

**引用文献**

1) 橋本武夫:未熟児と母乳.加藤英夫,平山宗宏,小林登編,母乳哺育,pp.563-72,メディサイエンス社,1983.
2) 平山宗宏監修:母子健康・栄養ハンドブック,医歯薬出版,p.124, 2000.

**参考文献**

・ラ・レーチェ・リーグ・インターナショナル:改訂版 だれでもできる母乳育児,メディカ出版,2000.
・今村榮一,巷野悟郎編:新・小児保健,第6版,診断と治療社,2002.
・カネソン母乳バッグ・取扱説明書,カネソン本舗柳瀬ワイチ株式会社

(田淵紀子)

---

働力調査」,2001),家庭の責任は女性がより重く負っている実態がみえる。

子育て期の女性に偏る家庭責任の分担や子どもの健全な発達のためにも,父親としての役割が発揮できるような社会となることが望まれる。仕事で多忙な男性にとって,実質的な子どもの世話ができないとしても,育児期にある母親の大変さを理解し,精神的な支えとなることは,父親としての子育ての重要な1つの役割と考える。

## 3 生活環境としての家庭

乳児にとっては,その家族の一員として生まれ,母親や父親,その他の家族構成員全員から愛されて育っていくことが何より望ましい。

乳児にとって家庭は最も身近な生活環境であり,人間として成長していくために最も重要な環境であり,温かく居心地のよい快適な状態であってほしい。

乳児が心身ともに健全に育つためには,睡眠,食事,排泄などの生理的ニーズが満たされ,清潔,鍛練,疾病予防や事故予防などの世話が適切に行われ,さらに遊びや運動などを通して幸福感や満足感が得られることが必要である。

## 4 母親の就労と育児

最近では共働きの家庭が多くなっている。厚生労働省雇用均等・児童家庭局の平成13年版働く女性の実情によると,2001(平成13)年の女性雇

## トピックス

### 父母の育児休暇の改正点

　男女労働者が仕事と家庭を両立させ，生涯を通じて充実した職業生活を送ることができるようにすることは，雇用の分野における実質的な男女の機会均等や男女共同参画社会の実現のためにも重要な課題である。

　平成13年度に出産した女性労働者に占める育児休業取得者の割合（5人以上規模の全事業所）は64.0％と半数を超え，30人以上事業所では7割以上となった。一方，配偶者が出産した男性労働者の0.33％（平成8年0.12％）が育児休業を取得している。また，育児休業取得者に占める男性の割合は1.9％（平成8年0.6％）と，ともに水準は低いもののわずかながら増加している（平成14年度女性雇用管理基本調査より）。

　仕事と家庭の両立支援対策を充実するために，「育児休業，介護休業等育児又は家族介護を行う労働者の福祉に関する法律の一部を改正する法律」が，2001年11月9日に成立し，2001年11月16日に公布，2002年4月1日から施行された。以下に改正点とその概要を説明する。

■改正のポイントとその概要

1）**不利益取扱いの禁止**（2001年11月16日施行）

　育児休業の申出や取得を理由とする解雇その他不利益な取り扱いの禁止

2）**時間外労働の制限**（2002年4月1日施行）

　小学校就学前の子の養育または要介護状態にある対象家族の介護を行う労働者は，1か月当たり24時間，1年当たり150時間を超える時間外労働の免除を請求できる。

3）**勤務時間の短縮等の措置義務の対象となる子の年齢の引き上げ**（2002年4月1日施行）

　勤務時間の短縮等の措置に係わる事業主の義務の対象となる子の年齢が，1歳未満から3歳未満に引き上げられた。

4）**子の看護のための休暇の措置**（2002年4月1日施行）

　事業主は，小学校就学前の子の看護のための休暇制度を導入するよう努めなければならない。

5）**労働者の配置に関する配慮**（2002年4月1日施行）

　事業主は，労働者を転勤させようとする場合には，その育児または介護の状況に配慮しなければならない。

6）**職業家庭両立推進者の選任**（2001年11月16日施行）

　事業主は，職業家庭両立推進者を選任するように努めなければならない。

7）**国などによる支援措置**（2001年11月16日施行）

　国は，労働者の仕事と家庭の両立についての意識啓発などを行う。

（田淵紀子）

---

用者数は2,168万人であり，雇用者総数に占める女性の割合は40.4％であった。出産による就業への影響をみると，既婚女性のうち第一子出産前に仕事に就いていた者は56.1％で，そのうち出産で仕事をやめた者は72.8％であった。

　共働きの場合，子どもは祖父母が世話をしたり，保育所に預けられることになる。従来は母親の物理的不在が強調され，子どもにマイナスの影響をもたらすとされていた。このことは，前述した内閣府「少子化に関する世論調査」（1999年）において，子どもが小さいときの子育てについて，「子ども

が3歳までは主に母親が携わるのがよい」という意識は，50歳代以上の中高齢層で多いことからもわかる。20～30歳代では「父母が協力して携わるのがよい」が男女ともに最も多くなっている。

　母親が就労している場合は，家事・育児の他に仕事の疲労も加わり，肉体的にも精神的にも負担が大きい。家事・育児と仕事を両立するためには，夫をはじめ周りのサポートが不可欠となる。その一方で，母親が仕事や社会参加を通して充実感を持つことも多く，そのことで生活の張りや心のゆとりができ，育児に前向きに取り組める例も多い

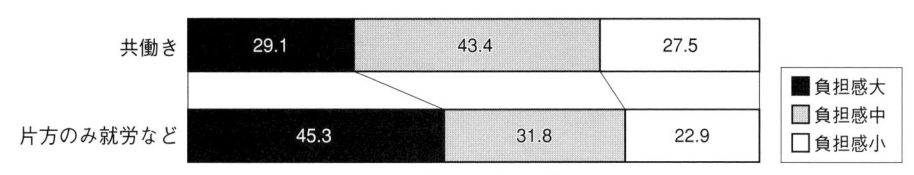

**図 11-19　子育てをしている女性の子育ての負担感**
(資料)(財)こども未来財団「子育てに関する意識調査」(平成 12 年)

| | 負担感大 | 負担感中 | 負担感小 |
|---|---|---|---|
| 共働き | 29.1 | 43.4 | 27.5 |
| 片方のみ就労など | 45.3 | 31.8 | 22.9 |

ようである。

「子育てをしている女性の子育ての負担感」調査(こども未来財団，2000年)によると，共働きの女性のほうが負担感が少ない(図11-19)という結果が出ている。仕事を持つ母親以上に専業主婦の育児困難が浮き彫りにされた結果といえる。

家庭や職場において，男女が共に仕事と子育ての両立が可能となるよう，職場の両立支援や地域の保育サービスなどの充実が図られ，次世代の子どもたちが心身ともに健全に育っていくことを願う。

● 引用文献

1) 三宅和夫編：乳幼児の人格形成と家族関係，放送大学教育振興会，pp.121-29，1993.
2) 森岡清美，望月嵩：新しい家族社会学，第4版，培風館，pp.128-29，1997.

(田淵紀子)

# IV 行政による子育て支援

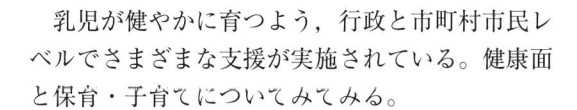

乳児が健やかに育つよう，行政と市町村市民レベルでさまざまな支援が実施されている。健康面と保育・子育てについてみてみる。

## 1 健康診査

乳児の健康診査は市町村によって「母子保健法第13条：乳幼児の健康診査」(**表11-10**)に基づいて行われ，生後1か月，3か月，4か月，9か月，1歳の誕生日前後などに実施される。

現在，乳児の親の世代になっているのは，核家族のなかで，きょうだいが少なく育ち，子どもに触れる経験が全くないなかではじめて親になる人たちである。そういう背景を理解するとき，従来からの疾病の早期発見を主たる目的とした健康診査のあり方から，子育て中の親を支援することを中心とした健診のあり方が求められるようになっ

**表 11-10　「母子保健法」(第2章　母子保健の向上に関する措置)(一部)**

(知識の普及)
第9条　都道府県及び市町村は，母子又は乳児若しくは幼児の健康の保持および増進のため，妊娠，出産又は育児に関し，相談に応じ，個別的又は集団的に，必要な指導及び助言を行い，並びに地域住民の活動を支援すること等により，母子保健に関する知識の普及に努めなければならない。

(保健指導)
第10条　市町村は，妊産婦若しくはその配偶者又は乳児若しくは幼児の保護者に対して，妊娠，出産又は育児に関し，必要な保健指導を行い，又は医師，歯科医師，助産師若しくは保健師について保健指導を受けることを勧奨しなければならない。

第13条　前条の健康診査のほか，市町村は，必要に応じ，妊産婦又は乳児若しくは幼児に対して，健康診査を行い，又は健康診査を受けることを勧奨しなければならない。

てきている。

近年，増加傾向にある乳幼児の虐待を予防する

目的からも、早期に親と子の愛着形成の確立への援助に向けて健診のさらなる脱皮を望みたい。

親は子どもの健康診査に関して、自分の育児を評価されるような意識を持ちがちである。専門家は決して一場面だけの状況下で判断せず、継続的にフォローアップしていく姿勢でかかわることも重要である。健康診査は市町村保健センターで行う場合が多いが、市町村が病院施設などに委託事業として任せる場合もある。

検査の内容は以下のようである。

①問診により、一般状態、精神・運動機能発達状態、栄養方法、育児に関する心配、困難状況の有無などをチェックする。

②身体計測（体重・身長・頭囲・胸囲）

③診察（主に内科、必要により整形外科、歯科など）

④疾病の早期発見、特に将来の生活に影響を及ぼす疾患、先天奇形、中枢神経系の異常、聴力・視力障害などに留意し、必要に応じ専門の医療機関を紹介し、早期に治療、療育指導の機会を持たせる。

⑤母子健康手帳の記載および活用

## 2 保健指導

母子保健法は第9条、第10条において、知識の普及と保健指導を都道府県と市町村に勧奨している（表11-10）。

### a 個別指導

担当者は健康診査や母子健康手帳を参考にし、精神・身体・運動機能について、その児が継続的に順調な発育をしているかどうかについて説明する。

栄養指導では、母乳栄養を勧め、積極的に継続的な母乳育児を勧める。

母乳育児中の親からあげられる質問は、①体重増加が少ない、②便が柔らかい、③緑色便がある、④授乳間隔は問題がないか、などであるが、これらについては、授乳時間、乳房緊満の程度、児の体重増加などを総合的に捉えて診断し、不安を取り除くようにする。

また、勤労女性の授乳、搾乳、冷凍保存についても相談に対応する。人工栄養に関して多くなされる相談は、①哺乳量が少ない、②ミルク嫌い、③便秘、④肥満、などがある。

児の機嫌、睡眠など一般状態が良好ならば、授乳間隔にこだわらず、1日に必要な水分量から勘案した量を算出し、飲ませるなどの指導上の工夫も重要である。1回ごとの授乳量に神経質にならないように指導したい。

離乳食については、昨今さまざまな育児書のなかで書かれていて、特別に離乳食を作らないといけないような傾向がみられるが、その子の食事への興味などの様子をみながら、親の食事の一部を柔らかくして与えてみるといった柔軟性のある指導を心がけたい。

育児への悩みや不安は誰にでも多少はあるものであるが、専門家は親がどんなことを負担に感じるか、どのような解決策が可能なのかを親と共に考えるという姿勢が重要である。特に昨今は子育てが核家族で行われており、ちょっとした相談をする場がない親子が多い。地域の育児サークルの紹介、情報提供も重要である。

また、児の情緒、運動機能の発達に関した相談、たとえば、人見知り、指しゃぶり、トイレットトレーニングなどに対して、その児の発達に応じた知識やアドバイスを提供することが重要である。また、親にとっては児の個性などを理解していく機会でもある。

### b 集団指導

集団指導は、地域に住む親子同士が知り合いになれるチャンスである。また、育児に関するお互いの経験や工夫が交換できる場でもある。

集団指導は、知識や情報の提供を広く多くの人々にできる場でもある。専門家から一方的に指導することなく、母親のニーズを聞き出しながら、集団で対応する利点を生かして指導を進めていくことが重要である。たとえば、他人とのかかわりのなかで子育てを客観的に考えることができるようになる、などの利点である。

## ③ 身体障害児登録管理および指導

身体に障害のある子どもへの対応は，できるだけ，早期発見，早期対応，早期治療に結びつけていくことが大切である。しかし，診断がつくまでには経過観察が必要なこともある。また，同時に，親への精神的な支援，社会資源の情報提供なども同時に行う必要がある（詳細は「C．幼児と支援」の項で述べる）。

## ④ 集団保育と家庭保育

集団保育と家庭保育は，その両方が児の発達過程に大切なものである。特に，母子愛着の形成の視点から考えると，集団保育を選ぶとしても子どもとの時間を大切にして，休日にゆったりした子どもとかかわる時間を設けるなどの工夫をアドバイスする。

女性の就労増加に伴い，少子化対策における保育サービスは昨今充実してきている。子ども未来財団のホームページ（HP）には，保育所の情報などが掲載されている。

また，一時的に子どもを預かるなどの自治体のサービスも行われており（一部は実費払いもある），以下のような事業がどの自治体で行われているかは次のようなサイトで検索できる。

・HP 乳幼児健康支援一時預かり（病後児保育）事業
・子育て支援短期利用事業（ショートステイ）

## ⑤ 育児サークルと親の会

平成11～13年の3年間に少子化対策臨時特例交付金が実施された。育児サークル事業に補助金が交付されたこともあり，各地に育児サークルなどができた。核家族化のなかでの子育ては，親も子どもも友達がいないため常に閉塞感が伴うが，サークルや親の会に参加し，子どもが他の子どもと触れ合うなかで，親も子どもとともに新たな発見ができる。そうした場をたくさん作ることが求められている。

昨今では，双子，三つ子を持つ親の会や，同じ疾病の子を持つ親の会などさまざまなグループができている。

親同士が自主的に育児サークルや親の会を運営する場合は，専門家がバックアップし，ときどき専門的な助言や相談に応じることができる体制を整えておくことが望ましい。同じ年頃の親子という共通点は時には育児を競争する関係に陥りやすいという欠点を持つ。人それぞれが個性があるように，子どもの成長・発達にも個性があることを尊重しながら，困ったときや悩んだときにサポートし合うことができる人間関係作り，地域作りが最終ゴールといえよう。

（新野由子）

## トピックス

# インファントシートの着用指導とその留意点

2000年4月1日より，6歳未満の乳幼児に対するチャイルドシート着用義務が，道路交通法の改正により施行されている。したがって，出産した病産院から自動車で新生児が退院するときから，チャイルドシートを装着しなければならない。そのため，退院時指導の1つに着用についての具体的な指導および，出産準備教育のなかにチャイルドシート着用に関する知識や選定に関する指導などが加えられなければならない。

### 1. チャイルドシート着用の目的
①小児を衝突から守る。
②衝突のショックを体の大きな部分で受け止め，骨格の強い部分(腰，背中，肩)に分散させる。
③室内の突起物や同乗者，あるいは車外に放り出されて地面や他の自動車などに衝突することを防ぐ。

### 2. チャイルドシートの種類とタイプ
チャイルドシートには，乳児期用(図a)，幼児

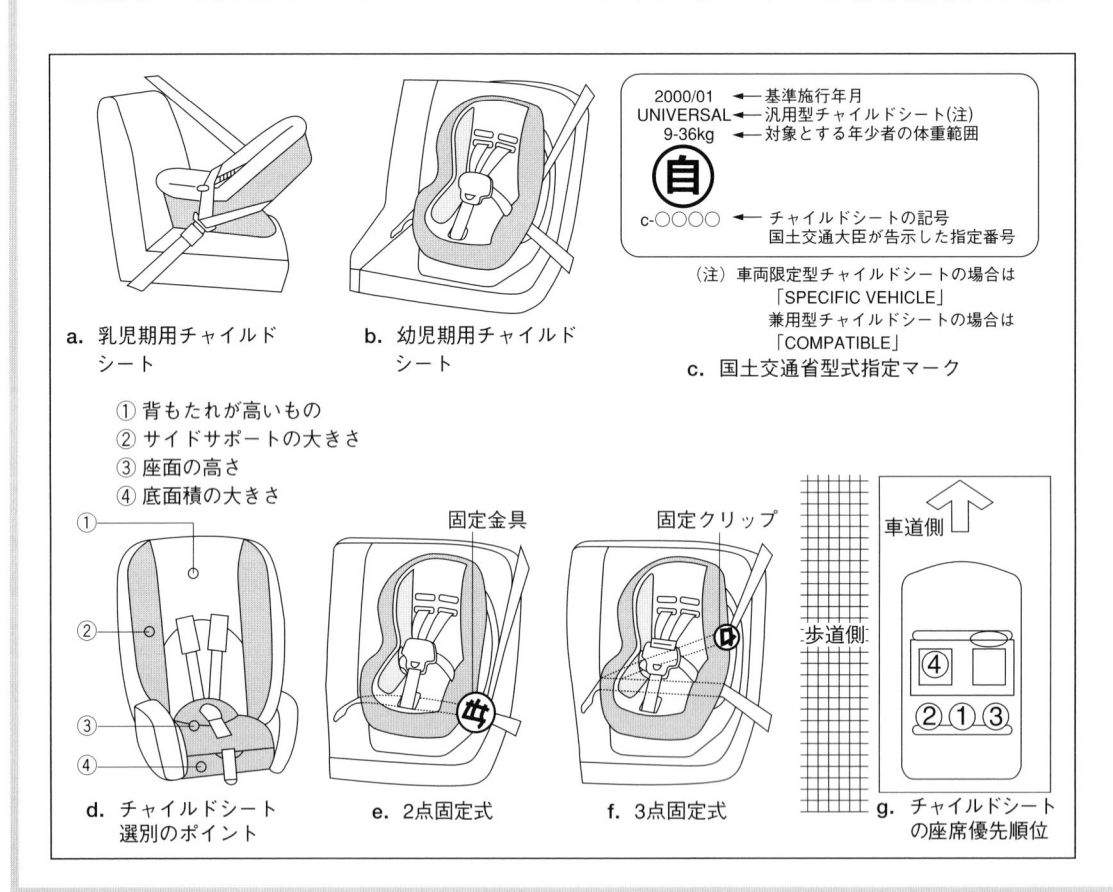

a. 乳児期用チャイルドシート
b. 幼児期用チャイルドシート

2000/01 ← 基準施行年月
UNIVERSAL ← 汎用型チャイルドシート(注)
9-36kg ← 対象とする年少者の体重範囲

自

c-○○○○ ← チャイルドシートの記号
国土交通大臣が告示した指定番号

(注) 車両限定型チャイルドシートの場合は
「SPECIFIC VEHICLE」
兼用型チャイルドシートの場合は
「COMPATIBLE」

c. 国土交通省型式指定マーク

① 背もたれが高いもの
② サイドサポートの大きさ
③ 座面の高さ
④ 底面積の大きさ

d. チャイルドシート選別のポイント
e. 2点固定式（固定金具）
f. 3点固定式（固定クリップ）
g. チャイルドシートの座席優先順位

期用(図b),学童期用の他,乳児用＋幼児用,幼児用＋学童用の兼用タイプのものがある。ここでは,乳児期用と乳児用＋幼児用の兼用タイプのものを紹介する。

### 1）乳児期用
対象：体重10 kg未満(身長70 cm以下,新生児〜1歳くらい)

特長：乳児期は首がすわっていないため,寝かせるタイプになっている。後ろ向きに使用する「シートタイプ」と,横向きに使用する「ベッドタイプ」がある(この時期は骨格などが未発達であり,衝撃をなるべく体の広い面で受け止める必要があるため)。

### 2）乳児用＋幼児用
対象：新生児〜体重18 kg(新生児〜4歳くらい)

特長：リクライニング機構と,取り外し可能な乳児用プロテクターによって,新生児から4歳くらいまで使えるようにした長期対応タイプである。乳児期は「後ろ向きシート」や製品によっては「横向きベッド」として,幼児期は「前向きシート」として使用する。

## 3．チャイルドシートの選び方
①取り付けが簡単なもの
②安全基準に合格しているもの：国土交通省の安全基準に適合したチャイルドシートには,型式指定マークか型式認定マークが付いている(図c)。
③あまり重くないもの
④クッションカバーが簡単に取り外せるもの
⑤背もたれが高いもの(図d)
⑥リイドリポートが大きいもの(図d)
⑦座面の位置が低いもの(図d)
⑧底面積が大きいもの(図d)

## 4．チャイルドシートの正しい装着方法
産院を退院する新生児から7〜9か月頃の乳児用では,背もたれを約45°の角度にして自動車の進行方向に対して後ろ向きに座らせる。新生児を後向き45°に座らせる理由は以下の3点である。

①乳児は3か月頃まで首がすわらない。6か月頃までは腰が安定しない。
②後を向きに座らせることにより,衝突(前方と側方の一部)のショックを体の大きな部分で受け止め,骨格の比較的強い部分(腰,背中,肩全体)に分散させる。
③首と背中にかかる重力の負担を避け,頭が前屈して気道が圧迫されるのを防ぎ,かつ衝突時に頭側(前方)に飛び出すことを避ける。

### 1）2点固定式の場合(図e)
車の座席ベルトの「腰ベルト」で固定するタイプのものである。

### 2）3点固定式の場合(図f)
車の3点式座席ベルトの「腰ベルト＋肩ベルト」で固定するタイプで,この場合,固定金具は,装置のずれを防ぐために使用する(チャイルドシート本体に内蔵されているものもある)。

## 5．チャイルドシートの正しい取付け位置
統計的に,前席乗員より後席乗員の死亡・重傷率が低いことから,一般的には後部席が優先である。理想とする取付け位置を図gに示す。

---

●チャイルドシートを正しく取り付けるポイント
・取扱い説明書をよく読む。
・車の座席形状によく合ったものを選ぶ。
・取扱い説明書に従い,確実に固定する。

---

### 参考文献
1) 薮下正三：実習「子どもの事故予防のための演習」—チャイルドシートの基礎知識,平成12年度乳幼児の事故予防セミナー,社団法人日本家族計画協会,pp.35-46,2002.
2) 社団法人日本自動車連盟(JAF)ホームページ：チャイルドシートガイド

（田淵紀子）

# C 幼児のアセスメントと健康支援

# I 幼児の成長発達と健康診査

## 1 幼児の成長発達のアセスメント

　幼児とは1〜6歳までのヒトをいう。幼児期は急激な身体的成長とともに，社会生活を営むための基礎を生活やしつけのなかで獲得していく過程である。

　身体的成長と社会生活の発達は相互に関係している。幼児のアセスメントは測定値だけではなく，発育の特徴や児の背景にある育児環境などについても考慮していく必要がある。

　小児の成長発達をアセスメントする際には，発育過程の一般的原則に沿って行う必要がある。その原則は以下のようである。

　①発達は秩序正しくほぼ一定の順序で進む。
　②発達は連続的であるが一定の速度で進行するのではない。
　③器官や機能の発達には決定的な時期がある。
　④発達はいくつかの基本的な方向がある。
　⑤発育が進むほど個体特性・個人的変異がはっきりしてくる。

　また発育に影響を与える，妊娠期の胎児環境，分娩時の状況，遺伝的因子，人種，性，内分泌ホルモン，栄養，疾病，季節，社会的・経済的条件，地域差，小児自身の精神的影響といった情報を収集してアセスメントすることが大切である。

### a 成長の特徴

　身長は1歳で出生時の1.5倍の75 cmになり，その後3歳までに毎年約10 cm伸びる。4歳で出生時の2倍の100 cmになる。4歳から6歳になる頃までは，1年に6 cmぐらいの伸びである。

　体重は1歳で出生時の約3倍の9〜10 kg，2歳で4倍，4年で5倍の15 kgまで増加する。幼児期は，乳児期と比較すると体重の増加は鈍くなり，体脂肪が少なくスリムな体型になる。

　頭囲は，1歳で46 cm，5歳で約50 cmと変化は少ないが，頭囲は脳の重量の増加と相関している。

　乳歯の萌出は生後6〜8か月頃に始まり，2歳半〜3歳で20本(切歯8，犬歯4，臼歯8)が生えそろう。6歳頃から永久歯が萌出し，13歳頃までに乳歯は永久歯に入れ替わる。

### b 成長を評価する方法

　身体計測値による評価では，平均値などと比較する方法としてパーセンタイル値を用いることがある。パーセンタイル値は，3パーセンタイル値以下，あるいは97パーセンタイル値以上を発育の偏りとして評価する。発育は標準値と比較するが，連続してみていく必要があり標準曲線との関係で評価する。曲線のカーブと大きくずれることがないかなど慎重に評価する。

　身体的均合いは児の栄養状態を評価する体格指数(Kaup指数)が用いられることが多い。Kaup

### 表 11-11 定期予防接種(一種疾病)(2002年改正予防接種法による)

| 対象疾病(ワクチン) | | 接種 | | | | | | 備考 |
|---|---|---|---|---|---|---|---|---|
| | | 対象者 | 標準的な接種期間[1] | 回数 | 間隔 | 接種量 | 方法 | |
| ジフテリア 百日咳 破傷風 | 沈降精製[2] DPTワクチン | 1期初回 生後3～90月 | 生後3～12月 | 3回 | 3～8週 | 各0.5ml | 皮下[3] | ・第1期で接種間隔があいた場合は，すべてのやり直しはせず，規定回数を接種する。 |
| | | 1期追加 生後3～90月〔1期初回接種(3回)終了後，6か月以上の間隔をおく〕 | 1期初回接種(3回)後12～18月 | 1回 | | 0.5ml | | |
| | | 2期11～12歳 (DTトキソイド) | 小学校6年 | 1回 | | 0.1ml | | |
| | DTトキソイド | 1期初回 生後3～90月 | 生後3～12月 | 2回(沈降) 3回(液状) | 4～6週(沈降) 3～8週(液状) | 各0.5ml | 皮下 | ・DTトキソイドは百日咳に罹患したことが明確な者およびジフテリア，破傷風の第2期に使用する。 |
| | | 1期追加〔1期初回接種(3回)終了後6か月以上の間隔をおく〕 | 1期初回終了後 12～18月 | 1回 | | 0.5ml | | |
| | | 2期11～12歳 | 小学校6年 | 1回 | | 0.1ml | | |
| ポリオ | | 生後3～90月 | 生後3～18月 | 2回 | 6週以上 | 各0.05ml | 経口 | ・下痢がある場合は延期する。・服用直後に吐き出した場合は再服用させる。・通常春と秋に2回行う。 |
| 麻しん | | 生後12～90月 | 生後12～24月 | 1回 | | 0.5ml | 皮下 | ・麻疹の予防接種は標準的接種年齢のうち，できるだけ早期に行う。・流行時には生後12か月未満の者に対しても任意接種として行うことができる。この場合定期接種を標準的年齢の間に行う[4]。 |
| 風しん | | 生後12～90月 | 生後12～36月 | 1回 | | 0.5ml | 皮下 | ・幼児について行う風疹の予防接種は麻疹接種の後に行うことを原則とする。 |
| 日本脳炎 | | 1期初回 生後6～90月 | 3歳 | 2回 | 1～4週 | 0.5ml (3歳以上) | 皮下 | ・1期で間隔があいた場合は，他の項を参照のこと |
| | | 1期追加：生後6～90月(1期終了後概ね1年おく) | 4歳 | 1回 | | | | |
| | | 2期9～12歳 | 小学校4年 | 1回 | | 0.25ml (3歳未満) | | |
| | | 3期14～15歳 | 中学校2年 | 1回 | | | | |

1) 標準的な接種期間とは「予防接種実施要項」(厚生労働省保健医療局長通知)の規定による。
2) ジフテリア，百日咳，破傷風の予防接種の第1期は，原則として，沈降精製百日咳ジフテリア破傷風混合ワクチンを使用する。
3) DPT混合ワクチンの接種部位は上腕伸側で，かつ同一接種部位に反復して接種することはできるだけ避け，左右の腕を交代で接種する。
4) 生後12か月未満の者が任意接種を受けた場合，母親からの移行免疫の影響で予防接種による免疫が付与されない可能性を考えて定期接種を行う。

指数の計算式は，体重(g)/身長$^2$×10である。

Kaup指数が18以上は肥満傾向，15以下は痩せ傾向として評価する。

各臓器の発達はすべて同じではなく，神経系臓器である脳が5歳頃には成人の90％近くまでに達するという特徴がある。体温の調整機能は，基礎代謝が高く熱産生が多く体重当たりの体表面積が大きく熱放散しやすい。小児の体温は，成人よりも0.5℃ほど高く，環境温によって変化しやすい。

## 2 幼児期の健康診査：幼児期の保健活動とその実際

保健事業に含まれている幼児期の健康診査には，1歳6か月児健診と3歳児健診がある。健康診査・保健指導のポイントとして，成長，行動発達（軽度の麻痺，発達遅延，生活習慣の自立，栄養，神経学的異常，精神発達遅滞，伝達の障害（聴覚・視覚・言語），むし歯の予防，行動上の問題，環境適応不全，親子関係，育児行動，家庭環境に重点をおいて行う必要がある。

健康増進という保健事業としては，予防接種があげられる。乳幼児は，感染に対しての免疫がなく容易に感染しやすく，その疾病はその後の児の成長に大きな影響を及ぼすものが多い。そのためには，疾病にかからないようにあらかじめ該当の疾病の予防のために有効であると確認されているワクチン（免疫原）を，人体に接種（注射または経口投与）することにより，個体に免疫を与える予防接種を行う必要がある（**表11-11, 12**）。

予防接種は原則として個別接種である。接種時には予診票の活用が不可欠となる。

**表11-12 予診票の各項目**

1) 体温：医療機関（施設）に設置した体温計で測定し，37.5℃以上を示すものは発熱者として接種を見合わせる。
2) 説明書の事前確認
3) 発育歴：出生時の状況やその後の発育状態について健診で指摘の有無を知る。
4) 接種当日の体調
5) 接種当日以前1か月以内の病気の状況
6) 家族や遊び仲間の病気の状況
7) 接種当日以前1か月以内の予防接種の種類の確認
8) 生まれてから今までに罹った病気の種類とその経過
9) ひきつけの有無とその診断
10) 薬や食品によるじん麻疹や体調の変化の有無
11) 以前の予防接種による副反応の既往の有無
12) 医師の接種の可否に関する診断

# II 育児指導

## 1 栄養

幼児にとって成長発達に大きく影響を及ぼす栄養は，食生活だけではなく日常生活における習慣やしつけや機能の発達に至るまで大きな柱となるものである。

### a 食事

食事の回数は，成人と同じく1日3回とし，それだけで十分な量を得られないときには，間食を補助食として位置づけて補う。エネルギー配分は，およそ朝食30％，昼食30％，夕食25％，間食15％が良いといわれている。わが国の食習慣では，幼児期では蛋白質（特に動物性蛋白質），カルシウム，鉄，ビタミンが不足しがちである。良い食習

慣として，バランスのとれた食品構成や適当な調理（固さや味付け）に慣れさせ，食事の際に行儀作法や一人食べの習慣を次第につけていく。

### b 偏食

幼児は自我が発達すると，食物に対して好き嫌いの感情が明確になり，嫌いなものは嫌いとして拒否する態度を示すようになる。ある程度は一過性なので，少々の好き嫌いはあっても健康や発育に支障がなければ，他の食品で補い強制する必要はないといわれている。好き嫌いを忘れさせるような食事の雰囲気づくりも1つの方法である。

## 2 遊び

幼児にとっての遊びは，生活そのものであり成長発達にとって欠かせない活動である。遊ぶことからさまざまな体験をし，精神的発達とともに機能的な発達もしていく。母親や養育者の働きかけにより，より良い発達を促すこともできるといわれている。遊びは，家庭内での一人遊びから集団へと，心身の発達や社会行動の発達に伴って変化していく。心身の発達面から捉えると，遊びには以下の5分類がある。

①感覚遊び：3か月から2歳くらいまでで，感覚を働かせることを楽しむ遊び。メリーゴーランドやガフガフなど音の出る玩具がある。
②運動遊び：1歳前から手足を使ってふんばったり，立ったり，座ったり，物をつかんで投げる，滑り台，ブランコ，三輪車など体を動かすことを楽しむ遊び。
③模倣遊び：子どもの周囲にある生活を真似ることで楽しむ遊び。2歳くらいからごっこ遊びが始まる。
④受容遊び：1歳くらいから，絵本をみたり，お話を聞いたり，テレビをみたりして楽しむ遊び。
⑤構成遊び：年齢によって変化するが，いろいろなものを組み立てたり，作り出したりすることを楽しむ遊び。積み木や粘土，折り紙，塗り絵など。

また，遊びの発達の側面からみると以下の4段階がある。

①未分化遊び：遊びに全く方向性がなく，その場その場でかかわる遊び。
②累積的遊び：次々に遊びが変わるが，一つひとつは未分化よりやや長く続いてまとまっている遊び。
③連続遊び：だいたいまとまっているが，ときどき横道にそれる遊び。
④統一的遊び：完全に1つの遊びとしてまとまっている遊び。

対人関係からみると，何もしていない行動，傍観的行動，一人遊び，並行遊び，連合的遊び，協同的遊びと発達するといわれ，一人から社会性を持った遊びへと変化していく。おもちゃも遊びを発展させるためには大切な存在である。

## 3 生活習慣

健康的な生活習慣を身に付けることとそのための生活環境の指導，生活行動・精神衛生の指導，しつけや身体の訓練などの指導が必要となる。

### a 衣服

年齢に合った衣服で保温，通気性，子どもの皮膚を保護できるものが良い。さらに伸縮性があり生活や運動が楽なもの，排尿や排便のしやすいもの，皮膚を清潔に保てるもの，洗濯に耐えるものが良い。特に幼児では，自分で着脱しやすいもので，ボタンの数や大きさなどにも配慮する。

はきものは，足の指やかかとを傷めない，歩きやすく，姿勢が悪くならないもので，はいたとき爪先に余裕があるものが望ましいが，大きすぎないことが大切である。

### b 排尿・排便のしつけ

1～2歳になると排尿の抑制機能が発達し，3歳になると，排尿・排便を自分の意志でコントロールすることが可能になってくる。1歳6か月から2歳の幼児は，排便や排尿の際に何か特別な行動をするようになってくるので，そのときに，便器などにまたがせ排便を促すという方法もある。無理にしつけを行おうとすると失敗することもあるので，子どもの様子をみながら行う。

排便の自立には個人差があるが，3歳を過ぎると自ら便器で排便するようになるといわれている。排便のほうが排尿よりも自立が早いといわれている。平均的に排尿は，昼間の自立は2歳前後，夜間の自立は2歳6か月から3歳頃といわれている。5歳を過ぎても夜間の排尿が自立しない場合には，夜尿症を疑うこともある。

## 4 よくみられる不快症状と予防

### a 肥満

肥満とは身体に脂肪が過剰に蓄積した状態をいい，小児の場合これが成人病発症への1つの原因として重要視されている。実測体重が身長相当の体重の20%以上重い場合を肥満傾向として考える。食習慣や食事の質の問題だけではなく，子どもを取り巻く精神的ストレスによるホルモンの変調によるもの，環境の変化による運動不足などが考えられる。予防としては，家族を含めた食事や運動の生活指導が必要となる。

### b 夜尿

5歳児では成熟した膀胱機能を90%近くが獲得するという。随意排尿が可能な年齢に達しても，夜間就寝中に尿を漏らすものを夜尿という。夜尿は，情緒，心因性の問題から環境の変化，遺伝要因など多因子が関与するといわれている。夜尿の頻度に気を取られずに子どもが発する何らかの信号として受け止めることも大切である。本人が感じている罪悪感や恥ずかしさなどを理解する対応が大切である。

## 5 よくみられる疾患と予防

### a 発熱

幼児の体温は一般的に高いといわれているが，37.5℃以上を発熱とする。幼児期は特に扁桃やアデノイドなどのリンパ組織が肥大する時期でもあり，発熱原因として扁桃炎など上気道感染が最も多い。その他の原因として，肺炎，気管支炎，尿路感染症，中耳炎も多い。発熱の原因の3分の1は感染症であるが，発熱の症状以外に咳や腹痛，意識障害などの症状も観察し，原因疾患を判断して対処する。

小児では，38.5℃以上の発熱に伴い熱の上昇期に熱性痙攣を起こす児がいる。好発年齢は1～4歳で，一般的に予後は良好といわれているが，数パーセントがてんかんに移行する。

予防としては，外出後の手洗いとうがいの励行がある。

### b 脱水症

体重の5%の脱水が起こると脱水症として臨床症状が現れるという。その原因は，下痢，嘔吐，発汗，多尿などで体液が異常に失われた場合と，摂取水分量の減少によって体液が欠乏する場合がある。

幼児は，発汗，発熱，下痢，嘔吐など水分を失いやすい症状を引き起こしやすい。体重当たりの必要水分量の多い児にとっては，容易に脱水症状を示すことがある。脱水症が重症とならないためにも，児の水分の摂取量と排泄量の観察が必要である。

### c アトピー性皮膚炎

幼児期の皮膚疾患の約30%をアトピー性皮膚炎が占めているといわれている。強い掻痒感を伴い顔面や関節の屈曲面に好発する。外用療法とスキンケアを主体とする治療が行われる。食事性抗原が明らかな場合は食事療法を行う。

## 6 よくみられる事故と救急処置

小児期は人生のなかで最も事故を起こしやすい年齢であり，事故による死亡者の数も多い。幼児期の死亡原因では不慮の事故が最も多く，内訳としては交通事故や溺死の頻度が高い。続いて熱傷，異物誤飲，薬物中毒である。

交通事故などの予防には，危険な場所や行ってはいけないことなどを，子どもの年齢にあった理解できる方法で常日頃から伝えておく。また母親

### a 頭部外傷

幼児は成人に比べて身長に対する頭長比が大きいため、転倒しやすく頭部打撲を起こしやすい。受傷時に意識障害や嘔気・嘔吐などの症状がない場合は、安静にして様子を観察する。もし、頭痛が増強したり意識障害などの症状がみられた場合は、専門医への受診が必要である。

### b 溺水

日本では浴槽での溺水が多いという特徴がある。救急処置としてはできるだけ早急に蘇生術を開始する。マウス・トウ・マウス(口対口)による人工呼吸や心マッサージを行う。

### c 熱傷

障害を受けた場合、まず局所を冷やし、水道水などの清浄な水で患部を冷やす。熱傷の程度は受傷した温度や時間、皮膚の範囲によって違うが、幼児は皮膚組織が薄いために重症になることが多い。

### d 熱射病

ちょっとした不注意(炎天下で車のなかにいることを忘れられて生じる例や、同じく炎天下での過度な運動後に生じる例など)が乳幼児の死亡につながる障害として熱射病がある。熱射病は、児が高温環境にさらされることが続いた結果、発汗が停止し急速にうつ熱が進行して過高熱になる状態で、死亡率も高い。治療は冷却が第1で緊急を要する。

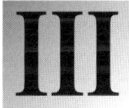

# III 家庭生活上の留意点

## 1 幼児の生活の特性

幼児にとって、愛情ある生活環境が運動機能の発達を促し、それとともに知能や情緒の発達、人格形成へとつながっていく。人との関係を楽しむ、人を大事にする、人を思いやるというような情操的な感情は、幼児期に基礎が作られるといわれている。そのためには、幼児の年齢別の行動発達を理解し(表11-13)、児の可能性を十分発揮させ、過度な要求をしないように適切なかかわりを知る必要がある。

## 2 家族関係(親子関係・兄弟関係)

幼児期にとって家庭は、生活のすべてである。集団生活を経験するようになっても家庭生活は基本である。どのような家庭環境で育つかは、今後の児の性格に大きく影響するといわれている。幼児期前期(1〜3歳)は、養育者ができるだけそばにいて(適切な愛情を注いで)、遊びやしつけを通して発達を促していく。3歳前後は、自己中心的な傾向があり情緒的なものに影響されることが多い。そのため「反抗期」ともいわれるが、その状況や児の発達を考慮して対応する必要がある。

幼児期後期(4〜6歳)は、集団生活などの社会生活を体験するようになる。その子どもをみると

## トピックス

# 切れる子と切れる親の特徴とその背景

### 1. 切れる子とは

　幼児期の問題行動について心理学的側面からみた発生率は，7～24％までとさまざまに推定されている。それらの原因は，出生前や周産期に由来するものもあるといわれている。子どもの問題行動として，「切れる子」が社会的に取り上げられるようになり，その数も増加している。一般論としての「切れる子」とは，自分の意に反することがあると，その状況などの原因を追求するというような行動をとることなく途端に粗暴な行動に出る子である。

　その「切れる子」は，子どもの成長発達や状況の違いによってさまざまな表現がされている。乳児期には，摂食障害や睡眠障害，過度の泣きといった「扱いにくさ」と表現されている一面がある。幼児期では，「攻撃性や恐れ」，「過度のかんしゃく」，「粗暴」，「行動障害」などと表現されている。いずれも情動や社会的機能に影響がある。「切れる子」というようなこれらの行動の問題が就学前にみられた児は，小学校低学年まで持続する確率が高いといわれ，その子どもの高学年化も問題になっている。

### 2. 幼児期の自分への気づきのプロセス

　切れる子の背景をみると，幼児期における社会性の未発達にも一因があるといわれているが，それらがすべてではない。ここでは，どのように幼児が自分に気づいていくかについて述べる。

　人としての成長には，物理的に母体から切り離され，自分と母親，自分と他人とが別個の存在であることを認識していくプロセスが必要である。人は，自分の体や身の回りのものを探索するうちに，外界から独立した存在としての自分に気づき，物や人の違いなど，自分以外の他の人の存在に気づいていくという。これらは，自分がどのように受け止められているのかを，日常生活のさまざまな場面で自分の行動や他の人の反応からその違いを体験することから気づいていく。このように子どもは自分の特徴を多面的に捉え，自分という存在に気づいていく[1]。

　子どもが自分に気づく手がかりとしてSchoeneman ら[2]によると，自分自身で自分を観察し自分の特徴に気づいていく自己観察，友達や他の人からいわれて自分のことに気づく社会的フィードバック，自分と他の人を比べて自分の特徴に気づくという社会比較，の3つの手がかりがあるという。この過程を通して，子どもは自分の取る行動について他者はどのように自分をみているのかを体験から学び，自分の特徴を知り行動を形成していく。

　幼児期には，自分に気づく手がかりをつかむ状況を設定することや，それらをつかめるような養育者の温かい見守りが必要である。

### 3. 切れる子にみる親の特徴とその背景

　切れる子が粗暴な行動に出たあと落ち着いたときに聞いてみると，なぜ自分が暴れたのか，その前後のことを覚えていない子が多いという。そして話を聞いていくうちに，その行動は誰かに構ってもらいたい，誰かに甘えたい気持ちの表れであったことがわかるという。多くの子どもが愛情に飢えており，そのストレスが凶暴化となって現れる。そうした行動は多くの場合，無視されたと思ったときに現れるのである。どうして，愛情不足となるのか。

　切れる子の親をみると，「子どもは大切にせね

家庭環境がみえるといわれるなど，家庭生活は人間にとって基礎作りに影響する。

　子どもにとっては，母親関係だけでなく父親を含めた親子関係も，健全な成長発達には重要な要素であることは明白である。

　児に悪影響を与えるといわれている親の態度は，無関心，放置，虐待，強制，過度な期待，子どもに従属的，子どもの失敗を我慢できないなどがある。また一概にはいえないが，十分に愛情を受けていないと思われる子どもの反応として，過敏，臆病，言葉の遅れ，爪かみ，チック，親から自立できない，友だち遊びができない，自閉症行動，

ば，子どもの意見を大切に，子どもの権利を守らねば」という意見が聞かれることが多いという。子どもの人権を守るということは，人になるために必要なことを伝えるということであり，何でも子どものいいなりになるのではなく，間違っていることを間違っているということ，子どもに悪影響を与えるものはどんなに子どもがほしがっても与えないということが愛情である。

　子どもが求めている愛情は物を与えられることだけではないということを，子ども自身が知っている。そういう意味での愛情不足があるというのが現実である。

　健全な親子関係を持つということは，幼児にとっては，心と体が共に正常で健全な発達を達成することであり，母親にとっては，「親であること」を自己のアイデンティティに統合し人間的成長を成し遂げることになるのである。児の気質がだんだんと明確になっていく過程の母子相互関係は，それぞれの行動を生起させる背後の要因について考慮して観察する必要がある。

　家庭内には良い対人関係が考慮されるべきであり，家族構成が問題ではない。たとえば，子どもたちの日々の経験や関係が満足のいくものであれば，多様な社会集団のなかで健康なパーソナリティが発達すると考えられている。対人関係の質が重要であるというのは簡単であるが，その質を定義するのは困難である。子育てには，子どもと過ごした時間数よりも，親と子どもがどのように一緒に過ごしたのかというような相互関係の種類によって決定される。

　切れる子にみられるさまざまな行動が持続化することを防ぐには，親の状況やその環境を加味して対策を立てることが必要である。

　子どもの社会化に作用する因子としてのテレビに関することも，その影響は親子関係に大きく左右されることがわかった。家庭内での関係性が乏しければ乏しいほど，子どもはテレビをみる時間が多くなり，暴力番組を好むようになるという結果がある。

### 4．切れにくい子どもを育てるには

　どうして切れる子どもが増えたのか，その背景には，家庭内での教育の問題や子どもの社会の変化などさまざまな要因があり，それらは個々に違い，またさまざまな要因が複雑に絡み合っている。しかし，それらを防ぐ根本には，日々の生活習慣が影響を与えていることは明らかである。そこで，現在の子育ての環境で問題となっている生活習慣のなかから切れにくい子どもが育つ基本的な生活環境の1例を示す。

　①早寝早起きを基本とした十分な睡眠をとり，自律神経を鍛える。
　②家の中ばかりでなく外で遊び，現実の世界との接触を増やし，脳を活性化する。
　③食事はできるだけ甘いものを避け，カルシウムやビタミンを多く摂り，疲れにくい体を作る。
　④子どもに正当な理由で我慢させ，自分の思い通りにならないこともあることを学ばせる。

　以上のことは，子どもに押し付けるのではなく，親も共に育つ姿勢が必要であろう。

#### 引用文献

1) 熊倉徹雄：鏡の中の自己，海鳴社，1983．
2) Schoenemen T : Reports of the sources of self-knowledge. Journal of Personality 49 : 284-94, 1984.

#### 参考文献

・シャファー HR 著，無籐隆，佐藤恵理子訳：子どもの養育に心理学がいえること，新曜社，2001．
・藤崎眞知代，野田幸江，村田保太郎，中村美津子：保育のための発達心理学，新曜社，1998．
・森下一：「不登校児」が教えてくれたもの，グラフ社，2000．

　　　　　　　　　　　　　　　　（柳吉桂子）

ひどい夜尿，性器いじりなどがあるとされる。

　母親と父親の関係も重要である。夫婦間の不和，家庭の不和なども子どもに不安感を与える要素となる。

## ③ 保育形態の違いと留意点

　幼児期後期は，行動範囲が広がることや精神の発達ということから，家庭環境以外の人や物や出

表 11-13　幼児の年齢別行動発達

| 1歳児 | ・粗大運動：独り立ちする。手を引くと歩く。<br>・手指：積み木を指先でつかむ。マリをコロコロさせたりポイする。<br>・一般理解：他人が使っていると欲しがり，与えるとまねをして使おうとする，鏡をみて喜ぶ。<br>・着衣に協力する。<br>・発声：2語またはそれ以上をいう。物が名称でわかる。 |
|---|---|
| 1歳6か月 | ・粗大運動：転ばずに歩く。手を引くと階段が昇れる。<br>・手指：積み木を2〜3個つめる。本のページを2〜3枚一緒にめくる。<br>・一般理解：絵本をみて「ワンワン」など知っているものを指差す。人形などそれらしく遊ぶ。<br>・歩きながらおもちゃを曳く。さじを使うが多くはこぼす。<br>・言語：意味のある単語を最低1語いえる。片言をいう。 |
| 2歳 | ・粗大運動：足をそろえながら手すりにつかまって階段を昇降する。走る。ボールをける。<br>・手指：ドアの取っ手を回す。手を洗って拭く。本のページを1ページずつめくる。<br>・一般理解：人形で遊ぶ。のどが乾いていることや便意をいえる。簡単な衣服を着る。<br>・言語：言葉を組み合わせる，簡単な命令文がわかる。 |
| 2歳6か月 | ・両足をそろえて跳ぶ。つま先歩きできる。垂直線・水平線を真似て書く。物の片づけを手伝う。男女の区別がわかり始める。 |
| 3歳 | ・階段を片足ずつで上がり1段ずつ足を揃えて降りる。片足で数秒立つ。大きいボタンがはめられる。靴の左右や前後をそろえれば衣服や靴を着脱できる。人を描く。「これなあに」など尋ねてくる。人形に話しかけて遊ぶ。 |
| 4歳 | ・片足ずつで階段を降りる。片足跳びをする。服のボタンをはめる。大小の区別をする。上下・前後がわかる。自分で排便する。接続詞を使って話す。 |
| 5歳 | ・スキップをする。10個のものを数える。一人で衣服を着る。言葉の意味を尋ねる。 |
| 6歳 | ・指の数がわかる。曜日をいう。左右がわかる。硬貨の種別がわかる。 |

来事に興味を持ち始める。社会性の発達のためにも，集団生活としての保育も生活に含められてくる。子どもは，家族以外の人と接すること，集団生活をしていくためにある決まりごとを守ること，自分でしなくてはならないこと，いろいろな面で我慢をしなくてはならないことなどを通して「人」として育っていく。

子どもは遊びのなかで，自立や自発性，自己の感情の上手な表現の仕方，言葉や動作でのコミュニケーションスキル，感情の洞察など，必要な力を自然に身につけていく。その際の留意点としては，集団生活のみで子どもの社会性などが育てられるのではないということである。やはり子どもにとっての安らぎや適切なしつけがされているというような家庭環境が基本となり，家庭でどのような保育が提供されるかが問われる。子育て支援がいわれるなか，子どもにとって何が望ましい環境なのか，子どもの視点に立った具体的な支援が望まれる。

●参考文献

・青木康子，加藤尚美，平澤美恵子編：助産学大系 4，産褥の生理と病態—新生児・乳幼児の生理と病態，第3版，日本看護協会出版会，2003.
・青木康子，加藤尚美，平澤美恵子編：助産学大系 8，助産診断・技術学 III，第3版，第3章，日本看護協会出版会，2003.
・白木和夫，前川喜平監修：小児科学，第2版，医学書院，2002.
・矢田純一，中山健太郎編：小児科学，第7版，文光堂，1994.

（柳吉桂子）

# IV 行政による子育て支援

幼児が健やかに育つよう，行政と市町村，市民レベルでさまざまな支援が実施されている。健康面と保育・子育てについてみてみる。

## 1 健康診査
（母子保健法第9条，12条における1歳6か月，3歳児健診）

幼児の健康診査は母子保健法の第9条に示されている（表11-14）。そして昭和52年度から，運動機能，視聴覚などの障害，精神発達の遅滞などについては，早期発見し適切な措置を講ずることにより心身障害の予防につながるということから，1歳6か月の健康診査が行われるようになった。

昭和62年度からは健康診査で異常が認められた幼児については，各診療科別に専門医師による精密健康診査が行われるようになった。さらに，精神発達面については，児童相談所において精神科医および心理判定医院などによる精密健康診査が行われるようになった。

3歳児健康診査においては，身体発育および精神発達の面から，特にこの時期が最も重要であるという位置づけのもと，総合的な健診を行っている。

### 表11-14 母子保健法（一部）

（健康診査）
第12条 市町村は次に掲げる者に対し，厚生省令の定めるところにより，健康診査を行わなければならない。
一 満1歳6か月を超え満2歳に達しない幼児
二 満3歳を超え満4歳に達しない幼児
（栄養摂取に関する援助）
第14条 市町村は，妊産婦又は乳児若しくは幼児に対して，栄養の摂取につき必要な援助をするように努めるものとする。

さらに，平成13年度からは，児童虐待防止の観点から「乳幼児健診における育児支援強化事業」のもとに，育児についての親の悩みや，親と子の関係性に着眼し，愛着形成への支援を行う目的で，心理職や保育士などによる相談や遊びへの支援を行うようになった（乳幼児健診の項参照）。

## 2 保健指導

市町村においては，妊娠，出産，育児や乳幼児の栄養についての指導を行っている。妊産婦，新生児，未熟児に対しては，必要に応じて医師，助産師，保健師が家庭を訪問して保健指導を行っている。

特に，わが国は諸外国と比べて，子どもの不慮の事故による死亡が高く，1～4歳の乳幼児の不慮の事故の死因は，交通事故，不慮の溺死および溺水，不慮の窒息の順に多い。「健やか親子21」ではこれらを減少させていくために，取組みの目標にも掲げている。

## 3 医療給付など

近年は疾患の治癒率は向上しているが，新たな疾患の増加もみられ，社会福祉や家族福祉の観点からも重要な課題である。

### 1）乳幼児を対象とする公費負担医療
表11-15に示すように，未熟児，難病，障害児，結核に関しての乳幼児の公費負担が行われている。

### 2）小児慢性特定疾患治療研究事業
昭和49年から，治療が困難で長期にわたり，治療費の負担も高額な慢性疾患（難病）を対象に治

表 11-15 乳幼児を対象とする主な公費負担医療

| | 未熟児 | 慢性疾患児 | 障害児 | 結核 |
|---|---|---|---|---|
| 事業名 | 未熟児養育医療 | 小児慢性特定疾患治療研究事業 | 育成医療 | 結核児童療育給付 |
| 実施主体 | 都道府県・指定都市・その他の保健所設置市・特別区 | 都道府県・指定都市・中核市 | 都道府県・指定都市・中核市 | 都道府県・指定都市・中核市 |
| 事業の趣旨 | 未熟児に対する入院医療費についての医療保険の自己負担分を給付 | 小児がん等小児慢性特定疾患に罹患している児童に対し，治療の普及促進を図り，併せて医療保険の自己負担分を給付 | 身体に障害のある児童に対し，必要な医療について医療保険の自己負担分を給付 | 結核の児童に対し，学習品，日用品を支給するとともに，医療保険の自己負担分を給付 |
| 対象者 | 出生時の体重が 2,000 グラム以下の者や生活力が特に薄弱な者など | 約 500 疾病の小児慢性特定疾患に罹患している児童 | 身体に障害がある児童または将来において障害児となるおそれのある児童のうち確実に治療効果が期待される児童 | 長期の入院治療を要する結核児童 |
| 給付内容 | ・入院医療費について医療保険の自己負担分 | ・対象疾病の治療研究に係る医療費について医療保険の自己負担分 | ・対象の機能障害の除去，軽減のため必要な医療費について医療保険の自己負担分 | ・入院医療費について医療保険の自己負担分<br>・学習品，日用品の支給 |
| 対象年齢 | 1 歳未満 | 18 歳未満（一部 20 歳まで） | 18 歳未満 | 18 歳未満 |
| 給付人員（14 年度） | 27,613 人 | 105,341 人 | 57,802 人 | 35 人 |
| 予算（16 年度）※ | 25 億円 | 127 億円 | 28 億円 | 1 千万円 |

（注）※ 国は都道府県等に対して事業費の 2 分の 1 を負担または補助する。
（資料） 厚生労働省雇用均等・児童家庭局母子保健課調べ
（国民衛生の動向，p.95，厚生統計協会，2004）

療費の負担を公費で行っていたが，特別会計の枠のなかでの財源であるため，不安定な予算の位置づけに置かれていることが問題となった。平成 13 年 9 月から翌年の 6 月にかけて，今後の事業のあり方などに関する検討会が行われ，報告書がまとまった。

平成 16 年 11 月に「児童福祉法の一部を改正する法律案」を国会に提出し成立した。それにより，平成 17 年 4 月 1 日から小児慢性特定疾患治療研究事業は，法律に基づく安定的な制度となり，また，制度の改善・重点化も図られることとなった。新たな認定基準を表 11-16 に示す。

また，難病の子どもを持つ親たちが中心となり難病のこども支援全国ネットワークや，先天性代謝異常症の子どもを持った親たちが作ったロイコジストロフィー・ネットワークなどがあり，情報提供や精神的なサポートなどを行っている。

## 4 身体障害児対策

わが国の 18 歳未満の身体障害児数（在宅）は 81,900 人と推定される（平成 13 年，身体障害児実態調査）。平成 8 年の調査と比較してほぼ横ばいである。障害の種類は，図 11-20 に示すように，肢体不自由児が身体障害児数の約 6 割を占めている。

身体障害児の身体障害の原因についてみると，出生時の損傷によるものが 17.3％，疾病によるものが 14.8％，事故によるものが 2.4％となっている。

障害者対策については，昭和 56 年の世界身体障害者年を契機として，平成 8 年度を初年度とする障害者プランが決定された。ここでは 7 つの視点から施策の重点的な推進を図ることとされた。

**表 11-16 小児慢性特定疾患重症患者認定基準**

①：すべての疾患に対して，次に掲げる症状のうち，1つ以上が長期間（おおむね6か月以上）継続すると認められる場合

| 対象部位 | 症状の状態 |
|---|---|
| 眼 | 眼の機能に著しい障害を有するもの（両眼の視力の和が0.04以下のもの） |
| 聴器 | 聴覚機能に著しい障害を有するもの（両耳の聴力レベルが100デシベル以上のもの） |
| 上肢 | 両上肢の機能に著しい障害を有するもの（両上肢の用を全く廃したもの） |
| | 両上肢のすべての指の機能に著しい障害を有するもの（両上肢のすべての指を基部から欠いているもの，両上肢のすべての指の機能を全く廃したもの） |
| | 一上肢の機能に著しい障害を有するもの（一上肢の上腕の2分の1以上で欠くもの，一上肢の用を全く廃したもの） |
| 下肢 | 両下肢の機能に著しい障害を有するもの（両下肢の用を全く廃したもの） |
| | 両下肢を足関節以上で欠くもの（両下肢を足関節以上で欠くもの） |
| 体幹・脊柱 | 1歳以上の児童において，体幹の機能に座っていることができない程度または立ち上がることができない程度の障害を有するもの（1歳以上の児童において，腰掛け，正座，あぐら，横すわりのいずれもができないものまたは，臥位または座位から自力のみでは立ち上がれず，他人，柱，杖，その他の器物の介護または補助によりはじめて立ち上がることができる程度の障害を有するもの） |
| 肢体の機能 | 身体の機能の障害または長期にわたる安静を必要とする症状が，上記と同程度以上と認められる状態であって，日常生活の用を弁ずることを不能ならしめる程度のもの（一上肢および一下肢の用を全く廃したもの，四肢の機能に相当程度の障害を残すもの） |

②：①に該当しない場合であって，各疾患群に関して以下の項目に該当する場合

| 疾患群 | 該当項目 |
|---|---|
| 悪性新生物 | 転移または再発があり，濃厚な治療を行っているもの |
| 慢性腎疾患 | 血液透析または腹膜透析（CAPD，持続携帯腹膜透析を含む）を行っているもの |
| 慢性呼吸器疾患 | 気管切開管理または挿管を行っているもの |
| 慢性心疾患 | 人工呼吸管理または酸素療法を行っているもの |
| 先天性代謝異常 | 知能指数20以下，または1歳以上の児童において，寝たきりのもの |
| 神経・筋疾患 | 発達・知能指数は20以下，または1歳以上の児童において，寝たきりのもの |
| 慢性消化器疾患 | 気管切開管理または挿管を行っているもの |

①地域で共に生活するために
②社会的自立を促進するために
③バリアフリー化を促進するために
④QOLの向上を目指して
⑤安心な暮らしを確保するために
⑥心のバリアを取り除くために
⑦わが国にふさわしい国際協力，国際交流を
となっている。

さらに，平成15年度から平成24年までの10年間を新たな新障害者基本計画とし，重点施策実施5か年計画が策定された。

新障害者基本計画は，従来の障害者基本計画におけるリハビリテーションとノーマライゼーションの理念を継承するとともに，障害の有無にかかわらず，国民誰もが相互に人格と個性を尊重し支え合う「共生社会」の実現を目指している。また，施策推進の基本的方針として，「社会のバリアフリー化」，「利用者本位の支援」，「障害の特性を踏まえた施策の展開」，「総合的かつ効果的な施策の推進」という4つの横断的視点を取り上げている。

```
 人
120,000 ┤ 116,600
           (3.7)
100,000 ┤      93,800  92,500
                (3.1)   (3.0)
 80,000 ┤                     81,000  81,600  81,900
                                (2.9)   (3.3)   (3.6)
                                                14,200
 60,000 ┤

 40,000 ┤                                       47,700

 20,000 ┤                                       15,200
                                                 4,800
     0  └─────────────────────────────────────────
       昭和40年  45年   62年  平成3年  8年   13年
```

( )内：人口対千人

■ 内部障害    □ 聴覚・言語障害
□ 肢体不自由  ■ 視覚障害

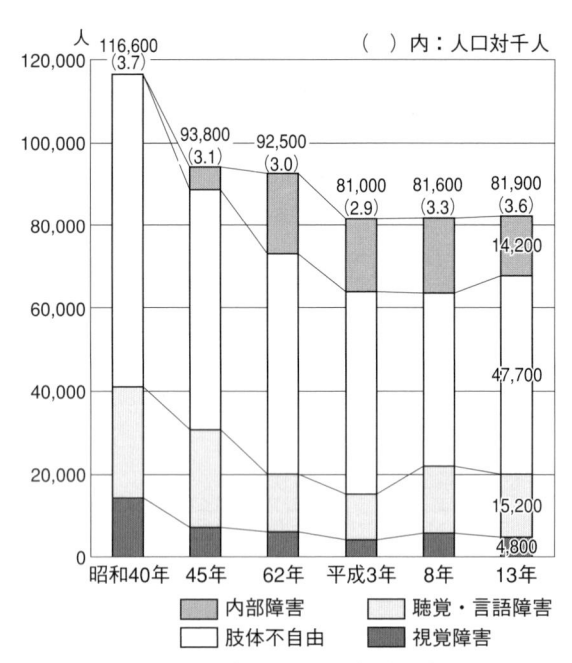

**図11-20　障害の種類別にみた身体障害児数の年次推移**（厚生労働省：平成13年身体障害児実態調査）

## 5 情緒や心の発達などに問題がある児

さまざまな要因で，母児の心の交流がうまくいかない児が増加の傾向にある。乳幼児健康診査においても早期発見と対応に視点をおいて，地域保健センターで心理相談員が相談・援助を行っている。

自閉症児には小児慢性特定疾患治療研究事業の制度が適応されている。

昨今，学習障害やADHD（注意欠陥多動性障害）などの名前が聞かれるようになったが，知的障害のない広汎性発達障害や非虐待児との鑑別が重要であるが，しばしば困難であるといわれている。

また，親子関係のひずみからくる心の問題として，思春期の瘦せや引き込もりなども大きな社会的問題になっている。

厚生労働科学研究において，研究報告書の成果物として「子供のこころの健康問題ハンドブック」がまとめられた。

## 6 生活環境としての地域社会

平成12年11月に母子保健の2010年までの国民運動計画として，「健やか親子21」が策定された。その主要課題は，
① 思春期の保健対策の強化と健康教育の推進
② 妊娠・出産に関する安全性と快適さの確保と不妊への支援
③ 小児保健医療水準を維持・向上させるための環境整備
④ 子どもの心の安らかな発達の促進と育児不安の軽減

となっており，取組みの目標として61項目の指標が設定された。

平成13年4月には，約60の専門団体から組織された健やか親子21推進協議会が設置され，自主的な取組みが進められている。

また，公式ホームページも設けられており，情報提供や情報の発信が双方向で行えることを目指している。

住民に身近な市町村においては，「健やか親子21」に伴う市町村母子保健計画の見直し作業も進められている。

## 7 次世代育成支援への取組み

次世代育成支援対策推進法と少子化社会対策基本法が平成15年の通常国会で成立した。次世代育成支援対策推進法は平成27年3月31日までの時限立法で，国・地方公共団体の責務として，「行動計画」を定めることが求められている。また，自治体は，2005年までの子育て支援計画（行動計画）策定が義務づけられている。基本的な考え方は，家庭や地域の子育て力の低下に対応して，次世代を担う子どもを育成する家庭を社会全体で支援することにより，子どもが心身ともに健やかに育つための環境を整備することである。

平成15年3月に発表された「次世代育成支援に関する当面の取り組み方針」では，具体的な対策の枠組みとしては，従来の「子育てと仕事の両

立支援」に加え,「男性を含めた働き方の見直し」,「地域における子育て支援」,「社会保障における次世代支援」,「子どもの社会性の向上や自立の促進」という4つの柱に沿って,総合的な取組みを効率的かつ効果的に進めることとするとなっている(図11-21)。

これは,政府・地方公共団体・企業などが一体となって,国の基本政策として次世代育成支援を進め,家庭や地域社会における「子育て機能の再生」の実現を目指すものである。

少子化社会対策基本法は,国と地方自治体に少子化対策の策定と実務の責務を,企業に協力を要請し,また,国民の責務も規定した。従来は,個人領域とされていた不妊治療にまで踏み込んだことが特徴といえる。

さらに,平成16(2004)年6月に「少子化社会対策大綱」が少子化社会基本法に基づき策定された。そして同年12月に「少子化社会対策大綱に基づく重点施策の具体的実施計画について」が策定された。これは新エンゼルプランから5年を経

**表11-17 「子ども・子育て応援プラン」の概要**

| 4つの重点課題 | 平成21年度までの5年間に講ずる施策と目標(例) | 目指すべき社会の姿〔概ね10年後を展望〕(例) |
| --- | --- | --- |
| 若者の自立とたくましい子どもの育ち | ・若年者試用(トライアル)雇用の積極的活用(常用雇用移行率80%を平成18年度までに達成)<br>・日本学生支援機構奨学金事業の充実(基準を満たす希望者全員の貸与に向け努力)<br>・学校における体験活動の充実(全国の小・中・高等学校において一定期間のまとまった体験活動の実施) | ・若者が意欲を持って就職し経済的にも自立〔フリーター約200万人,若年失業者・無業者約100万人それぞれについて低下を示すような状況を目指す〕<br>・教育を受ける意欲と能力のある者が経済的理由で修学を断念することのないようにする。<br>・各種体験活動機会が充実し,多くの子どもがさまざまな体験を持つことができる。 |
| 仕事と家庭の両立支援と働き方の見直し | ・企業の行動計画の策定・実施の支援と好事例の普及(次世代法認定企業数を計画策定企業の20%以上,ファミリーフレンドリー表彰企業数を累計700企業)<br>・個々人の生活等に配慮した労働時間の設定改善に向けた労使の自主的取組の推進,長時間にわたる時間外労働の是正(長時間にわたる時間外労働を行っている者を1割以上減少) | ・希望する者すべてが安心して育児休業等を取得〔育児休業取得率 男性10%,女性80%,小学校修学開始期までの勤務時間短縮等の措置の普及率25%〕<br>・男性も家庭でしっかり子どもに向き合う時間が持てる〔育児期の男性の育児等の時間が他の先進国並に〕<br>・働き方を見直し,多様な人材の効果的な育成活用により,労働生産性が上昇し,育児期にある男女の長時間労働が是正 |
| 生命の大切さ,家庭の役割などについての理解 | ・保育所,児童館,保健センター等において中・高校生が乳幼児とふれあう機会を提供(すべての施設で受入を推進)<br>・全国の中・高等学校において,子育て理解教育を推進 | ・多くの若者が子育てに肯定的な(「子どもはかわいい」,「子育てで自分も成長」)イメージを持てる。 |
| 子育ての新たな支え合いと連帯 | ・地域子育て支援の拠点づくり(つどいの広場事業,地域子育て支援センター合わせて全国6,000か所での実施)<br>・待機児童ゼロ作戦のさらなる展開(待機児童の多い市町村を中心に保育所受入児童数を215万人に拡大)<br>・児童虐待防止ネットワークの設置(全市町村)<br>・小児救急医療体制の推進(小児救急医療圏404地区をすべてカバー)<br>・子育てバリアフリーの推進(建築物,公共交通機関および公共施設等の段差解消,バリアフリーマップの作成) | ・全国どこでも歩いていける場所で気兼ねなく親子で集まって相談や交流ができる(子育て拠点施設がすべての中学校区に1か所以上ある)<br>・全国どこでも保育サービスが利用できる〔待機児童が50人以上いる市町村をなくす〕<br>・児童虐待で子どもが命を落とすことがない社会をつくる〔児童虐待死の撲滅を目指す〕<br>・全国どこでも子どもが病気の際に適切に対応できるようになる。<br>・妊産婦や乳幼児連れの人が安心して外出できる〔不安なく外出できると感じる人の割合の増加〕 |

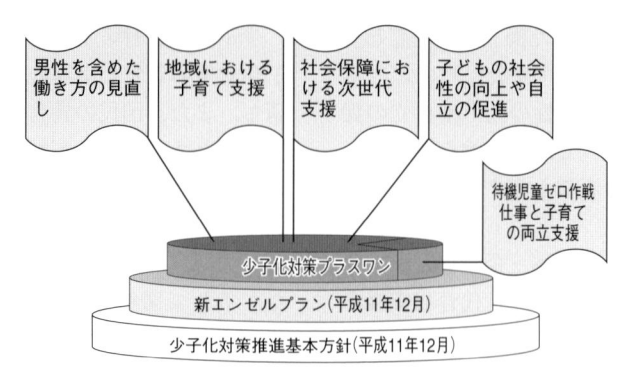

図中:
- 男性を含めた働き方の見直し
- 地域における子育て支援
- 社会保障における次世代支援
- 子どもの社会性の向上や自立の促進
- 待機児童ゼロ作戦 仕事と子育ての両立支援
- 少子化対策プラスワン
- 新エンゼルプラン（平成11年12月）
- 少子化対策推進基本方針（平成11年12月）

**図11-21 次世代育成支援への取組み**
(厚生労働省 ホームページ より)

て，新たな少子化対策として掲げられたものであり，「子ども・子育て応援プラン」として平成21(2009)年までの具体的な施策内容と目標が示された。

「子ども・子育て応援プラン」は次世代育成支援で掲げた4つの重点課題を引き続き掲げ，また，その具体的な特徴として，次の6つが掲げられている。概要を表11-17に示す。

①保育事業中心から，若者の自立・教育，働き方の見直しなどを含めた幅広いプラン。

②概ね10年後を展望した「目指すべき社会の姿」を提示。

③「働き方の見直し」の分野において積極的な目標設定。

④体験学習を通じた「たくましい子どもの育ち」など教育分野において積極的な目標設定。

⑤「待機児童ゼロ作戦」とともに，きめ細かい地域の子育て支援や児童虐待防止対策など，すべての子どもと子育てを大切にする取組みを推進。

⑥市町村が策定中の次世代育成支援に関する行動計画も踏まえて数値目標を設置。

助産師にとって注目すべきことは，「健やか親子21」に続いて「子ども・子育て応援プラン」のなかにも"「いいお産」の普及"が盛り込まれたことである。

(新野由子)

# 12 ハイリスク妊婦・産婦・褥婦のアセスメントと健康支援

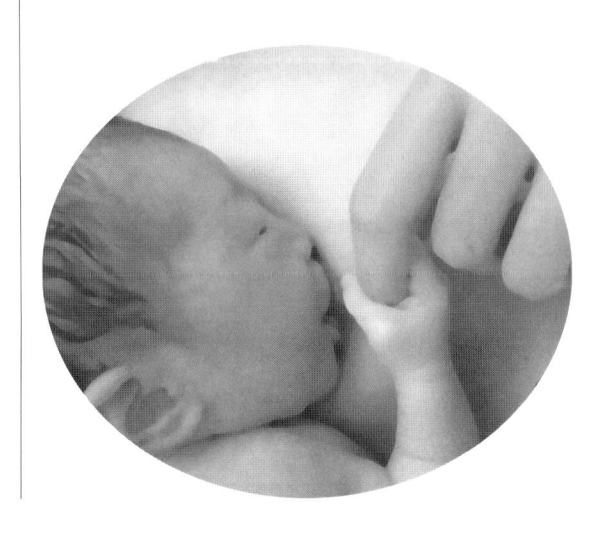

# I 妊産褥婦の症状・徴候のアセスメントとケア

　妊娠・分娩は，女性にとって生涯に最も心身に変化をきたす出来事である。特に身体の調整機能をつかさどるホルモン動態が大きいことから心身の生理的な変化が大きい。そのため，女性が生来持っている体質が，生理的な範囲から逸脱しやすく，日常生活上も心理的・社会的な影響を受けやすい。また，この時期に生じた異常は，その後の母子の健康状態に影響を及ぼしやすいので適切な支援を行いたいものである。

　特に妊娠前から健康上で問題を抱えていたハイリスク女性や，妊娠を契機に異常症状を抱えるようになった妊産褥婦に対しては，健康診査を適切に行い，異常の予測や早期発見に努めなければならない。そして，少しでも母子の健康障害の防止やリスクをくい止めたいものである。

## 1 妊娠・分娩・産褥期のチェックポイント

　妊産褥婦にみられる心身の変化をアセスメントする観察項目をあげる。そして，妊娠から産褥の各期にみられる主な異常症状とケアについて述べる。

### a 観察のチェックポイント

　全身の身体状態を観察し，また精神・心理状態の変化をみていく。それが生理的範囲を逸脱していないかをアセスメントしていく。異常症状のチェックポイントについて表 12-1 に示したが，基本症状は出血，腹痛，バイタルサインスである。

#### 1）全身状態の観察

　生理的変化と性器の変化を観察，アセスメントする。

❶生理的変化
呼吸器系：換気量の増加障害（機能的・器質的）
循環器系：鉄欠乏性貧血，血漿成分・血液凝固能の正常範囲から逸脱，仰臥位低血圧症候群

**表 12-1 異常症状の観察のポイント**

1) 出血
   ①出血の部位：性器出血，腹腔内，その他
   ②出血量：微量〜大量（ml）
   ③出血の状態：断続的，持続的，突発的，噴出様，拍動性
   ④血液の色：赤色，鮮紅色，暗赤色，褐色
   ⑤血液の性状：粘稠性，漿液性，凝血，胎児および付属物組織の混入
2) 腹痛
   ①疼痛の部位：下腹部痛，局所痛
   ②疼痛の種類：鈍痛，牽引痛，穿刺痛，圧痛，痙攣性
   ③疼痛の発来：断続的，持続的，規則的
   ④腹部の症状：子宮収縮，腹壁緊張，子宮底の上昇，収縮輪の上昇（バンドル収縮輪），子宮円靭帯の緊張，臍周囲が青白い（Cullen 徴候）
3) 血圧の変動
   ①血圧の測定値：140/90 mmHg 以上，収縮期血圧が 80 mmHg 以下，脈圧の縮小，平常より 25％以上の血圧下降
   ②合併症状：頭痛，腹痛，出血，嘔気・嘔吐，精神不安
   ③体位，その他：仰臥位，努責，反応遅滞
4) 悪寒・発熱
   ①体温：38℃以上
   ②合併症状：出血，羊水の混濁，腹痛，乳房緊満・疼痛，排尿痛，創部の発赤・腫脹・疼痛，持続的な嘔吐，腹部の重感・冷感
   ③悪寒・発熱の発来：破水後，産科的処置，手術後，生殖器（乳房も含む）の創傷後
5) 浮腫
   ①浮腫の部位：下肢，手指，顔面，腹部
   ②合併症状：頭痛，血圧の上昇，尿量の減少，眼症状，腹痛

消化器系：持続的な嘔吐，便秘，黄疸
泌尿器系：排尿痛，尿失禁，尿閉
神経系：神経過敏(頭痛，歯痛，神経痛)，副交感神経の緊張亢進，(味覚・嗅覚・視覚の変化)
内分泌・代謝系：耐糖能の低下，細胞外液の貯留
骨・関節：骨盤・背部の靱帯や筋肉痛
皮膚：下肢・外陰の静脈瘤，皮下組織の浮腫
体重：1週間に500gを超える増加

❷性器の変化
子宮体部，子宮頸部，付属器・支持組織，外陰，乳房などの性器の奇形，腫瘍，位置異常，発育不良，形態の不適，発赤，腫脹，創傷．

2) 精神・心理状態の観察
精神的な状態と行動，生活環境を観察，アセスメントする．
①精神状態：表情の暗さ，情緒不安定，内向的，抑うつ的
②日常生活行動：行動(嗜癖，偏食)，生活環境(大気汚染・汚水，有害物の被曝など)

## b 妊娠・分娩・産褥期に起きうる症状と異常徴候

妊娠・分娩・産褥期の女性はさまざまな症状を呈したり，異常徴候を示すことがある．
異常徴候には妊娠の成立や母体の変化に伴うものと，胎児の成長過程に伴って生じるものがある．嘔気・嘔吐のように妊娠初期にみられる「つわり」や，胎児娩出の直前に陣痛による生理的な腹膜刺激から，妊娠悪阻や過強陣痛が引き起こす異常徴候まである．体温や血圧なども変化しやすいことから，正常範囲内であるか否かのアセスメントが重要である．助産師は異常徴候を早期に発見し，母子の健康状態をより良い状態に保つようケアの提供に努める．

### 1) 母体側
妊娠・分娩・産褥期の異常徴候の代表的なものとしては出血や腹痛があり，同時に症状としてみられることが多い．また，出血や腹痛は，妊娠・分娩の各時期の疾患によって特有な異常症状がみられるので，その鑑別を表 12-2 に示した．

❶嘔吐
①つわり(妊娠悪阻)：妊娠悪阻とは，妊娠初期の悪心・嘔気・嘔吐・食欲不振・嗜好の変化といった生理的なつわり症状が悪化したものをいう．脱水・栄養障害・代謝障害さらには脳障害などをきたすなど，全身状態が障害される．妊娠悪阻によって引き起こされる症状とケアを表 12-3 にまとめた．
②陣痛：過強陣痛による腹膜刺激
③血圧の変動：ショックの一症状

❷出血：異常出血を起こす主な疾患の鑑別(表 12-2)

①**妊娠前半期** 妊娠初期月経様出血，流産，子宮外妊娠，頸管妊娠，胞状奇胎

■流産 妊娠 22 週未満の妊娠中絶をいい，性器出血や腹痛などの症状を伴う流産の分類には以下にあげるようなものがある．
ⓐ完全流産：妊卵が完全に，その付属物とともに排出される．
ⓑ不全流産：卵膜が破綻し，妊卵およびその付属物が子宮外に排出されたが，一部が残留している状態をいう．
ⓒ切迫流産：妊娠継続の可能性はあるものの，出血を主症状とし，下腹部痛や腰痛を伴うが子宮口が未開大で，流産が開始されようとするものをいう．
ⓓ稽流流産：胎芽あるいは胎児が子宮内で死亡後，子宮内に停滞している状態をいう．

ケアとしては，安静を保つために，腹圧をかけないような日常生活動作，極力動かないように家事などの支援者を確保すること，精神的・身体的にリラックスできるような環境整備についての指導を行う．また，アロマセラピーを行うこともリラックスのための効果がある．

■子宮外妊娠 受精卵が子宮腔以外の場所に着床し，生育した妊娠を子宮外妊娠という．子宮外妊娠の発生頻度は全妊娠の約 0.5～1.5%であるが，近年の性感染症(STI)や体外受精の増加に伴い高くなる傾向にある．妊卵が着床する部位によって次のように分類されるが，発生頻度の高い順は卵管妊娠(97%)＞卵巣妊娠(1～2%)＞頸管妊娠(0.5%)＞腹腔内妊娠(0.5%)である．
ⓐ卵管妊娠：卵管の異常や卵の発育段階の異常

### 表 12-2 妊娠中および分娩直後に異常出血を起こす主要疾患の鑑別

#### a. 妊娠前半期

| 観察事項 | 疾患別 | 流産 | 子宮外妊娠 | 頸管妊娠 | 胞状奇胎 |
|---|---|---|---|---|---|
| 症状 | 出血 | 流産の時期により異なるが，少量で，継続性，凝血を混じえ，胎嚢・胎児を排出することあり。 | 主として内出血。少量持続ないし断続出血 | 始めは少量継続，やがて大出血，接触出血が著明 | はじめ断続的，次第に持続性となり，時に大出血を起こす。 |
| | 疼痛 | 陣痛様の下腹痛，腰痛，牽引痛 | 下腹部激痛<br>下肢，肩甲部への放散痛，肛門部痛，圧迫感あり。 | 無痛 | 無痛 |
| | 貧血症状 | 外出血に比例 | 急性貧血症状著明で外出血に比例しない。 | 外出血に比例 | 外出血に比例 |
| | その他 | | 嘔気，嘔吐，腹壁緊張，圧痛著明 | | つわり症状著明 |
| 検査および診察所見 | 内診 | 流産の進行により異なるが，進行流産では頸管開大し，妊娠週数に比して子宮が小さい。 | 無月経期間に比して子宮は小さい。付属器の腫瘤を認め圧痛著明。頸管部痛あり。 | 子宮頸管が膨大し子宮全体は，ダルマ状を呈し柔軟 | 無月経期間に比して子宮は大きく，柔軟<br>頸管開大，時には黄体嚢腫を認める。 |
| | 検査その他 | 尿中 hCG 値の低値<br>BBT 下降<br><br>絨毛組織あり。 | ダグラス窩穿刺陽性<br><br><br>絨毛組織がなく，脱落膜変化のみ。 | <br><br><br>絨毛組織あり。 | ・妊娠 10 週以後でドプラにて胎児心音聴取不能<br>・尿中 hCG が妊娠週数に比して高値<br>・超音波による断層像<br>　吹雪状陰影：snow storm pattern<br>　斑点状陰影：spotted pattern<br>　嚢胞：vesicle<br>・奇胎組織 |

#### b. 妊娠後半期に異常出血を起こす主要疾患の鑑別

| 観察事項 | 疾患別 | 常位胎盤早期剥離 | 前置胎盤 | 子宮破裂 |
|---|---|---|---|---|
| 症状 | 初発症状 | 突然に起こり，疼痛を伴う。内出血が主で，外出血は伴うときと伴わないときがある。 | 妊娠末期の無痛性，反復性，無警告の外出血がある。 | 切迫子宮破裂，突然に起こり，激痛を伴う。内出血が主で外出血は著明でない。 |
| | 出血の状態 | 内出血が主で，外出血は概して多くない。<br>外出血は，収縮発作時に必ずしも増強しない。 | 外出血のみで胎盤付着状況によって少量〜大量の出血をする。<br>収縮発作時に増強する。 | 内出血が主であるが，外出血も伴い早期剥離よりも一般に多い。<br>収縮発作とは無関係である。 |
| | 腹部の状態<br>腹壁および子宮 | 子宮底が上昇し，板状で硬く緊張が強い。<br>圧痛疼痛があり，特に剥離部は激痛がある。<br>腹囲は増加する。 | 特に異常がみられない | 子宮下部は伸展されるが，下腹部全体にデファンスがあり，触れがたい。<br>圧痛が著明で，破裂部は激痛がある。<br>腹囲は増加する。 |
| | 陣痛<br>収縮輪 | 発作間欠が不明<br>なし | 正常<br>なし | 微弱または停止<br>破裂前に異常に上昇する。 |

（次頁へつづく）

I　妊産褥婦の症状・徴候のアセスメントとケア　433

(b. つづき)

| | | | | |
|---|---|---|---|---|
| 症状 | 全身状態 | 妊娠高血圧症候群がみられる。外出血に比例せず，貧血症状が現れるが，貧血に比例せず血圧が高いことがある。しばしばDICを合併し，ショック，血液凝固障害をみる。乏尿で尿蛋白(+)一般に状態は重篤である。 | 貧血の程度は外出血と比例する。尿所見も正常であるが，出血量が多くなると乏尿になる。一般状態は，それほど侵されない。 | 外出血とは比例せず，外出血がなくても貧血，ショックに陥ることがある。出血量に比例し，血圧低下をきたし乏尿になる。一般状態はきわめて重篤である。 |
| 検査および診察所見 | 胎児所見 | 心音，胎動消失し，触診で触れ難い。 | 通常は変わりなく触診もできる。 | 全破裂では，心音，胎動消失し腹壁直下に容易に胎児を触れる。 |
| | 内診所見 | 胎盤は触れない。破水前には緊張した胎胞を触れる。 | 倚褥感がある。子宮口開大後は，直接胎盤を触れる。 | 胎盤は触れない。破裂後は胎児下降部の上昇を認める。 |
| | 血液所見凝固変化 | あり(延長あるいは非凝固) | なし | なし |
| | 赤沈 | 遅延(10 mm/時) | 正常(50 mm/時) | 正常(50 mm/時) |
| | 超音波断層法 | 胎盤後血腫を認める。 | 胎盤付着部位の異常を認める。 | 全破裂では，子宮外に胎児を認める。 |
| | X線所見 | 異常を認めない。 | 膀胱造影法で，膀胱と児頭の間に間隙あり。 | 胎児の異常位置，異常胎向が証明される。 |

(安藤広子：青木康子，他編，助産学大系7，助産診断・技術学I，p.289，日本看護協会出版会，1996を一部改変)

### c. 分娩期に異常出血を起こす主要疾患の鑑別

| | 疾患別 観察事項 | 子宮頸管裂傷 | 腟壁裂傷会陰裂傷 | 癒着胎盤 | 胎盤一部遺残 | 弛緩出血 | 静脈瘤の破裂 | 凝固・線溶系の異常 |
|---|---|---|---|---|---|---|---|---|
| 症状 | 出血の時期状態，性状 | 児娩出直後より鮮紅色の外出血が拍動性をもって少量～大量持続的に出血する。 | 児娩出直後より，鮮紅色の外出血が少量～中等量持続的に出血する。 | 児娩出後より暗赤色の外出血が中等量～大量波状的に出血する。 | 胎盤娩出後，暗赤色の外出血が中等量～大量波状的に出血する。 | 胎盤娩出後，または一定時間後暗赤色の外出血が，中等量～大量波状的に出血する。時に血腫を形成する。 | 児娩出後，時に妊娠後期に鮮紅色の外出血が，中等量～大量波状的に出血する。 | 一般に胎盤娩出後鮮紅色～赤色の出血が内・外出血として波状的に大量出血する。凝固性に乏しい。 |
| | 子宮，胎盤 | 胎盤は完全に娩出し，子宮の収縮は良好 | 胎盤は完全に娩出し，子宮の収縮は良好 | 胎盤娩出せず子宮は大きく柔らかい。 | 胎盤の一部が残存し，子宮はやや大きく柔らかい。 | 胎盤は娩出されているが，子宮の収縮不良で，大きく柔らかい。 | 胎盤は完全に娩出し，子宮収縮良好 | 胎盤は娩出されているが，子宮の収縮は不定のことがある。 |
| | 全身状態 | 良好～出血に比例して重篤 | 良好 | 出血に比例する。 | 出血に比例する。 | 出血に比例～重篤になる。 | 出血に比例～重篤になる。 | 出血に比例～重篤になる。 |
| 検査および診察所見 | 内診，視診 | 損傷部位を認める。 | 損傷部位を認める。 | 子宮腔内からの出血 | 子宮腔内からの出血 | 子宮腔内からの出血子宮腔内に血塊 | 腟壁に破綻出血部位時には血腫形成 | 正常 |
| | 血液の凝固能 | 正常 | 正常 | 正常 | 正常 | 正常 | 正常 | 溶解しやすい |

(安藤広子まとめ)

表 12-3 つわり・妊娠悪阻の症状と看護

| 分類 | | 症状 | 処置・ケア |
|---|---|---|---|
| つわり | | 軽度，体重減少 5%以下 | そのまま様子を観察する |
| 妊娠悪阻 | 第1期 | 悪心，持続する嘔吐　体重減少 5%以上 | ・安静，エネルギー・水分補給，電解質の補正<br>・食事を工夫する：空腹にしない，少量の分食にする，冷たいもの・酸味や香りの活用 |
| | 第2期（中毒期） | 発熱，肝障害，頻脈，電解質異常，BUN の上昇 | ・精神的な安定を図る：妊娠の受容，夫・家族のサポート |
| | 第3期（脳症期） | 不眠，傾眠，頭痛，昏睡，痙攣 | ・日常生活を工夫する：食後の安静，十分な睡眠・休息，便通調整，気分転換 |

により，卵管膨大部や卵管峡部に着床する。そして，卵管膨大部妊娠では卵管流産を，卵管峡部妊娠では妊卵の増大とともに卵管破裂をきたす。

ⓑ卵巣妊娠：受精卵が卵巣組織内に着床し，発育する。大部分は早期に破裂をして卵管妊娠と同じ経過をたどる。

ⓒ頸管妊娠：受精卵が子宮頸管部に着床したものである。

ⓓ腹腔内妊娠

②妊娠後半期　流早産，前置胎盤，常位胎盤早期剝離，辺縁静脈洞破裂

③分娩期　軟産道裂傷（子宮頸管裂傷，腟壁・会陰裂傷），子宮破裂，胎盤の剝離障害，胎盤の一部遺残，弛緩出血，血液凝固障害，子宮内反症

④産褥期　子宮復古不全

❸腹痛　出血に伴う腹痛の種類や状態（表 12-2）

①妊娠期：流早産，子宮外妊娠，胞状奇胎，常位胎盤早期剝離

②分娩期：子宮破裂

③産褥期：恥骨結合離開（恥骨部位の圧痛，出血はない）

❹血圧の変動

①出血性ショック：出血

②非出血性ショック：腰椎麻酔，胎盤用手剝離，クレーデの胎盤圧出法，敗血症，仰臥位低血圧症候群，羊水栓塞

❺悪寒・発熱

①妊娠期：妊娠悪阻による脱水，稽留流産，子宮内胎児死亡，尿路感染症

②分娩期：産科手術・処置後，前期破水後の感染

③産褥期：産褥熱，乳腺炎，血栓性静脈炎，尿路感染症

2）胎児側

母体の観察とアセスメントとともに，胎児の状態もアセスメントする。

❶胎児心拍の変動

①聴取不能・消失：流産，子宮内胎児死亡

②徐脈：児頭圧迫，胎盤血管圧迫，臍帯圧迫

③頻脈；激しい胎動，感染・母体の発熱

④基線細変動幅が小さい：胎児ジストレス，無脳児などの奇形

❷子宮底長からみた胎児および付属物の状態

①著しい増加：羊水過多症（無脳児，水頭症，脊椎破裂，消化管の閉塞），巨大児，多胎妊娠

②少ない増加：子宮内感染症（梅毒，風疹，トキソプラズマ，ヘルペス），染色体異常（ダウン症候群など）

③増加の停止・鈍化：胎盤機能不全（慢性高血圧症，妊娠高血圧症候群），羊水過少症（腎形成不全など），胎児死亡

❸エストリオール（$E_3$）の低値（479 頁参照）：子宮内胎児発育遅延（IUGR），胎盤機能不全，過期妊娠，糖尿病合併妊娠，胎児ジストレス，子宮内胎児死亡，奇形児妊娠

❹ヒト胎盤性ラクトゲン（hPL）　妊娠末期の血中 hPL 値は 4～10 μg/ml である。

①高値：多胎妊娠，糖尿病合併妊娠，Rh 不適合妊娠

②低値：IUGR，胎盤機能不全，妊娠高血圧症候群，過期妊娠，常位胎盤早期剝離，胎児ジストレス，子宮内胎児死亡

❺胎児末梢血 pH（244 頁参照）

分娩開始前は臍帯血で，分娩開始後は児頭末梢血により胎児ジストレスの判定を行う。児頭末梢血の pH 5～7.20 は警戒域で，7.15 以下は危険域

とされている。

## 2 異常発生時のケア

　異常が発生する際にはその前にさまざまな症状を示すので，その症状が一過性のものであるか，悪化傾向にあるのかを持続して十分に観察する。それと同時に，心身の安静を保てるようなケアや，体位の変換や酸素量の供給バランスの調整などを行い原因除去に努める。そして，医療的処置が必要か否かを短時間に判断する能力が助産師には求められる。

### a 異常徴候の把握と継続観察

　問診・視診・触診・聴診，計測による観察から得た情報を統合して，助産師は妊産褥婦の経過を予測する。そのため，的確な観察とアセスメントが重要である。正常範囲からの逸脱を早く発見してケアを行ったり，医療へ引き継ぐことができれば，予後に良い影響をもたらす。ケアの第一優先である「母子の安全」のために，継続観察と的確なアセスメントにより徴候の推移を見きわめ，異常の予防と早期対応に努めたいものである。

### b 医師との連携

　わが国の医療制度では，助産師は正常分娩の介助と異常発生時の応急処置を行うことができる。それ以外の治療・手術は医師の業務である。
　今日では医療技術の発達とともに，先端医療である胎児診断や，不妊治療，ハイリスク児の救命治療などが行われるようになった。しかし，治療ができないものや，後遺症が残るものであったりすることから，それらの医療行為には賛否両論がある。
　助産師と医師はお互いに状況の把握・評価・対応策の取り方などについて日頃から理解し合っておく必要がある。
　また，異常発生時には高度医療が必要となるので単に産科医だけではなく，小児科医（新生児専門医），内科医，外科医，眼科医などの専門医との連携が必要とされる。

### c 医学的対応とケア

　妊産褥婦に発生した異常とその原因について助産師はアセスメントをし，医療処置が必要であるかどうかを判断しなければならない。
　助産師は医師の診療の介助も行うので，経過に対する的確な判断とともに処置・手術の適応・要約・禁忌などを理解しておく必要がある。また，産科の医療処置・手術は，日常の業務とは異なっているうえに，緊急の場合が多いので，救急時の使用薬品や器械・器具の点検，連絡網や人的な役割分担について，日頃から確認しておく必要がある。
　異常発生時に高度医療が必要となったときは，産科医療だけではなく，他領域の専門医療スタッフとの連携が必要となる。第一次医療施設から第二次，第三次医療施設へ搬送が行われることもある。助産師は，母体・新生児搬送の転出や転入の連携システムを理解し，そのような事態に対して自身のとるべき役割や行動を明らかにしておかなければならない。
　また，このような時期には，当事者である妊婦・産婦・褥婦やその家族の精神状態は，不安やとまどいなどの混乱状態にある。適切な心理的支援を提供したいものである。搬送時の「申し送り書」には，治療・処置の内容とともに具体的なケア内容についても記載し，搬送先と連携をとりながら継続的なケアを図る。

### d 社会的対応とケア

　周産期は生理的変化が大きいため，正常経過から急速に逸脱することがあり，母児の生命や身体に障害をきたすなど予後への影響も大きい。そのためには，高度の専門的な医療が受けられるように，早期の対応が求められる。その際には，母体・新生児搬送をする施設の選択や処置・治療などに関して十分なインフォームドコンセントが重要である。特に異常発生時には，医療者全員が救命に気をとられてしまいがちなので，助産師は当事者や家族のおかれている状況を把握しつつ，インフォームドコンセントがなされうるような援助も重要な役割として認識しておきたい。
　異常が発生した場合，医療施設の変更や，入院

## トピックス

### 破水と感染

今から 70 年ほど前の産婆学校教科書（昭和 7 年発行）の異常分娩の項目に「早期破水」という記述がある。「胎児下降部未だ骨盤入口に嵌入せずして，子宮口の開大尚ほ六仙米ならざる中に破水するときは，之を早期破水と称す。原因は卵膜の薄弱，陣痛又は腹圧の過強。粗暴の内診」と記載されている。

医学の進歩により，現在考えられている破水とその原因および管理について述べる。

#### 1. 破水の定義と分類

破水とは，分娩時，先進部の下降に伴って胎胞が緊満し破裂することをいう。時期と起きた場所により，下記のように分類される。

① 前期破水(premature rupture of membranes：PROM)：陣痛開始前の破水：ⓐ 37 週以後の前期破水(term PROM)，ⓑ 37 週未満の前期破水(preterm PROM)
② 早期破水：陣痛開始後，開口期の途中での破水
③ 適時破水：陣痛開始後，子宮口が全開大近くの破水
④ 高位破水：胎胞の破れる位置が子宮口よりも上部での破水
⑤ 遅滞破水：子宮口が全開大し，胎児の下降があるにもかかわらず破水しないもの

特に妊娠継続と児の予後に関係するのが前期破水である。前期破水と早期破水をあわせて前期破水と称することもある。

#### 2. 前期破水の最近の傾向

全分娩の約 50％が適時破水である。破水後は減少した子宮容積に順応するために，子宮筋がしばらく休止する。一時的に陣痛は弱まるが，その後強い陣痛が始まるのが一般的で，一度破水してしまうと分娩の進行を止めることは困難である。

37 週未満の前期破水は早産の原因となり，胎児が母体の外に適応できない未熟な状態で出生に至ってしまうため，前期破水の有無は児の予後にも大きくかかわってくる。

前期破水は異常妊娠・分娩ではその発生頻度は高く，全妊娠の 5～10％に起こる。

最近の傾向として，早産の原因を前期破水とする報告が多くみられる。早産を予防するためには前期破水を予防する必要がある。そのほか，咳嗽などで急激に腹圧が高まったり，性交などの外力や，双胎，羊水過多症なども破水の原因となる。

#### 3. 前期破水と感染

37 週以後と 37 週未満の前期破水について感染徴候を認める比率を比較すると，37 週以後に比

---

期間の長期化といった問題が起きる。その場合は入院中の施設と家との距離的な問題，上の子どもの育児を誰が荷うかなどの困難に直面し，家族との面会もままならなかったりすることもある。あるいは，家庭での療養・療育になることもある。助産師は，保健師やソーシャル・ワーカーなど関連職種への橋渡しや，連携をとりながら支援を行う。

不幸にして流産や死産などで子どもを亡くした母親とその家族への支援も，重要な役割である。

## 3 応急処置

### a 異常状態とその把握

救急処置を要する異常状態としては，異常出血，意識障害，痙攣などがある。これらの状態下では，循環動態や呼吸機能，代謝産物の排泄機能などが極度に低下する。このように生体機能が極度に低下した状態をショックという。

#### 1）産科ショックの原因

産科ショックの原因としては，Blalock 分類に従って表 12-4 のように分類され，出血性ショッ

べて37週未満のほうが高率である。それには卵膜が感染する絨毛膜羊膜炎(chorioamnionitis：CAM)が関与していると考えられている。29週以前の破水症例ではすべてに絨毛膜羊膜炎が認められ，さらには新生児に高率で感染を呈したという報告もある。

なぜ，卵膜が感染すると前期破水が起こるのか。

産道からの上行感染により，絨毛膜羊膜炎になり，卵膜が脆弱化する。感染の原因には腟内細菌叢の異常が考えられている。正常腟内細菌叢の菌群が，多量の複数の菌種に置換された状態が異常であり，その病態を細菌性腟症(bacterial vaginosis：BV)という。

産婦の50％は無症状であるため，症状は乏しくともBVは十分に観察する必要がある。

感染から前期破水までの機序は次の通りである。上行感染にて絨毛膜，羊膜が感染し炎症が起きると，マクロファージが刺激され蛋白質分子の炎症誘導型サイトカインが数種類産生される。それらは卵膜の脆弱化の原因となり，ひいては子宮収縮の原因となるプロスタグランジンを産生したり，炎症局所へ好中球を遊走させて子宮頸管の早期熟化を引き起こしたりする。結果として卵膜の破綻が起き，早産になると考えられている。

GBS(B群溶レン菌)，クラミジアについては，前期破水との関連性を示唆する報告と疑問視する報告とあり見解は一致していない。

### 4．感染および前期破水の管理

感染および破水を早期に発見する方法として，現在一般的に行われているものに，癌胎児性フィブロネクチンや頸管エラスターゼの測定がある。その他に，サイトカイン定量，BVの診断などを併用したスクリーニング法が今後検討されていくであろう。

また妊娠中の性行為により感染の機会が増加することも考えられている。

妊娠中の性交と絨毛膜羊膜炎や破水との関連は認められており，コンドームを使用するべきであるという考えがある一方で，性交の禁止という考え方もある。医学的には，現段階では見解は一致していない。しかし性行為により腹圧がかかったり，早産を促進する可能性があるため早産のリスクが高い妊婦は性交を控えたほうがよいとされている。

破水後は上行性の感染を防ぐため，抗生剤の投与が開始される。内診はできるだけ避け，母体の体温観察，胎児モニタリングを通して感染徴候を把握していく必要がある。

助産師が前期破水を軽視し，母体の発熱，羊水混濁を呈したが，その後の処置も十分に行わなかったため子どもに後遺症が残ったという事故の報告もある。破水については，今一度その原因を理解し，根拠に基づいた適切な観察，判断が必要である。

〈藤村由希子〉

---

表12-4 産科ショックの分類（Blalock分類）

1) 血原性（代謝性）ショック
 ①妊娠，分娩，産褥に大出血をきたす疾患
 ②産科DIC
 ③血液疾患合併による出血傾向
2) 神経ショック：激痛，腹膜刺激を伴う常位胎盤早期剥離，子宮破裂，子宮内反症
3) 血管原性ショック
 ①羊水塞栓症，肺動脈血栓症
 ②アレルギー，薬剤(静脈麻酔薬，腰椎麻酔薬，子宮収縮薬)
 ③感染，敗血症性流産
4) 心原性ショック：心疾患合併妊娠
5) 混合型：仰臥位低血圧症候群

(秋谷清，他編：エッセンシャル産婦人科学，p.528，医歯薬出版，1993を一部改変)

---

クと非出血性ショックとに大別される。産科ショックの90％を出血性ショックが占めていて，その約半数が弛緩出血である。分娩時の異常出血の主な原因と対処については図12-1の通りである。

#### 2) 出血量の推定

出血量のはかり方について：出血量が不明な場合は，ショック指数を目安にしてその量を推定する(表12-5)。

#### 3) ショックの程度と症状

ショックの症状は，血圧，脈拍・皮膚温，顔色や表情，意識の程度によって鑑別をする(表12-6)。

①プレショック症状：気分不快，顔面蒼白，四肢冷感，不安・不穏，頭痛，チアノーゼ，軽度の頻

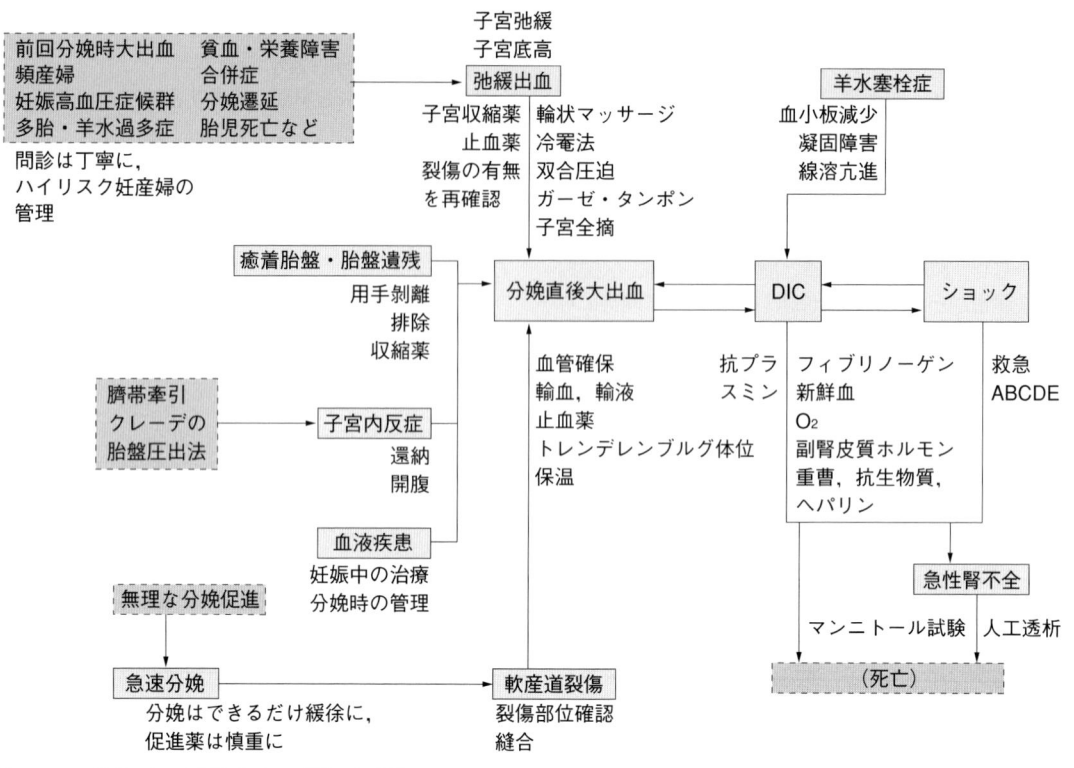

### 図12-1 分娩時の異常出血の原因と対処

```
前回分娩時大出血  貧血・栄養障害                子宮弛緩
頻産婦          合併症                      子宮底高
妊娠高血圧症候群   分娩遷延                    ┌─────┐         ┌─────┐
多胎・羊水過多症   胎児死亡など                │弛緩出血│         │羊水塞栓症│
                                        └─────┘         └─────┘
問診は丁寧に,             子宮収縮薬  輪状マッサージ      血小板減少
ハイリスク妊産婦の          止血薬    冷罨法           凝固障害
管理                    裂傷の有無  双合圧迫           線溶亢進
                      を再確認   ガーゼ・タンポン
                              子宮全摘
  ┌─────────────┐   用手剥離
  │癒着胎盤・胎盤遺残│   排除        ┌──────┐       ┌───┐       ┌────┐
  └─────────────┘   収縮薬    →  │分娩直後大出血│ ←── │DIC│ ←──→ │ショック│
                                └──────┘       └───┘       └────┘
  ┌─────────┐                  血管確保  抗プラ  フィブリノーゲン  救急
  │臍帯牽引   │   ┌─────┐       輸血,輸液 スミン  新鮮血         ABCDE
  │クレーデの │ → │子宮内反症│      止血薬          O₂
  │胎盤圧出法 │   └─────┘       トレンデレンブルグ体位 副腎皮質ホルモン
  └─────────┘   還納           保温          重曹,抗生物質,
                開腹                        ヘパリン

                ┌──────┐                              ┌──────┐
                │血液疾患│                              │急性腎不全│
                └──────┘                              └──────┘
                妊娠中の治療                       マンニトール試験  人工透析
                分娩時の管理
  ┌─────────┐                  ┌──────┐                    ┌───┐
  │無理な分娩促進│                  │軟産道裂傷│                    │(死亡)│
  └─────────┘                  └──────┘                    └───┘
  ┌────┐                       裂傷部位確認
  │急速分娩│  ──────────────→    縫合
  └────┘
  分娩はできるだけ緩徐に,
  促進薬は慎重に
```

(竹村喬:分娩時の大出血とその処置.産婦人科治療 41(5):518-23,1980を一部改変)

脈,嘔気・嘔吐,呼吸促迫の1つ以上がみられる。
　②ショック症状:①の症状の悪化,血圧低下,尿量の減少,代謝性アシドーシス,さらに重症では血小板やフィブリノーゲン減少,DIC,不可逆性の死に至りうる。

### b 症状別の応急処置

緊急を要する異常症状として出血,痙攣,急性腎不全(乏尿・無尿)への処置は以下の通りである。

1) 出血性ショック
①血管確保・輸液療法
②応急的止血処置
　・腟内ガーゼタンポン(図12-2)
　・子宮体の双手圧迫法(図12-3)
　・大動脈圧迫法(図12-4)
③出血創の確認とその処置

### 表12-5 ショック指数と出血量

| ショック指数 | 出血量(目安) | |
|---|---|---|
| 0.5 | 正常 | |
| 1.0 | 10～30%(1,000 g) | ショック指数= 脈拍数(/分) / 収縮期血圧(mmHg) |
| 1.5 | 30～50%(1,500 g) | |
| 2.0 | 50～70%(2,000 g) | |

(齋藤良治,他:妊娠末期の出血とその対策.産婦人科治療 68(5):563,1994)

### 表12-6 ショックの程度の鑑別

| 症状<br>ショック程度 | 収縮期血圧 | 脈拍数 | 顔色 | 四肢の皮膚温 | 意識・表情 |
|---|---|---|---|---|---|
| 軽症 | 20%以内の下降 | 100～120 | やや紫色 | やや冷たい | 明瞭,普通 |
| 中等症 | 20～40%の下降 | 120以上 | 蒼白 | 非常に冷たい | 明瞭,ただし無表情 |
| 重症 | 40%以上の下降 | 触れにくい | 高度のチアノーゼ | 氷のように冷たい | 無気力,無表情 |

(真柄正直:最新産科学,異常編,p.313,文光堂,1993)

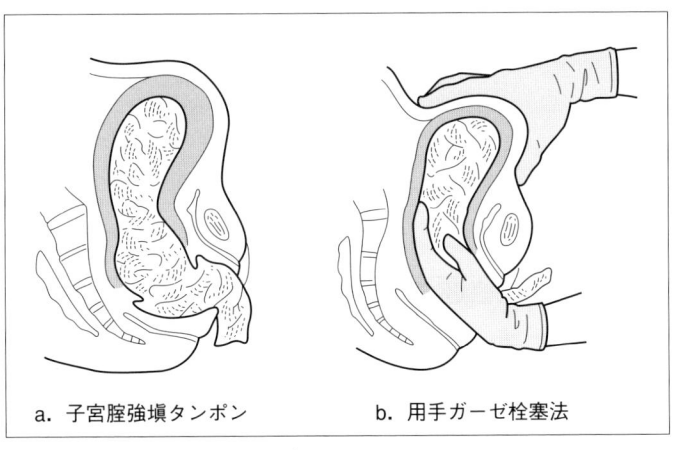

a. 子宮腟強塡タンポン　　b. 用手ガーゼ栓塞法

図 12-2　腟内ガーゼタンポン

④気道確保・酸素吸入療法
・鼻腔カニューレ，マスク法
・マスクによる補助呼吸
・人工呼吸
・気管内挿管
⑤トレンデレンブルグ体位（骨盤高位）
⑥薬物療法
・強心薬

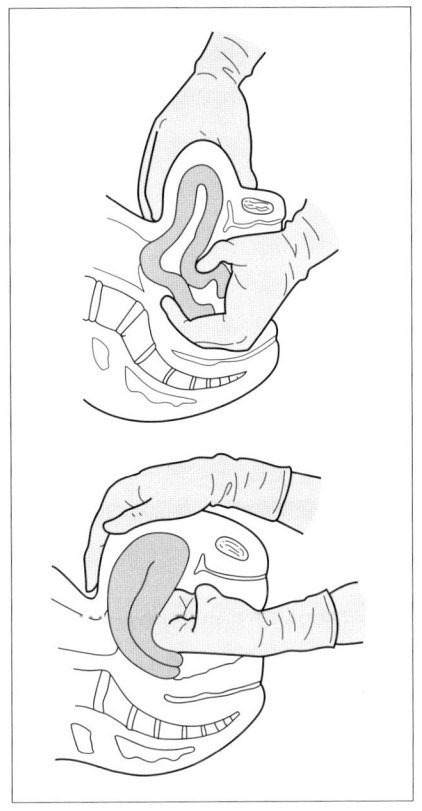

図 12-3　子宮体の双手圧迫法

図 12-4　大動脈圧迫法

a. 用手的大動脈圧迫法

b. Momburg の駆血法

c. Sehrt 大動脈圧抵器

d. Rissmann 圧抵器

- 血圧上昇薬
- 体液 pH 調整剤
- 副腎皮質ホルモン薬
- 抗生物質
- 血液製剤

### 2) 痙攣の処置

①気道の確保：舌根沈下の予防，気道内異物の吸引を行う。

②舌咬傷の予防：バイトブロックなどを歯列の間に挿入する。

③ベッドから落ちないように体を固定する。

④酸素吸入をする。

⑤保温をする。

⑥抗痙攣薬の静脈内投与の介助をする。

⑦安静・刺激を避ける：個室に隔離し，光・音・振動を遮断する。

⑧痙攣発作の原因除去のための処置の介助をする（痙攣発作の鑑別は表 12-7 を参照）。

### 3) 急性腎不全（乏尿・無尿）

乏尿は 1 日尿量 400 ml 以下，無尿は 1 日尿量 100 ml 以下である。

①留置カテーテルを挿入し，尿量のチェックをする。尿量 20 ml/時以下，比重 1.005 以下では心不全予防のため水分制限をする。

②感染や合併症の予防のため，悪心・嘔吐，血圧亢進，痙攣，意識障害の出現の観察や体位変換を行う。

## 4 急速遂娩，主に緊急帝王切開術のケア

異常の発生頻度が高いのは分娩の周辺期であり，母体と胎児の安全に配慮して健康状態を観察していかなければならない。しかし，胎児は母体に帰属していることから，母体の健康に支障が生じると二次的に胎児ジストレスをきたすことが多い。また，母体の健康状態が悪くないときでも胎児の健康状態が悪化して胎児ジストレスとなることもある。そのため，異常発生時には急速遂娩が行われることが多い。緊急遂娩は妊婦にとって心身に負担となる。精神的に十分な支援をしたい。

### 1) 急速遂娩の適応

①母体適応：前置胎盤，子宮（切迫）破裂，常位

**表 12-7　痙攣発作の鑑別**

| 疾患名 | 鑑別診断 |
| --- | --- |
| 子癇 | 多くの場合は，蛋白尿，浮腫，血圧の亢進とともに乏尿となって痙攣を起こすことが多い。典型的な子癇発作は，①前駆期：頭痛・嘔吐・易興奮性，②チック期：意識消失・瞳孔散大・眼球上転・眼球痙攣，③強直性痙攣期：全身弓なり・顔面暗赤色，④間代性痙攣期：激しく眼瞼を開閉・口角に泡をふく・全身を振動する，⑤昏睡期：痙攣は止み昏睡に入る，という経過をとる。 |
| てんかん | 妊娠前に既往歴がある。浮腫，尿変化，高血圧を欠く。瞳孔ははじめ縮小し，のち散大する。脳波に特有の所見がみられる。 |
| ヒステリー | 妊娠前に既往歴がある。浮腫，高血圧，尿変化の所見を欠く。瞳孔は発作時にも光に反応する。 |
| 脳溢血 | 浮腫，尿変化がない。瞳孔不同を証明し，バビンスキー反応が陽性に現れ，麻痺が現れる（子癇に脳溢血が合併することがある）。 |
| 脳腫瘍 | 浮腫，尿変化がない。激烈な頭痛と打痛を訴える。眼底にうっ血乳頭を認める。 |
| 髄膜炎 | 浮腫，尿変化がない。嘔吐が強く，項部強直，反弓緊張が著しい。体温上昇が著しく，腱反射ははじめ上昇して消失する。瞳孔不同を認める。 |
| 尿毒症 | 血中残余窒素およびインジカンの増量があり，時に血中尿素の増量がある。呼気にアンモニア臭がある。高血圧性網膜症がある（時に欠くこともある）。 |
| 破傷風 | 浮腫，尿変化，昏睡がない。けいれんは強直性で咬痙（牙関緊急）が甚だしい。 |

（安藤広子：異常分娩のケア．青木康子，他編，助産学体系 7，助産診断・技術学，日本看護協会出版会，1999）

胎盤早期剥離，DIC，ショック，全身疾患の合併（重症妊娠高血圧症候群，敗血症，その他）。

②胎児適応：胎児の状態からみた急速遂娩の診断基準を**表12-8**に示す。臍帯脱出，胎位・胎勢異常（横位，反屈位，骨盤位など）。

### 2) 分娩時期と急速遂娩方法
分娩時期とその対応を**図12-5**にまとめた。

### 3) 手術分娩のリスク比較
手術には必ずリスクが伴う。それぞれのリスクを**表12-9**にまとめた。

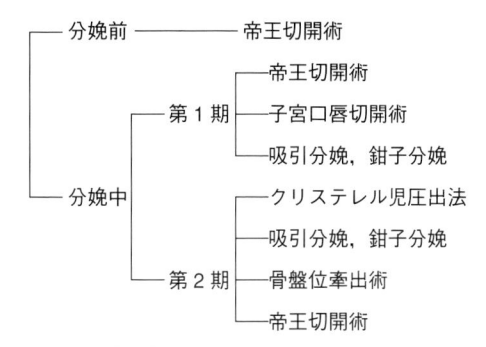

```
                  ┌ 分娩前 ──── 帝王切開術
                  │          ┌ 帝王切開術
                  │          ├ 子宮口唇切開術
                  │  第1期 ──┤
                  │          └ 吸引分娩，鉗子分娩
                  │
                  └ 分娩中 ──┤
                             │          ┌ クリステレル児圧出法
                             │          ├ 吸引分娩，鉗子分娩
                             │  第2期 ──┤
                             │          ├ 骨盤位牽出術
                             │          └ 帝王切開術
```

**図12-5 分娩時期と対応**

### 表12-8 急速遂娩時の診断基準

1) 次の項目の2つ以上を満足する場合（ただし，1項目でも高度なものは総合判断による）
   ① late deceleration を示すが，次の陣痛発作までに回復するもの
   ② 基準心拍数が 120～100 bpm または 160 bpm 以上
   ③ 胎児末梢血 pH が 7.20～7.15 のもの
   ④ 羊水混濁(+)～(+++)のもの
2) 次の項目の1つ以上を満足する場合
   ① 高度の late deceleration を示し5分以上にわたって持続し，回復しないもの
   ② 基準心拍数が 100 bpm 以下のもの
   ③ 胎児末梢血 pH が 7.15 以下のもの
   ④ pH の変動が 0.05/分以上のもの
   ⑤ 羊水混濁(+++)のもの

（藤井仁，坂元正一：胎児仮死治療の実際；急速遂娩実施の時期．産婦人科 MOOK 1, 胎児・新生児仮死, p.155, 金原出版, 1978 より作成）

### 表12-9 手術分娩のリスク比較

| | | 吸引分娩 | 鉗子分娩 | 帝王切開 |
|---|---|---|---|---|
| 母体側 | 手術侵襲 | ↑ | ↑↑ | ↑↑↑ |
| | 出血 | ↑ | ↑↑ | ↑↑↑ |
| | 麻酔の必要性 | ↑ | ↑↑ | ↑↑↑ |
| | 発熱 | → | → | ↑↑ |
| | 入院期間 | → | → | ↑↑↑ |
| 胎児側 | 頭皮剥離・裂傷 | ↑ | ↑ | → |
| | 頭血腫 | ↑↑↑ | ↑↑ | → |
| | 新生児黄疸 | ↑↑ | → | → |
| | 5分後低アプガール | → | → | → |
| | 肩甲難産 | ↑↑ | ↑↑ | → |

（竹村秀雄，仲野良介：プラクティカル産科学，メディカ出版，p.351, 1992）

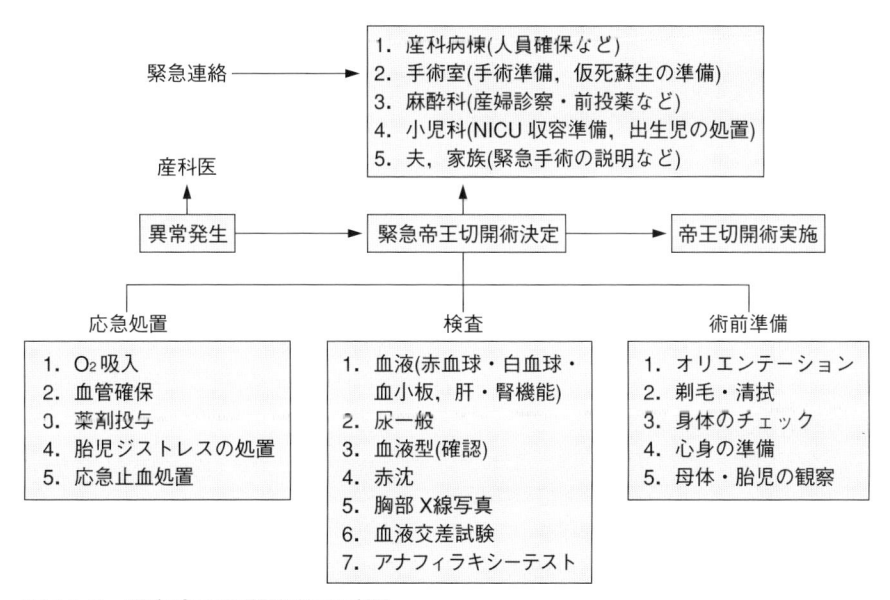

```
                                    ┌─ 1. 産科病棟（人員確保など）
                                    ├─ 2. 手術室（手術準備，仮死蘇生の準備）
              緊急連絡 ──────→      ├─ 3. 麻酔科（産婦診察・前投薬など）
                                    ├─ 4. 小児科（NICU 収容準備，出生児の処置）
                                    └─ 5. 夫，家族（緊急手術の説明など）
産科医
  │
異常発生 ────→ 緊急帝王切開術決定 ────→ 帝王切開術実施
  │
  ├─ 応急処置           検査                術前準備
  │
  1. O₂吸入            1. 血液（赤血球・白血球・    1. オリエンテーション
  2. 血管確保              血小板，肝・腎機能）      2. 剃毛・清拭
  3. 薬剤投与          2. 尿一般                   3. 身体のチェック
  4. 胎児ジストレスの処置  3. 血液型（確認）          4. 心身の準備
  5. 応急止血処置       4. 赤沈                    5. 母体・胎児の観察
                      5. 胸部X線写真
                      6. 血液交差試験
                      7. アナフィラキシーテスト
```

**図12-6 緊急帝王切開術前の手順**

## トピックス

# VBACと緊急帝王切開術時の看護のポイント

　帝王切開術既往妊婦の分娩様式は「選択的帝王切開術」または「経腟分娩」のいずれかが選択されるが，この前回帝王切開例に対する経腟分娩をVBAC(vaginal birth after cesarean section)という．VBACは帝王切開の既往のない妊婦の経腟分娩に比べて子宮破裂に代表されるリスクが高く，緊急帝王切開術に移行する場合もある．ここではVBACおよび緊急帝王切開術時の看護のポイントについて妊娠期，分娩期，産褥期に分けてみていく．

### 1. 妊娠期
#### 1) スクリーニング
■**VBACの利点と欠点**

　選択的帝王切開術に比べVBACは産褥熱や創感染の発症，輸血そして入院の期間のいずれも減少できるという利点がある．また分娩体験に対する達成感，児との早期接触など母児双方にとっての心理的側面でのプラス面がある．

　その一方で，子宮破裂はVBACにおける最も重篤な合併症といえる．一般にVBACにおける子宮破裂は選択的帝王切開術に比べると2～5倍起こりやすい．しかしその危険性は0.3～1.0%と低率であり，スクリーニングによりさらに低くなりうる．しかしながら，いったん子宮破裂が起こると大量出血，それに伴う子宮摘出，術後合併症など母体に重篤な影響を及ぼし，児にとっても死亡率は50～70%と高く，生存児でも神経学的後遺症を残す危険性がある．

■**スクリーニング**

　1988年にACOGは**表1**に示すガイドラインを，また翌年にはエビデンスに基づいた勧告(**表2**)を提示した．現在，わが国でもこれらの基準をもとにVBACに対するスクリーニングが行われつつある．

#### 2) 心理的側面への看護
■**既往帝王切開妊婦の心理的特徴**

　一般に前回帝王切開を経験した妊婦は，自分の責任で帝王切開になったという罪責感を抱くなど出産に対して否定的な感情を持つことが多い．このような妊婦に対しては外来での保健指導の場を用いて，前回の出産体験の振り返りの時間を持つことが今回の分娩様式の最適な選択につながる．

　またVBACを選択するような産科的ハイリスク妊婦は出産中に症状の急変を経験することが多いため，そのリスクや対処方法について看護者とあらかじめ話し合っておくことが有用である．

■**バースプラン立案の利点**

　バースプランとは妊婦や家族が自分たちの出産に関しての要望や希望を盛り込んだものである．VBACを選択する妊婦にとっては，結果的に帝王切開分娩になった場合でもこのバースプランを立案する作業のなかで予期的悲嘆を経ることができ，実際に生じる心理的負担が軽減されうる．母性意識とは，産む人を取り囲む夫や家族との関係から形成・発達するものである．家族が一緒に自分たちの子どもの出産について考えていくようにする．

### 2. 分娩時
#### 1) 子宮破裂など異常の早期発見

　VBAC時には子宮破裂の早期発見が何よりも

**表1　ACOG\*のVBACのガイドライン**
（Number 2, October 1998）

1. VBACを施行してよい条件
    ① 既往に1または2回の子宮下部横切開帝王切開術
    ② 児頭骨盤不均衡がない．
    ③ 帝王切開以外の子宮の手術や子宮破裂の既往がない．
    ④ 分娩中のモニタリングや緊急帝王切開術が可能である．
    ⑤ 緊急帝王切開術時の麻酔の対応，人員が確保されている．

2. VBACの禁忌
    ① 既往の帝王切開術が古典的帝王切開やT字切開，その他の体部切開
    ② 狭骨盤
    ③ 経腟分娩に対する内科的あるいは産科的合併症の存在
    ④ 緊急帝王切開術実施が不可能な状況

\* American College of Obstetricians and Gynecologists

重要である。その手がかりとして胎児心拍モニター所見の重要性を指摘する報告は多い。長く続く胎児徐脈，遅発性徐脈，変動性徐脈といった胎児ジストレスサインは子宮破裂をよく反映する。また恥骨結合上部の持続する自発痛や圧痛，子宮出血や血尿，血圧低下や頻脈，不穏などの症状の出現とともに分娩経過の停止・遷延には十分注意を要する。そのほか子宮破裂の危険因子として分娩誘発や促進などによる陣痛の増強もあげられる。助産師はパルトグラムを活用し，産婦の状態や分娩経過を十分にアセスメントすることが重要である。

### 2）緊急帝王切開

子宮破裂発生から児娩出に至る時間が短時間であればあるほど児の予後は良好である。一般に30分以上になった場合には児の予後が悪く，児に障害を残さないためには，15分以内の分娩が望ましいとされている。このように迅速な帝王切開術への移行および新生児管理の体制確立は，VBACを行ううえでの前提条件となる。したがってVBAC実施時は通常，ダブルセットアップ体制がとられることが多く，絶飲食に伴う輸液管理や定期的なバイタルサインのチェック，分娩進行状態の把握，産婦の心理状態への配慮が重要となる。

また，ひとたび緊急帝王切開に切り替わった産婦に対しては，迅速な術前準備はもとより，産婦の気持ちに寄り添ったかかわりが非常に重要となる。生まれた児を肯定し，産婦が「十分に力を発揮できた」と，自分の存在価値を見い出せるようなかかわりをすることは助産師の大切な役割である。私たちの言葉かけや態度が妊産婦に与える影響を再認識し，日常の身近な行動に反映したいものである。

## 3．産褥期

### 1）出血性ショック症状などの異常の早期発見に向けたケア

VBAC成功後も子宮破裂による腹腔内出血によりショック状態に陥る産婦がいる。したがって分娩後も母体状態を継続的に厳重監視することが非常に重要である。

### 2）バースレビュー

バースレビューとは産後，身体的状態が一段落した時期に褥婦と助産師が出産の振り返りを行うことであり，バースプランの一環である。肯定的な体験ができた褥婦は，その充実感を味わい，深める機会となる。出産体験が否定的であった場合，バースレビューを行うことにより，その感情の表出の一助となり，褥婦の出産経験を統合するためのケアとなりうる。VBAC成功者の満足度は医療従事者が考えるほど高くはなく，またVBACを試み帝王切開となった褥婦ではことのほか満足度は低かったとの報告もある。したがってVBACの成功の有無にかかわらずバースレビューを行うことにより，自己否定の修正や自責感の軽減，今後の育児に向けた新たなスタートを切る気持ちや行動の変化が大いに期待できる。また，助産師にとっても自身の助産の振り返りができる。

VBACを希望する妊産婦のケアにあたっては，子宮破裂など異常の早期発見が優先されることは否めない。しかしこのような身体的症状に関する的確な観察力，アセスメント力とともに，自分らしい出産体験を全うしようとしているその女性や家族の気持ちにいかに寄り添えるかということが助産師に求められている。

（蛎﨑奈津子）

---

**表2　ACOGの勧告**(1999)

1. 十分な科学的エビデンスに基づいた勧告(Level A)
   ①ほとんどの既往帝王切開妊婦（子宮体下部横切開）はVBACの適応であり，VBACの選択を提示されるべきである。
   ②VBACで，硬膜外麻酔の使用は禁忌ではない。
   ③古典的帝王切開（創が子宮底に至る）はVBACの禁忌である。

2. いくつかのエビデンスに基づいた勧告(Level B)
   ①2回の帝王切開歴妊婦がVBACを希望していれば，VBACを行ってよいかもしれない。しかし，子宮破裂の頻度が高くなることを十分に説明するべきである。
   ②オキシトシンやプロスタグランジンジェル使用中は，十分な監視をするべきである。
   ③子宮体下部縦切開（切開創が子宮底に及ばない）はVBACの対象となる。

3. エキスパートの意見，総意(Level C)
   ①子宮破裂は重大な結果を招くので，VBACは緊急帝王切開に迅速に対応できる施設で行われるべきである。
   ②十分にリスクとベネフィットを個々の妊婦に説明したうえで，最終的な意思決定は妊婦と医師によってなされるべきである。

### トピックス

## 早産と頸管エラスターゼ検査の関連性

　早産の人のケアは助産師にとって周産期での重要な仕事の1つである。早産危険因子として，早産の既往，子宮収縮，頸管熟化，頸管長などがあげられてきたが，近年早産の原因として絨毛膜羊膜炎(chorioamnionitis：CAM)が注目されるようになり，その診断法の1つとして顆粒球エラスターゼが用いられてきている。早産の概略について整理するとともに，頸管エラスターゼ検査との関連について述べる。

### 1．早産とは
　早産は妊娠22週以降から妊娠37週未満の分娩と定義されている。WHOでは妊娠37週未満をpre-term(早産)としているが，下限は規定していない。わが国における早産率は約5%であり，近年増加傾向にある。早産を分類すると以下のようである。
　①自然早産：自然陣痛の発来あるいは子宮頸管の熟化を主な徴候とする早産と，前期破水を主な原因とする早産。早産の約75%を占める。
　②人工早産：正期分娩の開始以前に何らかの方法で分娩させること。妊娠高血圧症候群などの母体疾患や前置胎盤，常位胎盤早期剥離，胎児ジストレスなどのために妊娠を中絶する早産。早産の約25%を占める。
　③切迫早産：下腹痛(10分間に1回以上の陣痛)，性器出血，破水などの症状に加えて，外側陣痛計で規則的な子宮収縮があり，内診では子宮口開大，頸管展退などBishop採点法で進行が認められ，早産の危険性が高いと考えられる状態。
　④習慣早産：連続3回以上の自然早産の繰り返し。

### 2．早産の原因解明
　早産の原因としては従来から子宮頸管無力症，子宮筋腫，子宮奇形などの子宮の器質異常，多胎妊娠，羊水過多症など子宮筋の負荷増大，子宮内感染症などが考えられていた。しかし，分子生物学の発展に伴い，早産に関与する物質の頸管内濃度の変化が明らかとなり，また経腟超音波断層法による頸管長の測定などが新たに考案されてきたことから，絨毛膜羊膜炎(CAM)や絨毛膜下血腫といった各種の病態が早産の発症に関与することが解明されつつある。早産の原因は多岐にわたるが，前期破水45%，常位胎盤早期剥離14%，頸管無力症14%，続いて妊娠高血圧症候群，多胎妊娠，前置胎盤の順となっている[1]。

### 3．早産と頸管エラスターゼとの関連
　早産の直接的原因として最も多い前期破水は，子宮頸管炎や絨毛膜羊膜炎，頸管長の短縮・頸管の開大，子宮筋腫の合併などが原因となっている。近年，特に絨毛膜羊膜炎の早産への関与が明らかになってきている。B群溶連菌(GBS)や腸炎球菌などの細菌が上行性に子宮頸管から子宮内へと感染し，絨毛膜や羊膜に炎症が起こると，羊水中や脱落膜のマクロファージが活性化され，炎症性サイトカインを産生する。これらがプロスタグランジンの産生を促進することで子宮収縮が生じる。また，好中球から放出される顆粒球エラスターゼなどが卵膜のコラーゲンを分解し，その結果，破水が起こる。
　絨毛膜羊膜炎は通常無症状で，肉眼的には診断できず，発症すれば早産になる可能性がきわめて高いため，早期に診断し，治療していく必要がある。子宮頸管炎や絨毛膜羊膜炎が疑われる場合は，好中球エラスターゼ活性，胎児性フィブロネクチンを測定する。顆粒球エラスターゼは，生体への侵襲に対する防御機構として好中球から放出され

---

4) 帝王切開術の要約
①母体が手術の侵襲に耐えうること。
②胎児が生存していて母体外生活が可能であること。ただし，胎児・胎盤の存在が母体の生命に危険を及ぼす場合には，児の生死を問わない。

5) 帝王切開術に必要な情報
❶手術前の確認
①出血多量で帝王切開となる場合
・現在までの総出血量，輸血，輸液量
・最終Hb値，Ht値
・出血傾向の有無

### 表　早産の原因[2]

| 母体側原因 | 胎児側原因 |
| --- | --- |
| ・子宮頸管無力症 | ・前期破水 |
| ・産道感染 | ・多胎妊娠 |
| 　腟炎 | ・羊水量異常 |
| 　頸管炎 | 　羊水過多症 |
| 　絨毛膜羊膜炎 | 　羊水過少症 |
| ・絨毛膜下血腫 | ・常位胎盤早期剝離 |
| ・子宮の異常 | ・前置胎盤 |
| 　奇形 | ・胎児奇形 |
| 　子宮筋腫 | |
| ・母体合併疾患 | |
| 　妊娠高血圧症候群 | |
| 　糖尿病 | |
| 　心血管疾患 | |
| 　甲状腺機能不全 | |
| 　母体感染症 | |
| ・母体年齢 | |
| ・生活環境，喫煙 | |

るが，炎症マーカーとしても注目されている。子宮頸管粘液中の顆粒球エラスターゼは，切迫早産発症の約1週間前から，早産発症の約2週間前から，前期破水発症の約4週間前から高値を示すことが報告されており，近年子宮頸管粘液顆粒球エラスターゼが簡便に測定できる検査キットが開発され，早産予知と予防に役立っている。

#### 4．切迫早産の治療

切迫早産妊婦の治療は，破水の有無により異なるが，子宮収縮，胎児の状態（胎児発育，羊水量，ノンストレステスト；NST，biophysical profile scoreなどで評価），感染徴候（母体の体温，脈拍，CRP，赤沈，白血球数，顆粒球エラスターゼ活性，羊水の混濁，胎児頻脈などで評価），頸管所見（超音波断層法による頸管長の測定や内診所見などで評価）などを総合的に評価し，可能な限り妊娠期間の延長を図る。

基本的には，安静，子宮収縮抑制薬の投与，感染と炎症への対策を行う。妊娠24週頃までに子宮口が開大したり，胎胞が膨隆する症例では頸管縫縮術を行うこともある。

①外来管理：未破水で早産指数（tocolysis index）2点以下，展退度30％以下，頸管長30 mm以上の場合には外来管理とする。安静を指示し，絨毛膜羊膜炎の有無を調べる。

②入院管理：破水の場合および未破水でも外来管理基準を上回る場合は入院管理とする。つまり，規則的な子宮収縮，早産指数3点以上，展退度30％以上，頸管長30 mm以下，内子宮口開大などの所見がある場合には入院管理を行う。

③胎児管理：胎児を子宮内にとどめておいたほうが良いのか，ターミネーションすべきなのかを判断するためには，胎児のwell-beingのチェック，胎児の成熟度の評価を，胎児心拍陣痛図（CTG）や超音波検査，羊水検査により行う。

近年，新生児医療の進歩に伴い，早産による低出生体重児の生命予後は改善されてきたが，依然として周産期死亡の大部分を早産児が占めているという現状や，精神神経発達などの長期予後の問題からも，早産の予防は周産期医療の重要な課題である。

これまで述べてきた生化学的検査など客観的評価法により，早期に切迫早産を診断していくことも重要であるが，母親と医療者が協力し合い，早産の予防に努力することが重要である。妊婦健診のなかで，母親の生活環境や個性を十分に把握して，予期的かつ適切な保健指導を行っていくことが助産師の重要な役割の1つである。

#### 引用文献

1) 吉永陽樹，高木健次郎，佐藤和雄：切迫早産―特に予後について．産科と婦人科64：307-11，1997．
2) 荒木勤：最新産科学，異常編，改訂第20版，pp.19-25，文光堂，2002．

（角川志穂）

・血圧などバイタルサインの変動
・血液型
・輸血の必要性の有無
・胎児ジストレスの有無

②胎児ジストレスで帝王切開となる場合
・胎児ジストレスの程度，緊急性（胎児心音の状態）
・NICUへの連絡および手術前母体搬送の考慮
・胎児ジストレスの原因として予測されること

③妊娠高血圧症候群などの母体適応で帝王切開となる場合
・母体の高血圧，腎機能の程度

## トピックス

## 長期安静入院を強いられる妊婦の看護のポイント

妊婦が長期安静入院を強いられる原因には，切迫早産や前期破水，多胎妊娠などがあげられる。これまで長期安静妊婦のケアでは身体面の重症度に関連し症状の観察，治療の介助あるいは画一的な清潔や排泄ケアが中心となっていた。しかし最近では妊婦が抱いている児の予後に対する不安や，それまで思い描いていた妊娠生活が余儀なく変更されたとまどい，家族や社会での役割遂行を長期的に離脱しなければならない失望感などといった妊婦の心理・社会的状況に対するケアが重視されるようになった。

### 1. きめ細やかな心身の症状の観察

長期安静妊婦に対しては，その身体的状態の特性に合わせ感染徴候や子宮収縮の有無や程度，胎児の well-being の状態や成熟度の評価などに細心の注意が払われる。そして児の肺成熟が未熟でそのほか異常所見が見当たらなければ，児の成熟を促すためにベッド上安静で可能な限り妊娠を継続する治療方針がとられる。そのため異常の早期発見，今後の転帰に対する予測など，助産師は専門職としてのきめ細やかな観察とアセスメントを行うこととなる。また，心悸亢進，発熱，嘔吐など治療に伴う副作用は妊婦に特に苦痛を与える。使用している薬剤の薬理作用を把握し客観的な症状観察を十分に行うことが大切である。

妊婦は，突然の入院に対するとまどい，今後の状態についての不安，わかってはいても安静の大変さに対する不満など，さまざまな思いを抱いている。定期的にじっくりと話をする時間を設け妊婦の心理状況を的確に把握することや常に受容的な声かけを行い，妊婦の思いの表出を促すようなかかわりが求められる。

### 2. おのおのの妊婦に応じた QOL を大切にしたケア

■環境整備　一般に妊婦は行動の制限に比例し，ネガティブな自己像を持ち，ストレスを増大させる。妊婦の全生活の場であるベッド，その周囲の環境の快適さを追及するケアは心身両面の苦痛の軽減にとって非常に重要である。きめ細やかな環境整備として空調調節はもちろん，各種リモコンやティッシュペーパー，ゴミ箱，好きな雑誌といったベッド周囲の物の配置，また枕やマットレス，掛け物など寝具類の調整など，個々の妊婦と相談し，その人に合った物的環境を整える配慮が必要である。

■排泄　排泄は入院中の妊婦の苦痛・不安のなかで最も多く，長期にわたる訴えの１つである。まず，できる限り個の環境を整えることが重要であり，流水や音楽による消音，換気やスプレーによる消臭を行い羞恥心の軽減に努めることが必要となる。また一般に長期の安静臥床による運動不足のため腸管の血液循環の減少や腸蠕動の低下をきたし，安静妊婦は便秘になりやすい。さまざまなストレスや看護者に依頼することへの恥じらいなどにより意識的あるいは無意識的な排便抑制が起こり便意知覚閾値が上昇し，より便秘は悪化する。

妊娠に伴う便秘は苦痛なだけではなく，子宮筋の収縮を引き起こす原因ともなり，排泄時の努責は切迫症状の悪化にもつながる。排泄のリズムを整えることや症状に合わせた体位の工夫，水音を聞かせたり温湯を外陰部に流すといった排便反射の利用とともに，整腸作用を目的とした食事プランや下剤による排便コントロールなど，予防的なケアも重要である。

■清潔　長期安静を強いられている妊婦は，妊娠

---

・子癇の有無
・胎児の IUGR の予測（NICU への連絡，および手術前母体搬送の考慮）

❷手術中の経過
・術式（腹膜内帝王切開か腹膜外か）
・胎児娩出時はスムーズであったか
・麻酔（麻酔方法・時間・薬）
・輸液量と尿量，出血量
・術中バイタルサイン（特に血圧の変動）
・膀胱とその他の臓器損傷の有無

6）緊急帝王切開術前の手順（図 12-6）

（安藤広子）

や薬剤投与による基礎代謝の亢進により清潔が保持されにくい状況にある。妊婦は年齢層からみても清潔への関心は高く，特に床上安静を強いられている妊婦にとっては清潔保持のケアは数少ない楽しみの１つとなることが多い。また良い気分転換のきっかけともなる。妊婦の生活パターンや習慣，そしてその日の症状の程度に合わせた個別プランを立案し実施したいものである。

そのほか安静を保持している妊婦の多くは，破水や出血などのためナプキンを使用している。外陰部は湿潤した状態となりやすく，上行感染に伴う早産予防の観点からも特に外陰部の清潔保持は重要である。定期的なナプキン交換や温湯を用いた洗浄は不快感の軽減においても効果的である。就寝前の温湯洗浄で気分良く眠りについた[1]との妊婦の声もあり，柔軟なケアの提供が望まれる。

### 3. 納得のいく分娩を迎えるためのケア

長期安静がなされている妊婦では本来，貴重な体験である妊娠や出産が自分の意志とは関係のない次元でとり行われている認識を持ち，非常にネガティブな体験と捉えてしまう可能性が高い。これは出産後の愛着形成への障害や育児不安にもつながる恐れがあり，入院当初から，妊婦が自分の妊娠・出産が納得のいく体験となりうるよう，特に「分娩」に向けたケアを行うことは有用である。長期入院を逆に強みとし妊婦との話し合いを積み重ね，個別的でかつ具体的なバースプランを立案する取組みが報告されている[2,3]。通常，分娩様式を確定できないことが多いため，経腟分娩と帝王切開の両方の説明が行われる。条件はつくものの妊婦や家族の分娩に対する希望を聞き，たとえ実行不可能な希望でもその思いや理由について話し合う時間を持つことを心がける。そして分娩に対し納得して臨むことができるようサポートする。

### 4. 出産後を見通したケア

■**病棟やNICUの模擬見学や看護師の事前訪問**
新生児室やNICUの見学をスタッフの作ったアルバムなどを使って行うと，出産や児の療育についてのイメージが持ちやすく，不安が少しでも緩和される。NICUスタッフの出産前訪問などもできるとよい。訪問後に妊婦や夫と受持ち助産師が今後の希望について妊婦・家族と話し合い，可能な範囲でその要望がかなえられるように調整している施設もある[2]。

■**廃用症候群**　長期臥床患者には廃用症候群が現れやすい。

廃用症候群とは，①廃用性筋萎縮などの局所的，②起立性低血圧などの全身的，③意欲低下などの精神的廃用症候群に大別され，それぞれ密接に関連しあって症状は出現する。一般に長期臥床患者では下肢の筋萎縮が著しく，それに伴う筋力低下は歩行障害の原因となる場合があるので注意を要する。現に安静臥床後の歩行開始時に，ふらつきや歩行困難を訴える褥婦は多い。そのため症状に影響を及ぼさない範囲での予防的な体操の実施は非常に重要である。山本ら[4]は理学療法士と協力し，安静臥床切迫早産妊婦に対する独自の体操を考案し，具体的な体操の内容を紹介している。そこでは身体的な症状の軽減だけではなく，「前向きに考えるようになった」など心理的効果の大きさも報告されている。

### 引用文献

1) 仁田原恵子：妊娠から分娩まで長期安静体験記．助産婦雑誌 45(3)：34-40，1991．
2) 福島恭子，石川紀子：Preterm PROM（前期破水）の看護．周産期医学 31(8)：1065-68，2001．
3) 野馬利恵子，中林正雄：母体搬送後の長期入院妊婦の看護．周産期医学 32(10)：1325-29，2002．
4) 山本真樹子，高本いく子，小松明日香，他：安静臥床切迫早産妊婦のために考案した体操の心理的効果―POMS・STAIを用いて．母性衛生 43(1)：170-77，2002．

（蠣﨑奈津子）

# II ハイリスク妊産褥婦によくみられる疾患と健康支援

ハイリスク妊婦・産婦・褥婦とはどのような状態・疾患を持つ人をいうのか，本項では代表的な10疾患について解説し，そのケアについてまとめる。

## 1 妊娠高血圧症候群（妊娠中毒症）

### a 疾患の特徴

#### 1）定義
わが国では，従来，日本産科婦人科学会によって，「妊娠に高血圧・蛋白尿・浮腫の1つもしくは2つ以上の症状がみられ，かつこれらの症状が，単なる妊娠偶発合併症によるものを妊娠中毒症という」と定義されてきた。しかし2005年，妊娠中毒症の名称が妊娠高血圧症候群（pregnancy induced hypertension：PIH）と改められ，定義も全面的に変わった。新しい定義は**表12-10**の通りである。

#### 2）分類
新しい分類は表12-10の通りである。

#### 3）誘因
誘因には以下のようなものがある。
①遺伝的素因：高血圧
②母体年齢：15歳未満，35歳以上
③母体の体格：極端なやせ，肥満
④経産回数：初産婦，既往妊娠高血圧症候群の経産婦
⑤多胎妊娠
⑥合併症：本態性高血圧症，慢性腎炎
⑦食事：塩分の過剰摂取，蛋白質・カルシウムの摂取不足

### b 妊娠・分娩・産褥期の管理

#### 1）妊娠時の管理
妊娠高血圧症候群に根本的な治療は，妊娠の中断（ターミネーション）である。したがって妊娠中はできるかぎり母体の状態を安定させて，胎児の成熟を待ちつつ分娩に臨むことが重要である。母体治療においては，いまだ病態の解析が十分でないため，安静療法，食事療法で軽快しない重症例は，母体症状の増悪を防ぐための対症療法が中心となる。

❶安静療法

子宮による大血管の圧迫除去に適した左側臥位が通常の体位として適切である。

❷食事療法（表12-11）

非妊時の肥満および妊娠中の過度の体重増加は，妊娠高血圧症候群の発症・増悪に密接に関与するため，エネルギー摂取量の調節が重要である。塩分制限に関しては，極端な塩分制限は循環血漿量の低下を助長するため望ましくないという報告が多くある。

❸薬物療法

主に高血圧に対する治療が中心であるが，子宮胎盤血流量を減少させ胎児ジストレスを引き起こす可能性があるため，妊娠高血圧症候群の病態を理解し適切な薬物療法を行うことが必要である。

①降圧薬：血管拡張作用のあるヒドララジンや中枢性降圧薬であるメチルドーパがよく用いられる。これらで効果が不十分な場合には$\alpha$・$\beta$遮断薬やカルシウム拮抗薬を使用する。

②鎮静・鎮痙薬：子癇発作時は硫酸マグネシウム，ジアゼパム，クロルプロマジン，フェノバルビタールを使用する。

③抗凝固療法：ヘパリン，ATⅢ，FOY

### 表12-10 妊娠高血圧症候群（妊娠中毒症）の新しい定義・分類(2005年4月)

1. 名称
   妊娠中毒症を妊娠高血圧症候群(pregnancy induced hypertension；PIH)との名称に改める。
2. 定義
   妊娠20週以降，分娩後12週までに高血圧がみられる場合，または高血圧に蛋白尿を伴う場合のいずれかで，かつこれらの症候が偶発合併症によらないもの。
3-1. 病型分類
   1. 妊娠高血圧腎症(preeclampsia)
      妊娠20週以降はじめて高血圧が発症し，かつ蛋白尿を伴うもので分娩後12週までに正常に復するもの。
   2. 妊娠高血圧(gestational hypertension)
      妊娠20週以降にはじめて高血圧が発症し，分娩後12週までに正常に復するもの。
   3. 加重型妊娠高血圧腎症(superimposed preeclampsia)
      1) 高血圧症が妊娠前あるいは妊娠20週までに存在し，妊娠20週以降に蛋白尿を伴うもの。
      2) 高血圧と蛋白尿が妊娠前あるいは妊娠20週までに存在し，妊娠20週以降，いずれか，または両症候が増悪するもの。
      3) 蛋白尿のみを呈する腎疾患が妊娠前あるいは妊娠20週までに存在し，妊娠20週以降に高血圧が発症するもの。
   4. 子癇(eclampsia)
      妊娠20週以降にはじめて痙攣発作を起こし，てんかんや二次性痙攣が否定されるもの。発症時期により，妊娠子癇・分娩子癇・産褥子癇とする。
3-2. 症候による亜分類
   1) 症候による病型分類：

|  | 高血圧 | 蛋白尿 |
|---|---|---|
| 軽症 | 血圧が次のいずれかに該当する場合<br>　収縮期血圧が140 mmHg以上で160 mmHg未満<br>　拡張期血圧が90 mmHg以上で110 mmHg未満 | 原則として24時間尿を用いた定量法で判定し，300 mg/日以上で2 g/日未満の場合 |
| 重症 | 血圧が次のいずれかに該当する場合<br>　収縮期血圧が160 mmHg以上の場合<br>　拡張期血圧が110 mmHg以上の場合 | 2 g/日以上の場合<br>随時尿を用いる場合は複数回の新鮮尿検査で，連続して3+(300 mg/dl)以上の場合 |

   2) 発症時期による病型分類
      妊娠32週未満に発症するものを早発型(early onset type)，妊娠32週以降に発症するものを遅発型(late onset type)とする。

付記
1) 妊娠蛋白尿(gestational proteinuria)：妊娠20週以降にはじめて蛋白尿が指摘され，分娩後12週までに消失するもの。病型分類には含めない。
2) 高血圧症(chronic hypertension)：加重型妊娠高血圧腎症を併発しやすく，妊娠高血圧症候群と同様な管理が求められる。妊娠中に増悪しても病型分類には含めない。
3) 肺水腫・脳出血・常位胎盤早期剥離およびHELLP(hemolysis, elevated liver enzymes, low platelet count)症候群は必ずしも妊娠高血圧症候群に起因するものではないが，かなり深い因果関係がある重篤な疾患である。病型分類には含めない。
4) 高血圧をh・H，蛋白尿をp・P(軽度は小文字，重症は大文字)，早期型をEO(early onset type)，遅発型をLO(late onset type)，加重型をS(superimposed type)および子癇をCと略記する。
   例)　妊娠高血圧腎症は(Hp-EOS)，(hP-LO)など，妊娠高血圧は(H-EO)，(h-LO)など，加重型妊娠高血圧腎症は(Hp-EOS)，(hP-LOS)など，子癇は(PH-EOS)，(H-LOC)など，加重型の子癇は(HP-EOSC)，(hP-LOSC)などと表示する。

(日本産科婦人科学会周産期委員会)

④血小板凝集抑制薬：低用量アスピリン

### ❹母体の検査
一般検査，血液凝固検査，腎機能検査，肝機能検査，胸部X線写真，血液ガス，眼底検査など。

### ❺胎児の検査
①超音波検査による胎児計測により胎児発育を経時的に観察する。
②well-beingの評価：NST，biophysical profile score，臍帯動脈ドップラー波形

### ❻子癇前駆症状
重症例では，子癇発作の前駆症状として以下の症状が出現することがある。

表 12-11　妊娠中毒症（妊娠高血圧症候群）の生活指導および栄養指導

1. 生活指導
   ・安静
   ・ストレスを避ける（予防には軽度の運動，規則正しい生活が勧められる）
2. 栄養指導（食事指導）
   a）エネルギー摂取（総カロリー）
     非妊時 BMI 24 以下の妊婦：
       30 kcal×標準体重（kg）+200 kcal/日
     非妊時 BMI 24 以上の妊婦：
       30 kcal×標準体重（kg）/日
     （予防には妊娠中の適切な体重増加が勧められる）
     BMI(body mass index)＝体重（kg）/身長（m）$^2$
       BMI<18 では 10〜12 kg 増
       BMI 18〜24 では 7〜10 kg 増
       BMI>24 では 5〜7 kg 増
   b）塩分摂取
     7〜8 g/日に制限する（極端な塩分制限は勧められない）。
     ［予防には 10 g/日以下が勧められる］
   c）水分摂取
     1 日尿量 500 ml 以下や肺水腫では前日尿量に 500 ml を加える程度に制限するが，それ以外は制限しない。
     口渇を感じない程度の摂取が望ましい。
   d）蛋白質摂取量
     標準体重×1.0 g/日
     ［予防には標準体重×1.2〜1.4 g/日が望ましい］
   e）動物性脂肪と糖質は制限し，高ビタミン食とすることが望ましい。
     ［予防には食事摂取カルシウム（1 日 900 mg）に加え，1〜2 g/日のカルシウム摂取が有効との報告もある。また海藻中のカリウムや魚油，肝油（不飽和脂肪酸），マグネシウムを多く含む食品に高血圧予防効果があるとの報告もある］

注）重症，軽症ともに基本的には同じ指導で差し支えない。混合型ではその基礎疾患の病態に応じた内容に変更することが勧められる。

（日本産科婦人科学会周産期委員会，1998）

表 12-12　妊娠中毒症（妊娠高血圧症候群）ターミネーション適応指針

A：母体側因子
1) 入院，安静，薬物治療に抵抗して，症状が不変あるいは増悪をみる場合，ことに重症高血圧（160/110 mmHg 以上）が，2 週間以上持続する場合や gestosis index(GI)値が上昇する場合。
2) 子癇，重症の胎盤早期剝離，新規の眼底出血，胸・腹水の貯留の増加，肺水腫，頭蓋内出血，HELLP 症候群を認めた場合。
3) 腎機能障害
   GFR≦50 ml/min，血中 creatinine 値≧1.5 mg/dl，尿酸値≧6 mg/dl，BUN≧20 mg/dl，乏尿<300 ml/day または 20 ml/hr
   以上の結果を総合的に判断。
4) 血行動態の障害や血液凝固異常のある場合，たとえば血液濃縮症状や DIC を認める場合
   （Hct≧40％，血小板≦10 万，DIC スコアの上昇傾向も参考とする）
   注）：3)，4)の数値は絶対的なものでなく，経時的に検査を施行し，増悪傾向を認めた場合に適応となる。
B：胎児側因子（胎児が胎外生活可能であることを原則とする）
1) 胎児発育停止
2) 胎児低酸素症：non-reactive NST かつ positive CST（BPS も参考にする）
3) 胎児胎盤機能の悪化
   32〜38 週での $E_3$<10 mg/day，随時尿中 $E_3$/Creat 比<10，血中 hPL≦4 μg/ml（連続的に測定し 30％の低下をみる場合）
   最終決定は，母体・胎児側因子を総合的に判断するとともに諸事情を考慮のうえ，医師の判断に委ねるものとする。

（日本産科婦人科学会妊娠中毒症問題委員会，1990）

脳症状：頭重，頭痛，めまい，不眠，不安。
消化器症状：嘔気・嘔吐，胃痛。
眼症状：眼華閃発，弱視，黒内障，網膜剝離。

### 2) 分娩時の管理

分娩の時期の決定は，妊娠高血圧症候群におけるターミネーション適応指針（日本産科婦人科学会妊娠中毒症問題委員会，1990）による（**表 12-12**）。

分娩方法の決定は，病態の重症度の他，子宮頸管の熟化度や胎児胎盤機能といった要因を考慮し，陣痛誘発による経腟分娩か帝王切開を決定する。

### 3）産褥期の管理

分娩とともに病状は劇的に改善されるが，なかには分娩後急速に増悪する場合もある。産後24時間は，血圧，脈拍などのバイタルサイン，尿量，水分バランスなどを厳密に観察する。分娩中から硫酸マグネシウムを投与している場合，24～48時間は継続投与する。妊娠中と同様に，安静と減塩食を行う。症状の増悪がない限り，疲労しない範囲で授乳は許可される。

分娩後42日を経過した後も高血圧が持続する場合は，本態性高血圧，褐色細胞腫，腎血管性高血圧，原発性アルドステロン症，クッシング症候群などの疾患を鑑別する。

### c 看護と保健指導のポイント

①定期検診の励行：500 g/週以上の体重増加は注意する。

②食事指導：食習慣を把握し減塩食について指導する。

③日常生活上の留意点：睡眠を十分にとり，午前・午後それぞれ1～2時間横になって休養をとる。

④入院後の管理：子癇発作を予防するために，光や音の刺激を少なくするよう部屋の環境を整える。面会者の制限をすることもある。患者の疾患の受け止めかた，また不安因子など，精神状態の把握に努める。

## 2 腎・尿路疾患

### a 疾患の特徴

妊娠後半期になると胎児先進下降部が尿管へ物理的圧迫を加え，また内分泌的環境が変化するので，腎機能と尿路に物理的・機能的変化をきたす。尿管の緊張性が弱まり，蠕動低下がみられる。上部尿管を中心に拡張や蛇行が明らかとなる。この変化は右尿管に著明に現れる。これは妊娠子宮が右旋・右傾化すること，および右静脈の怒張による尿管の圧迫が影響している。

膀胱は妊娠子宮の影響を受けて粘膜が充血し浮腫状に変化し，膀胱炎症状を起こすことが多い。特に妊娠末期に近づくと膀胱尿管逆流現象もみられるようになり，非妊時に比べて尿路感染症を起こしやすい理由になっている。

循環血液量は妊娠により増加する。また，妊娠により増加する黄体ホルモンにより尿路系の平滑筋が弛緩することと，増大する子宮により，尿路系が機械的に圧迫されるために，生理的な水腎症の状態となる。

### b 妊娠・分娩・産褥期の管理

#### 1）膀胱炎

頻尿・残尿感，排尿時痛，血尿などの症状と尿所見によって診断できる。起因菌の検索と抗生物質の投与を行い，水分を多く摂取し，排尿の促進を指導する。

#### 2）腎盂腎炎

高熱，悪寒，悪心・嘔吐，側腹部痛，CVA（costvertebral angle：肋椎角）の叩打痛が特徴である。尿沈渣で細菌を認め，母体は貧血になる頻度が高く，まれに多臓器機能異常を起こすこともある。胎児・新生児への影響は，早産が増加するため低出生体重児や超低出生体重児の頻度が高い。入院管理とし，安静，十分な補液と抗生物質の投与を行う。

#### 3）尿路結石

腎・尿管・膀胱・尿道の結石を称して尿路結石と呼ぶ。尿路結石の3大症状は，疼痛，血尿，結石の排出である。結石の症状は妊娠のどの時期に

**表12-13 腎移植患者の妊娠許可基準**

1. 腎移植後2年間以上一般状態が良好である。
2. 産科学的に妊娠に問題がない。
3. 蛋白尿がない。
4. 高血圧がないか，あってもコントロール可能である。
5. 拒絶反応の徴候がない。
6. 腎盂，腎杯の拡張がない。
7. 血中クレアチニン値が2 mg/dl以下である。
8. プレドニゾロンが15 mg/日，アザチオプリンが2 mg/日以下である。

(Davison JM, Lindheimer MD：Pregnancy in renal transplant recipients. J Reprod Med 27(10)：613-21, 1982)

### 表12-14 腎炎・ネフローゼ患者の妊娠・出産に関する指導指針

腎炎・ネフローゼ患者が妊娠・出産を希望するときには，以下に示す臨床病態を基本にした分類に沿って指導することが望ましい。なお経過の予測には腎生検像が参考となる。

1. 急性腎炎(症候群)：蛋白尿が陰性化して12か月を経たものの妊娠・出産は一般に差し支えない。
2. 反復性あるいは持続性血尿症候群(無症候性血尿・蛋白尿)：一般に差し支えない。
3. 慢性腎炎(症候群)：妊娠前の腎機能(Ccr)で5ランクに区分する。
   1) ≧90 ml/分 ⎫
   2) 90～70 ml/分 ⎭ ……一般に差し支えない
   3) 70～50 ml/分……原則として勧められない
   4) 50～30 ml/分 ⎫
   5) 30～透析導入前 ⎭ ……勧められない

   (注) 1) これらの基準は原則的なものであり，特に区分1)，2)の病期では病態が安定している状態に適応する。
   2) 尿所見，血液化学検査値，腎機能などの経過をみて調整することが必要。
   3) 尿蛋白の多いもの(2.0 g/日以上)，高血圧の合併(拡張期血圧95 mmHg以上)では区分を低いランクとする。
   4) 急速進行性腎炎は要治療のためこの表には加えない。

4. ネフローゼ症候群：治療効果，腎機能で6ランクに区分する。
   1) 完全寛解……治療打切り後6か月を経て再発をみない場合は一般に支障はない。なお6か月以内は原則として勧められない。
   2) 不完全寛解I型(蛋白尿1～2 g/日程度)
      Ccr≧70 ml/分……治療打切り後6か月を経て病態が認められる場合は一般に支障はない。なお，6か月以上にわたり病態が安定していても治療中の場合には原則として勧められない。
   3) 不完全寛解I型(尿蛋白1～2 g/日程度)
      Ccr 70～50 ml/分……原則として勧められない
   4) 不完全寛解II型(蛋白尿2～3.5 g/日程度)
      Ccr≧70 ml/分……原則として勧められない
   5) 不完全寛解II型(蛋白尿2～3.5 g/日程度)
      Ccr<70 ml/分……勧められない
   6) 治療無効(尿蛋白3.5 g/日以上)……勧められない

   (注) 拡張期血圧95 mmHg以上を持続する場合，あるいは病態が不安定な場合には区分を低ランクにする。

**参考事項①　腎炎・ネフローゼ患者の組織病型(腎生検像)と妊娠・出産について**

妊娠が既存の腎炎・ネフローゼの経過にとって増悪因子となるか否かに関しては意見の分かれるところであるが，腎炎・ネフローゼ妊婦での妊娠中毒症の合併の頻度は，糸球体病型によって異なっていることが指摘されている。

1. 微小変化型ネフローゼ：一般に病態(尿蛋白・血圧の程度)が安定している限りは妊娠による影響は少ないといわれている。
2. 膜性腎症：一般に微小変化型に同じ
3. 増殖性腎炎(含IgA腎症)：病変の拡がりの程度が合併症の発生率と相関するといわれ，画一的な判断が難しい。
4. 膜性増殖性腎炎：しばしば高度の尿蛋白を呈するとともに進行性の経過を示すので，妊娠・出産については問題が多いとされている。
5. 巣状糸球体硬化症：一般に膜性増殖性腎炎に同じ
6. 半月体形成腎炎：一般に急速進行性の経過をとるので妊娠は勧められない。

(注) なお，腎生検像を参考にする際には，糸球体病型のみならず糸球体障害の程度，尿細管・間質ならびに血管病変の有無，拡がりなどをも考慮することが望ましい。

**参考事項②　腎炎・ネフローゼ患者がすでに妊娠している場合**

患者および家族が出産を希望する場合には，データに基づいて妊娠・分娩までの見通しを本人と配偶者(夫)などに説明し，生児を得る確率が健康妊婦の場合と比べて低いこと，また，腎炎の悪化をきたす場合もあることなどについて理解・納得を得たうえで妊娠の継続に協力することを原則とする。
指導指針は前掲のものを基本とし，妊娠による生理的反応を加味して(血清クレアチニン，尿酸，腎機能および血圧などの所見)判断する必要がある。また，産婦人科医との密接な連携が重要である。

(厚生省特定疾患・進行腎障害調査研究班，1989)

**表 12-15　腎機能障害例の妊娠のガイドライン**

1. 妊娠前の十分なカウンセリングと計画妊娠
2. 内科医（腎臓）と産科医の密接な連携によるケア
3. NICU があり，ハイリスク妊娠に対応できる産科での管理
4. 妊娠初期より血圧の適正なコントロール
   利尿薬や ACE 阻害薬は使用しない。メチルドーパ，β 遮断薬を使用する。拡張期血圧は 90 mmHg より低く，80 mmHg 以下にはしない。
5. 貧血の治療
   鉄剤，葉酸，エリスロポエチン
6. 代謝性アシドーシスと低 K 血症の予防
7. 適正な蛋白とカロリーの補給
8. 血清クレアチニンと尿素窒素の頻回のチェック
   血清クレアチニン 4.0～4.5 mg/dl 以上，または尿素窒素 56 mg/dl 以上となった場合，透析を開始
9. 妊娠 26 週以降は胎児の監視を強化
   切迫症状がみられる場合はハイリスクに対応できる産科に入院
10. 分娩後の母体の腎機能，血圧，蛋白尿を頻回にチェック

(Jungers P, Chauveau D : Pregnancy in renal disease. Kidney Int 52 (4) : 871-85, 1997)

も起こりうる。治療としては，原則として保存的に取り扱い，水負荷，鎮痛薬，抗生物質の適切な投与を行う。腎機能障害や母体の全身状態が悪化している場合には手術療法を行う。

#### 4）糸球体腎炎

過去に腎疾患に罹患したことがなく，先行感染後に血尿，蛋白尿，高血圧，浮腫などを突然認める場合は，急性腎炎と考える。妊娠高血圧症候群との鑑別が必要になるが，妊娠高血圧症候群の場合，血尿を認めることは少なく，重要な鑑別点となる。

#### 5）腎移植患者の妊娠管理

腎移植患者の妊娠許可基準としては，Davison が提唱した指針がある（表 12-13）。最も重要な合併症は高血圧症であり，腎機能にも悪影響を与えやすく，厳密なコントロールが必要である。

#### 6）慢性腎炎患者の妊娠基準

1989 年に厚生省特定疾患・進行性腎障害調査研究班によって，腎炎およびネフローゼ患者の妊娠・出産に関する指導指針が作成された（表 12-14）。

病状が安定し軽度の腎障害であれば，妊娠・分娩に支障はないとされているが，中等度以上の障害が認められる場合は妊娠を中断せざるを得ないこともある。Jungers らは腎機能障害例の妊娠のガイドラインを提示している（表 12-15）。

### c 看護と保健指導のポイント

①定期健康診査：血圧，尿蛋白，尿糖の検査を行い，異常の早期発見に努める。

②食事指導：低蛋白血症や浮腫予防のため，減塩食と高蛋白食を摂取する。水分は前日尿量に 500 ml を加えた範囲にとどめる。

③心身の安静：腎血流量の増加を図るため，急性期は入院管理をさせ，床上安静とする。慢性型も程度により運動制限が必要である。

④日常生活：規則的な生活を送り，過労を避け，体力の低下に注意する。上気道や尿路感染に注意し，全身の清潔に努める。

## 3 消化器疾患

### a 虫垂炎

妊娠中に虫垂炎にかかる頻度は，非妊婦との差はない。症状は悪心・嘔吐，発熱，腹痛などであるが，診断がつきにくく重症化しやすい。

妊娠末期には診断の困難さにより穿孔率が高くなるので，腹膜炎を防ぐために帝王切開と同時に虫垂切除を行うこともある。

疼痛の部位，性質，持続性などの観察を行い，母体の全身状態に注意する。

### b 消化性潰瘍

妊娠に合併してみられる頻度の高いものに，胃・十二指腸潰瘍がある。潰瘍の原因としては，胃酸やペプシンの分泌亢進と胃・十二指腸粘膜における防御因子の減少があげられる。

保存療法によって治るものもあるが，多くは再発を繰り返す。できるだけ手術を避けるのが原則であるが，穿孔・出血例などでは手術を行う。

## 4 肝臓・胆囊疾患

### a 急性妊娠脂肪肝

#### 1) 疾患の特徴

妊娠後期に黄疸を主症状として発病し，母児ともに予後不良な疾患である。肥満の初産婦に多く，妊娠高血圧症候群を合併する率が高い。腹痛，食欲不振，全身倦怠感，悪心・嘔吐，頭痛などの初期症状で起こり，黄疸は数日後に出現する。重症例では早期に意識障害を認め，肝不全，腎不全，出血傾向を併発し，死に至る。

#### 2) 妊娠・分娩・産褥期の管理と看護のポイント

治療の原則は，早期診断と速やかな妊娠の終了である。分娩様式は帝王切開が一般的である。

全身状態の観察・管理を行い，検査・血液データを把握する。分娩監視装置によって，胎児の連続監視を行う。

### b 胆石症・胆囊炎

#### 1) 疾患の特徴

妊娠中に胆石の増大を認めることは少ないが，コレステロール結石の形成は促進される可能性がある。胆囊炎では妊娠中の腹圧上昇，胆道系の圧迫によって，胆汁がうっ滞するため，感染に注意する。症状は非妊娠時と同様で，右季肋部痛，悪心・嘔吐，黄疸，仙痛発作などである。どちらも妊娠に対する影響は少ない。

#### 2) 妊娠・分娩・産褥の管理と看護

診断は臨床症状と超音波断層診断法が非侵襲的で有効である。血液検査では ALP，LAP，γ-GTP などの胆道系酵素が上昇する。

内科的治療を原則とし，一般的には利胆薬・抗生物質の与薬を行う。発作時は絶食とするが，発作が反復するとき，穿孔の危険があるとき，膵炎の併発などの場合には手術を行う。妊娠末期であれば，帝王切開とともに摘除術を行う。

分娩は自然分娩を原則とする。陣痛による痛みと発作による痛みを鑑別し，不安を与えないように注意する。

規則正しい生活を送る。食事は脂肪，刺激物を控えたものにする。

## 5 心・血管系疾患

### a 疾患の特徴

妊婦の心拍数は妊娠 10 週頃から増加し，妊娠 24 週頃では 30〜50％増加する。

循環血液量は妊娠初期より増加し，妊娠 30 週頃には約 40％増加する。末梢血管抵抗は減少し，その結果，血圧（特に拡張期）が低下し脈圧が増加する。

分娩時には妊娠に伴う変化に加えてさらに心拍出量に増加が認められる。分娩後には妊娠子宮による下大静脈の圧迫が解除されるために急速に静脈還流量が増加し，心拍出量は 65％にまで増加する。

これらのことより，心拍出量の増加が期待できない心疾患合併症妊婦は，産褥早期にうっ血性心不全をきたしやすい。このように合併症には重篤なものが多く，妊娠初期に心機能の正しい評価が必要である。心機能と妊娠・分娩の予後判定に役立つものとして，アメリカのニューヨーク心臓協会（New York Heart Assosiation：NYHA）の分類がある（表 12-16）。一般的には class I，II は分娩可能といわれているが，class III，IV に属するものは人工妊娠中絶の適応になる。

表 12-16 ニューヨーク心臓協会の心機能分類

| | |
|---|---|
| class I | 通常の身体活動では不快感がなく，日常生活が制限されないもの |
| class II | 安静時には症状がないが，通常の身体活動に不快感・疲労感があり，日常生活が軽度ないし中等度に制限されるもの |
| class III | わずかな身体の活動でも疲労・心悸亢進・呼吸困難を訴えるために，日常生活が中等度ないし高度に制限されるもの |
| class IV | 安静時に上記の症状がみられるもの。大部分は代償不全を起こしているので日常生活は全く不可能なもの |

(ニューヨーク心臓協会：New York Heart Association, NYHA)

## b 妊娠・分娩・産褥期の管理

### 1) 妊娠中の管理

妊娠前に心機能評価，血管系の評価を行うことが望ましい。初診時には，既往歴，家族歴を含めた問診，視診（チアノーゼ，ばち状指，浮腫の有無など），聴診（心雑音の有無，呼吸音），触診（不整脈，末梢動脈，リンパ節など）などのチェックを行う。

妊娠中最も注意を要するのは，心不全，感染，肺水腫である。心不全の既往のある場合は妊娠24週からジギタリスの適応となる。心不全の既往のない場合でも妊娠33週以降は厳重な管理下におく。

上気道感染により，心不全や肺水腫となりやすいので，感染予防のために抗生物質が投与される。咳や痰の増加，呼吸困難，起坐呼吸などの症状が出現した場合には代償不全が疑われるので入院管理とする。

母体の循環不全により子宮内胎児発育不全（IUGR）が起こる。そのため頻回な胎児の超音波診断により胎児発育状態の把握に努める。胎児の循環は，母体の影響で潜在性低酸素症となり，胎児は潜在性胎児ジストレスの状態になりやすい。このため胎児心拍モニタリング，胎児胎盤機能検査などの観察を行い，異常の早期発見に努める。

### 2) 分娩の管理

分娩様式は原則として経腟分娩であるが，産科的適応があれば帝王切開を行う。手術は心疾患患者には感染や血栓を併発する機会が多くなることから，できるだけ避ける。

分娩中は，心電図，経皮 $O_2$ モニターをつけ，脈拍・呼吸を測定し，血圧は頻回に測定する。状況によっては中心静脈圧・動脈圧のモニター，および動脈血ガス分析による心負荷の評価を行う。分娩時の体位は半起坐位もしくは左側臥位とし，十分な酸素を投与し，腹圧をなるべくかけさせない。分娩2期を短縮させるために吸引分娩や鉗子分娩の適応となる。

分娩時は疼痛反射に伴う心負荷軽減のため，持続硬膜外麻酔を使用することもある。子宮収縮薬はオキシトシンの点滴を行い，麦角薬は昇圧作用があるため使用しない。心不全の徴候には十分注意し，ジギタリスの適応や抗生物質投与の時期を逸しないようにする。

### 3) 産褥期の管理

分娩後48時間は分娩中と同様の管理を行う。出血や感染などの産科的な合併症の発生に注意する。心内膜炎予防のための抗生物質療法や，症例によっては血栓症予防のためのヘパリン療法なども考慮される。

授乳は心不全の心配がないと診断されたあとに許可する。NYHA 心機能分類のclass I または II の患者は授乳も可能であるが，疲労が心不全の原因とならないように留意する。class I の患者は正常褥婦同様の入院期間でよい。class II～IV の患者は心臓機能が安定するまで退院を延長する。class IV の患者は分娩の影響から回復するまで，できるだけ長期間の臥床安静を必要とする。

## c 看護と保健指導のポイント

ケアのポイントは以下の通りである。
① 定期健康診査の励行
② 安静療法：掃除，洗濯，階段昇降などはできるだけ禁じ，十分な睡眠をとり，日中は1～2時間の安静時間をとる。呼吸困難を起こしやすい人は人込みを避けさせ，頻脈，動悸，呼吸困難が起これればすぐ受診させる。
③ 食事療法：塩分は7 g/日に制限，低エネルギー食とする。良質の蛋白質やビタミンを十分に摂り，体重増加にも注意する。
④ 心理的ストレスの改善：病気に対する理解度，不安の有無などを観察し，心理的ストレスがたまらないよう援助する。
⑤ 感染予防：全身の清潔に努める。

# 6 血液疾患

## a 鉄欠乏性貧血

### 1) 疾患の特徴

妊娠中，循環血漿量は増加する。妊娠8～9か月頃には約1,000 ml もの増加がみられ，以降は減少して産褥3週で非妊時の状態に回復する。ヘモグロビン，ヘマトクリットは妊娠5～8か月

で最低となり，以降増加して産褥6週間で正常化する。

1992年の日本産科婦人科栄養問題委員会では，妊娠性鉄欠乏性貧血について，「妊娠に起因する貧血でヘモグロビン値11 g/dl未満またはヘマトクリット値33％未満のものをいい，小球性低色素性であり，血清鉄低下，TIBC上昇などの鉄欠乏が確認できるもの」としている。

貧血の臨床症状としては，ヘモグロビンが8〜9 g/dl以下になると，頭痛，頭重，全身倦怠感，心悸亢進，易疲労性などが起こる。

### 2) 妊娠・分娩・産褥の管理

鉄欠乏性貧血の重症例では胎児の発育遅延，微弱陣痛，弛緩出血，産褥熱，乳汁分泌不全などを起こしやすい。

胎児には選択的に鉄が吸収されるので，妊婦貧血が直接，胎児貧血の原因となることはないが，ヘモグロビン値の低下（6 g/dl以下）は胎児の低酸素症をきたし，胎児ジストレスの原因となりうる。

治療としては通常，経口的に鉄剤の投与を行って経過をみていく。副作用としての胃腸障害が強くて内服できない場合は鉄剤を静脈注射する。まれに顔面潮紅，耳鳴，悪心・嘔吐，心悸亢進，ショックなどを起こすことがあるので，投与中はこれらの症状に十分注意する。

栄養指導も重要であり，鉄分の多い食品や蛋白質・葉酸・ビタミンCなどを多く含む食品をバランスよく摂取する。

妊娠初期・中期・末期に各1回血液検査を行い，早期発見に努める。分娩時には，出血をできるだけ少なくする。また，微弱陣痛や弛緩出血を起こしやすいので留意する。

### 3) 看護と保健指導のポイント

#### ❶食事指導

①動物性蛋白質食品を積極的に摂る。

②鉄食品の吸収を良くするために，新鮮な緑黄色野菜や果実を同時に摂るようにする。

③お茶・コーヒー・紅茶に多く含まれているタンニンは，鉄と結合して鉄の吸収率を低下させる作用があるので，食前・食事中のこれらの飲み物は控える。

④酸味・香辛料により胃分泌の亢進を促す。

⑤鉄鍋や鉄瓶，包丁を調理に用いることで，鉄の体内への取込みを増やすので勧める。

#### ❷生活指導

貧血が強いと疲労しやすく，感染も起こしやすいので，休養を十分にとり清潔の保持に努める。

#### ❸鉄剤内服時の注意事項

鉄剤を内服すると便の色が黒くなることがあることを説明する。副作用の説明をする。

## b 特発性血小板減少性紫斑病

### 1) 疾患の特徴

特発性血小板減少性紫斑病は，血小板に対する血小板関連自己抗体が産生されるという免疫学的機序を介し，血小板が減少する病態である。減少をきたす原疾患や遺伝的要因が認められず，骨髄での血小板産生に障害がなく，末梢での血小板破壊が亢進しているものをいう。

特発性血小板減少性紫斑病（idiopathic thrombocytopenic purpura：ITP）の頻度はそれほど高くはないが，若年の女子に好発するため妊娠によって合併する頻度が高い。正常では15万/mm$^3$以上ぐらいある血小板が数万以下に減少し，血液凝固が障害され，皮下出血（あざ），鼻出血，歯肉出血などの出血傾向が現れる。

### 2) 妊娠・分娩・産褥の管理

妊娠中は出血傾向，貧血，血小板数の経過を定期的に確認する。

抗血小板抗体が経胎盤的に胎児へ移行すると，胎児の血小板も破壊されて，血小板減少をきたすことがある。陣痛開始前に経腹的臍帯穿刺を行い，胎児血小板を検査することもあるが，最近では胎児の頭蓋内出血の可能性は低く，臍帯穿刺による危険を考慮すると胎児血小板の確認は必要ないとする意見もある。妊娠そのものがITPを悪化させることはない。

治療は血小板数が5万/mm$^3$以下で出血傾向を認める場合には，副腎皮質ホルモンや$\gamma$-グロブリンの大量静脈内投与（200〜400 mg/kg，連続5日間）などが有効である。

分娩様式は原則として経腟分娩とし，分娩時は多量出血に備え，血小板が5万/mm$^3$以上になるように治療する。頸管裂傷や会陰部の外傷があると止血が困難なため，可能な限り会陰切開や裂傷は避ける。

また新生児の約半数に血小板減少がみられることがあるため，皮下出血，メレナおよび脳内出血などに注意する。

#### 3）看護と保健指導のポイント

ITPの患者に対しては避妊を勧めるのが原則であるが，妊娠を強く希望する場合には摘脾を行い，寛解を確認してから妊娠するように指導する。経腟分娩の重要性について理解させ，積極的に分娩に臨む姿勢を養う。

### c 巨赤芽球性貧血

巨赤芽球性貧血はビタミン$B_{12}$または葉酸の欠乏によって起こる。葉酸は体内貯蔵量が少なく，また，妊娠中は胎児胎盤や造血亢進により，葉酸の需要が増すため容易に葉酸欠乏が生じる。30歳以上の多産婦ではさらにその頻度は高い。白血球・血小板の減少も合併することがあるので，分娩時に易感染，出血傾向を示すことがある。

治療は通常，葉酸を投与する。葉酸欠乏性貧血の約2/3は鉄欠乏性貧血も合併しているため，鉄剤の投与も同時に行われる。

### d 再生不良性貧血

骨髄幹細胞の異常により，末梢血の赤血球・白血球・血小板の3血球すべてが減少する汎血球減少症と骨髄低形成を示す疾患である。妊娠を合併すると多くは状態が悪化する。汎血球減少によって子宮内胎児発育遅延(IUGR)，胎児血小板減少症や胎内死亡を起こすことがある。白血球減少に基づく易感染性に対しては，抗生物質や免疫グロブリンを投与し感染予防に努める。

経腟分娩が原則となる。

### e 白血病

白血病とは，白血球が腫瘍性に増殖し，その結果，正常では出現しない幼若白血球が末梢血液中に増加する造血臓器の疾患である。また，白血球のみでなく赤血球・血小板が腫瘍性に増殖した状態も赤白血病，巨核球性白血病と呼ばれ，同じ分類に属する。

妊娠中の経過は安定しているが，分娩後は悪化することが多く，数日から数か月で死に至る例もある。妊娠中の化学療法についてはまだ多くの検討が必要であるが，中期以降であれば積極的に行う。

分娩時期は母体の完全寛解が必須であり，胎児の成熟も確認されてからが望ましい。急性白血病では妊娠中絶を行ったほうがよい。また流早産に至る場合も多い。

分娩時の出血は当然多くなるが，分娩様式は経腟分娩が基本となる。分娩時の出血に対しては，新鮮血の確保などによる輸血対策が必要である。

## 7 呼吸器疾患

### a 肺結核

#### 1）疾患の特徴

結核菌による慢性の伝染性疾患である。結核予防法や化学療法の確立により患者数は減少したが，現在でも毎年約4万人の新規患者を認める頻度の高い感染症といえる。高齢者や若者における結核患者の増加や多剤耐性結核菌の増加により，妊娠合併症として結核は注目されている。

症状は咳，喀痰，微熱，全身倦怠感など非特異的である。妊娠時の生理的な症状と似ていることが発見を遅らせ，胎児への影響を理由に胸部X線を避けることが診断の遅れとなっている。現在でも慎重な対処が必要である。

#### 2）妊娠・分娩・産褥の管理

非妊時の日常生活に困難がある場合や，肺機能が正常の1/3以下の場合は妊娠・分娩に耐えることは困難である。

また産褥期・育児期は体力の消耗が激しく，増悪することが少なくないので注意する。化学療法薬は容易に胎盤を通過するので，妊娠初期の投与は慎重に行う。副作用としては，肝機能障害，末梢神経炎，過敏反応などがある。

治療を行っている期間はできるだけ過労を避け，十分な安静と栄養の摂取が大切である。分娩時には酸素吸入を行い，分娩第2期の短縮を図り，急速分娩を行う。妊娠経過とともに呼吸困難が増悪する場合は帝王切開を行う。

産褥6～12か月は厳重な管理が必要である。重症の排菌者であれば，母乳を禁じ，児を隔離する。

また児のツベルクリン反応が陰性であれば早期にBCGの接種を行う。

### 3）看護と保健指導のポイント
①安静と栄養摂取の必要性について説明する。
②感染を受けやすい状態にあるので，具体的な注意点について説明する。
③産褥期に悪化しやすいことを説明し，定期検診の励行を図る。

## b 気管支喘息

### 1）疾患の特徴
気管支喘息は気管・気管支の種々の刺激に対し，反応性の亢進による気道の広範な狭窄と粘液分泌亢進を主病態とする，可逆的な閉塞性換気障害である。原因は動物の毛やダニ，カビなどに対するアレルギーや副鼻腔炎，逆流性食道炎，アスピリンなどの薬剤などで誘発される非特異的なものがあげられる。

### 2）妊娠・分娩・産褥の管理
治療は副腎皮質ステロイドを中心とした局所療法（吸入療法）に主体をおき，喘息発作のコントロールを行う。局所療法で十分コントロールできないときは全身投与をする。

分娩時は気管支拡張薬とステロイドを投与し，悪化すれば酸素投与を行う。母体だけでなく，胎児の低酸素症を予防することが重要である。また分娩第2期の短縮を図るとともに，必要に応じて帝王切開も考慮する。

妊娠・分娩時のプロスタグランジン $F_{2\alpha}$ の投与は，気管支収縮作用のため喘息重積状態をきたすので禁忌である。

### 3）看護と保健指導のポイント
①妊娠中はアレルゲンにできるだけ近づかないようにする。
②発作が起これば速やかに喘息治療薬を使用するため，常時持ち歩く。
③規則的な生活をし，体力の保持に努める。
④産褥期に悪化しやすいことを説明し，定期検診の励行を図る。
⑤上気道感染を起こさないように自己管理を行う。
⑥母乳栄養は移行抗体が児のアレルギー反応を抑制するため，積極的に勧めていく。

## 8 内分泌・代謝系疾患

## a 糖尿病

### 1）疾患の特徴
ブドウ糖は胎盤を介して，母体側から胎児側へ送られるがインスリンは通過しないため，母体の高血糖は胎児の高インスリン血症を生じ，胎児・新生児の合併症を増加させると考えられている。

1995年，日本産科婦人科学会周産期委員会では，糖尿病の診断がついている女性が妊娠した場合が妊娠前糖尿病（pregestational diabetes mellitus）で，妊娠中に発症したか，またははじめて認識された耐糖能低下を妊娠糖尿病（gestational diabetes mellitus：GDM）と定義している。概念の違いを図12-7に示した。妊娠時の糖代謝異常の診断を正しく診断し，治療に結びつけることが必要である。1999年，日本糖尿病学会では糖尿病の分類と診断手順を発表した（表12-17,18）。

### 2）妊娠・分娩・産褥の管理
妊娠時の糖代謝異常は母体合併症と胎児・新生児合併症を引き起こす（表12-19）。先天奇形の発生を低下させるために，糖尿病患者は，妊娠前から厳格な血糖コントロールを行い計画妊娠させることが必要である。

#### ❶妊娠時の管理
①血糖コントロール：妊娠中の血糖コントロールの目標は，食前100 mg/dl以下，食後2時間

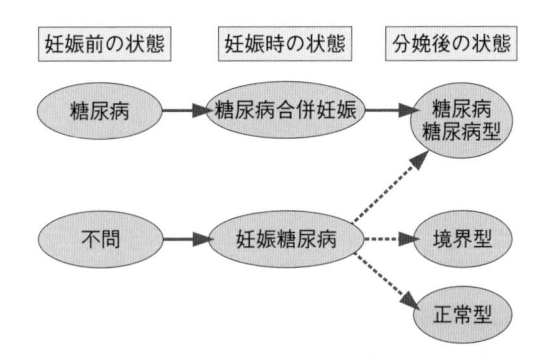

図12-7 糖尿病合併妊娠と妊娠糖尿病の概念
（高本偉碩，門脇 孝：糖尿病と妊娠．助産婦雑誌56(10)：23, 2002)

表 12-17 糖尿病とそれに関連する耐糖能低下の成因分類

I. 1型：β細胞の破壊、通常はインスリン欠乏に至る。
　A）自己免疫性，B）特発性
II. 2型：インスリンの分泌低下を主体とするものと，インスリン抵抗性が主体で，それにインスリンの相対的不足を伴うものなどがある。
III. その他の特定の機序，疾患によるもの
　A）遺伝因子として遺伝子異常が同定されたもの
　B）他の疾患，条件に伴うもの
IV. 妊娠糖尿病

表 12-18 糖尿病の診断手順

1. 空腹時血糖値 126≧mg/dl，75 gOGTT 2 時間値≧200 mg/dl，随時血糖値≧200 mg/dl のいずれか（静脈血漿値）が，別の日に行った検査で 2 回以上確認できれば，糖尿病と診断してよい。これらの基準を超えても，1 回の検査だけの場合には糖尿病型と呼ぶ。
2. 糖尿病型を示し，かつ次のいずれかの条件が満たされた場合は，1 回だけの検査でも糖尿病と診断できる。
　①糖尿病の典型的症状（口渇，多飲，多尿，体重減少）の存在
　②HbA$_{1c}$≧6.5%
　③確実な糖尿病網膜症の存在
3. 過去において上記の 1. ないし 2. が満たされたことがあり，それが病歴などで確認できれば，糖尿病と診断できる。
4. 以上の条件によって，糖尿病の判定が困難な場合には，患者を追跡し，時期をおいて再検査する。
5. 糖尿病の診断にあたっては，糖尿病の有無のみならず，分類（成因，代謝異常の程度），合併症などについても把握するように努める。

表 12-19 糖代謝異常合併妊娠の合併症

| | |
|---|---|
| 1. 糖尿病合併症 | 巨大児 |
| 　糖尿病網膜症の悪化 | 巨大児に伴う難産による分娩損傷 |
| 　糖尿病腎症の悪化 | |
| 　糖尿病ケトアシドーシス | 胎児発育遅延 |
| 　低血糖（インスリン使用時） | 胎児ジストレス，胎児死亡 |
| 2. 産科的母体合併症 | |
| 　流産 | 新生児低血糖症 |
| 　早産 | 新生児高ビリルビン血症 |
| 　妊娠高血圧症候群 | |
| 　羊水過多（症） | 新生児低カルシウム血症 |
| 　巨大児に基づく難産 | |
| | 多血症 |
| 3. 胎児・新生児合併症 | 新生児呼吸窮迫症候群 |
| 　先天奇形 | 肥厚性心筋症 |

値 120 mg/dl 以下を目指す。そのため頻回の血糖測定が必要になり，自己血糖測定を 1 日 4 回（朝食前＋毎食後）～7 回（毎食前後＋眠前）行うことが望ましい。

②食事療法：2005 年に発表された厚生労働省の「日本人の食事摂取基準」によると，妊娠初期 50 kcal，妊娠中期 250 kcal，妊娠後期 500 kcal が付加されることになり，従来の妊娠前期，妊娠後期と分かれていたものとは大きく異なっている。3 回食で食後高血糖を起こす場合，6 回分割食とするのが効果的である。

③薬物療法：スルホニール尿素系の経口血糖降下薬は胎盤を通過するため，妊娠中はインスリン製剤に変更する。妊娠の経過に伴いインスリン抵抗性が増大するためインスリン必要量は増加し，妊娠末期では 1.5～2 倍となる。そのため自己血糖測定を行いインスリン量の設定を変更していく。

❷分娩時の管理

糖尿病が帝王切開の適応にはならない。分娩時期については胎児と母体の評価を行い決定する。分娩経過によるインスリン需要量の変化や食事摂取困難などがあるため，電解質輸液を投与し，血糖値の変動をみてインスリン投与速度を決定する。

❸産褥期の管理

授乳時の 1 日摂取エネルギーは＋450 kcal であり，母乳量に応じて付加エネルギー量は変動する。母乳 100 ml＝100 kcal が目安になる。妊娠糖尿病は将来的な糖尿病発症率が高いため，食事療法を維持し定期的な糖代謝機能の評価が必要である。

3）看護と保健指導のポイント

①初診時の問診の家族歴，既往歴からハイリスク群を把握する。

②糖尿病，妊娠糖尿病についての知識を正しく理解できるように教育する。

③1 日摂取エネルギーが守れるように栄養士と連携し，献立表の作成や栄養指導を行う。

④母体体重増加は＋6～8 kg を目標にする。

⑤インスリン自己注射と血糖自己測定をしているときは，手技と実施状況の確認をする。

⑥低血糖症状（全身倦怠感，冷汗，脱力感，震え）の自覚があれば血糖を測定し，医師の指示のもとにジュース（0.5～1 単位）などを摂取し血糖の上昇を確認する。

⑦尿路系，呼吸器系，皮膚の感染が起こりやすい。皮膚の清潔を保ちバイタルサインの観察を行い，異常の早期発見に努める。

⑧運動療法については，切迫早産の徴候がない場合，医師の指示のもとで散歩や妊婦体操などを実施する。

⑨精神的ストレスは高血糖を引き起こすため不安などの訴えの相談に応じる。

### b 甲状腺疾患

#### 1）甲状腺機能亢進症（バセドウ病）
**❶疾患の特徴**

妊娠の進行に伴い，症状は妊娠初期に増悪するが，中～末期にはむしろ改善し，出産後再び増悪する。また，抗甲状腺薬の投与による流・早産率が高く，妊娠高血圧症候群を発生しやすい。電解質代謝異常，特に血中カルシウムの減少が認められ，そのために血液凝固障害が起こり，分娩後弛緩出血を起こしやすい。

甲状腺機能の指標としては，フリー $T_3$ やフリー $T_4$ が容易に測定でき，信頼性も高い。

**❷妊娠・分娩・産褥の管理**

妊娠中は抗甲状腺薬による治療が中心になる。thiamazole（MMI）と propylthiouracil（PTU）が使用される。乳汁への移行は MMI のほうが PTU に比べて多いため，産褥に備え妊娠中に MMI を PTU へ変更することが多い。産褥期も MMI 投与が必要な場合，服用後 12 時間後に授乳すると乳汁への移行量が少なくなる。甲状腺クリーゼのときにはヨウ素製剤の大量投与（1 日 100 mg）を行う。妊娠中に甲状腺手術を行うことはまれである。胎児・新生児への影響としては抗 TSH レセプター（TRAb）が胎盤を通過するため，胎児・新生児の甲状腺機能亢進症状を引き起こす。胎児心拍数，胎児エコー，臍帯血胎児甲状腺ホルモン検査，母体血 TRAb で胎児への影響を評価する。

**❸看護と保健指導のポイント**

①甲状腺亢進症の悪化や合併症の早期発見のためにも妊娠中の定期健診を励行する。

②身体的・精神的安静を保つ。過激な運動や仕事は避け，睡眠時間を十分にとる。

③食事は過食を避け，消化吸収の良い食品を選ぶ。下痢や発汗のある場合は水分補給をする。カルシウム，鉄分，葉酸を多く含む食品を摂取する。

#### 2）甲状腺機能低下症
**❶疾患の特徴**

甲状腺に原因のある原発性の頻度が高く，橋本病（慢性甲状腺炎）に起因するものが多い。無排卵，無月経となる可能性が高いため，妊娠率はきわめて低い。またたとえ妊娠しても流・早産になる症例が多い。

**❷妊娠・分娩・産褥の管理**

甲状腺ホルモンによる積極的治療を行う。妊娠中は定期的に TSH，フリー $T_4$，フリー $T_3$ の検査を行う。橋本病は，産褥期に甲状腺機能が変動をきたすことが多いため注意が必要である。甲状腺ホルモン製剤は胎盤への移行が少量であるため，新生児に影響を与えることはほとんどなく，母乳を積極的に勧める。

## ⑨ 皮膚疾患

### 1）疾患の特徴

妊娠に関連して生じる皮膚疾患は特異的に発症し，発症頻度は高い。

①妊娠性搔痒症：特に妊娠後期に皮疹を伴わずに全身に搔痒が生じるもの。軽度の肝機能障害に基づくもので，黄疸のかゆみに近い。

②妊娠性痒疹：妊娠 2～3 か月頃，四肢および体幹上部に搔痒性丘疹を生じ，搔爬痕を混じ，妊娠であるため色素沈着が強い。妊娠に伴った急性痒疹と考えられ，出産後急速に消退するが，次回妊娠時に再発する傾向がある。

③妊娠性疱疹：妊娠 5～6 か月頃から腹部・四肢に激しいかゆみを伴う浮腫性紅斑が多発し，紅斑の辺縁に環状に小水疱が並び，緊満性水疱も生じる。分娩後数日から数週間で皮疹は消失するが，妊娠時には早く発症し，より重篤になるといわれている。

### 2）妊娠・分娩・産褥の管理

分娩は産科的適応がないかぎり経腟分娩とする。分娩時には出血，発疹，びらんなどの皮膚状態に注意する。

**❶全身療法**

①抗ヒスタミン薬：毛細血管透過性亢進，浮腫，

膨疹，掻痒などの阻止に用いられる。副作用には鎮静，興奮，催眠，口渇，鼻粘膜乾燥，胃腸障害などがあるが，発現には個人差が著しく大きい。

②ステロイド薬：抗炎症作用，免疫抑制作用の目的で用いられる。副作用としては下垂体・副腎系の抑制，クッシング症候群，満月様顔貌，思考異常などがある。また胎児の副腎機能を抑制し，水分電解質障害を起こし，胎児発育阻害や流早産を起こしやすい。治療にあたっては胎児胎盤機能の把握が必要である。

### ❷外用薬
ステロイド薬：局所性の抗炎症作用を目的に用いられる。副作用としては全身療法と同様の副作用以外に局所的な副作用として皮膚萎縮，発疹，皮膚炎，感染症の誘発・増悪などが主なるものである。

### 3）看護と保健指導のポイント
#### ❶清潔の保持
入浴や清拭によって皮膚の清潔を保ち，石けんでこすらないよう軽く泡だてるか押さえるようにする。刺激の少ない石けんを使い，十分に洗い流す。薬用石けんは使用しない。爪を短く切り，手指を清潔に保つ。

#### ❷掻痒感の軽減
①掻痒時は掻かないで，軽く叩くようにする。
②室内は乾燥した涼しい環境が望ましい。日光や紫外線も誘因となるため防御する。
③肌着は吸収性や通気性がよく，皮膚を刺激しない綿製品を着用する。
④刺激の強い食品はとらない。

#### ❸精神的負担の軽減
慢性の経過をとるため情緒不安定になったり，また痒みのためにいらいらすることが多い。心身の状態を十分に理解し，患者の生活環境に応じた指導を行う。

## 10 自己免疫疾患

### a 全身性エリテマトーデス

#### 1）疾患の特徴
全身性エリテマトーデス（systemic lupus erythematosus：SLE）は，20～30歳代の女性に好発する臓器非特異性自己免疫疾患であり，寛解と増悪を繰り返す。多臓器に障害をきたすため，皮膚の紅斑のほか発熱・腎機能障害・関節炎・心内膜炎など多彩な症状を示す。皮膚の変化としては腹部，四肢の紅斑の他，顔面の蝶形紅斑が特徴的である。

SLEは産褥期に増悪する可能性が高いという報告がある。これは妊娠中に増加したステロイドホルモンが，分娩後急激に減少するためと考えられている。SLE合併妊娠は，死産や流産，早産の頻度が高い。

SLEの母体から出生した新生児に皮疹，白血球減少症，血小板減少症などのSLE様症状がみられる場合があり，これを新生児ループスという。これらは一過性に起こり，母体からの移行抗体が消失する6か月頃から徐々に改善する。また，頻度は低いが胎児や新生児に完全房室ブロックがみられることがある。これは不可逆的で児は生涯ペースメーカーを必要とする。

#### 2）妊娠・分娩・産褥の管理
##### ❶薬物療法
①副腎皮質ホルモンが中心となり，通常妊娠前の投与量はそのまま維持されるのが原則である。分娩後はステロイドを増量し経過観察するのが一般的である。
②抗リン脂質抗体陽性者は妊娠の早期から低容量アスピリンや免疫吸着療法による血漿交換療法を開始する。
③血栓症予防のため分娩後は歩行までヘパリン製剤の皮下注射を行う。

##### ❷胎児モニター
定期的な超音波エコーにより胎児の発育を把握し，胎児発育遅延の早期発見と羊水過少などの胎児ジストレス徴候から胎児評価を行う。

#### 3）看護と保健指導のポイント
①症状の増悪誘因となる過労・日光・寒冷などのストレスを避ける。
②十分な休養をとる。
③皮膚を清潔に保つ。
④ステロイドの母乳への移行率は低く，授乳は禁忌ではないが，症状の悪化したものや多量の薬剤を投与している場合は中止する。

⑤産後の避妊法としての経口避妊薬は SLE を悪化させるため禁忌である。避妊リングはステロイド，免疫抑制薬服用者に対しては感染の危険性を考慮して使用しないほうがよい。

### b 関節リウマチ

#### 1）疾患の特徴

関節リウマチ(rheumatoid arthritis：RA)は，20～50歳代の女性に好発する，関節を主とした慢性非膿性炎症による全身の結合織の障害をきたす疾患である。主症状は関節痛で，多くの場合は左右対称性に侵される。

妊娠中に分泌される副腎皮質ホルモンにより，関節リウマチの症状は劇的に軽快することがあり，分娩後は増悪することが多い。妊娠の予後には影響しない。リウマチ因子は胎盤通過性がなく，胎児・新生児が関節リウマチ症状を示す可能性はない。

#### 2）妊娠・分娩・産褥の管理

非ステロイド系の抗炎症薬と副腎皮質ホルモン薬による薬物療法を行う。分娩は原則として経腟分娩を行うが，股関節の病変のため困難な場合もある。

（井上京子）

## 11 婦人科疾患合併妊娠

### a 子宮筋腫

#### 1）疾患の特徴

子宮筋腫は30歳以上の女性の約20％にみられる良性の平滑筋腫である。子宮筋腫合併妊娠は全妊娠の1.5～4.0％と報告されるが，女性の晩婚化や超音波診断法の普及により，最近さらに増加傾向にある。筋腫核は妊娠中一様に増大するのではなく，不変あるいは縮小する場合もあり，妊娠中の子宮筋腫の発育増大の予測は困難である。

妊娠中の筋腫核出術は原則的には行わないが，どうしても必要な場合は，流産の危険性の少なくなった妊娠12週以降が望ましい。また，帝王切開時に筋腫核出術を行うと，大出血をきたすことがあるので同時に行わない。

#### 2）妊娠・分娩・産褥期の管理

子宮筋腫の大きさ・部位・数など妊娠に及ぼす影響は異なる。子宮筋腫を合併していても，妊娠は順調に経過し，正常分娩に至ることも多く，一般的には保存的に取り扱う。自覚症状が強くなれば入院管理とする。

❶妊娠期

妊娠によって子宮が増大し，それに伴って子宮筋腫も伸展するため，腹部の圧迫症状を起こしやすい。子宮腔の圧迫・変形などにより，流産の危険は正常の約2倍になるといわれている。また，切迫早産や体位異常，IUGR(子宮内胎児発育遅延)を起こしやすい。

子宮筋腫の位置によっては胎盤早期剥離の頻度が高くなることも報告されている。胎盤の位置異常や付着異常，胎位の異常が増加する。

筋腫への循環障害を起こしたり，有茎性の漿膜下筋腫では茎捻転したりすると，疼痛・発熱などの急性腹膜刺激症状がみられ，このときは手術の対象となる。

❷分娩期

子宮頸部筋腫や漿膜下筋腫がダグラス窩に嵌頓した場合，胎児の通過障害が起こりやすい。また，陣痛が微弱になったり，胎児娩出後に子宮収縮不全を引き起こし，弛緩出血が起こりやすくなる。

❸産褥期

子宮収縮不全により，子宮復古不全や子宮腔の変形による悪露の停滞により晩期出血をきたすことがある。筋腫の変形・壊死が高度であった場合に感染を起こすと，重篤な産褥熱やDICを起こすことがある。

保存的治療を選択した場合，分娩後，妊娠の影響がなくなった時点で子宮筋腫を再評価し，次の妊娠に備える。

#### 3）看護と保健指導のポイント

❶妊娠期

妊娠期のケアのポイントは以下のようである。

①筋腫の大きさや部位について妊婦自身にも説明し理解してもらう。筋腫増大に伴う下腹部痛や，膀胱・直腸の圧迫症状についても説明する。

②流早産を起こしやすいので，特に妊娠初期の下腹部痛や出血がある場合には早めに受診するよ

う指導する。
　③定期妊婦健康診査の励行に努める。
　④急性症状が出現した場合の救急処置・受診方法についても説明しておく。

#### ❷分娩期
分娩期のケアのポイントは以下のようである。
　①分娩様式は筋腫の部位・大きさと母体年齢，頸管成熟度，胎児の胎位・胎勢などを考慮し，母子の安全を第1に総合的に判断し妊婦との十分なインフォームドコンセント後に決定する。
　②筋腫の位置によっては胎児の位置がわかりにくいことが多いため，分娩監視装置は十分に注意して適切な位置に装着し，連続監視する。
　③分娩が遷延する場合の子宮収縮薬の投与は，過強陣痛をきたし，子宮破裂を起こすこともあるので，特に注意深い連続監視を必要とする（できれば子宮収縮薬の使用を避ける）。
　④遷延分娩や弛緩出血に備え準備をしておく。

#### ❸産褥期
産褥期のケアのポイントは以下のようである。
　①筋腫により悪露が停滞しやすいため，子宮の退行性変化の観察（問診・触診・双合診による）を十分に行う。
　②悪露が停滞しやすく感染の機会が増えるので，外陰部の清潔操作について十分指導する。
　③分娩後も引き続き子宮筋腫のフォローアップが必要なことを説明する。

### b 卵巣腫瘍

#### 1）疾患の特徴
妊娠に合併した卵巣腫瘍は，約1,000の妊娠に1～2例といわれる。多くは症状がなく偶然に発見されることが多い。そのうち悪性腫瘍は約2～5％といわれている。

#### ❶妊娠中
妊娠中の卵巣腫瘍の移動や圧迫により，妊娠子宮は刺激を受け，子宮の増大が阻害されるために流・早産の原因となりうる。卵巣自身も茎捻転や腫瘍内出血・破裂などの急性症状を起こすことがあり，強い腹膜症状が流・早産の原因ともなりうる。茎捻転は妊娠3～5か月頃に発症し，皮様嚢胞腫に多い。腫瘍の破裂や出血は充実性の腫瘍にみられる。激しい腹痛など腹膜症状が強い場合は緊急手術となる場合もある。

#### ❷分娩時
骨盤腔を占拠する巨大卵巣腫瘍では，膀胱・直腸の圧迫障害を起こしたり，分娩時に産道を閉塞して，胎児の下降を妨げる場合がある。

#### ❸産褥期
分娩時の圧迫や子宮の退行性変化による腫瘍の移動によって，茎捻転・腫瘍内出血・壊死・化膿などの重篤な急性合併症を起こしやすい。

#### 2）妊娠・分娩・産褥期の管理
良性の卵巣腫瘍は嚢胞性腫瘍が主で，皮様嚢胞腫と漿液性嚢胞腺腫，粘液性嚢胞腺腫が大部分を占める。妊娠初期に急増するヒト絨毛性ゴナドトロピン（HCG）の作用によって，妊娠黄体が嚢胞化したもの（黄体嚢胞），あるいは他の卵胞の莢膜細胞が黄体細胞に変化して嚢胞を形成したもの（黄体化卵胞嚢胞）が一過性に生じることがある。

通常は鶏卵大から径約8 cm 大の嚢胞を形成する。これは HCG 分泌が減少する妊娠4か月以降になると次第に縮小し，大部分は妊娠7か月頃までに消失する。卵巣が鶏卵大または5 cm 以上であれば，茎捻転，破裂，圧迫による流・早産，分娩障害が多いことから，手術の適応となる。手術はなるべく胎盤完成後の12週以降に行う。妊娠後半期では，児の胎外生活が可能になるまで待って手術をする。

悪性卵巣腫瘍が疑われる場合，または茎捻転や破裂などの合併症が生じた場合は，妊娠時期に関係なくただちに開腹手術をする。保存手術か根治手術か，妊娠中の化学療法実施の良否が問題となっている。

#### 3）看護と保健指導のポイント
ケアのポイントは以下のようである。
　①急性症状について理解してもらう。徴候があれば速やかに受診するように指導する。
　②妊娠中に入院管理となる場合が多い。
　③良性腫瘍と悪性腫瘍の区別は最終的には，摘出標本の病理組織学的診断であり，良性と思われる場合でも悪性の可能性が否定できないことを十分に説明しておく。
　④手術の場合は，開腹時の所見によって術式の変更がありうること，流・早産の危険性があることを説明しておく。

## c 子宮癌

### 1) 疾患の特徴

子宮癌は子宮頸癌と体癌に大別される。子宮体癌が妊娠に合併することは非常にまれであるが、子宮頸癌を合併する頻度は増加している。子宮頸癌の約90％は扁平上皮癌であり、残り10％は腺癌で前者に比して予後は不良である。進行期によってⅠ〜Ⅳ期に分類されている。0期は上皮内癌、Ⅰ期は頸部に限局しているものであり、Ⅰ期はさらにIa1・Ia2期とIb1・Ib2期に分類される。Ia期は微小浸潤癌といわれ、Ia期までを早期癌といっている。前癌病変として異形成（異型上皮）がある。

妊娠に子宮頸癌が合併する頻度は、上皮内癌では0.13％、浸潤癌では0.045〜0.08％と報告されている。

妊娠中の子宮頸癌の3〜36％は無症状である。出血を伴うものは26〜87％あるが、妊娠の異常出血と誤診し、診断が遅れることもあるので、妊娠中はスクリーニング検査として細胞診を行うことが重要である。細胞診で異常が発見されれば、コルポスコープよる組織診を行い、確定診断する。

### 2) 妊娠・分娩・産褥期の管理

妊娠によって子宮頸癌の進行が早くなることはなく、進行癌で母体が悪液質になるようであれば胎児に影響するが、その他は妊娠に影響しない。

#### ❶子宮頸部上皮内癌

異型上皮の場合は2〜3か月ごとに細胞診でフォローアップする。病変の進行がなければ、産科的適応がない限り経腟分娩でよい。分娩後も同様にフォローアップする。上皮内癌が検出された場合、浸潤癌との鑑別診断のため円錐切除が必要となるが、妊娠中の円錐切除は出血が多いこと、流産の危険性があること、術後の病巣遺残率が高いことから、最近では行わず、細胞診にて経過をみるのが一般的である。自然分娩を行い、分娩後改めて評価し治療方針を決める。

#### ❷子宮頸部浸潤癌

Ia1期の場合は上皮内癌と同様に、そのまま妊娠を継続してよい。Ia1期でも脈管侵襲が認められる場合はIb〜Ⅱ期の症例と同じ管理とすべきとされている。Ib以上の場合は根治的治療が必要となる。原則的には広汎子宮全摘除術を行う。妊娠初期には妊娠子宮のまま広汎子宮全摘除術を行う。妊娠中期以降に診断された場合、児が胎外生活可能な時期であれば、帝王切開にて児を娩出後、根治手術をする。

### 3) 看護と保健指導のポイント

ケアのポイントは以下のようである。

①入院生活が長期に及ぶ可能性が高いため、あらかじめ十分な説明をしておく。

②生児を得られた場合でも、母親が直接養育できない場合があるため、主たる養育者や育児協力者を確保しておく必要がある。

③挙児を希望していたにもかかわらず、やむを得ず妊娠中断せざるを得ない場合は、特に、本人の精神的動揺を十分に理解し、受け止める姿勢が大切である。

## 12 感染症

### a TORCH症候群（体内感染）

TORCHとは、Toxoplasma（トキソプラズマ）、Other agents（梅毒、リステリア菌など）、*Rubella*（風疹）、Cytomegalovirus（サイトメガロウイルス）、Herpes simplex virus（単純ヘルペスウイルス）の頭文字をとったものである。

### 1) トキソプラズマ

#### ❶疾患の特徴

トキソプラズマは*Toxoplasma gondii*（胞子虫類）の寄生による疾患である。トキソプラズマの完全宿主は猫科だけであるが、犬・牛・羊・豚などの食用動物が感染し、鳥・ゴキブリ・蝿などが媒体する。人への感染経路はこれらの食用による経口感染の他、接触感染、母体からの胎児への経胎盤感染もある。母体からの胎児・新生児に感染したものを先天性トキソプラズマ症といい、盲目・脳奇形・中枢神経の病変・網脈絡膜炎などが現れる。妊娠中の初感染で、胎盤を通して胎児に感染し、流・早産の原因になる。

#### ❷妊娠・分娩・産褥期の管理

日本人妊婦におけるトキソプラズマ抗体保有率は20％以下、妊娠中の初感染は1％以下とされる。

母体が初感染を起こした場合，経胎盤的に約40％に胎児感染が起こり，そのさらに40％が先天性トキソプラズマ症を発症するとされている。妊娠初期の抗体検査で陰性の妊婦は，中期前に必ず抗体の再検査を行う。妊娠中の初感染では母体の症状は乏しく，血清学的検査（IgM）で診断される。最近では抗体検査の前処理により，初感染をより正確に行えるようになっている。

胎児の感染症の有無は，臍帯血特異的IgMによって診断される。感染が疑われた場合，アセチルスピラマイシン3g/日の連日投与を行う。また，早期の治療が児の予後を左右するとされ，早期診断が重要である。

### ❸看護と保健指導のポイント

妊娠中は病気を持った動物との接触を避け，生肉の取扱いや摂取に注意する。

### 2）風疹
### ❶疾患の特徴

妊娠11週までの初感染によって，先天性風疹症候群（CRS，白内障・心奇形・聴力障害・知能障害・小頭症）などが高頻度で起こる。

### ❷妊娠・分娩・産褥期の管理

妊娠初期の風疹HI抗体価検査で8倍以下の場合は再検査をして，再度8倍以下であれば，未感染妊婦として，出産後に風疹ワクチンの接種を勧める。256倍以上の場合は初感染を疑い，IgM抗体を調べ，陽性であれば，再感染でも低値ではあっても陽性になること，初感染の場合はその妊娠週数におけるCRSの発症頻度を含め家族に説明する。

羊水による胎児感染診断も開発されている。

### ❸看護と保健指導のポイント

ケアのポイントは以下のようである。特に有効なCRSの治療法がないため，予防策を徹底する。

①風疹抗体価陰性の者は風疹感染の可能性のある者との接触を避ける。

②風疹の症状（発熱・発疹・リンパ節腫脹），潜伏期間，感染時の胎児奇形の可能性について説明する。

### 3）サイトメガロウイルス（CMV）
### ❶疾患の特徴

妊娠前半に感染を起こすと胎児への影響が大きい。子宮内胎児発育遅延・肝脾腫・羊水過多・黄疸・水頭症・出血斑・脳内石灰化像・知能障害などが特徴的である。近年の報告で，母体の抗体保有率は80％前後に低下していることが報告され，妊娠中の初感染による，胎児のリスクが危惧されている。妊娠初期の抗体検査で陰性の妊婦は，中期前に必ず抗体の再検査を行う必要がある。

### ❷妊娠・分娩・産褥期の管理

CMV感染は不顕性感染が多く，感冒様症状以外は特徴的な症状を認めない。そのため，前述の胎児異常を指摘されてから母体の抗体検査が行われてきた。しかし，この時期には特異的IgM抗体が消失していることもあるので，有効診断法は，羊水のウイルス培養・PCR法によるCMVDNAの検出である。ただし，21週以前では疑陽性のこともあり，22週以降の再検査が必要である。妊娠初期の抗体のスクリーニング検査が推奨される。

胎児治療については有効な治療法は確立されていないが，CMV抗体高力価γ-グロブリンによる治療が期待されている。

### ❸看護と保健指導のポイント

ケアのポイントは以下のようである。

①感染の危険性の高い場所には留意する（子どもの集まる幼稚園や病院の小児科など）。

②夫婦生活による夫からの感染を予防するには，コンドームの使用が効果的であることを指導する。

③陰性の場合，児にはIgG抗体が移行していないため，出生後の児への輸血が必要な場合，サイトメガロ陰性血を使用しなければならないことを説明しておく。

### 4）単純ヘルペス（HSV）
### ❶疾患の特徴

単純ヘルペス（HSV）感染症は，妊娠初期の初感染による胎児先天性ヘルペスと，経産道感染によって引き起こされる新生児ヘルペスがある。先天性ヘルペスは皮膚瘢痕，水無脳症・網脈絡膜炎などを特徴とするが比較的まれである。大部分は，性器ヘルペスの垂直感染による新生児ヘルペスである。先天性ヘルペスの感染が初感染であれば，再活性化したものに比べ感染率は約10倍とされる。新生児ヘルペスは皮膚粘膜症状のみのSEM disease，中枢神経症状を伴うCNS（中枢神経系）disease，全身症状を伴うdisseminated disease

に分類され，disseminated disease に至っては死亡率が50％以上とされる。新生児ヘルペスの治療にはアシクロビルが主に用いられる。

❷**妊娠・分娩・産褥期の管理**

初感染後1か月以内または再発後1週間以内の場合には，帝王切開を行い新生児の感染を予防する。

❸**看護と保健指導のポイント**

ケアのポイントは以下のようである。

①外陰部ヘルペスの場合，感染の時期によっては帝王切開が行われることがあることを説明する。

②褥婦の口唇ヘルペスの場合も新生児に感染の危険性がある。患部をしっかり覆い，触らないようにする，手洗いの必要性について十分に指導する。

## b 肝炎ウイルス

現在「肝炎」を冠するウイルスは A〜G 型の7個と，1997年に登場した TTV を含めると計8種類となる。肝炎ウイルス(hepatitis virus)は感染様式によって，経口型と非経口型に大別される。A・E・F 型肝炎ウイルス(HAV・HEV・HFV)は代表的な経口型であり，HBV・C・D・G 型肝炎ウイルス(HCV，HDV，HGV)は輸血などを介した典型的な非経口型である。TTV は輸血後肝炎ウイルスとされるが，経口感染も否定できない。

妊婦のウイルスのスクリーニングは，妊婦・家族・新生児・医療従事者の感染を予防する意味でも重要となる。母子感染は新たな感染源(キャリア)を生み出し，将来，慢性活動性肝炎，肝硬変，肝細胞癌へと発展する可能性(遅発性ウイルス感染症：SVI)を有する。

### 1) B 型肝炎
❶**疾患の特徴**

B 型肝炎ウイルスは主に血液によって感染し，感染率や感染力が強いので重要視されている。HBs 抗原キャリアの多くは，自覚的・他覚的に異常を認めず，外見的に健康状態にある。しかし，肝細胞内や血液中にウイルスが存在するため，感染源となる。B 型肝炎ウイルスは身体に入ると HBs 抗原，ついで HBe 抗原が血中に出現する。その後リンパ球などの免疫系が働くと肝機能障害が起こる。抵抗力が強いとまず HBe 抗体が，ついで HBs 抗体が出現し，ウイルスを駆除する。

キャリアが妊娠した場合，妊婦肝機能への極端な影響は少なく，むしろキャリア妊婦の分娩は Hbe 抗原より Hbe 抗体への変化を促し，血中ウイルスロードを減少させる傾向にある。しかし，妊娠末期での初感染は母子感染率を高めるともいわれる。

❷**妊娠・分娩・産褥期の管理**

妊娠中に B 型肝炎に罹患すると，流・早産になることが多く周産期死亡率も高い。妊娠末期に罹患すると母体死亡率も高くなる。HBe 抗原陽性の母親から生まれた児は，産道感染によって，26〜73％がキャリアになる。管理の要点は垂直感染の予防である。

B 型肝炎予防対策として，1986年からすべての妊婦が公費で HBs 抗原の検査ができるようになった。1995年からは，HBs 抗原陽性妊婦に対する HBe 抗原検査と HBs 抗原陽性妊婦から出生した新生児に対する HBs 抗原・抗体検査，HB 免疫グロブリン(HBIG)および B 型肝炎ワクチンが健康保険給付の対象として取り扱われるようになった。

また，劇症肝炎や急性肝炎の発症を予防するため，従来のキャリア化阻止を目的とした HBe 抗原陽性妊婦から出生した児に加えて，HBs 抗原陽性妊婦から出生した児も対象となった。HBe 抗原陽性の母親から生まれた新生児には，生後すぐと2か月目に HB 免疫グロブリン(HBIG)を注射する。また，B 型ワクチンを2か月，3か月，5か月目に注射する。

医療従事者は分娩時にはフェイスシールドやディスポーザブルの予防衣・シューズカバーなどを用い血液や羊水からの汚染を防ぐとともに，誤針の事故を起こさないよう十分注意する。万一事故が起きた場合は48時間以内に免疫グロブリンの注射をする。産褥期においても水平感染の予防のため血液や分泌物の取扱いには十分に注意する。

結婚前に互いの HBs 抗原検査を行い，必要があればワクチンの指導を行うといった，世間一般へのコンセンサスも必要である。

❸**看護と保健指導のポイント**

ケアのポイントは以下のようである。

①病気についての正しい知識を指導する。

②B 型肝炎母子感染防止対策事業について説明する。

③血液や分泌物，汚物は専用の物を使用するよう説明する。取扱い後は石けんを使用して，流水のもとで十分に手洗いを行う。

④母体は将来肝障害を起こすことがあるので，医師の指示により定期検診を受ける。

⑤献血・臓器提供などは避けるよう指導する。

⑥家族間の感染を防ぐために，キャリアは歯ブラシ・かみそりなどは専用の物を使用し，排便，排尿，悪露の処置後は手を流水でよく洗い，血液や分泌物が家族につかないよう気をつける。また，乳幼児には口移しで食べ物を与えないよう注意する。特に，HBe 抗原陽性の患者については夫婦生活による感染の機会を減らすため，コンドームの使用を促し，オーラルセックスを禁止する。時に，夫の肝機能検査が必要となる。HB 免疫グロブリン（HBIG），ワクチンにより母子間，夫婦間，院内感染予防に効果をあげている。

### 2）C 型肝炎

**❶疾患の特徴**

C 型肝炎は 1988 年に命名された肝炎ウイルスで，血中の抗 HCV 抗体陽性の者が，C 型肝炎患者と定義されている。HCV 抗体陽性化は感染後 1～6 か月とされ，早期診断できないことがある。

**❷妊娠・分娩・産褥期の管理**

キャリアが妊娠した場合，妊婦肝機能への極端な影響は少ない。HCV キャリア妊婦がエイズウイルス（HIV）との重複キャリアである場合は，妊娠・分娩はエイズの進行を早める。母子感染については一定の見解は得られていないが，10％前後の垂直感染を認めるとする報告が多い。

しかし感染経路については，経胎盤的か産道感染かは特定されていない。妊婦が HIV との重複キャリアや麻薬常習者の場合には高い垂直感染率である。母乳に関しては，現在は母乳中止の意見は少ない。

**❸看護と保健指導のポイント**

ケアのポイントは B 型肝炎と同様である。

## c 成人 T 細胞白血病

**❶疾患の特徴**

成人 T 細胞白血病（adult T-cell leukemia：ATL）は，ヒトレトロウイルスの一種である HTLV-1（human T-limphotropic virus type 1）ウイルスが原因で起こる白血病である。感染してから発病までの期間が長く生後まもなく感染しても，発病するには成人になってからということからこの名前が付けられた。しかし，中南米やアフリカ諸国では若年者の ATL も報告されている。

日本では，沖縄，九州南部，四国，紀伊，三陸，北海道に多発し，約 100 万人の HTLV-1 抗体陽性者（キャリア）がいるといわれている。

これらキャリアのうち，2.5～5％が成人 T 細胞白血病（ATL）を中年以降（平均発症年齢 55 歳）に発症する。また，ATL 以外にも HTLV-1 関連痙性脊椎麻痺症（HAM）の発症に関与しているとされている。ATL はキャリア中の発症頻度は低いものの，予後不良疾患であるため，母児感染予防対策は重要な問題である。

**❷妊娠・分娩・産褥期の管理**

全妊婦に対してスクリーニング検査をするのが望ましい。感染経路としては，血液による感染，性的交渉，母子感染がある。母子感染の経路としては，胎内感染や産道感染はまれで，経母乳感染が主であると考えられている。HTLV-1 キャリアの母乳リンパ球には HTLV-1 感染細胞が含まれており，児に感染する。

**❸看護と保健指導のポイント**

妊娠の経過，分娩，新生児の取扱い，授乳指導以外の褥婦の取扱いは通常通り行う。ケアのポイントは以下のようである。

①HTLV-1 陽性者への説明はまず本人に行う。

②夫や家族への説明は本人と相談のうえ慎重に行う。

③通常の日常生活では他人に感染させることはないが，献血・臓器提供などは避けるよう指導する。

④児や妊婦自体への影響はないが，直接母乳を飲ませた場合は 15～20％の児に感染が起こり，児もキャリアになる。

⑤母乳は －20℃で 12 時間凍結すると安全といわれているが，必ずしも 100％とはいえない。

⑥HTLV-1 キャリア母親から出生した児には HTLV-1 に対する移行抗体があり，生後 3～6 か月までは HTLV-1 の母乳感染が阻止されている。

6か月以降の長期母乳保育ではHTLV-1感染リスクが高くなる。したがって人工栄養が最も望ましいが，できない場合には，3～6か月以内の短期母乳保育が推奨される。

⑦感染経路は不明であるが，人工栄養児でも3％程度のHTLV-1感染例があり，母乳を断念しても100％はHTLV-1感染を予防できない。

⑧栄養方法による感染の可能性について説明した後は，児への栄養方法は，母親の自由意志で選択させる。

### d 性感染症

梅毒・淋疾・軟性下疳・そ径リンパ肉芽腫の4疾患が性病として性病予防法で規定されていた。しかし，1999年4月に施行された感染症新法によって性病予防法はなくなった。理由は，性の開放・性行動の多様化により，性交を中心とした性的接触で粘膜や皮膚から感染するが，従来の性病の範疇に入らない疾患が多発しているためである。

従来の性病に，クラミジア・性器ヘルペス・ウイルス感染症などを含め，大きな概念として性感染症 (sexually transmitted infection：STI) という言葉を用いるようになった。妊婦が感染すると，胎盤などを経て胎児に感染したり，分娩時に産道内で児に感染したりして，胎児・新生児に感染を起こすものがある。

#### 1) 梅毒
##### ❶疾患の特徴

梅毒はトレポネーマ (*Treponema pallidum*) 感染によるものである。妊娠に合併した梅毒感染の最大の問題は，トレポネーマの経胎盤感染による先天梅毒の発生である。トレポネーマは胎盤をたやすく通過するので，妊娠初期から末期まで，胎児感染の危険性がある。

##### ❷妊娠・分娩・産褥期の管理

妊娠に合併した梅毒による胎児への影響は，感染時期，感染力の強弱，治療の程度により異なるが，妊娠初期に起こると流産になる場合が多く，それ以外でも早産・死産・新生児死亡となることが多い。死亡しなかった場合に先天性梅毒感染児となって出生する。妊娠初期・中期に正しく治療・管理されれば，ほぼ完全に防ぐことができる。

長い妊娠経過中の感染を発見するためには，妊娠初期の梅毒スクリーニング検査だけでなく，妊娠8か月頃に再検査を行うことが望ましい。治療は妊婦自身だけでなく，児への感染予防と，治療も目的とした徹底的根治を目標とする。

トレポネーマは抗生物質が非常に有効であり，胎盤通過性に優れ，胎児に安全性の高い薬剤であるペニシリン系抗生物質の内服が基本である。治療期間は4～8週間の投与が一般的である。治療を十分に行えば，垂直感染は防止できる。

分娩時には胎児の垂直感染の有無を検査するため臍帯血を採取する。治療を行わなかった妊婦の分娩に対しては，分泌物や血液の扱いに注意し，ディスポーザブル製品を用いる。

妊娠中に治療を行った妊婦では，乳汁中にトレポネーマは存在しないので，授乳は行ってよい。

先天梅毒児には，手掌・足底のびらん・亀裂・口唇周囲の亀裂・梅毒性天疱瘡，骨端線離開，パローの仮性麻痺，肝臓・脾臓の腫大などの特徴がみられる。

先天梅毒児に関しては，児を隔離し十分な治療を行う。

#### 2) 淋疾
##### ❶疾患の特徴

淋疾は淋菌 (*Neisseria gonorrhoeae*) の感染による感染症である。2～7日間の潜伏期を経て，下腹部の熱感と尿道・腟・子宮・頸管などから膿性の分泌の排出を認める。進行すれば，膀胱炎・腎盂炎などの尿路系の上行感染や，付属器炎・腹膜炎などの性器系の感染を起こす。淋菌は，腟トリコモナス症やクラミジア感染症と混合感染を起こしやすい。非淋菌性尿道炎・トリコモナス腟炎などとの鑑別診断が必要となる。

##### ❷妊娠・分娩・産褥期の管理

放置すれば，産道感染によって胎児・新生児へ感染する。かつてみられた新生児膿漏眼は，出生直後の抗生物質の点眼がルーチンに行われるようになり今日ではほとんどみられない。

淋菌そのものは抵抗力がきわめて弱く，乾燥状態に置けば1～2時間，42℃では5～15分で死滅する。抗生物質はペニシリン系・セファロスポリン系が使用される。治療後は，分娩・産褥を通じて特別の取扱いは不要である。

### 3) クラミジア
#### ❶疾患の特徴
クラミジア感染は、クラミジア・トラコマチス (*Chlamydia trachomatis*) によって引き起こされる感染症であり、元来、眼科疾患であるトラコーマの病原体であったものが性器感染症を起こすようになった。クラミジアによる骨盤内感染症により、卵管閉塞性不妊や、子宮外妊娠が報告されている。女性の主な感染部位は子宮頸管であるが、無症状のことが多く、そのため、持続的感染が妊婦で起きると、切迫流産、流産、切迫早産、早産、満期低体重児娩出、産道感染や前期破水などがあり、感染の影響は妊娠初期から分娩後にまで至っている。妊婦全例へのスクリーニング検査が必要である。

#### ❷妊娠・分娩・産褥期の管理
妊娠中のクラミジア感染は流・早産を引き起こす原因となり、分娩時の産道感染により、新生児封入体結膜炎・新生児肺炎などがみられる。

原因不明の骨盤内感染の既往、自然流産の反復、頸管分泌物が多く、頸管炎と診断された場合はクラミジアの検査を行うことが望ましい。妊娠中にクラミジア陽性の診断がつけば、すぐに胎児への影響の少ないマクロライド系抗生物質のエリスロマイシンを2週間経口内服させる。原則として夫にも同様の治療を行う。

クラミジア陽性妊婦から出生した児に対しては、眼瞼・鼻咽頭粘膜よりクラミジア抗原の検出を行い、垂直感染の有無を確認する。児への感染が確認されたら、臨床症状が出現していなくても治療を開始する。

#### ❸看護と保健指導のポイント
ケアのポイントは以下のようである。

①STIの知識および予防法について十分説明する。特に保菌者により感染の拡大を生じることを強調する。

②既往歴・家族歴についての情報を得る。

③患者には必ず感染源があり、患者を感染源とする感染者も存在することを説明し、配偶者にも検査・治療を同時にするよう勧める。

④積極的に治療に臨むように促すとともに、確実な内服薬管理について指導する。

⑤治療中の妊婦には精神的な負担がかからないように配慮する。

⑥治療後の定期的な検査の必要性について説明する。

⑦プライバシー保護のため言動に注意して統一した対応をする。

### 4) HIV
#### ❶疾患の特徴
後天性免疫不全症候群 (acquired immunodeficiency syndrome：AIDS) はヒト免疫不全ウイルス (human immunodeficiency virus：HIV) の感染によって起こる。HIVの3大感染経路は血液・母子感染・性的接触である。

#### ❷妊娠・分娩・産褥期の管理
HIV感染者の治療内容は、血漿HIV-RANレベルやCD4+Tリンパ球値によって示される危険度によって決められるが、核酸逆転写酵素阻害薬であるジドブジン (ZDV, AZT) などを投与して、エイズ発症を予防する。

エイズの治療は、作用機序の異なる抗HIV (プロテアーゼ阻害薬と逆転写酵素阻害薬に大別される) 薬を併用することにより相加作用ないし相乗作用が確認されており、治療効果を高められると同時に、薬剤耐性ウイルスの出現を減らすことができる。

HIV感染者はウイルス感染量が検出下限値以下まで抑え込まれていても、感染力があるとされるべきで、HIVやその他の病原体を移し合う性行為や薬物使用を避けるようカウンセリングを受けるべきである。

母親がHIVに感染すると、25～35%の高率で垂直感染が起こるといわれている。また分娩時の血液や羊水によって医療従事者への水平感染の可能性も高い。分娩様式については、帝王切開のほうが産道感染を防ぐことができる点で安全性が高いという意見もあるが、結論は出ていない。

#### ❸看護と保健指導のポイント
ケアのポイントは以下のようである。

①疾患や予後、新生児への影響などについて、家族も含めて説明する。

②陽性者の血液や体液が他人に触れないよう具体的な生活指導を行う。

③経母乳感染を防ぐため、母乳哺育を中止することもあることを十分に説明する。

### e B群溶血レンサ球菌（GBS）

#### ❶疾患の特徴

　GBS（group B streptococcus：B群溶血レンサ球菌）は，成人の大便中や腟内から検出される。GBSによる羊水感染や産道感染は，新生児早発型・遅発型の敗血症・肺炎・髄膜炎などを引き起こし，児死亡や生存児も精神発達遅延や視聴覚障害などの重篤な後遺症を残すことがある。しかし保菌者の新生児が全員GBS感染症を発症するわけではない。

#### ❷妊娠・分娩・産褥期の管理

　GBSは妊娠中いったん培養陽性になっても，自然に陰性になったり，反対にGBSが存在しても培養陽性が出ると限らないため，妊婦全員にスクリーニング検査をすべきかどうかの結論は出ていない。

　しかし，GBS陽性例への予防的治療の有効性は示されているので，事情が許せばすべきである。GBSの検査の時期は，分娩時の腟や肛門周囲にGBSが存在することが新生児の感染につながること，妊娠中一度治療しても治療を中断すると満期までに高い確率でGBSが再出現することより，妊娠中のできるだけ後半で行うのが良い。

　GBS陽性の妊婦に対しては，分娩中の抗生物質の予防投与を行う。

#### ❸看護と保健指導のポイント

　ケアのポイントは以下のようである。
・排便時・排尿時の外陰部の清拭は前から後ろに行うように妊娠初期から指導する。

## 13 産後精神障害

　産後精神障害は，ICD-10における精神行動の障害の分類において，「生理的障害および身体的要因に関連した行動症候群」の項のうち，「産褥に関連した精神および行動の障害」として位置づけられている。

### a 産後うつ病

#### ❶疾患の特徴

　出産後数週から数か月以内に出現するうつ病で，出産後1か月頃に発症のピークがある。いつまでを「産後」と定義するかについては，まだ見解の一致をみていない。発症の頻度は10～15％である。発症は，心理社会的要因のいくつかが関連し，互いに影響を及ぼしていると考えられているが，特に精神科既往歴があり，夫や周囲からのサポートが乏しい女性は発症のリスクが高い。支援環境が整っている人は，早期治癒に結びつくことが多くみられる。

#### ❷妊娠・分娩・産褥期の管理

　症状は抑うつ気分，悲哀感，無力感，疲労感，食欲不振，不眠などである。乳児に対する内容や，母親としての自責感や，自己評価の低下を訴えるのが特徴的である。

#### ❸看護と保健指導のポイント

　産後うつ病の疑いがあれば，情緒的および実質的サポートによる早期介入を行う。症状が重く，育児や家事ができない場合，自殺の恐れや乳児への安全性の危惧があれば，精神科への受診を勧める。ケアのポイントは以下のようである。
　①症状の観察を行う。
　②励ましの言葉はかけない。安易な言葉かけを慎み，できるだけ信頼関係のある受持ちの看護職員がかかわるよう配慮する。
　③人生の岐路に立つ大きな問題の決定は延期する。
　④抗うつ薬で気分が上向きになりかけたときは自殺の危険性が増すため，特に観察を密にし，注意する。

### b 産後精神病

#### ❶疾患の特徴

　通常出産後2週間以内の早期に，比較的急激に発症する精神病である。1,000人に1人の割合で発症するといわれる。胎盤の娩出に伴うエストロゲンの急激な低下など，生物学的要因が強く関連するといわれている。

#### ❷妊娠・分娩・産褥期の管理

　不安や焦燥感を訴えた後に，幻覚・妄想・精神病状態が急に出現することが多い。また，感情が不安定で，抑うつあるいは躁状態を示すことが特徴の1つである。加えて，興奮，せん妄，あるいは混乱状態もみられる。急激に錯乱状態や，幻覚・

妄想状態を起こし，症状が過激な場合が多いため，精神薬物療法を主体とした入院が必要になる。

#### ❸看護と保健指導のポイント

ケアのポイントは以下のようである。

①症状の観察を行う。

②薬物の副作用が強い場合は拒薬の可能性があるため，副作用に対し早急に対処する。

③幻覚・妄想を訴えた場合も否定せず，聞きながらも現実感のある話題を提供し，現実の日常生活に即した活動を促す。

④できるだけ信頼関係のある受持ちの看護職員がかかわるよう配慮し，会話が続かなくても一緒にいる時間を多くして，患者を安心させる。

⑤患者は刺激に対する対処能力が低下しているため，刺激の少ない環境を提供する。

### c 既往の精神障害の再発または増悪

#### ❶疾患の特徴

既往に精神障害があると，妊娠中に再発または増悪する頻度は10.5％とされ，その時期は妊娠初期および末期が多い。出産後に再発または増悪する頻度は40.0％とされ，半数以上が出産後1か月以内である。

#### ❷妊娠・分娩・産褥期の管理

患者が妊娠に気づいたり確定したとき，服薬を中止したとき，何らかのストレスが加わったときに再発することが多い。抗精神病薬の内服を確実に行うよう指導する。

#### ❸看護と保健指導のポイント

ケアのポイントは以下のようである。

①患者は容易に不安になりやすいため，分娩の経過とその見通しを話し，陣痛は必要な痛みであることを説明し，できるだけそばに付き添うことが大切である。

②新しいことへの適応が苦手なことが多いため，患者に合わせて，分娩後は段階を追って1つずつ育児行動ができるよう支援する。

③精神科医との連携を密にとる必要がある。

④出産はキーパーソンとなる人の支援が得られる場所で行うのが良い。

⑤退院後は，必要に応じて保健所へと看護を継続させる。

(田中静枝)

### ●参考文献(1〜10)

・高橋祐子，中林正雄：妊娠中毒症．周産期医学31増刊号：189-92, 2001.
・妊娠中毒症．日本母性保護産婦人科医会研修ノート，No.64, 2001.
・佐川典正：腎疾患合併妊娠．周産期医学31増刊号：133-35, 2001.
・宮原正：糸球体疾患における妊娠・出産の影響．厚生省特定疾患患者進行性腎障害調査研究班63年度研究業績, pp.253-59, 1989.
・杉村基，金山尚裕：血液疾患合併症妊娠．周産期医学31増刊号：146-48, 2001.
・橋口和生，太田博明：心疾患合併妊娠．周産期医学31増刊号：130-32, 2001.
・中西佳子，廣瀬雅哉，野田洋一：呼吸器疾患合併妊娠．周産期医学31増刊号：141-43, 2001.
・杉山隆：糖代謝疾患．産科と婦人科70：302-9, 2003.
・妊娠耐糖能異常の診断と管理に関する検討小委員会：周産期委員会報告．日産婦誌47：609-10, 1995.
・杉本充弘：甲状腺疾患．産科と婦人科70：310-16, 2003.
・吉田幸洋：自己免疫疾患合併妊娠．周産期医学31増刊号：149-50, 2001.
・南理志：結核感染の対策．臨婦産58：34 37, 2005.

# III 家族・地域生活との関連

　入院中のケアのポイントは，褥婦のセルフ能力を高め，退院後の生活がうまくいくよう支援することである。

　入院中の指導は本人のみならず，家族役割を分担することになるであろう夫や，その他の家族（支援者）に対しても行う必要がある。

## 1 受診すべき徴候と連絡

　妊娠・分娩に併発する異常としては，妊娠高血圧症候群（妊娠中毒症）の遺残，産褥高血圧・貧血・感染，産褥期の精神不安，偶発合併症などの悪化があげられる。これらの異常に対して褥婦自身がどのような対応をすればよいのか具体的に指導することが必要である。

　異常時の連絡方法や受診方法についても具体的に提示し，指導する。

### a 身体症状

　全身：悪寒戦慄，発熱，頭痛，全身倦怠，疲労，排尿時痛，残尿感，腹部の疼痛・圧痛，食欲不振，嘔吐，体重減少，急激な浮腫など。

　局所：下腹部の限局した疼痛，下肢の放散痛，出血，腰痛，会陰部の発赤・疼痛，痔痛，乳房発赤，乳房腫脹・疼痛，多量の暗赤色の悪露，異臭・悪臭の悪露など。

### b 精神症状

　不眠の持続，疲労感著明，当惑・困惑，抑うつ状態，児に対する愛着の低下，無力感など。

## 2 優先事項

　異常が発生した場合，病院に問い合わせ相談させることもよいが，いずれにせよ，診察を行わないと確定診断はできない。患者は電話での問合せで安心したいだけのときもあるが，予想もつかない偶発疾患もある。電話での安易な対応をしないことが大切である。

　また，病院によっては時間外の検査や処置に制約があるため，時間内の診察を促すことも重要である。特に，精神症状の異常や，自分で物事が決定できないときは，産褥期の精神障害の可能性もあるので専門医の診察を要する。早めの受診を促す必要がある。

## 3 家族の協力と連携

　子どもの誕生は家族にとって大変喜ばしい反面，日頃の家事に，育児という新しい仕事が加わり，家族役割は大きく変化する。産褥早期の母親は，慣れない育児によって，身体的・精神的ともに不安定である。新米の母親が「自分でできる！」という感覚が持てるよう，温かく見守り，エモーショナルサポートをするには，夫または支援者の協力が不可欠である。

　母親が育児に専念することがストレスになりそうなときは，ほんの1～2時間赤ちゃんを預かって，育児から解放する機会を作ってあげるのも良い方法である。また，産褥早期には，妻は育児に追われ，夫婦間の関係性の質の低下をきたすこともある。

夫婦で子育てすることの重要性を夫も理解できるよう働きかける必要がある。毎日少しの時間でよいのでお互いに労わり合うことが大切である。

## 4 社会資源の活用

核家族化した現在，家族のみの育児は時として閉鎖的になりがちである。仲間作りや，社会資源の活用を促し，広く，地域ぐるみでの育児を広めることが重要である。社会資源の活用としては，次のものがある。

①医療保健サービス：助産施設，産褥入院施設，健診施設，かかりつけ医師など。

②サービス機関や施設：保健所，市町村保健センター，ボランティア団体，子育て支援センター，保育所，ベビーシッター協会，家政婦協会，宅配サービス業者など。

③サービス内容（一部有料）
　〔乳幼児健診〕
　・市町村保健センターの乳幼児健康診査
　・乳児一般健康診査受診票（乳児期に1回無料）
　〔家庭訪問〕
　・新生児訪問，低出生体重児訪問（母子手帳にハガキ添付あり），双生児家庭訪問事業，保健師，助産師の訪問
　〔育児相談〕
　・助産師，保健師，保育士，近隣，友人，メール
　〔保育〕
　・育児サークル，遊びの教室（市町村・保育所・民間）一時保育，ベビーシッター，ホームヘルパー

④経済的な支援
　・助産制度
　・育児手当て
　・乳幼児医療無料制度（市町村により年齢上限に差あり）
　・医療費公費負担制度（未熟児養育医療・育成医療・小児慢性特定疾患など）

（田中静枝）

# 13 ハイリスク胎児・新生児のアセスメントと健康支援

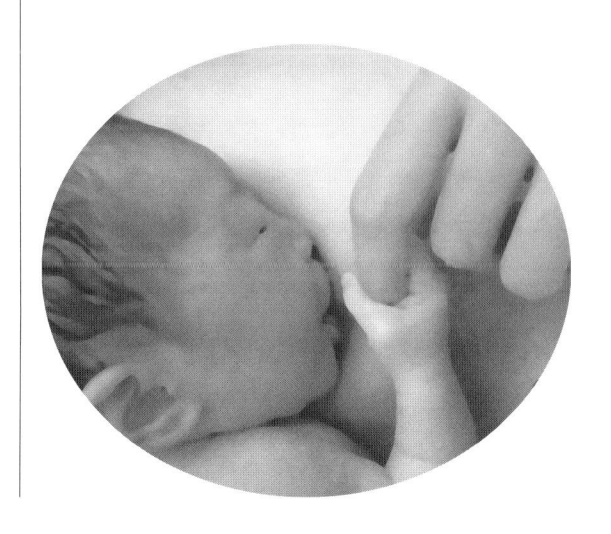

# I ハイリスク胎児（妊産婦）・新生児の管理システム

厚生省（現在：厚生労働省）は平成8(1996)年，周産期医療にかかわる施設の設備などについて「周産期医療対策事業実施要綱」を策定した。

この事業の目的は，「診療体制の整備された分娩環境や未熟児に対する最善の対応など，充実した周産期医療に対する需要の増加に応えるため，地域において妊娠，出産から新生児に至る高度専門的な医療を効果的に提供する，総合的な周産期医療体制を整備し，安心して子どもを生み育てることができる環境づくりの推進を図るものである」としている。

具体的にはハイリスクの母子の安全を守りケアを提供するものである。そして，表13-1に掲げたような機能を持つ周産期医療施設を「総合周産期母子医療センター」として指定した。また比較的高度な周産期医療行為を行う医療施設を「地域周産期母子医療センター」と位置づけた。

こうした集中医療施設において胎児期から新生児期まで継続一貫した高度な集中ケアを行うことによって「後障害なき生存（intact survival）」を図るものである。そのためには産科と小児科などのスペシャリストによるチーム医療が不可欠である。母児の障害を最小限に防ぐためには，ハイリスク妊婦に対する予防的なケアを行うことがなにより大切である。

## 1 周産期集中医療部門の機能と組織

周産期集中医療部門には，ハイリスク妊産婦の集中医療ができる母体・胎児集中治療室（PICU：perinatal intensive care unit）と，ハイリスク新生児が出生直後から管理できる新生児集中治療室（NICU：neonatal intensive care unit）がある。

**表13-1 総合周産期母子医療センターの機能**

| | |
|---|---|
| ① | 相当規模の母体・胎児集中治療管理室を含む産科病棟および新生児集中治療管理室を含む新生児病棟を備え，常時母体および新生児搬送受入体制を有し，合併症妊娠，重症妊娠中毒症，切迫早産，胎児異常など母体または児におけるリスクの高い妊娠に対する医療および高度な新生児医療などの周産期医療を行うことができる医療施設をいう。 |
| ② | 主として地域の各周産期医療施設からの搬送を受け入れるとともに，周産期医療システムの中核として地域の各周産期医療施設との連携を図る。 |
| ③ | 原則として周産期医療情報センターとしての機能を有するとともに，他の周産期医療施設の医療従事者に対する研修を行う。 |

（周産期医療対策事業実施要綱：厚生省児童家庭局長通知，1996年）

従来，前者は産科の管理で，後者は小児科の管理であることが多かった。上記の「総合周産期母子医療センター」は，具体的にはこのPICUとNICUを兼ね備えていなければならない（表13-2）。

総合周産期母子医療部門では産科と小児科の枠を越えて統合され，産科新生児科ともいうべきチーム医療が実践されている。「胎児期から新生児期へ継続一貫したケア」の目標が達成できる機能を維持し向上していくために，PICUとNICUとが物理的に近い位置にあることや，集中治療室に必要な機器や設備などのハード面，医師や看護師の勤務体制を含むソフト面のそれぞれが充実していることが望まれる。

## 2 胎児期に予測される異常

胎児の異常が予測される要因は次のようである。母体の合併症（血液疾患，心疾患，呼吸器疾患，

表 13-2 総合周産期医療部門管理の施設基準

1. 母体・胎児集中治療室(PICU：perinatal intensive care unit)
   ア 専任の医師が常時，母体・胎児集中治療室内に勤務していること．
   イ 母体・胎児集中治療管理を行うにふさわしい専用の母体・胎児集中治療室を有していて，当該集中治療室の広さは，1床当たり15平方メートル以上であること．また，当該治療室に6床以上設置されていること．
   ウ 帝王切開術が必要な場合，30分以内に児の娩出が可能となるよう医師，その他の各職員が配置されていること．
   エ 当該管理を行うために必要な次に掲げる装置および器具を母体・胎児集中治療室内に常時備えていること．
      ①救急蘇生装置(気管内挿管セット，人工呼吸装置等)
      ②心電計
      ③呼吸循環監視装置
      ④分娩監視装置
      ⑤超音波診断装置(カラードップラー法による血流測定が可能なものに限る)
   オ 自家発電装置を有している病院であって，当該病院において電解質定量検査および血液ガス分析を含む必要な検査が常時実行できること．
   カ 原則として，当該治療室はバイオクリーンルームであること．
   キ 当該治療室勤務の医師は，治療室以外での当直勤務を併せて行わないものとすること．
2. 新生児集中治療室(NICU：neonatal intensive care unit)
   (1) 専任の医師が常時，新生児特定集中治療室内に勤務していること．
   (2) 新生児特定集中治療室管理を行うのにふさわしい専用の新生児特定集中治療室を有していて，当該新生児特定集中治療室の広さは1床当たり7平方メートル以上であること．
   (3) 当該管理を行うために必要な次に掲げる装置および器具を新生児特定集中治療室内に常時備えていること．
      ア 救急蘇生装置(気管内挿管セット)
      イ 新生児用呼吸循環監視セット
      ウ 新生児用人工換気装置
      エ 微量輸液装置
      オ 経皮的酸素分圧監視装置または経皮的動脈血酸素飽和度測定装置
      カ 酸素濃度測定装置
      キ 光線治療器
   (4) 自家発電装置を有している病院であって，当該病院において電解質定量検査，血液ガス分析を含む必要な検査が常時実施できること．
   (5) 原則として，当該治療室はバイオクリーンルームであること．
   (6) 当該治療室勤務の医師は，治療室または治療室・中間室，および回復室からなる病棟(正常新生児室および一般小児病棟には含まれない)以外での当直勤務を併せて行わないものとし，看護師については治療室以外での当直勤務を併せて行わないものとすること．
3. 届出に関する事項
   救命救急入院料の例による．

(健康保険法の規定による施設基準より)

腎疾患，内分泌・代謝疾患，膠原病など)，その他の偶発合併症(貧血，感染症など)や，産科異常(妊娠高血圧症候群，切迫早産，前期破水など)，胎児奇形，胎児ジストレスなどである．

## 3 母体搬送と新生児搬送

周産期の救急搬送は大きく母体搬送(表 13-3)と新生児搬送(表 13-4)に分けられる．

### a 母体搬送

母体搬送とは，一次医療施設で管理できないハイリスク妊産婦を，高度な集中医療の可能な二次，三次医療施設の周産期医療施設へ緊急搬送することである．母体搬送の要因は，母体側と胎児側とにある．母体搬送事例からみると，母体側の理由には，妊娠高血圧症候群，糖尿病など母体の合併症，前置胎盤，胎盤早期剝離，胎児ジストレス，骨盤位などがある．胎児側の理由は，切迫早産，前期破水(PROM)，奇形，羊水過多，胎児ジス

表13-3　母体搬送および紹介基準

| | I. 緊急母体搬送 | II. 非緊急ハイリスク母体搬送 |
|---|---|---|
| A<br>胎児適応 | 1. 児の未熟性によるもの：切迫早産，前期破水(PROM)など<br>2. 胎児ジストレス<br>3. 子宮内感染症(絨毛羊膜炎)<br>4. 臍帯下垂・脱出<br>5. その他 | 1. 多胎妊娠<br>2. 子宮内胎児発育遅延(IUGR)<br>3. 胎児奇形および付属物の異常<br>4. 胎児水腫<br>5. 血液型不適合妊娠<br>6. その他 |
| B<br>母児適応 | 1. 妊娠高血圧症候群<br>2. 常位胎盤早期剝離<br>3. その他 | 1. 前置胎盤<br>2. 糖尿病合併症<br>3. その他の母体合併症<br>　　心疾患，腎疾患，肝疾患，血液疾患，内分泌疾患，膠原病，感染症などの合併<br>4. その他 |
| C<br>母体救命 | 1. 産科出血<br>　　常位胎盤早期剝離，子宮破裂，弛緩出血，頸管破裂，前置胎盤など<br>2. DIC，羊水塞栓，死胎児稽留症候群など<br>3. ショック<br>4. その他 | |

(日本母性保護産婦人科医会, 医事紛争委員会：母体搬送のタイミング, 1998)

表13-4　新生児専門施設収容の対象となる新生児

1. 出生体重 2,000 g 未満の児，在胎 35 週未満の早産児
2. 出生時に重症仮死が認められ，蘇生が容易でなかった児
3. 重症奇形を有する児
4. 次の症状がある児
   a) 全身性チアノーゼ
   b) 呼吸数増加(1 分間 60 以上)，呻吟，陥没呼吸
   c) 頻発する無呼吸発作
   d) 痙攣，不穏，目つきの異常
   e) 新生児メレナ
   f) 早発黄疸および血清ビリルビンの異常な高値
   g) 持続する発熱または低体温
   h) 頑固に続く嘔吐および著明な体重減少
   i) 何となく元気がない(not doing well)，あるいは何か重大な病気が隠れていないか不安に思われる児
5. 母体に合併症があった児
   (特に糖尿病，内分泌疾患，てんかんなど)

(本庄英雄, 宮中文子編：周産期エキスパートナーシング, 南江堂, 2003)

トレスなどである。ハイリスク新生児として取扱いを必要とする産科的要因があれば，母体搬送を選択することが多い。

出産前にハイリスク新生児の出生が予測された場合は，この時点で，NICU のある周産期センターに救急搬送する「母体搬送」が望ましい。

母体搬送により，胎児期から新生児期への継続一貫したケアが実施され，結果的に「後障害なき救命(intact survival)」が図られる。母体搬送は，児の出生後も母親と同じ施設(病棟)での管理が可能となり，物理的な母子分離が避けられるため，母子関係形成上からも，新生児搬送より母体搬送のほうが望ましい。

### b 新生児搬送

新生児搬送とは，出生した新生児に表 13-4 に示すような異常があるとき NICU のある施設に搬送することをいう。こうした低出生体重児，先天異常児，異常新生児などの，新生児死亡や後障害などのリスクが高い新生児と，母体合併症により児へのリスクが予測される新生児を含めて，ハイリスク新生児という。

ハイリスク新生児という言葉は，胎児期にリスクを予測して，出生直後から新生児集中治療室へ収容しケアを行うことが，死亡率や予後の改善に

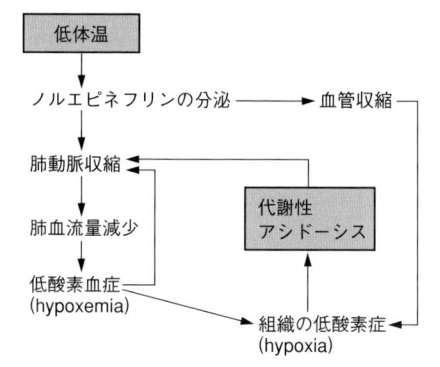

**図13-1　低体温の影響**
(仁志田博司：新生児学入門, p.166, 医学書院, 2004)

不可欠の方法であるという考え方からきている。ハイリスク新生児の全出生児に占める割合は，低出生体重児が約7%，その他のハイリスク児が約10〜25%といわれる。このうち，すでに，胎児期のうちから予測されるハイリスク妊娠(ハイリスク胎児)は，全妊娠中で多く見積もって35%といわれる。

出生後に搬送する場合は，短時間に搬送でき，搬送中にも必要な呼吸管理や保温ができる機能のある周産期医療の救急車で搬送することが必要である。ハイリスク新生児の出生が予測されるときは出生前に母体搬送することが望ましい。

NICUの定義は，石塚ら[1]の提唱する狭義の基準によれば，レスピレータを使用した呼吸管理を含めた集中治療ができる施設をいう。実際には，観察を厳重にする必要のある児も送院しなければならない。新生児の送院の適応となる基準は，広義のNICU基準に相当する児も含んでいる。

出生前にハイリスク胎児と診断されたときは，PICUに母体搬送するのが最も望ましいが，出生後に新生児が異常となり，NICUへ搬送する場合がある。

新生児を救急搬送する場合は，充電式携帯用保育器(ポータブルクベース)に収容して搬送する。

ハイリスク児は搬送中に不適切な環境温度により低体温となることが多い。低体温になると，呼吸中枢を抑制し，低血糖，代謝性アシドーシス，呼吸循環不全をきたし，生命の危機に陥り，回復後も後障害を残すなどの影響がある(図13-1)。

早期産で出生した低出生体重児ほど胎内に近い温度環境が必要である。1,500g未満児では35〜36℃とする。充電式携帯用保育器を利用することにより，児の至適環境温が維持できる。

## 4 出生前の母児管理

PICUのスタッフはNICUのスタッフへ，ハイリスク妊婦(胎児)情報を伝達する。事前の情報によってNICUでは初期ケア計画の準備や必要な機器の準備ができ，スタッフが通常より必要な場合でも対処することができる。両チームの医師間では，胎児の発育と成熟度を確認し，胎児の健康状態(well being)をみて，最適な条件下で分娩に持っていくよう，児の分娩時期と分娩様式を検討する。

ハイリスク妊婦(胎児)情報の内容は，母体情報として，子宮収縮や子宮口開大度などの分娩開始徴候の有無，胎児情報として，発育および胎児のwell beingについて連絡がなされる。

出産前の母児の観察項目は次項のようである。

### a ハイリスク胎児の観察

胎児のwell beingを次のように把握する。

①生理学的検査：胎児心拍数モニタリングによるノンストレステスト(NST)(表13-5)と，超音波断層診断(Bモード)によるバイオフィジカルプロファイルスコア(BPS)がある。NSTは全妊婦に第一次スクリーニングとして行う。

NSTがreactiveであれば，胎児のwell beingが推定できるが，non reactiveの場合にBPSを行う。胎児ジストレスや胎児予備能低下の危険がないかを確認する(表13-6)。

②尿・血液の生化学的検査：母体血中hPL(ヒト胎盤性ラクトゲン)，尿中$E_3$(エストリオール)などにより胎盤機能が正常か否かをみる。hPLは，32〜37週では4g/ml以上，38週以後5g/ml以上，尿中$E_3$は，危険値は32〜38週では10以下，39週以後は15以下である。

③羊水の生化学的検査：レシチン(胎児肺の成熟に関与するサーファクタント(表面活性物質)を測定する方法で，⒤レシチン/スフィンゴミエリン比(L/S比)2.0以上は肺成熟を示す。ⅱシェイ

表 13-5　ノンストレステストによる判断(判定基準)と処置

| 判定 | ノンストレステスト所見 | 判定基準 | 管理方針 |
|---|---|---|---|
| I 型 | 反応型 | 一過性頻脈<br>(15拍/分以上，15秒以上)<br>20分間で2回以上 | 経過観察<br>ノンストレステスト再検 |
| II 型 | 無反応型→反応型 | 一過性頻脈の消失<br>→触診による胎児刺激<br>→一過性頻脈の出現 | |
| III 型 | 無反応型 | 一過性頻脈の消失 | ノンストレステスト頻回に<br>(1日2回) |
| IV 型 | 胎児ジストレスの疑い | 持続性頻脈<br>軽度変動性一過性徐脈<br>持続的な胎児心拍数<br>　基線細変動の減少<br>正弦波様パターン | 厳重注意<br>ノンストレステスト反復 |
| V 型 | 胎児ジストレス | 高度徐脈の持続<br>遅発性一過性徐脈<br>高度変動性一過性徐脈<br>胎児心拍数基線変動の消失 | 帝王切開 |

(日本母性保護医協会会員研修ノート 18:42, 1981)

表 13-6　バイオフィジカルプロファイルスコア

| 所見 | 正常:2点 | 異常:0点 |
|---|---|---|
| 胎児呼吸様運動 | 30秒以上続くものが30分間に1回以上 | なしか30秒未満のもの |
| 胎動 | 30分間に3回以上の胎動<br>(連続した胎動は1回と数える) | 2回以下 |
| 胎児緊張度 | 四肢か体幹の伸展とそれに続く屈曲が30分に1回以上 | 弱い伸展と部分屈曲か伸展運動のみ，運動の消失 |
| ノンストレステスト | 胎動に伴う一過性頻脈(15拍/分以上，15秒以上)が20分間で2回以上 | 20分間で1回以下 |
| 羊水量 | 1cm以上の羊水ポケットが1つ以上 | 羊水ポケットが1cm未満 |

(太田孝夫:胎児モニタリング．母性衛生 36(1):9, 1995)

クテストが陽性であれば肺成熟を示す。

### b 母体の観察

①子宮収縮，子宮口開大度(切迫早産，444頁参照)。

②母親の心理的推移をみる。

ハイリスク妊娠や胎児のリスクについて，母親がどのように理解し受け止めているか，夫や家族，医師や助産師から有効なサポートを受けているかどうか，心理的危機の有無，母親の心理的危機からの克服過程をみる(後述)。

## トピックス

## 地域周産期医療システムの特徴

周産期医療の進歩は，死産率や早期新生児死亡率を改善し，わが国の周産期死亡率は先進諸国水準である．しかし，周産期医療の水準は単に死亡率のみで評価されるものではなく，「後障害なき生存(intact survival)」がなされたかという質的な評価が重要視されている．そのため周産期医療システムの確立が全国的に進められてきた．その結果，ハイリスク妊婦および新生児が，いつどこで生じても，救急車で母体搬送や新生児搬送により，二次医療や三次医療施設においてその事例に必要な医療を受けることが可能となった．

過去においては，たとえば産科医院で生まれた児に異常があったときにはじめて小児科 NICU へ転送されたため，医療の継続性からみて，そこに谷間ともいえるものがあった．今日では周産期医療センター構想の元に，施設や搬送システムが改善されたことにより，胎児期から新生児期を継続一貫してケアすることが実現した．

わが国では周産期医療システムの確立について，人口 100 万人を 1 つの診療圏と想定し，中核となる総合周産期医療センターを置くこととし，少なくとも各府県に 1 か所以上，整備が進められてきた．周産期医療システムは地域内の各周産期医療施設が協力して，周産期医療を担当することである．図は K 府における地域周産期医療システムの模式図であるが，中核となる重症の妊産婦や新生児を収容し治療できる PICU や NICU のベッドを有する三次医療施設である総合周産期母子医療センターと，これを支援する北と南の地域周産期医療サブセンターと，二次センター的機能を持つ施設，および一般の産科病院や診療所および助産所などとが連携・協力し，地域の周産期医療を担当している．

基幹およびサブセンターには，教育研究的機能もある．K府では，周産期医療を担当する医師(小児科医，産科医)や助産師，救急隊，行政などさまざまな専門職者による委員会を持ち，周産期医療システムの運営に関する検討が定期的になされている．

総合周産期母子医療センターでは医師が 24 時間常駐する情報センターがあり，どこの施設でハイリスクが生じても搬送先が決まり，ただちに搬送できるよう指令している．周産期医療システムは全国的に確立しつつあるが，地域差や，各ネットワークの交錯する隣接地域での搬送問題がまだみられることや，医療施設の整備や搬送体制の改善，ネットワークシステムの運営などにおいて検討すべき課題はまだ多い．

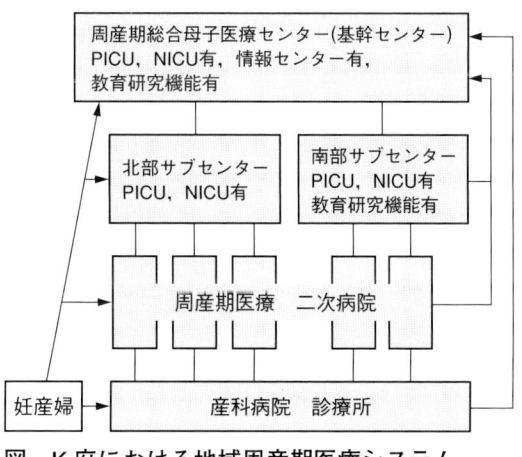

図　K 府における地域周産期医療システム

(宮中文子)

# II 出生時の仮死蘇生

## 1 蘇生の準備

　NICUの勤務者は，特に仮死の予測される児の出生時，また，仮死があったときに，ただちに蘇生処置が対応できるように，常に必要物品を準備・点検しておく必要がある(**表 13-7**)。また，ふだんから，機器の扱いに習熟し，いつでも仮死蘇生ができるようトレーニングしておく。

## 2 仮死蘇生の実際

　①出生直後，鼻口腔を吸引し，第 1 呼吸の助成を行うが，自発呼吸がなく，生後 1 分のアプガール・スコアが 7 点未満の場合はただちに蘇生を行う。

　②ハイリスク新生児の出生時には，必ず小児科医が立ち会い，仮死蘇生を行う。

　③なお，分娩前に胎児ジストレスや羊水混濁が認められた場合は，第 1 呼吸の前に気道の吸引を行い，胎便の気管内への吸入を予防する。これは胎便吸引症候群(MAS)の予防に重要である。

**表 13-7　仮死蘇生の必要物品**

(1) 保温に必要なもの
　　①ラジアントウォーマー
　　②乾いた暖かいタオル
(2) 気道確保に必要なもの
　　①酸素：加湿し，流量計が付いたもの
　　②吸引器：80～100 mmHg の吸引圧
　　③吸引カテーテル：口腔用 Fr 6～8
　　④マスク＆バッグ：推定体重によりマスクの大きさを変える。バッグの種類はレサシバッグ，アンビューバッグ，ジャクソンリースバッグなどが使用されるが，それぞれの特徴をよく理解して使用する。
　　⑤喉頭鏡：直ブレード，電球の明るさを確認，予備の電池と電球
　　⑥挿管：チューブ用 Fr 5～6

気管内チューブと吸引チューブ

| | 気管内チューブ | 吸引チューブ |
|---|---|---|
| ～1,000 g | 2.0 または 2.5 | Fr 5 |
| ～1,500 g | 2.5 | Fr 5 または 6 |
| ～2,000 g | 3.0 | Fr 6 |
| ～3,000 g | 3.0 または 3.5 | Fr 6 |

　　⑦気管内挿管チューブ：内径 2.0～4.0(ポーテックスサイズ)，児体重に相当したものを準備する。
　　⑧滅菌水
　　⑨栄養チューブ：胃内容物および胃内気体の除去のため
　　⑩新生児用聴診器
　　⑪絆創膏：気管内チューブの固定用(マイクロポア，エラスチコン)
　　⑫はさみ
(3) 薬剤
　　①メイロン：蒸留水で 2 倍希釈
　　②エピネフリン(ボスミン)：5%グルコースで 10 倍希釈
　　③硫酸アトロピン：5 倍希釈
　　④蒸留水，5%グルコース，生理的食塩水
(4) 血管確保に必要なもの
　　①1～20 ml の各種注射器
　　③三方活栓
　　②延長チューブ
　　④各種針
(5) その他
　　①時計，アプガークロック　　②搬送用保育器

④手早く児を温タオルで拭き，インファントウォーマーで保温のうえで行う。蘇生の手順は，気道確保，呼吸確立，循環確保の順に行う。

**❶気道の吸引**

口腔・咽頭・鼻腔の吸引

**❷酸素投与**

マスクにて酸素放流する。

**❸足底刺激，児背部の摩擦により，第1呼吸を促す**（身体をゆさぶるなどの刺激は決してしない）。

**❹用手的人工換気**

マスク＆バッグにより，酸素をフラッシュにして行う。

**❺心臓マッサージ**

心拍数60/分以下の場合に行う。指で心臓部にパンピングを100～120回/分の速度で行う。気道の吸引と酸素投与は交互に行う。ここまでの処置で自発呼吸がない場合は，医師により気管内挿管を行う。医師がいない場合はここまでの処置は助産師が行うため，ふだんから確実にできるようトレーニングしておく。

**❻気管内挿管による酸素投与**

①仰臥位にして挿管しやすい体位を固定する。
②喉頭鏡を挿入し挿管チューブを入れる。
③挿管が完了したら，バッグからマスクをはずし挿管チューブに接続し，バッグで換気する。
④聴診器で換気が十分できているか確認する。
⑤挿管チューブ内の吸引を行っては換気する。
⑥挿管チューブを絆創膏で固定する。

**❼心拍数が100以下で改善がみられない場合**

末梢または臍静脈カテーテルを挿入し，蒸留水で2倍希釈のメイロン4 ml/kgを2～5分かけて投与（メイロンは高張なので，急速静注すると頭蓋内出血を起こすことがある。近年，薬剤投与は減少しており，使用する場合は重篤な代謝性アシドーシスに限定している）。

**❽心拍が安定したらNICUへ収容する。**

## ③ 仮死児のケア

分娩室で仮死蘇生術を行った児は，引き続き，呼吸・循環の安定化へ向けて厳重な観察が必要である。重症仮死児はNICUへ，軽症であっても，観察室へ収容する。脳蘇生の治療に重点をおき，合併症の予防が行われる。

ケアでは，次の項目に対して注意深い観察が必要である。

①クベースに収容し，継続的に集中して観察する。
②呼吸心拍モニターを付け経時的に観察する。
③動脈血中酸素濃度を正常化するため，経皮的動脈血中酸素分圧モニターを装着し酸素分圧濃度を60～80 mmHg，炭酸ガス分圧濃度を30 mmHgに維持するよう酸素療法を行う。
④呼吸状態の不安定な児は，レスピレータを装着し人工換気を行う。
⑤低体温により代謝性アシドーシスが増強するので，酸素消費量を最低限にするため，体温管理を行う。
⑥水分を制限し，低血糖や電解質など，代謝性アシドーシスの補正を行う。
⑦脳保護のため，抗痙攣薬が投与される。痙攣の有無に注意する。痙攣は強直発作や間代発作などの典型的なもの以外に，微細な症状として，凝視，眼球偏位，眼瞼のぴくつき，吸啜様，舌提出，上肢のボート漕ぎ様動き，下肢のペタル漕ぎ様動き，無呼吸などの症状も見落とさないよう注意する。

# III ハイリスク新生児のケア

## 1 出生直後の観察とアセスメント

　新生児は，出生直後から胎外生活に適応するための生理学的変化を起こす。その過程である約12時間を移行期という。特に出生直後2時間は，適応過程を十分に観察し，適切なケアが必要な時期である。

### a 観察の目標
①子宮外生活への適応状態の観察
②先天奇形などハイリスク因子の有無
③頭血腫，分娩外傷など分娩による影響の有無

### b アセスメントに必要な観察項目

1) 身体の諸計測
身長，体重，胸囲，頭囲。
2) 一般状態
①体温：正常値；直腸温 36.8〜37.2℃。低体温(36.5℃以下)，発熱(37.5℃以上)
②呼吸：正常値；呼吸数 40〜50/分。多呼吸(60回/分以上)，不規則呼吸，浅表性呼吸，無呼吸発作，シーソー呼吸，陥没呼吸(肋骨，肋間，剣状突起，鎖骨上などの陥没呼吸)，鼻翼呼吸，肩呼吸，下顎呼吸，喘鳴，呻吟。
③心拍：正常値；心拍数 120〜160/分。頻脈(180/分以上)，徐脈(90/分以下)，不整脈，心雑音。
④血圧(正常値 mmHg)：800 g：46〜48/20〜22, 1,000 g：50/25，2,000 g：60/30，3,000 g：70/35
⑤啼泣：強い，弱い，脳性啼泣(甲高い声)
3) 全身
①頭部：頭血腫，産瘤，縫合(重積，離開)，大泉門(閉鎖，膨隆，陥没)
②顔面：耳介低位，耳の小奇形，顔貌(老人様，苦悶様，無欲，ダウン，顔面神経麻痺)，舌小帯(索状，膜様，短縮)
③頸部：斜頸の有無
④胸部：心雑音，胸郭の形態，鎖骨骨折
⑤腹部：膨満，陥没
⑥皮膚：チアノーゼ，蒼白，黄疸，紅潮，出血斑，紫斑，紅斑，うっ血，黄染，落屑，乾燥，湿潤，びらん，冷感，胎脂，血管腫，母斑
⑦四肢：四肢欠損，多指，合指
⑧外陰部：大陰唇発育，外性器の奇形，停留睾丸，先天性股関節脱臼，そ径ヘルニア
⑨肛門：鎖肛，肛門部瘻孔
4) 神経系
①姿勢：正常(仰臥位で上下肢は半屈曲，左右対称的，腹臥位では顔を一方へ向け，上下肢とも屈曲)。手足を伸展。
②意識レベル(states)：熟睡，浅い睡眠，もうろう状態，開眼しじっとしている，開眼し活発に動いている，啼泣
③モロー反射：左右対称　　④把握反射
⑤哺乳に関して：吸啜，嚥下力
⑥神経症状：けいれん，硬直，舌の頻回突出，後弓反張，多動，ぴくつき，上肢の泳ぎ様運動，下肢の自転車漕ぎ様運動，振戦，傾眠，異常に高い声の啼泣(脳性啼泣)，眼球上方偏位，落陽現象，眼振，眼瞼粗動，低緊張，易刺激性，擂溺(痙攣とまぎらわしい運動)。

## 2 ハイリスク新生児のケア

　代表的なハイリスク状態にある児に対する生理学的適応を促すケアについて**表 13-8**にまとめた。

### 表 13-8　ハイリスク新生児の生理的適応を促すケア

#### 1. 呼吸・循環の適応を促すケア

**(1) 生理学的に生じやすい異常**
　①早期産低出生体重児では十分量のサーファクタントが産生されておらず、肺胞の虚脱により呼吸障害が生じる (RDS：呼吸窮迫症候群)。
　②呼吸中枢や末梢受容器が未熟、呼吸に必要な筋肉が弱い、気道径が細く気道抵抗が高い。
　③気道分泌物が多い。

**(2) アセスメントに必要な情報**
　呼吸・心拍の数・性状、血圧、多呼吸、陥没呼吸、呻吟などの症状、全身皮膚色、チアノーゼの有無、気道分泌物

**(3) ケアプラン**
　①呼吸・心拍の経時的モニタリング、無呼吸が10秒のとき、心拍は110以下、180以上のときに警報が鳴るようセットする。

　正常値
　　呼吸数：40〜50/分
　　心拍数：120〜160/分
　　血圧：800 g；46〜48/20〜22　2,000 g；60/30
　　　　　1,000 g；50/25　　　　3,000 g；70/35

　②経皮的動脈血中酸素分圧測定器(TcPO$_2$)：熱傷を防止するため、電極は2〜3時間ごとに貼り替える。経皮的動脈血中酸素飽和度測定器などによるモニタリング
　③無呼吸発作に対する処置：まず足底刺激により呼吸を促す。徐脈(100/分以下)に、チアノーゼを伴うときは、すぐに、口元に酸素を放流する。それで改善みられなければ、マスク&バッグにて用手的人工換気を行う。呼吸再開がなければ医師による挿管蘇生を行う。
　④蘇生の準備(仮死蘇生術の項参照)
　⑤気道の確保のため、姿勢は肩枕(必ずしも必要でない)などを使用する。気道分泌物を除去するため、口腔や鼻腔内を吸引する。

**(4) ケアプランの理論的根拠**
　低酸素状態は、低酸素性脳症、脳性麻痺などの後障害の原因となる。また、動脈血中酸素分圧が高すぎると、未熟児網膜症を起こす原因になる。
　⑥機械的人工換気療法(レスピレータ)の場合は換気条件、酸素療法の場合は酸素濃度の指示を的確に維持する。

#### 2. 体温の適応を促すケア

**(1) 生理学的に生じやすい異常**
　①新生児は体表面積が大きく、皮下脂肪が少ないので熱を喪失しやすく、環境温の変化により容易に体温は変動し低体温に陥りやすい。
　②寒冷刺激や血糖値が低くなると、新生児にみられる褐色脂肪はグリコーゲンへの変化ができ熱産生するが、低出生体重児ほど少ない。
　③在胎週数の短い低出生体重児ほど、体温調節可能な環境温は子宮内温に近い高さで、温度幅が狭い。

**(2) アセスメントに必要な情報**
　直腸温、皮膚温、環境温・湿度、皮膚の発汗・色

**(3) ケアプラン**
　①器内湿度は、週数、体重を考慮し、生後日数に応じて設定する。
　②検温は、入院直後の急性期には、深部体温計を使用し、コット移床時や体温変動が予測されるときは体温プローブを使用し、継続的にモニタリングする。回復期以後は1日8回測定する。
　③環境温を変動させないよう、調節は0.5℃ずつ行い、保育器の開窓時間は短時間とする。
　超低出生体重児の急性期にはダブルウォールの保育器を使用、または幅射熱遮断フードを利用する。

**(4) ケアプランの理論的根拠**
　①新生児は、幅射、対流、蒸散、伝導により熱を喪失する。これを遮断するケアが必要である。
　　幅射：新生児の皮膚から周囲の環境へ移行しないようにする。
　　対流：体表や呼吸から出た熱が空気の流れで失われないようにする。
　　蒸散：不感蒸泄、呼吸器粘膜、湿った皮膚から蒸散により失われないようにする。
　　伝導：皮膚に触れる物に伝導して失われないようにする。
　②新生児が余分なエネルギーを使用しないで最少酸素消費量で体温を維持できる環境温度を、至適環境温度または中性温度環境という。
　③サーボコントロールを使用している場合は、皮膚温を36.0〜36.5℃に保持する。この場合、センサーが正しく付いていないとき、尿や発汗などで皮膚が濡れているときに実際より体温を低く捉えて保育器内温度を上昇させることがあるため十分に注意する。

#### 3. 体液恒常性の適応を促すケア

**(1) 生理学的に生じやすい異常**
　①成熟新生児に比較して未熟児は体内水分量が多く、細胞外液量が少ない。
　②低出生体重児では、腸管から栄養や水分量が消化吸収できるようになるのは、生後2〜3日である。適切に輸液をしないと、血糖値は低下しやすく脱水を起こしやすい。
　②不感蒸泄が高く、尿中にNaが排泄されるため、高K、低Naをきたしやすい。

**(2) アセスメントに必要な情報**
　血糖値、電解質は1日1回チェック、振戦、痙攣などの有無、輸血管理。

**(3) ケアプラン**
　①input, outputを急性期では1時間ごとに把握する。
　②輸液の管理
　③微症状の観察、四肢振戦、痙攣、無呼吸発作、浮腫、哺乳不振、心電図波形異常

**(4) ケアプランの理論的根拠**
　低血糖や低Ca血症により、不可逆的な脳障害を起こす可能性もあるので、血糖値および電解質のバランスが正常であるよう観察が必要である。

(次頁へつづく)

## 4. 消化管機能の適応を促すケア

### (1) 生理学的に生じやすい異常
①低出生体重児は消化機能が未熟であり，腸管蠕動が弱く，母乳やミルクの消化吸収能力が弱い。便秘，腹部膨満が生じやすい。

### (2) アセスメントに必要な情報
尿便の量・正常・回数，尿（生後12時間以内に第1排尿があること），便（生後24時間以内に第1排便があること），腹部の柔軟さ，腹部膨満，腸蠕動，哺乳・経管栄養の注入量と前吸引での残乳状態，吐乳，溢乳。

### (3) ケアプラン
①尿便測定　　②排便を促す腹部マッサージ
③肛門刺激　　④ガス抜き
⑤グリセリン浣腸

### (4) ケアプランの理論的根拠
腹部膨満は横隔膜挙上により呼吸を抑制する，また，ミルクのおさまりが悪くなるため，排泄を促す必要がある。

## 5. 哺乳に関するケア

### (1) 生理学的に生じやすい異常
栄養は成長・発達に不可欠である。早期産低出生体重児では胎齢32週から34週までに経口哺乳が確立するが，これ以前では嚥下能力が伴わないため経管栄養が行われる。生理的体重減少率が大きく，出生時体重復帰も遅れる。栄養摂取は発育に影響する。

### (2) アセスメントに必要な情報
授乳量，哺乳力，体重増加，母乳分泌量

### (3) ケアプラン
①経管栄養：初回は新鮮母乳を，他は冷凍母乳を与える。

#### 出生体重別の初期授乳の目安

| 出生体重 | 出生後 | 1回量×1日回数 |
|---|---|---|
| 2,500g以上 | 8〜12時間 | 10 ml×8回/1日 |
| 2,000〜2,500g | 8〜12時間 | 5 ml×8回/1日 |
| 1,500〜2,000g | 12〜24時間 | 3〜4 ml×8回/1日 |
| 1,000〜1,500g | 24〜36時間 | 1 ml×8回/1日 |
| 1,000g未満 | 36〜48時間 | 0.5 ml×8回/1日 |

②胎齢に応じた哺乳準備：34週以後サッキングの練習を行い，36〜38週には経口哺乳できるようにする。
③3時間ごとに授乳：経口哺乳が可能になれば行う。

### (4) ケアプランの理論的根拠
①低出生体重児の場合は発育・発達に伴い哺乳能力を獲得する。
②その他のハイリスク児ではリスクに伴い哺乳能力の低下があるが，臨床経過の改善に合わせて哺乳力が獲得できるよう練習を繰り返す。

## 6. 感染予防のケア

### (1) 生理学的に生じやすい異常
①母体からの免疫抗体の移行は少なく，免疫能が弱い。
②気道，腸管，皮膚，臍，輸液路などから感染しやすい。
③新生児は感染していても，必ずしも発熱をきたすことはなく，低体温となることがある。

### (2) アセスメントに必要な情報
発熱，低体温，何となくおかしい感，CRP値

### (3) ケアプラン
①感染源からの隔離，入室時は流水石けんで手洗い，（イソジン，ヒビテンなど消毒薬使用）含嗽。
②個別にケアする。児に専用の物品を使用し，ケアの都度手洗いする。
③児に使用するものはすべて滅菌または消毒して使用する。
④臍処置
⑤輸液路の無菌管理
⑥全身皮膚の清潔保持はドライ法（湿綿で清拭）
⑦皮膚につけた絆創膏などを交換するとき，傷つけないよう注意深くはずす。

### (4) ケアプランの理論的根拠
細菌の侵入の恐れのあることに注意し予防的ケアをする。

## 7. 発達を促すケア

### (1) 生理学的に生じやすい異常
NICUでは不自然な環境が正常な児の発達を阻害する可能性がある。
①モニターなどの機械の連続音の環境は児の聴覚障害の発生や，睡眠・覚醒レベルへの悪影響の報告がある。観察のための24時間連続した明るい光線の刺激は児に網膜障害や日周リズムの発達の阻害などが生じるとの報告もある。
②検査や処置などは児にストレスを与え，無呼吸や低酸素を引き起こす。
③五感（視覚，聴覚，味覚，嗅覚，触覚）への適当な快い刺激は発達を促す。

### (2) アセスメントに必要な情報
処置によるストレスの有無，行動能力の発達，表情，泣いたときに抱くとなだまるか。

### (3) ケアプラン
①非侵襲的な治療，ストレスをかけない優しいケアを行う。
②聴覚・視覚・触覚への不必要な刺激を避ける。
③泣いたときは抱いてあやす。
④成長に応じて発達を促す感覚刺激を与える。
⑤ケアは，母親代理者として愛護する。母子分離期間を少なくする（次項：母親への援助参照）。

### (4) ケアプランの理論的根拠
NICUの環境を調節する必要がある。

## 8. 母子関係正常化へのケア

（次項：ハイリスク新生児の母親への心理的援助参照）

# IV ハイリスク新生児の両親への援助

　ハイリスク新生児の出産は両親にとって危機的な出来事であり，特に母親は，「子どもが死ぬのではないか，障害を残すのではないか」と不安が募っている。ハイリスク新生児を出産した母親の心理的危機について，回避と発生，バランス要因を図 13-2 に示した。クライシスに陥りやすい状況にあるため，母親の心理的推移を把握しその援助が必要である。ケアの実際を事例でみてみよう。

## 1 超低出生体重児を出産した母親の心理的推移とその援助

〔切迫早産にて母体搬送，在胎 26 週 3 日，932 g（超低出生体重児）を出産した母親の例〕

　新生児はただちに NICU に入院した。母親は出産の翌日，わが子に面会した。児は NICU で保育器に収容され，人工呼吸器や呼吸心拍モニターや点滴などがついて集中治療がされていた。このとき母親は，「子どもが痛々しく一生懸命生きようとする姿をみて胸がつまる気持ち」がしたと語った。その後，毎日の面会の度，児の生命的危機を感じていた。生後 3 週で人工呼吸器がとれた。
　母親は，「呼吸をちゃんとしているか」，「体重が増えて欲しい」などといった具体的な心配をしたり期待を持つようになった。母親はこの間に，父親とともにたびたび面会していた。生後 12 週，児は保育器から出たので，母親ははじめて子どもを抱くことができ，感激していた。直接母乳が開始され，2 日後に「母乳を吸った感触があった」ことから大変満足していた。生後 4 か月 2 週（出産予定日より 1 か月遅れ）に退院した。
　退院の時点で，看護師長から地域の保健師長に継続看護を依頼した。依頼先の保健所の担当保健師が，退院後 2 週間目に家庭訪問し保健指導を行った。家庭では，夫や実母の援助を得て細心の注意を払って育児をしており，母親の心配は「かぜをひかせないか」ということであった。その後，退院 2 か月頃に「児の生活リズムができた」ことから，何とか自分で子育てできるという自信がついた」といっている。1 歳児の乳児発達外来の健診

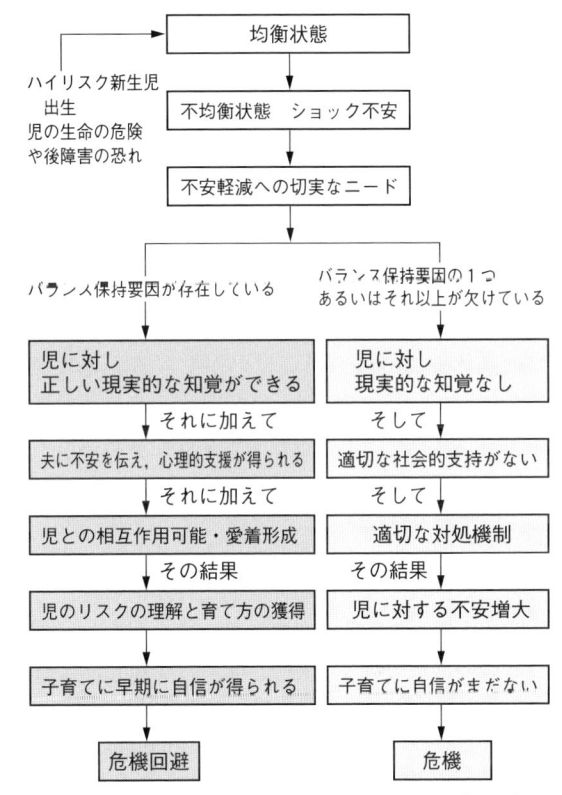

**図 13-2　ハイリスク新生児を出産した母親の危機回避・発生とバランス要因の影響**　アギュララ＆メズイックの危機モデルを使って
（ドナ C. アギュララ，ジャニス M. メズイック著，小松源助，荒川義子訳：危機療法の理論と実際，pp.97-150，川島書店，1986）

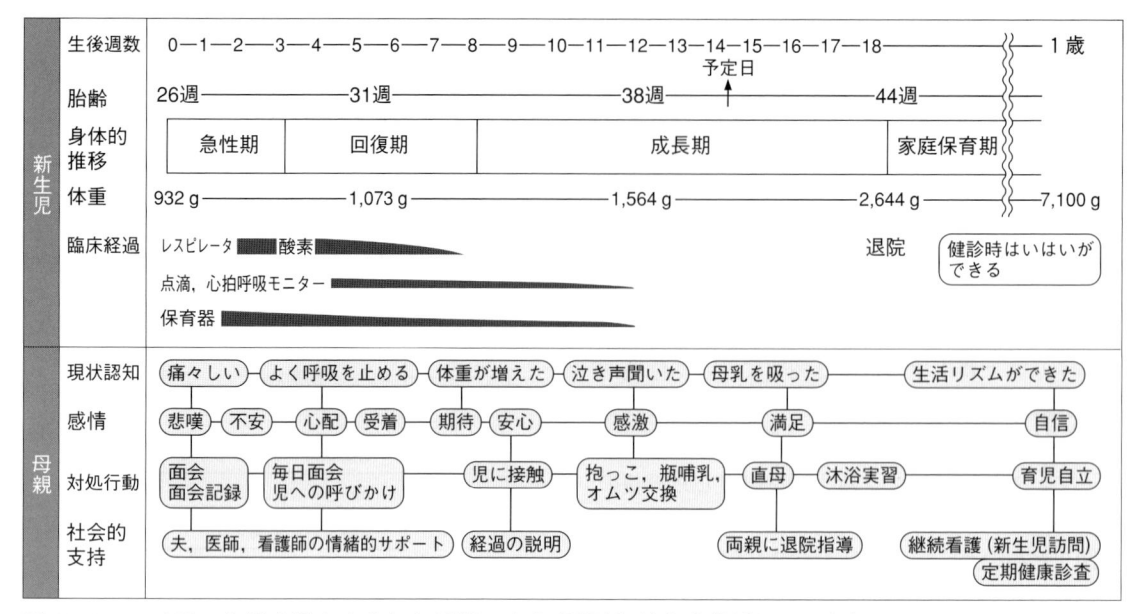

## 図 13-3 ハイリスク新生児を出産した母親の自立過程（超低出生体重児の母親）

では，体重 7,100 g，はいはいができる。児は標準より小さいが，発達は，予定日からの修正胎齢に相当しており，中枢神経障害などの異常は認められない。

この事例では，まず，ハイリスク児が出生した現実を早期に正しく認識している。そして，夫，医師，助産師，看護師の社会的支持があった。それに加えて，対処能力があった。すなわち，心理的危機の回避を促す要因（①現実的な知覚，②社会からの適切な支持，③適切な対処機制）が備わっていたと思われる。このため，心理的危機に陥らず，母親として自立できたと考えられる（図 13-3）。

## 2 髄膜瘤の児の母親の心理的推移とその援助

34歳の経産婦，上の子どもは1歳4か月で健常児である。妊娠中に胎児水頭症と診断され，他院より母体搬送されてきた。34週2日で帝王切開で出産。児は髄膜瘤破裂後形成術，VPシャント術が行われた。母親は，出産前に詳しく子どものリスクについて聞いていた。生後はじめての面会時に，「ある程度の心の準備もできていました。今後どのように回復していくか心配」と答えていた。退院時に医師が療育の必要があるため療育訓練施設に行くよう説明していた。NICUでは継続看護を文書で依頼していた。保健師が，生後3か月に訪問したが，まだ療育施設を受診していなかった。母親は，「療育施設は母子入所が必要なので，1歳4か月の上の子を預ける人もなく，受診できなかった」と答えていた。保健師は，上の子を保育所に入れてはどうかと説明し，福祉事務所を紹介した。

退院後は「頭の異常がどのような形で現れるか不安。一生シャント手術が付きまとう」という心配や不安を感じていた。4か月頃，療育施設での入院もでき，「子どもの状態が徐々に良くなってきて，人や物に反応を示すようになってきた」ことにより，気持ちも少し安定してきた。

## 3 心理的危機からの回復に関する要因

### a 母親の育児の自立に関する要因

母親が出産後の危機から早く立ち直り，児を受容し，自分で子育てができる自信が得られる自立

の時期はいつなのだろうか。自立の時期の早い要因は，子どもの入院日数が1か月未満と短いとき，退院後に心配や不安がないとき，仮死のない低出生体重児，などが考えられる。反対に自信を持つのを遅らせる要因は，入院期間が1か月以上と長いとき，退院後に心配や不安があるとき，仮死のある低出生体重児（仮死は臨床経過に影響），児との接触頻度が少ない，などであった。児の臨床経過が良く早期退院することが母子関係にも重要であることがわかる[2]（図13-3）。

### b 父親への心理的援助

NICU入院中のハイリスク新生児の両親の心理調査によると，児の出生の直後は両親とも児の入院が不安だったと，同じ気持ちを抱いていた。同じ気持ちだった割合が高い順に，「この子が生まれてよかった」，「入院したとき，心配・不安だった」，「子どもの状態が理解できた」，「入院したことがショックだった」，「子どもと一緒は楽しい」，「退院後に心配や不安があった」，「子育てに自信が得られた」，「子育てに協力してくれた」といった調査結果であった。

出生直後ほど両親の気持ちが一致している率が高い傾向にあった。母親が父親に気持ちを表出できること，両親間で気持ちが共有できることが重要である。ハイリスク新生児の出産という，危機的状況に直面した両親間では，心理的影響を受けやすい。お互いに支えきれず，家族が危機に陥ることもある。出産に立ち会った助産師は，母親だけでなく父親に対しても心理的に援助する必要がある。また，母方親族や父方親族は必ずしも適切な支援者とならないことがある。あくまでも，両親が親として発達していけるよう援助することが重要である。

## 4 NICUにおける両親参加のハイリスク新生児の保育

出生直後の集中ケアにより，児の後障害なき救命を図ることが最も重要であり，次に両親への援助が重要である。「両親参加の保育」は，母親・父親として自立を促す有効な援助法である。

### a 両親の面会

出生後なるべく早期に両親が面会できるように配慮する。父親は児の出生当日に，母親は当日か翌日に，帝王切開の場合は生後3日までに面会できるようにする。ほとんどの母親は児に面会の度，いとしそうに話しかける。児をみることと話しかけることは，急性期にある児と母親の唯一のかかわり方である。母親が院外出産や状態が悪い場合は，父親が児をビデオやデジタルカメラで撮り，それを母親に渡してもらう。面会時に児の状態の説明を医師が行う。

### b 児の状態の説明

両親に対する児の状態の説明は主治医が行う。看護者は，両親が医師の説明を理解できたかどうかを把握し，理解をサポートする。最初の説明は，児を面会させた後に行い，目にみえたことを中心に説明し，予測される障害などについては原則的にはしない。看護者は医師がどのように説明しているかを把握して看護にあたる。児の状態が悪い場合も早い時期に面会させるが，子どもの生命的危機状態のありのままをみることにより，現状を知ることができる。

母親はショックや自責や悲嘆の気持ちにおそわれているが，その気持ちを夫と共有できることが重要である。悲嘆に陥った母親に対しては，夫や家族の心理的サポートが得られるよう配慮する。しかし，何よりも母子のケアを担当する医師，助産師，看護師など専門職者は，母親の気持ちを受け止め支えるよう努力する。

### c 早期接触

できるだけ早期に児と両親を触れ合わせる。母親は，児にさまざまな機器がついているので，最初は恐る恐るである。まず看護者が母親のモデルとなって児に触れてみせる。初回面会のときに触れさせる機会を持つとよい。最初，母親は指先だけで児の手足の先端や頭に触れることから始まる。次第に手掌全体で児の身体に触れることができるようになる。

### d 搾乳

搾乳は，成熟児の母親と同様，通常は産褥1日から行う。児に最初の経管栄養で母乳を与えるときには，母親が搾乳直後の母乳を使用する。母親は直接哺乳が可能となる時期まで搾乳しない。特に出生体重が小さい児の場合や長期入院が予測される児の場合は，母乳分泌量が維持できるよう，十分に乳房管理についての指導を行う必要がある。

### e 交換育児記録（面会記録）

両親と看護者が児に関して交換育児記録を交わし合っている。個別に作成し，児の保育器の側に置く。両親は子どもへのメッセージを自由に記載する。看護者側は児の毎日の生活の様子や連絡事項を記入する（「午前中，目をあけ手足をよく動かしていました」，「今日の体重は1,500 gでした」など）。記録は父親より母親がほとんど書くことが多く，内容は約7割が児への肯定的気持ちであった。書くことで児に対する気持ちが整理でき受容を促していると思われる。母親は記録を読むことにより，面会できない間の児の経過や様子などを知ることができる。

### f 両親の育児参加

母親・父親は面会ごとに，児を見つめたり，話しかけたり，触れたりすることから始まり，児の状態が安定した回復期や成長期には，保育器内でのオムツ交換や抱っこなどの育児に参加できるようにする。児が保育器からコットに出ると，健康新生児と同様の育児指導をする。退院までに児に必要な母乳が飲めるよう直接哺乳指導を行う。

一般的には，育児参加は母親が行っているが，父親の育児参加は，母乳を運搬したときに児と面会することや，退院までには，父親に対しても抱っこやオムツ交換を指導する。そして沐浴指導を両親に行う。父親の育児参加で最も多いのは沐浴で，約9割が行っているという結果が出ている。退院後，父親と母親が共同で子育てができるように進めていくことが重要である。

---

## トピックス

### ディベロプメンタルケア

ディベロプメンタルケアとは，新生児個別的発達促進ケア（neonatal individualized developmental care）のことをいい，新生児の発達を妨げる要因を排除しより良い環境作りを考えたケアを目指すことである。ハーバード大学で1980年頃に生み出され，わが国でも現在，導入されつつある方法である。具体的には下記のような方法である。

①児の発達に適した環境を整える（alteration of environment）。
②気持ちよくできる姿勢を可能にする（positioning aids）。
③児がストレスを加えられることがなく休める時間を作る。
④母親に児のシグナルを読み取って対応できる方法を教え，児に情緒的安定感を与える。

これに加え，補助的な刺激を与える方法として，ベビーマッサージ，タッチケア，カンガルーケアなどを含む。新生児個別的発達促進プログラムは，一律にNICUのルチーンとするものではなく，一人ひとりの児の状態やストレスに対する反応を観察・評価し，それに基づいてその児に必要なケアを行う方法であるため，その実施はプログラム化されたトレーニングを積んだうえで行う。

こうしたケアの考え方は，従来，過剰な刺激を避け，静かな休息を与えるケアとして，わが国では非侵襲的ケア（less invasive care）や，最小操作のケアを行うハンドリング（minimal handling）として実施されてきた。また，気持ちの良い感覚刺激を与える方法なども行われてきた。こうしたものがディベロプメンタルケアの基本にあたる。今後は，NICUのルチーンケアでなく，一人ひとりの児に沿って行うことが必要であろう。

（宮中文子）

# V ハイリスク新生児の継続看護

　ハイリスク新生児の退院にあたっては家庭での育児に対し不安を持つ親が多い。発達遅延や障害がある児では，特別の養育法が家庭で必要な児も生じてくる。そのため継続的な育児支援が必要である。「継続看護」は，医療施設の看護スタッフ（助産師・看護師）と保健所の保健師との間で連携して実施するものである。具体的には，医療施設から，児の入院経過や退院日と指導内容のサマリーを文書で保健所に郵送して継続看護を依頼する。保健所では，退院後早期に未熟児家庭訪問指導（母子保健法第9条に基づく）を実施する。訪問時の状況は再度，医療施設に返信され，問題があれば，乳児発達外来で追跡していく。

## 1 ハイリスク新生児の訪問指導

### a 家庭訪問による指導

　母親の妊娠・分娩時の情報，早期新生児期の医師の診察の結果などから，児の病的状態の有無の確認，発育・発達を確認する。また，母親の健康状態，育児環境，育児状況，育児上の問題などを確認し，必要な助言や指導を行う。

### b NICUを退院したハイリスク児

　ハイリスク児ではNICU退院後も，療育施設における早期訓練など，児に特別な養育方法が必要になることが多い。そのため，家庭や地域で，私的・公的に継続的な子育て支援が得られるようにする。ハイリスク児の訪問指導は，退院後できるだけ早期（1〜2週間）に実施するのが望ましい。

### c ハイリスク児の観察のポイント

　まず，中枢神経系の障害の徴候がないか注意深く観察する。体重増加，栄養，排泄，一般状態，全身の状態，運動や精神の発達について，次のような点を注意して観察する。

　①姿勢は正常か。新生児期はまだ自分の両手を握り合わすことができないが，手足はよく動かしているか。
　②寝ていて首の向きを自由に変えるか。
　③緊張性頸反射はあるか。
　④モロー反射：頭を急に落とすような動きをしたとき，大きな音がしたとき，左右対称的に出現するか。
　⑤把握反射：手の平を刺激したときの手の握り反射，足の指の付け根を圧迫したときの足の握り反射はあるか。
　⑥側彎反射：児を腹位にして持ち上げ，脊柱の側を上方から下方へこすった側へ脊柱は湾曲するか。
　⑦自動歩行：児の脇の下を支え，足底を台に付けると，歩行しているような動作をする。
　⑧ルーティングレフレックス，サッキングなどの反射は正常か。
　⑨聴性瞬目：大きな音に目を閉じるか。
　⑩母親の声刺激により注視するか。
　⑪機嫌の良いときに声を出すか。
　⑫低緊張，頸部硬直，拇指を中にして手を握るなどの，中枢神経系の障害の徴候と思われる症状はないか。

## 2 ハイリスク新生児の発達

　低出生体重児の発達は，胎齢から修正した週数でみる。1,500 g 以上の低出生体重児では，予定日頃に退院できることが多い。体重が約 2,300 g から 2,500 g に増加し，やや体重は小さいながらも，退院時に新生児の発達レベルを獲得し家庭生活が可能となっている。しかし，1,000 g 未満の超低出生体重児では，合併症があったり，後障害が発生することも少なくない。不幸にして死亡することもある。

　低出生体重児の予後は改善しつつあるが，全国調査の結果では，1,500 g 以上 2,500 g 未満の低出生体重児では死亡することや障害を残すことはほとんどないが，1,000 g 未満の超低出生体重児では，報告者により相違はあるが，死亡率は約 25 ％といわれる[3]。低出生体重児のうち 1,000 g 未満児では特に予後が悪く，長谷川らの報告[4]では，25.1％が死亡し，23.5％に脳性麻痺，てんかん，発達遅延などの中枢神経障害，未熟児網膜症などの障害を残している。小児科医師の定期健康診査によるフォローは重要である。

　看護面においては，児の臨床経過における観察の他，児の日常生活行動能力の発達過程や中枢神経系の微症状を見逃さないよう，きめ細かく観察をする。

## 3 ハイリスク新生児の母親と家族

　ハイリスク新生児の母親は退院後の家庭育児で育児不安を持つ者が多い。ハイリスク新生児の母親の多くは「同じような子どもが近所にいないため，育児の仕方や心配について，話したり相談したりする人がいない」など，育児に孤立感を感じる状況にある。母親が心から子育てを楽しめて，親として育っていくためにも周囲の支援が必要である。乳児期の発達において母親の愛情が大切なのはいうまでもないが，それを母親 1 人に託すことではなく，母親と父親ひいては社会との協力による子育てを推進していく必要がある。母親だけに負担がかかる育児は解消し，社会全体で子育ての問題を考えていく必要がある。

　具体的には，母親が孤独な子育てから解放され，同じ環境にいる母親と話し合うことができる場と機会を作る。ハイリスク新生児の母親・家族に関する育児支援の一端として，子育ての情報交換などを行う「NICU 退院児の親の会（各地域により名称は異なる）」がある。地域での子育て支援では，経験者や子育てをする仲間が互いに情報交換をする自主グループもある。

## 4 継続看護の実際

　児をケアしていた施設の看護スタッフ（施設の師長の立場で）が地域の保健所・市町村保健センターの保健師へ看護サマリーを郵送し，継続看護を依頼する。

　**事例**　母親は 27 歳の初産婦。切迫早産で母体搬送，30 週 0 日に 1,620 g の低出生体重児を出産。児は酸素療法を 1 週間，保育器収容 22 日間，生後 54 日（修正週数 37 週 5 日）に退院。退院時の問題点は，成長発達遅延の可能性，低出生体重児やヘルニアの手術に対する両親の不安であった。

　継続看護を依頼された保健師は，未熟児訪問指導を行った。その結果を記した訪問返信記録を依頼先の病院へ返信した。その記録には，「母親は，里帰り先で，祖母の子育て支援があり，児が泣く度にどちらかが抱っこし，大切に扱っている」とあり，家庭での子育ての状況が把握できる。

　継続看護における施設と地域のコミュニケーションは密に行いたい。特別な問題に対する指導計画の問合せや，緊急な問題などは一般的には電話で連絡し合う。

## 5 今後の継続看護の課題と方向性

　現在の継続看護のアウトラインは次のようである。出産した施設の助産師による母乳哺育指導などを中心とした指導，病院の保健指導部での児の在宅療育指導や，親に対する育児指導，療育施設や市町村保健師などによる指導がある。

地域の母子の健康にかかわる機関には，医療施設(病院，診療所，助産所)の他，保健所，市町村保健センター，子育て支援センター，福祉事務所，児童相談所，療育施設，幼稚園や保育所，学校などがある。ハイリスク新生児・家族への支援は，これらの施設との連携を図りながら，ハイリスク新生児の親に対して，その地域で最も良い方法で，継続看護を展開していくことが望ましい。

また，今日，児童虐待が増加し，3歳までの乳幼児期での発生は約2割を占めている(厚生労働省，2002)。虐待の背景には，強い育児不安や，ハイリスク児などの育児において育児困難感や負担感を持つ状況があるとされる。虐待は発生前に予防的に支援する必要があり，周産期(妊娠・出産・産褥期)において，母親に強い育児不安や児を受け入れないなどがある場合は，退院後の電話相談，継続看護，乳児健診，新生児家庭訪問指導などを通して継続的に支援していく必要がある。

児童虐待(child abuse)の増加や深刻さから，1996年には，緊急的にその対応策を検討するため関連職種により，日本子どもの虐待防止研究会が発足し，1997年には，子ども虐待対応の手引きが作成された[5]。

2000年5月に児童虐待防止法が成立し，虐待が疑われる場合も含めて，専門職者の通告の義務および立ち入り調査が可能となった(厚生省児童家庭局，2000)[6]。その早期発見や初期対応の重要性から，各地域で関連する専門職者と地域住民を巻き込んだ，子ども虐待防止ネットワークの必要が生じてきている。

具体的には，医療・保健・福祉の各専門職者の連携と地域住民の協力が必要であり，それには，病院の医師や助産師・看護師，地域の保健師，児童養護施設の相談員，地域の民生委員，保育士，福祉事務所の児童相談員，弁護士，精神科医，警察などである。今後の継続看護の課題には子ども虐待防止との関連も含み実施していく必要がある。

●引用文献

1) 石塚祐吾：我が国の主要施設におけるハイリスク新生児医療の現状と新生児死亡率．日本小児科学会雑誌 100(12)：1931-38，1996．
2) 宮中文子，勝野真人：ハイリスク新生児を出産した母親の育児の自立に関連する要因について．小児保健研究 49(4)：429-34，1991．
3) 中村肇，上谷良行，小田良彦，他：超低出生体重児の3歳時予後に関する全国調査成績．日本小児科学会雑誌 103：998-1006，1999．
4) 長谷川巧，村田美由紀，松尾泰孝，他：当院における超低出生体重児の長期予後に関する検討．日本小児科学会雑誌 104：64-71，2000．
5) 柳沢正義：子ども虐待—その発見と初期対応．母子衛生研究会，1997．
6) 松井一郎，谷村雅子：児童虐待と発生予防．母子保健情報 42：59-68，2000．

(宮中文子)

## トピックス

### カンガルーケアのポイント

母親がゆったりとした衣類の前をあけて，胸にオムツをつけただけの赤ちゃんを直接抱っこし「skin to skin care」をすることをいう。コロンビアのボゴタで保育器不足の窮余の策として始められたものである。その後，西欧諸国で取り入れられ，カンガルーケアが，ハイリスク児の母親の不安感や喪失感を軽減させ，母子の愛着形成に効果がある，母乳分泌が良くなるといった効果が明らかになり，現在はわが国でもNICUのケアとして多くの施設で行っている。カンガルーケアによる感染症や児の無呼吸や体温調節においての問題はなく，むしろ，児にとって皮膚接触により体温が維持されることや，呼吸が安定し，体重増加を促進するなどの効果も報告されるようになった。

(宮中文子)

# 14 母子棟のマネジメント

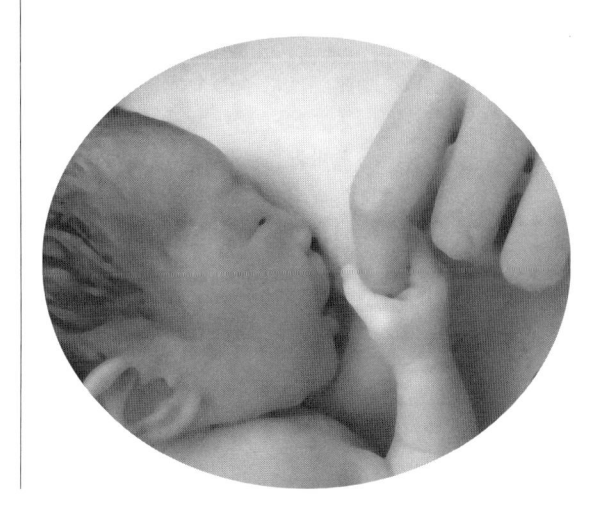

# I 母子棟固有のマネジメント

　現在,わが国では,施設内での分娩が99.8%(病院54.1%,診療所44.7%,助産所1.0%)を占めている。周産期施設における安全性と充実したケアの提供は必須といえる。

## 1 母子看護領域におけるマネジメントの変遷

　近年,とみに産科医療におけるセーフティマネジメントが問われるようになった。産科医療事故は医療訴訟の割合で上位を占めている。また,産科医療に従事するスタッフ数も減少している。母子にとって安全で,快適な環境に影をもたらすことのないように,24時間にわたる安全を保証する人的資源の確保を望みたい。また,産科医の減少は周産期医療の危機すら招いており,母子への「継続的ケア」を保証することが困難になりつつある。

　周産期医療の発達は周産期死亡率を改善させたが,医療管理が進むなかで,「人」としての母子がみえにくくなり,医療施設における分娩への不満は,家庭的な環境のなかで自分たちが主体の分娩をしたいとする女性たちの自然出産への意欲を高めた。それは,助産師が実践する自然出産に対する期待が込められたものでもあった。

## 2 母子看護領域におけるアメニティ

　厚生労働省もこれからの出産のあり方として,安全性と快適性を2本柱として追求していくことを掲げている。しかし,アメニティ(快適性)ということより,産む女性はさらに深いものを求めているのではないかと考えられる。それは主体的な出産ということである。

　管理分娩に疑問を持つ女性たちは「お産」本来の姿を追求し,その理想を実現すべく努力を重ねてきた。

　主体的とは,妊産婦自身が,自分の身体と心に敏感になり,自分自身で子どもを産み出すことといえる。それは,助産師がどのような仕事をすべきなのかを突きつけるものとなった。分娩は本来,生理的現象であるが,正常と異常は紙一重で,いつ何が起きてもおかしくないとこれまでいわれてきたなかで,助産師と医師には適切に協働してほしいというチーム医療への期待でもある。

　自立的な女性は,納得できる出産を成就するために施設を選ぶ。選ばれる産科施設の条件としては,以下を備えていることがあげられる。
①妊婦・産婦・褥婦・新生児の視点
②充実した産科医療と母子を中心としたケアを提供する。
③「安全で快適な産科医療」の理念
　さらに,母子のニーズに沿った出産では,
④「産科医療」は,まず人間的ケアが本質である。
　助産師は母子の全体をケアできるスキルを持っているスペシャリストとして期待されている。医療の進歩とは,医療技術や医療機器の発展とともに,医療者の人間に対する関心,気遣い,配慮など人間にとって本質的な部分に至福感を持ち,医療行為を行えることも含まれる。
⑤ナチュラルな出産を支えていくための戦略を持つ。

# 3 母子看護領域に固有の管理方式

## a 病棟管理・看護方式

### 1）母子同室制と母子異室制

赤ちゃんにとって，母と離れることは根源的に不安のもとでありありえないことである。しかし，出産数の減少などで，病院経営上からも効率的なベッド運営を図るべく，産科病棟の混合化が進み母子同室制という本来のシステムに歪みが起こっている。このような過程をたどったことが母子同室制への取組みに少なからず影響を与えているといえる。むしろ，混合病棟科による新生児への感染などの新たな問題が起こってきている。周産期医療の背景にはさまざまな問題が発生している現状を慎重に考えながら，母子同室への積極的な取組みが望まれる。

1900年代のアメリカにおいて，新生児の伝染性疾患の罹患や死亡率の高さは，母子同室制によるものと考えられ，専門医の管理下に新生児をおく母子異室体制を採用し，母と子を分離して管理する Nursery Room（新生児室）が作られた。しかし，無菌的な新生児管理でも感染性疾患を防ぐことができないことがわかった。むしろ，母乳哺育の確立や，母子間における心の交流などの観点から，感染防止を目的とした新生児室の管理について再検討されるようになった。

さらに，医学的管理による分娩に対する非人間的な扱いへの批判から，1965年頃から自然分娩への回帰が広まり，母子同室制が支持され動き始めた。それは女性の権利拡充を目指すフェミニズム運動とも軌を一にしていた。

周産期における母子のアタッチメント形成の研究もなされ，母子同室・異室の論議が積極的に交わされるようになり，家族中心のマタニティケアが主流になってきた。

1985年，WHOが母子同室制採用を勧告したことも契機となって，母子同室制を導入する動きが活発化するとともに，自然分娩への潮流に拍車をかけた。母子が医療機関に滞在する1週間を，安全で快適な環境を維持しつつ，母子はいつでも共にいて母乳育児ができるような設備体制の重要性を多くの人が自覚する時代となったのである。

### 2）家族入院システム

近年，産科施設ではLDR（Labor，Delivery，Recovery）システムが導入されるようになってきた。LDRシステムとは，分娩開始期から産褥期までの過程を一室内で行う，産む人にやさしい出産方法である。産婦自身が積極的にお産に取り組むのはもちろんとして，夫も家族もチームを組んで出産にかかわる。家族入院システムは，このLDRシステムの延長にあるものといえよう。

■お産の部屋

私たちが提唱したいさらに進んだ出産環境は，家庭的な雰囲気のある分娩室を整備し，自然でより自由な出産ができるものである。病院分娩室を家庭的な雰囲気をかもし出すように改善して"お産の部屋"として勧めたい。隣室にはいざというときには緊急事態に対処できる準備を整えた分娩室を設けておく。

家族とともに出産を創りだす"お産の部屋"には，自由な出産を選んだ家族と，産科スタッフの積極的な援助・支持的な気持ちが満ちているはずである。

日本の病院では，家族入院システムはまだ新しい言葉であるが，助産師による出産技術は人類歴史始まって以来根づいてきたものであり，家族とともに出産するという家庭的な発想こそ，女性にやさしく，子どもにやさしいという期待に応えるものである。

### 3）産褥入院システム
❶産後ケア事業

平成7（1995）年に国は，育児不安を持つ母親を対象に「産後ケア事業」として財政支援を開始した。これは，出産直後の母親の育児を支援するシステムで，具体的には医療施設で出産した母子が，退院後さらに1週間程度，地域の開業助産院に入院して子どもの世話について細やかな指導を受けることができるというものである。

①対象となる母子：産後の経過が順調でない母親，育児不安やノイローゼ気味の母親。

②受け入れ施設：各市町村が地域の助産院と契約。

③費用負担：費用は国と都道府県，市町村の三

者で負担。

出産後の母親への育児支援は，助産師や保健師の産褥訪問・未熟児訪問などといった国の制度も一応整備されてきたが，訪問回数なども2回と制限され，母親が最も不安な時期への対応に問題がある。母親の不安は病院退院直後から高まり，出産後1か月間に最大の不安状態になる。これらの現状から，医療機関でも有料による産褥入院を実施してきたが，自己負担額が大きく利用者は少なかった。

このように自己負担緩和への施策での産褥入院システムは，特に，はじめて出産する母親が安心して育児へのアドバイスが受けられるとして注目された。

❷未熟児出生の母子を支援するための産褥入院

未熟児出生の母子を対象にした産褥入院を整備している医療施設がある。1日の入院費を2万円程度と設定しているが，1週間の総負担額が十数万円になるため，それらを利用できる母子は限られてしまう。特に，未熟児を出産した母親に対しては，育児不安や虐待などから守るために母子の産褥入院が実現できるようにしたいものである。

実際に，未熟児を出生した母親が退院する際に，3日間の産褥入院で母乳育児のための支援を受けることができたことに喜びの感想を述べている。子どもをスムーズに受け入れるようになれるという意義は大きい。医療施設でも公費負担制度が適応されるシステムの構築が期待される。

4）オープンシステム・セミオープンシステム

オープンシステムとは，病院，入院設備を持っていない個人開業医・開業助産院などと連携しながら，出産を病院で行うなど，妊産婦が快適に安全な医療支援をスムーズに受けられるシステムをいう。入院施設を持つ助産院が緊急時にバックアップするシステムも含まれる。

しかし，わが国のオープンシステムはまだ十全とはいえない。地域における産科医，助産師間のチーム医療の強化がさらに望まれる。医療法第1条の4，第30条の6には，病院の施設，設備を地域の医師が利用し合えるよう規定してあるが，現状では地域の医師が患者を紹介し，病院が引き受けるという範囲を超えた連携には発展していない。

今後の重要課題として，地域において周産期診療での24時間体制によるチーム医療の構築が必須である。出産を扱うには，安全できめ細やかなサービスが不可欠である。地域を巻き込んだ総合的な母子管理体制の構築が求められている。

1970～1980年代にかけて，人工呼吸器を用いている児の呼吸管理を含む集中治療を実施するようになった。このため，重症児を取り扱える「未熟児室」をNICUと呼ぶようになった。1985年以降，一定の要員と病床面積および設備の基準を満たしている施設は，新生児集中治療室として，そこで治療を受けた患児に対し一定の期間を定めて，新生児特定集中治療室管理料の算定が許可さ

## トピックス

### 産科医療の2つの新しい試み

#### 1．「日本産婦人科医会」によるオープンシステムの推進

日本産婦人科医会は産科オープンシステム導入の是非について「連絡会議」を設立して検討していたところ，2004年10月15日，「産科オープンシステム」を全国で推進する方針を決めた。

しかし，「医師の責任が分散する」，「開業医の収入が減る」などの声も聞かれたが，医療事故防止と安全性から考えれば順次導入すべきだ」と結論づけた。

#### 2．開業助産院と病院のコラボレーション

オープンシステムと並行して，新しい動きがみられる。開業助産師との積極的コラボレーションが，ふれあい横浜ホスピタルと横浜助産師ネットワークの間で築かれている。（詳細は「助産雑誌」57巻12号の特集，2002年を参照のこと）

（村上睦子）

れている。

このように，NICUは重症児の呼吸管理の治療を中心的に行う部門であり，看護師の配置は，1床当たり常時1名が確保されていることが条件となる。したがって，看護師の配置基準が満たされない場合はNICUとみなされない。重症児はNICUの整備された三次施設に搬送される。

新生児医療の発達によって，重症新生児の予後の改善は著しく，新生児死亡率(低出生体重児を含む)は著しく低下した。重症新生児が救命されるようになったため，NICUでの治療に長時間を要するようになった。さらに，周産期死亡の対象となる週数が妊娠22週に改められ，従来は流産や死産になっていた重症例も生産児として出生するようになったことで，NICUへの収容対象児の延べ数が増加している。

■NICUにおける看護

NICUでの看護は，昨今，ディベロプメンタルケアを中心にして取り組まれるようになってきた。ディベロプメンタルケアは，妊娠週数に比し早く出生した子どもの環境をより子宮内に近い状態に保ち，運動機能の発達，睡眠，治療を促すことの必要性から取り組まれるようになった。

未熟児室という環境を児にとって少しでも快適にするため，騒音や光に配慮する，栄養の問題，そして，保育器内の心地良いネスティングなど，環境因子として考慮すべきファクターである。

NICUに入院した子どもに親がカンガルーケアを行うのは，親子の感覚を育てていく過程で良い結果をもたらしている。子どもの発育・発達を促すために，母親・家族との視覚的接触や身体的接触などの相互作用は大きな役割を果たす。入院を余儀なくされるハイリスク児の母子分離には不可欠な看護である(493頁,トピックス参照)。

また，タッチケアという方法の有効性が認められるようになってきた。，幼児虐待，登校拒否，子どもの自殺など，家庭教育や学校教育における範囲までを含め，親子間の愛着感情を高め，心身に良い作用を及ぼす。タッチケア，ディベロプメンタルケアの概念はまだ日本では広まり始めたばかりであるが，今後，定着していくことと思われる。

## b 外来看護方式

近年，助産師の活動の場が分娩室・産褥棟以外にも広がりをみせるようになってきた。なかでも助産師外来は妊娠中からのケアの継続性を目指すもので，助産師の特性を最も発揮できる活動の場の1つである。

一対一の外来ケアを行うにあたり，コミュニケーションの技術は大切であり，その向上は必須の努力項目といえる。

### 1) 助産師外来

助産師外来では，助産師が妊娠中から一貫してフィジカルアセスメントとケアに携わる。信頼関係を築いたうえで産む人とその家族とともに快適な妊娠生活や出産について考え，主体的な出産を達成する。妊産婦との信頼関係の確立，ケアの継続性の保障，相談しやすさなどが重要な要素となる。一方，助産師にとっては責任をもって妊婦健診を行うことにより，専門性の確立・拡大と助産師一人ひとりのアイデンティティの確立につながる。

妊婦にとっては，健診と相談を一緒にできることと，一人ひとりが大切にされているという感覚から満足感を感じられるようである。

#### ❶助産師外来の対象となる妊婦(基準例)

助産師外来では，正常な経過にある妊婦の健康診査・保健指導・相談を通じて，信頼関係のもとに妊婦のQOLを高める。

①妊娠16週以上で正常な妊娠経過にある妊婦
②単胎である。
③合併症がない。
④既往分娩歴で自然分娩している。

#### ❷助産師外来の質の評価

助産師外来では，助産サービスの向上とケアの質の維持が重要である。質を評価するためには監査システムが必要である。助産師個々の妊婦健診の質を審査する。日赤医療センターでは，管理者の立場にある師長およびリーダーがペアを組み，作成された受診者のカルテを読みコメントする。監査は助産師の実践能力の向上につながることも考慮しながら行うことが重要である。

#### ❸助産師外来を担当する助産師の意識

助産師外来では，健康レベルがすでに高い人の

セルフケアを促進するという側面がある。助産師は一人の妊婦を妊娠中から分娩, 産褥期へと継続して受け持つという特有の仕事の醍醐味を味わえる。開業助産師と同じ責任を負うのである。最終的には, 周産期医療を担う専門職者として, 医師と同レベルで業務を遂行する。医療施設における助産師の存在のアピールにつながり, 継続的母子ケア発展の推進に寄与できるといえよう。

**❹妊婦と助産師の責任で運営される助産師外来**

■**妊婦の責任**

助産師外来は, 助産師のケアを希望する妊婦と, それに応える自立的な助産師の共同作業の場であるといってもよい。

助産師外来でのケアを希望する妊婦は, できるだけ自分の力で自然なプロセスをたどる出産を成就する意識を持つことが望まれる。病院勤務の助産師にはさまざまな制約がある。その条件のなかで継続ケアを提供することである。妊婦自身のセルフケア能力への期待は大きい。

■**助産師の責任**

助産師の責任は, なんといっても, 診断能力と妊婦のニーズに応えるケア能力である。

助産師外来の運営は, 医師との協働によって成り立っている。医師が妊婦に「あなたは正常な経過です, 次回から助産師の健診を受けて下さい」という, 選択肢が普遍的になることが助産師外来を定着させるものとなる。裁量権を拡大しようという助産師自身の意識化が重要となる。

### 2) 母乳ケア外来

母乳ケア外来は, 母乳育児全般に対する母子ケアを目的とする。

母乳ケア外来は, 入院中から継続してケアを受けられるというメリットがある。外来に専任の助産師を配置する方法と, 予約制によって病棟の助産師が外来に出向きケアにあたる方法など, 施設の状況によって異なる。

母乳ケア外来を受診する母親の多くは, 育児全体に関する心理的なケアへのニーズが高い。母乳育児を勧めることは, 母親と子どもの関係をより深め, 育児をする喜びを継続させるための良い機会となる。母乳ケアは, 母親のニーズに合わせて育児支援を提供する助産師の専門外来として定着している。

❶**母乳ケア外来の概要**

①担当助産師制が望ましい。
②一人のケアには最低 30 分必要である。
③毎日オープンしていることが望ましい。
④予約制によるケアが望ましい。
⑤病院の休務日には, 病棟勤務の助産師が当番制で対応するのが望ましい。

＊母乳育児を推進するうえで, 母乳ケア外来の開設は必須である。特に, 退院後の母乳育児に関する支援は, 母乳不足や乳腺炎など多くの問題を抱える母親の育児不安の要因にもなりかねないため, いつでも対応できる看護体制作りが重要である。

❷**初診時の主訴**

母乳ケア外来に受診してくる母親の主訴は次のようである。

①母乳不足感(母乳分泌は良好だが, 不足しているという不安感)
②乳腺炎(医師の診察の適応も考慮する)
③乳腺炎以外の乳房トラブル
④子どもが入院中の母乳分泌維持
⑤授乳練習
⑥乳房の状態の確認
⑦断乳のケア

### 3) 更年期外来/更年期のヘルスプロモーション(健康管理)

日本は世界における最長寿国となった。特に女性の平均余命は 85.59 歳(2004 年)という長寿を誇っている。そのため, 閉経後 30 余年, 人生の後半 3 分の 1 をいかに健康に過ごすかが課題となってくる。生活の質(QOL)を向上させるために, 更年期以降の心身の健康について予防医学の面から注目されている。

戦後, WHO はヘルスプロモーション(健康増進)の概念を打ち出し, 各国はそれぞれの健康政策に組み込み始めた。わが国の母子保健分野におけるヘルスプロモーションは, 妊娠・出産・育児を通じて人間として成長しながら, 親子が「豊かな人生」を送れるように, 子どもの育ちに関して個々の親子を支援するとともに, 地域・社会の構成員が一緒に「子どもの育ち」を支援するというものである。

このような状況のなかで, 女性の健康について

トレーニングを受けてきた助産師への期待が増すようになってきた。特に，更年期女性の健康管理における活躍が求められるようになりつつある。近年でこそ施設分娩が多くなり，助産師は母子保健のみを担ってきたと理解されているが，かつては地域社会において中高年女性の悩みや相談にのり，地域における女性の健康の推進に貢献してきたという経緯がある。

#### 4）思春期外来

思春期は，人間の一生の間で精神的にも身体的にも発達のめざましい時期である。性的な関心も急激に高まり，悩みや問題を多く抱えることが多い。思春期の健全な発育と発達を支援するための思春期相談事業の充実，そして医療分野での思春期外来の存在は重要である。

思春期外来は1970年代までは少なかったが，受診者の増加によって，まず産婦人科に設置された。泌尿器科が母体のものもある。理想的には多部門からなる総合的な思春期保健を主眼として開設するのが望ましい。受診者は女性が多く，主訴は月経に関するものが多い。特に摂食障害を伴った無月経の受診者が多い。

思春期年代にある人はなかなか素直に心の内を語らないので，ニーズをつかむのが難しい。

看護職のカウンセラーを含む医療チームが思春期外来を担当するのが有効である。実際の面談では，相手を構えさせずに相談ができる配慮が重要である。また，思春期にある年代が最も関心を寄せているのは，性に関することであり，保健行動を促し，心身共に健康な成人となるように援助するという役割も助産師は適任と考える。

思春期外来での相談には，心身の問題の解決，誤った知識の修正，正しい情報の提供，必要な相談施設や医療機関の紹介を含む。電話相談を通じても効果的な相談，指導を実践する。

●参考文献

・日本赤十字社医療センター周産期チーム：周産期チームマニュアル，ペリネイタルケア増刊号：88, 99, 130, 2001.
・青木康子，他編：助産学体系12，助産管理学，p.99, 看護協会出版会，2003.
・齋藤益子編：ひろがる助産婦活動，ペリネイタルケア夏季増刊号：72, 132, 1999.

（村上睦子）

# II 周産期のリスクマネジメント

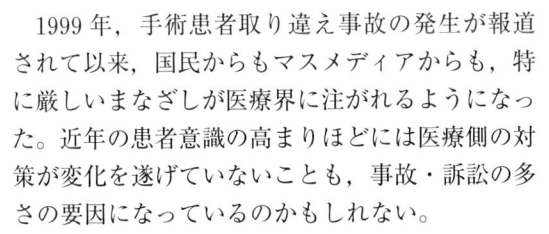

1999年，手術患者取り違え事故の発生が報道されて以来，国民からもマスメディアからも，特に厳しいまなざしが医療界に注がれるようになった。近年の患者意識の高まりほどには医療側の対策が変化を遂げていないことも，事故・訴訟の多さの要因になっているのかもしれない。

周産期医療は最も訴訟が多い現場といわれている。訴訟に至るまでには，先に周産期医療事故が起きている。

### ■医療事故の捉え方の変化—リスクマネジメントの発想

かつては，医療事故が起きると事故を起こしたのは個人の問題とされてきた。しかし，近年は組織内で起きた事故について，個人を非難しても事故防止に何の効果もないと認識されるようになってきた。

組織管理の視点からの「リスクマネジメント」の考え方が登場してきたのである。

## 1 リスクマネジメント

リスクを「危険」と同義に使われるときには，「事故発生の可能性」，「事故それ自体」，「事故の

発生の条件，事情，状況，要因，環境」に近い意味で使われ，リスクマネジメントとは，「マネジメント一般の領域にある専門分野の1つであり，組織がその使命や理念を達成するために，その資産や活動に及ぼすリスクの影響から最も費用効率よく組織を守るための，一連のプロセス」とされている。

リスクマネジメントは，「リスクの把握」，「リスクの分析」，「リスクへの対応」，「対応の評価」という一連のプロセスで行われるが，このプロセスは，問題解決プロセスとして捉えることができる。

事故発生時，当事者はインシデントレポートや事故報告書を記述する過程で，発生要因などについての振り返りを行うことになるが，この振り返りも，リスクマネジメントの一環である。

## 2 周産期領域の事故の特徴とリスクマネジメント

周産期領域の事故の特徴は，結果が予期せぬ事態にありながら，その原因が判然としない状況であることが少なくないことである。本項では，その特徴を踏まえながら「責任を果たす」助産師活動のための，リスクマネジメントについて述べる。

筆者は，周産期のさまざまなリスクにかかわる事象を扱ってきて，その要因を4つに分けて捉えられると考えている。それは，①妊産婦の状況，②医療者側の要因，③妊産婦・家族側の要因，④治療経過と転帰である。

これらの要因を捉えられずに誠実な対応を怠ると，患者のクレーム行動に発展する頻度が高くなる。助産師の責任を果たすという視点から，これらの要因について述べる。

さらに，それぞれに予想しうる問題点と，リスクマネジメントの視点から日常的に助産師が心がけるべきことを述べる。

### a 妊産婦・褥婦と胎児・新生児の状況

①これから生まれる胎児も，新生児ももちろん妊産婦も家族にとってきわめて大切な重要な存在である。

②児の状態が妊産婦・家族からみてそれほど重症とは思えない。妊産婦の状態が家族からみて重症とは思えない。

③転帰が妊産婦・家族の生活維持や家族機能に致命的である。

■助産師が実践すべきこと

事故が発生してからでは遅い。日々のかかわりで，あるいは経日的かかわりのなかで，家族・妊産婦・褥婦に胎児・新生児の状況を積極的に説明していく。説明しなくてもわかるということは有り得ない。継続してかかわっていく。

対象や家族が，状況をどのように理解しているかを把握してかかわっていく。このことがセーフティマネジメントにつながっていく。

### b 医療者側と妊産婦側の要因

1) **医療者側の一般要因**

①医師・助産師間のコミュニケーションに問題はないか：相互に信頼感があるか。説明が不足だったり，説明技術が未熟ではないか。

②妊産褥婦の不安，不満を放置していないか。積極的に聞いているか。

③医師・助産師の連携不良のために，医師・妊産婦関係に果たすべき助産師の緩衝・調整力が欠如していないか。

④妊産褥婦の心理の理解不足，周産期をめぐる家族の心理の理解不足はないか。

⑤医療側の言動の不一致や不適切な言動（家族の不信・不満・怒りを誘発する言動）はないか。

⑥医師や助産師の個人的な状況に問題はないか。

■助産師が実践すべきこと

①ひたすらスキルアップを行う。

②思考過程も含めたブラッシュアップを行う。

③目にみえる助産師活動へ転嫁する。
　・自己紹介：ケアの責任者として自分が助産師であることを明確にする。
　・助産師のPR活動：助産師業務を理解されるように努める。

2) **医療者側：助産師の要因**

①他の助産師の技術やケア内容を批判したりしていないか。

②院内の助産師・医師（他科，当直医）との関係に問題はないか。

③搬送元の助産師，院外の医師（紹介元・紹介先）との関係に問題はないか。
■助産師が実践すべきこと
　①専門家としての発言や行動がとれる。倫理的行動がとれる。
　②一人の助産師の言葉や行動は，すべての助産師の言葉や行動であることを認識する。
　③リスクマネジメントは助産師界全体の助産の質を保証するために行うものであり，一施設や一助産師の問題ではないことを認識する。
　3）妊産婦・家族側の要因
　①医療不信（基本的信頼の欠如，過去の医療不信）はないか。
　②医療側への高い要求水準・過剰な期待はないか。医療者と対象との期待に離齬はないか。
　③通常の説明で理解が可能か否か。
　④事故後に生じる厳しい家庭問題（経済的・職業上・その他の問題）はないか。
■助産師が実践すべきこと
　①説明する側と受ける側には，情報の捉え方・伝わり方に大きな違いがあることを認識する。この理解のもとに以下のようにケアを行う。
　・質問には，時間を設けて対応する。
　・言動不一致にならないように（内容一致が大切ということ），医療方針を正しく理解している。
　・もう時間なので，などといってはいけない。相手のペースをつかみ相手のペースで臨む。
　・すでに行った説明は，状況によって変わりうることを前もって説明する。
　・入院中は定期的に説明を行う。
　②家族をも対象として助産過程を展開する。
　・夫立ち会い分娩・家族立ち会いの分娩を勧める。
　③臨床実習生を受け入れることを説明する。しかし，病棟の看護者が説明すると受け手には暗黙の圧力がかかるということを倫理的に理解していなければならない。
　・医学生・看護学生の立ち会いの説明を詳細に行う。拒否が可能であり，拒否しても何ら変わらないケアが保証されることを，時間をかけて丁寧に説明する。
　・助産師学生介助の説明を丁寧に行う。最初に拒否してもよいこと，途中で拒否してもよいこと，拒否しても何ら変わらないケアが保証されることを，時間をかけて丁寧に説明する。
　④急変時の連絡先を必ず聞いておく。
　・緊急時には夜間でも，もちろん家族へ連絡を行う。
　⑤ケア記録・助産記録の監査を定期的に行う。
　⑥看護と助産について表現できる方法を用いる。
　・入院診療計画書に具体的な計画を記入する。
　・看護体制を紹介しケアの受け手と医療の提供者の間に期待のズレが起きないように，あるいは最小になるように説明する。
　⑦参加型看護計画・助産計画の実践
　・参加型の計画の立案と実践を行うことによって，リスクの低減を図ることができる。

## c 治療経過と転帰

　①入院早期（特に救急入院），術後早期の死亡
　②期待に反する死亡，あるいは障害が残る（出産時など）。
　③予期せぬ死亡，あるいは障害が残る。
　④妊産婦にとってデリケートで深刻な身体障害（顔面や性的な障害）。
■助産師が実践すべきこと
　①緊急時・重症度が変化したとき，家族が当人あるいは児の側にいることができるようにする。
　②ケアを，とことん継続する。事実を，状況を，正しく認識し受け入れることができるまでケアを継続する。3年くらいの継続が必要なこともある。
　③緊急時にチームワークが発揮できるように，日頃からの努力の積み重ねが必要である。
　④同僚監査による記録を行う。
　⑤緊急時こそ，助産師の冷静な判断と態度が求められる。この緊急時の稚拙な態度は，対象や家族への怒りを招くことにもなる。

## d 医療事故とその対応

　1）なぜ，紛争が起きるのか
　なぜ，医療紛争が起きるのであろうか。多くの場合，患者や家族に不満や怒りがうっ積しているからといわざるをえない。時間の経過を考えてみると不満や怒りを4つに分けて捉えることができる。

①事故前から医療側に対する不満がある。
②事故そのものに対する憤りがある。
③事故後の医療側の対応に対する不満・怒りがある。
④事故後に生じた二次的問題への怒りがある。

### 2）医療事故の発生と妊産婦・家族の心理

医療事故が起きた後、それを受け止めるまでには、次の2つが考えられる。
①妊産婦と医療従事者の認識の差にズレがある。
②「対象喪失と悲哀」の心理的プロセスがある。

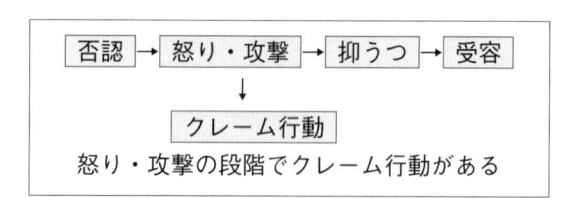

```
否認 → 怒り・攻撃 → 抑うつ → 受容
         ↓
       クレーム行動
怒り・攻撃の段階でクレーム行動がある
```

■**助産師が実践すべきこと**

①対象や家族とともに、外来通院中から説明・理解・想いなど、さらに医療従事者の対応などについて振り返る。
②対象や家族とともに、入院から退院までのプロセスの振り返りを行う（たとえば、切迫早産妊婦が退院するときなど）。
③対象や家族とともに、出産のプロセスを振り返る。
④搬送ケースでも、対象や家族とともに、搬送元入院の時点からプロセスを振り返る。
⑤体外受精により妊娠したケースでは、対象や家族とともに、不妊治療を行っている治療の過程から振り返る。

「振り返り」をいつも対象や家族とともに行うことで、私たちは助産師のケアが不足していたことや、対象や家族へ不適切な対応をしていたことを明らかにすることができる。この振り返りから不足していたケアや不満に対して、タイミングを逃すことなく、お詫びすることも可能になる。この「振り返り」は、助産実践の積み重ねそのものであり、実践能力を向上させるうえでも重要なプロセスである。

### 3）クレーム行動に対する理解と対応

事故が起きた後、どうしても納得のいかない家族は、組織に対してクレーム行動を起こす。

クレームにまでなってしまう要因を分析すると、まず第1に組織内におけるコミュニケーションのまずさを指摘することができるだろう。

職員間や、助産師と妊産褥婦や家族とのコミュニケーションが円滑となるような環境作りが必要である。職員間で良好なコミュニケーションがとれていれば、お互いに気づいた情報や意見を自由に交換できるので、結果として事故を未然に防ぐことになる。

妊産褥婦や家族と職員との良好なコミュニケーションは、妊産褥婦や家族の不安や不満を軽減し、事故防止にも役立つ。事故が生じた場合でも、信頼関係が確立していれば誤解や混乱を避けることができる。以下にコミュニケーションについて述べる。

①退院後（前）のクレームに対する対応が大切
・クレーム：興奮し怒っている状態、失ったものに対する攻撃、計算はない。この時点での対応は重要である。
・ひややか：演技的・威圧的。病院がどんな出方をするかみている。逃避することなく対話をする場を持つことが重要である。

②コミュニケーションスキルが重要
・妊産褥婦とその家族と師長や監督職とのコミュニケーションが良好であること。
・助産師・医師のコミュニケーションが良好であること。
・助産師・医師・師長のコミュニケーションが良好であること。

③説明不足時における対象や家族の反応に気づく。説明不足時の反応としては次のようなものがある。
・話を変えた、言う人によって違う。
・どうしてあのときに言わないんだ。
・そういう話は聞いていない。

このような反応があるときは、改めて説明を行う。

■**助産師が実践すべきこと**

①聞ける態勢をとる、話をよく聞く・十分聞く、目的は何かを聞き分ける。
②ゆっくり話を聞ける時間を作る。
③感情を受け止める。
④説明は丁寧に行う。たとえば、「入院時

は・・・・でした」など。

⑤両方が，重要な問題について話す（対象の関心と医療従事者の関心は異なることを認識する）。

⑥助産師が聞くことに徹することができれば，クレーム行動が解決することもある。

以上取り上げた実践は，すべて助産師の責任によって行う実践であり，助産師の倫理綱領を基盤とした実践でもある。

●参考資料

・杏林大学保健学部教授・川村治子先生　学内講演資料および講演内容を参考に作成
・日本看護協会ホームページ：ICM の倫理綱領；倫理分析，1995．

（福井トシ子）

# 索引

## ■欧文

adolescence　138
AID（非配偶者間人工授精）　121
AIDS　97, 98, 469
AIH（人工授精）　125
AMDA国際医療情報センター　88
ART（生殖補助技術）　120
　——による出生児　120

B群溶血(性)レンサ球菌　175, 470
B型肝炎　466
BBT（基礎体温法）　93, 113, 124, 348
　——下降　432
BFH（baby friendly hospital）　349, 371
BFHI（baby friendly hospital initiative）　303, 379
BMI値　156
BPS（biophysical profile score）　165, 276, 479, 480
BSS（birth support system）　278

C型肝炎　467
CM（cervical mucus）　124
CST（contraction stress test）　165

Deutch　46
DHEA（dehydroepiandrosterone）　155
DV（ドメスティック・バイオレンス）　63, 99, 384
　——スクリーニング　61
　——特徴　60
　——の加害行為　60
　——防止　62
　——法　64

ELSI（ethical legal social issues）　128

FGM（female genital mutilation）　101

GATHER法　111
Gn-RHアゴニスト　125

hCG（human chorionic gonadotropin）　160
HIV　98, 469
hPL（human placental lactogen）　166, 434
HPV（human papilloma virus）　98
HRT（hormone replacement therapy）　151
HSG（子宮卵管造影法）　124
HTLV-1（human T-limphotropic virus type 1）ウイルス　467
　——キャリア　467

ICSI（卵細胞質内精子注入法）　126
ITP（idiopathic thrombocytopenic purpura）　456
IUD（intrauterine contraceptive device）　115, 348
IUFD　134
IUGR　434, 446, 462
IVF-ET　120
　——倫理　120

Kaup指数　414

LDR（labor, delivery, recovery）システム　261, 497
LH（luteinizing hormone）サージ　93
LSS（labor support system）　278

M字型カーブ　78

Negeleの概算法　163
NICU（neonatal intensive care unit）　476
NST（non stress test）　165, 479, 480
NT（nuchal translucency）　133

O脚　402
OHSS（卵巣過剰刺激症候群）　125

PADAM（partial androgen decline in the male）　154
PCOS（polycystic ovary syndrome）　124
PIH（pregnancy induced hypertension）　448
puberty　138

Safe Motherfood　302
SIDS（sudden infant death syndrome）　356, 377
SLE（systemic lupus erythematosus）　461
STI（sexually transmitted infection）　97, 144, 468
Swim-up法　125

Tannerの性成熟度分類　139
TORCH症候群　464

VBAC（vaginal birth after cesarean section）　442
VIP（vasoactive intestinal polypeptide）　327

WHOの59カ条　302

X線骨盤計測　223

Yuzpe法　117

## ■和文

### あ

アイコンタクト　146
アイデンティティ　96
　——喪失　28
アクティブ・バース　298
アタッチメント　381
アトピー性皮膚炎　402, 418

アプガール・スコア 308, 360
アメニティ 303
アルコール 176
アンビバレント 169
愛着 22, 28, 65, 338
　——関係 331
　——形成 21, 65, 338, 447
　——漸成説 21
　——ネットワーク理論 22
　——パターン 22
　——理論 21
赤ちゃん返り 258, 338
赤ちゃんにやさしい病院
　　　　　　　303, 349, 371, 379
赤ちゃんらしさ 20
悪性卵巣腫瘍 463
遊び 417
後産検査, 第一次 294
後産検査, 第二次 294
後産陣痛 230
後産娩出介助 292

## い

1歳6か月児健診 416
インターセックス 102
インファントシート 412
医学モデルと社会モデルの比較
　　　　　　　　　　　　5
医療化された出産 299
医療化されていない出産 299
医療技術介入 3
医療経済 148
医療事故とその対応 503
胃内容の吸引 307
異物の誤飲 404
移行乳 329
意志決定 31
遺伝カウンセラー 129
遺伝カウンセリング 129
遺伝看護師 129
遺伝子検査 131
家制度 44
息切れ 198
育児＝育自 67
育児・介護休業法 80
　——改正 83
育児休暇 408
育児休業 7, 83
　——基本給付金 83
　——取得率 82, 83
　——制度 353
育児行動 46, 338

育児肯定感 13
育児サークル 411
育児時間 13, 80, 354
育児ストレス 13, 76
育児性 45
育児不安 71
育児用品 209, 374
育児用粉乳 395, 396
一次性徴 93
癒しの出産環境 278
咽頭炎 98

## う

ウィメンズヘルス 10
　——ケア 13
ウェルネスプログラム 147
うつぶせ寝 357
上の子どもとのかかわり 207
運転, 妊娠中の 179
運動療法, 骨粗鬆症の 153

## え

エイズ 97, 98, 469
エディプス期 95
エディプスコンプレックス 95
エモーショナルサポート 472
エリクソン 95
　——図式 140
エレクトラコンプレックス 95
エンゼルプラン 6, 82
エントレインメント 20, 364
エンパワーメント 146
会陰切開の適応 285
会陰保護（法）284, 285
会陰裂傷 291, 433

## お

オープンシステム 498
オールドカマー 87
オキシトシン 317, 327
オギノ式 112
オムツかぶれ 376, 401
オルガズム期 96
オレム 32
お産体験の想起 384
悪露 344
黄体化ホルモン（LH）92
黄体期 93
黄体ホルモン 93
嘔気 196

嘔吐 196, 376
荻野式避妊法 348
夫立ち会い分娩 88, 256
夫に期待する役割 207
夫の心理 256
親業訓練教育プログラム 24
親業訓練協会 24
親業訓練講座 24
親子関係（論）19, 23, 348
親子の相互作用 313, 380
親性 66
親離れ 143
親役割 342
女らしさ 44

## か

カウプ指数 389, 390
カウンセリング 127
カゼイン 329
カンガルーケア 493
カンガルー・マザー・ケア 351
ガウス徴候 161
ガウスの頤部触診法 237
下降停止 240
下肢の痙攣 199
下垂体前葉 329
下腹痛 197
加害者, 性暴力の 100
加速期 239
加齢期 42
仮性陥没 333
仮性半陰陽 103
仮面うつ病 155
家事労働 75
家族
　——機能 16, 17
　——基本的発達課題 18, 19
　——計画 108, 347
　——形態 16
　——システム論 16
　——周期 19, 55
　——立ち会い出産 257
　——立ち会い分娩時の支援
　　　　　　　　　　274
　——定義 16
　——入院システム 497
　——発達段階 18
　——発達理論 17
　——分類 17
　——ライフサイクル 17
　——理論 16
借り腹 121

過換気症候群　191, 234
過剰摂取，栄養素の　186
回旋　231
開業助産院と病院のコラボレーション　498
開業助産師　353
解剖学的真結合線　221
解剖学的内子宮口　223
外陰部消毒　283
外気浴　398
外国人登録者数　87
外国人妊婦　88
外子宮口　325
外診　173
外性器　102, 103
外測法　224
外表的特徴　318
各種分娩法　298
拡大家族　82
核家族　82
　　　　発達段階　55
覚醒と啼泣　368
確徴　273
学習指導要領　105
葛藤のプロセス　28
褐色脂肪組織　361
肝炎　175
　──ウイルス　466
肝斑　330
看護休暇　83
陥没乳頭　183, 333
換気　382
間接ビリルビン　363
間脳　327
関節リウマチ　462
感染経路　99
管理分娩　496
環境汚染　176
玩具　374
眼球結膜下溢血　235

き

キーパーソン　130
きずな　65
切れる子　420
危機援助，喪失体験　30
危機介入，喪失体験　30
危機的状況　28, 169
危機モデル　29
危機理論　29
気管支喘息　458
気管内挿管　483

気道の確保　307
既往の精神障害の再発・増悪，産後　471
起立性低血圧　198
基礎体温（法）　93, 112, 124, 348
疑徴　273
虐待
　──ハイリスク項目　71
　──予防ネットワーク　71
　──リスク要因　70
虐待者　69
吸啜反射　363
吸啜力　348
求心神経　327
急性妊娠脂肪肝　454
急速遂娩　440
嗅覚　364
巨赤芽球性貧血　457
居住環境　213
共圧陣痛　226, 229
狭骨盤　442
強制わいせつ　99
教育権　43
仰臥位低血圧症候群　167, 191, 266, 267, 430, 434, 437
仰臥位分娩　281
極期　239
筋腫核出術　462
緊急避妊　116
緊満痛　347

く

クラミジア　97, 175, 469
クラミジア性性器炎　98
クレーデ胎盤圧出法　293, 434
クレーム行動　504
グローバルクライテリア　304
久保式計算法　112
空腹サイン　371
屈曲胎勢　226
車の運転，妊婦の　214

け

ケースリファー　127
ゲート・コントロール説　249, 251
下痢　401
刑法　100
系統的アセスメント　360
茎捻転　463
経過診断　37

──，産褥期　39
──，新生児期　39
──，妊娠期　38
──，分娩期　38
稽留流産　431
傾聴活動　146
継続的ケア　134, 353
頸管
　──エラスターゼ検査　444
　──開大曲線　241
　──成熟度　223
　──展退度　224
　──妊娠　434
　──粘液内精子貫通試験　124
　──粘液（法）　113, 124
　──粘液量　93
血管作動性腸管ポリペプチド　327
血清マーカーテスト　132
血栓症　343
血糖コントロール　458
結婚観　2, 54
結婚形態の推移　54
結婚生活の課題　56
結露　382
月経の再来　329
月経様出血　200
肩甲の娩出機転　232
肩甲娩出介助　287
原始反射　363
原発性無月経　96
健康教育　30
健康支援政策，女性の全生涯の　8, 11
健康食品　188
健康診査　172, 409, 423
健康生活診断　37, 38, 39
──，産褥期　39
──，新生児期　39
──，妊娠期　38
──，分娩期　38
権力と支配の車輪　63
顕微授精　126
顕微孵化　126
言語，乳児の　395
言語発達尺度　394
減速期　239

こ

コミュニケーションスキル　147
コンドーム　99
ゴナドトロピン　125, 329

こむらがえり　199
子育て　5
　── サークル　77
子ども・子育て応援プラン
　　　　　　　　　80, 82, 427
子ども（児童）虐待
　　　　　　　6, 48, 69, 70, 99
呼吸器系，出生時　361
呼吸障害　308
呼吸の確立　361
呼吸誘発　307
個別相談　108
口腔衛生，妊娠中の　181
口唇追いかけ反射　363
口唇期　93
甲状腺機能亢進症　460
甲状腺機能低下症　460
向老期　148
行動状態，新生児　364, 372
行動変容　31
　── モデル　31
抗リン脂質抗体陽性者　461
更年期　97, 148
　── 外来　500
　── 障害　97, 151, 156
肛門期　93
肛門保護　284
効力予期　33
後障害なき生存　476, 481
後陣痛　246, 331, 334
後羊水　228
高位破水　236, 436
高温相　93
高感度妊娠反応　134
高血圧　448
高脂血症　152
高層住宅の母子に与える影響
　　　　　　　　　　　213
硬膜外麻酔　88
興奮期　96
合計特殊出生率　3, 42
強姦　99, 100
　── 神話　100
強姦罪　100
国連婦人の十年　45
骨産道　220
骨粗鬆症　153
骨盤外計測　221
骨盤底筋訓練　152
骨盤の区分　220
骨盤誘導線　286, 288
婚姻　42
　── 制度　53

婚姻率　42
婚前の課題　56
混合栄養　372
混合型経口避妊薬　116
混合様式（胎盤娩出機転）　231

## さ

3歳児健診　416
3歳児神話　26, 44, 66
3世代家族　84
サイトメガロウイルス　465
サロゲイトマザー　121
ザイツ法　222
再生産労働　12
再生不良性貧血　457
採卵　135
最小周囲径　284, 288
最適水準領域　68
臍静脈　163
臍帯結紮　309
臍帯巻絡時の処置　287
臍帯切断　309
臍動脈　163
臍肉芽腫　376
在日外国人家族　87
搾乳　347, 348, 490
殺精子剤　115
里親　51
里帰り出産（分娩）　84, 214, 383
参政権　43
産科DIC　437
産科医療事故　496
産科ショック　436
産科的真結合線　221
産後うつ病　470
産後精神病　470
産褥　324
　── 体操　343, 345
　── 入院システム　497
産褥熱　344
産前産後休暇　354
産前産後休業　80
産徴（血性分泌）　228
産痛　245
　── 緩和ケア　249, 297
　── 強度　247
　── 性質　247
　── 部位　246
産道　220
産婦
　── 管理　260
　── 準備　279

　── 診察　236, 262
　── 選択権　296
　── 体位　266
　── 不安・恐怖　253
産婦の心理　252
　──，分娩各期の　254
産瘤　244, 306
酸塩基平衡　305

## し

10代出産　52
10代妊娠　51
シートベルト　214
シムス体位　347
シュルツェ様式　231
シルバーマン・スコア　308, 369
シングルマザー　52, 85
ジェンダー　43, 92
　── 思想　10
ジスマチュア児　314
子癇　440
　── 前駆症状　449
子宮
　── 硬度　331
　── 収縮　324, 331
　── 収縮薬　316
　──（切迫）破裂　440
　── 内膜の再生　324
　── 破裂　443
　── 復古不全　331, 434
　── 平滑筋　327
　── 壁の過伸展　324
　── 卵管造影法　124
子宮外妊娠　431
子宮癌　463
子宮筋腫　462
子宮頸管裂傷　433
子宮頸癌　98
子宮頸部上皮内癌　464
子宮頸部浸潤癌　464
子宮口開大曲線　239
子宮底高　331
子宮底長　331
子宮底優位　226
子宮内胎児死亡　245, 434
子宮内胎児発育遅延　434, 462
四肢のしびれ　200
矢状縫合　242
死産届　320
糸球体腎炎　453
至適環境温　479
弛緩出血　433

姿勢，新生児 368
思春期外来 501
施設内分娩 3
脂肪球 329
脂漏性湿疹 376, 402
視覚 364
視床下部 327
歯ぎん(肉)出血 200
次世代育成支援 6, 426
── 対策推進法 7, 82
自営業世帯 77
自覚的徴候 226
自己決定 32
── 能力 33
自己決定権 51
自己効力感 32
自己コントロール 31
自己実現 339
自己調整 67
自己調整力の発達 67
自己同一性 102
自己免疫疾患 461
自殺率 155
自助グループ 128
自律訓練法 296
自律授乳 385
児童(子ども)虐待
　　　　　　6, 48, 69, 70, 99
── 防止等に関する法律 74
児童虐待防止法 493
児童買春・ポルノ禁止法 102
児童扶養手当 85
児頭下降曲線 239, 241
児頭骨盤不均衡 227, 442
児頭の変形 305
事故，乳児の 403
事故防止 405
事故，幼児の 418
痔核 196, 347
色素沈着 330
室内環境 382
社会資源の活用 473
社会性 394
社会的性 102
── 同一性 102
社会的役割分業 43
斜頸 402
斜視 402
若年妊娠 86
手根管症候群 200
受精能力 158
受精卵 158
受胎調節 112

受動喫煙 382
受容 28
授乳回数 350
授乳姿勢 385
授乳時間 350
授乳の方法 371
収縮輪 229
周産期領域の事故 502
充電式携帯用保育器 479
絨毛間腔 159
絨毛膜羊膜炎 444
熟年離婚 3
出血 212
出産 42
── ・産褥期の家事手伝い 210
── 事情の多様化 3
── と社会保障 320
── と法的問題 319
── の安全性 3
出産育児一時金 210
出産前教育 182
出生時体格基準曲線 365
出生証明書 319
出生前診断 51, 131, 132
出生体重 189
出生届 319
純潔教育 105
循環系，出生時 362
初期嘔吐 307, 376
初期体験 19
初経 95
初婚平均年齢 42
初乳 328, 351
女子差別撤廃条約 45
── 批准 44
女性性器切除 101
女性性喪失感 149
女性に対する暴力 64
── 撤廃に関する宣言 45
女性の割礼 101
女性役割 43
女性用コンドーム 113
女性らしさ 43
女性労働者 43
女性労働力人口 78
女性を中心としたケア 257
助産業務 36
助産師外来 499
助産診断 36
助産診断学 36
助産録 265
小骨盤 220
小周点 296

小泉門 389
少子化 43
少子化社会対策基本法 6, 82
少子化対策プラスワン 80, 82
正面介助法 289
消化器系，出生時 362
消化性潰瘍 453
消退期 96
消退性月経 329
障害者差別 51
常位胎盤早期剥離 434, 441
常染色体優性遺伝 130
情緒 394
静脈瘤 199
食事摂取基準 183
食事療法，骨粗鬆症の 153
食生活指導 183
食品添加物 188
触診法 224
褥婦 324
心因性(性嫌悪症) 103
心臓マッサージ 483
心的外傷体験 385
心理的解離 100
心理的葛藤 169
心理的危機 487
身体障害児対策 424
身体像 141
身体的トレーニング，分娩への
　　　　　　　　　　　208
神経学的成熟度 318
浸軟児 245
真性半陰陽 103
進行性変化 324, 384
新エンゼルプラン 6, 82
新婚期のストレス 57
新生児 360
── 黄疸 377
── 仮死 308
── 識別法 310
── 生理的黄疸 363
── 中毒性紅斑 368
── 低血糖症 376
── 泣き声 20
── 搬送 478
── ヘルペス 465
── 訪問指導 383
── ループス 461
新生児期 360
新陳代謝 344
人口と開発カイロ会議 44
人工栄養 372
人工授精 121, 125

人工乳　349, 395
　──育児　379
人工妊娠中絶　144
人工ミルク禍　379
陣痛　212, 224, 228, 245, 265
　──促進法　316
　──強さ　224, 229
腎移植　453
腎盂腎炎　451
腎炎患者の妊娠・出産　452

## す

スウェイバック　195
スタティック・ストレッチング　191
ストレス対処　31
スポック博士の育児書　384
頭重感　196
頭痛　196
水中出産　298
水痘　175, 402
水分代謝　390
睡眠　177, 372, 391
　──時間, 新生児・乳児　373
健やか親子21　6, 13

## せ

セカンドレイプ　100
セクシュアリティ　92, 105
セクシュアル・ヘルス　97, 109
セクシュアルサイクル　37
セックスレス　102
セミオープンシステム　498
セルフエフカシー　170
セルフケア　32, 128
　──理論　32
セルフ能力, 褥婦の　472
セルフヘルプ・グループ　32
セルフモニタリング　33
生活習慣　400
生産労働　12
生殖家族　54
生殖腺　102
生殖能　140
生殖補助技術　120
生理的体重減少　363
成熟度診断　314
成人T細胞白血病　467
成乳　328
性感染症　97, 468
性器炎　98

性器期　96
性器クラミジア感染症　97
性器ヘルペス　98
性虐待　100
性教育　104
性嫌悪症　103
性交障害　153
性差医療　12
性周期　92
性ステロイドホルモン　149
性生活, 妊娠中の　180
性成熟徴候　140
性腺刺激ホルモン放出ホルモン　92
性染色体　102
性的外傷　148
性的回避　103
性的暴力　60
性転換手術　102
性転換症　102
性同一性　95, 147
　──障害　102
性の自己決定(権)　102
性別役割分業　44
　──意識　75
性暴力　99
　──被害者　100
性ホルモン　102
青少年保護育成条例　102
青轄　43
精液検査　123
精管切断法　117
精子不動化抗体　122
精神的援助　248
静覚醒　350
切迫流産　431
摂食障害　142, 144
先端生殖医療, 高度　3
先天性トキソプラズマ症　465
先天性風疹症候群　465
尖圭コンジローマ　97, 98
専業主婦　43, 44, 75, 84
染色体異常　133
染色体検査　124
戦慄陣痛　226
腺房　326, 327
潜伏期　96
遷延分娩　233
全身性エリテマトーデス　461
前期破水　229, 436, 446
前置胎盤　440, 477
前羊水　228

## そ

ソーシャル・サポート・システム　32
ソーン(松)　296
ソフロロジー式　296
組織学的内子宮口　223
双手圧迫法　438
早期結紮　309
早期接触　22, 350, 489
早期破水　229, 436
早期離床　343
早産　444
早発性一過性徐脈　243
相当重量児　365
桑実胚　126
喪失体験　28
掻痒感　201
総合周産期母子医療センター　476
総合的出生前胎児評価　276
総合的少子化対策　6
増殖期　93
側臥位分娩　281, 291
　──介助法　289
側面介助法　284
測診　173

## た

タバコ　176
ダグラス窩穿刺　432
ダンカン様式　231
他覚的徴候　226
立ちくらみ　198
多重役割　79
多胎妊娠率　121
多乳頭症　332
多嚢胞性卵巣症候群　125
体温　390
　──調節　360
体外受精　120
　──コーディネーター　121
体幹娩出介助　287
体型の性差　139
体重増加　185
対児感情　47
対人関係　31
耐糖能低下妊娠糖尿病　458
胎外生活　209
胎児
　──血液分析　245

──ジストレス　434, 477
──先天性ヘルペス　465
──バイオフィジカル・プロファイルスコア　276
──付属物　163
──末梢血　244
──予備能低下　479
胎児心拍数基線　243
──細変動　244
胎脂　368
胎動　305
──消失　433
胎内記憶　205
胎嚢　162
胎盤
──圧出法　293
──嵌頓　293
──機能不全　434
──検査　294
──後血腫　230, 433
──早期剥離　477
──剥離機転　230
──剥離徴候　230
──娩出機転　231
──用手剥離　434
胎便　328, 362
胎胞形成　229
退行性変化　324, 384
退縮　229
態度の変容　31
大骨盤　220
大泉門　389
大動脈圧迫法　438
大理石様皮膚紋理　367
代埋懐胎　121
代理母　121
第1波フェミニズム　43
第2波フェミニズム　43
第一次社会化　67
第一次標識　310
第一子出生時の母親の平均年齢
　　　　　　206
第二次性徴　95, 138
第二次標識　310
脱親期　42
脱肛　347
脱水症　118
脱性別分業的な夫婦関係　68, 69
縦軸回旋　232
単純ヘルペス　465
胆石症　454
胆嚢炎　454
探索反射　363

男女共同参画　45
──2000年プラン　11
──基本計画　13
──社会　10
──社会基本法　44
男女雇用機会均等法　80
男女平等　43
男性更年期　154
──障害　155
男性不妊症　123
男性用コンドーム　113

ち

チャイルドシート　412
チャドウィック徴候　161
地域周産期医療システム　481
知覚異常　200
遅発月経　95
遅発性一過性徐脈　244
父親と母親の存在イメージ　68
父親の愛着　66
父親の育児　337
──参加　76
父親の子育て　21
父親不在家庭　21
父親不在のパラダイム　21
腟痙攣　103
腟内ガーゼタンポン　438
腟壁裂傷　433
着床　159
嫡出子　44
中絶　132
虫垂炎　453
長期安静入院　446
超急速ガラス化法　126
調乳指導　379
聴覚　364
直接授乳　348

つ

つわり　161, 196
墜落産　212
通過管　229

て

テーラーメード治療　152
テストステロン値　154
テレホンクラブ　102
ディベロプメンタルケア
　　　　　　490, 499

デザイナーズベビー　51
デリーのステーション法　238
できちゃった婚　51
手の把握反射　363
出会い系サイト　102
低温相　93
低出生体重児　121, 314
定位家族　54
適応行動　380
適時性，発達課題の　141
適時破水　229, 436
鉄欠乏性貧血　455
点眼　313

と

トータルヘルスケア　10
トキソプラズマ　174, 464
トップダウン的教育方法　31
トランスジェンダー　102
トランスセクシュァリズム　102
ドイッチェ　46
ドゥーラ　349
ドーパミン　327
ドメスティック・バイオレンス
　　　　　　63, 99, 384
──のサイクル　64
ドライテクニック　373
努責開始時期　273
努責法　271
登録報告制度　120
糖尿病合併妊娠　458
糖尿病の診断手順　459
頭血腫　306
動機　31
──づけ　32
動静，妊娠中の　178
動脈管閉鎖　362
特定不妊治療の助成金制度　121
特発性血小板減少性紫斑病　456
床上げ　342
突発性発疹　402
共働き世帯　78
共働き率　43

な

泣き声　392
内子宮口　325
内診　172
内性器　102
内測法　224
内分泌機構　159

軟産道　220, 223
　　　開大機転　229
　　　裂傷　434
喃語　392

## に

ニューカマー　87
ニューヨーク心臓協会の心機能分類　454
二次的動因説　19
日常生活動作　178
日内変動　155
日光浴　398
入院時の処置　265
入院時必要物品　210
乳管　327
乳管口　327
乳管洞　327
乳球　329
乳業企業　379
乳歯　389
乳児体操　400
乳児の衣類　374
乳汁　326
　　　産生　332, 348
　　　分泌の停止　351
乳清　329
乳腺　326
　　　肥大　368
乳腺葉　326
乳頭　327
　　　亀裂　333, 350
　　　混乱　351
乳房トラブル　351
乳房のうっ滞　332
乳幼児健康診査　321
乳幼児突然死症候群　356, 377
乳輪　326
尿意頻数　200
尿失禁　152
尿中 hCG 値　432
尿中エストリオール値　167
尿道括約筋麻痺　334
尿路感染(症)　334, 344
尿路結石　451
妊産婦の時間外労働・休日労働・深夜業の制限　80
妊娠
　　　黄体　325, 329
　　　顔貌　202
　　　徴候　160
　　　糖尿病　458

　　　貧血　187
妊娠高血圧症候群(妊娠中毒症)
　　　　187, 433, 448, 477
　　　新しい定義・分類　449
　　　後遺症　334
妊娠性色素沈着　202
妊娠性帯下　200
妊娠性浮腫　200
妊娠線　330
妊娠前糖尿病　458
妊娠中の運動　208
妊娠中の体重増加　76
妊娠中の浮腫　156
妊娠率　120
妊婦健康診査　321
妊婦体操　188
妊婦のアレルギー　190
妊婦の相談相手　207

## ね, の

ネフローゼ患者の妊娠・出産　452
熱産生　361
熱喪失　361
眠気　196
粘稠度, 乳汁の　329
ノンストレステスト　165, 479, 480
ノンレム睡眠　372
脳下垂体前葉　327

## は

ハイリスク新生児　388, 476, 478, 491
　　　継続看護　492
ハイリスク胎児　479
ハイリスク妊産婦　476
ハイリスク妊娠　479
ハウスダスト　382
ハッチング　126
バースプラン　215, 259, 296, 442, 447
バースマシン　299
バイオフィジカル・プロファイルスコア　165, 276, 479, 480
バイタルサイン　365
バセドウ病　460
バンドル収縮輪　430
パタニティブルー　21
パパニコロウのスメア　98
パルボウイルス B19　175

破水　212, 228, 229, 236, 266
肺結核　457
肺呼吸　362
肺サーファクタント　361
胚移植　120, 135
胚凍結保存　126
胚培養士　135
胚盤胞　126
配偶者の選択過程　56
配偶者暴力相談センター　61
排泄　390, 400
排乳処理　348
排尿　178
排尿・排便のしつけ　417
排便　178
排卵　93
排臨　230
稗粒腫　368
梅毒　97, 174, 468
媒精　125
剝離胎盤の排出促進法　293
橋本病　460
白血球　329
白血病　457
発達課題　141
発露　230
母親　23
　　　行動　19, 20
　　　就労　407
　　　不在　211
　　　役割　47
反屈位　226
反射　363
半陰陽　102
伴侶関係　58
斑点状陰影　432
晩婚化　2, 42, 43

## ひ

ヒーリング・ミュージック　279
ヒト胎盤性ラクトゲン　166, 434, 479
ヒト乳頭腫ウイルス　98
ビショップ・スコア　223
ビタミン K 欠乏性新生児出血症　377
ピア・エデュケーション　145
ピア・カウンセラー　147
ピア・カウンセリング　107, 146
ピスカチェック徴候　161
ピル　348
ひとり親家族　85

泌尿器系，出生時　369
肥満　76, 185, 418
非クラミジア性性器炎　98
非婚　53
非婚化　43
非嫡出子　53
悲嘆過程　28
悲嘆感情　29
避妊法　348
鼻出血　200
平塚雷鳥　43
頻尿　200

## ふ

ファミリサイクル　37
フーナーテスト　124
フェミニズム　43
フラッシュバック　100
フリードマン開大曲線　240
フロイト　21, 98
ブラント・アンドリュース胎盤圧出法　293
ブレストシールド（ブレストシェル）　183
プロスタグランジン　144
プロラクチン放出促進因子　327
プロラクチン放出抑制因子　327
不全流産　431
不定愁訴　156
　―― 症候群　151
不適応行動　380
不当軽量児　365
不当重量児　365
不妊カウンセラー　121
不妊症の定義　122
不妊症の分類　122
不妊体験の共通要素　127
不妊治療　51
　―― 専用音楽療法　279
不眠　196
不慮の事故　377
父子関係（論）　20
父子間の愛着関係　66
父性　21, 48
　―― 意識　49
　―― 行動　49
父性愛　49
振り返り　504
夫婦間のコミュニケーション　57
夫婦関係充実プログラム　58
夫婦の家事分担　78
夫婦の緊張　57

風疹　174
風俗営業法　102
副腎性アンドロゲン　155
副腎性器症候群　103
副乳　332
副乳房　332
腹圧　226
　―― 指導　271
腹腔鏡検査　124
腹直筋の離開　330
複合家族　82
双子の育児指導　386
復古　324
吹雪状陰影　432
分泌期　93
分娩
　―― 異常　317
　―― 開始徴候　228
　―― 機転　231
　―― 経過の診断　241
　―― 3要素　220
　―― 所要時間　232
　―― 進行の促進　316
　―― 陣痛　228
　―― 遷延　241
　―― 前兆　226
　―― 体位　281, 282
　―― 第1期　228
　―― 第4期　324
　―― 予定日　163
分娩室移室の時期　274

## へ

ヘルスプロテクション　145
ヘルスプロモーション　30, 145
ヘガール第1徴候　161
ベビーベッド　210
ペッサリー　113
北京世界女性会議　44
平均寿命　42
平坦期　96
閉経　42, 97
　―― 年齢　148
閉経期　149
変動性一過性徐脈　244
扁平乳頭　333
偏食　417
娩出陣痛　229
娩出力　224
便秘　196, 401

## ほ

ホストマザー　121
ホッジの平行平面　238
ホフマン法　183
ボトムアップ的教育方法　31
ポータブルクベース　479
ほど良い母親　65
保育環境　375
保育所　354
哺乳量　350
補完食　351, 396
母子異室制　497
母子及び寡婦福祉法等の一部を改正する法律　85
母子関係（論）　19, 338
母子健康手帳（母子手帳）　88, 216, 353
母子世帯　53, 85
母子相互作用（論）　19, 20, 23, 66
母子棟　496
母子同室制　497
母子同室同床　350
母子分離　351
母子訪問　383
母性　21, 44
　―― 意識　46, 336
　―― 健康管理指導事項連絡カード　79, 81
　―― 健康管理制度　79
　―― 原初的没頭　65
　―― 行動　46
　―― 神話　44, 51
　―― 定義　45
　―― 剥奪理論　26
　―― 発達　52
　―― 保護の法律　79, 217
母性愛　44, 46
　―― 剥奪　26
母体搬送　477
母体疲労　269
母体保護法　132
母乳　395, 396
　―― 栄養　370
　―― ケア外来　500
　―― 授乳　347
　―― 代用品の販売流通に関する国際規準　379
　―― 不足　395
　―― 分泌量　350
母乳育児　384
　―― 推進　370

515

――成功のための10カ条　349, 371
――利点　182
母斑　368
方位点　242
放射線　174
訪問依頼書　383
訪問指導　339
――, ハイリスク新生児　491
縫合離開　344
帽状腱膜下出血　306
膀胱炎　451
膀胱腟瘻　334
勃起障害　103

## ま

マイナートラブル　188, 194
マスク&バッグ　482, 485
マタニティエクササイズ　188, 192
マタニティサイクル　37
マタニティスイミング　192
マタニティスポーツ　76
マタニティビクス　192
マタニティブルーズ　336, 340
マタニティヨーガ　192
マニングのスコア　276
マルトリートメント　74
慢性腎炎　453
慢性疲労　77

## み

ミニピル　118
ミラークルツロクテスト　124
ミルキングアクション　191
みずぼうそう　402
未完成婚　103
未婚　42
未婚の母　53
未婚率　2
民法改正　44

## む

無月経　143
無排卵性子宮出血　329
夢精　95
胸やけ　196

## め

免疫　391
免疫学的定性法　162
免疫グロブリン　328, 363, 370
免疫的機構　159
面会記録　490

## も

モロー反射　363
モントゴメリー腺　326
喪の仕事　28
毛髪のトラブル　201
沐浴　373
問診　172
問題解決　31
――スキル　146

## や, ゆ

夜尿　418
役割モデル　84
癒着胎盤　293, 433
友情関係　143
有職女性　150
優生思想　51

## よ

予期機能　33
予防行動　105
予防接種　416
夜泣き　393
幼児の年齢別行動発達　419
用手的人工換気　483
羊水過多　477
羊水吸引　307
羊水塞栓(症)　434, 437
腰痛　196
養育性　47
養育態度　405
養子縁組　51
抑うつ傾向, 更年期の　150
横軸回旋　231, 232

## ら

ライフサイクル　12, 42

ライフスキル　31
ラクトアルブミン　329
ラクトグロブリン　329
ラクトフェリン　329, 370
ラマーズ法　296
卵円孔　362
卵管切断法　117
卵細胞質内精子注入法　126
卵巣過剰刺激症候群　125, 126
卵巣機能の低下　151
卵巣腫瘍　463
卵胞期　93
卵胞刺激ホルモン(FSH)　92
卵胞ホルモン　93

## り

リアクティブパターン　243
リーブ法　296
リスクマネジメント　501
リズム法　348
リソース　128
リプロダクティブ・ヘルス　8, 109
リプロダクティブ・ヘルス／ライツ　51, 104
リプロダクティブ・ライツ　8, 44
リラクゼーション　278
リンパ球　329
理想の子ども数　4
罹患率, STI　97
離婚率　2, 42, 43
離乳食　396
旅行, 妊娠中の　179
良性卵巣腫瘍　463
倫理的・法的・社会的問題(EISI)　128
淋菌感染症　98
淋疾(淋病)　97, 468
臨床遺伝専門医　129
臨床検査のチェック項目　173
臨床的分娩開始時期　228

## れ, ろ

レム睡眠　372
冷凍母乳　406
裂状乳頭　333
老年期　149
労働基準法　79, 80

## 乳児の身長と体重のパーセンタイル曲線

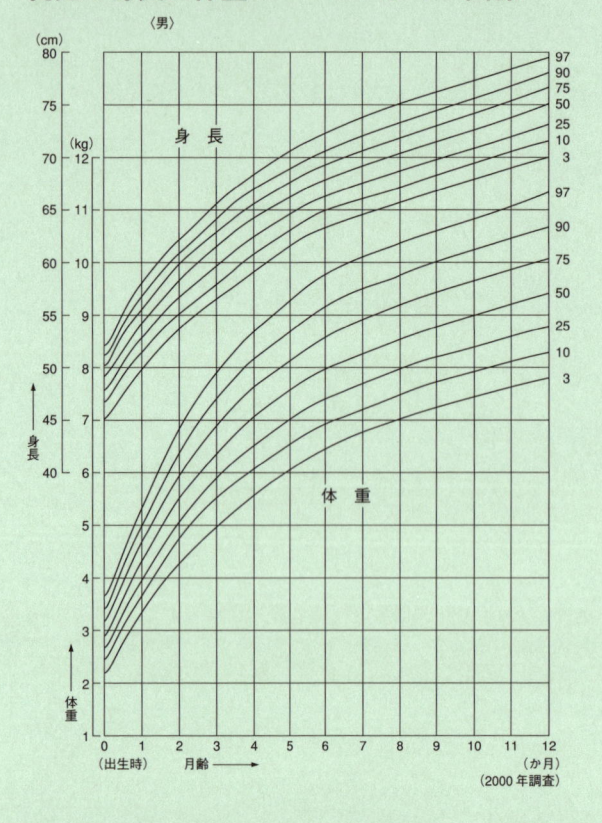

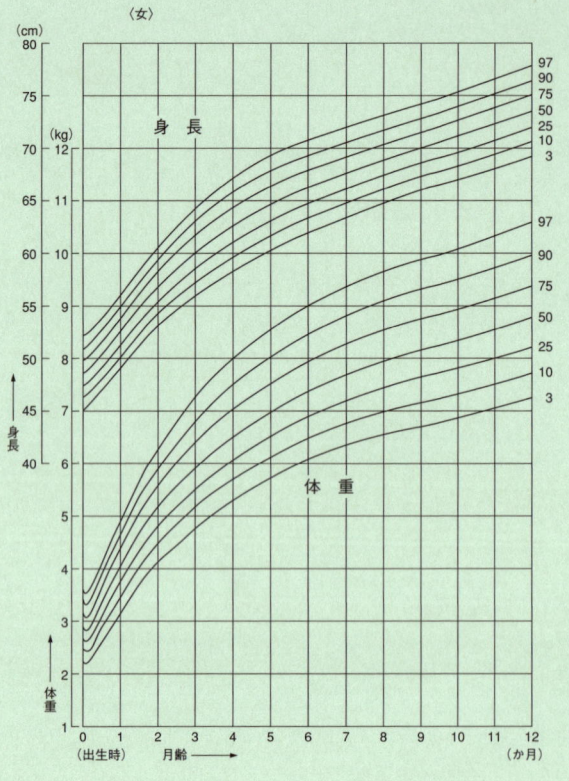

〈男〉 (2000年調査)

〈女〉

資料：厚生労働省「平成12年乳幼児身体発育調査」
2005年　「国民衛生の動向」